U0198366

内科常见疾病
临床诊疗思维

主编　包　超　陈文飞　林青红　刘相军
　　　孟建华　潘　晖　苏高扬

上海科学技术文献出版社
Shanghai Scientific and Technological Literature Press

图书在版编目（CIP）数据

内科常见疾病临床诊疗思维 / 包超等主编 .-- 上海：
上海科学技术文献出版社,2024
ISBN 978-7-5439-9091-3

Ⅰ.①内…　Ⅱ.①包…　Ⅲ.①内科－常见病－诊疗
Ⅳ.①R5

中国国家版本馆CIP数据核字（2024）第110413号

组稿编辑：张　树
责任编辑：王　珺
封面设计：宗　宁

内科常见疾病临床诊疗思维
NEIKE CHANGJIANJIBING LINCHUANG ZHENLIAO SIWEI
主　　编：包　超　陈文飞　林青红　刘相军
　　　　　孟建华　潘　晖　苏高扬
出版发行：上海科学技术文献出版社
地　　址：上海市长乐路746号
邮政编码：200040
经　　销：全国新华书店
印　　刷：山东麦德森文化传媒有限公司
开　　本：787mm×1092mm　1/16
印　　张：30.75
字　　数：787千字
版　　次：2024年6月第1版　2024年6月第1次印刷
书　　号：ISBN 978-7-5439-9091-3
定　　价：200.00元

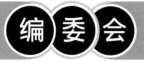

主 编

包 超   陈文飞   林青红   刘相军

孟建华   潘 晖   苏高扬

副主编

代志文   周福兵   方 恒   夏玉喜

段会发   张连香

编 委（按姓氏笔画排序）

方 恒（惠州市惠阳区白石医院）

代志文（滨州市无棣县海丰街道社区卫生服务中心）

包 超（淄博市中西医结合医院）

刘相军（菏泽市牡丹区中医医院）

苏高扬（菏泽市牡丹区中医医院）

张连香（济南市章丘区双山街道办事处社区卫生服务中心）

陈文飞（曹县磐石医院）

林青红（济南北城医院）

周福兵（山东省军区济南第三离职干部休养所）

孟建华（庆云县人民医院）

段会发（淄博沂源县中医医院）

贾俊兴（中国人民解放军联勤保障部队第九六〇医院）

夏玉喜（鱼台县妇幼保健计划生育服务中心/鱼台县总医院西院区）

潘 晖（乐陵市人民医院）

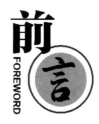

　　内科学是一门研究疾病的病因、诊断、治疗和预后的临床学科，其涉及面广、整体性强，对医学科学的发展有着重要影响，是现代医学的重要组成部分。当今内科疾病的发病率呈逐年上升的趋势，越来越引起社会各界尤其是医学界的重视。在这种背景下，临床内科医师除了要具备全面的医疗理论知识、熟练的技术操作能力和丰富的临床实践经验外，还要不断更新内科学理论知识和技术以提高临床诊疗水平。因此，我们特组织内科学专家在参考国内外最新资料文献的基础上精心编写了《内科常见疾病临床诊疗思维》一书。

　　本书内容涵盖神经内科疾病、呼吸内科疾病、心内科疾病、消化内科疾病等临床常见内科疾病。本书针对各类疾病的病因、发病机制、辅助检查、临床表现等基础知识进行了简要介绍，对诊断方法、鉴别诊断、治疗原则及预后等与临床实际工作联系紧密的内容进行了全面系统讲解。本书立足于临床实践，结合了近年来内科疾病基础研究与临床实践的最新成果。本书内容全面、重点突出、结构合理，集指导性、启发性和新颖性于一体，有助于内科医师对疾病作出正确地诊断和制订合理的治疗计划，适合各级医院临床内科医师参考使用。

　　在本书的编写过程中，编者们严谨求实、精益求精，对书稿内容反复斟酌、修改。但由于内科学科尚处在不断发展的阶段，医学知识日新月异，加之编者们经验有限、编写时间仓促，书中难免存在错误和不足之处，希望各位读者提出批评和建议，以便本书修正完善。

《内科常见疾病临床诊疗思维》编委会

2023 年 10 月

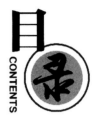

CONTENTS

第一章

绪　论

第一节　现代内科学的发展

一、疾病谱演变

20世纪上半叶之前,威胁人类生命的最主要疾病是传染性疾病。历史上曾出现多次鼠疫、霍乱等急性重大传染病大流行,其传染性强、流行面广、迅速致命的特点曾造成亿万人死亡。慢性传染病如疟疾、结核等也给人类造成了持续、巨大的生命和财产损失。因此,早期内科学面临的是以传染性疾病占主要地位的疾病模式。随着医学的不断进步,针对传染病的预防和治疗手段层出不穷,各种疫苗、抗生素及化学药物的出现使大部分传染病得到了控制,甚至于1979年宣布天花在全球范围内被消灭。虽然传染病在一定程度上得到了有效防控,但新的全球健康问题随之而来,那就是与社会和自然环境变迁、人类寿命延长、生活水平提高、不良生活方式泛滥及心理行为密切相关的心脑血管疾病、恶性肿瘤及其他慢性病。世界卫生组织公布的数据显示,2012年全世界估计5 600万人死亡,其中68%由非传染性疾病导致,比2000年的60%升高了8%,四类主要非传染性疾病分别为心血管疾病、肿瘤、糖尿病及慢性肺部疾病。从具体病种来看,目前全球范围造成死亡的三大最主要疾病依次是缺血性心脏病、脑卒中及慢性阻塞性肺疾病。因此,与慢性非传染性疾病的斗争成为当前医学及内科学的首要任务。

然而,近年来先后有严重急性呼吸综合征(severe acute respiratory syndrome,SARS)、人感染禽流感、埃博拉病毒、寨卡病毒等在全球或者局部地区暴发流行,艾滋病、结核病等仍然位列当前全球致死主要病因之列,这都给我们的卫生工作敲响警钟:尽管全球疾病谱已转变为慢性非传染性疾病占主要地位,但是对传染性疾病的防控工作仍不能放松,而且还要不断加强。面对这些挑战,内科学任重而道远。

二、医学模式的变迁

医学模式是医学发展和实践活动中逐渐形成的观察和处理医学领域相关问题的基本思想和基本方法,是人们看待和研究医学问题时所遵循的总的原则,反映了特定时期人们认识健康和疾病及其相互关系的哲学观点,影响着这一时期整体医学工作的思维和行为方式。伴随科技文化的不断发展及疾病谱的演变,医学模式也发生了深刻变化。从远古时代到 20 世纪 70 年代以前,人类先后经历了神灵主义的医学模式、自然哲学的医学模式、机械论的医学模式及生物医学模式。

生物医学模式极大促进了现代医学的发展,使人们对疾病的认识越加深入,对疾病的预防和治疗更加有效。但是,这一模式本身的缺陷也不断暴露,尤其是"心身二元论"的观点使人们忽视了人的生理、心理及诸多社会环境因素之间的关系和影响,致使诸多疾病仅从生物学角度难以解释,单纯依靠生物学手段也难以达到理想疗效。在此背景下,美国 George L.Engel 教授于 1977 年在《科学》杂志撰文,评价了传统生物医学模式的局限性,提出应该用"生物-心理-社会医学模式"取代生物医学模式,标志着医学模式发展进入新纪元。在生物-心理-社会医学模式中看待健康与疾病问题,既要考虑患者自身的生物学特性,还要充分考虑有关的心理因素及社会环境的影响;医疗工作从以疾病为主导转变为以健康为主导,从以医疗机构为基础转变为以社会为基础,从主要依靠医护人员和医学科技转变为需要全社会、多学科共同参与;卫生保健不仅面向个体更要面向群体,疾病防治的重点不仅是躯体疾病,也要重视与心理、社会和环境因素密切相关的疾病。新的医学模式的提出和建立使医疗工作发生了从局部到全身、从个体到群体、从医病到医人、从生物医学到生物-心理-社会整体医学的跨越,这对包括内科学在内的整个医学领域的发展都具有重要的理论和指导意义。

内科学作为医学的重要部分,临床工作中已经充分展现了生物-心理-社会医学模式的影响。例如,部分心血管病患者可能容易合并精神心理方面的问题,应激、焦虑等又会增加心血管事件的发生,因此在对待心血管病患者时,除了检查患者的心脏,还要注意了解其心理。消化性溃疡的发生也被认为与心理和社会因素密切相关,在临床药物治疗的基础上辅以适当的心理疏导和社会支持,可能取得更好的疗效。我们处在科学、技术、思想不断变革的时代,可以预见,未来的医学模式也不会一成不变,医师应该始终保持发展的眼光,并不断探寻每一个时期最合适的医学模式。

三、生命科学、临床流行病学的发展对内科学的促进作用

在过去的数十年,得益于生命科学的飞跃及临床流行病学的创立、发展,我们对人类自身生命本质的认识,对疾病发生、发展规律的理解,对疾病预防、诊断和治疗手段的探索,都在不断进步。

基础医学研究的进步使越来越多内科疾病的病因和发病机制得到阐明,进而丰富了治疗手段。例如,心脏重构和神经内分泌系统不适当激活机制的发现使人们对心力衰竭的认识不止停留在血流动力学异常的层面,进而大大促进了血管紧张素转化酶抑制剂、β 受体阻滞剂等药物在心力衰竭中的应用,使射血分数降低的心力衰竭患者的预后得到了一定程度的改善;幽门螺杆菌与消化性溃疡关系的阐明也是内科疾病病因与机制研究取得突破的典型案例,根除幽门螺杆菌也成为当下消化性溃疡治疗方案的重点;分子生物学的发展也使对异常血红蛋白病的认识从过去的遗传病发展到现在的血红蛋白分子病,同时也使血红蛋白病的产前和基因诊断得以在临床实施。

在内科疾病诊断技术的发展中,细胞和分子生物学扮演了重要角色。高效液相层析、放射免疫和免疫放射测量、酶学检查技术、酶联免疫吸附测定、聚合酶链反应、生物芯片等技术的建立,使测定体液或组织中的微量物质、免疫抗体、微生物 DNA 或 RNA 等成为可能,大大提高了疾病

诊断的敏感度和特异度。例如,高敏肌钙蛋白的测定使急性心肌梗死的诊断时间大大缩短,血乙型肝炎病毒DNA载量的测定为慢性乙型肝炎的治疗提供了重要参考等。医学、生命科学与物理学、化学、数学、机械工程等多学科交叉研究促成了多排螺旋计算断层扫描(CT)、磁共振成像(MRI)、正电子发射断层成像(positron emission tomography,PET)等辅助检查技术的开发和应用,使疾病的影像诊断条件发生了翻天覆地的改变,尤其是PET及正电子发射计算机体层显像(PET-CT)的问世,使肿瘤性疾病和部分心脑血管疾病在解剖和功能层面得到早期、快速、全面、准确的诊断,具有重大的临床意义。在细胞分子水平上针对致癌位点(特定蛋白或基因)设计的分子靶向治疗使肿瘤化学药物治疗(简称化学治疗)具有了更强的针对性和更好的效果,反映了肿瘤治疗理念的根本性转变,开创了肿瘤药物治疗的新局面,在内科药物治疗史上具有划时代的意义。新近问世的CRISPR-Cas9基因编辑技术不但对生命科学研究中各种动物模型的构建提供了极大便利,而且医师和科学家也开始尝试将这种最新的技术应用到人类疾病的诊治中。

启动于1990年、由多国科学家合作开展、被誉为生命科学"登月计划"的人类基因组计划(human genome project,HGP)是一项里程碑式的工作。通过长达13年的探索,HGP测序了人类基因组三十亿碱基对,为探索生命奥秘迈出了重要一步。借助HGP的成果,我们可以了解基因如何在决定人类生长、发育、衰老、患病中发挥作用,从基因水平发现或者更深入认识一批遗传性疾病或与遗传有关的疾病,使基因诊断、基因治疗及基于基因组信息的疾病识别、人群预防、危险因素干预等成为现实。作为DNA双螺旋结构提出者(之一)及HGP主要领导者的James D.Watson教授于2015年在《自然》杂志撰文回顾HGP及大生物学过去的25年,认为HGP不仅大力推动了生物医学研究的发展,还开启了科学探索的新途径,HGP迄今仍在不断启发新的大规模医学与生命科学项目的探索,来源于HGP的六条重要经验在其中起到了重要作用,这些经验包括:通力合作、数据分享最大化、有计划地分析数据、优先发展技术、追踪研究进展带来的社会影响、大胆而灵活。这些经验对于当下我们内科学相关研究的开展同样值得借鉴。

与生命科学类似,临床流行病学的建立和发展也极大改变了内科学的面貌。临床流行病学于20世纪70年代开始兴起,是建立在临床医学基础上的一门关于临床研究的设计、测量和评价的方法学,以患病群体为研究对象,将流行病学、统计学、临床经济学及医学社会学的原理和方法结合在一起探索疾病的病因、诊断、治疗和预后的规律。临床流行病学的发展反映了当代医学模式的转变,也促进了临床决策的科学化。医疗活动是一个不断决策的过程。既往医师决策主要依靠个人经验,但是经验决策的局限在于容易以偏概全和过于主观。例如,心脏科医师曾经一直认为β受体阻滞剂具有负性肌力作用而将其禁用于慢性心力衰竭的治疗,这种片面的认识直到20世纪90年代末三个经典的临床试验结果相继公布才被扭转,因为这三项大规模的研究一致证实β受体阻滞剂能够降低慢性心力衰竭患者的死亡率。这看似有悖常理的结论改变了慢性心力衰竭治疗的历史,β受体阻滞剂作为能够明确改善心力衰竭患者预后的药物被写入国内外指南,成为以临床流行病学和循证医学为基础的"科学决策"代替"经验决策"的经典案例。所谓科学的临床决策,就是为了解决临床诊疗过程中遇到的各种问题,根据国内外医学科学的最新进展,在充分评价不同诊断或治疗方案的风险和收益之后做出对患者相对获益更多的选择。这其中蕴含了循证医学的概念。21世纪的临床医学被认为是循证医学的时代,"任何医疗干预都应建立在新近最佳科学研究结果的基础上"这一核心思想已经深入人心,各种指南文件在疾病的诊疗中开始发挥巨大作用。需要注意的是,在临床实践中医师的个人经验并非不再重要,而是要与科学证据结合起来以使患者得到最佳的诊治。

四、微创、介入理念和技术为内科学带来的变革

内科学发展至今,已经不再是单纯依靠药物的传统学科,介入技术、内镜技术等掀开了"微创内科学"崭新的一页,其以创伤小、疗效好、风险低、康复快等优点,快速发展为与药物治疗、外科手术并驾齐驱的三大治疗手段之一,越来越多的内科疾病在微创手段的干预下得到了理想的诊断和治疗。心血管内科是成功运用微创介入诊疗技术的典范。1929 年德国 Werner Forssmann 医师在 X 线透视下通过自己的肘部静脉亲手成功将导管置入右心房,从此拉开了介入心脏病学时代的序幕,他也因为这一创举荣获 1956 年诺贝尔生理学与医学奖。之后,介入心脏病学蓬勃发展:1977 年进行了世界首例经皮冠状动脉成形术,1986 年开展了世界首例冠状动脉支架植入术,2002 年药物洗脱支架应用于临床,2006 年完全可降解支架问世;此外,心律失常射频消融术、心脏起搏器植入术、先天性心脏病介入封堵术也都已广泛开展。当下,心脏介入治疗已经进入了后冠脉介入时代,新的技术不断涌现,包括经皮心脏瓣膜介入治疗、经皮左心耳封堵术、经皮左心室重建术、经皮肾动脉交感神经消融术等。心血管微创介入技术的发展解决了诸多既往单靠药物难以解决的临床问题,甚至某些外科认为的手术禁区,如今也可以尝试利用内科介入技术使难题迎刃而解。

此外,呼吸内科、消化内科等也都已经广泛开展微创诊疗。例如,纤维支气管镜在呼吸系统领域的应用已不再限于肺癌的诊断,在肺部感染、肺不张、弥漫性肺疾病及呼吸急诊中也得到广泛应用;支气管内超声将支气管镜与超声系统相结合弥补了肉眼的不足。消化内科内镜技术飞速发展,经历了硬式内镜、纤维内镜到目前的电子内镜三个阶段,在消化系统疾病的诊治中发挥了重要作用。微创介入理念和技术的兴起、发展是现代内科学变革的一个缩影,可以预见未来这仍将是内科学发展的重要方向。

(刘相军)

第二节　现代内科学的机遇与挑战

一、转化医学、整合医学的兴起给内科学带来新的机遇

过去半个多世纪,生命科学发展迅速,解答了人类关于自身的诸多不解,政府在政策和经济上的鼓励和资助在其中起到了重要的支撑作用。20 世纪末,美国国立卫生研究院每年支出的研究经费就高达 200 多亿美元。但是,生命科学和基础医学的飞跃,与疾病得到解决之间仍然存在巨大的沟壑,如何将实验室中尖端的科研成果转变为临床上疾病诊治的工具,成为新时期医师和科学家需要着重研究的问题。在这个背景下,转化医学的概念应运而生。转化医学并不是狭义的单一学科,而是一种理念、一个平台,重点在于从临床到实验室、再从实验室到临床,强调实验室科研成果的临床转化,联合基础医学研究者、医师、企业甚至政府,利用来源于临床的问题促进实验室更深入全面解析疾病,并进一步帮助实验室研究成果转化为临床应用的产品与技术,最终目的是促进基础研究、提高医疗水平、解决健康问题。药物研发、分子诊断、医疗器械、生物标志物、样本库等都属于转化医学的范畴。尽管转化医学的概念近年来才提出,但是转化医学的思想

和行为由来已久。例如,从 20 世纪 20 年代加拿大 Frederick Grant Banting 教授发现胰岛素,到 20 世纪 50 年代英国 Frederick Sanger 教授确定了胰岛素的完整氨基酸序列结构,到 20 世纪 60 年代我国科学家在世界上首次人工合成牛胰岛素,再到当前多种胰岛素制剂在临床糖尿病治疗上的广泛应用,胰岛素近百年的发展史其实也是践行转化医学的一个缩影。在坚持医学基础研究的同时,注重研究成果的临床转化,这是对新时期医学及内科学的要求,同时也带来了学科发展的新机遇。

当前医学处在专科化的时期,内科学、外科学等都细化成诸多专科。专科化使疾病的诊疗越来越精细,但是也带来很多局限性,医师往往只看到"病",不能看到"人";只关注某一个器官,忽视了人的整体性。古人云"天下大势,分久必合,合久必分",在内科学的实践中,我们也应该重视"分中有合、合中有分",使专科化与整体性和谐并存,这也是整体整合医学(holistic integrative medicine,简称整合医学)的观点。整合医学指在理念上实现医学整体和局部的统一,在策略上以患者为核心,在实践上将各种防治手段有机融合。它将医学各领域最先进的知识理论和临床各专科最有效的实践经验有机结合,并根据社会、环境、心理等因素进行调整,使之成为更加适合人体健康和疾病防治的新的医学体系。医学模式由最初的神灵主义变迁为今天的生物-心理-社会医学模式,经历的其实也是"整体一局部一整体"的过程,整合医学也是新的医学模式的要求。内科学的临床实践也需要整合医学思想的指导,不但实现内科学各专科之间相互交流、协作诊治,还要注重与外科、心理医学科等其他学科的沟通合作。目前很多医院已经在开展的多学科综合诊疗的模式(multi-disciplinary team,MDT)其实也是顺应整合医学潮流而产生的新的工作模式。从广义上讲,整合医学强调的是整体观、整合观和医学观,要求的是将生物因素、社会环境因素、心理因素整合,将最先进的科学发现、科学证据与最有效的临床经验整合,将自然科学的思维方式与医学哲学的思考方式整合。具体地讲,是把数据证据还原成事实,把认识共识提升成经验,把技术艺术凝练成医术,然后在事实、经验、医术这个层面反复实践,实践出真知,最后不断形成新的医学知识体系。整合医学不是一种实体医学,而是一种认识论、方法学,通过整合医学可以不断形成或完善新的医学知识体系。由于自然在变,社会在变,医学对人体的认识在积累,人类对健康的需求在增加,所以整合医学或医学整合是一个永恒的主题。整合医学的兴起和发展对内科学提出了新的要求,也必将会促进内科学的发展。

二、信息化、大数据与精准医疗背景下的内科学

处在信息时代的今天,信息化、网络化、数字化已经渗透到医学的各个领域,使传统医学的理论、思想、方法和模式发生了极大转变,为医学的发展不断注入新的内容与活力。当下我们的日常医疗活动中到处都有网络和信息技术的身影,包括移动医疗、远程医疗、电子病历、医疗信息数据平台、智能可穿戴医疗产品、信息化服务等,信息化、数字化武装下的医学和内科学的发展比以往任何一个历史阶段都迅速。同时不容忽视的是,在网络和信息技术的影响下内科学面临的挑战和机遇并存。我们应该注意到信息和技术资源享有的地域性差异导致的医疗资源分配不均和医疗质量参差不齐,注意到医学信息与网络环境的污染问题及由虚假医学信息传播导致的社会问题,注意到网络化和信息化带来的医学伦理问题等。

互联网、云计算、超强生物传感器、基因测序等创造性技术喷涌而出,我们已不可避免地身处"大数据"时代。从人类文明萌芽到公元 2003 年,整个人类文明记录在案的数据量一共有 5EB。而今天,全世界两天就能产生 5EB 的新增数据。生物与医学领域可能是下一轮更大的数据海啸

发源地。例如,每位接受基因测序的人将产生约 2 400 亿字节的数据,截至 2011 年,已有 3 000~10 000 人接受了完整 DNA 测序,随着测量费用的走低,愿意接受 DNA 测序的人群会飞速增长,随之基因数据库的容量将呈指数级增长。再如,越来越多的人佩戴可穿戴的医疗设备,持续发送个体生理数据,他们通过移动终端互动、下达指令、发送照片、在线视频甚至预约诊疗,这些活动的同时产生了大量的数据。同时环境中也存在智慧网络,交通、气候、水、能源等被实时监测,并不断被上传至云数据端。这些来源多样、类型繁多、容量巨大、具有潜在价值的数据群称为"大数据"。大数据好似"未来的石油",不加以挖掘利用,则永远沉睡于地下,但如果掌握了有效技术对它们进行开发,大数据将变得价值连城。在医学的方方面面,包括临床研究分析、临床决策制订、疾病转归预测、个体化治疗、医疗质量管控等,大数据的分析和应用都将发挥巨大的作用。大数据时代医师的日常诊疗已伴随产生大量患者信息数据,如果与他们的基因组学和其他个人资料相结合,利用信息分析技术,完全可以产生具有相当价值的医学信息,甚至可以部分替代传统的医学研究模式。

与大数据相对应的是"精准医学计划"。大数据的特点是全部数据,而非随机取样;反映的是宏观大体方向,缺乏适当的微观精确度;庞大繁杂的数据之间更多的是相关关系,而不是科学研究中更喜欢的因果关系。在这种背景下,西方和我国都开始倡导实施精准医学计划,旨在大数据时代注重个体化医学研究,强调依据个人信息(如基因信息)为肿瘤及其他疾病患者制定个体医疗方案。狭义的精准医学指"按照基因匹配治疗方法",而广义的精准医学则可以认为是"集合现代科技手段与传统医学方法,科学认知人体功能和疾病本质,以最有效、最安全、最经济的医疗服务获取个体和社会健康效益最大化的新型医疗"。

精准医疗第一步是精准诊断。采集患者的个人情况、临床信息、生物样本,再通过基因测序、遗传学分析,进一步收集患者分子层面信息。除了传统的 DNA、RNA、染色体检测,目前还不断出现新型基因组学标志物,包括表达谱、小 RNA、表观遗传修饰、全基因组 DNA 序列、全外显子组 DNA 序列、蛋白质组、代谢组检测等。这些标志物深入不同维度,反映不同层面组学信息,帮助科研人员和临床医师更全面、深入、精确定位疾病的组学缺陷。第二步是精准治疗。对患者所有信息进行整合并分析,制定符合个体的治疗方案。尤其在分子层面,针对疾病的基因突变靶标,给予针对性治疗药物进行"精确打击"。精准医疗,在一定程度上可以理解为更为精确的个体化治疗,其在内科的各个专业领域都是适合的,如肿瘤性疾病的基因诊断和靶向治疗,心血管疾病患者抗栓治疗前相关基因检测及针对性选择药物等。虽然精准医学概念提出的时间并不长,但是国家已经在政策层面给予了高度重视和支持,以此为契机,内科学各学科可以探索适合自身的精准之路,在大数据时代做到有的放矢,为个体化的患者带来个体化的诊治策略与受益。

(潘　晖)

第二章

神经内科疾病

第一节　腔隙性脑梗死

腔隙性脑梗死(LI)是指大脑半球深部白质和脑干等中线部位,由直径为 $100\sim400\ \mu m$ 的穿支动脉血管闭塞导致的脑梗死。所引起的病灶为 $0.5\sim15.0\ mm^3$ 的梗死灶。大多由大脑前动脉、大脑中动脉、前脉络丛动脉和基底动脉的穿支动脉闭塞所引起。脑深部穿动脉闭塞导致相应灌注区脑组织缺血、坏死、液化,由吞噬细胞将该处组织移走而形成小腔隙。好发于基底节、丘脑、内囊、脑桥的大脑皮质贯通动脉供血区。反复发生多个腔隙性脑梗死,称多发性腔隙性脑梗死。临床引起相应的综合征,常见的有纯运动性轻偏瘫、纯感觉性卒中、构音障碍手笨拙综合征、共济失调性轻偏瘫和感觉运动性卒中。高血压和糖尿病是主要原因,特别是高血压尤为重要。腔隙性脑梗死占脑梗死的 $20\%\sim30\%$ 。

一、病因与发病机制

(一)病因
真正的病因和发病机制尚未完全清楚,但与下列因素有关。

1.高血压

长期高血压作用于小动脉及微小动脉壁,致脂质透明变性,管腔闭塞,产生腔隙性病变。舒张压增高是多发性腔隙性脑梗死的常见原因。

2.糖尿病

糖尿病时血浆低密度脂蛋白及极低密度脂蛋白的浓度增高,引起脂质代谢障碍,促进胆固醇合成,从而加速、加重动脉硬化的形成。

3.微栓子(无动脉病变)

各种类型小栓子阻塞小动脉导致腔隙性脑梗死,如胆固醇、红细胞增多症、纤维蛋白等。

4.血液成分异常

如红细胞增多症、血小板增多症和高凝状态,也可导致发病。

(二)发病机制
腔隙性脑梗死的发病机制还不完全清楚。微小动脉粥样硬化被认为是症状性腔隙性脑梗死常见的发病机制。在慢性高血压患者中,在粥样硬化斑直径为 $100 \sim 400 \mu m$ 的小动脉中,也能发现形成的动脉狭窄和闭塞。颈动脉粥样斑块,尤其是多发性斑块,可能会导致腔隙性脑梗死;脑深部穿动脉闭塞,导致相应灌注区脑组织缺血、坏死,由吞噬细胞将该处脑组织移走,遗留小腔,因而导致该部位神经功能缺损。

二、病理

腔隙性脑梗死灶呈不规则圆形、卵圆形或狭长形。累及管径在 $100 \sim 400 \mu m$ 的穿动脉,梗死部位主要在基底节(特别是壳核和丘脑)、内囊和脑桥的白质。大多数腔隙性脑梗死位于豆纹动脉分支、大脑后动脉的丘脑深穿支、基底动脉的旁中央支供血区。阻塞常发生在深穿支的前半部分,因而梗死灶均较小,大多数直径为 $0.2 \sim 15$ mm。病变血管可见透明变性、玻璃样脂肪变、玻璃样小动脉坏死、血管壁坏死和小动脉硬化等。

三、临床表现

本病常见于 $40 \sim 60$ 岁以上的中老年人。腔隙性脑梗死患者中高血压的发病率约为 75%,糖尿病的发病率为 $25\% \sim 35\%$,有 TIA 史者约有 20%。

(一)症状和体征

临床症状一般较轻,体征单一,一般无头痛、颅内高压症状和意识障碍。由于病灶小,又常位于脑的静区,故许多腔隙性脑梗死在临床上无症状。

(二)临床综合征

Fisher 根据病因、病理和临床表现,归纳为 21 种综合征,常见的有以下几种。

1.纯运动性轻偏瘫(pure motor hemiparesis,PMH)

PMH 最常见,约占 60%,有病灶对侧轻偏瘫,而不伴失语、感觉障碍和视野缺损,病灶多在内囊和脑干。

2.纯感觉性卒中(pure sensory stroke,PSS)

PSS 约占 10%,表现为病灶对侧偏身感觉障碍,也可伴有感觉异常,如麻木、烧灼和刺痛感。病灶在丘脑腹后外侧核或内囊后肢。

3.构音障碍手笨拙综合征(dysarthric-clumsy hand syndrome,DCHS)

DCHS 约占 20%,表现为构音障碍、吞咽困难,病灶对侧轻度中枢性面、舌瘫,手的精细运动欠灵活,指鼻试验欠稳。病灶在脑桥基底部或内囊前肢及膝部。

4.共济失调性轻偏瘫(ataxic-hemiparesis,AH)

病灶同侧共济失调和病灶对侧轻偏瘫,下肢重于上肢,伴有锥体束征。病灶多在放射冠汇集至内囊处,或脑桥基底部皮质脑桥束受损所致。

5.感觉运动性卒中(sensorimotor stroke,SMS)

SMS 少见,以偏身感觉障碍起病,再出现轻偏瘫,病灶位于丘脑腹后核及邻近内囊后肢。

6.腔隙状态

由 Marie 提出,由于多次腔隙性脑梗死后,有进行性加重的偏瘫、严重的精神障碍、痴呆、平衡障碍、二便失禁、假性延髓性麻痹、双侧锥体束征和类帕金森综合征等。近年由于有效控制血压及治疗的进步,现在已很少见。

四、辅助检查

(一)神经影像学检查

1.颅脑 CT

非增强 CT 扫描显示为基底节区或丘脑呈卵圆形低密度灶,边界清楚,直径为 $10\sim15$ mm。由于病灶小,占位效应轻微,一般仅为相邻脑室局部受压,多无中线移位,梗死密度随时间逐渐减低,4 周后接近脑脊液密度,并出现萎缩性改变。增强扫描于梗死后 3 天至 1 个月可能发生均一或斑块性强化,以 $2\sim3$ 周明显,待达到脑脊液密度时,则不再强化。

2.颅脑 MRI

MRI 显示比 CT 优越,尤其是对脑桥的腔隙性脑梗死和新旧腔隙性脑梗死的鉴别有意义,增强后能提高阳性率。颅脑 MRI 检查在 T_2WI 像上显示高信号,是小动脉阻塞后新的或陈旧的病灶。T_1WI 和 T_2WI 分别表现为低信号和高信号斑点状或斑片状病灶,呈圆形、椭圆形或裂隙形,最大直径常为数毫米,一般不超过 1 cm。急性期 T_1WI 的低信号和 T_2WI 的高信号,常不及慢性期明显,由于水肿的存在,使病灶看起来常大于实际梗死灶。注射造影剂后,T_1WI 急性期、亚急性期和慢性期病灶显示增强,呈椭圆形、圆形,也可呈环形。

3.CT 血管成像(CTA)、磁共振血管成像(MRA)

了解颈内动脉有无狭窄及闭塞程度。

(二)超声检查

经颅多普勒超声(TCD)了解颈内动脉狭窄及闭塞程度。三维超声检查,了解颈内动脉粥样硬化斑块的大小和厚度。

(三)血液学检查

了解有无糖尿病和高脂血症等。

五、诊断与鉴别诊断

(一)诊断

(1)中老年人发病,多数患者有高血压病史,部分患者有糖尿病史或 TIA 史。

(2)急性或亚急性起病,症状比较轻,体征比较单一。

(3)临床表现符合 Fisher 描述的常见综合征之一。

(4)颅脑 CT 或 MRI 发现与临床神经功能缺损一致的病灶。

(5)预后较好,恢复较快,大多数患者不遗留后遗症状和体征。

(二)鉴别诊断

1.小量脑出血

均为中老年发病,有高血压和急起的偏瘫和偏身感觉障碍。但小量脑出血头颅 CT 显示高密度灶即可鉴别。

2.脑囊虫病

CT 均表现为低信号病灶。但是,脑囊虫病 CT 呈多灶性、小灶性和混合灶性病灶,临床表现常有头痛和癫痫发作,血和脑脊液囊虫抗体阳性,可供鉴别。

六、治疗

(一)抗血小板聚集药物

抗血小板聚集药物是预防和治疗腔隙性脑梗死的有效药物。

1.肠溶阿司匹林(或拜阿司匹林)

每次 100 mg,每天 1 次,口服,可连用 6～12 个月。

2.氯吡格雷

每次 50～75 mg,每天 1 次,口服,可连用半年。

3.西洛他唑

每次 50～100 mg,每天 2 次,口服。

4.曲克芦丁

每次 200 mg,每天 3 次,口服;或每次 400～600 mg 加入 5%葡萄糖注射液或 0.9%氯化钠注射液 500 mL 中静脉滴注,每天 1 次,可连用 20 天。

(二)钙通道阻滞剂

1.氟桂利嗪

每次 5～10 mg,睡前口服。

2.尼莫地平

每次 20～30 mg,每天 3 次,口服。

3.尼卡地平

每次 20 mg,每天 3 次,口服。

(三)血管扩张药

1.丁苯酞

每次 200 mg,每天 3 次,口服。偶见恶心、腹部不适,有严重出血倾向者忌用。

2.丁咯地尔

每次 200 mg 加入 5%葡萄糖注射液或 0.9%氯化钠注射液 250 mL 中静脉滴注,每天 1 次,连用10～14 天;或每次 200 mg,每天 3 次,口服。可有头痛、头晕、恶心等不良反应。

3.倍他司汀

每次 6～12 mg,每天 3 次,口服。可有恶心、呕吐等不良反应。

(四)内科病的处理

有效控制高血压、糖尿病、高脂血症等,坚持药物治疗,定期检查血压、血糖、血脂、心电图和有关血液流变学指标。

七、预后与预防

(一)预后

Marie 和 Fisher 认为腔隙性脑梗死一般预后良好,下述几种情况影响本病的预后。

(1)梗死灶的部位和大小,如腔隙性脑梗死发生在脑的重要部位——脑桥和丘脑,以及大的和多发性腔隙性脑梗死者预后不良。

(2)有反复 TIA 发作,有高血压、糖尿病和严重心脏病(缺血性心脏病、心房颤动、心脏瓣膜病等),症状没有得到很好控制者预后不良。据报道,1 年内腔隙性脑梗死的复发率为 10%～

18%;腔隙性脑梗死,特别是多发性腔隙性脑梗死半年后约有23%的患者发展为血管性痴呆。

(二)预防

控制高血压、防治糖尿病和TIA是预防腔隙性脑梗死发生和复发的关键。

(1)积极处理危险因素。①血压的调控:长期高血压是腔隙性脑梗死主要的危险因素之一。在降血压药物方面无统一规定应用的药物。选用降血压药物的原则是既要有效和持久地降低血压,又不至于影响重要器官的血流量。可选用钙通道阻滞剂,如硝苯地平缓释片,每次20 mg,每天2次,口服;或尼莫地平,每次30 mg,每天3次,口服。也可选用血管紧张素转换酶抑制剂(ACEI),如卡托普利,每次12.5~25 mg,每天3次,口服;或贝拉普利,每次5~10 mg,每天1次,口服。②调控血糖:糖尿病也是腔隙性脑梗死主要的危险因素之一。要积极控制血糖,注意饮食与休息。③调控高血脂:可选用辛伐他汀(Simvastatin,或舒降之),每次10~20 mg,每天1次,口服;或洛伐他汀(Lovastatin,又名美降之),每次20~40 mg,每天1~2次,口服。④积极防治心脏病:要减轻心脏负荷,避免或慎用增加心脏负荷的药物,注意补液速度及补液量;对有心肌缺血、心肌梗死者应在心血管内科医师的协助下进行药物治疗。

(2)可以较长时期应用抗血小板聚集药物,如阿司匹林、氯吡格雷和中药活血化瘀药物。

(3)生活规律,心情舒畅,饮食清淡,适宜的体育锻炼。

(夏玉喜)

第二节 脑 栓 塞

脑栓塞曾称栓塞性脑梗死,是指来自身体各部位的栓子,经颈动脉或椎动脉进入颅内,阻塞脑部血管,中断血流,导致该动脉供血区域的脑组织缺血缺氧而软化坏死及相应的脑功能障碍。临床表现出相应的神经系统功能缺损症状和体征,如急骤起病的偏瘫、偏身感觉障碍和偏盲等。大面积脑梗死还有颅内高压症状,严重时可发生昏迷和脑疝。脑栓塞约占脑梗死的15%。

一、病因与发病机制

(一)病因

脑栓塞按其栓子来源不同,可分为心源性脑栓塞、非心源性脑栓塞及来源不明的脑栓塞。其中,心源性栓子占脑栓塞的60%~75%。

1.心源性

风湿性心脏病引起的脑栓塞,占整个脑栓塞的50%以上。二尖瓣狭窄或二尖瓣狭窄合并关闭不全者最易发生脑栓塞,因二尖瓣狭窄时,左心房扩张,血流缓慢瘀滞,又有涡流,易于形成附壁血栓,血流的不规则更易使之脱落成栓子,故心房颤动时更易发生脑栓塞。慢性心房颤动是脑栓塞形成最常见的原因。其他还有心肌梗死、心肌病的附壁血栓,以及细菌性心内膜炎时瓣膜上的炎性赘生物脱落、心脏黏液瘤和心脏手术等病因。

2.非心源性

主动脉及发出的大血管粥样硬化斑块和附着物脱落引起的血栓栓塞也是脑栓塞的常见原因。另外,还有炎症的脓栓、骨折的脂肪栓、人工气胸和气腹的空气栓、癌栓、虫栓和异物栓等。

还有来源不明的栓子等。

（二）发病机制

各个部位的栓子通过颈动脉系统或椎动脉系统时，栓子阻塞血管的某一分支，造成缺血、梗死和坏死，产生相应的临床表现；还有栓子造成远端的急性供血中断，该区脑组织发生缺血性变性、坏死及水肿；另外，由于栓子的刺激，该段动脉和周围小动脉反射性痉挛，结果不仅造成该栓塞的动脉供血区的缺血，同时因其周围的动脉痉挛，进一步加重脑缺血损害的范围。

二、病理

脑栓塞的病理改变与脑血栓形成基本相同。但是，有以下几点不同：①脑栓塞的栓子与动脉壁不粘连；而脑血栓形成是在动脉壁上形成的，所以血栓与动脉壁粘连不易分开。②脑栓塞的栓子可以向远端移行，而脑血栓形成的栓子不能。③脑栓塞所致的梗死灶，有60%以上合并出血性梗死；脑血栓形成所致的梗死灶合并出血性梗死较少。④脑栓塞往往为多发病灶，脑血栓形成常为一个病灶。另外，炎性栓子可见局灶性脑炎或脑脓肿，寄生虫栓子在栓塞处可发现虫体或虫卵。

三、临床表现

（一）发病年龄

风湿性心脏病引起者以中青年为多，冠心病及大动脉病变引起者以中老年人为多。

（二）发病情况

发病急骤，在数秒钟或数分钟之内达高峰，是所有脑卒中发病最快者，有少数患者因反复栓塞可在数天内呈阶梯式加重。一般发病无明显诱因，安静和活动时均可发病。

（三）症状与体征

约有4/5的脑栓塞发生于前循环，特别是大脑中动脉，病变对侧出现偏瘫、偏身感觉障碍和偏盲，优势半球病变还有失语。癫痫发作很常见，因大血管栓塞，常引起脑血管痉挛，有部分性发作或全面性发作。椎-基底动脉栓塞约占1/5，起病有眩晕、呕吐、复视、交叉性瘫痪、共济失调、构音障碍和吞咽困难等。栓子进入一侧或两侧大脑后动脉有同向性偏盲或皮质盲。基底动脉主干栓塞会导致昏迷、四肢瘫痪，可引起闭锁综合征及基底动脉尖综合征。

心源性栓塞患者有心慌、胸闷、心律不齐和呼吸困难等。

四、辅助检查

（一）胸部 X 线检查

可发现心脏肥大。

（二）心电图检查

可发现陈旧或新鲜心肌梗死、心律失常等。

（三）超声心动图检查

超声心动图检查是评价心源性脑栓塞的重要依据之一，能够显示心脏立体解剖结构，包括瓣膜反流和运动、心室壁的功能和心腔内的肿块。

（四）多普勒超声检查

有助于测量血流通过狭窄瓣膜的压力梯度及狭窄的严重程度。彩色多普勒超声血流图可检测瓣膜反流程度并可研究与血管造影的相关性。

（五）经颅多普勒超声（TCD）

TCD可检测颅内血流情况，评价血管狭窄的程度及闭塞血管的部位，也可检测动脉粥样硬化的斑块及微栓子的部位。

（六）神经影像学检查

头颅CT和MRI检查可显示缺血性梗死和出血性梗死改变。合并出血性梗死高度支持脑栓塞的诊断，许多患者继发出血性梗死临床症状并未加重，发病3～5天内复查CT可早期发现继发性梗死后出血。早期脑梗死CT难于发现，常规MRI假阳性率较高，MRI弥散成像（DWI）和灌注成像（PWI）可以发现超急性期脑梗死。磁共振血管成像（MRA）是一种无创伤性显示脑血管狭窄或阻塞的方法，造影特异性较高。数字减影血管造影（DSA）可更好地显示脑血管狭窄的部位、范围和程度。

（七）腰椎穿刺脑脊液检查

脑栓塞引起的大面积脑梗死可有脑脊液压力增高和蛋白含量增高。出血性脑梗死时可见红细胞。

五、诊断与鉴别诊断

（一）诊断

（1）多为急骤发病。

（2）多数无前驱症状。

（3）一般意识清楚或有短暂意识障碍。

（4）有颈内动脉系统或椎-基底动脉系统症状和体征。

（5）腰椎穿刺脑脊液检查一般不应含血，若有红细胞可考虑出血性脑栓塞。

（6）栓子的来源可为心源性或非心源性，也可同时伴有脏器栓塞症状。

（7）头颅CT和MRI检查有梗死灶或出血性梗死灶。

（二）鉴别诊断

1.血栓形成性脑梗死

均为急性起病的偏瘫、偏身感觉障碍，但血栓形成性脑梗死发病较慢，短期内症状可逐渐进展，一般无心房颤动等心脏病症状，头颅CT很少有出血性梗死灶，以资鉴别。

2.脑出血

均为急骤起病的偏瘫，但脑出血多数有高血压、头痛、呕吐和意识障碍，头颅CT为高密度灶可以鉴别。

六、治疗

（一）抗凝治疗

对抗凝治疗预防心源性脑栓塞复发的利弊，仍存在争议。有的学者认为脑栓塞容易发生出血性脑梗死和大面积脑梗死，可有明显的脑水肿，所以在急性期不主张应用较强的抗凝药物，以免引起出血性梗死，或并发脑出血及加重脑水肿。也有学者认为，抗凝治疗是预防随后再发栓塞性脑卒中的重要手段。心房颤动或有再栓塞风险的心源性病因、动脉夹层或动脉高度狭窄的患者,可应用抗凝药物预防再栓塞。栓塞复发的高风险可完全抵消发生出血的风险。常用的抗凝药物有以下几种。

1.肝素

肝素有妨碍凝血活酶的形成作用;能增强抗凝血酶、中和活性凝血因子及纤溶酶;还有消除血小板的凝集作用,通过抑制透明质酸酶的活性而发挥抗凝作用。肝素每次 12 500～25 000 U (100～200 mg)加入 5%葡萄糖注射液或 0.9%氯化钠注射液 1 000 mL 中,缓慢静脉滴注或微泵注入,以每分钟 10～20 滴为宜,维持48 小时,同时第 1 天开始口服抗凝药。

有颅内出血、严重高血压、肝肾功能障碍、消化道溃疡、急性细菌性心内膜炎和出血倾向者禁用。根据部分凝血活酶时间(APTT)调整剂量,维持治疗前 APTT 值的 1.5～2.5 倍,及时检测凝血活酶时间及活动度。用量过大,可导致严重自发性出血。

2.那曲肝素钙

那曲肝素钙又名低分子肝素钙,是一种由普通肝素钠通过硝酸分解纯化而得到的低分子肝素钙盐,其平均分子量为 4 500。目前认为低分子肝素钙是通过抑制凝血酶的生长而发挥作用。另外,还可溶解血栓和改善血流动力学。对血小板的功能影响明显小于肝素,很少引起出血并发症。因此,那曲肝素钙是一种比较安全的抗凝药。每次4 000～5 000 U(WHO 单位),腹部脐下外侧皮下垂直注射,每天1～2 次,连用 7～10 天,注意不能用于肌内注射。可能引起注射部位出血性瘀斑、皮下淤血、血尿和过敏性皮疹。

3.华法林

华法林为香豆素衍生物钠盐,通过拮抗维生素 K 的作用,使凝血因子Ⅱ、Ⅶ、Ⅸ和Ⅹ的前体物质不能活化,在体内发挥竞争性的抑制作用,为一种间接性的中效抗凝剂。第 1 天给予 5～10 mg口服,第 2 天半量;第 3 天根据复查的凝血酶原时间及活动度结果调整剂量,凝血酶原活动度维持在 25%～40%给予维持剂量,一般维持量为每天 2.5～5 mg,可用 3～6 个月。不良反应可有牙龈出血、血尿、发热、恶心、呕吐、腹泻等。

(二)脱水降颅内压药物

脑栓塞患者常为大面积脑梗死、出血性脑梗死,常有明显脑水肿,甚至发生脑疝的危险,对此必须立即应用降颅内压药物。心源性脑栓塞应用甘露醇可增加心脏负荷,有引起急性肺水肿的风险。20%甘露醇每次只能给 125 mL 静脉滴注,每天 4～6 次。为增强甘露醇的脱水力度,同时必须加用呋塞米,每次 40 mg 静脉注射,每天 2 次,可减轻心脏负荷,达到保护心脏的作用,保证甘露醇的脱水治疗;甘油果糖每次250～500 mL 缓慢静脉滴注,每天 2 次。

(三)扩张血管药物

1.丁苯酞

每次 200 mg,每天 3 次,口服。

2.葛根素注射液

每次 500 mg 加入 5%葡萄糖注射液或 0.9%氯化钠注射液 250 mL 中静脉滴注,每天 1 次,可连用10～14 天。

3.复方丹参注射液

每次 2 支(4 mL)加入 5%葡萄糖注射液或 0.9%氯化钠注射液 250 mL 中静脉滴注,每天 1 次,可连用 10～14 天。

4.川芎嗪注射液

每次 100 mg 加入 5％葡萄糖注射液或 0.9％氯化钠注射液 250 mL 中静脉滴注,每天 1 次,可连用10～15 天,有脑水肿和出血倾向者忌用。

(四)抗血小板聚集药物

早期暂不应用,特别是已有出血性梗死者急性期不宜应用。当急性期过后,为预防血栓栓塞的复发,可较长期应用阿司匹林或氯吡格雷。

(五)原发病治疗

对感染性心内膜炎(亚急性细菌性心内膜炎),在病原菌未培养出来时,给予青霉素每次 320 万～400 万U 加入 5％葡萄糖注射液或 0.9％氯化钠注射液 250 mL 中静脉滴注,每天 4～6 次;已知病原微生物,对青霉素敏感的首选青霉素,对青霉素不敏感者选用头孢曲松钠,每次 2 g 加入 5％葡萄糖注射液250～500 mL 中静脉滴注,12 小时滴完,每天 2 次。对青霉素过敏和过敏体质者慎用,对头孢菌素类药物过敏者禁用。对青霉素和头孢菌素类抗生素不敏感者可应用去甲万古霉素,30 mg/(kg·d),分 2 次静脉滴注,每 0.8 g 药物至少加 200 mL 液体,在 1 小时以上时间内缓慢滴入,可用4～6 周,24 小时内最大剂量不超过 2 g,此药有明显的耳毒性和肾毒性。

七、预后与预防

(一)预后

脑栓塞急性期病死率为 5％～15％,多死于严重脑水肿、脑疝。心肌梗死引起的脑栓塞预后较差,多遗留严重的后遗症。如栓子来源不消除,半数以上患者可能复发,约 2/3 在 1 年内复发,复发的病死率更高。10％～20％的脑栓塞患者可能在病后 10 天内发生第2 次栓塞,病死率极高。栓子较小、症状较轻、及时治疗的患者,神经功能障碍可以部分或完全缓解。

(二)预防

最重要的是预防脑栓塞的复发。目前认为对于心房颤动、心肌梗死、二尖瓣脱垂患者可首选华法林作为二级预防的药物,阿司匹林也有效,但效果低于华法林。华法林的剂量一般为每天 2.5～3.0 mg,老年人每天 1.5～2.5 mg,并可采用国际标准化比值(INR)为标准进行治疗,既可获效,又可减少出血的危险性。欧洲 13 个国家 108 个医疗中心曾联合进行了一组临床试验,共入选 1 007 例非风湿性心房颤动发生短暂性脑缺血发作(TIA)或小卒中的患者,分为3 组,一组应用香豆素,一组用阿司匹林,另一组用安慰剂,随访 2～3 年,计算脑卒中或其他部位栓塞的发生率。结果发现应用香豆素组每年可减少 9％脑卒中发生率,阿司匹林组减少 4％。前者出血发生率为 2.8％(每年),后者为 0.9％(每年)。

关于脑栓塞发生后何时开始应用抗凝剂仍有不同看法。有的学者认为过早应用可增加出血的危险性,因此建议发病后数周再开始应用抗凝剂比较安全。据临床研究结果表明,高血压是引起出血的主要危险因素,如能严格控制高血压,华法林的剂量强度控制在 INR 2.0～3.0,则其出血发生率可以降低。因此,目前认为华法林可以作为某些心源性脑栓塞的预防药物。

(苏高扬)

第三节 脑 出 血

脑出血(intracerebral hemorrhage,ICH)也称脑溢血,系指原发性非外伤性脑实质内出血,故又称原发性或自发性脑出血。脑出血系脑内的血管病变破裂而引起的出血,绝大多数是高血压伴发小动脉微动脉瘤在血压骤升时破裂所致,称为高血压性脑出血。主要病理特点为局部脑血流变化、炎症反应,以及脑出血后脑血肿的形成和血肿周边组织受压、水肿、神经细胞凋亡。80%的脑出血发生在大脑半球,20%发生在脑干和小脑。脑出血起病急骤,临床表现为头痛、呕吐、意识障碍、偏瘫、偏身感觉障碍等。在所有脑血管疾病患者中,脑出血占 20%～30%,年发病率为(60～80)/10 万,急性期病死率为 30%～40%,是病死率和致残率很高的常见疾病。该病常发生于 40～70 岁,其中>50 岁的人群发病率最高,占发病人数的 93.6%,但近年来发病年龄有越来越年轻的趋势。

一、病因与发病机制

(一)病因

高血压及高血压合并小动脉硬化是 ICH 的最常见病因,约 95% 的 ICH 患者患有高血压。其他病因有先天性动静脉畸形或动脉瘤破裂、脑动脉炎血管壁坏死、脑瘤出血、血液病并发脑内出血、烟雾病、脑淀粉样血管病变、梗死性脑出血、药物滥用、抗凝或溶栓治疗等。

(二)发病机制

尚不完全清楚,与下列因素相关。

1.高血压

持续性高血压引起脑内小动脉或深穿支动脉壁脂质透明样变性和纤维蛋白样坏死,使小动脉变脆,血压持续升高引起动脉壁疝或内膜破裂,导致微小动脉瘤或微夹层动脉瘤。血压骤然升高时血液自血管壁渗出或动脉瘤壁破裂,血液进入脑组织形成血肿。此外,高血压引起远端血管痉挛,导致小血管缺氧坏死、血栓形成、斑点状出血及脑水肿,继发脑出血,可能是子痫时高血压脑出血的主要机制。脑动脉壁中层肌细胞薄弱,外膜结缔组织少且缺乏外层弹力层,豆纹动脉等穿动脉自大脑中动脉近端呈直角分出,受高血压血流冲击易发生粟粒状动脉瘤,使深穿支动脉成为脑出血的主要好发部位,故豆纹动脉外侧支称为出血动脉。

2.淀粉样脑血管病

它是老年人原发性非高血压性脑出血的常见病因,好发于脑叶,易反复发生,常表现为多发性脑出血。发病机制不清,可能为血管内皮异常导致渗透性增加,血浆成分包括蛋白酶侵入血管壁,形成纤维蛋白样坏死或变性,导致内膜透明样增厚,淀粉样蛋白沉积,使血管中膜、外膜被淀粉样蛋白取代,弹性膜及中膜平滑肌消失,形成蜘蛛状微血管瘤扩张,当情绪激动或活动诱发血压升高时血管瘤破裂引起出血。

3.其他因素

血液病如血友病、白血病、血小板减少性紫癜、红细胞增多症、镰状细胞病等可因凝血功能障碍引起大片状脑出血。肿瘤内异常新生血管破裂或侵蚀正常脑血管也可导致脑出血。维生

素 B_1、维生素 C 缺乏或毒素(如砷)可引起脑血管内皮细胞坏死,导致脑出血,出血灶特点通常为斑点状而非融合成片。结节性多动脉炎、病毒性和立克次体性疾病等可引起血管床炎症,炎症致血管内皮细胞坏死、血管破裂发生脑出血。脑内小动、静脉畸形破裂可引起血肿,脑内静脉循环障碍和静脉破裂亦可导致出血。血液病、肿瘤、血管炎或静脉窦闭塞性疾病等所致脑出血亦常表现为多发性脑出血。

(三)脑出血后脑水肿的发生机制

脑出血后机体和脑组织局部发生一系列病理生理反应,其中自发性脑出血后最重要的继发性病理变化之一是脑水肿。由于血肿周围脑组织形成水肿带,继而引起神经细胞及其轴突的变性和坏死,成为患者病情恶化和死亡的主要原因之一。目前认为,ICH 后脑水肿与占位效应、血肿内血浆蛋白渗出和血凝块回缩、血肿周围继发缺血、血肿周围组织炎症反应、水通道蛋白-4(AQP-4)及自由基级联反应等有关。

1.占位效应

主要是通过机械性压力和颅内压增高引起。巨大血肿可立即产生占位效应,造成周围脑组织损害,并引起颅内压持续增高。早期主要为局灶性颅内压增高,随后发展为弥漫性颅内压增高,而颅内压的持续增高可引起血肿周围组织广泛性缺血,并加速缺血组织的血管通透性改变,引发脑水肿形成。同时,脑血流量降低、局部组织压力增加可促发血管活性物质从受损的脑组织中释放,破坏血-脑屏障,引发脑水肿形成。因此,血肿占位效应虽不是脑水肿形成的直接原因,但可通过影响脑血流量、周围组织压力及颅内压等因素,间接地在脑出血后脑水肿形成机制中发挥作用。

2.血肿内血浆蛋白渗出和血凝块回缩

血肿内血液凝结是脑出血超急性期血肿周围脑组织水肿形成的首要条件。在正常情况下,脑组织细胞间隙中的血浆蛋白含量非常低,但在血肿周围组织细胞间隙中却可见血浆蛋白和纤维蛋白聚积,这可导致细胞间隙胶体渗透压增高,使水分渗透到脑组织内形成水肿。此外,血肿形成后由于血凝块回缩,使血肿腔静水压降低,这也将导致血液中的水分渗透到脑组织间隙形成水肿。凝血连锁反应激活、血凝块回缩(血肿形成后血块分离成 1 个红细胞中央块和 1 个血清包绕区)及纤维蛋白沉积等,在脑出血后血肿周围脑组织水肿形成中发挥着重要作用。血凝块形成是脑出血血肿周围脑组织水肿形成的必经阶段,而血浆蛋白(特别是凝血酶)则是脑水肿形成的关键因素。

3.血肿周围继发缺血

脑出血后血肿周围局部脑血流量显著降低,而脑血流量的异常降低可引起血肿周围组织缺血。一般脑出血后 6～8 小时,血红蛋白和凝血酶释出细胞毒性物质,兴奋性氨基酸释放增多等,细胞内钠聚集,则引起细胞毒性水肿;出血后 4～12 小时,血-脑屏障开始破坏,血浆成分进入细胞间液,则引起血管源性水肿。同时,脑出血后形成的血肿在降解过程中,产生的渗透性物质和缺血的代谢产物,也使组织间渗透压增高,促进或加重脑水肿,从而形成血肿周围半暗带。

4.血肿周围组织炎症反应

脑出血后血肿周围中性粒细胞、巨噬细胞和小胶质细胞活化,血凝块周围活化的小胶质细胞和神经元中白细胞介素-1(IL-1)、白细胞介素-6(IL-6)、细胞间黏附因子-1(ICAM-1)和肿瘤坏死因子-α(TNF-α)表达增加。临床研究采用双抗夹心酶联免疫吸附试验检测 41 例脑出血患者脑脊液 IL-1 和 S100 蛋白含量发现,急性患者脑脊液 IL-1 水平显著高于对照组,提示 IL-1 可能促进了脑水肿和脑损伤的发展。ICAM-1在中枢神经系统中分布广泛。Gong 等的研究证明,脑出血后 12 小时神经细胞开始表达ICAM-1,3 天达高峰,持续 10 天逐渐下降;脑出血后 1 天时血管内皮开始表达 ICAM-1,7 天达高峰,持续 2 周。表达ICAM-1的白细胞活化后能产生大量蛋白水解酶,特别是基质金属蛋白酶(MMP),促使血-脑屏障通透性增加,血管源性脑水肿形成。

5.水通道蛋白-4(AQP-4)与脑水肿

过去一直认为水的跨膜转运是通过被动扩散实现的,而水通道蛋白(aquaporin,AQP)的发现完全改变了这种认识。现在认为,水的跨膜转运实际上是一个耗能的主动过程,是通过 AQP 实现的。AQP 在脑组织中广泛存在,可能是脑脊液重吸收、渗透压调节、脑水肿形成等生理、病理过程的分子生物学基础。迄今已发现的 AQP 至少存在 10 种亚型,其中 AQP-4 和 AQP-9 可能参与血肿周围脑组织水肿的形成。实验研究脑出血后不同时间点大鼠脑组织 AQP-4 的表达分布发现,对照组和实验组未出血侧 AQP-4 在各时间点的表达均为弱阳性,而水肿区从脑出血后 6 小时开始表达增强,3 天时达高峰,此后逐渐回落,1 周后仍明显高于正常组。另外,随着出血时间的推移,出血侧 AQP-4 表达范围不断扩大,表达强度不断增强,并且与脑水肿严重程度呈正相关。以上结果提示,脑出血能导致细胞内外水和电解质失衡,细胞内外渗透压发生改变,激活位于细胞膜上的 AQP-4,进而促进水和电解质通过 AQP-4 进入细胞内导致细胞水肿。

6.自由基级联反应

脑出血后脑组织缺血缺氧发生一系列级联反应造成自由基浓度增加。自由基通过攻击脑内细胞膜磷脂中多聚不饱和脂肪酸和脂肪酸的不饱和双键,直接造成脑损伤发生脑水肿;同时引起脑血管通透性增加,亦加重脑水肿从而加重病情。

二、病理

肉眼所见:脑出血病例尸检时脑外观可见到明显动脉粥样硬化,出血侧半球膨隆肿胀,脑回宽、脑沟窄,有时可见少量蛛网膜下腔积血,颞叶海马与小脑扁桃体处常可见脑疝痕迹,出血灶一般在2～8 cm,绝大多数为单灶,仅 1.8%～2.7%为多灶。常见的出血部位为壳核出血,出血向内发展可损伤内囊,出血量大时可破入侧脑室。丘脑出血时,血液常穿破第三脑室或侧脑室,向外可损伤内囊。脑桥和小脑出血时,血液可穿破第四脑室,甚至可经中脑导水管逆行进入侧脑室。原发性脑室出血,出血量小时只侵及单个脑室或多个脑室的一部分;大量出血时全部脑室均可被血液充满,脑室扩张积血形成铸型。脑出血血肿周围脑组织受压,水肿明显,颅内压增高,脑组织可移位。幕上半球出血,血肿向下破坏或挤压丘脑下部和脑干,使其变形、移位和继发出血,并常出现小脑幕疝;如中线部位下移可形成中心疝;颅内压增高明显或小脑出血较重时均易发生枕骨大孔疝,这些都是导致患者死亡的直接原因。急性期后,血块溶解,含铁血黄素和破坏的脑组织被吞噬细胞清除,胶质增生,小出血灶形成胶质瘢痕,大者形成囊腔,称为中风囊,腔内可见黄色液体。

显微镜观察可分为 3 期:①出血期,可见大片出血,红细胞多新鲜,出血灶边缘多出现坏死、软化的脑组织,神经细胞消失或呈局部缺血改变,常有多形核白细胞浸润。②吸收期,出血24～36 小时即可出现胶质细胞增生,小胶质细胞及来自血管外膜的细胞形成格子细胞,少数格子细胞内有含铁血黄素;星形胶质细胞增生及肥胖变性。③修复期,血液及坏死组织渐被清除,组织缺损部分由胶质细胞、胶质纤维及胶原纤维代替,形成瘢痕;出血灶较小可完全修复,较大则遗留囊腔。血红蛋白代谢产物长久残存于瘢痕组织中,呈现棕黄色。

三、临床表现

(一)症状与体征

1.意识障碍

多数患者发病时很快出现不同程度的意识障碍,轻者可呈嗜睡,重者可昏迷。

2.高颅内压征

表现为头痛、呕吐。头痛以病灶侧为重,意识蒙眬或浅昏迷者可见患者用健侧手触摸病灶侧头部;呕吐多为喷射性,呕吐物为胃内容物,如合并消化道出血可为咖啡样物。

3.偏瘫

病灶对侧肢体瘫痪。

4.偏身感觉障碍

病灶对侧肢体感觉障碍,主要是痛觉、温度觉减退。

5.脑膜刺激征

见于脑出血已破入脑室、蛛网膜下腔及脑室原发性出血之时,可有颈项强直或强迫头位,Kernig征阳性。

6.失语症

优势半球出血者多伴有运动性失语症。

7.瞳孔与眼底异常

瞳孔可不等大、双瞳孔缩小或散大。眼底可有视网膜出血和视盘水肿。

8.其他症状

如心律不齐、呃逆、呕吐咖啡样胃内容物、呼吸节律紊乱、体温迅速上升及心电图异常等变化。脉搏常有力或缓慢,血压多升高,可出现肢端发绀,偏瘫侧多汗,面色苍白或潮红。

(二)不同部位脑出血的临床表现

1.基底节区出血

基底节区出血为脑出血中最多见者,占60%~70%。其中壳核出血最多,约占脑出血的60%,主要是豆纹动脉尤其是其外侧支破裂引起;丘脑出血较少,约占10%,主要是丘脑穿动脉或丘脑膝状体动脉破裂引起;尾状核及屏状核等出血少见。虽然各核出血有其特点,但出血较多时均可侵及内囊,出现一些共同症状。现将常见的症状分轻、重两型叙述如下。

(1)轻型:多属壳核出血,出血量一般为数毫升至30 mL,或为丘脑小量出血,出血量仅数毫升,出血限于丘脑或侵及内囊后肢。患者突然头痛、头晕、恶心呕吐、意识清楚或轻度障碍,出血灶对侧出现不同程度的偏瘫,亦可出现偏身感觉障碍及偏盲(三偏征),两眼可向病灶侧凝视,优势半球出血可有失语。

(2)重型:多属壳核大量出血,向内扩展或穿破脑室,出血量可达30~160 mL;或丘脑较大量出血,血肿侵及内囊或破入脑室。发病突然,意识障碍重,鼾声明显,呕吐频繁,可吐咖啡样胃内容物(由胃部应激性溃疡所致)。丘脑出血病灶对侧常有偏身感觉障碍或偏瘫,肌张力低,可引出病理反射,平卧位时,患侧下肢呈外旋位。但感觉障碍常先于或重于运动障碍,部分病例病灶对侧可出现自发性疼痛。常有眼球运动障碍(眼球向上注视麻痹,呈下视内收状态)。瞳孔缩小或不等大,一般为出血侧散大,提示已有小脑幕疝形成;部分病例有丘脑性失语(言语缓慢而不清、重复言语、发音困难、复述差、朗读正常)或丘脑性痴呆(记忆力减退、计算力下降、情感障碍、人格改变等)。如病情发展,血液大量破入脑室或损伤丘脑下部及脑干,昏迷加深,出现去大脑强直或四肢弛缓,面色潮红或苍白,出冷汗,鼾声大作,中枢性高热或体温过低,甚至出现肺水肿、上消化道出血等内脏并发症,最后多发生枕骨大孔疝死亡。

2.脑叶出血

脑叶出血又称皮质下白质出血。应用 CT 以后,发现脑叶出血约占脑出血的 15%,发病年龄在 11~80 岁,40 岁以下占 30%,年轻人多由血管畸形(包括隐匿性血管畸形)、烟雾病(Moyamoya 病)引起,老年人常见于高血压动脉硬化及淀粉样血管病等。脑叶出血以顶叶最多见,以后依次为颞叶、枕叶、额叶,40% 为跨叶出血。脑叶出血除意识障碍、颅内高压和抽搐等常见症状外,还有各脑叶的特异表现。

(1)额叶出血:常有一侧或双侧的前额痛、病灶对侧偏瘫。部分病例有精神行为异常、凝视麻痹、言语障碍和癫痫发作。

(2)顶叶出血:常有病灶侧颞部疼痛;病灶对侧的轻偏瘫或单瘫、深浅感觉障碍和复合感觉障碍;体象障碍、手指失认和结构失用症等,少数病例可出现下象限盲。

(3)颞叶出血:常有耳部或耳前部疼痛,病灶对侧偏瘫,但上肢瘫重于下肢,中枢性面、舌瘫,可有对侧上象限盲;优势半球出血可出现感觉性失语或混合性失语;可有颞叶癫痫、幻嗅、幻视、兴奋躁动等精神症状。

(4)枕叶出血:可出现同侧眼部疼痛,同向性偏盲和黄斑回避现象,可有一过性黑蒙和视物变形。

3.脑干出血

(1)中脑出血:中脑出血少见,自 CT 应用于临床后,临床已可诊断。轻症患者表现为突然出现复视、眼睑下垂、一侧或两侧瞳孔扩大、眼球不同轴、水平或垂直眼震,同侧肢体共济失调,也可表现大脑脚综合征(Weber 综合征)或红核综合征(Benedikt 综合征)。重者出现昏迷、四肢迟缓性瘫痪,去大脑强直,常迅速死亡。

(2)脑桥出血:占脑出血的 10% 左右。病灶多位于脑桥中部的基底部与被盖部之间。患者表现突然头痛,同侧第Ⅵ、Ⅶ、Ⅷ对脑神经麻痹,对侧偏瘫(交叉性瘫痪),出血量大或病情重者常有四肢瘫,很快进入意识障碍、针尖样瞳孔、去大脑强直、呼吸障碍,多迅速死亡。可伴中枢性高热、大汗和应激性溃疡等。一侧脑桥小量出血可表现为脑桥腹内侧综合征(Foville 综合征)、闭锁综合征和脑桥腹外侧综合征(Millard-Gubler综合征)。

(3)延髓出血:延髓出血更为少见,突然意识障碍,血压下降,呼吸节律不规则,心律失常,轻症病例可呈延髓背外侧综合征(Wallenberg综合征),重症病例常因呼吸心跳停止而死亡。

4.小脑出血

小脑出血约占脑出血的 10%。多见于一侧半球的齿状核部位,小脑蚓部也可发生。发病突然,眩晕明显,频繁呕吐,枕部疼痛,病灶侧共济失调,可见眼球震颤,同侧周围性面瘫,颈项强直等,如不仔细检查,易误诊为蛛网膜下腔出血。当出血量不大时,主要表现为小脑症状,如病灶侧共济失调,眼球震颤,构音障碍和吟诗样语言,无偏瘫。出血量增加时,还可表现有脑桥受压体征,如展神经麻痹、侧视麻痹等,以及肢体偏瘫和/或锥体束征。病情如继续加重,颅内压增高明显,昏迷加深,极易发生枕骨大孔疝死亡。

5.脑室出血

脑室出血分原发与继发两种,继发性系指脑实质出血破入脑室者;原发性指脉络丛血管出血及室管膜下动脉破裂出血,血液直流入脑室者。以前认为脑室出血罕见,现已证实占脑出血的3‰～5‰。55%的患者出血量较少,仅部分脑室有血,脑脊液呈血性,类似蛛网膜下腔出血。临床常表现为头痛、呕吐、颈项强直、Kernig 征阳性、意识清楚或一过性意识障碍,但常无偏瘫体征,脑脊液血性,酷似蛛网膜下腔出血,预后良好,可以完全恢复正常;出血量大,全部脑室均被血液充满者,其临床表现符合既往所谓脑室出血的症状,即发病后突然头痛、呕吐、昏迷、瞳孔缩小或时大时小,眼球浮动或分离性斜视,四肢肌张力增高,病理反射阳性,早期出现去大脑强直,严重者双侧瞳孔散大,呼吸深,鼾声明显,体温明显升高,面部充血多汗,预后极差,多迅速死亡。

四、辅助检查

(一)头颅 CT

发病后 CT 平扫可显示近圆形或卵圆形均匀高密度的血肿病灶,边界清楚,可确定血肿部位、大小、形态及是否破入脑室,血肿周围有无低密度水肿带及占位效应(脑室受压、脑组织移位)和梗阻性脑积水等。早期可发现边界清楚、均匀的高度密度灶,CT 值为 60～80 Hu,周围环绕低密度水肿带。血肿范围大时可见占位效应。根据 CT 影像估算出血量可采用简单易行的多田计算公式:出血量(mL)＝0.5×最大面积长轴(cm)×最大面积短轴(cm)×层面数。出血后 3～7 天,血红蛋白破坏,纤维蛋白溶解,高密度区向心性缩小,边缘模糊,周围低密度区扩大。病后 2～4 周,形成等密度或低密度灶。病后 2 个月左右,血肿区形成囊腔,其密度与脑脊液近乎相等,两侧脑室扩大;增强扫描,可见血肿周围有环状高密度强化影,其大小、形状与原血肿相近。

(二)头颅 MRI/MRA

MRI 的表现主要取决于血肿所含血红蛋白量的变化。发病 1 天内,血肿呈 T_1 等信号或低信号,T_2 呈高信号或混合信号;第 2 天至 1 周内,T_1 为等信号或稍低信号,T_2 为低信号;第 2～4 周,T_1 和 T_2 均为高信号;4 周后,T_1 呈低信号,T_2 为高信号。此外,MRA 可帮助发现脑血管畸形、肿瘤及血管瘤等病变。

(三)数字减影血管造影(DSA)

对脑叶出血、原因不明或怀疑脑血管畸形、血管瘤、Moyamoya 病和血管炎等患者有意义,尤其血压正常的年轻患者应通过 DSA 查明病因。

(四)腰椎穿刺检查

在无条件做 CT 时,且患者病情不重,无明显颅内高压者可进行腰椎穿刺检查。脑出血者脑脊液压力常增高,若出血破入脑室或蛛网膜下腔者脑脊液多呈均匀血性。有脑疝及小脑出血者应禁做腰椎穿刺检查。

(五)经颅多普勒超声(TCD)

由于简单及无创性,可在床边进行检查,已成为监测脑出血患者脑血流动力学变化的重要方法。①通过检测脑动脉血流速度,间接监测脑出血的脑血管痉挛范围及程度,脑血管痉挛时其血流速度增高。②测定血流速度、血流量和血管外周阻力可反映颅内压增高时脑血流灌注情况,如颅内压超过动脉压时收缩期及舒张期血流信号消失,无血流灌注。③提供脑动静脉畸形、动脉瘤等病因诊断的线索。

(六)脑电图(EEG)

可反映脑出血患者脑功能状态。意识障碍可见两侧弥漫性慢活动,病灶侧明显;无意识障碍时,基底节和脑叶出血出现局灶性慢波,脑叶出血靠近皮质时可有局灶性棘波或尖波发放;小脑出血无意识障碍时脑电图多正常,部分患者同侧枕颞部出现慢活动;中脑出血多见两侧阵发性同步高波幅慢活动;脑桥出血患者昏迷时可见 8～12 Hz α 波、低波幅 β 波、纺锤波或弥漫性慢波等。

(七)心电图

可及时发现脑出血合并心律失常或心肌缺血,甚至心肌梗死。

(八)血液检查

重症脑出血急性期白细胞数可增至$(10～20)\times10^9/L$,并可出现血糖含量升高、蛋白尿、尿糖、血尿素氮含量增加,以及血清肌酶含量升高等。但均为一过性,可随病情缓解而消退。

五、诊断与鉴别诊断

(一)诊断要点

1.一般性诊断要点

(1)急性起病,常有头痛、呕吐、意识障碍、血压增高和局灶性神经功能缺损症状,部分病例有眩晕或抽搐发作。饮酒、情绪激动、过度劳累等是常见的发病诱因。

(2)常见的局灶性神经功能缺损症状和体征包括偏瘫、偏身感觉障碍、偏盲等,多于数分钟至数小时内达到高峰。

(3)头颅 CT 扫描可见病灶中心呈高密度改变,病灶周边常有低密度水肿带。头颅 MRI/MRA有助于脑出血的病因学诊断和观察血肿的演变过程。

2.各部位脑出血的临床诊断要点

(1)壳核出血:①对侧肢体偏瘫,优势半球出血常出现失语;②对侧肢体感觉障碍,主要是痛觉、温度觉减退;③对侧偏盲;④凝视麻痹,呈双眼持续性向出血侧凝视;⑤尚可出现失用、体象障碍、记忆力和计算力障碍、意识障碍等。

(2)丘脑出血:①丘脑型感觉障碍,对侧半身深浅感觉减退、感觉过敏或自发性疼痛;②运动障碍,出血侵及内囊可出现对侧肢体瘫痪,多为下肢重于上肢;③丘脑性失语,言语缓慢而不清、重复言语、发音困难、复述差,朗读正常;④丘脑性痴呆,记忆力减退、计算力下降、情感障碍、人格改变;⑤眼球运动障碍,眼球向上注视麻痹,常向内下方凝视。

(3)脑干出血:①中脑出血,突然出现复视,眼睑下垂;一侧或两侧瞳孔扩大,眼球不同轴,水平或垂直眼震,同侧肢体共济失调,也可表现 Weber 综合征或 Benedikt 综合征;严重者很快出现意识障碍,去大脑强直。②脑桥出血,突然头痛,呕吐,眩晕,复视,眼球不同轴,交叉性瘫痪或偏瘫、四肢瘫等;出血量较大时,患者很快进入意识障碍,针尖样瞳孔,去大脑强直,呼吸障碍,并可伴有高热、大汗、应激性溃疡等,多迅速死亡;出血量较少时可表现为一些典型的综合征,如 Foville 综合征、Millard-Gubler 综合征和闭锁综合征等。③延髓出血,突然意识障碍,血压下降,呼吸节律不规则,心律失常,继而死亡;轻者可表现为不典型的 Wallenberg 综合征。

(4)小脑出血:①突发眩晕,呕吐,后头部疼痛,无偏瘫;②有眼震,站立和步态不稳,肢体共济失调、肌张力降低及颈项强直;③头颅 CT 扫描示小脑半球或小脑蚓高密度影及第四脑室、脑干受压。

(5)脑叶出血:①额叶出血,前额痛、呕吐、痫性发作较多见;对侧偏瘫、共同偏视、精神障碍;优势半球出血时可出现运动性失语。②顶叶出血,偏瘫较轻,而偏侧感觉障碍显著;对侧下象限盲,优势半球出血时可出现混合性失语。③颞叶出血,表现为对侧中枢性面、舌瘫及上肢为主的瘫痪;对侧上象限盲;优势半球出血时可有感觉性或混合性失语;可有颞叶癫痫、幻嗅、幻视。④枕叶出血,对侧同向性偏盲,并有黄斑回避现象,可有一过性黑蒙和视物变形;多无肢体瘫痪。

(6)脑室出血:①突然头痛、呕吐,迅速进入昏迷或昏迷逐渐加深。②双侧瞳孔缩小,四肢肌张力增高,病理反射阳性,早期出现去大脑强直,脑膜刺激征阳性。③常出现丘脑下部受损的症状及体征,如上消化道出血、中枢性高热、大汗、应激性溃疡、急性肺水肿、血糖增高、尿崩症等。④脑脊液压力增高,呈血性。⑤轻者仅表现头痛、呕吐、脑膜刺激征阳性,无局限性神经体征。临床上易误诊为蛛网膜下腔出血,需通过头颅CT检查来确定诊断。

(二)鉴别诊断

1.脑梗死

发病较缓,或病情呈进行性加重;头痛、呕吐等颅内压增高症状不明显;典型病例一般不难鉴别;但脑出血与大面积脑梗死、少量脑出血与脑梗死临床症状相似,鉴别较困难,常需头颅CT鉴别。

2.脑栓塞

起病急骤,一般缺血范围较广,症状常较重,常伴有风湿性心脏病、心房颤动、细菌性心内膜炎、心肌梗死或其他容易产生栓子来源的疾病。

3.蛛网膜下腔出血

好发于年轻人,突发剧烈头痛,或呈爆裂样头痛,以颈枕部明显,有的可痛牵颈背、双下肢。呕吐较频繁,少数严重患者呈喷射状呕吐。约50%的患者可出现短暂、不同程度的意识障碍,尤以老年患者多见。常见一侧动眼神经麻痹,其次为视神经、三叉神经和展神经麻痹,脑膜刺激征常见,无偏瘫等脑实质损害的体征,头颅CT可帮助鉴别。

4.外伤性脑出血

外伤性脑出血是闭合性头部外伤所致,发生于受冲击颅骨下或对冲部位,常见于额极和颞极,外伤史可提供诊断线索,CT可显示血肿外形不整。

5.内科疾病导致的昏迷

(1)糖尿病昏迷:①糖尿病酮症酸中毒,多数患者在发生意识障碍前数天有多尿、烦渴多饮和乏力,随后出现食欲缺乏、恶心、呕吐,常伴头痛、嗜睡、烦躁、呼吸深快,呼气中有烂苹果味(丙酮)。随着病情进一步发展,出现严重失水,尿量减少,皮肤弹性差,眼球下陷,脉细速,血压下降,至晚期时各种反射迟钝甚至消失,嗜睡甚至昏迷。尿糖、尿酮体呈强阳性,血糖和血酮体均有升高。头部CT结果阴性。②高渗性非酮症糖尿病昏迷,起病时常先有多尿、多饮,但多食不明显,或反而食欲缺乏,以致常被忽视。失水随病程进展逐渐加重,出现神经精神症状,表现为嗜睡、幻觉、定向障碍、偏盲、上肢拍击样粗震颤、痫性发作(多为局限性发作)等,最后陷入昏迷。尿糖强阳性,但无酮症或较轻,血尿素氮及肌酐升高。突出地表现为血糖常高至33.3 mmol/L(600 mg/dL)以上,一般为33.3～66.6 mmol/L(600～1 200 mg/dL);血钠升高可达155 mmol/L;血浆渗透压显著增高达330～460 mmol/L,一般在350 mmol/L以上。头部CT结果阴性。

(2)肝性昏迷:有严重肝病和/或广泛门体侧支循环,精神紊乱、昏睡或昏迷,明显肝功能损害或血氨升高,扑翼(击)样震颤和典型的脑电图改变(高波幅的δ波,每秒少于4次)等,有助于诊断与鉴别诊断。

(3)尿毒症昏迷:少尿(<400 mL/d)或无尿(<50 mL/d),血尿,蛋白尿,管型尿,氮质血症,水电解质紊乱和酸碱失衡等。

(4)急性酒精中毒:①兴奋期,血乙醇浓度达到 11 mmol/L(50 mg/dL)即感头痛、欣快、兴奋;血乙醇浓度超过 16 mmol/L(75 mg/dL),健谈、饶舌、情绪不稳定、自负、易激怒,可有粗鲁行为或攻击行动,也可能沉默、孤僻;浓度达到 22 mmol/L(100 mg/dL)时,驾车易发生车祸。②共济失调期,血乙醇浓度达到 33 mmol/L(150 mg/dL)时,肌肉运动不协调,行动笨拙,言语含糊不清,眼球震颤,视物模糊,复视,步态不稳,出现明显共济失调;浓度达到 43 mmol/L(200 mg/dL)时,出现恶心、呕吐、困倦。③昏迷期,血乙醇浓度升至 54 mmol/L(250 mg/dL)时,患者进入昏迷期,表现昏睡、瞳孔散大、体温降低;血乙醇浓度超过 87 mmol/L(400 mg/dL)时,患者陷入深昏迷,心率快、血压下降,呼吸慢而有鼾音,可出现呼吸、循环麻痹而危及生命。实验室检查可见血清乙醇浓度升高,呼出气中乙醇浓度与血清乙醇浓度相当;动脉血气分析可见轻度代谢性酸中毒;电解质失衡,可见低血钾、低血镁和低血钙;血糖可降低。

(5)低血糖昏迷:低血糖昏迷是指各种原因引起的重症的低血糖症。患者突然昏迷、抽搐,表现为局灶神经系统症状的低血糖易被误诊为脑出血。化验血糖低于 2.8 mmol/L,推注葡萄糖后症状迅速缓解,发病后 72 小时复查头部 CT 结果阴性。

(6)药物中毒:①镇静催眠药中毒,有服用大量镇静催眠药史,出现意识障碍和呼吸抑制及血压下降。胃液、血液、尿液中检出镇静催眠药。②阿片类药物中毒,有服用大量吗啡或哌替啶的阿片类药物史,或有吸毒史,除了出现昏迷、针尖样瞳孔(哌替啶的急性中毒瞳孔反而扩大)、呼吸抑制"三联征"等特点外,还可出现发绀、面色苍白、肌肉无力、惊厥、牙关禁闭、角弓反张,呼吸先浅而慢,后叹息样或潮式呼吸、肺水肿、休克、瞳孔对光反射消失,死于呼吸衰竭。血、尿阿片类毒物成分,定性试验呈阳性。使用纳洛酮可迅速逆转阿片类药物所致的昏迷、呼吸抑制、缩瞳等毒性作用。

(7)CO 中毒:①轻度中毒,血液碳氧血红蛋白(COHb)可高于 10%~20%。患者有剧烈头痛、头晕、心悸、口唇黏膜呈樱桃红色、四肢无力、恶心、呕吐、嗜睡、意识模糊、视物不清、感觉迟钝、谵妄、幻觉、抽搐等。②中度中毒,血液 COHb 浓度可高达 30%~40%。患者出现呼吸困难、意识丧失、昏迷,对疼痛刺激可有反应,瞳孔对光反射和角膜反射可迟钝,腱反射减弱,呼吸、血压和脉搏可有改变。经治疗可恢复且无明显并发症。③重度中毒,血液 COHb 浓度可高于 50%。深昏迷,各种反射消失。患者可呈去大脑皮质状态(患者可以睁眼,但无意识,不语,不动,不主动进食或大小便,呼之不应,推之不动,肌张力增强),常有脑水肿、惊厥、呼吸衰竭、肺水肿、上消化道出血、休克和严重的心肌损害,出现心律失常,偶可发生心肌梗死。有时并发脑局灶损害,出现锥体系或锥体外系损害体征。监测血中 COHb 浓度可明确诊断。

应详细询问病史,内科疾病导致昏迷者有相应的内科疾病病史,仔细查体,局灶体征不明显;脑出血者则同向偏视,一侧瞳孔散大、一侧面部出现船帆现象,一侧上肢出现扬鞭现象,一侧下肢呈外旋位,血压升高。CT 检查可助鉴别。

六、治疗

急性期的主要治疗原则是:保持安静,防止继续出血;积极抗脑水肿,降低颅内压;调整血压;改善循环;促进神经功能恢复;加强护理,防治并发症。

(一)一般治疗

1.保持安静

(1)卧床休息 3~4 周,脑出血发病后 24 小时内,特别是 6 小时内可有活动性出血或血肿继续扩大,应尽量减少搬运,就近治疗。重症需严密观察体温、脉搏、呼吸、血压、瞳孔和意识状态等生命体征变化。

(2)保持呼吸道通畅,头部抬高15°～30°,切忌无枕仰卧;疑有脑疝时应床脚抬高45°,意识障碍患者应将头歪向一侧,以利于口腔、气道分泌物及呕吐物流出;痰稠不易吸出,则要行气管切开,必要时吸氧,以使动脉血氧饱和度维持在90%以上。

(3)意识障碍或消化道出血者宜禁食24～48小时,发病后3天,仍不能进食者,应鼻饲以确保营养。过度烦躁不安的患者可适量用镇静药。

(4)注意口腔护理,保持大便通畅,留置尿管的患者应做膀胱冲洗以预防尿路感染。加强护理,经常翻身,预防压疮,保持肢体功能位置。

(5)注意水、电解质平衡,加强营养。注意补钾,液体总量应控制在2 000 mL/d左右,或以尿量加500 mL来估算,不能进食者鼻饲各种营养品。对于频繁呕吐、胃肠道功能减弱或有严重的应激性溃疡者,应考虑给予肠外营养。如有高热、多汗、呕吐或腹泻者,可适当增加入液量,或10%脂肪乳500 mL静脉滴注,每天1次。如需长期采用鼻饲,应考虑胃造瘘术。

(6)脑出血急性期血糖含量增高可以是原有糖尿病的表现或是应激反应。高血糖和低血糖都能加重脑损伤。当患者血糖含量增高超过11.1 mmol/L时,应立即给予胰岛素治疗,将血糖控制在8.3 mmol/L以下。同时应监测血糖,若发生低血糖,可用葡萄糖口服或注射纠正低血糖。

2.亚低温治疗

能够减轻脑水肿,减少自由基的产生,促进神经功能缺损恢复,改善患者预后。降温方法:立即行气管切开,静脉滴注冬眠肌松合剂(0.9%氯化钠注射液500 mL＋氯丙嗪100 mg＋异丙嗪100 mg),同时冰毯机降温。行床旁监护仪连续监测体温(T)、心率(HR)、血压(BP)、呼吸(R)、脉搏(P)、血氧饱和度(SPO_2)、颅内压(ICP)。直肠温度(RT)维持在34～36 ℃,持续3～5天。冬眠肌松合剂用量和速度根据患者T、HR、BP、肌张力等调节。保留自主呼吸,必要时应用同步呼吸机辅助呼吸,维持SPO_2在95%以上,10～12小时将RT降至34～36 ℃。当ICP降至正常后72小时,停止亚低温治疗。采用每天恢复1～2 ℃,复温速度不超过0.1 ℃/h。在24～48小时内,将患者RT复温至36.5～37 ℃。局部亚低温治疗实施越早,效果越好,建议在脑出血发病6小时内使用,治疗时间最好持续48～72小时。

(二)调控血压和防止再出血

脑出血患者一般血压都高,甚至比平时更高,这是因为颅内压增高时机体保证脑组织供血的代偿性反应,当颅内压下降时血压亦随之下降,因此一般不应使用降血压药物,尤其是注射利血平等强有力降压剂。目前理想的血压控制水平还未确定,主张采取个体化原则,应根据患者年龄、病前有无高血压、病后血压情况等确定适宜血压水平。但血压过高时,容易增加再出血的危险性,则应及时控制高血压。一般来说,收缩压≥26.7 kPa(200 mmHg),舒张压≥15.3 kPa(115 mmHg)时,应降血压治疗,使血压控制于治疗前原有血压水平或略高水平。收缩压≤24.0 kPa(180 mmHg)或舒张压≤15.3 kPa(115 mmHg)时,或平均动脉压17.3 kPa(130 mmHg)时可暂不使用降压药,但需密切观察。收缩压在24.0～30.7 kPa(180～230 mmHg)或舒张压在14.0～18.7 kPa(105～140 mmHg)宜口服卡托普利、美托洛尔等降压药,收缩压24.0 kPa(180 mmHg)以内或舒张压14.0 kPa(105 mmHg)以内,可观察而不用降压药。急性期过后(约2周),血压仍持续过高时可系统使用降压药,急性期血压急骤下降表明病情严重,应给予升压药物以保证足够的脑供血量。

止血剂及凝血剂对脑出血并无效果,但如合并消化道出血或有凝血障碍时仍可使用。消化道出血时,还可经胃管鼻饲或口服云南白药、三七粉、氢氧化铝凝胶和/或冰牛奶、冰盐水等。

(三)控制脑水肿

脑出血后48小时水肿达到高峰,维持3～5天或更长时间后逐渐消退。脑水肿可使ICP增高和导致脑疝,是影响功能恢复的主要因素和导致早期死亡的主要死因。积极控制脑水肿、降低ICP是脑出血急性期治疗的重要环节,必要时可行ICP监测。治疗目标是使ICP降至2.7 kPa(20 mmHg)以下,脑灌注压大于9.3 kPa(70 mmHg),应首先控制可加重脑水肿的因素,保持呼吸道通畅,适当给氧,维持有效脑灌注,限制液体和盐的入量等。应用皮质类固醇减轻脑出血后脑水肿和降低ICP,其有效证据不充分;脱水药只有短暂作用,常用20％甘露醇、利尿药如呋塞米等。

1.20％甘露醇

20％甘露醇为渗透性脱水药,可在短时间内使血浆渗透压明显升高,形成血与脑组织间渗透压差,使脑组织间液水分向血管内转移,经肾脏排出,每8 g甘露醇可由尿带出水分100 mL,用药后20～30分钟开始起效,2～3小时作用达峰。常用剂量为125～250 mL,每6～8小时1次,疗程7～10天。如患者出现脑疝征象可快速加压经静脉或颈动脉推注,可暂时缓解症状,为术前准备赢得时间。冠心病、心肌梗死、心力衰竭和肾功能不全者慎用,注意用药不当可诱发肾衰竭和水盐及电解质失衡。因此,在应用甘露醇脱水时,一定要严密观察患者尿量、血钾和心肾功能,一旦出现尿少、血尿、无尿时应立即停用。

2.利尿剂

呋塞米注射液较常用,脱水作用不如甘露醇,但可抑制脑脊液产生,用于心肾功能不全不能用甘露醇的患者,常与甘露醇合用,减少甘露醇用量。每次20～40 mg,每天2～4次,静脉注射。

3.甘油果糖氯化钠注射液

该药为高渗制剂,通过高渗透性脱水,能使脑水分含量减少,降低颅内压。本品降低颅内压作用起效较缓,持续时间较长,可与甘露醇交替使用。推荐剂量为每次250～500 mL,每天1～2次,静脉滴注,连用7天左右。

4.10％人血清蛋白

通过提高血浆胶体渗透压发挥对脑组织脱水降颅内压作用,改善病灶局部脑组织水肿,作用持久。适用于低蛋白血症的脑水肿伴高颅内压的患者。推荐剂量每次10～20 g,每天1～2次,静脉滴注。该药可增加心脏负担,心功能不全者慎用。

5.地塞米松

可防止脑组织内星形胶质细胞肿胀,降低毛细血管通透性,维持血-脑屏障功能。抗脑水肿作用起效慢,用药后12～36小时起效。剂量每天10～20 mg,静脉滴注。由于易并发感染或使感染扩散,可促进或加重应激性上消化道出血,影响血压和血糖控制等,临床不主张常规使用,病情危重、不伴上消化道出血者可早期短时间应用。

若药物脱水、降颅内压效果不明显,出现颅高内压危象时可考虑转外科手术开颅减压。

(四)控制感染

发病早期或病情较轻时通常不需使用抗生素,老年患者合并意识障碍易并发肺部感染,合并吞咽困难易发生吸入性肺炎,尿潴留或导尿易合并尿路感染,可根据痰液或尿液培养、药物敏感试验等选用抗生素治疗。

(五)维持水电解质平衡

患者液体的输入量最好根据其中心静脉压(CVP)和肺毛细血管楔压(PCWP)来调整,CVP保持在0.7～1.6 kPa(5～12 mmHg)或者PCWP维持在1.3～1.9 kPa(10～14 mmHg)。无此条件时每天液体输入量可按前1天尿量＋500 mL估算。每天补钠50～70 mmol/L,补钾40～50 mmol/L,糖类13.5～18 g。使用液体种类应以0.9％氯化钠注射液或复方氯化钠注射液(林格液)为主,避免用高渗糖水,若用糖时可按每4 g糖加1 U胰岛素后再使用。由于患者使用大量脱水药、进食少、合并感染等原因,极易出现电解质紊乱和酸碱失衡,应加强监护和及时纠正,意识障碍患者可通过鼻饲管补充足够热量的营养和液体。

(六)对症治疗

1.中枢性高热

宜先行物理降温,如头部、腋下及腹股沟区放置冰袋,戴冰帽或睡冰毯等。效果不佳者可用多巴胺受体激动剂如溴隐亭3.75 mg/d,逐渐加量至7.5～15.0 mg/d,分次服用。

2.痫性发作

可静脉缓慢推注(注意患者呼吸)地西泮10～20 mg,控制发作后可予卡马西平片,每次100 mg,每天2次。

3.应激性溃疡

丘脑、脑干出血患者常合并应激性溃疡和引起消化道出血,机制不明,可能是出血影响边缘系统、丘脑、丘脑下部及下行自主神经纤维,使肾上腺皮质激素和胃酸分泌大量增加,黏液分泌减少及屏障功能削弱。常在病后第2～14天突然发生,可反复出现,表现呕血及黑便,出血量大时常见烦躁不安、口渴、皮肤苍白、湿冷、脉搏细速、血压下降、尿量减少等外周循环衰竭表现。可采取抑制胃酸分泌和加强胃黏膜保护治疗。①H_2受体阻滞剂雷尼替丁,每次150 mg,每天2次,口服;②H_2受体阻滞剂西咪替丁,0.4～0.8 g/d,加入0.9％氯化钠注射液,静脉滴注;③质子泵抑制剂注射用奥美拉唑钠,每次40 mg,每12小时静脉注射1次,连用3天。还可用胃黏膜保护剂硫糖铝,每次1 g,每天4次,口服;或氢氧化铝凝胶,每次40～60 mL,每天4次,口服。若发生上消化道出血可用去甲肾上腺素4～8 mg加冰盐水80～100 mL,每天4～6次,口服;云南白药,每次0.5 g,每天4次,口服。保守治疗无效时可在胃镜下止血,需注意呕血引起窒息,并补液或输血维持血容量。

4.心律失常

心房颤动常见,多见于病后前3天。心电图复极改变常导致易损期延长,易损期出现的期前收缩可导致室性心动过速或心室颤动。这可能是脑出血患者易发生猝死的主要原因。心律失常影响心排血量,降低脑灌注压,可加重原发脑病变,影响预后。应注意改善冠心病患者的心肌供血,给予常规抗心律失常治疗,及时纠正电解质紊乱,可试用β受体阻滞剂和钙通道阻滞剂治疗,维护心脏功能。

5.大便秘结

脑出血患者,由于卧床等原因,常会出现便秘。用力排便时腹压增高,从而使颅内压升高,可加重脑出血症状。便秘时腹胀不适,使患者烦躁不安,血压升高,亦可使病情加重,故脑出血患者便秘的护理十分重要。便秘可用甘油灌肠剂(支),患者侧卧位插入肛门内6～10 cm,将药液缓慢注入直肠内60 mL,5～10分钟即可排便;缓泻剂如酚酞2片,每晚口服,亦可用中药番泻叶3～9 g泡服。

6.稀释性低钠血症

稀释性低钠血症又称血管升压素分泌异常综合征,10％的脑出血患者可发生。因血管升压素分泌减少,尿排钠增多,血钠降低,可加重脑水肿,每天应限制水摄入量在800～1 000 mL,补钠9～12 g;宜缓慢纠正,以免导致脑桥中央髓鞘溶解症。另有脑耗盐综合征,是心钠素分泌过高导致低钠血症,应输液补钠治疗。

7.下肢深静脉血栓形成

急性脑卒中患者易并发下肢和瘫痪肢体深静脉血栓形成,患肢进行性水肿和发硬,肢体静脉血流图检查可确诊。勤翻身、被动活动或抬高瘫痪肢体可预防;治疗可用肝素钠5 000 U,静脉滴注,每天1次;或低分子量肝素,每次4 000 U,皮下注射,每天2次。

(七)外科治疗

可挽救重症患者的生命及促进神经功能恢复,手术宜在发病后6～24小时内进行,预后直接与术前意识水平有关,昏迷患者通常手术效果不佳。

1.手术指征

(1)脑叶出血:患者清醒、无神经障碍和小血肿(＜20 mL)者,不必手术,可密切观察和随访。患者意识障碍、大血肿和在CT片上有占位征,应手术。

(2)基底节和丘脑出血:大血肿、有神经障碍者应手术。

(3)脑桥出血:原则上内科治疗。但对非高血压性脑桥出血如海绵状血管瘤,可手术治疗。

(4)小脑出血:血肿直径≥2 cm者应手术,特别是合并脑积水、意识障碍、神经功能缺失和占位征者。

2.手术禁忌证

(1)深昏迷患者(GCS 3～5分)或去大脑强直。

(2)生命体征不稳定,如血压过高、高热、呼吸不规则,或有严重系统器质性病变者。

(3)脑干出血。

(4)基底节或丘脑出血影响到脑干。

(5)病情发展急骤,发病数小时即深昏迷者。

3.常用手术方法

(1)小脑减压术:是高血压性小脑出血最重要的外科治疗,可挽救生命和逆转神经功能缺损,病程早期患者处于清醒状态时手术效果好。

(2)开颅血肿清除术:占位效应引起中线结构移位和初期脑疝时外科治疗可能有效。

(3)钻孔扩大骨窗血肿清除术。

(4)钻孔微创颅内血肿清除术。

(5)脑室出血脑室引流术。

(八)早期康复治疗

原则上应尽早开始。在神经系统症状不再进展,没有严重精神、行为异常,生命体征稳定,没有严重的并发症、合并症时即可开始康复治疗的介入,但需注意康复方法的选择。早期康复治疗对恢复患者的神经功能,提高生活质量是十分有利的。早期对瘫痪肢体进行按摩及被动运动,开始有主动运动时即应根据康复要求按阶段进行训练,以促进神经功能恢复,避免出现关节挛缩、肌肉萎缩和骨质疏松;对失语患者需加强言语康复训练。

（九）加强护理，防治并发症

常见的并发症有肺部感染、上消化道出血、吞咽困难和水电解质紊乱、下肢静脉血栓形成、肺栓塞、肺水肿、冠状动脉性疾病和心肌梗死、心脏损伤、痫性发作等。脑出血预后与急性期护理有直接关系，合理的护理措施十分重要。

1.体位

头部抬高15°～30°，既能保持脑血流量，又能保持呼吸道通畅。切忌无枕仰卧。凡意识障碍患者宜采用侧卧位，头稍前屈，以利口腔分泌物流出。

2.饮食与营养

营养不良是脑出血患者常见的易被忽视的并发症，应充分重视。重症意识障碍患者急性期应禁食1～2天，静脉补给足够能量与维生素，发病48小时后若无活动性消化道出血，可鼻饲流质饮食，应考虑营养合理搭配与平衡。患者意识转清、咳嗽反射良好、能吞咽时可停止鼻饲，应注意喂食时宜取45°半卧位，食物宜做成糊状，流质饮料均应选用茶匙喂食，喂食出现呛咳可拍背。

3.呼吸道护理

脑出血患者应保持呼吸道通畅和足够通气量，意识障碍或脑干功能障碍患者应行气管插管，指征是 $PaO_2 < 8.0$ kPa(60 mmHg)、$PaCO_2 > 6.7$ kPa(50 mmHg)或有误吸危险者。鼓励勤翻身、拍背，鼓励患者尽量咳嗽，咳嗽无力痰多时可超声雾化治疗，呼吸困难、呼吸道痰液多、经鼻抽吸困难者可考虑气管切开。

4.压疮防治与护理

昏迷或完全性瘫痪患者易发生压疮，预防措施包括定时翻身，保持皮肤干燥清洁，在骶部、足跟及骨隆起处加垫气圈，经常按摩皮肤及活动瘫痪肢体促进血液循环，皮肤发红可用70%乙醇溶液或温水轻柔，涂以3.5%安息香酊。

七、预后与预防

（一）预后

脑出血的预后与出血量、部位、病因及全身状况等有关。脑干、丘脑及大量脑室出血预后差。脑水肿、颅内压增高及脑疝并发症与脑-内脏（脑-心、脑-肺、脑-肾、脑-胃肠）综合征是致死的主要原因。早期多死于脑疝，晚期多死于中枢性衰竭、肺炎和再出血等继发性并发症。影响本病的预后因素有：①年龄较大；②昏迷时间长和程度深；③颅内压高和脑水肿重；④反复多次出血和出血量大；⑤小脑、脑干出血；⑥神经体征严重；⑦出血灶多和生命体征不稳定；⑧伴癫痫发作、去大脑皮质强直或去大脑强直；⑨伴有脑-内脏联合损害；⑩合并代谢性酸中毒、代谢障碍或电解质紊乱者，预后差。及时给予正确的中西医结合治疗和内外科治疗，可大大改善预后，减少病死率和致残率。

（二）预防

总的原则是定期体检，早发现、早预防、早治疗。脑出血是多危险因素所致的疾病。研究证明，高血压是最重要的独立危险因素，心脏病、糖尿病是肯定的危险因素。多种危险因素之间存在错综复杂的相关性，它们互相渗透、互相作用、互为因果，从而增加了脑出血的危险性，也给预防和治疗带来困难。目前，我国仍存在对高血压知晓率低、用药治疗率低和控制率低等"三低"现象，恰与我国脑卒中患病率高、致残率高和病死率高等"三高"现象形成鲜明对比。因此，加强高血压的防治宣传教育是非常必要的。在高血压治疗中，轻型高血压可选用尼群地平和吲达帕胺，对其他类型的高血压则应根据病情选用钙通道阻滞剂、β受体阻滞剂、血管紧张素转化酶抑制剂（ACEI）、利尿剂等联合治疗。

有些危险因素是先天决定的,而且是难以改变甚至不能改变的(如年龄、性别);有些危险因素是环境造成的,很容易预防(如感染);有些是人们生活行为的方式,是完全可以控制的(如抽烟、酗酒);还有些疾病常常是可治疗的(如高血压)。虽然大部分高血压患者都接受过降压治疗,但规范性、持续性差,这样非但没有起到降低血压、预防脑出血的作用,反而使血压忽高忽低,易于引发脑出血。所以控制血压除进一步普及治疗外,重点应放在正确的治疗方法上。预防工作不可简单、单一化,要采取突出重点、顾及全面的综合性预防措施,才能有效地降低脑出血的发病率、病死率和复发率。

除针对危险因素进行预防外,日常生活中需注意经常锻炼、戒烟酒,合理饮食,调理情绪。饮食上提倡"五高三低",即高蛋白质、高钾、高钙、高纤维素、高维生素及低盐、低糖、低脂。锻炼要因人而异,方法灵活多样,强度不宜过大,避免剧烈运动。

（苏高扬）

第四节　帕金森病

帕金森病(Parkinson disease,PD)也称为震颤麻痹,是一种常见的神经系统变性疾病,临床上特征性表现为静止性震颤、运动迟缓、肌强直及姿势步态异常。病理特征是黑质多巴胺能神经元变性缺失和路易(Lewy)小体形成。

一、流行病学

世界各国PD的流行病学资料表明,从年龄分布上看,大部分国家帕金森病人群发病率及患病率随年龄增长而增加,50岁以上约为0.5%,60岁以上约为1%;白种人发病率高于黄种人,黄种人高于黑种人。

我国进行的PD流行病学研究,选择北京、西安及上海3个相隔甚远的地区,在79个乡村和58个城镇,通过分层、多级、群体抽样选择29 454个年龄≥55岁的老年人样本,应用横断层面模式进行帕金森病患病率调查。依据标准化的诊断方案,确认277人罹患PD,显示65岁或以上的老人PD患病率为1.7%,估计中国年龄在55岁或以上的老年人中约有170万人患有帕金森病。这一研究提示,中国PD患病率相当于发达国家的水平,修正了中国是世界上PD患病率最低的国家的结论。预计随着我国人口的老龄化,未来我国正面临着大量的PD病例,将承受更大的PD负担。

二、病因及发病机制

特发性帕金森病的病因未明。研究显示,农业环境如杀虫剂和除草剂使用,以及遗传因素等是PD较确定的危险因素。居住农村或橡胶厂附近、饮用井水、从事田间劳动、在工业化学品厂工作等也可能是危险因素。吸烟与PD发病间存在负相关,被认为是保护因素,但吸烟有众多危害性,不能因PD的"保护因素"而提倡吸烟。饮茶和喝咖啡者患病率也较低。

本病的发病机制复杂,可能与下列因素有关。

(一)环境因素

例如,20世纪80年代初美国加州一些吸毒者因误用MPTP,出现酷似原发性PD的某些病理变化、生化改变、症状和药物治疗反应,给猴注射MPTP也出现相似效应。鱼藤酮为脂溶性,可穿过血-脑屏障,研究表明鱼藤酮可抑制线粒体复合体Ⅰ活性,导致大量氧自由基和凋亡诱导因子产生,使DA能神经元变性。与1-甲基-4-苯基吡啶离子（MPP^+）结构相似的百草枯(Paraquat)及其他吡啶类化合物,也被证明与帕金森病发病相关。利用MPTP和鱼藤酮制作的动物模型已成为帕金森病实验研究的有效工具。锰剂和铁剂等也被报道参与了帕金森病的发病。

(二)遗传因素

流行病学资料显示,10%～15%的PD患者有家族史,呈不完全外显的常染色体显性或隐性遗传,其余为散发性PD。目前已定位13个PD的基因位点,分别被命名为PARK1-13,其中9个致病基因已被克隆。

1.常染色体显性遗传性帕金森病致病基因

包括α-突触核蛋白基因(*PARK 1/PARK 4*)、*UCH-L 1*基因(*PARK 5*)、*LRRK 2*基因(*PARK 8*)、*GIGYF 2*基因(*PARK 11*)和*HTRA 2/Omi*基因(*PARK 13*)。①α-突触核蛋白(*PARK 1*)基因定位于4号染色体长臂4q21～23,α-突触核蛋白可能增高DA能神经细胞对神经毒素的敏感性,α-突触核蛋白基因*A la 53Thr*和*A la 39Pro*突变导致α-突触核蛋白异常沉积,最终形成路易小体;②富亮氨酸重复序列激酶2(*LRRK 2*)基因(*PARK 8*),是目前为止帕金森病患者中突变频率最高的常染色体显性帕金森病致病基因,与晚发性帕金森病相关;③*HTRA 2*也与晚发性PD相关;④泛素蛋白C末端羟化酶-L1(UCH-L1)为*PARK 5*基因突变,定位于4号染色体短臂4p14。

2.常染色体隐性遗传性帕金森病致病基因

包括*Parkin*基因(*PARK 2*)、*PINK 1*基因(*PARK 6*)、*DJ -1*基因(*PARK 7*)和*ATP 13A 2*基因(*PARK 9*)。

(1)*Parkin*基因定位于6号染色体长臂6q25.2～27,基因突变常导致Parkin蛋白功能障碍,酶活性减弱或消失,造成细胞内异常蛋白质沉积,最终导致DA能神经元变性。*Parkin*基因突变是早发性常染色体隐性家族性帕金森病的主要病因之一。

(2)*ATP 13A 2*基因突变在亚洲人群中较为多见,与常染色体隐性遗传性早发性帕金森病相关,该基因定位在1号染色体,包含29个编码外显子,编码1 180个氨基酸的蛋白质,属于三磷腺苷酶的P型超家族,主要利用水解三磷腺苷释能驱动物质跨膜转运,*ATP 13A 2*蛋白的降解途径主要有2个:溶酶体通路和蛋白酶体通路。蛋白酶体通路的功能障碍是导致神经退行性病变的因素之一,蛋白酶体通路E3连接酶Parkin蛋白的突变可以导致PD的发生。

(3)*PINK 1*基因最早在3个欧洲帕金森病家系中发现,该基因突变分布广泛,在北美、亚洲及中国台湾地区均有报道,该基因与线粒体的融合、分裂密切相关,且与*Parkin*、*DJ -1*和*Htra 2*等帕金森病致病基因间存在相互作用,提示其在帕金森病发病机制中发挥重要作用。

(4)DJ-1蛋白是氢过氧化物反应蛋白,参与机体氧化应激。*DJ -1*基因突变后DJ-1蛋白功能受损,增加氧化应激反应对神经元的损害。*DJ -1*基因突变与散发性早发性帕金森病的发病有关。

3.细胞色素 $P\,4502D\,6$ 基因和某些线粒体 DNA 突变

细胞色素 $P\,4502D\,6$ 基因和某些线粒体 DNA 突变可能是 PD 发病易感因素之一,可能使 P450 酶活性下降,使肝脏解毒功能受损,易造成 MPTP 等毒素对黑质纹状体损害。

（三）氧化应激与线粒体功能缺陷

氧化应激是 PD 发病机制的研究热点。自由基可使不饱和脂肪酸发生脂质过氧化（LPO），后者可氧化损伤蛋白质和 DNA，导致细胞变性死亡。PD 患者由于 B 型单胺氧化酶（MAO-B）活性增高,可产生过量 OH·，破坏细胞膜。在氧化的同时,黑质细胞内 DA 氧化产物聚合形成神经黑色素,与铁结合产生 Fenton 反应可形成 OH·。在正常情况下细胞内有足够的抗氧化物质,如脑内的谷胱甘肽（GSH）、谷胱甘肽过氧化物酶（GSH-PX）和超氧化物歧化酶（SOD）等,因而 DA 氧化产生自由基不会产生氧化应激,保证免遭自由基损伤。PD 患者黑质部还原型 GSH 降低和 LPO 增加,铁离子（Fe^{2+}）浓度增高和铁蛋白含量降低,使黑质成为易受氧化应激侵袭的部位。近年发现线粒体功能缺陷在 PD 发病中起重要作用。对 PD 患者线粒体功能缺陷认识源于对 MPTP 作用机制研究,MPTP 通过抑制黑质线粒体呼吸链复合物 I 活性导致 PD。体外实验证实 MPTP 活性成分 MPP^+ 能造成 MES 23.5 细胞线粒体膜电势（$\Delta\Psi$m）下降,氧自由基生成增加。PD 患者黑质线粒体复合物 I 活性可降低 $32\%\sim38\%$，复合物 I 活性降低使黑质细胞对自由基损伤敏感性显著增加。在多系统萎缩及进行性核上性麻痹患者黑质中未发现复合物 I 活性改变,表明 PD 黑质复合物 I 活性降低可能是 PD 相对特异性改变。PD 患者存在线粒体功能缺陷可能与遗传和环境因素有关,研究提示 PD 患者存在线粒体 DNA 突变,复合物 I 是由细胞核和线粒体两个基因组编码翻译,两组基因任何片段缺损都可影响复合物 I 功能。近年来 $PARK\,1$ 基因突变受到普遍重视,它的编码蛋白就位于线粒体内。

（四）免疫及炎性机制

Abramsky（1978）提出 PD 发病与免疫/炎性机制有关。研究发现 PD 患者细胞免疫功能降低,白细胞介素-1（IL-1）活性降低明显。PD 患者脑脊液（CSF）中存在抗 DA 能神经元抗体。细胞培养发现,PD 患者的血浆及 CSF 中的成分可抑制大鼠中脑 DA 能神经元的功能及生长。采用立体定向技术将 PD 患者血 IgG 注入大鼠一侧黑质,黑质酪氨酸羟化酶（TH）及 DA 能神经元明显减少,提示可能有免疫介导性黑质细胞损伤。许多环境因素如 MPTP、鱼藤酮、百草枯、铁剂等诱导的 DA 能神经元变性与小胶质细胞激活有关,小胶质细胞是脑组织主要的免疫细胞,在神经变性疾病发生中小胶质细胞不仅是简单的"反应性增生",而且参与了整个病理过程。小胶质细胞活化后可通过产生氧自由基等促炎因子,对神经元产生毒性作用。DA 能神经元对氧化应激十分敏感,而活化的小胶质细胞是氧自由基产生的主要来源。此外,中脑黑质是小胶质细胞分布最为密集的区域,决定了小胶质细胞的活化在帕金森病发生发展中有重要作用。

（五）年龄因素

PD 主要发生于中老年,40 岁以前很少发病。研究发现自 30 岁后黑质 DA 能神经元、酪氨酸羟化酶（TH）和多巴脱羧酶（DDC）活力,以及纹状体 DA 递质逐年减少,DA 的 D_1 和 D_2 受体密度减低。然而,罹患 PD 的老年人毕竟是少数,说明生理性 DA 能神经元退变不足以引起 PD。只有黑质 DA 能神经元减少 50% 以上,纹状体 DA 递质减少 80% 以上,临床才会出现 PD 症状,老龄只是 PD 的促发因素。

（六）泛素-蛋白酶体系统功能异常

泛素-蛋白酶体系统（ubiquitin-proteasome system，UPS）可选择性降低细胞内的蛋白质,在

细胞周期性增殖及凋亡相关蛋白的降解中发挥重要作用。*Parkin* 基因突变常导致 UPS 功能障碍，不能降解错误折叠的蛋白，错误折叠蛋白的过多异常聚集则对细胞有毒性作用，引起氧化应激增强和线粒体功能损伤。应用蛋白酶体抑制剂已经构建成模拟 PD 的细胞模型。

(七)兴奋性毒性作用

应用微透析及高压液相色谱(HPLC)检测发现，由 MPTP 制备的 PD 猴模型纹状体中兴奋性氨基酸(谷氨酸、天门冬氨酸)含量明显增高。若细胞外间隙谷氨酸浓度异常增高，过度刺激受体可对 CNS 产生明显毒性作用。动物试验发现，脑内注射微量谷氨酸可导致大片神经元坏死，谷氨酸兴奋性神经毒作用是通过 N-甲基-D-天冬氨酸受体(N-methyl-D-aspartic acid receptor，NMDA)介导的，与 DA 能神经元变性有关。谷氨酸可通过激活 NMDA 受体产生一氧化氮(NO)损伤神经细胞，并释放更多的兴奋性氨基酸，进一步加重神经元损伤。

(八)细胞凋亡

PD 发病过程存在细胞凋亡及神经营养因子缺乏等。细胞凋亡是帕金森病患者 DA 能神经元变性的基本形式，许多基因及其产物通过多种机制参与 DA 能神经元变性的凋亡过程。此外，多种迹象表明多巴胺转运体和囊泡转运体的异常表达与 DA 能神经元的变性直接相关。其他如神经细胞自噬、钙稳态失衡可能也参与帕金森病的发病。

目前，大多数学者认同帕金森病并非单一因素引起，是由遗传、环境因素、免疫/炎性因素、线粒体功能衰竭、兴奋性氨基酸毒性、神经细胞自噬及老化等多种因素通过多种机制共同作用所致。

三、病理及生化病理

(一)病理

PD 主要病理改变是含色素神经元变性、缺失，黑质致密部 DA 能神经元最显著。镜下可见神经细胞减少，黑质细胞黑色素消失，黑色素颗粒游离散布于组织和巨噬细胞内，伴不同程度神经胶质增生。正常人黑质细胞随年龄增长而减少，黑质细胞 80 岁时从原有 42.5 万减至 20 万个，PD 患者少于 10 万个，出现症状时 DA 能神经元丢失 50% 以上，蓝斑、中缝核、迷走神经背核、苍白球、壳核、尾状核及丘脑底核等也可见轻度改变。

残留神经元胞浆中出现嗜酸性包涵体路易小体(Lewy body)是本病重要的病理特点，Lewy 小体是细胞质蛋白质组成的玻璃样团块，中央有致密核心，周围有细丝状晕圈。一个细胞有时可见多个大小不同的 Lewy 小体，见于约 10% 的残存细胞，黑质明显，苍白球、纹状体及蓝斑等亦可见，α-突触核蛋白和泛素是 Lewy 小体的重要组分。α-突触核蛋白在许多脑区含量丰富，多集中于神经元突触前末梢。在小鼠或果蝇体内过量表达 α-突触核蛋白可产生典型的帕金森病症状。尽管 α-突触核蛋白基因突变仅出现在小部分家族性帕金森病患者中，但该基因表达的蛋白是路易小体的主要成分，提示它在帕金森病发病过程中起重要作用。

(二)生化病理

PD 最显著的生物化学特征是脑内 DA 含量减少。DA 和乙酰胆碱(ACh)作为纹状体两种重要神经递质，功能相互拮抗，两者平衡对基底核环路活动起重要的调节作用。脑内 DA 递质通路主要为黑质-纹状体系，黑质致密部 DA 能神经元自血流摄入左旋酪氨酸，在细胞内酪氨酸羟化酶(TH)作用下形成左旋多巴(L-dopa)→经多巴胺脱羧酶(DDC)→DA→通过黑质-纹状体束，DA 作用于壳核、尾状核突触后神经元，最后被分解成高香草酸(HVA)。由于特发性帕金森病

TH 和 DDC 减少,使 DA 生成减少。单胺氧化酶 B(MAO-B)抑制剂减少神经元内 DA 分解代谢,增加脑内 DA 含量。儿茶酚-氧位-甲基转移酶(COMT)抑制剂减少 L-dopa 外周代谢,维持 L-dopa 稳定血浆浓度(图 2-1),可用于 PD 治疗。

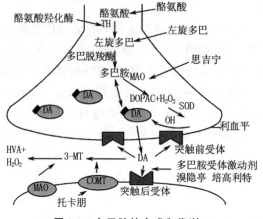

图 2-1　多巴胺的合成和代谢

　　PD 患者黑质 DA 能神经元变性丢失,黑质-纹状体 DA 通路变性,纹状体 DA 含量显著降低(>80%),使 ACh 系统功能相对亢进,是导致肌张力增高、动作减少等运动症状的生化基础。此外,中脑-边缘系统和中脑-皮质系统 DA 含量亦显著减少,可能导致智能减退、行为情感异常、言语错乱等高级神经活动障碍。DA 递质减少程度与患者症状严重度一致,病变早期通过 DA 更新率增加(突触前代偿)和 DA 受体失神经后超敏现象(突触后代偿),临床症状可能不明显(代偿期),随疾病的进展可出现典型 PD 症状(失代偿期)。基底核其他递质或神经肽如去甲肾上腺素(NE)、5-羟色胺(5-HT)、P 物质(SP)、脑啡肽(ENK)、生长抑素(SS)等也有变化。

四、临床表现

　　帕金森病通常在 40~70 岁发病,60 岁后发病率增高,在 30 多岁前发病者少见,男性略多。起病隐袭,发展缓慢,主要表现静止性震颤、肌张力增高、运动迟缓和姿势步态异常等,症状出现孰先孰后可因人而异。首发症状以震颤最多见(60%~70%),其次为步行障碍(12%)、肌强直(10%)和运动迟缓(10%)。症状常自一侧上肢开始,逐渐波及同侧下肢、对侧上肢与下肢,呈 N 字形的进展顺序(65%~70%);25%~30%的病例可自一侧的下肢开始,两侧下肢同时开始极少见,不少病例疾病晚期症状仍存在左右差异。

(一)静止性震颤

　　常为 PD 的首发症状,多由一侧上肢远端(手指)开始,逐渐扩展到同侧下肢及对侧肢体,上肢震颤幅度较下肢明显,下颌、口唇、舌及头部常最后受累。典型表现静止性震颤,拇指与屈曲示指呈搓丸样动作,节律 4~6 Hz,静止时出现,精神紧张时加重,随意动作时减轻,睡眠时消失;常伴交替旋前与旋后、屈曲与伸展运动。令患者活动一侧肢体如握拳或松拳,可引起另侧肢体出现震颤,该试验有助于发现早期轻微震颤。少数患者尤其 70 岁以上发病者可能不出现震颤。部分患者可合并姿势性震颤。

(二)肌强直

　　锥体外系病变导致屈肌与伸肌张力同时增高,关节被动运动时始终保持阻力增高,似弯曲软铅管,称为铅管样强直,如患者伴有震颤,检查者感觉在均匀阻力中出现断续停顿,如同转动齿轮,称为齿轮样强直,是肌强直与静止性震颤叠加所致。这两种强直与锥体束受损的折刀样强直不同,后者可伴腱反射亢进及病理征。以下的临床试验有助于发现轻微的肌强直:①令患者运动对侧肢体,被检肢体肌强直可更明显;②头坠落试验,患者仰卧位,快速撤离头下枕头时头常缓慢落下,而非迅速落下;③令患者把双肘置于桌上,使前臂与桌面成垂直位,两臂与腕部肌肉尽量放松,正常人此时腕关节与前臂约成 90°屈曲,PD 患者腕关节或多或少保持伸直,好像竖立的路标,称为"路标现象"。老年患者肌强直可能引起关节疼痛,是肌张力增高使关节血供受阻所致。

(三)运动迟缓

表现为随意动作减少,包括始动困难和运动迟缓,因肌张力增高、姿势反射障碍出现一系列特征性运动障碍症状,如起床、翻身、步行和变换方向时运动迟缓,面部表情肌活动减少,常双眼凝视,瞬目减少,呈面具脸;及手指精细动作如扣纽扣、系鞋带等困难,书写时字愈写愈小,称为写字过小征等。口、咽、腭肌运动障碍,使讲话缓慢,语音低沉单调,流涎等,严重时吞咽困难。

(四)姿势步态异常

患者四肢、躯干和颈部肌强直呈特殊屈曲体姿,头部前倾,躯干俯屈,上肢肘关节屈曲,腕关节伸直,前臂内收,指间关节伸直,拇指对掌。下肢髋关节与膝关节均略呈弯曲,随疾病进展姿势障碍加重,晚期自坐位、卧位起立困难。早期下肢拖曳,逐渐变为小步态,起步困难,起步后前冲,愈走愈快,不能及时停步或转弯,称慌张步态,行走时上肢摆动减少或消失;因躯干僵硬,转弯时躯干与头部联带小步转弯,与姿势平衡障碍导致重心不稳有关。患者害怕跌倒,遇小障碍物也要停步不前。

(五)非运动症状

PD 的非运动症状包括疾病早期常出现的嗅觉减退、快动眼期睡眠行为障碍、便秘等症状。

(1)嗅觉缺失经常出现在运动症状前,是 PD 的早期特征,嗅觉检测作为一种可能的生物学标记物,有助于将来对 PD 高危人群的识别。

(2)抑郁症在 PD 患者中常见,约占患者的 50%,多为疾病本身的表现,患者可能同时伴有5-羟色胺递质功能减低;通常应用 5-羟色胺再摄取抑制剂,如舍曲林 50 mg、西酞普兰 20 mg 等治疗可改善。运动症状好转常可使抑郁症状缓解。

(3)快动眼期睡眠行为障碍(RBD)可见于 30% 的 PD 患者,20%～38% 的 RBD 患者可能发展为 PD。与正常人相比,RBD 患者存在明显的嗅觉障碍、颜色辨别力及运动速度受损。功能影像学显示特发性 RBD 患者纹状体内存在多巴胺转运体减少,RBD 同样可能是 PD 的早期标志物,其确切的病理基础尚不清楚,可能与蓝斑下核及桥脚核等下位脑干病变有关。

(4)便秘是 PD 患者的常见症状,具有顽固性、反复性、波动性及难治性等特点。可能与肠系膜神经丛的神经元变性导致胆碱能功能降低,胃肠道蠕动减弱有关,此外,抗胆碱药等抗帕金森病药物可使蠕动功能下降,加重便秘。

(5)其他症状:诸如皮脂腺、汗腺分泌亢进引起脂颜、多汗,交感神经功能障碍导致直立性低血压等;部分患者晚期出现轻度认知功能减退或痴呆、视幻觉等,通常不严重。

(六)辅助检查

(1)PD 患者的 CT、MRI 检查通常无特征性异常。

(2)生化检测:高效液相色谱-电化学法(HPLC-EC)检测患者 CSF 和尿中高香草酸(HVA)含量降低,放免法检测 CSF 中生长抑素含量降低。血及脑脊液常规检查无异常。

(3)基因及生物标志物:家族性 PD 患者可采用 DNA 印迹技术、PCR、DNA 序列分析等检测基因突变。采用蛋白组学等技术检测血清、CSF、唾液中 α-突触核蛋白、DJ-1 等潜在的早期 PD 生物学标志物。

(4)超声检查可见对侧中脑黑质的高回声(图 2-2)。

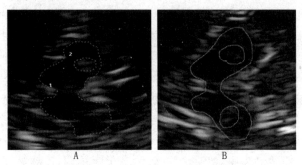

图 2-2 帕金森的超声表现

A.偏侧帕金森病对侧中脑黑质出现高回声;B.双侧帕金森病两侧中脑黑质出现高回声

(5)功能影像学检测。①DA 受体功能显像:PD 纹状体 DA 受体,主要是 D_2 受体功能发生改变,PET 和 SPECT 可动态观察 DA 受体,SPECT 较简便经济,特异性 D_2 受体标记物[123]I Iodobenzamide(^{123}I-IBZM)合成使 SPECT 应用广泛。②DA 转运体(dopa-mine transporter,DAT)功能显像:纹状体突触前膜 DAT 可调控突触间隙中 DA 有效浓度,使 DA 对突触前和突触后受体发生时间依赖性激动,早期 PD 患者 DAT 功能较正常下降 $31\%\sim65\%$,应用[123]I-β-CIT PET 或 ^{99m}Tc-TRODAT-1 SPECT 可检测 DAT 功能,用于 PD 早期和亚临床诊断(图 2-3)。③神经递质功能显像:[18]F-dopa 透过血-脑屏障入脑,多巴脱羧酶将[18]F-dopa 转化为[18]F-DA,PD 患者纹状体区[18]F-dopa 放射性聚集较正常人明显减低,提示多巴脱羧酶活性降低。

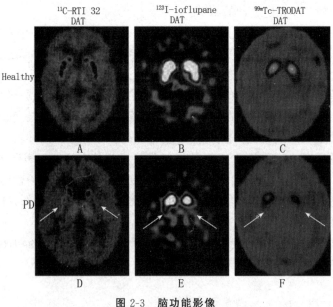

图 2-3 脑功能影像

显示帕金森病患者的纹状体区 DAT 活性降低

(6)药物试验:目前临床已很少采用。

左旋多巴试验:①试验前 24 小时停用左旋多巴、多巴胺受体激动剂、抗胆碱能药、抗组胺药;②试验前 30 分钟和试验开始前各进行 1 次临床评分;③早 8～9 时患者排尿便,然后口服 375～500 mg 多巴丝肼;④服药45～150 分钟按 UPDRS-Ⅲ 量表测试患者的运动功能;⑤病情减轻为阳性反应。

多巴丝肼弥散剂试验:药物吸收快,很快达到有效浓度,代谢快,用药量较小,可短时间(10～30 分钟)内确定患者对左旋多巴反应。对 PD 诊断、鉴别诊断及药物选择等有价值。

阿扑吗啡试验:①②项同左旋多巴试验;③皮下注射阿扑吗啡 2 mg;④用药后 30～120 分钟,测试患者的运动功能,病情减轻为阳性反应,如阴性可分别隔 4 小时用 3 mg、5 mg 或 10 mg 阿扑吗啡重复试验。

五、诊断及鉴别诊断

(一)诊断

英国帕金森病协会脑库(UKPDBB)诊断标准及中国帕金森病诊断标准均依据中老年发病,缓慢进展性病程,必备运动迟缓及至少具备静止性震颤、肌强直或姿势步态障碍中的一项,结合对左旋多巴治疗敏感即可作出临床诊断(表 2-1)。联合嗅觉、经颅多普勒超声及功能影像(PET/SPECT)检查有助于早期发现临床前帕金森病。帕金森病的临床与病理诊断符合率约为 80%。

表 2-1　英国 PD 协会脑库(UKPDBB)临床诊断标准

包括标准	排除标准	支持标准
• 运动迟缓(随意运动启动缓慢,伴随重复动作的速度和幅度进行性减少)	• 反复卒中病史,伴随阶梯形进展的 PD 症状	确诊 PD 需具备以下 3 个或 3 个以上的条件
• 并至少具备以下中的一项:肌强直;4～6 Hz 静止性震颤;不是由于视力、前庭或本体感觉障碍导致的姿势不稳	• 反复脑创伤病史	• 单侧起病
	• 明确的脑炎病史	• 静止性震颤
	• 动眼危象	• 疾病逐渐进展
	• 在服用抗精神病类药物过程中出现症状	• 持久性的症状不对称,以患侧受累更重
	• 一个以上的亲属发病	• 左旋多巴治疗有明显疗效(70%～100%)
	• 病情持续好转	• 严重的左旋多巴诱导的舞蹈症
	• 起病 3 年后仍仅表现单侧症状	• 左旋多巴疗效持续 5 年或更长时间
	• 核上性凝视麻痹	• 临床病程 10 年或更长时间
	• 小脑病变体征	
	• 疾病早期严重的自主神经功能紊乱	
	• 早期严重的记忆、语言和行为习惯紊乱的痴呆	
	• Batinski 征阳性	

续表

包括标准	排除标准	支持标准
	· CT 扫描显示脑肿瘤或交通性脑积水	
	· 大剂量左旋多巴治疗无效(排除吸收不良导致的无效)	
	· MPTP 接触史	

(二)鉴别诊断

PD 主要须与其他原因引起的帕金森综合征鉴别(表 2-2)。在所有帕金森综合征中,约 75%为原发性帕金森病,约 25%为其他原因引起的帕金森综合征。

表 2-2　帕金森病与帕金森综合征的分类

1.原发性

· 原发性帕金森病

· 少年型帕金森综合征

2.继发性(后天性、症状性)帕金森综合征

· 感染:脑炎后、慢病毒感染

· 药物:神经安定剂(吩噻嗪类及丁酰苯类)、利血平、甲氧氯普胺、α-甲基多巴、锂剂、氟桂利嗪、桂利嗪

· 毒物:MPTP 及其结构类似的杀虫剂和除草剂、一氧化碳、锰、汞、二硫化碳、甲醇、乙醇

· 血管性:多发性脑梗死、低血压性休克

· 创伤:拳击性脑病

· 其他:甲状旁腺功能异常、甲状腺功能减退、肝脑变性、脑瘤、正压性脑积水

3.遗传变性性帕金森综合征

· 常染色体显性遗传,路易小体病、亨廷顿病、肝豆状核变性、Hallervorden-Spatz 病、橄榄脑桥小脑萎缩、脊髓小脑变性、家族性基底核钙化、家族性帕金森综合征伴周围神经病、神经棘红细胞增多症、苍白球黑质变性

4.多系统变性(帕金森叠加征群)

· 进行性核上性麻痹、Shy-Drager 综合征、纹状体黑质变性、帕金森综合征-痴呆-肌萎缩性侧索硬化复合征、皮质基底核变性、阿尔茨海默病、偏侧萎缩-偏侧帕金森综合征

1.继发性帕金森综合征

有明确的病因可寻,如感染、药物、中毒、脑动脉硬化、创伤等。继发于甲型脑炎(即昏睡性脑炎)后的帕金森综合征,目前已罕见。多种药物均可导致药物性帕金森综合征,一般是可逆的。在拳击手中偶见头部创伤引起的帕金森综合征。老年人基底核区多发性腔隙性梗死可引起血管性帕金森综合征,患者有高血压、动脉硬化及卒中史,步态障碍较明显,震颤少见,常伴锥体束征。

2.伴发于其他神经变性疾病的帕金森综合征

不少神经变性疾病具有帕金森综合征表现。这些神经变性疾病各有其特点,有些为遗传性,有些为散发的,除程度不一的帕金森症状外,还有其他症状,如不自主运动、垂直性眼球凝视障碍(见于进行性核上性麻痹)、直立性低血压(Shy-Drager 综合征)、小脑性共济失调(橄榄脑桥小脑萎缩)、出现较早且严重的痴呆(路易体痴呆)、角膜色素环(肝豆状核变性)、皮质复合感觉缺失、

锥体束征和失用、失语(皮质基底核变性)等。此外,所伴发的帕金森病症状,经常以强直、少动为主,静止性震颤很少见,对左旋多巴治疗不敏感。

3.早期患者需与原发性震颤、抑郁症、脑血管病鉴别

(1)原发性震颤较常见,约 1/3 的患者有家族史,在各年龄期均可发病,姿势性或动作性震颤为唯一的表现,无肌强直和运动迟缓,饮酒或用普萘洛尔后震颤可显著减轻。

(2)抑郁症可伴表情贫乏、言语单调、随意运动减少,但无肌强直和震颤,抗抑郁剂治疗有效。

(3)早期帕金森病症状限于一侧肢体,患者常主诉一侧肢体无力或不灵活,若无震颤,易误诊为脑血管病,询问原发病和仔细体检易于鉴别。

六、治疗原则

帕金森病的治疗原则是采取综合治疗,包括药物治疗、手术治疗、康复治疗、心理治疗等,目前应用的所有治疗手段,只能改善症状,不能阻止病情发展。其中药物治疗是首选的主要的治疗手段。

七、药物治疗

(一)药物治疗原则

应从小剂量开始,缓慢递增,以较小剂量达到较满意的疗效。治疗应考虑个体化特点,用药选择不仅要考虑病情特点,而且要考虑患者的年龄、就业状况、经济承受能力等因素。药物治疗目标是延缓疾病进展、控制症状,并尽可能延长症状控制的年限,同时尽量减少药物不良反应和并发症。

(二)保护性治疗

目的是延缓疾病发展,改善患者症状。原则上,帕金森病一旦被诊断就应及早进行保护性治疗。目前临床应用的保护性治疗药物主要是单胺氧化酶 B 型(MAO-B)抑制剂。曾报道司来吉兰＋维生素 E 疗法(deprenyl and tocopherol an-tioxidation therapy of parkinsonism,DATA-TOP)可推迟使用左旋多巴、延缓疾病发展约 9 个月,可用于早期轻症 PD 患者;但司来吉兰的神经保护作用仍未定论。多巴胺受体激动剂和辅酶 Q_{10} 也可能有神经保护作用。

(三)症状性治疗

选择药物的原则如下。

(1)老年前期(年龄<65 岁)患者,且不伴智能减退,可以选择:①多巴胺受体激动剂;②MAO-B抑制剂司来吉兰,或加用维生素 E;③复方左旋多巴＋儿茶酚-氧位-甲基转移酶(COMT)抑制剂;④金刚烷胺和/或抗胆碱能药:震颤明显而其他抗帕金森病药物效果不佳时,可试用抗胆碱能药;⑤复方左旋多巴:一般在①、②、④方案治疗效果不佳时加用。在某些患者,如果出现认知功能减退,或因特殊工作之需,需要显著改善运动症状,复方左旋多巴也可作为首选。

(2)老年期(年龄≥65 岁)患者或伴智能减退:首选复方左旋多巴,必要时可加用多巴胺受体激动剂、MAO-B 抑制剂或 COMT 抑制剂。尽可能不用苯海索,尤其老年男性患者,除非有严重震颤,并明显影响患者的日常生活或工作能力时。

(四)治疗药物

1.抗胆碱能药

抑制 ACh 的活力,可提高脑内 DA 的效应和调整纹状体内的递质平衡,临床常用盐酸苯海

索。对震颤和强直有效,对运动迟缓疗效较差,适于震颤明显年龄较轻的患者。常用1~2 mg口服,每天3次。该药改善症状短期效果较明显,但常见口干、便秘和视物模糊等不良反应,偶可见神经精神症状。闭角型青光眼及前列腺肥大患者禁用。中国指南建议苯海索由于有较多的不良反应,尽可能不用,尤其老年男性患者。

2.金刚烷胺

促进神经末梢DA释放,阻止再摄取,可轻度改善少动、强直和震颤等。起始剂量50 mg,每天2~3次,1周后增至100 mg,每天2~3次,一般不超过300 mg/d,老年人不超过200 mg/d。药效可维持数月至一年。不良反应较少,如不安、意识模糊、下肢网状青斑、踝部水肿和心律失常等,肾功能不全、癫痫、严重胃溃疡和肝病患者慎用,哺乳期妇女禁用。

3.左旋多巴(L-dopa)及复方左旋多巴

PD患者迟早要用到L-dopa治疗。L-dopa可透过血-脑屏障,被脑DA能神经元摄取后脱羧变为DA,改善症状,对震颤、强直、运动迟缓等运动症状均有效。由于95%以上的L-dopa在外周脱羧成为DA,仅约1%通过血-脑屏障进入脑内,为减少外周不良反应,增强疗效,多用L-dopa与外周多巴脱羧酶抑制剂(DCI)按4:1制成的复方左旋多巴制剂,用量较L-dopa减少3/4。

(1)复方左旋多巴剂型:包括标准片、控释片、水溶片等。

标准片:多巴丝肼由L-dopa与苄丝肼按4:1组成,多巴丝肼250为L-dopa 200 mg加苄丝肼50 mg,多巴丝肼125为L-dopa 100 mg加苄丝肼25 mg;国产多巴丝肼胶囊成分与多巴丝肼相同。息宁250和Sinemet 125是由L-dopa与卡比多巴按4:1组成。

控释片:有多巴丝肼液体动力平衡系统和息宁控释片。①多巴丝肼-HBS:剂量为125 mg,由L-dopa 100 mg加苄丝肼25 mg及适量特殊赋形剂组成。口服后药物在胃内停留时间较长,药物基质表面先形成水化层,通过弥散作用逐渐释放,在小肠pH较高的环境中逐渐被吸收。多种因素可影响药物的吸收,如药物溶解度、胃液与肠液的pH、胃排空时间等。本品不应与制酸药同时服用。②息宁控释片(sinemet CR):L-dopa 200 mg加卡比多巴50 mg,制剂中加用单层分子基质结构,药物不断溶释,达到缓释效果,口服后120~150分钟达到血浆峰值浓度;片中间有刻痕,可分为半片服用。

水溶片:弥散型多巴丝肼,剂量为125 mg,由L-dopa 100 mg加苄丝肼25 mg组成。其特点是易在水中溶解,吸收迅速,很快达到治疗阈值浓度。

(2)用药时机:何时开始复方左旋多巴治疗尚有争议,长期用药会产生疗效减退、症状波动及异动症等运动并发症。一般应根据患者年龄、工作性质、症状类型等决定用药。年轻患者可适当推迟使用,患者因职业要求不得不用L-dopa时应与其他药物合用,减少复方左旋多巴剂量。年老患者可早期选用L-dopa,因发生运动并发症机会较少,对合并用药耐受性差。

(3)用药方法:从小剂量开始,根据病情逐渐增量,用最低有效量维持。

标准片:复方左旋多巴开始用62.5 mg(1/4片),每天2~4次,根据需要逐渐增至125 mg,每天3~4次;最大剂量一般不超过250 mg,每天3~4次;空腹(餐前1小时或餐后2小时)用药疗效好。

控释片:优点是减少服药次数,有效血药浓度稳定,作用时间长,可控制症状波动;缺点是生物利用度较低,起效缓慢,标准片转换成为控释片时每天剂量应相应增加并提前服用;适于症状波动或早期轻症患者。

水溶片:易在水中溶解,吸收迅速,10分钟起效,作用维持时间与标准片相同,该剂型适用于有吞咽障碍或置鼻饲管、清晨运动不能、"开-关"现象和剂末肌张力障碍患者。

（4）运动并发症及其他药物不良反应：主要有周围性和中枢性两类，前者为恶心、呕吐、低血压、心律失常（偶见）；后者有症状波动、异动症和精神症状等。前者的不良反应可以通过小剂量开始渐增剂量、餐后服药、加用多潘立酮等可避免或减轻上述症状。后者的不良反应都在长期用药后发生，一般经过 5 年治疗后，约 50% 患者会出现症状波动或异动症等运动并发症。具体处理详见本节运动并发症的治疗。

4.DA 受体激动剂

DA 受体包括 5 种类型，其中 D_1 受体和 D_2 受体亚型与 PD 治疗关系密切。DA 受体激动剂可有以下作用：①直接刺激纹状体突触后 DA 受体，不依赖于多巴脱羧酶将 L-dopa 转化为 DA 发挥效应；②血浆半衰期（较复方左旋多巴）长；③推测可持续而非波动性刺激 DA 受体，预防或延迟运动并发症发生，PD 早期单用 DA 受体激动剂有效，若与复方左旋多巴合用，可提高疗效，减少复方左旋多巴用量，且可减少或避免症状波动或异动症的发生。

（1）适应证：PD 后期患者用复方左旋多巴治疗产生症状波动或异动症，加用 DA 受体激动剂可减轻或消除症状，减少复方左旋多巴用量。疾病后期黑质纹状体 DA 能系统缺乏多巴脱羧酶，不能把外源性 L-dopa 脱羧转化为 DA，用复方左旋多巴无效，用 DA 受体激动剂可能有效。发病年纪轻的早期患者可单独应用，应从小剂量开始，渐增量至获得满意疗效。不良反应与复方左旋多巴相似，症状波动和异动症发生率低，直立性低血压和精神症状发生率较高。

（2）该类药物有两种类型：麦角类和非麦角类。目前大多推荐非麦角类 DA 受体激动剂，尤其是年轻患者病程初期。这类长半衰期制剂能避免对纹状体突触后膜 DA 受体产生"脉冲"样刺激，从而预防或减少运动并发症的发生。麦角类 DA 受体激动剂可导致心脏瓣膜病和肺胸膜纤维化，多不主张使用。

非麦角类：被美国神经病学学会、运动障碍学会，以及我国帕金森病治疗指南推荐为一线治疗药物。①普拉克索：为新一代选择性 D_2、D_3 受体激动剂，开始 0.125 mg，每天 3 次，每周增加 0.125 mg，逐渐加量至 0.5～1.0 mg，每天 3 次，最大量不超过 4.5 mg/d；服用左旋多巴的 PD 晚期患者加服普拉克索可改善左旋多巴不良反应，对震颤和抑郁有效。②罗匹尼罗：用于早期或进展期 PD，开始 0.25 mg，每天3 次，逐渐加量至 2～4 mg，每天 3 次，症状波动和异动症发生率低，常见意识模糊、幻觉及直立性低血压。③吡贝地尔（泰舒达缓释片）：为缓释型选择性 D_2、D_3 受体激动剂，对中脑-皮质和边缘叶通路 D_3 受体有激动效应，改善震颤作用明显，对强直和少动也有作用；初始剂量 50 mg，每天1 次，第 2 周增至 50 mg，每天 2 次，有效剂量 150 mg/d，分 3 次口服，最大量不超过 250 mg/d。④罗替戈汀：为一种透皮贴剂，有 4.5 mg/10 cm²，9 mg/20 cm²，13.5 mg/30 cm²，18 mg/40 cm² 等规格；早期使用4.5 mg/10 cm²，以后视病情发展及治疗反应可增大剂量，均每天 1 贴；治疗 PD 优势为可连续、持续释放药物，消除首关效应，提供稳态血药水平，避免对 DA 受体脉冲式刺激，减少口服药治疗突然"中断"状态，减少服左旋多巴等药物易引起运动波动、"开-关"现象等。⑤阿扑吗啡：为 D_1 和 D_2 受体激动剂，可显著减少"关期"状态，对症状波动，尤其"开-关"现象和肌张力障碍疗效明显，采取笔式注射法给药后 5～15 分钟起效，有效作用时间 60 分钟，每次给药 0.5～2 mg，每天可用多次，便携式微泵皮下持续灌注可使患者每天保持良好运动功能；也可经鼻腔给药。

麦角类：①溴隐亭，D_2 受体激动剂，开始 0.625 mg/d，每隔 3～5 天增加 0.625 mg，通常治疗剂量 7.5～15 mg/d，分 3 次口服；不良反应与左旋多巴类似，错觉和幻觉常见，精神病病史患者禁用,相对禁忌证包括近期心肌梗死、严重周围血管病和活动性消化性溃疡等。②α-二氢麦角隐亭,2.5 mg,每天 2 次,每隔 5 天增加 2.5 mg,有效剂量 30～50 mg/d,分 3 次口服。上述四种药物之间的参考剂量转换为吡贝地尔:普拉克索:溴隐亭:α-二氢麦角隐亭为 100:1:10:60。③卡麦角林,是所有 DA 受体激动剂中半衰期最长(70 小时),作用时间最长,适于 PD 后期长期应用复方左旋多巴产生症状波动和异动症患者,有效剂量 2～10 mg/d,平均 4 mg/d,只需每天 1 次,较方便。④利舒脲,具有较强的选择性 D_2 受体激动作用,对 D_1 受体作用很弱。按作用剂量比,其作用较溴隐亭强 10～20 倍,但作用时间短于溴隐亭;其 $t_{1/2}$ 短(平均 2.2 小时),该药为水溶性,可静脉或皮下输注泵应用,主要用于因复方左旋多巴治疗出现明显的"开-关"现象者;治疗须从小剂量开始,0.05～0.1 mg/d,逐渐增量,有效剂量为2.4～4.8 mg/d。

5.单胺氧化酶 B(MAO-B)抑制剂

抑制神经元内 DA 分解,增加脑内 DA 含量。合用复方左旋多巴有协同作用,减少 L-dopa 约 1/4 用量,延缓"开-关"现象。MAO-B 抑制剂中的司来吉兰即丙炔苯丙胺 2.5～5 mg,每天 2 次,因可引起失眠,不宜傍晚服用。不良反应有口干、胃纳少和直立性低血压等,胃溃疡患者慎用。该药可与左旋多巴合用,亦可单独应用,可缓解 PD 症状,也可能有神经保护作用。第二代 MAO-B 抑制剂雷沙吉兰已投入临床应用,其作用优于第 1 代司来吉兰 5～10 倍,对各期 PD 患者症状均有改善作用,也可能有神经保护作用;其代谢产物为一种无活性非苯丙胺物质 Aminoindan,安全性较第 1 代 MAO-B 抑制剂好。唑尼沙胺原为抗癫痫药,偶然发现应用唑尼沙胺 300 mg/d 有效控制癫痫的同时,也显著改善 PD 症状,抗 PD 机制证实为抑制 MAO-B 活性。

6.儿茶酚-氧位-甲基转移酶(COMT)抑制剂

COMT 是由脑胶质细胞分泌参与 DA 分解酶之一。COMT 抑制剂通过抑制脑内、脑外 COMT 活性,提高左旋多巴生物利用度,显著改善左旋多巴疗效。COMT 抑制剂本身不会对 CNS 产生影响,在外周主要阻止左旋多巴被 COMT 催化降解成 3-氧甲基多巴。需与复方左旋多巴合用,单独使用无效,用药次数一般与复方左旋多巴次数相同。主要用于中晚期 PD 患者的剂末现象、"开-关"现象等症状波动的治疗,可使"关"期时限缩短,"开"期时限增加,也推荐用于早期 PD 患者初始治疗,希望通过持续 DA 能刺激(CDS),以推迟出现症状波动等运动并发症,但尚有待进一步研究证实。①恩他卡朋:亦名珂丹,是周围 COMT 抑制剂,100～200 mg 口服,可提高 CNS 对血浆左旋多巴利用,提高血药浓度,增强左旋多巴疗效,减少临床用量;该药耐受性良好,主要不良反应是胃肠道症状,尿色变浅,但无严重肝功能损害报道。②托卡朋:亦名答是美,100～200 mg 口服;该药是治疗 PD 安全有效的辅助药物,不良反应有腹泻、意识模糊、转氨酶升高,偶有急性重症肝炎报道,应注意肝脏毒副作用,用药期间须监测肝功能。

7.腺苷 A_{2A} 受体阻断剂

腺苷 A_{2A} 受体在基底核选择性表达,与运动行为有关。多项证据表明,阻断腺苷 A_{2A} 受体能够减轻 DA 能神经元的退变。

伊曲茶碱是一种新型腺苷 A_{2A} 受体阻断剂,可明显延长 PD 患者"开期"症状,缩短"关期",具有良好安全性和耐受性,临床上已用于 PD 治疗。

(五)治疗策略

1.早期帕金森病治疗(Hoehn&Yahr Ⅰ～Ⅱ级)

疾病早期若病情未对患者造成心理或生理影响,应鼓励患者坚持工作,参与社会活动和医学体疗(关节活动、步行、平衡及语言锻炼、面部表情肌操练、太极拳等),可暂缓用药。若疾病影响患者的日常生活和工作能力,应开始症状性治疗。

2.中期帕金森病治疗(Hoehn&Yahr Ⅲ级)

若在早期阶段首选DA受体激动剂、司来吉兰或金刚烷胺/抗胆碱能药治疗的患者,发展至中期阶段时症状改善往往已不明显,此时应添加复方左旋多巴治疗;若在早期阶段首选小剂量复方左旋多巴治疗患者,应适当增加剂量,或添加DA受体激动剂、司来吉兰或金刚烷胺,或COMT抑制剂。

3.晚期帕金森病治疗(Hoehn&Yahr Ⅳ～Ⅴ级)

晚期帕金森病临床表现极复杂,包括疾病本身进展,也有药物不良反应因素。晚期患者治疗,一方面继续力求改善运动症状,另一方面需处理伴发的运动并发症和非运动症状。

(六)运动并发症治疗

运动并发症,如症状波动和异动症是晚期PD患者治疗中最棘手的问题,包括药物剂量、用法等治疗方案调整及手术治疗(主要是脑深部电刺激术)。

1.症状波动的治疗

症状波动有3种形式。

(1)疗效减退或剂末恶化:指每次用药的有效作用时间缩短,症状随血液药物浓度发生规律性波动,可增加每天服药次数或增加每次服药剂量或改用缓释剂,也可加用其他辅助药物。

(2)"开-关"现象:指症状在突然缓解("开期")与加重("关期")之间波动,开期常伴异动症;多见于病情严重者,发生机制不详,与服药时间、血浆药物浓度无关;处理困难,可试用DA受体激动剂。

(3)冻结现象:患者行动踌躇,可发生于任何动作,突出表现是步态冻结,推测是情绪激动使细胞过度活动,增加去甲肾上腺素能介质输出所致;如冻结现象发生在复方左旋多巴剂末期,伴PD其他体征,增加复方左旋多巴单次剂量可使症状改善;如发生在"开期",减少复方左旋多巴剂量,加用MAO-B抑制剂或DA受体激动剂或许有效,部分患者经过特殊技巧训练也可改善。

2.异动症的治疗

异动症(abnormal involuntary movements,AIMs)又称为运动障碍,常表现舞蹈-手足徐动症样、肌张力障碍样动作,可累及头面部、四肢及躯干。

异动症常见的3种形式是:①剂峰异动症或改善-异动症-改善(improvement-dyskinesia-im-provement,I-D-I),常出现在血药浓度高峰期(用药1～2小时),与用药过量或DA受体超敏有关,减少复方左旋多巴单次剂量可减轻异动症;晚期患者治疗窗较窄,减少剂量虽有利于控制异动症,但患者往往不能进入"开期",故减少复方左旋多巴剂量时需加用DA受体激动剂。②双相异动症或异动症-改善-异动症(dyskinesia-improvement-dyskinesia,D-I-D),剂峰和剂末均可出现,机制不清,治疗困难,可尝试增加复方左旋多巴每次剂量或服药次数,或加用DA受体激动剂。③肌张力障碍,常表现足或小腿痛性痉挛,多发生于清晨服药前,可睡前服用复方左旋多巴控释剂或长效DA受体激动剂,或起床前服用弥散型多巴丝肼或标准片;发生于剂末或剂峰的肌张力障碍可相应增减复方左旋多巴用量。

不常见的异动症也有3种形式:①反常动作,可能由于情绪激动使神经细胞产生或释放DA引起少动现象短暂性消失;②少动危象,患者较长时间不能动,与情绪改变无关,是PD严重的少动类型,可能由于纹状体DA释放耗竭所致;③出没现象,表现出没无常的少动,与服药时间无关。

(七)非运动症状的治疗

帕金森病的非运动症状主要包括精神障碍、自主神经功能紊乱、感觉障碍等。

1.精神障碍的治疗

PD患者的精神症状表现形式多种多样,如生动梦境、抑郁、焦虑、错觉、幻觉、欣快、轻躁狂、精神错乱及意识模糊等。治疗原则:首先考虑依次逐减或停用抗胆碱能药、金刚烷胺、DA受体激动剂、司来吉兰等抗帕金森病药物;若采取以上措施患者仍有症状,可将复方左旋多巴逐步减量;经药物调整无效的严重幻觉、精神错乱、意识模糊可加用非经典抗精神病药如氯氮平、喹硫平;氯氮平被B级推荐,可减轻意识模糊和精神障碍,不阻断DA能药效,可改善异动症,但需定期监测粒细胞;喹硫平被C级推荐,不影响粒细胞数;奥氮平不推荐用于PD精神症状治疗(B级推荐)。抑郁、焦虑、痴呆等可为疾病本身表现,用药不当可能加重。精神症状常随运动症状波动,"关期"出现抑郁、焦虑,"开期"伴欣快、轻躁狂,改善运动症状常使这些症状缓解。较重的抑郁症、焦虑症可用5-羟色胺再摄取抑制剂。对认知障碍和痴呆可应用胆碱酯酶抑制剂,如石杉碱甲、多奈哌齐、利斯的明或加兰他敏。

2.自主神经功能障碍治疗

自主神经功能障碍常见便秘、排尿障碍及直立性低血压等。便秘增加饮水量和高纤维含量食物对大部分患者有效,停用抗胆碱能药,必要时应用通便剂;排尿障碍患者需减少晚餐后摄水量,可试用奥昔布宁、莨菪碱等外周抗胆碱能药;直立性低血压患者应增加盐和水摄入量,睡眠时抬高头位,穿弹力裤,从卧位站起宜缓慢,α肾上腺素能激动剂米多君治疗有效。

3.睡眠障碍

较常见,主要为失眠和快速眼动期睡眠行为异常(RBD),可应用镇静安眠药。失眠若与夜间帕金森病运动症状相关,睡前需加用复方左旋多巴控释片。若伴不宁腿综合征(RLS)睡前加用DA受体激动剂如普拉克索,或复方左旋多巴控释片。

八、手术及干细胞治疗

(1)中晚期PD患者常不可避免地出现药物疗效减退及严重并发症,通过系统的药物调整无法解决时可考虑选择性手术治疗。苍白球损毁术的远期疗效不尽如人意,可能有不可预测的并发症,临床已很少施行。

目前,推荐深部脑刺激疗法(deep brain stimula-tion,DBS),优点是定位准确、损伤范围小、并发症少、安全性高和疗效持久等,缺点是费用昂贵。适应证:①原发性帕金森病,病程5年以上;②服用复方左旋多巴曾有良好疗效,目前疗效明显下降或出现严重的运动波动或异动症,影响生活质量;③除外痴呆和严重的精神疾病。

(2)细胞移植:将自体肾上腺髓质或异体胚胎中脑黑质细胞移植到患者纹状体,纠正DA递质缺乏,改善PD运动症状,目前已很少采用。酪氨酸羟化酶(TH)、神经营养因子,如胶质细胞源性神经营养因子(GNDF)和脑源性神经营养因子(BDNF)基因治疗,以及干细胞,包括骨髓基质干细胞、神经干细胞、胚胎干细胞和诱导性潜能干细胞移植治疗在动物试验中显示出良好疗效,已进行少数临床试验也显示一定的疗效。随着基因治疗的目的基因越来越多,基因治疗与干细胞移植联合应用可能是将来发展的方向。

九、中医、康复及心理治疗

中药或针灸和康复治疗作为辅助手段对改善症状也可起到一定作用。对患者进行语言、进食、走路及各种日常生活训练和指导,日常生活帮助如设在房间和卫生间的扶手、防滑橡胶坐垫、大把手餐具等,可改善生活质量。适当运动如打太极拳等对改善运动症状和非运动症状可有一定的帮助。教育与心理疏导也是 PD 治疗中不容忽视的辅助措施。

十、预后

PD 是慢性进展性疾病,目前尚无根治方法。多数患者发病数年仍能继续工作,也可能较快进展而致残。疾病晚期可因严重肌强直和全身僵硬,终至卧床不起。死因常为肺炎、骨折等并发症。

(苏高扬)

第三章

呼吸内科疾病

第一节　流行性感冒

一、概述

流行性感冒(简称流感)是由流感病毒引起的急性呼吸道传染病,是人类面临的主要公共健康问题之一。

二、病原学与致病性

流感病毒呈多形性,其中球形直径为 $80\sim120$ nm,有囊膜。流感病毒属正黏病毒科,流感病毒属,基因组为分节段、单股、负链 RNA。根据病毒颗粒核蛋白(NP)和基质蛋白(M_1)抗原及其基因特性的不同,流感病毒分为甲、乙、丙三型。

甲型流感病毒基因组由 8 个节段的单链 RNA 组成,负责编码病毒所有结构蛋白和非结构蛋白。甲型流感病毒囊膜上有 3 种突起:H、N 和 M_2 蛋白,血凝素(H)和神经氨酸酶(N)为 2 种穿膜糖蛋白,它们突出于脂质包膜表面,分别与病毒吸附于敏感细胞和从受染细胞释放有关。第 3 种穿膜蛋白是 M_2 蛋白,这是一种离子通道蛋白,为病毒进入细胞后脱衣壳所必需。根据其表面 H 和 N 抗原的不同,甲型流感病毒又分成许多亚型。甲型流感病毒的血凝素共有 16 个亚型($H_{1\sim16}$)。神经氨酸酶则有 9 个亚型($N_{1\sim9}$)。所有 16 个亚型的血凝素和 9 个亚型的神经氨酸酶都在禽类中检测出,但只有 H_1、H_2、H_3、H_5、H_7、H_9、N_1、N_2、N_3、N_7,可能还有 N_8 亚型引起人类流感流行。

流感病毒表面抗原特别是 H 抗原具有高度易变性,以此逃脱机体免疫系统对它的记忆、识别和清除。流感病毒抗原性变异形式有两种:抗原性飘移和抗原性转变。抗原性飘移主要是由于编码 H 或 N 蛋白基因点突变导致 H 或 N 蛋白分子上抗原位点氨基酸的替换,并由于人群选择压力使得小变异逐步积累。抗原性转变只发生于甲型流感病毒,当 2 种不同的甲型流感病毒同时感染同一宿主细胞时,其基因组的各节段可能会重新分配或组合,导致新的血凝素和/或神经氨酸酶的出现,或者是 H、N 之间新的组合,从而产生一种新的甲型流感的亚型。

流感病毒在进入宿主细胞之后,其血凝素蛋白需先经宿主细胞的蛋白酶消化,成为 2 个由二硫键相连的多肽,这一过程病毒的致病性密切相关。在人类呼吸道和禽类胃肠道中有一种胰酶样的蛋白酶能够酶切流感病毒的血凝素,因此流感病毒往往引起人类呼吸道感染和禽类胃肠道感染。宿主细胞表面对病毒血凝素的受体在人和禽类之间是不同的,因此通常多数禽流感病毒不感染人类,但是已经有越来越多的证据表明,某些禽流感病毒可越过种属界限而感染人类。当两种分别来源于人和禽的流感同时感染同一例患者时,或另一种可能的中间宿主猪(因为猪对禽流感和人流感都敏感,而且与禽类和人都可能有密切接触),2 种病毒就有可能在复制自身的过程中发生基因成分的交换,产生新的"杂交"病毒。由于人类对其缺乏免疫力,因此患者往往病情严重,死亡率极高。

三、流行病学

流感传染源主要为流感患者和隐性感染者。人禽流感主要是患禽流感或携带禽流感病毒的鸡、鸭、鹅等家禽及其排泄物,特别是鸡传播。流感病毒主要是通过空气飞沫和直接接触传播。人禽流感是否还可通过消化道或伤口传播,至今尚缺乏证据。人对流感病毒普遍易感,新生儿对流感及其病毒的敏感性与成年人相同。青少年发病率高,儿童病情较重。流感流行具有一定的季节性。我国北方常发生于冬季,而南方多发生在冬夏两季,然而流感大流行可发生在任何季节。

根据发生特点不同流感发生可分为散发、暴发、流行和大流行。散发一般在非流行期间,病例在人群中呈散在零星分布,各病例在发病时间及地点上没有明显的联系。暴发是指一个集体或小地区在相当短时间内突然发生很多流感病例。流行是指在较大地区内流感发病率明显超出当地同期发病率水平,流感流行时发病率一般为 5%~20%。大流行的发生是由于新亚型毒株出现,由于人群普遍地缺乏免疫力,疾病传播迅速,流行范围超出国界和洲界,发病率可超过50%。世界性流感大流行间隔 10 年左右,常有2~3个波,通常第一波持续时间短,发病率高,第二波持续时间长,发病率低,有时还有第三波,第一波主要发生在城市和交通便利的地方,第二波主要发生在农村及交通闭塞地区。

四、临床表现

流感的潜伏期一般为1~3 天。起病多急骤,症状变化较多,主要以全身中毒症状为主,呼吸道症状轻微或不明显。季节性流感多发于青少年,临床表现和轻重程度差异颇大,病死率通常不高,一般恢复快,不留下后遗症,死者多为年迈体衰、年幼体弱或合并有慢性疾病的患者。最近在亚洲国家发生的人感染 H_5N_1 禽流感病毒有别于常见的季节性流感。感染后的临床症状往往比较严重,死亡率高达 50%,并且常常累及多种器官。流感根据临床表现可分为单纯型、肺炎型、中毒型、胃肠型。

(一)单纯型

本型最为常见,先有畏寒或寒战,发热,继之全身不适,腰背发酸、四肢疼痛,头昏、头痛。大部分患者有轻重不同的打喷嚏、鼻塞、流涕、咽痛、干咳或伴有少量黏液痰,有时有胸骨后烧灼感、紧压感或疼痛。发热可为 39~40 ℃,一般持续 2~3 天逐渐下降。部分患者可出现食欲缺乏、恶心、便秘等消化道症状。年老体弱的患者,症状消失后体力恢复慢,常感软弱无力、多汗,咳嗽可持续 1~2 周或更长。体格检查时患者可呈重病容,衰弱无力,面部潮红,皮肤上偶有类似麻疹、猩红热、荨麻疹样皮疹,软腭上有时有点状红斑,鼻咽部充血水肿。本型中较轻者病情似一般感冒,全身和呼吸道症状均不显著,病程仅 1～2 天,单从临床表现难以确诊。

(二)肺炎型

本型常发生在 2 岁以下的小儿,或原有慢性基础疾病,如二尖瓣狭窄、肺源性心脏病、免疫力低下者,以及孕妇、年老体弱者。其特点是在发病后 24 小时内可出现高热、烦躁、呼吸困难、咳血痰和明显发绀。全肺可有呼吸音减低、湿啰音或哮鸣音,但无肺实变体征。胸部 X 线可见双肺广泛小结节性浸润,近肺门较多,肺周围较少。上述症状可进行性加重,抗生素无效。病程 1 周至 2 月余,大部分患者可逐渐恢复,也可因呼吸循环衰竭在 5～10 天死亡。

(三)中毒型

本型较少见。肺部体征不明显,具有全身血管系统和神经系统损害,有时可有脑炎或脑膜炎表现。临床表现为高热不退,神志昏迷,成人常有谵妄,儿童可发生抽搐。少数患者由于血管神经系统紊乱或肾上腺出血,导致血压下降或休克。

(四)胃肠型

本型主要表现为恶心、呕吐和严重腹泻,病程 2～3 天,恢复迅速。

五、诊断

流感的诊断主要依据流行病学资料,并结合典型临床表现确定,但在流行初期,散发或轻型的病例诊断比较困难,确诊往往需要实验室检查。流感常用辅助检查。

(一)一般辅助检查

1.外周血常规

白细胞总数不高或偏低,淋巴细胞相对增加,重症患者多有白细胞总数及淋巴细胞下降。

2.胸部影像学检查

单纯型患者胸部 X 线检查可正常,但重症尤其肺炎型患者胸部 X 线检查可显示单侧或双侧肺炎,少数可伴有胸腔积液等。

(二)流感病毒病原学检测及分型

流感病毒病原学检测及分型对确诊流感及与其他疾病如严重急性呼吸综合征(SARS)等鉴别十分重要,常用病毒学检测方法主要有以下几种。

1.病毒培养分离

病毒培养分离是诊断流感最常用和最可靠的方法之一。目前分离流感病毒主要应用马达犬肾细胞(MDCK)为宿主系统。培养过程中观察细胞病变效应,并可应用血清学实验来进行鉴定和分型。传统的培养方法对于流感病毒的检测因需要时间较长(一般需要 4～5 天),不利于早期诊断和治疗。近年来新出现了一种快速流感病毒实验室培养技术——离心培养技术(SVC),在流感病毒的快速培养分离上发挥了很大作用。离心培养法是在标本接种后进行长时间的低速离心,使标本中含病毒的颗粒在外力作用下被挤压吸附于培养细胞上,从而大大缩短了培养时间。

2.血清学诊断

血清学诊断主要是检测患者血清中的抗体水平,即用已知的流感病毒抗原来检测血清中的抗体,此法简便易行、结果可信。血清标本应包括急性期和恢复期双份血清。急性期血样应在发病后 7 天内采集,恢复期血样应在发病后 2～4 周采集。双份血清进行抗体测定,恢复期抗体滴度较急性期有 4 倍或以上升高,有助于确诊和回顾性诊断,单份血清一般不能用作诊断。

3.病毒抗原检测

对于病毒抗原的检测的方法主要有两类:直接荧光抗体检测(DFA)和快速酶(光)免法。DFA用抗流感病毒的单克隆抗体直接检测临床标本中的病毒抗原,应用亚型特异性的单抗能够快速和直接地检测标本中的病毒抗原,并且可以进一步进行病毒的分型,不仅可用于诊断,还可以用于流行病学的调查。目前快速酶免、光免法主要有Directigen FluA、Directigen Flu A plus B、Binax Now Flu A and B、Biostar FLU OIA、Quidel Quick vue和Zstat Flu test等。值得注意的是,上述几种检测方法对于乙型流感病毒的检测效果不如甲型。

4.病毒核酸检测

以聚合酶链反应(PCR)技术为基础发展出了各种各样的病毒核酸检测方法,在流感病毒鉴定和分型方面发挥着越来越大的作用,不仅可以快速诊断流感,并且可以根据所分离病毒核酸序列的不同对病毒进行准确分型。常用的方法有核酸杂交、逆转录-聚合酶链反应、多重逆转录-聚合酶链反应、酶联免疫PCR、实时定量PCR、依赖性核酸序列扩增、荧光PCR等方法。以上述各种检测方法为基础,很多生物制品公司开发出多种试剂盒供临床快速检测应用。近年来,应用基因芯片对流感病毒进行检测和分型是研究的一大热点,基因芯片灵敏度极高,并且可以同时检测多种病毒,尤其适用于流感多亚型、易变异的特点。目前多种基因芯片技术已应用到流感病毒的检测和分型中。

六、鉴别诊断

流感主要与除流感病毒的多种病毒、细菌等病原体引起的流感样疾病(ILI)相鉴别。确诊需依据实验室检查,如病原体分离、血清学检查和核酸检测。

(1)普通感冒:普通感冒可由多种呼吸道病毒感染引起。除注意收集流行病学资料以外,通常流感全身症状比普通感冒重,而普通感冒呼吸道局部症状更突出。

(2)严重急性呼吸综合征(SARS):SARS是由SARS冠状病毒引起的一种具有明显传染性,可累及多个脏器、系统的特殊肺炎,临床上以发热、乏力、头痛、肌肉关节疼痛等全身症状和干咳、胸闷、呼吸困难等呼吸道症状为主要表现。临床表现类似肺炎型流感。根据流行病学史,临床症状和体征,一般实验室检查,胸部X线影像学变化,配合SARS病原学检测阳性,排除其他疾病,可做出SARS的诊断。

(3)肺炎支原体感染:发热、头痛、肌肉疼痛等全身症状较流感轻,呛咳症状较明显,或伴少量黏痰。胸部X线检查可见两肺纹理增深,并发肺炎时可见肺部斑片状阴影等间质肺炎表现。痰及咽拭子标本分离肺炎支原体可确诊。血清学检查对诊断有一定帮助,核酸探针或PCR有助于早期快速诊断。

(4)衣原体感染:发热、头痛、肌肉疼痛等全身症状较流感轻,可引起鼻窦炎、咽喉炎、中耳炎、气管-支气管炎和肺炎。实验室检查可帮助鉴别诊断,包括病原体分离、血清学检查和PCR检测。

(5)嗜肺军团菌感染:夏秋季发病较多,并常与空调系统及水源污染有关。起病较急,畏寒、发热、头痛等,全身症状较明显,呼吸道症状表现为咳嗽、黏痰、痰血、胸闷、气促,少数可发展为ARDS;呼吸道以外的症状也常见,如腹泻、精神症状及心功能和肾功能障碍,胸部X线检查示炎症浸润影。呼吸道分泌物、痰、血培养阳性可确定诊断,但检出率低。对呼吸道分泌物用直接荧光抗体法(DFA)检测抗原或用PCR检查核酸,对早期诊断有帮助。血清、尿间接免疫荧光抗体测定,也具诊断意义。

七、治疗

隔离患者,流行期间对公共场所加强通风和空气消毒,避免传染他人。

合理应用对症治疗药物,可对症应用解热药、缓解鼻黏膜充血药物、止咳祛痰药物等。具体内容参考"上呼吸道感染"和"急性支气管炎"。

尽早应用抗流感病毒药物治疗:抗流感病毒药物治疗只有早期(起病 1～2 天)使用,才能取得最佳疗效。我国目前上市的药物有神经氨酸酶抑制剂、血凝素抑制剂和 M_2 离子通道阻滞剂三种。

(一)神经氨酸酶抑制剂

神经氨酸酶抑制剂对甲型、乙型流感均有效,包括以下几种。

1.奥司他韦(胶囊/颗粒)

成人剂量每次 75.0 mg,每天 2 次。1 岁以下儿童推荐剂量为 0～8 月龄,每次 3.0 mg/kg,每天 2 次;9～11 月龄,每次 3.5 mg/kg,每天 2 次。1 岁及以上年龄儿童推荐剂量为体重不足 15.0 kg者,每次 30.0 mg,每天 2 次;体重 15.0～23.0 kg 者,每次 45.0 mg,每天 2 次;体重 23.0～40.0 kg 者,每次 60.0 mg,每天 2 次;体重大于 40.0 kg 者,每次 75.0 mg,每天 2 次。疗程 5 天,重症患者疗程可适当延长。肾功能不全者要根据肾功能调整剂量。

2.扎那米韦(吸入喷雾剂)

适用于成人及 7 岁以上青少年,用法:每次 10.0 mg,每天 2 次(间隔 12 小时),疗程 5 天。慢性呼吸系统疾病患者用药后发生支气管痉挛的风险较高,应慎用。

3.帕拉米韦

成人用量为 300.0～600.0 mg,小于 30 天新生儿 6.0 mg/kg,31～90 天婴儿 8.0 mg/kg,91 天～17 岁儿童 10.0 mg/kg,静脉滴注,每天 1 次,1～5 天,重症患者疗程可适当延长。

(二)血凝素抑制剂

阿比多尔可用于成人甲型、乙型流感的治疗。用量为每次 200.0 mg,每天 3 次,疗程 5 天。我国临床应用数据有限,需密切观察疗效和不良反应。

(三)M_2 离子通道阻滞剂

金刚烷胺和金刚乙胺针可治疗甲型流感病毒感染,但对目前流行的流感病毒株耐药,不建议使用。

八、预防

隔离患者,流行期间对公共场所加强通风和空气消毒,切断传染链,终止流感流行。流行期间减少大型集会及集体活动,接触者应戴口罩。

(一)疫苗接种

接种流感疫苗是预防流感最有效的手段,可降低接种者罹患流感和发生严重并发症的风险。推荐 60 岁及以上老年人、6 月龄至 5 岁儿童、孕妇、6 月龄以下儿童家庭成员和看护人员、慢性病患者和医务人员等重点人群,每年优先接种流感疫苗。

(二)药物预防

药物预防不能代替疫苗接种。建议对有重症流感高危因素的密切接触者(且未接种疫苗或接种疫苗后尚未获得免疫力者)进行暴露后药物预防,建议不要迟于暴露后 48 小时用药。可使用奥司他韦和扎那米韦等(剂量同治疗量/次,每天 1 次,使用 7 天)。

(三)一般预防措施

保持良好的个人卫生习惯是预防流感等呼吸道传染病的重要手段,主要措施包括:增强体质;勤洗手;保持环境清洁和通风;在流感流行季节尽量减少到人群密集场所活动,避免接触呼吸道感染患者;保持良好的呼吸道卫生习惯,咳嗽或打喷嚏时,用上臂或纸巾、毛巾等遮住口鼻,咳嗽或打喷嚏后洗手,尽量避免触摸眼睛、鼻或口;出现流感样症状应注意休息及自我隔离,前往公共场所或就医过程中需戴口罩。

(张连香)

第二节 急性气管-支气管炎

急性气管-支气管炎是由生物、物理、化学刺激或过敏等因素引起的急性气管-支气管黏膜炎症。常发生于寒冷季节或气候突变时,也可由急性上呼吸道感染迁延不愈所致。

一、病因

(一)微生物
病原体与上呼吸道感染类似。

(二)物理、化学因素
冷空气、粉尘、刺激性气体或烟雾。

(三)变态反应
常见的吸入致敏源包括化粉、有机粉尘、真菌孢子、动物毛皮排泄物;或对细菌蛋白质的过敏,钩虫、蛔虫的幼虫在肺内的移行均可引起气管-支气管急性炎症反应。

二、诊断

(一)症状
咳嗽、咳痰,先为干咳或少量黏液性痰,随后转为黏液脓性,痰量增多,咳嗽加剧,偶有痰中带血。伴有支气管痉挛时可有气促、胸骨后发紧感。可有发热(38 ℃左右)与全身不适等症状,但有自限性,3～5 天后消退。

(二)体征
粗糙的干啰音,局限性或散在湿啰音,常于咳痰后发生变化。

(三)实验室检查
(1)血常规检查:一般白细胞计数正常,细菌性感染较重时白细胞总数升高或中性粒细胞计数增多。

(2)痰涂片或培养可发现致病菌。

(3)胸部 X 线检查大多正常或肺纹理增粗。

(四)鉴别诊断

(1)流感:流感可引起咳嗽,但全身症状重,发热、头痛和全身酸痛明显,血白细胞数量减少。根据流行病史、补体结合试验和病毒分离可鉴别。

(2)急性上呼吸道感染:鼻咽部症状明显,咳嗽轻微,一般无痰。肺部无异常体征。胸部 X 线正常。

(3)其他:如支气管肺炎、肺结核、肺癌、肺脓肿等可表现为类似的咳嗽咳痰的多种疾病表现,应详细检查,以资鉴别。

三、治疗

(一)对症治疗

干咳无痰者可选用喷托维林(咳必清),25 mg,每天 3 次,或右美沙芬,15~30 mg,每天 3 次,或可待因,15~30 mg,每天 3 次,或用含中枢性镇咳药的合剂,如联邦止咳露、止咳糖浆,10 mL,每天 3 次。其他中成药如咳特灵、克咳胶囊等均可选用,痰多不易咳出者可选用祛痰药,如溴己新(必嗽平),16 mg,每天 3 次,或用盐酸氨溴索(沐舒坦),30 mg,每天 3 次,或桃金娘油提取物化痰,也可雾化帮助祛痰有支气管痉挛或气道反应性高的患者可选用茶碱类药物,如氨茶碱,100 mg,每天 3 次,或长效茶碱舒氟美 200 mg,每天 2 次,或多索茶碱 0.2 g,每天 2 次或雾化吸入异丙托品,或口服特布他林,1.25~2.5 mg,每天 3 次。头痛、发热时可加用解热镇痛药,如阿司匹林 0.3~0.6 g,每 6~8 小时 1 次。

(二)有细菌感染时选用合适的抗生素

痰培养阳性,按致病菌及药敏试验选用抗菌药。在未得到病原菌阳性结果之前,可选用大环内酯类,如罗红霉素成人每天 2 次,每次 150 mg,或 β 内酰胺类,如头孢拉定成人 1~4 g/d,分 4 次服,头孢克洛成人2~4 g/d,分 4 次口服。

四、疗效标准与预后

症状体征消失,化验结果正常为痊愈。

(张连香)

第三节　慢性支气管炎

慢性支气管炎是由于感染或非感染因素引起气管、支气管黏膜及其周围组织的慢性非特异性炎症。临床上以慢性咳嗽、咳痰或气喘为主要症状。疾病不断进展,可并发阻塞性肺气肿、肺源性心脏病,严重影响劳动和健康。

一、病因和发病机制

病因尚未完全清楚,一般认为是多种因素长期相互作用的结果,这些因素可分为外因和内因两个方面。

(一)吸烟

大量研究证明吸烟与慢性支气管炎的发生有密切关系。吸烟时间越长,量越多,患病率也越高。戒烟可使症状减轻或消失,病情缓解,甚至痊愈。

(二)理化因素

理化因素包括刺激性烟雾、粉尘、大气污染(如二氧化硫、二氧化氮、氯气、臭氧等)的慢性刺激。这些有害气体的接触者慢性支气管炎患病率远较不接触者为高。

(三)感染因素

感染是慢性支气管炎发生、发展的重要因素,病毒感染以鼻病毒、黏液病毒、腺病毒和呼吸道合胞病毒为多见。细菌感染常继发于病毒感染之后,如肺炎链球菌、流感嗜血杆菌等。这些感染因素造成气管、支气管黏膜的损伤和慢性炎症。感染虽与慢性支气管炎的发病有密切关系,但目前尚无足够证据说明为首发病因。只认为是慢性支气管炎的继发感染和加剧病变发展的重要因素。

(四)气候

慢性支气管炎发病及急性加重常见于冬天寒冷季节,尤其是在气候突然变化时。寒冷空气可以刺激腺体,增加黏液分泌,使纤毛运动减弱,黏膜血管收缩,有利于继发感染。

(五)过敏因素

主要与喘息性支气管炎的发生有关。在患者痰液中嗜酸性粒细胞数量与组胺含量都有增高倾向,说明部分患者与过敏因素有关。尘埃、尘螨、细菌、真菌、寄生虫、花粉及化学气体等,都可以成为过敏因素而致病。

(六)呼吸道局部免疫功能减低及自主神经功能失调

其为慢性支气管炎发病提供内在的条件。老年人常因呼吸道的免疫功能减退,免疫球蛋白的减少,呼吸道防御功能退化等导致患病率较高。副交感神经反应增高时,微弱刺激即可引起支气管收缩痉挛,分泌物增多,而产生咳嗽、咳痰、气喘等症状。

综上所述,当机体抵抗力减弱时,呼吸道在不同程度易感性的基础上,有一种或多种外因的存在,长期反复作用,可发展成为慢性支气管炎。如长期吸烟损害呼吸道黏膜,加上微生物的反复感染,可发生慢性支气管炎。

二、病理

由于炎症反复发作,引起上皮细胞变性、坏死和鳞状上皮化生,纤毛变短,参差不齐或稀疏脱落。黏液腺泡明显增多,腺管扩张,杯状细胞也明显增生。支气管壁有各种炎性细胞浸润、充血、水肿和纤维增生。支气管黏膜发生溃疡,肉芽组织增生,严重者支气管平滑肌和弹性纤维也遭破坏以致机化,引起管腔狭窄。

三、临床表现

(一)症状

起病缓慢,病程长,常反复急性发作而逐渐加重。主要表现为慢性咳嗽、咳痰、喘息。开始症状轻微,气候变冷或感冒时,则引起急性发作,这时患者咳嗽、咳痰、喘息等症状加重。

1.咳嗽

主要由支气管黏膜充血、水肿或分泌物积聚于支气管腔内而引起咳嗽。咳嗽严重程度视病情而定,一般晨间和晚间睡前咳嗽较重,有阵咳或排痰,白天则较轻。

2.咳痰

痰液一般为白色黏液或浆液泡沫性,偶可带血。起床后或体位变动可刺激排痰,因此,常以清晨排痰较多。急性发作伴有细菌感染时,则变为黏液脓性,咳嗽和痰量也随之增加。

3.喘息或气急

喘息性慢性支气管炎可有喘息,常伴有哮鸣音。早期无气急。反复发作数年,并发阻塞性肺气肿时,可伴有轻重程度不等的气急,严重时生活难以自理。

(二)体征

早期可无任何异常体征。急性发作期可有散在的干、湿啰音,多在背部及肺底部,咳嗽后可减少或消失。喘息型可听到哮鸣音及呼气延长,而且不易完全消失。并发肺气肿时有肺气肿体征。

四、实验室和其他检查

(一)X线检查

早期可无异常。病变反复发作,可见两肺纹理增粗、紊乱,呈网状或条索状、斑点状阴影,以下肺野较明显。

(二)呼吸功能检查

早期常无异常。如有小呼吸道阻塞时,最大呼气流速-容积曲线在75%和50%肺容量时,流量明显降低,它比第1秒用力呼气容积更为敏感。发展到呼吸道狭窄或有阻塞时,常有阻塞性通气功能障碍的肺功能表现,如第1秒用力呼气量占用力肺活量的比值减少(<70%),最大通气量减少(低于预计值的80%);流速-容量曲线减低更为明显。

(三)血液检查

慢性支气管炎急性发作期或并发肺部感染时,可见白细胞及中性粒细胞计数增多。喘息型者嗜酸性粒细胞计数可增多。缓解期多无变化。

(四)痰液检查

涂片或培养可见致病菌。涂片中可见大量中性粒细胞,已破坏的杯状细胞,喘息型者常见较多的嗜酸性粒细胞。

五、诊断和鉴别诊断

(一)诊断标准

根据咳嗽、咳痰或伴喘息,每年发病持续3个月,连续2年或以上,并排除其他引起慢性咳嗽的心、肺疾病,可做出诊断。如每年发病持续不足3个月,而有明确的客观检查依据(如X线片、呼吸功能等)也可诊断。

(二)分型、分期

1.分型

可分为单纯型和喘息型两型。单纯型的主要表现为咳嗽、咳痰;喘息型者除有咳嗽、咳痰外尚有喘息,伴有哮鸣音,喘鸣在阵咳时加剧,睡眠时明显。

2.分期

按病情进展可分为3期。急性发作期是指"咳""痰""喘"等症状任何一项明显加剧,痰量明显增加并出现脓性或黏液脓性痰,或伴有发热等炎症表现1周之内。慢性迁延期是指有不同程度的"咳""痰""喘"症状迁延1个月以上者。临床缓解期是指经治疗或临床缓解,症状基本消失或偶有轻微咳嗽少量痰液,保持2个月以上者。

(三)鉴别诊断

慢性支气管炎需与下列疾病相鉴别。

1.支气管哮喘

常于幼年或青年突然起病,一般无慢性咳嗽、咳痰史,以发作性、呼气性呼吸困难为特征。发作时两肺布满哮鸣音,缓解后可无症状。常有个人或家族过敏性疾病史。喘息型慢性支气管炎多见于中老年患者,一般以咳嗽、咳痰伴发喘息及哮鸣音为主要症状,感染控制后症状多可缓解,但肺部可听到哮鸣音。典型病例不难区别,但哮喘并发慢性支气管炎和/或肺气肿则难以区别。

2.咳嗽变异性哮喘

以刺激性咳嗽为特征,常由受到灰尘、油烟、冷空气等刺激而诱发,多有家族史或过敏史。抗生素治疗无效,支气管激发试验阳性。

3.支气管扩张

具有咳嗽、咳痰反复发作的特点,合并感染时有大量脓痰,或反复咯血。肺部以湿啰音为主,可有杵状指(趾)。X线检查常见下肺纹理粗乱或呈卷发状。支气管造影或CT检查可以鉴别。

4.肺结核

多有发热、乏力、盗汗、消瘦等结核中毒症状,咳嗽、咯血等及局部症状。经X线检查和痰结核菌检查可以明确诊断。

5.肺癌

患者年龄常在40岁以上,特别是有多年吸烟史,发生刺激性咳嗽,常有反复发生或持续的血痰,或者慢性咳嗽性质发生改变。X线检查可发现有块状阴影或结节状影或阻塞性肺炎。用抗生素治疗,未能完全消散,应考虑肺癌的可能,痰脱落细胞检查或经纤维支气管镜活检一般可明确诊断。

6.肺尘埃沉着病(尘肺)

有粉尘等职业接触史。X线检查肺部可见硅结节,肺门阴影扩大及网状纹理增多,可做出诊断。

六、治疗

在急性发作期和慢性迁延期应以控制感染和祛痰、镇咳为主。伴发喘息时,应予解痉平喘治疗。对临床缓解期宜加强锻炼,增强体质,提高机体抵抗力,预防复发为主。

(一)急性发作期的治疗

1.控制感染

根据致病菌和感染严重程度或药敏试验选择抗生素。轻者可口服,较重患者用肌内注射或静脉滴注抗生素。常用的有喹诺酮类、头孢菌素类、大环内酯类、β内酰胺类或磺胺类口服,如左氧氟沙星 0.4 g,1 次/天;罗红霉素 0.3 g,2 次/天;阿莫西林 2~4 g/d,分 2~4 次口服;头孢呋辛 1.0 g/d,分 2 次口服;复方磺胺甲噁唑 2 片,2 次/天。能单独应用窄谱抗生素应尽量避免使用广谱抗生素,以免二重感染或产生耐药菌株。

2.祛痰、镇咳

可改善患者症状,迁延期仍应坚持用药。可选用氯化铵合剂 10 mL,每天 3 次;也可加用溴己新 8～16 mg,每天 3 次;盐酸氨溴索 30 mg,每天 3 次。干咳则可选用镇咳药,如右美沙芬、那可丁等。中成药镇咳也有一定效果。对年老体弱无力咳痰者或痰量较多者,更应以祛痰为主,协助排痰,畅通呼吸道。应避免应用强的镇咳药,如可卡因等,以免抑制中枢,加重呼吸道阻塞和炎症,导致病情恶化。

3.解痉、平喘

主要用于喘息明显的患者,常选用氨茶碱 0.1 g,每天 3 次,或用茶碱控释药;也可用特布他林、沙丁胺醇等 β_2 激动药加糖皮质激素吸入。

4.气雾疗法

对于痰液黏稠不易咳出的患者,雾化吸入可稀释气管内的分泌物,有利排痰。目前主要用超声雾化吸入,吸入液中可加入抗生素及痰液稀释药。

(二)缓解期治疗

(1)加强锻炼,增强体质,提高免疫功能,加强个人卫生,注意预防呼吸道感染,如感冒流行季节避免到拥挤的公共场所,出门戴口罩等。

(2)避免各种诱发因素的接触和吸入,如戒烟、脱离接触有害气体的工作岗位等。

(3)反复呼吸道感染者可试用免疫调节药或中医中药治疗,如卡介苗、多糖核酸、胸腺素等。

(张连香)

第四节　弥漫性泛细支气管炎

弥漫性泛细支气管炎(diffuse panbronchiolitis,DPB)是以两肺弥漫性呼吸性细支气管及其周围慢性炎症为特征的独立性疾病。目前认为 DPB 是东亚地区所特有的人种特异性疾病。DPB 的病理学特点为以呼吸性细支气管为中心的细支气管炎及细支气管周围炎,因炎症累及呼吸性细支气管壁的全层,故称为弥漫泛细支气管炎。临床表现主要为慢性咳嗽、咳痰、活动后呼吸困难。胸部听诊可闻及间断性啰音。80％以上的 DPB 患者合并或既往有慢性鼻旁窦炎。胸部 X 线可见两肺弥漫性颗粒样结节状阴影,尤其胸部 CT 扫描显示两肺弥漫性小叶中心性颗粒样结节状阴影对协助诊断具有重要意义。肺功能检查主要为阻塞性通气功能障碍,但早期出现低氧血症,而弥散功能通常在正常范围内。实验室检查血清冷凝集试验效价升高,多在 1：64 以上。本病是一种可治性疾病,治疗首选红霉素等大环内酯类,疗效显著。

一、病因

DPB 的病因至今不明,但可能与以下因素有关。

(一)遗传因素

近年研究表明 DPB 发病有明显的人种差别,且部分患者有家族发病。此外,84.8％的 DPB 患者合并有慢性鼻旁窦炎或家族内鼻旁窦炎支气管综合征(sino bronchial syndrome,SBS),因此有学者推测遗传因素可能是 DPB 及其与慢性鼻旁窦炎相关性的发病基础。目前认为 DPB 可能是一种具有多基因遗传倾向的呼吸系统疾病。最近研究结果表明,DPB 与人体白细胞抗原(HLA)基因密切相关,日本 DPB 患者与 *HLA-B54* 基因有高度的相关性;而在韩国 DPB 患者与 *HLA-A11*,有高度的相关性。有报道我国 DPB 患者可能与 *HLA-B54* 及 *HLA-A11* 有一定相关性。Keicho 等认为 DPB 的易感基因存在于第 6 染色体短臂上的 HLA-B 位点和 A 位点之间,距离 B 位点 300 kb 为中心的范围内。最近研究推测 DPB 发病可能与 *TAP*(transporter associated with antIgen processing)基因、白细胞介素-8(IL-8)基因、*CETR* 基因及与黏蛋白基因(*MUC5B*)有关。

(二)慢性气道炎症与免疫系统异常

部分 DPB 患者支气管肺泡灌洗液(BALF)中中性粒细胞、IL-8 及白三烯 B4 等均明显升高提示本病存在慢性气道炎症病变。此外,以下因素提示本病可能与免疫系统功能障碍有关:①血冷凝集试验效价升高及部分患者 IgA 增高;②病理学检查显示呼吸性细支气管区域主要为淋巴细胞、浆细胞浸润和聚集;③DPB 患者 BALF 中 CD$_8$ 淋巴细胞总数增高;④部分 DPB 患者与类风湿关节炎、成人 T 细胞白血病、非霍奇金淋巴瘤等并存。

(三)感染

DPB 患者常合并铜绿假单胞菌感染,但铜绿假单胞菌是 DPB 的病因还是继发感染尚不清楚。有报道应用铜绿假单胞菌接种到动物气道内可成功建立 DPB 动物模型。也有人认为由于细菌停滞于气道黏膜上,引起由铜绿假单胞菌产生的弹性硬蛋白酶和一些炎症介质的生成,可能是造成 DPB 气道上皮细胞的损伤和气道炎症的原因。

二、病理

DPB 的病理学特征为以两肺呼吸性细支气管为中心的细支气管炎及细支气管周围炎。因炎症病变累及两肺呼吸性细支气管的全层,故称为弥漫性泛细支气管炎。

大体标本肉眼观察肺表面及切面均可见弥漫性分布的浅黄色或灰白色 2～3 mm 的小结节,结节大小较均匀,位于呼吸性细支气管区域,以两肺下叶多见。通常显示肺过度充气。镜下可见在呼吸性细支气管区域有淋巴细胞、浆细胞、组织细胞等圆形细胞的浸润,导致管壁增厚,常伴有淋巴滤泡增生。由于息肉样肉芽组织充填于呼吸性细支气管腔内,导致管腔狭窄或闭塞;呼吸性细支气管壁及周围的肺间质、肺泡隔、肺泡腔内可见吞噬脂肪的泡沫细胞聚集。病情进展部分患者可见支气管及细支气管扩张和末梢气腔的过度膨胀。有日本学者提出以下 DPB 病理诊断标准:①病变为累及两肺的弥漫性慢性气道炎症;②慢性炎症以细支气管及肺小叶中心部为主;③呼吸性细支气管壁、肺泡壁及肺泡间质泡沫细胞聚集和淋巴细胞浸润。

三、临床表现

本病常隐匿缓慢发病。发病可见于任何年龄,但多见于 40～50 岁的成年人。发病无性别差异。临床表现如下。

(一)症状

症状主要为慢性咳嗽、咳痰、活动后呼吸困难。首发症状常为咳嗽、咳痰,逐渐出现活动后呼吸困难。患者常在疾病早期反复合并有下呼吸道感染,咳大量脓性痰,而且痰量异常增多,每天咳痰量可达数百毫升。如不能及时治疗,病情呈进行性进展,可发展为继发性支气管扩张,呼吸衰竭,肺动脉高压和肺源性心脏病。

(二)体征

胸部听诊可闻及间断性湿啰音或粗糙的捻发音,有时可闻及干啰音或哮鸣音,尤以两下肺明显。啰音的多少主要决定于支气管扩张及气道感染等病变的程度。祛痰药物或抗生素治疗后,啰音均可减少。部分患者因存在支气管扩张可有杵状指。

(三)合并慢性鼻窦炎

80%以上 DPB 患者都合并有或既往有慢性鼻旁窦炎,部分患者有鼻塞、流脓涕或嗅觉减退等,但有些患者无症状,仅在进行影像学检查时被发现。如疑诊为 DPB 患者,应常规拍摄鼻窦 X 线或鼻窦 CT。

四、辅助检查

(一)胸部 X 线/肺部 CT 检查

胸部 X 线可见两肺野弥漫性散在分布的边缘不清的颗粒样结节状阴影,直径在 2~5 mm,多在 2 mm 以下,以两下肺野显著,常伴有肺过度膨胀。随病情进展,常可见肺过度膨胀及支气管扩张的双轨征。

肺部 CT 或胸部高分辨 CT(HRCT)特征:①两肺弥漫性小叶中心性颗粒状结节影;②结节与近端支气管血管束的细线相连形成"Y"字形树芽征;③病情进展细小支气管扩张呈小环状或管状影,伴有管壁增厚。HRCT 的这种特征性改变是诊断 DPB 非常重要的影像学依据。影像学显示的颗粒样小结节状阴影为呼吸性细支气管区域的炎性病变所致,随着病情加重或经大环内酯类抗生素治疗后,小结节状阴影可扩大或缩小乃至消失。

(二)肺功能检查及血气分析

肺功能主要为阻塞性通气功能障碍,病情进展可伴有肺活量下降,残气量(率)增加,但通常弥散功能在正常范围内。部分患者可伴有轻、中度的限制性通气功能障碍或混合性通气功能障碍。第一秒用力呼气容积与用力肺活量比值<70%,肺活量占预计值的百分比<80%。残气量占预计值的百分比>150%或残气量占肺总量的百分比>45%。在日本早期的 DPB 诊断指标中,曾要求在以上肺功能检查中至少应具备三项,但弥散功能和肺顺应性通常在正常范围内,这对于我国临床诊断 DPB 患者有一定的参考价值。动脉血氧分压(PaO_2)<10.7 kPa(80 mmHg),发病初期就可以发生低氧血症,进展期可有高碳酸血症。

(三)实验室检查

我国患者冷凝集试验阳性率较低。部分患者可有血清 IgA、IgM 和血 CD_4/CD_8 比值增高,γ-球蛋白增高,血沉增快,类风湿因子阳性,但非特异性。部分患者可有血清 $HLA-B_{54}$ 或 $HLA-A_{11}$ 阳性。痰细菌学检查可发现起病初期痰中多为流感嗜血杆菌及肺炎链球菌,晚期多为铜绿假单胞菌感染。

(四)慢性鼻旁窦炎的检查

慢性鼻旁窦炎可选择鼻窦 X 线或鼻窦 CT 检查,以确定有无鼻旁窦炎。受累部位可为单侧或双侧上颌窦、筛窦、额窦等。

(五)病理学检查

病理学检查是确诊 DPB 的金标准。如果肺活检能发现典型的 DPB 病理学改变即可确诊。经支气管镜肺活检(TBLB)方法简便且安全,但常因标本取材少,而且不一定能取到呼吸性细支气管肺组织,有一定的局限性。如欲提高检出率,应在 TBLB 检查时,取 3~5 块肺组织,如仍不能确诊,应行胸腔镜下肺活检或开胸肺活检,可提高本病的确诊率。

五、诊断标准

(一)临床诊断标准

日本于 1980 年首次推出 DPB 诊断标准后,厚生省于 1995 年进行了修改,1998 年其再次对 DPB 临床诊断标准进行了重新修改。目前日本和我国均使用 1998 年修改的临床诊断标准。DPB 临床诊断标准如下。

(1)必要条件:①持续咳嗽、咳痰、活动后呼吸困难;②影像学确定的慢性鼻旁窦炎或有明确的既往史;③胸部 X 线可见弥漫性分布的两肺颗粒样结节状阴影或胸部 CT 见两肺弥漫性小叶中心性颗粒样结节状阴影。

(2)参考条件:①胸部间断性湿啰音;②第 1 秒用力呼气容积与用力肺活量比值($FEV_1/FVC\%$)<70％及动脉血氧分压(PaO_2)<10.7 kPa(80 mmHg);③血清冷凝集试验效价>1∶64。

(3)临床诊断:①临床确诊:符合必要条件①＋②＋③加参考条件中的 2 项以上;②临床拟诊:符合必要条件①＋②＋③;③临床疑似诊断:符合必要条件①＋②。

(二)病理确诊

肺组织病理学检查是诊断 DPB 的金标准。肺活检若能发现前述典型的 DPB 病理学改变即可确诊。

(三)鉴别诊断

本病应与慢性支气管炎和慢性阻塞性肺气肿、支气管扩张症、阻塞性细支气管炎(BO)、肺间质纤维化、支气管哮喘、囊性纤维化、尘肺、粟粒肺结核、支气管肺泡癌等鉴别。

1.慢性阻塞性肺疾病

本病主要临床特点为长期咳嗽、咳痰或伴有喘息,晚期有呼吸困难,在冬季症状加重。患者多有长期较大量吸烟史。多见于老年男性。胸部 X 线片可出现肺纹理增多、紊乱,呈条索状、斑点状阴影,以双下肺野明显。晚期肺充气过度,肺容积扩大,肋骨平举,肋间隙增宽,横膈低平下移,心影呈垂滴形,部分患者有肺大疱。胸部 CT 检查可确定小叶中心型或全小叶型肺气肿。肺功能检查为阻塞性通气功能障碍,$FEV_1/FVC\%$下降和残气量(RV)增加更为显著,弥散功能可有降低。慢性阻塞性肺疾病的病理学改变为终末细支气管远端气腔持续性不均、扩大及肺泡壁的破坏,而 DPB 病理为局灶性肺充气过度,极少有肺泡破坏。DPB 80％以上患者存在慢性副鼻旁窦炎,大部分患者血清冷凝集试验效价增高,而且 DPB 患者的肺弥散功能和顺应性通常在正常范围,此外,DPB 影像学胸部 X 线可见弥漫性分布两肺的颗粒样结节状阴影或胸部 CT 可见两肺弥漫性小叶中心性颗粒样结节状阴影也与慢性阻塞性肺疾病不同,可予以鉴别。

2.支气管扩张症

本病主要症状为慢性咳嗽、咳痰和反复咯血。肺部可闻及固定性持续不变的湿啰音。本病胸部 HRCT 可见多发囊状阴影及明确均匀的壁,然而支气管扩张的囊状阴影一般按支气管树分布,位于肺周围者较少,囊壁较厚,同时可见呈轨道征或迂曲扩张的支气管阴影。DPB 患者一般无咯血,晚期患者胸部 X 线可有细支气管扩张改变,但 DPB 影像学主要表现为两肺弥漫性分布的颗粒样结节状阴影。对可疑患者应进一步检查有无慢性副鼻旁窦炎和血清冷凝集试验效价等,以除外在 DPB 的基础上合并继发性支气管扩张症。

3.阻塞性细支气管炎(BO)

本病是一种小气道疾病。临床表现为急速进行性呼吸困难,肺部可闻及高调的吸气中期干鸣音;X线提示肺过度通气,但无浸润影,也很少有支气管扩张;肺功能显示阻塞性通气功能障碍,而弥散功能正常;肺组织活检显示直径为1～6 mm的小支气管和细支气管的瘢痕狭窄和闭塞,管腔内无肉芽组织息肉,而且肺泡管和肺泡正常。DPB患者起病缓慢,先有慢性咳嗽、咳痰史,活动时呼吸困难逐渐发生。胸部听诊多为间断性湿啰音。胸部X线检查可见弥漫性分布的两肺颗粒样结节状阴影,HRCT可见两肺弥漫性小叶中心性颗粒样结节阴影,与BO不同。此外,病理学改变也与阻塞性细支气管炎不同,故可以鉴别。

4.肺间质纤维化

本病最主要的症状是进行性加重的呼吸困难,其次为干咳。体征上本病有半数以上的患者双肺可闻及Velcro啰音。胸片主要为间质性改变,早期可有磨玻璃样阴影,此后可出现细结节样或网状结节影,易与DPB混淆,但肺间质纤维化有肺容积的缩小和网状、蜂窝状阴影。此外,肺间质纤维化有明显的肺弥散功能降低,而且病理可以与DPB不同,可资鉴别。

六、治疗

目前红霉素、克拉霉素及罗红霉素等大环内酯类药物已成为DPB的基本疗法。大环内酯类药物阿奇霉素可能也有效,但尚需更多患者观察来证实。本病一旦确诊后应尽早开始治疗。

(一)治疗方案

1.一线治疗

(1)日本方案:红霉素400～600 mg/d,分2次口服。

(2)我国方案:红霉素250 mg,每天口服2次。用药期间应注意复查肝功能等。如果存在以下情况可选用二线治疗药物:①存在红霉素的不良反应;②药物相互拮抗作用;③使用红霉素治疗1～3个月无效者。

2.二线治疗

(1)日本方案:克拉霉素200～400 mg/d,或服用罗红霉素150～300 mg/d,每天口服1～2次。

(2)我国方案:克拉霉素250～500 mg/d,每天口服1～2次;罗红霉素150～300 mg/d,每天口服1～2次。用药期间应监测肝功能等不良反应。

(二)疗效评估及疗程

在用药后1～3个月,评估临床症状并行肺功能、动脉血气分析及胸部影像学检查,以确定是否有效。如有效(临床症状、肺功能、血气分析及胸部影像学改善),可继续使用红霉素或克拉霉素或罗红霉素,用药至少需要6个月。服药6个月后如果仍有临床症状应继续服用以上药物2年。如应用以上药物治疗3个月以上仍无效者应考虑是否为DPB患者,应谨慎排除其他疾病的可能。

(三)停药时间

(1)早期DPB患者,经6个月治疗后病情恢复正常者可考虑停药。

(2)进展期DPB患者,经2年治疗后病情稳定者可以停药。停药后复发者再用药仍有效。

(3)DPB伴有严重肺功能障碍或广泛支气管扩张或伴有呼吸衰竭的患者,需长期给药,疗程不少于2年。

(四)DPB 急性发作期治疗

如果 DPB 患者出现发热、咳脓痰、痰量增加等急性加重情况时,多为铜绿假单胞菌等细菌导致支气管扩张合并感染,此时应加用其他抗生素,如 β 内酰胺类/酶抑制药或头孢第三代或氟喹诺酮类抗生素等,或根据痰培养结果选择抗生素。

(五)其他辅助治疗

其他辅助治疗包括使用祛痰药和支气管扩张药,有低氧血症时进行氧疗。

(张连香)

第五节　支气管扩张症

支气管扩张症是指由支气管及其周围肺组织的慢性炎症所导致的支气管壁肌肉和弹性组织破坏,管腔形成不可逆性扩张、变形。本病多数为获得性,患者多有童年麻疹、百日咳或支气管肺炎等病史。临床症状有慢性咳嗽、咳大量脓痰和反复咯血。过去本病常见,在呼吸系统疾病中发病率仅次于肺结核;随着人民生活的改善,麻疹、百日咳疫苗的预防接种,以及抗生素的应用等,本病已明显减少。

一、病因和发病机制

多种原因都可以引起支气管扩张。虽然我国近年来由支气管-肺感染所致的支气管扩张(感染后性支气管扩张)和由支气管-肺结核所致的支气管扩张(结核后性支气管扩张)病例数已明显减少,但仍然是各种原因中最多见的。由其他原因引起的支气管扩张也应受到重视。

支气管扩张发病机制中的关键环节为支气管感染和支气管阻塞,两者相互影响,形成恶性循环,最终导致支气管扩张。另外,支气管外部纤维的牵拉、先天性发育缺陷及遗传因素等也可引起支气管扩张。

(一)支气管-肺感染

婴幼儿时期严重的支气管-肺感染是引起支气管扩张的主要原因之一,如麻疹、百日咳、流感等,可并发细菌感染而引起细支气管炎和严重的支气管肺炎,从而造成支气管管壁的破坏和附近组织纤维收缩;这些病变使支气管引流不畅,分泌物潴留,导致阻塞;而阻塞又容易诱发感染。这一感染－阻塞－感染的过程反复进行,最终导致支气管扩张。支气管和肺部慢性感染,如慢性肺脓肿等,使支气管管壁的弹性纤维和平滑肌破坏、断裂,支气管变薄,弹性下降,易于扩张。肺结核在痊愈过程中常伴有支气管肺组织纤维组织增生,牵拉支气管,造成局部支气管扭曲、变形,分泌物不易被清除;随后继发的普通细菌感染使病变进入感染-阻塞-感染的恶性循环过程,最终形成支气管扩张。

(二)支气管器质性阻塞

支气管管腔内肿瘤、异物或管外肿大淋巴结可以造成支气管狭窄或部分阻塞,在支气管内形成活瓣作用,使得空气吸入容易而呼出困难,阻塞部位以下的支气管内压逐渐增高,造成管腔扩张,同时部分阻塞使得引流不畅,易引起继发感染而破坏管壁,形成本病。

(三)支气管外部的牵拉作用

肺组织的慢性感染或结核病灶愈合后的纤维组织牵拉,也可形成支气管扩张。

(四)先天及遗传因素

纤毛细胞发育不全,使纤毛杆与各纤丝之间只有致密基质,而浮状物与纤丝间的联系和/或动力蛋白侧臂有所缺失,这将引起纤毛固定,纤毛-黏液排送系统的功能明显降低,故易发生支气管扩张、鼻窦炎、中耳炎、支气管炎和肺炎等。卡塔格内综合征包括右位心、鼻旁窦炎和支气管扩张三种病变。多认为纤毛功能异常是其发病的原因:胚胎发育早期,纤毛功能异常使内脏不能进行正常转位,从而形成右位心和其他内脏反位。纤毛功能异常也影响精子的运动,故男性患者常有不育症。

遗传因素参与支气管扩张形成,如囊性纤维化、先天性低丙种球蛋白血症、先天性肺血管发育畸形等。囊性纤维化在白种人较常见,但我国基本尚无病例报道。

二、病理

支气管弹力组织、肌层及软骨等陆续遭受破坏,由纤维组织代替,管腔逐渐扩张。按形态分为柱状和囊状两种,常合并存在。柱状扩张的管壁破坏较轻。随着病情发展,破坏严重,才出现囊状扩张。管壁黏膜的纤毛上皮细胞被破坏,反复出现慢性和急性炎症,黏膜有炎症细胞和溃疡形成,柱状上皮细胞常有鳞状化生。支气管动脉和肺动脉的终末支常有扩张与吻合,有的毛细血管扩张形成血管瘤,以致患者常有咯血。受累肺叶或肺段多见肺容积缩小甚至肺不张。周围肺组织常见反复感染的病理改变。

感染后性支气管扩张多见于下叶基底段支气管的分支。由于左下叶支气管较细长,且受心脏血管的压迫,引流不畅,容易招致继发感染,故左下叶支气管扩张多于右下叶。舌叶支气管开口接近下叶背段,易受下叶感染的影响,故左下叶与舌叶的支气管扩张常同时存在。结核后性支气管扩张多位于肺上叶,特别多见于上叶尖段与后段支气管及其分支。下叶背段的支气管扩张多数也是结核后性者。右中叶支气管较细长,周围有内、外、前三组淋巴结围绕,易引起肺不张及继发感染,反复发作也可发生支气管扩张。

三、临床表现

(一)症状

一部分患者支气管扩张的起病可追查到童年曾有麻疹、百日咳或支气管肺炎的病史,以后常有反复发作的呼吸道感染;但多数患者询问不出特殊病史。早期轻度支气管扩张可完全无症状,或仅有轻微咳嗽和少量咳痰症状;经过若干时间,由于支气管化脓性感染逐渐加重,病变范围逐渐扩大,乃出现咳嗽、咳大量脓痰和反复咯血等典型的支气管扩张症状。部分病例由于首先咯血而就诊,经X线胸片或肺高分辨率CT检查而发现本病;此类患者平时无慢性咳嗽、大量脓痰等症状,主要表现为反复咯血,故又称干性支气管扩张;其病变多位于上叶支气管,引流较好,故不易感染,常见于结核后性支气管扩张患者。

1.慢性咳嗽、咳大量脓痰

一般多为阵发性,每天痰量可为100~400 mL,咳痰多在体位改变时,如起床及就寝时最多,因为支气管扩张感染后,管壁黏膜被破坏,丧失了清除分泌物的功能,引起分泌物的积滞,当体位改变时,分泌物接触到正常黏膜,引起刺激,出现咳嗽及咳大量脓痰。痰液呈黄色脓样,若有厌氧菌混合感染则有臭味。收集全日痰液于玻璃瓶中,数小时后分层:上层为泡沫,下悬脓性成分,中层为浑浊黏液,下层为坏死组织沉淀物。

2.反复咯血

多数患者有反复咯血,血量不等,可为痰中带血或小量咯血,也可表现为大咯血。其原因是支气管表层肉芽组织创面上的小血管或管壁内扩张的小血管破裂出血所致。而所谓干性支气管扩张则以咯血为主要症状,平时有咳嗽,但咳痰不明显。

3.反复肺部感染

其特点是同一肺段反复发生肺炎并迁延不愈。常由上呼吸道感染向下蔓延,支气管感染加重、引流不畅时,炎症扩展至病变支气管周围的肺组织所致。感染重时,出现发热、咳嗽加剧、痰量增多、胸闷、胸痛等症状。因扩张的支气管发生扭曲、变形,引流更差,常于同一肺段反复发生肺炎。由于长期反复感染,反复使用抗生素,使耐药菌的出现概率明显增高,例如,耐药性铜绿假单胞菌就比较多见,给治疗带来困难。

4.慢性感染中毒症状

反复继发感染可引起全身中毒症状,如发热、盗汗、食欲下降、消瘦、贫血等,儿童可影响发育。

(二)体征

早期支气管扩张可无异常体征。病变严重或继发感染,使支气管内有渗出物时,病变部位可听到固定而持久的局限性湿啰音,痰咳出后湿啰音仅可暂时减少或消失。若合并有肺炎时,则可有叩诊浊音和呼吸音减弱等肺炎体征。随着并发症如支气管肺炎、肺纤维化、胸膜增厚与肺气肿等的发生,可出现相应的体征。病程较长的支气管扩张患者可有发绀、杵状指(趾)等体征,全身营养状况也较差。

四、实验室和辅助检查

(一)影像学检查

由于支气管扩张的本质特征是其不可逆性的解剖学改变,故影像学检查对于诊断具有决定性的价值。①后前位X线胸片检查:诊断支气管扩张的特异性好,但敏感性不高。早期轻症患者,一般后前位X线胸片检查常无特殊发现,或仅有患侧肺纹理增强。疾病后期,X线胸片显示不规则环状透光阴影,或呈蜂窝状(所谓卷发影),甚至有液平面,可以确认囊性支气管扩张的存在。有时可见肺段或肺叶不张。对于已经确诊为支气管扩张的患者复诊或进行随访时,一般可以仅行后前位X线胸片检查。②胸部高分辨率CT检查:对于支气管扩张具有确诊价值,可明确支气管扩张累及的部位、范围和病变性质,初次诊断支气管扩张的患者,如条件许可,均应进行本项检查。柱状扩张管壁增厚,并延伸至肺的周边;囊状扩张表现为支气管显著扩张,成串或成簇囊样病变,可含气液面;常见肺不张或肺容积缩小的表现。以往支气管碘油或碘水造影结果是确诊支气管扩张的金标准。现在由于胸部CT技术不断发展,特别是多排CT检查技术应用于临床,其成像时间很短,扫描层厚很薄(最小层厚可<1 mm),影像的空间分辨率和密度分辨率都很高,对支气管扩张的诊断准确性很高;加之使用方便,没有支气管造影的不良反应,因此,已经取代了支气管造影检查。

(二)纤维支气管镜(纤支镜)检查

由于目前常规使用的纤支镜一般可以到达3级支气管,可以窥见4级支气管,而支气管扩张病变一般都发生于较远端的支气管,故经纤支镜直接窥见支气管扩张病变的概率不高。对部分患者可发现出血部位及支气管阻塞的原因,对支气管扩张的病因及定位诊断有一定帮助;经纤支镜取培养标本对于明确感染的病原菌有一定价值。

(三)肺功能检查

支气管扩张的肺功能改变与病变的范围及性质有密切关系。病变局限者,由于肺具有极大的贮备力,肺功能一般无明显改变。柱状扩张对肺功能影响较轻微。囊状扩张的支气管破坏较严重,可并发阻塞性肺气肿。肺功能的损害表现为阻塞性通气障碍,可见第一秒钟用力呼气量和最大通气量减低,残气容积占肺总量百分比增高。随着病情的进展,功能性损害加重,出现通气与血流比例失调及弥散功能的障碍等,可导致动脉血氧分压降低和动脉血氧饱和度下降。病变严重时,可并发肺源性心脏病,甚至右心衰竭。

(四)血常规检查

无感染时血白细胞计数多正常,继发感染时则可增高。

(五)痰微生物检查

痰涂片可发现革兰阴性及阳性细菌;培养可检出致病菌,药敏试验结果对于临床正确选用抗生素具有一定指导价值。

(六)其他

对于怀疑有免疫功能缺陷者应对体液免疫与细胞免疫功能进行检查,例如,进行血 IgG、IgA、IgM 浓度测定。对于怀疑有纤毛功能障碍者可以取呼吸道黏膜活检标本行电镜检查。对于怀疑囊性纤维化者应测定汗液的钠浓度,还可以进行有关基因的检测。

五、诊断和鉴别诊断

(一)诊断

根据慢性咳嗽、大量脓痰、反复咯血及肺部感染等病史,肺部闻及固定而持久的局限性湿啰音,结合 X 线胸片检查发现符合支气管扩张的影像改变等,可做出诊断;对于临床怀疑支气管扩张,但后前位 X 线胸片无明显异常的患者,依据胸部 CT 尤其是高分辨率 CT 扫描结果可做出诊断。

对于明确诊断支气管扩张者还要注意了解其基础疾病,我国以感染后性支气管扩张和结核后性支气管扩张多见,但也应该注意其他较少见的病因,必要时应进行相应的实验室检查。

(二)鉴别诊断

1.慢性支气管炎

有时与支气管扩张不易鉴别,但多发生于 40 岁以上的患者,咳嗽、咳痰症状以冬、春季节为主,痰为白色泡沫样黏痰,感染急性发作时可呈脓性,痰量较少,且无反复咯血史。肺部的干、湿啰音散在分布。

2.肺脓肿

有大量咳脓痰史,但起病急骤,有寒战、高热等中毒症状,X 线检查可发现脓肿阴影或脓腔。需要注意的是,慢性肺脓肿常并发支气管扩张,支气管扩张患者也易发生肺脓肿。对此类患者,首先应行抗感染治疗,炎症控制后,应行 CT 检查,以明确诊断。

3.肺结核

可有慢性咳嗽、咳痰,但常有午后低热、盗汗、消瘦等全身结核中毒症状,且痰量少。病变多位于上叶,体征为肺尖或锁骨下区轻度浊音和细湿啰音。X 线检查可发现病灶,可有钙化。痰内可查见抗酸杆菌。

4.支气管肺癌

干性支气管扩张以咯血为主,有时易误诊为肺癌。但后者多发生于 40 岁以上的男性吸烟患者,行胸部 X 线检查、纤维支气管镜检查、痰细胞学检查等可作出鉴别。

5.先天性支气管囊肿

与支气管相通且合并感染时可有发热、咳嗽、咳痰及反复咯血。X 线检查和胸部 CT 检查可助诊断,可见边缘整齐光滑、圆形或卵圆形的阴影,多位于上肺野,或两肺弥漫性分布,有时可有液平,受累肺叶一般无明显的容积缩小或肺不张。

六、治疗

支气管扩张的内科治疗重点为控制感染和促进痰液引流;必要时应考虑外科手术切除。

(一)内科治疗

1.一般治疗

根据病情轻重,合理安排休息。合并感染及咯血时,应卧床休息。平时应避免受凉,劝导戒烟,预防呼吸道感染。反复长期感染、反复咯血而身体虚弱者应加强营养。

2.控制感染

有发热、咳脓痰等化脓性感染时,可根据病情、痰培养及药物敏感试验结果选用抗感染药物。病情较轻者可选用口服抗感染药物,病情较重者可静脉使用抗感染药物,如喹诺酮类、头孢菌素类等,怀疑有厌氧菌感染者可使用甲硝唑。疗程以控制感染为度,即全身中毒症状消失,痰量及脓性成分减少,肺部湿啰音减少或消失即可停药。不宜长期使用抗感染药物,以免发生真菌感染等不良反应。

3.去除痰液

(1)体位引流:可促进脓痰排出,减轻中毒症状,有时较抗感染药物治疗更易见效。应根据病变部位采用相应体位。一般要求病变部位较气管和喉部为高的体位,使病肺处于高位,使引流支气管的开口向下。如病变在下叶时最适用的引流法是使患者俯卧,前胸靠近床沿,头向下,进行深呼吸和咳痰。病变在中叶取仰卧位,床脚垫高 30 cm 左右,取头低脚高位。病变在上叶则可取坐位或其他适当姿势,以利排痰。体位引流应持之以恒。

(2)祛痰剂:可使痰液稀薄便于咳出,如氯化铵 0.3 g,溴己新 16 mg,盐酸氨溴索片 30 mg,鲜竹沥 10 mL,日服 3 次。

(3)雾化吸入:可稀释分泌物,使其易于排出,促进引流,有利于控制感染。可选用生理盐水超声雾化吸入,每天 2～3 次。雾化吸入宜在体位引流痰液后实施。

4.咯血的处理

大量咯血可引起窒息死亡,必须积极治疗。

(二)外科治疗

随着抗感染药物的不断发展,外科手术已较少采用,但对那些病灶局限而内科治疗无效者仍应考虑手术治疗。手术适应证为:反复发作严重呼吸道急性感染或大量咯血,病变范围一般不超过两个肺叶,年龄一般在 10～40 岁,全身情况良好,心肺功能无严重障碍的患者。根据术后随访,10%～40% 的患者咯血及感染等支气管扩张症状再发,可能是由于术前对一部分扩张支气管漏诊所致,但也有一部分病例是术后残存支气管因扭曲、移位导致引流不畅而新产生支气管扩张,因此手术应严格掌握适应证。大咯血患者有时需急诊手术治疗。病变广泛或伴有严重肺气肿、肺功能严重损害者,为手术禁忌。

七、预防

积极防治呼吸道感染,尤其是幼年时期的麻疹、百日咳、鼻窦炎、支气管肺炎、肺脓肿等,积极预防、治疗肺结核,对预防支气管扩张症的发生具有重要意义。

(代志文)

第六节 肺 不 张

肺不张是指一个或多个肺段或肺叶的容量或含气量减少。由于肺泡内气体吸收,肺不张通常伴有受累区域的透光度降低,邻近结构(支气管、肺血管、肺间质)向不张区域聚集,有时可见肺泡腔实变,其他肺组织代偿性气肿。肺小叶、段(偶为肺叶)之间的侧支气体交通可使完全阻塞的区域仍可有一定程度的透光。

肺不张可分为先天性或后天获得性两种。先天性肺不张是指婴儿出生时肺泡内无气体充盈,临床上有严重的呼吸困难与发绀,患儿多在出生后死于严重的缺氧。临床绝大多数肺不张为后天获得性,为本节讨论的重点。

一、病因和发病机制

根据累及的范围肺不张可分为段、小叶、叶或整个肺的不张,也可根据其发生机制分为阻塞性(吸收性)和非阻塞性,后者包括粘连性、被动性、压迫性、瘢痕性和坠积性肺不张。大多数肺不张由叶或段的支气管内源性或外源性的阻塞所致。阻塞远端的肺段或肺叶内的气体吸收,使肺组织皱缩,在胸片上表现为不透光区域,一般无支气管空气征,又称吸收性肺不张。若为多发性或周边的阻塞,可出现支气管空气征。非阻塞性肺不张通常由疤痕或粘连所致,表现为肺容量的下降,多有透光度降低,一般有支气管空气征。瘢痕性(挛缩性)肺不张来自慢性炎症,常伴有肺实质不同程度的纤维化。此种肺不张通常继发于支气管扩张、结核、真菌感染或机化性肺炎。

粘连性肺不张有周围气道与肺泡的塌陷,可为弥漫性(如透明膜病)、多灶性(如手术后及膈肌运动障碍所致的微小肺不张与亚段肺不张)或叶、段肺不张(如肺栓塞),其机制尚未完全明确,可能与缺乏表面活性物质有关。

压迫性肺不张是由肺组织受邻近的扩张性病变的推压所致,如肿瘤、肺气囊、肺大疱,而松弛性(被动性)肺不张由胸腔内积气、积液所致,常表现为圆形肺不张。盘状肺不张较为少见,其发生与横膈运动减弱(常见于腹水时)或呼吸动度减弱有关。

(一)支气管阻塞

叶、段支气管部分或完全性阻塞可引起多种放射学改变,其中之一为肺不张。阻塞的后果与阻塞的程度、病变的可变性、是否有侧支气体交通等因素有关。引起阻塞的病变可在管腔内、外或管壁内。

当气道发生阻塞后,受累部分肺组织中的血管床开始吸收空气,使肺泡逐渐萎陷。在既往健康的肺脏,阻塞后 24 小时空气将完全吸收。氧气的弥散速率远远高于氮气,吸入 100% 纯氧的患者在阻塞后 1 小时即可发生肺不张。空气吸收使胸腔内负压增高,促使毛细血管渗漏,液体潴留于不张肺的间质与肺泡中,此种情况类似"淹溺肺"。但支气管的阻塞并非一定引起肺不张。如果肺叶或肺段之间存在良好的气体交通,阻塞远端的肺组织可以保持正常的通气,甚至可以发生过度膨胀。

临床上黏液性或黏液脓性痰栓引起的支气管阻塞和随后的肺叶、段或全肺不张较为常见。痰栓多位于中央气道,形成均一的肺叶、段透光度降低,可有或没有支气管空气征。如果周围气道有痰栓存在,则无气体的肺实质可显露出中央气道的支气管空气征。手术后肺不张是最常见的阻塞性肺不张,大手术后的发生率约 5%。这类患者通常有慢性支气管炎、重度吸烟或手术前呼吸道感染的病史。其他易患因素包括麻醉时间过长、上腹部手术、术中和术后气道清洁较差,以及黏液纤毛系统清除功能受损。此种患者多在术后 24~48 小时出现发热、心动过速与呼吸急促。咳嗽有痰声但咳嗽无力,受累区域叩呈浊音,呼吸音降低。纤维支气管镜检查常可见相应支气管有散在的黏液栓。患者常继发感染,若在支气管完全堵塞之前发生感染,则可因肺实变而不致形成完全性的肺不张。偶在神经疾病时由于呼吸肌无力或昏迷状态形成黏液栓而致肺不张。此时咳嗽无力是主要因素,而呼吸道感染常为易患因素。慢性化脓性支气管炎患者偶可因黏稠的分泌物形成栓子而发生肺不张。

胸壁疾病所致肺不张常发生于受累侧的下肺。多根肋骨骨折形成连枷胸可显著影响同侧肺清除分泌物的能力,而单根骨折若错位明显,同样可因疼痛而抑制呼吸造成肺不张,特别见于分泌物较多的慢性支气管炎患者。胸部外伤引起肺不张的其他原因还包括支气管内的血凝块堵塞或支气管裂伤。

支气管哮喘患者急性发作时细支气管可形成活瓣样阻塞,导致广泛的双侧肺过度膨胀,但偶尔黏稠的黏液栓也可引起段或叶的不张。此种情况多见于儿童。一般通过抗哮喘治疗即可奏效,但有时可能需要紧急的支气管镜吸出痰栓。成年哮喘患者若发生肺不张,常提示有变应性支气管肺曲霉菌病所致黏液嵌塞的可能性。

黏液黏稠病(胰囊性纤维变性)的晚期也可因黏液栓引起肺不张。

(二)异物吸入

异物吸入主要见于婴幼儿,常见吸入物为花生、瓜子、糖果、鱼刺、笔帽等,偶见于带义齿或昏迷、迟钝的老年人。工作时习惯将小零件、小工具含在口中也可吸入。面部创伤,特别是车祸伤,也可吸入碎牙。

儿童吸入异物常有明确的吸入史。吸入当时有突发的呛咳或说话时咳嗽,随后有数分钟到数月的无症状期。此后患儿有慢性咳嗽,常可闻及喘息或喘鸣,可咳脓痰。有机性异物可迅速产生严重的咽-气管-支气管炎,有发热与中毒症状。由于医师未能想到吸入的可能,或所提的问题不当,常常不能搜集到异物吸入的病史,如果无症状间隙期太长,更不易将症状与吸入史联系起来。

体格检查所见与阻塞的程度有关,也取决于异物是固定的还是活动的。异物形成部分开启的活瓣时,可闻及喘鸣,但很少有其他异常发现。由于患侧过度充气,气管和心尖可向健侧移位,受累区域呈过清音,呼吸音降低,可闻及吸气性或呼气性喘鸣。如有肺不张或阻塞性肺炎,气管和心尖冲动可向患侧移位。此时患侧胸廓变小,语颤降低,吸气时肋间隙内陷,叩诊呈浊音,触觉语颤降低,呼吸音降低或消失。受累肺可有吸气性湿啰音。通过查体要分辨肺不张、阻塞性肺炎还是胸腔积液常常比较困难。

胸片有相当大的诊断价值,如果异物不透 X 线,胸片即可明确诊断并定位。若为透过 X 线异物,则平片上的阻塞性病变或其他的放射学改变也可提示异物所在。支气管内活瓣性病变所致的阻塞性肺过度充气是最常见的放射学改变。整叶的不张一般由完全性阻塞所致,但并不常见。如果阻塞部位在主支气管,整侧肺均可塌陷。依据阻塞的程度,可表现为复发性肺炎、支气管扩张或少见的肺脓肿。CT 检查对明确异物的存在及其性质和部位价值更大。

如果临床上初步考虑为支气管内异物,应通过支气管镜检查证实,通过支气管镜检常常也能达到治疗的目的。大多数异物在镜下可以看到,某些植物性异物由于引起明显的炎症反应,可隐藏于水肿的黏膜下而不易发现。

(三)肿瘤性支气管狭窄

肺不张和阻塞性肺炎是中央型支气管肺癌最常见的放射学征象。同时也有相当数量的肺不张由支气管肺癌引起。完全性支气管阻塞主要见于鳞癌和大细胞未分化癌,而腺癌和小细胞癌较为少见。典型的患者为中老年男性,有多年重度吸烟史,常有呼吸道症状如咳嗽、咯血、咳痰、胸痛和气短。胸片可见肺门增大,纵隔增宽。在某些患者肿瘤体积较大,形成"S"征。支气管抽吸物或刷片做细胞学检查或支气管活检对于明确肿瘤所致的肺不张有极高的诊断价值,然而上叶不张由于纤维支气管镜操作的不便常不易窥见。支气管肺癌经皮肺穿刺或纵隔镜检查也可得到阳性结果,特别是有肺门增大或锁骨上淋巴结肿大时,后者还可直接活检。

肺内转移性肿瘤偶也侵及支气管使其阻塞。支气管镜检常有阳性发现,痰细胞学检查可发现肿瘤细胞,但不易与支气管肺癌鉴别诊断。肾上腺样瘤为支气管内转移的常见原因。肿瘤转移时也可因肿大的淋巴结压迫支气管而致肺不张。

支气管腺瘤恶性程度相对较低,主要来自支气管黏液腺。90%的支气管腺瘤为类癌,细胞来源似乎为嗜银细胞而非起源于腺体。黏液腺肿瘤包括柱状瘤(腺样囊性癌),黏液表皮腺瘤和混合性肿瘤。柱状瘤生长缓慢,但为支气管腺瘤中恶性程度最高者,切除后极易复发。

支气管腺瘤患者中男性与女性发病率相近,主要见于 50 岁以下人群,85%的患者有症状,如咳嗽、咯血、疼痛、反复发热及喘息。75%的患者胸片上有气道阻塞的证据,一般为肺不张、阻塞性肺气肿和阻塞性肺炎。支气管腺瘤常常较大部分位于支气管外,故在胸片上可见邻近肺门的中等大小的不透光阴影伴远端肺不张。肺脏广泛受累时有肺不张的体征。大多数腺瘤起源于较大的主支气管,故易在纤维支气管镜下窥见肿瘤并取活检。

通常腺瘤表面的支气管黏膜保持完整,纤维支气管镜下活检偶可引起大量出血。细胞学检查或支气管冲洗常无阳性发现。淋巴瘤也可引起支气管阻塞和肺不张。Hodgkin 病可在支气管内浸润引起肺不张,同时常伴有其他部位的病变如纵隔淋巴结肿大、空洞形成、肺内结节或粗糙的弥漫性网状浸润。通过纤维支气管镜活检、冲洗或痰的细胞学检查常可做出诊断。肿大的淋巴结压迫所致肺不张极为罕见。一些非 Hodgkin 淋巴瘤也可引起肺不张,一般见于疾病的晚期,也可通过支气管镜检以诊断。

良性支气管肿瘤比较少见。约有 10%的畸胎瘤表现为孤立性支气管内肿瘤,除非引起阻塞性肺不张或阻塞性肺炎,一般无临床症状。其他支气管内良性肿瘤如平滑肌瘤、纤维瘤、神经鞘瘤、软骨瘤、血管瘤、脂肪瘤等也可引起阻塞性肺不张。支气管内乳头状瘤主要见于儿童,常为多发,通常合并有复发性咽部乳头状瘤病,可引起咳嗽、咯血、喘息。

肺泡细胞癌一般不会引起支气管阻塞。

(四)非肿瘤性支气管狭窄

支气管结核是引起良性支气管狭窄的最主要的原因。大多数患者肺不张发生于纤维空洞型肺结核,由结核性肉芽组织及溃疡引起狭窄,病变愈合期也可出现纤维性狭窄。在原发性肺结核,支气管阻塞和肺不张主要由肿大的淋巴结在管外压迫所致。结核性支气管狭窄的 X 线征象为迅速长大的薄壁空洞,伴有肺不张或支气管扩张。支气管镜检查及痰培养可以明确诊断。有时仅从纤维支气管镜下所见即可明确狭窄的性质为结核性。结核性肺不张还可由肺实质的疤痕所致。肺真菌病,以及支气管内异物未及时处理时也可引起支气管狭窄。

非特异性局限性支气管炎为局限于肺叶或肺段开口处的炎症,严重的炎症和肉芽肿形成可阻塞支气管。这种少见疾病只能通过排除肿瘤、异物、特异性感染后做出诊断,有时需要开胸活检。大多数慢性炎症所致的支气管狭窄其原发病因不明,有时可能是由于管腔外的压迫所致。Wegener 肉芽肿也可引起支气管狭窄和肺不张。支气管镜下活检通常不易明确诊断。

如果在外伤后未及时进行手术修复,大的支气管断裂可引起支气管狭窄和肺不张。肺不张可发生于急性损伤期,但多见于急性期后 4～6 周,其发生常不可预料。急性期通常表现为第1～3 根肋骨单支或多支骨折,气胸,纵隔气肿和皮下气肿。最常见的原因是交通意外的顿挫伤。

支气管内结节病较少引起肺不张,但常可见到其他的放射学改变如肺门增大、肺内弥漫性网状影、结节影等。纤维支气管镜检查常可以做出诊断。

(五)支气管结石

支气管结石较为少见,是由支气管周围的钙化淋巴结穿破支气管壁形成,常见的病因为肺结核和组织胞浆菌病。临床症状有咳嗽、咯血与胸痛。咳出沙粒状物或钙化物质的病史极有诊断价值。如为不完全阻塞,可闻及喘鸣,而完全性阻塞则引起阻塞性肺炎和肺不张。造成阻塞的主要原因为围绕突出管腔的结石形成大量的肉芽肿组织。典型的胸片表现为肺不张与近端的多数钙化影。断层摄片和 CT 对于明确结石的存在及评价结石与支气管壁的关系甚有价值。75％的患者支气管镜检查可以明确诊断,若肉芽组织完全覆盖结石,则不易见到结石,这些患者只能由开胸活检明确诊断。

(六)黏液嵌塞

支气管分泌物浓缩可形成半固体或固体状的黏液嵌塞,此时由于侧支气体交通,远端的肺泡尚有气体充盈。出现肺不张后黏液嵌塞的特征性放射学征象变得不明显,如单个或多个结节影、"手指样""葡萄串"或"牙膏样"等改变。临床体征有哮喘、外周血和痰中嗜酸性粒细胞增多,实验室检查常可发现变应性曲霉菌病的证据。黏液嵌塞偶也发生于没有曲霉菌病的哮喘患者,或发生于囊性纤维化和支气管扩张患者。

支气管内阻塞性病变(如肿瘤)远端的黏液嵌塞也可出现上述 X 线征象。如果有气体通过阻塞处或有侧支通气,则不出现远端肺的萎陷。

(七)医源性肺不张

机械通气时带气囊的导管移位可迅速引起整侧肺的塌陷,多见于气囊导管超过隆嵴进入右侧主支气管,使左肺完全没有通气。听诊时受累肺没有呼吸音可立即确定诊断,故在更换导管后应定期进行胸部听诊。冠状动脉搭桥术后患者常出现左下肺不张,主要是由于手术时局部使用冰块所致,从而引起左膈神经麻痹。

(八)外源性压迫所致支气管堵塞

邻近结构异常压迫支气管也可引起肺不张,如动脉瘤、心腔扩大(特别是左心房)、肺门淋巴结肿大、纵隔肿瘤、纤维化性纵隔炎、囊肿及肺的恶性肿瘤。外源性压迫最常见为支气管周围肿大的淋巴结,其中右侧中叶最常受累。引起淋巴结肿大的疾病主要为结核,其次为真菌感染、淋巴瘤、转移性肿瘤。

普通胸片可见与肺不张同时存在的肺门肿大与血管异常,从而提示外源性压迫的可能性。胸部断层摄影和 CT 可进一步明确诊断。纤维支气管镜下在阻塞部位做黏膜活检有时可获得原发病的组织学资料,但在活检前必须排除动脉瘤。受压的支气管可能存在非特异性的炎症。

类癌的淋巴结肿大罕有压迫支气管,而淋巴瘤和转移性肿瘤也极少引起肺门淋巴结肿大。此种情况下的肺不张通常由支气管内的直接侵犯而非外源性压迫所致。外源性包块跨壁性压迫儿童多于成人。

二、临床表现

肺不张的症状和体征取决于支气管阻塞发生的速度、受累的范围及是否合并感染。

(一)症状

短期内形成的阻塞伴大面积的肺脏萎陷,特别是合并感染时,患侧可有明显的疼痛、突发呼吸困难、发绀,甚至出现血压下降、心动过速、发热,偶可引起休克。缓慢形成的肺不张可以没有症状或只有轻微的症状。中叶综合征多无症状,但常有剧烈的刺激性干咳。

一些临床状况可提示支气管阻塞和肺不张的可能性。某些哮喘患儿若持续发作喘息,可发生肺不张,此时如有发热,则提示诊断。变应性曲霉菌病伴黏液嵌塞主要见于哮喘患者。外科手术后 48 小时出现发热和心动过速(手术后肺炎)常由肺不张引起。心脏手术后最易发生左下叶肺不张。胸壁疾病患者不能进行有效的咳嗽,是肺不张的易患因素,这种患者一旦出现呼吸系统症状,应考虑到肺不张的可能性。单根或多根肋骨骨折均可发生肺不张,特别是存在有慢性支气管炎时。

儿童出现呼吸系统症状时均应想到异物吸入的可能,特别是病史中有说话呛咳、窒息或咳嗽。患者常不能主动提供这类资料,需要通过有目的的询问加以排除。应注意到在异物吸入之后有一个长短不一的无症状期。成年人常可提供明确的异物吸入史,但迟钝或神志不清者例外。

继发于支气管肺癌的肺不张主要见于有吸烟史的中年或老年男性,常有慢性咳嗽史。这类情况常伴发感染,患者常有发热、寒战、胸痛及咳脓痰,反复少量咯血较具特征性。肿瘤向胸腔外转移时可出现明显的症状。支气管腺瘤女性多于男性,发病年龄较支气管肺癌小。呼吸道症状均无特异性,但多有咯血。偶尔患者可表现为类癌综合征,提示有肿瘤的广泛转移。

若病史中有肺结核、肺真菌感染、异物吸入或慢性哮喘,应注意有无支气管狭窄。以前有胸部创伤史应注意排除有无未发现的支气管裂伤和支气管狭窄。继发于支气管结石的肺不张患者约有 50% 有咳出钙化物质的历史,患者常常未加以注意,需要医师的提示。有的患者以为医师不相信会咳出"石头",所以有意遗漏这段病史。支气管结石的其他常见症状包括慢性咳嗽、喘息、反复咯血及反复的肺部感染。此外,在重症监护病房的患者也易发生肺不张。

(二)体征

阻塞性肺不张的典型体征有肺容量减少的证据(触觉语颤减弱、膈肌上抬、纵隔移位)、叩浊、语音震颤和呼吸音减弱或消失。如果有少量的气体进入萎陷的区域,可闻及湿啰音。可有明显的发绀和呼吸困难,术后患者较有特征的是反复的带痰声而无力的咳嗽。如果受累的区域较小,或周围肺组织充分有效地代偿性过度膨胀,此时肺不张的体征可能不典型或缺如。非阻塞性肺不张其主要的支气管仍然通畅,故语音震颤常有增强,呼吸音存在。上叶不张因其邻近气管,可在肺尖闻及支气管呼吸音。下叶不张的体征与胸腔积液和单侧膈肌抬高的体征相似。

体检时发现与基础疾病有关的体征,可提供诊断线索。黏液栓、黏液嵌塞或继发于哮喘的支气管狭窄所致的肺不张,听诊可闻及特征性的呼气性哮鸣。支气管肺癌可有杵状指或其他转移征象。淋巴瘤所致肺不张可发现有不同部位的淋巴结肿大。肺不张伴颈静脉曲张和肝脏长大常提示纤维化性纵隔炎。心血管疾病所致的压迫性肺不张可发现心脏杂音、奔马律、发绀或心力衰竭的体征。胸部创伤时触诊较易发现一根或多根肋骨骨折,吸气时出现连枷胸。由于胸壁肌肉无力所致的肺不张常有基础的神经肌肉疾病的证据。

三、诊断

在临床症状与体征的基础上,以下检查手段可明确是否存在肺不张,并为病因诊断提供线索。

(一)放射学检查

放射学检查是诊断肺不张最重要的手段。常规胸部平片通常即可明确叶或段不张的存在及其部位。肺不张的放射学表现变化较大,常常是不典型的。在投照条件不够的前后位或后前位摄片,由于心脏的掩盖,左下叶不张常易漏诊。上叶不张可误认为纵隔增宽,包裹性积液也与肺不张相似,且大量胸腔积液可掩盖下叶不张。支气管空气征可排除完全性支气管阻塞,但不能除开肺叶萎陷。

在不张的肺段或肺叶的顶部发现钙化的淋巴结,对诊断支气管结石有重要意义。纤维化性纵隔炎及各种炎性淋巴结肿大时可发现纵隔钙化。

变应性曲霉菌病、黏液黏稠症、淋巴瘤、不透 X 线的异物和支气管裂伤均有相应的放射学异常征象。异物阻塞主支气管时,常规胸片可发现一侧肺变小,透光度降低,另一侧肺体积增大,透光度增加。这一现象可能表示:①一侧肺因活瓣阻塞而过度膨胀,压迫对侧肺使其不张;②一侧肺阻塞后发生吸收性不张,对侧肺代偿性过度膨胀。荧光透视和比较吸气末与呼气末的胸片可以鉴别上述两种情况,因为只有支气管通畅的肺在吸气、呼气之间容量有明显的变化。

断层摄片对下述情况帮助较大:描述萎陷肺叶的位置与形状,有无支气管空气征,有无钙化及其位置,阻塞病变的性状,有无管腔内引起阻塞的包块。CT 检查对于此类问题的诊断价值更大,特别是对下述情况明显优于断层摄影,包括明确支气管腔内阻塞性病变的位置甚或性质,探查肿大的纵隔淋巴结,鉴别纵隔包块与纵隔周围的肺不张。支气管造影主要用于了解非阻塞性肺不张中是否存在支气管扩张,但目前已基本为 CT 所取代。如怀疑肺不张由肺血栓所致,可考虑行肺通气-灌注显像或肺血管造影,相对而言血管造影的特异性较高。

对纤维化性纵隔炎所致肺不张的患者,上腔静脉血管造影有一定的价值。心血管疾病引起压迫性肺不张时可选择多种影像学手段。

(二)实验室检查

血液常规检查对肺不张的鉴别诊断价值有限。哮喘及伴有黏液嵌塞的肺曲霉菌感染血嗜酸性粒细胞增多,偶尔也可见于 Hodgkin 病、非 Hodgkin 淋巴瘤、支气管肺癌和结节病。阻塞远端继发感染时有中性粒细胞增多、血沉增快。慢性感染和淋巴瘤多有贫血。结节病、淀粉样变、慢性感染和淋巴瘤可见 γ 球蛋白增高。

血清学试验检测抗曲霉菌抗体对诊断肺变应性曲霉菌感染的敏感性与特异性较高,组织胞浆菌病和球孢子菌病引起支气管狭窄时特异性补体结合试验可为阳性。

血及尿中检出 5-羟色胺对支气管肺癌引起的类癌综合征有诊断价值。

(三)支气管镜检查

支气管镜检查是肺不张最有价值的诊断手段之一,可用于大部分患者。多数情况下可在镜下直接看到阻塞性病变并取活检。如果使用硬质支气管镜,则可扩张狭窄部位并取出外源性异物或内源性的结石。如异物或支气管结石被肉芽组织包绕,则在镜下不易明确诊断。

支气管腺癌表面通常覆盖有一层正常的上皮组织,如果肿瘤无蒂,易被误认为腔内的压迫性病变。但大部分腺癌有蒂,有助于判断其支气管的起源。支气管类癌血管丰富,活检时易出血,此时应留待开胸手术时切除,而不应盲目活检。有时支气管肺癌表面也可覆盖一层肉芽组织,镜下活检只能取到炎症组织。此时如果阻塞的支气管尚存细小的缝隙,也可通过深部刷检取得肿瘤学证据。对于支气管外的压迫性病变,支气管黏膜的活检偶尔可发现与基础病变有关的组织学异常。但管外的搏动性包块切忌活检。

对于黏液栓引起的阻塞性肺不张,纤维支气管镜下抽吸既是诊断性的也是治疗性的。纤维支气管镜下活检与刷检对引起阻塞的良性和恶性肿瘤、结节病及特异性炎症也有诊断价值。

四、预防

慢性支气管炎及重度吸烟是手术后肺不张的主要易患因素,因此应在术前戒烟并训练咳嗽与深呼吸。应避免使用作用时间过长的麻醉方式,术后尽量少用镇静剂,以免抑制咳嗽反射。麻醉结束时不应使用 100% 的纯氧。患者应每小时翻身一次,鼓励咳嗽和深呼吸。必要时可雾化吸入支气管扩张药,雾化吸入生理盐水也可达到湿化气道,促进分泌物排出的目的。

由胸廓疾病、神经肌肉疾病或中枢神经疾病所致通气不足,或呼吸浅快,以及长期进行机械通气的患者,均有发生肺不张的可能,应予以特别注意并进行严密的监护。

五、治疗

(一)急性肺不张

急性肺不张(包括手术后急性大面积的肺萎陷)需要尽快去除基础病因。如果怀疑肺不张由阻塞所致,而咳嗽、吸痰、24 小时的呼吸治疗与物理治疗仍不能缓解时,或者患者不能配合治疗措施时,应当考虑行纤维支气管镜检查。支气管阻塞的诊断一旦确定,治疗措施即应针对阻塞病变及合并的感染。纤维支气管镜检查时可吸出黏液栓或浓缩的分泌物而使肺脏得以复张。如果怀疑异物吸入,应立即行支气管镜检查,较大的异物可能需经硬质支气管镜取出。

肺不张患者的一般处理如下:①卧位时头低脚高,患侧向上,以利于引流;②适当的物理治疗;③鼓励翻身、咳嗽、深呼吸。如果在医院外发生肺不张,如由异物吸入所致,而又有感染的临床或实验室证据,应当使用广谱抗生素。住院患者应根据病原学资料和药物敏感试验选择针对性强的抗生素。神经肌肉疾病引起的反复发生的肺不张,试用 $0.49\sim1.47$ kPa($5\sim15$ cmH$_2$O)的经鼻导管持续气道正压通气可能有一定的帮助。

(二)慢性肺不张

肺萎陷的时间越久,则肺组织毁损、纤维化或继发支气管扩张的可能性越大。任何原因的肺不张均可继发感染,因此若有痰量及痰中脓性成分增加,应使用适当的抗生素。部分结核性肺不张通过抗结核治疗也可使肺复张。以下情况应考虑手术切除不张的肺叶或肺段:①缓慢形成或存在时间较久的肺不张,常继发慢性炎症使肺组织机化挛缩,此时即使解除阻塞性因素,肺脏也难于复张;②由于肺不张引起频繁的感染和咯血。如由肿瘤阻塞所致肺不张,应根据细胞学类型、肿瘤的范围与患者的全身情况,决定是否进行手术治疗及手术的方式。放射治疗与化学治疗也可使部分患者的症状得以缓解。对某些管腔内病变可试用激光治疗。

(代志文)

第七节　肺　脓　肿

肺脓肿是由化脓性病原体引起肺组织坏死和化脓,导致肺实质局部区域破坏的化脓性感染。通常早期呈肺实质炎症。后期出现坏死和化脓。如病变区和支气管交通则有空洞形成(通常直径>2 cm),内含由微生物感染引致的坏死碎片或液体,其外周环绕炎症肺组织。与一般肺炎相比,其特点是引致的微生物负荷量多(如急性吸入),局部清除微生物能力下降(如气道阻塞),以及受肺部邻近器官感染的侵及。如肺内形成多发的较小脓肿(直径<2 cm)则称为坏死性肺炎。肺脓肿和坏死性肺炎病理机制相同,其分界是人为的。

肺脓肿通常由厌氧、需氧和兼性厌氧菌引起,也可由非细菌性病原体,如真菌、寄生虫等所致。应注意类似的影像学表现也可由其他病理改变产生,如肺肿瘤坏死后空洞形成或肺囊肿内感染等。

在抗生素出现前,肺脓肿自然病程常表现为进行性恶化,病死率曾达50%,患者存活后也往往遗留明显的临床症状,需要手术治疗,预后不理想。自有效抗生素应用后,肺脓肿的疾病过程得到显著改善。但近年来随着肾上腺皮质激素、免疫抑制剂及化疗药物的应用增加,造成口咽部内环境的改变,条件致病的肺脓肿发病率又有增多的趋势。

一、病因和发病机制

化脓性病原体进入肺内可有几种途径,最主要的途径是口咽部内容物的误吸。

(一)呼吸道误吸

口腔、鼻腔、口咽和鼻咽部隐匿着复杂的菌群,形成口咽微生态环境。健康人唾液中的细菌含量约 10^8/mL,半数为厌氧菌。在患有牙病或牙周病的人群中厌氧菌可增加 1 000 倍,易感个体中还可有多种需氧菌株定植。采用放射活性物质技术显示,45%健康人睡眠时可有少量唾液吸入气道。在各种因素引起的不同程度神智改变的人群中,约75%在睡眠时会有唾液吸入。

临床上特别易于吸入口咽分泌物的因素有全身麻醉、过度饮酒或使用镇静药物、头部损伤、脑血管意外、癫痫、咽部神经功能障碍、糖尿病昏迷或其他重症疾病,包括使用机械通气者。呼吸机治疗时,虽然人工气道上有气囊保护,但在气囊上方的积液库内容物常有机会吸入到下呼吸道。当患者神智状态进一步受到影响时,胃内容物也可吸入,酸性液体可引起化学性肺炎,促进细菌性感染。

牙周脓肿和牙龈炎时,因有高浓度的厌氧菌进入唾液可增加吸入性肺炎和肺脓肿的发病。

相反,仅 10%～15%厌氧菌肺脓肿可无明显的牙周疾病或其他促使吸入的因素。没有吸入因素者常需排除肺部肿瘤的可能性。

误吸后肺脓肿形成的可能性取决于吸入量、细菌数量、吸入物的 pH 和患者的防御机制。院内吸入将涉及 G 菌,特别是在医院获得的抗生素耐药菌株。

(二)血液循环途径

通常由在体内其他部位的感染灶,经血液循环播散到肺内,如腹腔或盆腔及牙周脓肿的厌氧菌感染可通过血液循环播散到肺。

感染栓子也可起自于下肢和盆腔的深静脉的血栓性静脉炎或表皮蜂窝织炎,或感染的静脉内导管,吸毒者静脉用药也可引起。感染性栓子可含金黄色葡萄球菌、化脓性链球菌或厌氧菌。

(三)其他途径

比较少见。

(1)慢性肺部疾病者,可在下呼吸道有化脓性病原菌定植,如支气管扩张症、囊性纤维化,而并发症肺脓肿。

(2)在肺内原有空洞基础上(肿胀或陈旧性结核空洞)合并感染,不需要有组织的坏死,空洞壁可由再生上皮覆盖。局部阻塞可在周围肺组织产生支扩或肺脓肿。

(3)邻近器官播散,如胃肠道。

(4)污染的呼吸道装置,如雾化器有可能携带化脓性病原体进入易感染着肺内。

(5)先天性肺异常的继发感染,如肺隔离症、支气管囊肿。

二、病原学

肺脓肿可由多种病原菌引起,多为混合感染,厌氧菌和需氧菌混合感染占 90%。社区获得性感染和院内获得性感染的细菌出现频率不同。社区获得性感染中,厌氧菌为 70%,而在院内获得性感染中,厌氧菌和铜绿假单胞菌起重要作用。

(一)厌氧菌

厌氧菌是正常菌群的主要组成部分,但可引起身体任何器官和组织感染。近年来由于厌氧菌培养技术的改进,可及时得到分离和鉴定。在肺脓肿感染时,厌氧菌是常见的病原体。

引起肺脓肿感染的致病性厌氧菌主要指专性厌氧菌。专性厌氧菌只能在无氧或低于正常大气氧分压条件下才能生存或生长。厌氧菌分为革兰阳性厌氧球菌、革兰阴性厌氧球菌、革兰阳性厌氧杆菌、革兰阴性厌氧杆菌。其中革兰阴性厌氧杆菌包括类杆菌属和梭杆菌属,类杆菌属是最主要的病原菌,以脆弱类杆菌和产黑素类杆菌最常见。革兰阳性厌氧球菌主要为消化球菌属和消化链球菌属。革兰阴性厌氧球菌主要为产碱韦荣球菌。革兰阳性厌氧杆菌中产芽孢的有梭状芽孢杆菌属和产气荚膜杆菌;不产芽孢的为放线菌属、真杆菌属、丙酸杆菌属、乳酸杆菌属和双歧杆菌属。外源性厌氧菌肺炎较少见。

(二)需氧菌

需氧菌常形成坏死性肺炎,部分区域发展成肺脓肿,因而其在影像学上比典型的厌氧菌引起的肺脓肿病变分布弥散。

金黄色葡萄球菌是引起肺脓肿的主要革兰阳性需氧菌,是社区获得的呼吸道病原菌之一。通常健康人在流感后可引起严重的金黄色葡萄球菌肺炎,导致肺脓肿形成,并伴薄壁囊性气腔和肺大疱,后者多见于儿童。金黄色葡萄球菌是儿童肺脓肿的主要原因,也是老年人在基础疾病上并发院内获得性感染的主要病原菌。金黄色葡萄球菌也可由体内其他部位的感染灶经血液循环播散,在肺内引起多个病灶,形成血源性肺脓肿,有时很像是肿瘤转移。其他可引起肺脓肿的革兰阳性菌是化脓性链球菌(甲型链球菌,乙型B溶血性链球菌)。

最常引起坏死性肺炎伴肺脓肿的革兰阴性需氧菌为肺炎克雷伯杆菌,这种肺炎形成一到多个脓肿者占25%,同时常伴菌血症。但需注意有时痰培养结果可能是口咽定植菌,该病病死率高,多见于老年人和化疗患者,肾上腺皮质激素应用者,糖尿病患者也多见。铜绿假单胞菌也影响类似的人群,如免疫功能低下患者、有严重并发症者。铜绿假单胞菌在坏死性过程中形成多发小脓肿。

其他由流感嗜血杆菌、大肠埃希菌、鲍曼不动杆菌、变形杆菌、军团菌等所致坏死性肺炎引起脓肿则少见。

三、病理

肺脓肿时,细支气管受感染物阻塞,病原菌在相应区域形成肺组织化脓性炎症,局部小血管炎性血栓形成、血供障碍,在实变肺中出现小区域散在坏死,中心逐渐液化,坏死的白细胞及死亡细菌积聚,形成脓液,并融合形成1个或多个脓肿。当液化坏死物质通过支气管排出,形成空洞、形成有液平的脓腔,空洞壁表面残留坏死组织。当脓肿腔直径达到2 cm,则称为肺脓肿。炎症累及胸膜可发生局限性胸膜炎。如果在早期及时给予适当抗生素治疗,空洞可完全愈合,胸X线检查可不留下破坏残余或纤维条索影。但如治疗不恰当,引流不畅,炎症进展,则进入慢性阶段。脓肿腔有肉芽组织和纤维组织形成,空洞壁可有血管瘤。脓肿外周细支气管变形和扩张。

四、分类

肺脓肿可按病程分为急性和慢性,或按发生途径分为原发性和继发性。急性肺脓肿通常少于6周,病程迁延3个月以上则为慢性肺脓肿。大多数肺脓肿是原发性,通常有促使误吸的因素,或由正常宿主肺炎感染后在肺实质炎症的坏死过程演变而来。而继发性肺脓肿则为原有局部病灶基础上出现的并发症,如支气管内肿瘤、异物或全身性疾病引起免疫功能低下所致。细菌性栓子通过血液循环引致的肺脓肿也为继发性。膈下感染经横膈直接通过淋巴管或膈缺陷进入胸腔或肺实质,也可引起肺脓肿。

五、临床表现

肺脓肿患者的临床表现差异较大。由需氧菌(金黄色葡萄球菌或肺炎克雷伯杆菌)所致的坏死性肺炎形成的肺脓肿病情急骤、严重,患者有寒战、高热、咳嗽、胸痛等症状。儿童在金黄色葡萄球菌肺炎后发生的肺脓肿也多呈急性过程。一般原发性肺脓肿患者首先表现吸入性肺炎症状,有间歇发热、畏寒、咳嗽、咳痰、胸痛、体重减轻、全身乏力、夜间盗汗等,与一般细菌性肺炎相似,但病程相对慢性化,症状较轻,可能和其吸入物质所含病原体致病力较弱有关。甚至有的起病隐匿,到病程后期多发性肺坏死、脓肿形成,与支气管相交通,则可出现大量脓性痰,如为厌氧菌感染则伴有臭味。但痰无臭味并不能完全排除厌氧菌感染的可能性,因为有些厌氧菌并不产生导致臭味的代谢终端产物,也可能是病灶尚未和气管支气管交通。咯血常见,偶尔可为致死性的。

继发性肺脓肿先有肺外感染症状(如菌血症、心内膜炎、感染性血栓静脉炎、膈下感染),然后出现肺部症状。在原有慢性气道疾病和支气管扩张的患者则可见痰量显著改变。

体格检查无特异性,阳性体征出现与脓肿大小和部位有关。如脓肿较大或接近肺的表面,则可有叩诊浊音,呼吸音降低等实变体征,如涉及胸膜则可闻胸膜摩擦音或胸腔积液体征。

六、诊断

肺脓肿诊断的确立有赖于特征性临床表现及影像学和细菌学检查结果。

(一)病史

原发性肺脓肿有促使误吸因素或口咽部炎症和鼻窦炎的相关病史。继发性肺脓肿则有肺内原发病变或其他部位感染病史。

(二)症状与体征

由需氧菌等引起的原发性肺脓肿呈急性起病,如以厌氧菌感染为主者则呈亚急性或慢性化过程,脓肿破溃与支气管相交通后则痰量增多,出现脓痰或脓性痰,可有臭味,此时临床诊断可成立。体征则无特异性。

(三)实验室检查

1.血常规检查

血白细胞和中性粒细胞计数升高,慢性肺脓肿可有血红蛋白和红细胞计数减少。

2.胸部影像学检查

影像学异常开始表现为肺大片密度增深、边界模糊的浸润影,随后产生 1 个或多个比较均匀低密度阴影的圆形区。当与支气管交通时,出现空腔,并有气液交界面(液平面),形成典型的肺脓肿。有时仅在肺炎症渗出区出现多个小的低密度区,表现为坏死性肺炎。需氧菌引起的肺脓肿周围常有较多的浓密炎性浸润影,而以厌氧菌为主的肺脓肿外周肺组织则较少见浸润影。

病变多位于肺的低垂部位和发病时的体位有关,侧位胸 X 线片可帮助定位。在平卧位时吸入者 75％病变见于下中位背段及后基底段,侧卧位时则位于上叶后外段(由上叶前段和后段分支形成,又称腋段)。右肺多于左肺,这是受重力影响吸入物最易进入的部位。在涉及的肺叶中,病变多分布于近肺胸膜处,室间隔鼓出常是肺炎克雷伯杆菌感染的特征。病变也可引起胸膜反应、脓胸或气胸。

当肺脓肿愈合时,肺炎性渗出影开始吸收,同时脓腔壁变薄,脓腔逐渐缩小,最后消失。在 71 例肺脓肿系列观察中,经适当抗生素治疗,13％脓腔在 2 周消失,44％为 4 周,59％为 6 周,3 个月内脓腔消失可达 70％,当有广泛纤维化发生时,可遗留纤维条索影。慢性肺脓肿脓腔周围有纤维组织增生,脓腔壁增厚,周围细支气管受累,继发变形或扩张。

血源性肺脓肿则见两肺多发炎性阴影,边缘较清晰,有时类似转移性肿瘤,其中可见透亮区和空洞形成。

胸部 CT 检查对病变定位,坏死性肺炎时肺实质的坏死、液化的判断,特别是对引起继发性肺脓肿的病因诊断均有很大的帮助。

3.微生物学监测

微生物学监测的标本包括痰液、气管吸引物、经皮肺穿刺吸引物和血液等。

(1)痰液及气管分泌物培养:在肺脓肿感染中,需氧菌所占比例正在逐渐增加,特别是在院内感染中。虽然有口咽菌污染的机会,但重复培养对确认致病菌还是有意义的。由于口咽部厌氧菌内环境,痰液培养厌氧菌无意义,但脓肿性痰标本培养阳性,而革兰染色却见到大量细菌,且形态较一致,则可能提示厌氧菌感染。

(2)应用防污染技术对下呼吸道分泌物标本采集:是推荐的方法,必要时可采用。厌氧菌培养标本不能接触空气,接种后应放入厌氧培养装置和仪器以维持厌氧环境。气相色谱法检查厌氧菌的挥发脂肪酸,迅速简便,可用于临床用药选择的初步参考。

(3)血液标本培养:因为在血源性肺脓肿时常可有阳性结果,需要进行血培养,但厌氧菌血培养阳性率仅 5%。

4.其他

(1)CT 引导下经胸壁脓肿穿刺吸引物厌氧菌及需氧菌培养,以及其他无菌体腔标本采集及培养。

(2)纤维支气管镜检查,除通过支气管镜进行下呼吸道标本采集外,也可用于鉴别诊断,排除支气管肺癌、异物等。

七、鉴别诊断

(一)细菌性肺炎

肺脓肿早期表现和细菌性肺炎相似,但除由一些需氧菌所致的肺脓肿外,症状相对较轻,病程相对慢性化。后期脓肿破溃与支气管相交通后则痰量增多,出现脓痰或脓性痰,可有臭味,此时临床诊断则可成立。胸部影像学检查,特别是 CT 检查,容易发现在肺炎症渗出区出现多个小的低密度区。当与支气管交通时,出现空腔,肝有气液交界面(液平面),形成典型的肺脓肿。

(二)支气管肺癌

在 50 岁以上男性出现肺空洞性病变时,肺癌(通常为鳞癌)和肺脓肿的鉴别常需考虑。由支气管肺癌引起的空洞性病变(癌性空洞),无吸入病史,其病灶也不一定发生在肺的低垂部位。而肺脓肿则常伴有发热、全身不适、脓性痰、血白细胞和中性粒细胞计数升高,对抗生素治疗反应好。影像学上显示偏心空洞,空洞壁厚,内壁不规则,则常提示恶性病变。痰液或支气管吸引物的细胞学检查及微生物学涂片和培养对鉴别诊断也有帮助。如对于病灶的诊断持续存在疑问,情况允许时,也可考虑手术切除病灶及相应肺叶。其他肺内恶性病变.包括转移性肺癌和淋巴瘤也可形成空洞病变。

需注意的是肺癌和肺脓肿可能共存,特别在老年人中。因为支气管肿瘤可使其远端引流不畅,分泌物潴留。引起阻塞性肺炎和肺脓肿。一般病程较长,有反复感染史,脓痰量较少。纤维支气管镜检查对确定诊断很有帮助。

(三)肺结核

空洞继发感染肺结核常伴空洞形成,胸部 X 线检查空洞壁较厚,病灶周围有密度不等的散在结节病灶。合并感染时空洞内可有少量液平面,临床出现黄痰,但整个病程长,起病缓慢,常有午后低热、乏力、盗汗、慢性咳嗽、食欲缺乏等慢性症状,经治疗后痰中常可找到结核杆菌。

(四)局限性脓胸

局限性脓胸常伴支气管胸膜漏和肺脓肿有时在影像学上不易区别。典型的脓胸在侧位胸片呈"D"字阴影,从后胸壁向前方鼓出。CT 对疑难病例有帮助,可显示脓肿壁有不同厚度,内壁边缘和外表面不规则;而脓胸腔壁则非常光滑,液性密度将增厚的壁层胸膜和受压肺组织下的脏层胸膜分开。

(五)大疱内感染

患者全身症状较胸X线片显示状态要轻。在平片和CT上常可见细而光滑的大疱边缘，和肺脓肿相比其周围肺组织清晰。以往胸片将有助于诊断。大疱内感染后有时可引起大疱消失，但很少见。

(六)先天性肺病变继发感染

支气管脓肿及其他先天性肺囊肿可能无法和肺脓肿鉴别，除非有以往胸X线片进行比较。支气管囊肿未感染时，也不和气管支气管交通，但囊肿最后会出现感染，形成和气管支气管的交通，气体进入囊肿，形成含气囊肿，可呈单发或多发含气空腔，壁薄而均一；合并感染时，其中可见气液平面。如果患者一开始就表现为感染性支气管囊肿，通常清晰的边界就会被周围肺实质炎症和实变所遮掩。囊肿的真正本质只有在周围炎症或渗血消散吸收后才能显示出来。

先天性肺隔离症感染也会同样出现鉴别诊断困难，可通过其所在部位(多位于下叶)及胸部CT扫描和MRI及造影剂增强扫描帮助诊断，并可确定异常血管供应来源，对手术治疗有帮助。

(七)肺挫伤血肿和肺撕裂

胸部刺伤或挤压伤后，影像学可出现空洞样改变，临床无典型肺脓肿表现，有类似的创伤病史常提示此诊断。

(八)膈疝

通常在后前位胸X线片可显示"双重心影"，在侧位上在心影后可见典型的胃泡，并常有液平。如有疑问可进行钡剂及胃镜检查。

(九)包囊肿和其他肺寄生虫病

包囊肿可穿破，引起复合感染，曾在羊群牧羊分布的区域居住者需考虑此诊断。乳胶凝聚试验，补体结合和酶联免疫吸附试验，也可检测血清抗体，帮助诊断。寄生虫中如肺吸虫也可有类似症状。

(十)真菌和放线菌感染

肺脓肿并不全由厌氧菌和需氧菌所致，真菌、放线菌也可引起肺脓肿。临床鉴别诊断时也需考虑。

(十一)其他

易和肺脓肿混淆的还有空洞型肺栓塞、Wegener肉芽肿、结节病等，偶尔也会形成空洞。

八、治疗

肺脓肿的治疗应根据感染的微生物种类及促使产生感染的有关基础或伴随疾病而确定。

(一)抗感染治疗

抗生素应用已有半个世纪，肺脓肿在有效抗生素合理应用下，加上脓液通过和支气管交通向体外排出，因而大多数对抗感染治疗有效。

近年来，某些厌氧菌已产生β内酰胺酶，在体外或临床上对青霉素耐药，故应结合细菌培养及药敏结果，及时合理选择药物。但由于肺脓肿患者很难及时得到微生物学的阳性结果，故可根据临床表现，感染部位和涂片染色结果分析可能性最大的致病菌种类，进行经验治疗。由于大多数和误吸相关，厌氧菌感染起重要作用，因而青霉素仍是主要治疗药物，但近年来情况已有改变，特别是院内获得感染的肺脓肿。常为多种病原菌的混合感染，故应联合应用对需氧菌有效的药物。

1.青霉素 G

该药为首选药物,对厌氧菌和革兰阳性球菌等需氧菌有效。用法为 240 万 U/d 肌内注射或静脉滴注;严重病例可加量至 1 000 万 U/d 静脉滴注,分次使用。

2.克林霉素

克林霉素是林可霉素的半合成衍生物,但优于林可霉素,对大多数厌氧菌有效,如消化球菌、消化链球菌、类杆菌梭形杆菌、放线菌等。目前有 10%～20% 脆弱类杆菌及某些梭形杆菌对克林霉素耐药。主要不良反应是假膜性肠炎。0.6～1.8 g/d,分 2～3 次静脉滴注,然后序贯改口服。

3.甲硝唑(灭滴灵)

该药是杀菌药,对革兰厌氧菌,如脆弱类杆菌有作用。多为联合应用,不单独使用。通常和青霉素、克林霉素联合用于厌氧菌感染。对微需氧菌及部分链球菌如密勒链球菌效果不佳。根据病情,一般 6～12 g/d,可加量到 24 g/d。

4.β内酰胺类抗生素

某些厌氧菌如脆弱类杆菌可产生 β 内酰胺酶,故青霉素、羧苄西林、第三代头孢中的头孢噻肟、头孢哌酮效果不佳。对其活性强的药物有碳青霉烯类,替卡西林克拉维酸、头孢西丁等,加酶联合制剂作用也强,如阿莫西林克拉维酸或联合舒巴坦等。

院内获得性感染形成的肺脓肿,多数为需氧菌,并行耐药菌株出现,故需选用 β 内酰胺抗生素的第二、三代头孢菌素,必要时联合氨基糖苷类。

血源性肺脓肿致病菌多为金黄色葡萄球菌,且多数对青霉素耐药,应选用耐青霉素酶的半合成青霉素的药物,对耐甲氧西林的金黄色葡萄球菌(MRSA),则应选用糖肽类及利奈唑胺等。

给药途径及疗程尚未有大规模的循证医学证据,但一般先以静脉途径给药。

和非化脓性肺炎相比,其发热呈逐渐下降,7 天达到正常。如果 1 周未能控制体温,则需再新评估。影像学改变时间长,有时达数周,并有残余纤维化改变。

治疗成功率与治疗开始时症状、存在的时间及空洞大小有关。对治疗反应不好者,还需注意有无恶性病变存在。总的疗程要 4～6 周,可能需要 3 个月,以防止反复。

(二)引流

(1)痰液引流对于治疗肺脓肿非常重要,体位,引流有助于痰液排出。纤维支气管镜除作为诊断手段,确定继发性脓肿原因外,还可用来经气道内吸引及冲洗,促进引流,利于愈合。有时脓肿大、脓液量多时,需要硬质支气管镜进行引流,以便于保证气道通畅。

(2)合并脓胸时,除全身使用抗生素外,应局部胸腔抽脓或肋间置入导管水封并引流。

(三)外科手术处理

内科治疗无效,或疑及有肿瘤者为外科手术适应证。包括治疗 4 周后脓肿不关闭、大出血、合并气胸、支气管胸膜瘘。在免疫功能低下、脓肿进行性扩大时也需考虑手术处理。有效抗生素应用后,目前需外科处理病例已减少(<15%),手术时要防止脓液进入对侧,麻醉时要置入双腔导管,否则可引起对侧肺脓肿和 ARDS。

九、预后

取决于基础病变或继发的病理改变,治疗及时、恰当者,预后良好。厌氧菌和 G 杆菌引起的坏死性肺炎,多表现为脓腔大(直径>6 cm),多发性脓肿,临床多发于有免疫功能缺陷,年龄大的患者。并发症主要为脓胸、脑脓肿、大咯血等。

十、预防

应注意加强个人卫生,保持口咽内环境稳定,预防各种促使误吸的因素。

(代志文)

第八节 肺 水 肿

肺内正常的解剖和生理机制保持肺间质水分恒定和肺泡处于理想的湿润状态,以利于完成肺的各种功能。如果某些原因引起肺血管外液体量过度增多甚至渗入肺泡,引起生理功能紊乱,则称为肺水肿。临床表现主要为呼吸困难、发绀、咳嗽、咳白色或血性泡沫痰,两肺散在湿啰音,影像学呈现为以肺门为中心的蝶状或片状模糊阴影。理解肺液体和溶质转运的基本原理是合理有效治疗肺水肿的基础。

一、肺内液体交换的形态学基础

肺泡表面为上皮细胞,肺泡表面约有90%被扁平Ⅰ型肺泡细胞覆盖,其余为Ⅱ型肺泡细胞(图3-1)。细胞间连接紧密,正常情况下液体不能透过。Ⅱ型肺泡细胞含有丰富的磷脂类物质,主要成分是二软脂酰卵磷脂,其分泌物进入肺泡,在肺泡表面形成一薄层减低肺泡表面张力的肺泡表面活性物质,维持肺泡开放,并有防止肺泡周围间质液向肺泡腔渗漏的功能。Ⅱ型肺泡细胞除了分泌表面活性物质外,还参与钠运输。钠先通过肺泡腔侧的阿米洛利敏感性钠通道进入细胞内,再由位于基膜侧的Na-K-ATP酶将钠泵入肺间质。肺毛细血管内衬着薄而扁平的内皮细胞,内皮细胞间的连接较为疏松,允许少量液体和某些蛋白质颗粒通过。近年来的研究还发现,支气管肺泡上皮还表达4种特异性水转运蛋白或称为水通道蛋白(AQP)1、3、4、5,可加速水的转运,参与肺泡液体的交换。

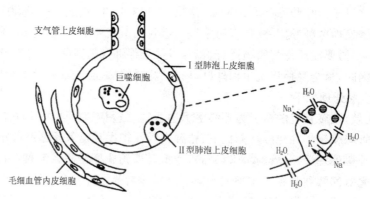

图3-1 肺泡液体交换形态学基础示意图

电镜观察可见肺泡的上皮与血管的基膜之间不是完全融合,与毛细血管相关的肺泡壁存在一侧较薄和一侧较厚的边(图3-2)。薄侧上皮与内皮的基膜相融合,即由肺泡上皮、基膜和毛细血管内皮三层所组成,有利于血与肺泡的气体交换。厚侧由肺毛细血管内皮层、基膜、胶原纤维和弹力纤维交织网、肺泡上皮、极薄的液体层和表面活性物质层组成。上皮与内皮基膜之间被间隙(肺间质)分离,该间隙与支气管血管束周围间隙、小叶间隔和脏层胸膜下的间隙相连通,以利液体交换。进入肺间质的液体主要通过淋巴系统回收。在厚侧肺泡隔中,电镜下可看到神经和点状胶原物质组成的感受器。当间质水分增加,胶原纤维肿胀刺激"J"感受器,传至中枢,反射性使呼吸加深加快,引起胸腔负压增加,淋巴管液体引流量增多。

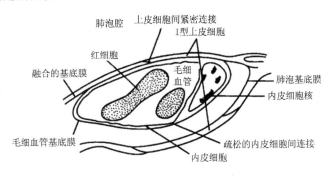

图 3-2 肺泡毛细血管结构示意图

二、发病机制

无肺泡液体清除时,控制水分通过生物半透膜的各种因素可用 Starling 公式概括,若同时考虑到滤过面积和回收液体至血管内的机制,可改写为下面公式:

$$EVLW = \{(SA \times Lp)[(P_{mv} - P_{pmv}) - \sigma(\pi_{mv} - \pi_{pmv})]\} - Flymph$$

式中 EVLW 为肺血管外液体含量;SA 为滤过面积;Lp 为水流体静力传导率;P_{mv} 和 P_{pmv} 分别为微血管内和微血管周围静水压;σ 为蛋白反射系数;π_{mv} 和 π_{pmv}。分别为微血管内和微血管周围胶体渗透压;Flymph 为淋巴流量,概括了所有将液体回收到血管内的机制。

这里之所以使用微血管而不是毛细血管这一术语,是因为液体滤出还可发生在小动脉和小静脉处。此外,$SA \times Lp = K_f$,是水过系数。虽然很难测定 SA 和 Lp,但其中强调了 SA 对肺内液体全面平衡的重要性。反射系数表示血管对蛋白的通透性。如果半透膜完全阻止可产生渗透压的蛋白通过,σ 值为 1.0,相反,如其对蛋白的滤过没有阻力,σ 值为 0。因此,σ 值可反映血管通透性变化影响渗透压梯度,进而涉及肺血管内外液体流动的作用。肺血管内皮的 σ 值为 0.9,肺泡上皮的 σ 值为 1.0。因此,在某种程度上内皮较肺泡上皮容易滤出液体,导致肺间质水肿发生在肺泡水肿前。

从公式可看出,如果 SA、Lp、P_{mv} 和 π_{pmv} 部分或全部增加,其他因素不变,EVLW 即增多。P_{pmv}、σ、π_{mv} 和 Flymph 的减少也产生同样效应。由于重力和肺机械特性的影响,肺内各部位的 P_{mv} 和 P_{pmv} 并不是均匀一致的。在低于右心房水平的肺区域中,虽然 P_{mv} 和 P_{pmv} 均可升高,但前者的升高程度大于后者,这有助于解释为什么肺水肿易首先发生在重力影响最明显的部位。

正常时,尽管肺微血管和间质静水压力受姿势、重力、肺容量乃至循环液体量变化的影响,但肺间质和肺泡均能保持理想的湿润状态。这是由于淋巴系统、肺间质蛋白和顺应性的特征有助于对抗液体潴留并连续不断地清除肺内多余的水分。肺血管静水压力和通透性增加时,淋巴流量可增加 10 倍以上对抗肺水肿的产生。起次要作用的是肺间质内蛋白的稀释效应,它由微血管内静水压

81

力升高后致使液体滤过增多引起,效应是降低 π_{pmv},反过来减少净滤过量,但对血管通透性增加引起的肺水肿不起作用。预防肺水肿的另一因素是顺应性变化效应。肺间质中紧密连接的凝胶结构不易变形,顺应性差,肺间质轻度积液后压力即迅速升高,阻止进一步滤过。但同时由于间质腔扩张范围小,当移除肺间质内水分的速度赶不上微血管滤出的速度时,易发生肺泡水肿。

近年来的研究又发现,肺水肿的形成还受肺泡上皮液体清除功能的影响。肺泡Ⅱ型细胞在儿茶酚胺依赖性和非依赖性机制的调节下,可主动清除肺泡内的水分,改善肺水肿。据此,可以推论,肺水肿的发病机制除了 Starling 公式中概括的因素外,还受肺泡上皮主动液体转运功能的左右。只有液体漏出的作用强于回收的作用,并超过了肺泡液体的主动转运能力后才发生肺水肿。而且,肺泡液体转运功能完整也有利于肺水肿的消散。

三、分类

为便于指导临床诊断和治疗,可将肺水肿分为微血管压升高性(高压性肺水肿)、微血管压正常性(常压性肺水肿)和高微血管压合并高肺毛细血管膜通透性肺水肿(混合性肺水肿)3 类(表 3-1)。

表 3-1 肺水肿分类

类型	影响因素
高压性肺水肿	心源性:左心衰竭、二尖瓣病、左心房黏液瘤
	肺静脉受累:原发性静脉闭塞性疾病、纵隔纤维化或肉芽肿病变
	神经源性:颅脑外伤、颅内压升高、癫痫发作后
常压性肺水肿	吸入有毒烟雾和可溶性气溶胶:二氧化氮、二氧化硫、一氧化碳、高浓度氧、臭氧、烟雾烧伤、氨气、氯气、光气、有机磷酸酯
	吸入有毒液体:液体性胃内容物、淹溺、高张性造影剂、乙醇
混合性肺水肿	吸毒或注射毒品过量
	急性呼吸窘迫综合征(ARDS)

四、病理和病理生理

肺表面苍白,含水量增多,切面有大量液体渗出。显微镜下观察,可将其分为间质期、肺泡壁期和肺泡期。

间质期是肺水肿的最早表现,液体局限在肺泡外血管和传导气道周围的疏松结缔组织中,支气管、血管周围腔隙和叶间隔增宽,淋巴管扩张。液体进一步潴留时,进入肺泡壁期。液体蓄积在厚的肺泡毛细血管膜一侧,肺泡壁进行性增厚。发展到肺泡期时,充满液体的肺泡壁会丧失其环形结构,出现褶皱。无论是微血管内压力增高还是通透性增加引起的肺水肿,肺泡腔内液体中蛋白与肺间质内相同时,提示表面活性物质破坏,而且上皮丧失了滤网能力。

肺水肿可影响肺顺应性、弥散功能、通气/血流比值和呼吸类型。其程度与病理改变有关,间质期最轻,肺泡期最重。肺含水量增加和肺表面活性物质破坏,可降低肺顺应性,增加呼吸功。间质和肺泡壁液体潴留可加宽弥散距离。肺泡内部分或全部充满液体可引起弥散面积减少和通气/血流比值降低,产生肺泡动脉血氧分压差增加和低氧血症。区域性肺顺应性差异易使吸入气体进入顺应性好的肺泡,加重通气/血流比值失调。同时由于肺间质积液刺激 J 感受器,呼吸浅速,进一步增加每分钟无效腔通气量,减少呼吸效率、增加呼吸功耗。当呼吸肌疲劳不能代偿性增加通气和保证肺泡通气量后,即出现 CO_2 潴留和呼吸性酸中毒。

此外,肺水肿间质期即可表现出对血流动力学的影响。间质静水压升高可压迫附近微血管,增加肺循环阻力,升高肺动脉压力。低氧和酸中毒还可直接收缩肺血管,进一步恶化血流动力学,加重右心负荷,引起心功能不全。

五、临床表现

高压性肺水肿体检时可发现心脏病体征,临床表现依病程而变化。在肺水肿间质期,患者可主诉咳嗽、胸闷、呼吸困难,但因为增加的水肿液体大多局限在间质腔内,只表现轻度呼吸浅速,听不到啰音。因弥散功能受影响或通气/血流比值失调而出现动脉血氧分压降低。待肺水肿液体渗入到肺泡后,患者可主诉咳白色或血性泡沫痰,出现严重的呼吸困难和端坐呼吸,体检时可听到两肺满布湿啰音。血气分析指示低氧血症加重,甚至出现 CO_2 潴留和混合性酸中毒。

常压性和混合性肺水肿的临床表现可因病因而异,而且同一病因引起肺水肿的临床表现也可依不同的患者而变化。吸入有毒气体后患者可表现为咳嗽、胸闷、气急,听诊可发现肺内干啰音或哮鸣音。吸入胃内容物后主要表现为气短、咳嗽。通常为干咳,如果经抢救患者得以存活,度过急性肺水肿期,可咳出脓性黏痰,痰培养可鉴定出不同种类的需氧菌和厌氧菌。淹溺后,由于肺泡内的水分吸收需要一定时间,可表现咳嗽、肺内湿啰音,血气分析提示严重的持续性低氧血症,部分病例表现为代谢性酸中毒,呼吸性酸中毒少见。高原肺水肿的症状发生在到达高原的12 小时至 3 天,主要为咳嗽、呼吸困难、乏力和咯血,常合并胸骨后不适。体检可发现发绀和心动过速,吸氧或回到海平面后迅速改善。对于吸毒或注射毒品患者来讲,最严重的并发症之一即是肺水肿。过量应用海洛因后,肺水肿的发生率为 48%～75%,也有报道应用美沙酮、右丙氧芬、氯氮䓬和乙氯维诺可诱发肺水肿。患者送到医院时通常已昏迷,鼻腔和口腔喷出粉红色泡沫状水肿液,发生严重的低氧血症、高碳酸血症、呼吸性合并代谢性酸中毒、ARDS。

六、影像学改变

典型间质期肺水肿的 X 线表现主要为肺血管纹理模糊、增多,肺门阴影不清,肺透光度降低,肺小叶间隔增宽。两下肺肋膈角区可见 Kerley B 线,偶见 Kerley A 线。肺泡水肿主要为腺泡状致密阴影,弥漫分布或局限于一侧或一叶的不规则相互融合的模糊阴影,或呈肺门向外扩展逐渐变淡的蝴蝶状阴影。有时可伴少量胸腔积液。但肺含量增加 30% 以上才可出现上述表现。CT 和磁共振成像术可定量甚至区分肺充血和肺间质水肿,尤其是体位变化前后的对比检查更有意义。

七、诊断和鉴别诊断

根据病史、症状、体检和 X 线表现常可对肺水肿做出明确诊断,但需要肺含水量增多超过30% 时才可出现明显的 X 线变化,必要时可应用 CT 和磁共振成像术帮助早期诊断和鉴别诊断。热传导稀释法和血浆胶体渗透压-肺毛细血管楔压梯度测定可计算肺血管外含水量及判断有无肺水肿,但均需留置肺动脉导管,为创伤性检查。用 ^{99m}Tc-人血球蛋白微囊或 ^{113}In-运铁蛋白进行肺灌注扫描时,如果通透性增加可聚集在肺间质中,通透性增加性肺水肿尤其明显。此外,高压性肺水肿与常压性肺水肿在处理上有所不同,两者应加以鉴别(表 3-2)。

表 3-2　高压性肺水肿与常压性肺水肿鉴别

项目	高血压肺水肿	常压性肺水肿
病史	有心脏病史	无心脏病史,但有其他基础疾病史
体征	有心脏病体征	无心脏异常体征
发热和白细胞计数升高	较少	相对较多
X线表现	自肺门向周围蝴蝶状浸润,肺上野血管影增深	肺门不大,两肺周围弥漫性小斑片阴影
水肿液性质	蛋白含量低	蛋白含量高
水肿液胶体渗透压/血浆胶体渗透压	<0.6	>0.7
肺毛细血管楔压	出现充血性心力衰竭静脉注射时 PCWP>2.4 kPa	≤1.6 kPa
肺动脉舒张压-肺毛细血管楔压差	<0.6 kPa	>0.6 kPa
利尿剂治疗效果	心影迅速缩小	心影无变化,且肺部阴影不能在 1～2 天内消散

八、高压性肺水肿治疗

(一)病因治疗

输液速度过快者应立即停止或减慢速度。尿毒症患者可用透析治疗。感染诱发者应立即应用恰当抗生素。毒气吸入者应立即脱离现场,给予解毒剂。麻醉剂过量摄入者应立即洗胃及给予对抗药。

(二)氧疗

肺水肿患者通常需要吸入较高浓度氧气才能改善低氧血症,最好用面罩给氧。湿化器内置 75%～95%乙醇或 10%硅酮有助于消除泡沫。

(三)吗啡

每剂 5～10 mg 皮下或静脉注射可减轻焦虑,并通过中枢性交感神经抑制作用降低周围血管阻力,使血液从肺循环转移到体循环,并可舒张呼吸道平滑肌,改善通气。对心源性肺水肿效果最好,但禁用于休克、呼吸抑制和慢性阻塞性肺疾病合并肺水肿者。

(四)利尿

静脉注射呋塞米(速尿)40～100 mg 或布美他尼(丁尿胺)1 mg,可迅速利尿、减少循环血量和升高血浆胶体渗透压,减少微血管滤过液体量。此外静脉注射呋塞米还可扩张静脉,减少静脉回流,在利尿作用发挥前即可产生减轻肺水肿的作用。但不宜用于血容量不足者。

(五)血管舒张剂

血管舒张剂是治疗急性高压性肺水肿的有效药物,通过扩张静脉,促进血液向外周再分配,进而降低肺内促进液体滤出的驱动压。此外,还可扩张动脉、降低系统阻力(心脏后负荷),增加心排血量,其效果可在几分钟内出现。对肺水肿有效的血管舒张剂分别是静脉舒张剂、动脉舒张剂和混合性舒张剂。静脉舒张剂代表为硝酸甘油,以 10～15 μg/min 的速度静脉给药,每 3～

5 分钟增加 5～10 μg 的剂量直到平均动脉压下降(通常>2.7 kPa)、肺血管压力达到一定的标准、头痛难以忍受或心绞痛减轻。混合性舒张剂代表为硝普钠,通常以 10 μg/min 的速度静脉给药,每 3～5 分钟增加 5～10 μg 的剂量直到达到理想效果。动脉舒张压不应<8.0 kPa(60 mmHg),收缩压峰值应该高于 12.0 kPa(90 mmHg),多数患者在 50～100 μg/min 剂量时可以获得理想的效果。

(六)强心剂

强心剂主要适用于快速心房纤颤或扑动诱发的肺水肿。2 周内未用过洋地黄类药物者,可用毒毛花苷 K 0.25 mg 或毛花苷 C 0.4～0.8 mg 溶于葡萄糖内缓慢静脉注射,也可选用氨力农静脉滴注。

(七)β_2 受体激动剂

已有研究表明雾化吸入长效、短效 β_2 受体激动剂,如特布他林或沙美特罗可能有助于预防肺水肿或加速肺水肿的吸收和消散,但其疗效还有待于进一步验证。

(八)肾上腺糖皮质激素

对肺水肿的治疗价值存在分歧。一些研究表明,它能减轻炎症反应和微血管通透性,促进表面活性物质合成,增强心肌收缩力,降低外周血管阻力和稳定溶酶体膜。可应用于高原肺水肿、中毒性肺水肿和心肌炎合并肺水肿。通常用地塞米松 20～40 mg/d 或氢化可的松 400～800 mg/d 静脉注射,连续 2～3 天,但不适合长期应用。

(九)减少肺循环血量

患者坐位,双腿下垂或四肢轮流扎缚静脉止血带,每 20 分钟轮番放松一肢体 5 分钟,可减少静脉回心血量。适用于输液超负荷或心源性肺水肿,禁用于休克和贫血患者。

(十)机械通气

出现低氧血症和/或 CO_2 潴留时,可经面罩或人工气道机械通气,辅以 0.3～1.0 kPa(3～10 cmH$_2$O)呼气末正压。可迅速改善气体交换和通气功能,但无法用于低血压和休克患者。

(代志文)

第九节 肺 栓 塞

肺栓塞(pulmonary embolism,PE)是以各种栓子阻塞肺动脉系统为其发病原因的一组疾病或临床综合征的总称,包括肺血栓栓塞症、脂肪栓塞综合征、羊水栓塞、空气栓塞等。肺血栓栓塞症(pulmonary thrombo embolism,PTE)是来自深静脉或右心的血栓堵塞了肺动脉及其分支所致疾病,以肺循环和呼吸功能障碍为其主要临床和病理生理特征。PTE 占肺栓塞的绝大部分,通常在临床上所说的肺栓塞即指 PTE。引起 PTE 的血栓主要来源于深静脉血栓形成(deep venous thrombosis,DVT),PTE 常为 DVT 的并发症。PTE 与 DVT 是静脉血栓栓塞症(venous thrombo embolism,VTE)的两种重要的临床表现形式。

PTE-DVT 一直是国内外医学界非常关注的医疗保健问题,在世界范围内发病率和病死率都很高,临床上漏诊与误诊情况严重。美国 DVT 的年发病率为 1.0%,而 PTE 的年发病率为 0.5%,未经治疗的 PTE 病死率为 26%～37%,而如果能够得到早期诊断和及时治疗,其病死率会明显下降。我国目前尚无 PTE 发病的准确的流行病学资料。但据国内部分医院的初步统计和依临床经验估计,在我国 PTE 绝非少见病,而且近年来其发患者数有增加趋势。

一、病因

PTE 的危险因素包括任何可以导致静脉血液淤滞、静脉内皮损伤和血液高凝状态的因素,即 Virchow 三要素。这些因素单独存在或者相互作用,对于 DVT 和 PTE 的发生具有非常重要的意义。易发生 VTE 的危险因素包括原发性和继发性两类。

(一)原发性危险因素

由遗传变异引起,包括凝血、抗凝、纤溶在内的各种遗传性缺陷(表 3-3)。如 40 岁以下的年轻患者无明显诱因出现或反复发生 VTE,或呈家族遗传倾向,应考虑到有无易栓症的可能性。

表 3-3 引起 PTE 的原发性危险因素

抗凝血酶缺乏	Ⅻ因子缺乏
先天性异常纤维蛋白原血症	Ⅴ因子 Leiden 突变(活性蛋白 C 抵抗)
血栓调节因子(thrombomodulin)异常	纤溶酶原缺乏
高同型半胱氨酸血症	纤溶酶原不良血症
抗心脂抗体综合征(anticardiolipin antibodys syndrome)	蛋白 S 缺乏
纤溶酶原激活物抑制因子过量	蛋白 C 缺乏
凝血酶原 20210A 基因变异	

(二)继发性危险因素

由后天获得的多种病理生理异常所引起,包括骨折、创伤、手术、妊娠、产褥期、口服避孕药、激素替代治疗、恶性肿瘤和抗磷脂综合征等,其他重要的危险因素还包括神经系统病变或卒中后的肢体瘫痪、长期卧床、制动等。在临床上,可将上述危险因素按照强度分为高危、中危和低危因素(表 3-4)。

表 3-4 引起静脉血栓的危险因素

高危因素(OR 值>10)	中危因素(OR 值 2~9)	低危因素(OR 值<2)
		长时间旅行静坐不动(如长时间乘坐汽车或飞机旅行)
骨折(髋部或大腿)	关节镜膝部手术	
髋或膝关节置换	中心静脉置管	年龄
大型普外科手术	化学治疗	腔镜手术(如胆囊切除术)
大的创伤	慢性心力衰竭或呼吸衰竭	肥胖
脊髓损伤	雌激素替代治疗	静脉曲张
	恶性肿瘤	
	口服避孕药	
	瘫痪	
	妊娠/产后	
	既往 VTE 病史	
	易栓倾向	

即使积极地应用较完备的技术手段寻找危险因素,临床上仍有部分患者发病原因不明,称为特发性 VTE。这些患者可能存在某些潜在的异常病变(如恶性肿瘤)促进血栓的形成,应注意仔细筛查。

二、病理生理

PTE 发生后,一方面通过栓子的机械阻塞作用直接影响肺循环、体循环血流动力学状态和呼吸功能;另一方面,通过心脏和肺的反射效应及神经体液因素(包括栓塞后的炎症反应)等导致多种功能和代谢变化。以上机制的综合和相互作用加上栓子的大小和数量、多个栓子的递次栓塞间隔时间、是否同时存在其他心肺疾病等对 PTE 的发病过程和病情的严重程度均有重要影响。

(一)急性 PTE 后肺循环血流动力学变化

1.肺动脉高压

肺动脉的机械堵塞和神经-体液因素引起的肺血管痉挛是栓塞后形成肺动脉高压的基础。当肺血管床被堵塞 20％～30％时,开始出现一定程度的肺动脉高压;随着肺血管床堵塞程度的加重,肺动脉压力会相应增加,当肺血管床堵塞达 75％时,由于严重的肺动脉高压,可出现右心室衰竭甚至休克、猝死。同时,PTE 时受损的肺血管内皮细胞、血栓中活化的血小板及中性粒细胞等可以释放血栓素 A_2(TXA_2)、5-羟色胺、内皮素和血管紧张素 Ⅱ 等血管活性物质,这些物质可引起肺血管痉挛,加重肺动脉高压。

2.右心功能障碍

随着肺动脉高压的进展,右心室后负荷增加,导致右心室每搏做功增加,收缩末期压力升高。在栓塞早期,由于心肌收缩力和心率的代偿作用,并不导致心室舒张末期压力升高,不出现右心室扩张,维持血流动力学相对稳定。随着右心室后负荷的进一步增加,心率和心肌收缩力的代偿作用不足以维持有效的心排血量时,心室舒张末期压力开始显著升高,心排血量明显下降,右心室压升高,心房扩大,导致左心回心血量减少,体循环淤血,出现急性肺源性心脏病。

3.左心功能障碍

肺动脉堵塞后,经肺静脉回流至左心房的血液减少,左心室舒张末期充盈压下降,体循环压力趋于下降,通过兴奋交感神经使心率和心肌收缩力增加,以维持心排血量的相对稳定。当通过心率和心肌收缩力的改变不能代偿回心血量的继续下降时,心排血量明显减少,造成血压下降,内脏血管收缩,外周循环阻力增加,严重时出现休克症状。

上述病理生理改变的严重程度和发展速度受到以下因素影响:肺血管阻力升高的幅度、速度和患者基础心肺功能状态。如果肺血管阻力突然升高,且幅度越大时,右心功能损害就越严重,病情发展就越快;如果肺血管阻力极度升高,心脏射血功能接近丧失,会出现电-机械分离现象,即心脏可以产生接近正常的电活动,但是心肌细胞的运动状态接近等长收缩,心室内压力虽可随心动周期而变化,却不能产生有效的肺循环血流,甚至可发生猝死。

(二)急性 PTE 后呼吸功能的变化

栓塞部位肺血流减少或阻断,肺泡无效腔量增大;肺梗死、肺水肿、肺出血、肺萎陷和肺不张等因素均可导致通气/血流(V/Q)比例失调;支气管痉挛及过度通气等因素综合存在可产生气体交换障碍,从而发生低氧血症和代偿性过度通气(低碳酸血症)。

(三)急性 PTE 的临床分型

按照 PTE 后病理生理变化,可以将 PTE 分为急性大面积 PTE 和急性非大面积 PTE。

急性大面积 PTE:临床上以休克和低血压为主要表现,即体循环动脉收缩压<12.0 kPa(90 mmHg),或较基础值下降幅度不低于 5.3 kPa(40 mmHg),持续 15 分钟以上。须除外新发生的心律失常、低血容量或感染中毒症所致血压下降。

急性非大面积 PTE(non-massive PTE):不符合以上大面积 PTE 标准的 PTE。此型患者中,一部分人的超声心动图表现有右心功能障碍(right ventricular dysfunction,RVD)或临床上出现右心功能不全表现,归为次大面积 PTE(submassive PTE)亚型。

三、临床表现

PTE 的临床症状多不典型,表现谱广,从完全无症状到猝死,因而极易造成漏诊与误诊。国家"十五"科技攻关课题——肺栓塞规范化诊治方法的研究中,对 516 例 PTE 患者的临床表现进行了分析,其各种临床症状及发生率,见表 3-5。

表 3-5 中国人 516 例急性 PET 患者的临床表现

症状	发生率(%)	症状	发生率(%)
呼吸困难	88.6	咯血	26.0
胸痛	59.9	心悸	32.9
心绞痛样胸痛	30.0	发热	24.0
胸膜炎性胸痛	45.2	晕厥	13.0
咳嗽	56.2	惊恐、濒死感	15.3

PTE 的体征也无特异性,最常见的体征是呼吸急促,占 51.7%,可部分反映患者病情的严重程度;心动过速的发生率为 28.1%,主要是缺氧、肺循环阻力增高和右心功能不全等因素引起交感神经兴奋所致;由于严重的低氧血症和体循环淤血可出现周围型发绀。

呼吸系统的体征较少出现,25.4%的患者存在细湿啰音,可能与炎症渗出或肺泡表面活性物质减少导致肺泡内液体量增加有关。另有 8.5%的患者存在哮鸣音,程度一般较轻,有的局限于受累部位,也有的波及全肺。如合并胸腔积液,可出现胸膜炎的相应体征,如局部叩诊实音、胸膜摩擦感和摩擦音等。

41.9%的患者在肺动脉瓣听诊区可闻及第二心音亢进。当存在右心室扩大时,可使三尖瓣瓣环扩张,造成三尖瓣相对关闭不全,出现收缩期反流。在胸骨左缘第四肋间可闻及三尖瓣收缩期反流性杂音,吸气时增强,发生率 7.8%。另有 20.2%的患者可出现颈静脉充盈或曲张,为右心压力增高在体表的反映。如果患者病情危重,出现急性右心衰竭时,可出现肝大、肝颈反流征阳性、下肢水肿等表现。

四、诊断

(一)诊断策略

中华医学会呼吸病学分会在《肺血栓栓塞症的诊断与治疗指南(草案)》中提出的诊断步骤分为临床疑似诊断、确定诊断和危险因素的诊断三个步骤。

1.临床疑似诊断(疑诊)

对存在危险因素的患者,如果出现不明原因的呼吸困难、胸痛、晕厥和休克,或伴有单侧或双侧不对称性下肢肿胀、疼痛等对诊断具有重要的提示意义。心电图、胸部 X 线、动脉血气分析等基本检查,有助于初步诊断,结合 D-二聚体检测(ELISA 法),可以建立疑似患者诊断。超声检查对于提示 PTE 诊断和排除其他疾病具有重要价值,若同时发现下肢深静脉血栓的证据则更增加诊断的可能性。

2.PTE 的确定诊断(确诊)

对于临床疑诊的患者应尽快合理安排进一步检查以明确 PTE 诊断。如果没有影像学的客观证据,就不能诊断 PTE。PTE 的确定诊断主要依靠核素肺通气/灌注扫描、CTPA、MRPA 和肺动脉造影等临床影像学技术。如心脏超声发现右心或肺动脉内存在血栓征象,也可确定 PTE 的诊断。

3.PTE 成因和易患因素的诊断(求因)

对于临床疑诊和已经确诊 PTE 的患者,应注意寻找 PTE 的成因和易患因素,并据以采取相应的治疗和预防措施。

(二)辅助检查及 PTE 时的变化

1.动脉血气分析

动脉血气分析常表现为低氧血症,低碳酸血症,肺泡-动脉血氧分压差[$P_{(A-a)}O_2$]增大,部分患者的血气结果可以正常。

2.心电图检查

心电图的改变取决于 PTE 栓子的大小、堵塞后血流动力学变化及患者的基础心肺储备状况。当栓塞面积较小时,心电图表现可以正常或仅有窦性心动过速。而当出现急性右心室扩大时,在 I 导联可出现 S 波,Ⅲ导联出现 Q 波,Ⅲ导联的 T 波倒置,即所谓的 $S_IQ_ⅢT_Ⅲ$ 征。右心室扩大可以导致右心传导延迟,从而产生完全或不完全右束支传导阻滞。右心房扩大时,可出现肺型 P 波,在 PTE 患者心电图演变过程中,出现肺型 P 波,时间仅为 6 小时。当出现肺动脉及右心压力升高时可出现 $V_1 \sim V_4$ 的 T 波倒置和 ST 段异常,电轴右偏及顺钟向转位等。由于肺栓塞心电图的变化有时是非常短暂的,所需及时、动态观察心电图改变。

3.胸部 X 线检查

胸部 X 线检查可显示肺动脉阻塞征(如区域性肺纹理变细、稀疏或消失),肺野透亮度增加;另可表现为右下肺动脉干增宽或伴截断征,肺动脉段膨隆及右心室扩大等肺动脉高压症及右心扩大征象;部分患者胸部 X 线检查可见肺野局部片状阴影,尖端指向肺门的楔形阴影,肺不张或膨胀不全等肺组织继发改变。有肺不张侧可见横膈抬高,有时合并少至中量胸腔积液。胸部 X 线检查对鉴别其他胸部疾病有重要帮助。

4.超声心动图检查

在提示诊断和除外其他心血管疾病方面有重要价值。对于严重的 PTE 患者,可以发现右心室壁局部运动幅度降低;右心室和/或右心房扩大;室间隔左移和运动异常;近端肺动脉扩张;三尖瓣反流速度增快;下腔静脉曲张,吸气时不萎陷。若在右心房或右心室发现血栓,同时患者临床表现符合 PTE,可以做出诊断。超声检查偶可因发现肺动脉近端的血栓而直接确定诊断。

5.血浆 D-二聚体(D-dimer)检查

酶联免疫吸附法(ELISA)是较为可靠的检测方法。急性 PTE 时血浆 D-二聚体升高,但

D-二聚体升高对 PTE 并无确诊的价值,因为在外伤、肿瘤、炎症、手术、心肌梗死和穿刺损伤,甚至心理应激时血浆 D-二聚体均可增高。

(三)确诊检查方法及影像学特点

1.核素肺灌注扫描

PTE 典型征象呈肺段或肺叶分布的肺灌注缺损。当肺核素显像正常时,可以可靠地排除 PTE。根据前瞻性诊断学研究(prospective investigation of pulmonary embolism diagnosis,PIOPED),将肺灌注显像的结果分为四类,正常或接近正常、低度可能性、中间可能性和高度可能性。高度可能时约 90% 患者有 PTE,对 PTE 诊断的特异性为 96%;低度和中间可能性诊断不能确诊 PTE,需做进一步检查;正常或接近正常时,如果临床征象不支持 PTE,则可以除外 PTE 诊断。

2.CT 肺动脉造影(CTPA)

PIOPED Ⅱ 的结果显示,CTPA 对 PTE 诊断的敏感性为 83%,特异性为 96%,如果联合 CT 静脉造影(CTV)检查,则对 PTE 诊断的敏感性可提高到 90%。由于 CTPA 是无创性检查方法,且可以安排急诊检查,已在临床上广泛应用。PTE 的 CT 直接征象是各种形态的充盈缺损,间接征象包括病变部位肺组织有"马赛克"征、肺出血和肺梗死继发的肺炎改变等。

3.磁共振肺动脉造影(MRPA)

在大血管的 PTE,MRPA 可以显示栓塞血管的近端扩张,血栓栓子表现为异常信号,但对外周的 PTE 诊断价值有限。由于扫描速度较慢,故限制其临床应用。

4.肺动脉造影

敏感性和特异性达 95%,是诊断 PTE 的金标准。表现为栓塞血管腔内充盈缺损或完全阻塞,外周血管截断或枯枝现象。肺动脉造影为有创性检查,可并发血管损伤、出血、心律失常、咯血和心力衰竭静脉注射等。致命性或严重并发症的发生率分别为 0.1% 和 1.5%,应严格掌握其适应证。

(四)鉴别诊断

1.肺炎

有部分 PTE 患者表现为咳嗽、咳少量白痰和低中度发热,同时有活动后气短,伴或不伴胸痛症状,化验血周围白细胞计数增多,胸部 X 线检查有肺部浸润阴影,往往被误诊为上呼吸道感染或肺炎,但经抗感染治疗效果不好,症状迁延甚至加重。肺炎多有明显的受寒病史,急性起病,表现为寒战高热,之后发生胸痛、咳嗽、咳痰和痰量较多,可伴口唇疱疹;查体肺部呼吸音减弱,有湿啰音及肺实变体征,痰涂片及培养可发现致病菌及抗感染治疗有效别于 PTE。

2.心绞痛

急性 PTE 患者的主要症状为活动性呼吸困难,心电图可出现 Ⅱ、Ⅲ、aVF 导联 ST 段及 T 波改变,甚至广泛性 T 波倒置或胸前导联呈"冠状 T",同时存在胸痛、气短,疼痛可以向肩背部放射,容易被误诊为冠心病、心绞痛。需要注意询问患者有无高血压、冠心病病史,并注意检查有无下肢静脉血栓的征象。

3.支气管哮喘

急性 PTE 发作时可表现为呼吸困难、发绀、两肺可闻及哮鸣音。支气管哮喘多有过敏史或慢性哮喘发作史,用支气管扩张药或糖皮质激素类药物症状可缓解,病史和对治疗的反应有助于与 PTE 鉴别。

4.血管神经性晕厥

部分 PTE 患者以晕厥为首发症状,容易被误诊为血管神经性晕厥或其他原因所致晕厥而延误治疗,最常见的要与迷走反射性晕厥及心源性晕厥(如严重心律失常、肥厚型心肌病)相鉴别。

5.胸膜炎

PTE 患者尤其是周围型 PTE,病变可累及胸膜而产生胸腔积液,易被误诊为其他原因性胸膜炎,如结核性、感染性及肿瘤性胸膜炎。PTE 患者胸腔积液多为少量、1~2 周自然吸收,常同时存在下肢深静脉血栓形成,呼吸困难,胸部 X 线检查有吸收较快的肺部浸润阴影,超声心动图呈一过性右心负荷增重表现,同时血气分析呈低氧血症、低碳酸血症等均可与其他原因性胸膜炎鉴别。

五、治疗

(一)一般治疗

胸痛严重者可以适当使用镇痛药物,但如果存在循环障碍,应避免应用具有血管扩张作用的阿片类制剂,如吗啡等;对于有焦虑和惊恐症状者应予安慰并可以适当使用镇静药;为预防肺内感染和治疗静脉炎可使用抗生素。存在发热、咳嗽等症状时可给予相应的对症治疗。

(二)呼吸循环支持治疗

1.呼吸支持治疗

对有低氧血症患者,可经鼻导管或面罩吸氧。吸氧后多数患者的血氧分压可以达到 10.7 kPa(80 mmHg),因而很少需要进行机械通气。当合并严重呼吸衰竭时可使用经鼻(面)罩无创性机械通气或经气管插管机械通气。但注意应避免气管切开,以免在抗凝或溶栓过程中发生局部不易控制的大出血。

2.循环支持治疗

针对急性循环衰竭的治疗方法主要有扩容、应用正性肌力药物和血管活性药物。急性 PTE 时应用正性肌力药物可以使心排血量增加或体循环血压升高,同时也可增加右心室做功。临床上可以使用多巴胺、多巴酚丁胺和去甲肾上腺素治疗,三者通过不同的作用机制,可以达到升高血压、提高心排血量等作用。

(三)抗凝治疗

抗凝治疗能预防再次形成新的血栓,并通过内源性纤维蛋白溶解作用使已经存在的血栓缩小甚至溶解,但不能直接溶解已经存在的血栓。

抗凝治疗的适应证是不伴血流动力学障碍的急性 PTE 和非近端肢体 DVT;进行溶栓治疗的 PTE,溶栓治疗后仍需序贯抗凝治疗以巩固加强溶栓效果避免栓塞复发;对于临床高度疑诊 PTE 者,如无抗凝治疗禁忌证,均应立即开始抗凝治疗,同时进行 PTE 确诊检查。

抗凝治疗的主要禁忌证:活动性出血(肺梗死引起的咯血不在此范畴)、凝血机制障碍、严重的未控制的高血压、严重肝肾功能不全、近期手术史、妊娠头 3 个月及产前 6 周、亚急性细菌性心内膜炎、心包渗出、动脉瘤等。当确诊有急性 PTE 时,上述情况大多属于相对禁忌证。

目前抗凝治疗的药物主要有普通肝素、低分子肝素和华法林。

1.普通肝素

用药原则应快速、足量和个体化。推荐采用持续静脉泵入法,首剂负荷量 80 U/kg(或 2 000~5 000 U 静脉推注),继之以 18 U/(kg·h)速度泵入,然后根据 APTT 调整肝素剂量

（表 3-6）。也可使用皮下注射的方法，一般先予静脉注射负荷量 2 000～5 000 U，然后按 250 U/kg 剂量每 12 小时 皮下注射 1 次。调节注射剂量使注射后 6～8 小时的 APTT 达到治疗水平。

表 3-6　根据 APTT 监测结果调整静脉肝素用量的方法

APTT	初始剂量及调整剂量	下次 APTT 测定的间隔时间(h)
治疗前测基础 APTT	初始剂量：80 U/kg 静脉推注，然后按 18 U/(kg·h)静脉滴注	4～6
低于 35 秒(＞1.2 倍正常值)	予 80 U/kg 静脉推注，然后增加静脉滴注剂量 4 U/(kg·h)	6
35～45 秒(1.2～1.5 倍正常值)	予 40 U/kg 静脉推注，然后增加静脉滴注剂量 4 U/(kg·h)	6
46～70 秒(1.5～2.3 倍正常值)	无须调整剂量	6
71～90 秒(2.3～3.0 倍正常值)	减少静脉滴注剂量 2 U/(kg·h)	6
超过 90 秒(＞3 倍正常值)	停药 1 小时，然后减少剂量 3 U/(kg·h)后恢复静脉滴注	6

肝素抗凝治疗在 APTT 达到正常对照值的 1.5 倍时称为肝素的起效阈值。达到正常对照值 1.5～2.5 倍时是肝素抗凝治疗的适当范围，若以减少出血危险为目的，将 APTT 维持在正常对照值 1.5 倍的低限治疗范围，将使复发性 VET 的危险性增加。因此，调整肝素剂量应尽量在正常对照值的 2.0 倍而不是 1.5 倍，特别是在治疗的初期尤应注意。

溶栓治疗后，当 APTT 降至正常对照值的 2 倍时开始应用肝素抗凝，不需使用负荷剂量肝素。

肝素可能会引起血小板减少症(heparin-induced thrombocytopenia，HIT)，在使用肝素的第 3～5 天必须复查血小板计数。若较长时间使用肝素，尚应在第 7～10 天和第 14 天复查。HIT 很少在肝素治疗的 2 周后出现。若出现血小板迅速或持续降低达 30％。或血小板计数＜100×10^9/L，应停用肝素。一般在停用肝素后 10 天内血小板计数开始逐渐恢复。

2.低分子肝素(LMWH)

LMWH 应根据体重给药，每天 1～2 次，皮下注射。对于大多数患者，按体重给药是有效的，不需监测 APTT 和调整剂量，但对过度肥胖者或孕妇宜监测血浆抗 Xa 因子活性并据以调整剂量。

3.华法林

在肝素治疗的第 1 天应口服维生素 K 拮抗药华法林作为抗凝维持阶段的治疗。因华法林对已活化的凝血因子无效、起效慢，因此不适用于静脉血栓形成的急性期。初始剂量为 3.0～5.0 mg/d。由于华法林需要数天才能发挥全部作用，因此与肝素需至少重叠应用 4～5 天，当连续两天测定的国际标准化比率(INR)达到 2.5 时，即可停止使用肝素/低分子肝素，单独口服华法林治疗。应根据 INR 或 PT 调节华法林的剂量。在达到治疗水平前，应每天测定 INR，其后 2 周每周监测 2～3 次，以后根据 INR 的稳定情况每周监测 1 次或更少。若行长期治疗，约每 4 周测定 INR 并调整华法林剂量 1 次。

口服抗凝药的疗程应根据 PTE 的危险因素决定：低危人群指危险因素属一过性的(如手术创伤)，在危险因素去除后继续抗凝 3 个月；中危人群指存在手术以外的危险因素或初次发病找不到明确的危险因素者，至少治疗 6 个月；高危人群指反复发生静脉血栓形成者或持续存在危险因素的患者，包括恶性肿瘤、易栓症、抗磷脂抗体综合征、慢性血栓栓塞性肺动脉高压者，应该长期甚至终身抗凝治疗,对放置下腔静脉滤器者终身抗凝。

(四)溶栓治疗

溶栓治疗主要适用于大面积 PTE 患者。对于次大面积 PTE,若无禁忌证可以进行溶栓。①溶栓治疗的绝对禁忌证包括活动性内出血和近 2 个月内自发性颅内出血、颅内或脊柱创伤、手术。②相对禁忌证:10~14 天的大手术、分娩、器官活检或不能压迫部位的血管穿刺;2 个月之内的缺血性卒中;10 天内的胃肠道出血;15 天内的严重创伤;1 个月内的神经外科或眼科手术;难以控制的重度高血压[收缩压>24.0 kPa(180 mmHg),舒张压>14.7 kPa(110 mmHg)];近期曾进行心肺复苏;血小板计数<100×10⁹/L;妊娠;细菌性心内膜炎;严重的肝肾功能不全;糖尿病出血性视网膜病变;出血性疾病等。

对于大面积 PTE,因其对生命的威胁极大,上述绝对禁忌证也应视为相对禁忌证。

溶栓治疗的时间窗为 14 天以内。临床研究表明,症状发生 14 天之内溶栓,其治疗效果好于 14 天以上者,而且溶栓开始时间越早治疗效果越好。

目前临床上用于 PTE 溶栓治疗的药物主要有链激酶(SK)、尿激酶(UK)和重组组织型纤溶酶原激活剂(rt-PA)。

目前推荐短疗程治疗,我国的 PTE 溶栓方案如下。①UK:负荷量 4 400 U/kg 静脉注射 10 分钟,继之以 2 200 U/(kg·h)持续静脉滴注 12 小时。另可考虑2 小时溶栓方案,即 20 000 U/kg 持续静脉滴注 2 小时。②SK:负荷量 250 000 U 静脉注射 30 分钟,继之以 1 000 000 U/h 持续静脉滴注 24 小时。SK 具有抗原性,故用药前需肌内注射苯海拉明或地塞米松,以防止发生变态反应。也可使用1 500 000 U 静脉滴注 2 小时。③rt-PA:50 mg 持续静脉滴注 2 小时。

出血是溶栓治疗的主要并发症,可以发生在溶栓治疗过程中,也可以发生在溶栓治疗结束之后。因此,治疗期间要严密观察患者神志改变、生命体征变化及脉搏血氧饱和度变化等,注意检查全身各部位包括皮下、消化道、牙龈、鼻腔等是否有出血征象,尤其需要注意曾经进行深部血管穿刺的部位是否有血肿形成。注意复查血常规、血小板计数,出现不明原因血红蛋白、红细胞下降时,要注意是否有出血并发症。溶栓药物治疗结束后每 2~4 小时测 1 次活化的部分凝血激酶时间(APTT),待其将至正常值的 2 倍以下时,开始使用肝素或 LWMH 抗凝治疗。

(五)介入治疗

介入治疗主要包括经导管吸栓碎栓术和下腔静脉滤器置入术。导管吸栓碎栓术的适应证为肺动脉主干或主要分支大面积 PTE 并存在以下情况者:溶栓和抗凝治疗禁忌证;经溶栓或积极的内科治疗无效。

为防止下肢深静脉大块血栓再次脱落阻塞肺动脉,可于下腔静脉安装滤器。适用于下肢近端静脉血栓,而抗凝治疗禁忌或有出血并发症;经充分抗凝而仍反复发生 PTE;伴血流动力学变化的大面积 PTE;近端大块血栓溶栓治疗前;伴有肺动脉高压的慢性反复性 PTE;行肺动脉血栓切除术或肺动脉血栓内膜剥脱术的患者。

(六)手术治疗

手术治疗适用于经积极的非手术治疗无效的紧急情况。适应证包括大面积 PTE,肺动脉主干或主要分支次全堵塞,不合并固定性肺动脉高压者(尽可能通过血管造影确诊);有溶栓禁忌证者;经溶栓和其他积极的内科治疗无效者。

六、预防

主要的预防措施包括机械性预防和药物预防。机械性预防方法包括逐步加压弹力袜和间歇充气压缩泵,药物预防可以使用 LWMH、低剂量的普通肝素等。机械性预防方法主要用于有高出血风险的患者,也可用于与药物预防共同使用加强预防效果。不推荐单独使用阿司匹林作为静脉血栓的预防方法。

(代志文)

第十节 肺性脑病

肺性脑病是由慢性胸肺疾病伴有呼吸衰竭,出现缺氧与二氧化碳(CO_2)潴留而引起以精神及神经系统综合征为主要表现的一种综合征。突出表现为严重呼吸性酸中毒、自主呼吸减弱及中枢神经系统功能障碍的精神神经症状。

肺性脑病是我国独特应用的疾病诊断名词,相当于国际文献所称的"二氧化碳麻醉",主要病因是由于严重的 CO_2 潴留。其发病机制尚未完全阐明,但目前认为低氧血症、CO_2 潴留和酸中毒3个因素共同损伤脑血管和脑细胞是最根本的发病机制。

一、诊断要点

(一)病因与诱因

慢性肺心病为肺性脑病的主要基础病因。常见诱因有:①急性呼吸道与肺部感染,严重支气管痉挛,气道内痰液阻塞,使原已受损的肺通气功能进一步下降致体内 CO_2 潴留。②医源性因素,如镇静剂应用不当,高浓度吸氧,导致呼吸抑制而加重 CO_2 麻醉状态;不适当应用脱水剂及利尿剂,致痰液黏稠而加重气道阻塞。③COPD 伴有右心衰竭时,由于脑血流量减少,加重脑缺氧及脑代谢功能紊乱。

(二)临床表现特点

临床表现特点包括:①基础疾病的表现,有慢性胸肺疾病伴有呼吸衰竭的表现。②CO_2 潴留的神经系统表现,症状与 $PaCO_2$ 上升的速度及 pH 下降程度密切相关。早期轻症患者有头痛、头胀、烦躁、恶心呕吐,视力、记忆力和判断力减退;睡眠规律改变(白天嗜睡不醒,夜间失眠、惊醒);继之有神志恍惚、谵语、幻觉、精神错乱、抓空摸床、无意识动作和抽搐、扑翼样震颤;逐渐出现昏迷,眼底视神经盘水肿,眼球突出,球结合膜充血水肿,出现锥体束征,对各种刺激无反应,脑疝形成等。③缺氧的神经系统表现,可引起注意力不集中、定向力减退、头痛、兴奋,继而烦躁、谵妄、肌肉抽搐,神经肌腱反射亢进;中枢神经系统受抑制,伴有神志恍惚、昏迷。④血气分析,示 $PCO_2 > 9.3$ kPa(70 mmHg),pH 常 < 7.25。

(三)临床分型与分级

1.临床分型

根据其神经精神症状,可将肺性脑病分为三型:①抑制型,以神志淡漠、嗜睡、昏迷等中枢神经抑制状态为主;②兴奋型,以烦躁不安、谵妄、多语等神经兴奋症状为主;③不定型,抑制与兴奋症状交替出现。

2.临床分级

临床分级包括:①轻型,神志恍惚、淡漠、嗜睡、精神异常或兴奋、多语而无神经系统异常体征者。②中型,浅昏迷、谵妄、躁动,肌肉轻度抽动或语无伦次,对各种刺激反应迟钝、瞳孔对光反应迟钝而无上消化道出血或弥散性血管内凝血等并发症。③重型,昏迷或出现癫痫样抽搐,对各种刺激无反应、反射消失或出现病理性神经体征;可合并上消化道出血、弥散性血管内凝血或休克。

(四)诊断注意事项

对慢性胸肺疾病,临床病程中出现神经精神症状时,首先应考虑肺性脑病。但出现精神障碍的神经症状者并不全是肺性脑病,临床极易混淆,故应注意与感染中毒性脑病、严重电解质紊乱、脑出血、弥散性血管内凝血、脑动脉硬化、单纯性碱中毒等相鉴别。一律或盲目按肺性脑病处理,必然会造成严重后果。

二、治疗要点

(一)正确氧疗

氧疗目标是使 SaO_2 上升至 90% 以上或 $PaO_2 > 8.0$ kPa(60 mmHg),同时不使 $PaCO_2 > 1.3$ kPa(10 mmHg)或 pH<7.25。若氧疗方法和给氧浓度掌握不当,会导致病情加重,甚至危及生命。肺性脑病因呼吸性酸中毒,有严重高碳酸血症,呼吸中枢对 CO_2 刺激不敏感,此时靠低氧刺激颈动脉窦及主动脉弓的化学感受器以兴奋呼吸。若突然吸入高浓度氧,则可使上述化学感受器不敏感,反而致使呼吸抑制,通气量减少,CO_2 潴留更多,加重呼吸衰竭和肺性脑病病情。因此,对未行机械通气的患者给氧原则仍以持续性、低浓度、低流量为准。一般吸氧浓度为28%~30%,氧流量为 1~2 L/min。

(二)保持呼吸道通畅、增加通气量、改善 CO_2 潴留

积极改善通气,纠正缺 O_2 和 CO_2 潴留是抢救肺性脑病的关键性措施。

1.清除痰液

清除痰液包括:①痰液黏稠者,可用祛痰剂如溴己新(必嗽平)8 mg,每天 3 次;氨溴索 30 mg,每天 3 次;鲜竹沥液 10~20 mL,每天 3 次;10%氯化铵 10 mL,每天 3 次;棕色合剂 10 mL,每天3 次。氨溴索静脉、肌内及皮下注射,成人每次 15 mg,每天 2 次;也可加入液体中静脉滴注。②无效或积痰干结者,可用药物雾化吸入或超声热蒸气雾化吸入治疗。③咳痰无力者,可采用翻身、拍背、体位引流等措施帮助排痰。必要时可在给氧情况下,通过纤维支气管镜吸引气管、支气管内的分泌物。

2.解除支气管痉挛

以茶碱类、皮质激素和 β_2 受体兴奋剂最常用。①氨茶碱:0.1~0.2 g 每天 3 次口服;或用0.125~0.25 g 加入 25%葡萄糖液 20 mL 中缓慢静脉注射。注射速度≤0.25 mg/(kg・min),静脉滴注维持量为 0.6~0.8 mg/(kg・h),日注射量一般≤1.0 g。②皮质激素可用甲泼尼龙 80~160 mg 或氢化可的松 300~500 mg 加入液体中静脉滴注。③β_2 受体兴奋剂:常用的有沙丁胺醇(舒喘灵)、特布他林(喘康速)、福莫特罗等,可酌情选用。

3.呼吸兴奋剂的应用

呼吸兴奋剂可刺激呼吸中枢或主动脉弓、颈动脉窦化学感受器,在气道通畅的前提下提高通气量,从而纠正缺氧和促进 CO_2 的排出,减轻 CO_2 潴留,尚能使患者暂时清醒,有利于咳痰、排痰。其应用原则是:①必须保持气道通畅,否则会促发呼吸肌疲劳,加重 CO_2 潴留;②脑缺氧或脑水肿未纠正而出现频繁抽搐者慎用;③患者的呼吸肌功能基本正常;④若停用呼吸兴奋剂最好逐渐减量或延长给药间隔,使患者呼吸中枢兴奋性逐步恢复,不可突然停药;⑤应严格掌握呼吸

兴奋剂的适应证,它常用于慢性阻塞性肺病伴有呼吸中枢敏感性降低,或应用镇静催眠药、氧疗使低氧刺激消失后引起的呼吸抑制,或肺性脑病氧疗过程中及机械呼吸撤离前后配合应用;对以肺换气功能障碍为主所导致的呼吸衰竭患者不宜使用。既往常用尼可刹米、洛贝林,用量过大可引起不良反应,现已基本不用。取而代之的有多沙普仑,常用 20～50 mg 加入液体中静脉滴注,该药对镇静催眠药过量引起的呼吸抑制和 COPD 并发急性呼吸衰竭有显著的呼吸兴奋效果。

纳洛酮是阿片受体阻滞剂,有兴奋呼吸中枢作用,可行肌内或静脉注射,每次 0.4～0.8 mg,静脉滴注 1.2～2.8 mg 加入 5％葡萄糖液 250 mL 中静脉滴注。

(三)控制感染

控制感染是缓解肺性脑病病情发展和降低病死率的重要环节。抗感染治疗抗生素的选择参见"慢性阻塞性肺疾病"。

(四)其他治疗

1.脑水肿的治疗

对重症者可以采取轻度或中度脱水,并以缓慢的或中等速度利尿为宜,再辅以冰帽、降温等物理措施。常用制剂为 20％甘露醇 1～2 g/kg,快速静脉滴注,每天 1～2 次。也可使用 β 七叶皂苷钠 5～10 mg 静脉注射,每天 1～2 次,或 20 mg/d 加入液体中静脉滴注。肾上腺皮质激素对缺氧所致的脑水肿也有良好的作用。

2.镇静剂的应用

对肺性脑病患者的谵妄、狂躁不安和精神症状,在排除代谢性碱中毒后,应着重改善肺泡通气,避免用能加重呼吸抑制的镇静剂,如吗啡、哌替啶、巴比妥类药物、氯丙嗪等。必要时可用东莨菪碱 0.3～0.6 mg 肌内注射,或地西泮 10 mg 肌内注射。也可用中成药醒脑静脉注射射液(安宫牛黄注射液)2～4 mL 肌内注射。

3.脑细胞代谢与保护剂的应用

如细胞色素 C、辅酶 A、ATP、胞磷胆碱、脑活素、纳洛酮等。

4.防治并发症

并发症包括酸碱平衡失调与电解质紊乱、心力衰竭、休克、上消化道出血、弥散性血管内凝血等。

(代志文)

第十一节　慢性阻塞性肺疾病

慢性阻塞性肺疾病(chronic obstructive pulmonary diseases,COPD)简称慢阻肺,是以持续气流受限为特征的可以预防和治疗的疾病,其气流受限多呈进行性发展,与气道和肺组织对香烟烟雾等有害气体或有害颗粒的异常慢性炎症反应有关。肺功能检查可确定气流受限。在吸入支气管扩张剂后,第一秒用力呼气容积(FEV_1)/用力肺活量(FVC)(FEV_1/FVC)<70％表明存在持续气流受限。

慢性支气管炎是指在除外慢性咳嗽的其他已知原因后,患者每年咳嗽、咳痰 3 个月以上并连续两年者。慢性阻塞性肺疾病是指肺部终末细支气管远端气腔出现异常持久的扩张,并伴有肺泡壁和细支气管的破坏,而无明显的肺纤维化。当慢性支气管炎、COPD 患者肺功能检查出现持续气流受限时,则可诊断为COPD,若患者无持续气流受限,则不能诊断为COPD。一些已知病因或具有特征病理表现的疾病也可导致持续气流受限,如支气管扩张症、肺结核纤维化病变、严重的间质性肺疾病、弥漫性泛细支气管炎和闭塞性细支气管炎等,但均不属于COPD。

一、诊断要点

(一)病史

病史包括:①危险因素,吸烟史、职业性或环境有害物质接触史;②既往史,包括哮喘史、过敏史、儿童时期呼吸道感染及其他呼吸系统疾病;③家族史,COPD有家族聚集倾向;④发病年龄和好发季节,多于中年以后发病,症状好发于秋冬寒冷季节,常有反复呼吸道感染及急性加重史,随着病情进展,急性加重逐渐频繁。

(二)临床表现特点

COPD的特征性症状是慢性和进行性加重的呼吸困难、咳嗽和咳痰。慢性咳嗽和咳痰常先于气流受限多年而存在。①呼吸困难:是COPD最重要的症状,也是患者体能丧失和焦虑不安的主要原因。患者常描述为气短、气喘和呼吸费力等。早期仅在劳力时出现,之后逐渐加重,以致日常活动甚至休息时也感到气短。②慢性咳嗽:通常为首发症状,初起咳嗽呈间歇性,早晨较重,以后早晚或整晚均有咳嗽,但夜间咳嗽并不显著,少数病例咳嗽不伴有咳痰,也有少数病例虽有明显气流受限但无咳嗽症状。③咳痰:咳嗽后通常咳少量黏液性痰,部分患者在清晨较多,合并感染时痰量增多,常有脓性痰。④喘息和胸闷:不是COPD的特异性症状,部分患者特别是重症患者有明显的喘息,听诊有广泛的吸气相或呼气相哮鸣音,胸部紧闷感常于劳力后发生,与呼吸费力和肋间肌收缩有关。⑤其他表现:在COPD的临床过程中,特别是程度较重的患者可能会发生全身性症状,如体重下降、食欲缺乏、外周肌肉萎缩和功能障碍、精神抑郁和/或焦虑等,长时间的剧烈咳嗽可导致咳嗽性晕厥。⑥COPD后期出现低氧血症和/或高碳酸血症,可合并慢性肺源性心脏病和右心衰竭。

(三)辅助检查

1.肺功能检查

肺功能检查是判断持续气流受限的主要客观指标。患者吸入支气管舒张剂后的 $FEV_1/FVC<70\%$,可以确定为持续存在气流受限,是诊断COPD的必备条件。肺总量(TLC)、功能残气量(FRC)和残气量(RV)增高,肺活量(VC)减低,表明肺过度充气。

2.胸部X线检查

对确定肺部并发症及与其他疾病(如肺间质纤维化、肺结核等)鉴别具有重要意义。COPD早期X线胸片可无明显变化,以后出现肺纹理增多和紊乱等非特征性改变。

3.胸部CT检查

胸部CT检查不作为常规检查。但在鉴别诊断时,CT检查有益,高分辨率CT对辨别小叶中心型或全小叶型慢性阻塞性肺疾病及确定肺大疱的大小和数量,有很高的敏感性和特异性。

(四)鉴别诊断

COPD应与哮喘、支气管扩张症、充血性心力衰竭、肺结核和弥漫性泛细支气管炎等相鉴别,尤其要注意与哮喘进行鉴别。虽然哮喘与COPD都是慢性气道炎症性疾病,但两者的发病机制不同,临床表现及对治疗的反应性也有明显差别。大多数哮喘患者的气流受限具有显著的可逆性,这是其不同于COPD的一个关键特征。但是,部分哮喘患者随着病程延长,可出现较明显的气道重塑,导致气流受限的可逆性明显减小,临床很难与 COPD 相鉴别。COPD 多于中年后起病,而哮喘则多在儿童或青少年期起病;COPD 症状缓慢进展,逐渐加重,而哮喘则症状起伏较大;COPD 多有长期吸烟史和/或有害气体和颗粒接触史,而哮喘常伴有过敏体质、过敏性鼻炎和/或湿疹等,部分患者有哮喘家族史。COPD 和哮喘可以发生于同一位患者,且由于两者都是常见病、多发病,这种概率并不低。

(五)COPD 的评估

COPD 评估是根据患者的临床症状、急性加重风险、肺功能异常的严重程度及并发症情况进行综合评估,其目的是确定疾病的严重程度,包括气流受限的严重程度,患者的健康状况和未来急性加重的风险程度,最终目的是指导治疗。

1.症状评估

可采用改良版英国医学研究委员会呼吸困难问卷(mMRC 问卷)对呼吸困难严重程度进行评估(表 3-7)。

表 3-7　改良版英国医学研究委员会呼吸问卷

呼吸困难评价等级	呼吸困难严重程度
0 级	只有在剧烈活动时感到呼吸困难
1 级	在平地快步行走或步行爬小坡时出现气短
2 级	由于气短,平地行走时比同龄人慢或者需要停下来休息
3 级	在平地行走约 100 m 或数分钟后需要停下来喘气
4 级	因为严重呼吸困难而不能离开家,或在穿脱衣服时出现呼吸困难

2.肺功能评估

应用气流受限的程度进行肺功能评估,即以 FEV_1 占预计值%为分级标准。COPD 患者气流受限的肺功能分级分为 4 级(表 3-8)。

表 3-8　气流受限严重程度的肺功能分级

肺功能分级	气流受限程度	FEV_1 占预计值%
Ⅰ级	轻度	≥80%
Ⅱ级	中度	50%~79%
Ⅲ级	重度	30%~49%
Ⅳ级	极重度	<30%

注:为吸入支气管舒张剂后的 FEV_1 值。

3.急性加重风险评估

上一年发生≥2 次急性加重史者,或上一年因急性加重住院 1 次,预示以后频繁发生急性加重的风险大。

4.COPD 的综合评估

综合评估(表 3-9)的目的是改善 COPD 的疾病管理。目前临床上采用 mMRC 分级或采用 COPD 患者自我评估测试(COPD assessment test,CAT)问卷评分作为症状评估方法,mMRC 分级>2 级或 CAT 评分≥10 分表明症状较重,通常没有必要同时使用两种评估方法。临床上评估 COPD 急性加重风险也有两种方法:①常用的是应用气流受限分级的肺功能评估法,气流受限分级Ⅲ级或Ⅳ级表明具有高风险;②根据患者急性加重的病史进行判断,在过去1年中急性加重次数>2次或上一年因急性加重住院≥1次,表明具有高风险。当肺功能评估得出的风险分类与急性加重史获得的结果不一致时,应以评估得到的风险最高结果为准,即就高不就低。

表 3-9　COPD 的综合评估

组别	特征		肺功能分级(级)	急性加重(次/年)	呼吸困难分级(级)	CAT 评分(分)
	风险	症状				
A 组	低	少	Ⅰ～Ⅱ	<2	<2	<10
B 组	低	多	Ⅰ～Ⅱ	<2	≥2	≥10
C 组	高	少	Ⅱ～Ⅳ	≥2	<2	<10
D 组	高	多	Ⅱ～Ⅳ	≥2	≥2	≥10

(六)COPD 的病程分期

COPD 的病程可分为急性加重期和稳定期:①急性加重期,患者呼吸道症状超过日常变异范围的持续恶化,并需改变药物治疗方案,在疾病过程中,患者常有短期内咳嗽、咳痰、气短和/或喘息加重,痰量增多,脓性或黏液脓性痰,可伴有发热等炎症明显加重的表现;②稳定期,患者的咳嗽、咳痰和气短等症状稳定或症状轻微,病情基本恢复到急性加重前的状态。

(七)COPD 急性加重期

COPD 急性加重是指患者以呼吸道症状加重为特征的临床事件,其症状变化程度超过日常变异范围并导致药物治疗方案改变。

1.COPD 急性加重的原因

最常见的有气管、支气管感染,主要为病毒、细菌感染。部分病例急性加重的原因难以确定,一些患者表现出急性加重的易感性,每年急性加重≥2次,被定义为频繁急性加重。环境、理化因素改变,稳定期治疗不规范等均可导致急性加重。肺炎、充血性心力衰竭、心律失常、气胸、胸腔积液和肺血栓栓塞症等的症状酷似 COPD 急性发作,需要仔细加以鉴别。

2.COPD 急性加重的诊断和严重程度评价

COPD 急性加重的诊断主要依靠患者急性起病的临床过程,其特征是呼吸系统症状恶化超出日间的变异,并由此需要改变其药物治疗。主要表现有气促加重,常伴有喘息、胸闷、咳嗽加剧、痰量增加、痰液颜色和/或黏度改变及发热等,也可出现全身不适、失眠、嗜睡、疲乏、抑郁和意识不清等症状。当患者出现运动耐力下降、发热和/或胸部影像学异常时也可能为 COPD 急性加重的征兆。气促加重,咳嗽、痰量增多及出现脓性痰常提示有细菌感染。

COPD 急性加重的评价基于患者的病史、反映严重程度的体征及实验室检查。病史包括 COPD 气流受限的严重程度、症状加重或出现新症状的时间、既往急性加重次数(总数/住院次数)、合并症、目前治疗方法和既往机械通气使用情况。与急性加重前的病史、症状、体征、肺功能测定、动脉血气检测结果和其他实验室检查指标进行对比,对判断 COPD 急性加重及其严重程度评估甚为重要。对于严重 COPD 患者,意识变化是病情恶化和危重的指标,一旦出现需及时送医院救治。是否出现辅助呼吸肌参与呼吸运动,胸腹矛盾呼吸、发绀、外周水肿、右心衰竭和血流动力学不稳定等征象,也有助于判定 COPD 急性加重的严重程度。急性加重期间不推荐进行肺功能检查,因为患者无法配合且检查结果不够准确。动脉血气分析提示 PaO_2<8.0 kPa(60 mmHg)和/或 $PaCO_2$>6.7 kPa(50 mmHg),提示有呼吸衰竭。如 PaO_2<6.7 kPa(50 mmHg),$PaCO_2$>9.3 kPa(70 mmHg),pH<7.30 提示病情严重,需进行

严密监护或入住 ICU 行无创或有创机械通气治疗。

二、治疗要点

(一)COPD 稳定期的处理

目标:①减轻当前症状,包括缓解症状、改善运动耐量和改善健康状况;②降低未来风险,包括防止疾病进展、防止和治疗急性加重及减少病死率。

(1)教育和劝导患者戒烟,避免或防止吸入粉尘、烟雾及有害气体等。

(2)药物治疗用于预防和控制症状,减少急性加重的频率和严重程度,提高运动耐力和生命质量。根据病情的严重程度不同,选择的治疗方法也有所不同。COPD 稳定期分级治疗药物推荐方案见表 3-10。

表 3-10　COPD 稳定期起始治疗药物推荐方案

组别	首选方案	次选方案	替代方案
A 组	SAMA(需要时)或 SABA(需要时)	LAMA 或 LABA 或 SAMA 和 SABA	茶碱
B 组	LAMA 和 LABA	LAMA 和 LABA	SABA 和/或 SAMA 茶碱
C 组	ICS+LABA 或 LAMA	LAMA 和 LABA	PDE-4 抑制剂 SABA 和/或 SAMA 茶碱
D 组	ICS+LABA 或 LAMA	ICS 和 LAMA 或 ICS+LABA 和 LAMA 或 ICS+LABA 和 PDE-4 抑制剂 或 LAMA 和 LABA 或 LAMA 和 PDE-4 抑制剂	羧甲司坦 SABA 和/或 SAMA 茶碱

注:SAMA,短效抗胆碱药;SABA,短效 β_2 受体激活剂;LAMA,长效抗胆碱药;LABA,长效 β_2 受体激活剂;ICS,吸入激素;PDE-4,磷酸二酯酶-4;替代方案中的药物可单独应用或与首选方案和次选方案中的药物联合应用,各栏中药物并非按照优先顺序排列。

支气管舒张剂:支气管舒张剂可松弛支气管平滑肌、扩张支气管、缓解气流受限,是控制 COPD 症状的主要治疗措施。短期按需应用可缓解症状,长期规则应用可预防和减轻症状,增加运动耐力,但不能使所有患者的 FEV_1 得到改善。与口服药物相比,吸入剂的不良反应小,因此多首选吸入治疗。联合应用不同作用机制与作用时间的药物可以增强支气管舒张作用,减少不良反应。联合应用 β_2 受体激动剂、抗胆碱药物和/或茶碱,可以进一步改善患者的肺功能与健康状况。①β_2 受体激动剂:主要有沙丁胺醇和特布他林等,为短效定量雾化吸入剂,数分钟内起效,15~30 分钟达到峰值,疗效持续 4~5 小时,每次剂量 100~200 μg(每喷 100 μg),24 小时内不超过 12 喷。主要用于缓解症状,按需使用。福莫特罗为长效定量吸入剂,作用持续 12 小时以上,较短效 β_2 受体激动剂更有效且使用方便,吸入福莫特罗后 1~3 分钟起效,常用剂量为4.5~9 μg,每天 2 次。茚达特罗是一种新型长效 β_2 受体激动剂,2012 年 7 月已在我国批准上市,该药起效快,支气管舒张作用长达 24 小时,每天 1 次吸入 150 μg 或 300 μg 可以明显改善肺功能和呼吸困难症状。②抗胆碱药:短效制剂有异丙托溴铵气雾剂,定量吸入,起效较沙丁胺醇等短效 β_2 受体激动剂慢,但其持续时间长,30~90 分钟达最大效果,可维持 6~8 小时,使用剂量为40~80 μg(每喷 20 μg),每天 3~4 次,不良反应小。噻托溴铵是长效抗胆碱药,可以选择性作用于 M_1 和 M_2 受体,作用长达 24 小时,吸入剂量为 18 μg,每天 1 次。③茶碱类药物:茶碱缓释或控释片,0.2 g,每 12 小时 1 次;氨茶碱 0.1 g,每天 3 次。

激素:对高风险 COPD 患者(C 组和 D 组患者),长期吸入激素与长效 β₂ 受体激动剂的联合制剂可增加运动耐量、减少急性加重发作频率、提高生活质量。目前常用剂型有氟地卡松/沙美特罗、布地奈德/福莫特罗。不推荐对 COPD 患者采用长期口服激素及单一吸入激素治疗。

祛痰药:常用药物有盐酸氨溴索 30 mg,每天 3 次,N-乙酰半胱氨酸 0.2 g,每天 3 次,或羧甲司坦 0.5 g,每天 3 次。

中医治疗:某些中药具有祛痰、支气管舒张和免疫调节等作用,可用于 COPD 治疗。

(3)氧疗:长期氧疗的目的是使患者在静息状态下达到 PaO₂≥8.0 kPa(60 mmHg)和/或使 SaO₂ 升至 90%。COPD 稳定期患者进行长期家庭氧疗(LTOT),可以提高有慢性呼吸衰竭患者的生存率,对血流动力学、血液学特征、运动能力、肺生理和精神状态都会产生有益的影响。LTOT 应在极重度 COPD 患者中应用,具体指征:①PaO₂≤7.3 kPa(55 mmHg)或 SaO₂≤88%,有或无高碳酸血症;②PaO₂ 为 7.3～8.0 kPa(55～60 mmHg)或 SaO₂<89%,并有肺动脉高压、心力衰竭水肿或红细胞增多症(血细胞比容>0.55)。LTOT 一般是经鼻导管吸入氧气,流量 1.0～2.0 L/min,每天吸氧持续时间>15 小时。

(4)通气支持:无创通气已广泛用于极重度 COPD 稳定期患者。无创通气联合长期氧疗对某些患者,尤其是在日间有明显高碳酸血症的患者或许有一定益处。无创通气可以改善生存率但不能改善生命质量。COPD 合并阻塞性睡眠呼吸暂停综合征的患者,应用持续正压通气在改善生存率和住院率方面有明确益处。

(5)康复治疗:康复治疗对进行性气流受限、严重呼吸困难而很少活动的 COPD 患者,可以改善其活动能力,提高生命质量。康复治疗包括呼吸生理治疗、肌肉训练、营养支持、精神治疗和教育等多方面措施。

(6)其他措施:①免疫调节剂,该类药物对降低 COPD 急性加重的严重程度可能具有一定作用,但尚未得到确证,不推荐作为常规使用;②疫苗,流感(流感)疫苗有灭活疫苗和减毒活疫苗,应根据每年预测的流感病毒种类制备,该疫苗可降低 COPD 患者的严重程度和病死率,可每年接种 1 次(秋季)或 2 次(秋、冬季)。肺炎链球菌疫苗含有 23 种肺炎链球菌荚膜多糖,虽已用于 COPD 患者,但尚缺乏有力的临床观察资料。

(二)COPD 急性加重期的处理

COPD 急性加重的治疗目标为最小化本次急性加重的影响,预防再次急性加重的发生。根据急性加重期的原因和病情严重程度,决定患者院外治疗或住院治疗。多数患者可以使用支气管舒张剂、激素和抗生素在院外治疗。COPD 急性加重可以预防,减少急性加重及住院次数的措施有戒烟、接种流感和肺炎疫苗、掌握吸入装置用法等与治疗有关的知识、吸入长效支气管舒张剂或联合应用吸入激素、使用 PDE-4 抑制剂。

1.院外治疗

COPD 急性加重早期、病情较轻的患者可以在院外治疗,但需注意病情变化,及时决定送医院治疗的时机。院外治疗包括适当增加以往所用支气管舒张剂的剂量及频度,单一吸入短效 β₂ 受体激动剂或联合应用吸入短效 β₂ 受体激动剂和短效抗胆碱药物。对较严重的病例可给予较大剂量雾化治疗数天,如沙丁胺醇 2 500 μg,异丙托溴铵 500 μg,或沙丁胺醇 1 000 μg 加用异丙托溴铵 250～500 μg 雾化吸入,每天 2～4 次。症状较重及有频繁急性加重史的患者除使用支气管舒张剂外,还可考虑口服激素,泼尼松龙 30～40 mg/d,连用 10～14 天,也可用激素联合

SABA 雾化吸入治疗。COPD 症状加重,特别是有脓性痰液时应积极给予抗生素治疗。抗生素的选择应依据患者急性加重的严重程度及常见的致病菌,结合患者所在地区致病菌及耐药菌的流行情况,选择敏感的抗生素,疗程为 5~10 天。

2.住院治疗

病情严重的 COPD 急性加重患者需要住院治疗,到医院就医或住院治疗的指征:①症状明显加重,如突然出现静息状况下呼吸困难;②重度 COPD;③出现新的体征或原有体征加重(如发绀、意识改变和外周水肿);④有严重的伴随疾病(如心力衰竭或新近发生的心律失常);⑤初始治疗方案失败;⑥高龄;⑦诊断不明确;⑧院外治疗无效或条件欠佳。

COPD 急性加重患者收入 ICU 的指征:①严重呼吸困难且对初始治疗反应不佳;②意识障碍(如嗜睡、昏迷等);③经氧疗和无创机械通气低氧血症[PaO_2<6.7 kPa(50 mmHg)]仍持续或呈进行性恶化,和/或高碳酸血症[$PaCO_2$>9.3 kPa(70 mmHg)]无缓解甚至恶化,和/或严重呼吸性酸中毒(pH<7.30)无缓解,甚至恶化。

(1)低流量吸氧:氧流量调节以改善患者的低氧血症、保证 88%~92%氧饱和度为目标,氧疗 30 分钟后应进行动脉血气分析,以确定氧合满意而无二氧化碳潴留或酸中毒。

(2)抗菌药物:抗菌药物治疗的指征如下。①呼吸困难加重、痰量增加和脓性痰是 3 个必要症状;②脓性痰在内的 2 个必要症状;③需要有创或无创机械通气治疗。临床上应用何种类型的抗菌药物要根据当地细菌耐药情况选择,对于反复发生急性加重、严重气流受限和/或需要机械通气的患者应进行痰培养。药物治疗途径(口服或静脉给药)取决于患者的进食能力和抗菌药物的药代动力学特点,最好给予口服治疗。呼吸困难改善和脓痰减少提示治疗有效。抗菌药物的治疗疗程为 5~10 天。

临床上选择抗生素要考虑有无铜绿假单胞菌感染的危险因素:①近期住院史;②经常(>4 次/年)或近期(近 3 个月内)抗菌药物应用史;③病情严重(FEV_1占预计值%<30%);④应用口服类固醇激素(近 2 周服用泼尼松>10 mg/d)。

初始抗菌治疗的建议:①对无铜绿假单胞菌危险因素者,主要依据急性加重严重程度、当地耐药状况、费用和潜在的依从性选择药物,病情较轻者推荐使用青霉素、阿莫西林加或不加用克拉维酸、大环内酯类、氟喹诺酮类、第 1 代或第 2 代头孢菌素类抗生素,一般可口服给药,病情较重者可用 β 内酰胺类/酶抑制剂、第 2 代头孢菌素类、氟喹诺酮类和第 3 代头孢菌素类;②有铜绿假单胞菌危险因素者如能口服,则可选用环丙沙星,需要静脉用药时可选择环丙沙星、抗铜绿假单胞菌的 β 内酰胺类,不加或加用酶抑制剂,同时可加用氨基糖苷类药物;③应根据患者病情的严重程度和临床状况是否稳定选择使用口服或静脉用药,静脉用药 3 天以上,如病情稳定可以改为口服。

(3)支气管舒张剂:药物同稳定期。短效支气管舒张剂雾化吸入治疗较适用于 COPD 急性加重期的治疗,对于病情较严重者可考虑静脉滴注茶碱类药物。联合用药的支气管舒张作用更强。

(4)激素:住院的 COPD 急性加重患者宜在应用支气管舒张剂基础上,口服或静脉滴注激素,激素剂量要权衡疗效及安全性,建议口服泼尼松 30~40 mg/d,连续用 10 天后停药,对个别患者视情况逐渐减量停药;也可以静脉给予甲泼尼龙 40~80 mg,每天 1 次,3 天后改为口服。

(5)辅助治疗:在监测出入量和血电解质的情况下适当补充液体和电解质,注意维持液体和电解质平衡,注意补充营养,对不能进食者需经胃肠补充要素饮食或给予静脉高营养;对卧床、红细胞增多症或脱水的患者,无论是否有血栓栓塞性疾病史,均需考虑使用肝素或低分子肝素抗凝治疗。此外,还应注意痰液引流,积极排痰治疗(如刺激咳嗽、叩击胸部、体位引流和湿化气道等),识别及治疗合并症(如冠状动脉粥样硬化、糖尿病和高血压等)及其并发症(如休克、弥散性血管内凝血和上消化道出血等)。

(6)机械通气:可通过无创或有创方式实施机械通气,在此条件下,通过药物治疗消除 COPD 急性加重的原因,使急性呼吸衰竭得到逆转。进行机械通气的患者应有动脉血气监测。①无创通气:COPD 急性加重期患者应用无创通气可降低 $PaCO_2$,降低呼吸频率、呼吸困难程度,减少呼吸机相关肺炎等并发症和住院时间,更重要的是降低病死率和插管率。适应证为具有下列至少 1 项:呼吸性酸中毒[动脉血 pH≤7.35 和/或 $PaCO_2$≥6.0 kPa(45 mmHg)];严重呼吸困难且具有呼吸肌疲劳或呼吸功增加的临床征象,或两者皆存在,如使用辅助呼吸肌、腹部矛盾运动或肋间隙凹陷。禁忌证(符合下列条件之一)有呼吸抑制或停止;心血管系统功能不稳定(低血压、心律失常和心肌梗死);嗜睡、意识障碍或患者不合作;易发生误吸(吞咽反射异常、严重上消化道出血);痰液黏稠或有大量气道分泌物;近期曾行面部或胃食管手术;头面部外伤,固有的鼻咽部异常;极度肥胖;严重胃肠胀气。②有创通气:在积极的药物和无创通气治疗后,患者的呼吸衰竭仍进行性恶化,出现危及生命的酸碱失衡和/或意识改变时,宜用有创机械通气治疗,待病情好转后,可根据情况采用无创通气进行序贯治疗,具体应用指征有不能耐受无创通气,或无创通气失败,或存在使用无创通气的禁忌证;呼吸或心搏骤停;呼吸暂停导致意识丧失或窒息;意识模糊、镇静无效的精神运动性躁动;严重误吸;持续性气道分泌物排出困难;心率<50 次/分且反应迟钝;严重的血流动力学不稳定,补液和血管活性药无效;严重的室性心律失常;危及生命的低氧血症,且患者不能耐受无创通气。在决定终末期 COPD 患者是否使用机械通气时,还需充分考虑到病情好转的可能性,患者本人及家属的意愿,以及强化治疗条件是否许可。使用最广泛的 3 种通气模式包括同步间歇指令通气(SIMV)、压力支持通气(PSV)和 SIMV 与 PSV 联合模式。由于 COPD 患者广泛存在内源性呼气末正压,导致吸气功耗增加和人机不协调,因此,可常规加用适度的外源性呼气末正压,压力为内源性呼气末正压的 70%～80%。

(方　恒)

第十二节　重症肺炎

肺炎是指终末气道、肺泡和肺间质的炎症,可由病原微生物、理化因素、免疫损伤、过敏及药物所致。细菌性肺炎是最常见的肺炎,也是最常见的感染性疾病之一。

目前肺炎按患病环境分成社区获得性肺炎(community-acquired pneumonia,CAP)和医院获得性肺炎(hospital-acquired pneumonia,HAP),CAP 是指在医院外罹患的感染性肺实质炎症,包括具有明确潜伏期的病原体感染而在入院后平均潜伏期内发病的肺炎。HAP 也称医院内肺炎(nosocomial pneumonia,NP),是指患者入院时不存在,也不处于潜伏期,而于入院 48 小时后在医院(包括老年护理院、康复院等)内发生的肺炎。HAP 还包括呼吸机相关性肺炎(ventilator associated pneumonia,VAP)和卫生保健相关性肺炎(healthcare associated pneumonia,HCAP)。CAP 和 HAP 年发病率分别约为12/1 000 人口和5/1 000～10/1 000 住院患者,近年发病率有增加的趋势。肺炎病死率门诊肺炎患者<1%,住院患者平均为 12%,入住重症监护病室(ICU)者约 40%。发病率和

病死率高的原因与社会人口老龄化、吸烟、伴有基础疾病和免疫功能低下有关,如慢性阻塞性肺疾病、心力衰竭、肿瘤、糖尿病、尿毒症、神经疾病、药瘾、嗜酒、艾滋病、久病体衰、大型手术、应用免疫抑制剂和器官移植等。此外,也与病原体变迁、耐药菌增加、HAP 发病率增加、病原学诊断困难、不合理使用抗生素和部分人群贫困化加剧等有关。

重症肺炎至今仍无普遍认同的定义,需入住 ICU 者可认为是重症肺炎。目前一般认为,如果肺炎患者的病情严重到需要通气支持(急性呼吸衰竭、严重气体交换障碍伴高碳酸血症或持续低氧血症)、循环支持(血流动力学障碍、外周低灌注)及加强监护治疗(肺炎引起的脓毒症或基础疾病所致的其他器官功能障碍)时可称为重症肺炎。

一、病因和发病机制

正常的呼吸道免疫防御机制(支气管内黏液-纤毛运载系统、肺泡巨噬细胞等细胞防御的完整性等)使气管隆凸以下的呼吸道保持无菌。是否发生肺炎决定于两个因素:病原体和宿主因素。如果病原体数量多,毒力强和/或宿主呼吸道局部和全身免疫防御系统损害,即可发生肺炎。病原体可通过下列途径引起社区获得性肺炎:①空气吸入。②血行播散。③邻近感染部位蔓延。④上呼吸道定植菌的误吸。医院获得性肺炎还可通过误吸胃肠道的定植菌(胃食管反流)和通过人工气道吸入环境中的致病菌引起。病原体直接抵达下呼吸道后,滋生繁殖,引起肺泡毛细血管充血、水肿,肺泡内纤维蛋白渗出及细胞浸润。

二、诊断

(一)临床表现特点

1.社区获得性肺炎

(1)新近出现的咳嗽、咳痰或原有呼吸道疾病症状加重,并出现脓性痰,伴或不伴胸痛。

(2)发热。

(3)肺实变体征和/或闻及湿啰音。

(4)白细胞计数$>10\times10^9$/L 或$<4\times10^9$/L,伴或不伴细胞核左移。

(5)胸部 X 线检查显示片状、斑片状浸润性阴影或间质性改变,伴或不伴胸腔积液。

以上 1~4 项中任何 1 项加第 5 项,除外非感染性疾病可做出诊断。CAP 常见病原体为肺炎链球菌、支原体、衣原体、流感嗜血杆菌和呼吸病毒(甲、乙型流感病毒,腺病毒、呼吸道合胞病毒和副流感病毒)等。

2.医院获得性肺炎

住院患者 X 射线检查出现新的或进展的肺部浸润影加上下列 3 个临床症候中的 2 个或以上可以诊断为肺炎:①发热超过 38 ℃。②血白细胞增多或减少。③脓性气道分泌物。

HAP 的临床表现、实验室和影像学检查特异性低,应注意与肺不张、心力衰竭和肺水肿、基础疾病肺侵犯、药物性肺损伤、肺栓塞和急性呼吸窘迫综合征等相鉴别。无感染高危因素患者的常见病原体依次为肺炎链球菌、流感嗜血杆菌、金黄色葡萄球菌、大肠埃希菌、克雷伯杆菌肺炎等;有感染高危因素患者为金黄色葡萄球菌、铜绿假单胞菌、肠杆菌属、克雷伯杆菌肺炎等。

(二)重症肺炎的诊断标准

不同国家制订的重症肺炎的诊断标准有所不同,各有优缺点,但一般均注重对客观生命体征、肺部病变范围、器官灌注和氧合状态的评估,临床医师可根据具体情况选用。以下列出目前常用的几项诊断标准。

1.中华医学会呼吸病学分会颁布的重症肺炎诊断标准

（1）意识障碍。

（2）呼吸频率≥30次/分。

（3）PaO_2<8.0 kPa(60 mmHg)、氧合指数(PaO_2/FiO_2)<40.0 kPa(300 mmHg)，需行机械通气治疗。

（4）动脉收缩压<12.0 kPa(90 mmHg)。

（5）并发脓毒性休克。

（6）胸部X线片显示双侧或多肺叶受累，或入院48小时内病变扩大≥50%。

（7）少尿：尿量<20 mL/h，或<80 mL/4 h，或急性肾衰竭需要透析治疗。

符合1项或以上者可诊断为重症肺炎。

2.美国感染病学会(IDSA)和美国胸科学会(ATS)修订的诊断标准

具有1项主要标准或3项或以上次要标准可认为是重症肺炎，需要入住ICU。

（1）主要标准：①需要有创通气治疗。②脓毒性休克需要血管收缩剂。

（2）次要标准：①呼吸频率≥30次/分。②PaO_2/FiO_2≤250。③多叶肺浸润。④意识障碍/定向障碍。⑤尿毒症(BUN≥7.14 mmol/L)。⑥白细胞计数减少（白细胞计数<$4×10^9$/L)。⑦血小板计数减少（血小板计数<$10×10^9$/L)。⑧低体温(<36 ℃)。⑨低血压需要紧急的液体复苏。

说明：①其他指标也可认为是次要标准，包括低血糖（非糖尿病患者）、急性酒精中毒/酒精戒断、低钠血症、不能解释的代谢性酸中毒或乳酸升高、肝硬化或无脾。②需要无创通气也可等同于次要标准的①和②。③白细胞计数减少仅系感染引起。

（三）严重度评价

评价肺炎病情的严重程度对于决定在门诊或入院治疗甚或ICU治疗至关重要。肺炎临床的严重性决定于3个主要因素：局部炎症程度，肺部炎症的播散和全身炎症反应。除此之外，患者如有下列其他危险因素会增加肺炎的严重度和死亡危险。

1.病史

年龄>65岁；存在基础疾病或相关因素，如慢性阻塞性肺疾病（慢性阻塞性肺疾病）、糖尿病、充血性心力衰竭、慢性肾功能不全、慢性肝病、一年内住过院、疑有误吸、神志异常、脾切除术后状态、长期嗜酒或营养不良。

2.体征

呼吸频率>30次/分；脉搏≥120次/分；血压<12.0/8.0 kPa(90/60 mmHg)；体温≥40 ℃或≤35 ℃；意识障碍；存在肺外感染病灶如败血症、脑膜炎。

3.实验室和影像学异常

白细胞计数>$20×10^9$/L或<$4×10^9$/L，或中性粒细胞计数<$1×10^9$/L；呼吸空气时PaO_2<8.0 kPa(60 mmHg)、PaO_2/FiO_2<40.0 kPa(300 mmHg)，或$PaCO_2$>6.7 kPa(50 mmHg)；血肌酐>106 μmol/L或BUN>7.1 mmol/L；血红蛋白<90 g/L或者血细胞比容<30%；血浆清蛋白<25 g/L；败血症或弥漫性血管内凝血（弥漫性血管内凝血）的证据，如血培养阳性、代谢性酸中毒、凝血酶原时间和部分凝血活酶时间延长、血小板计数减少；胸部X线片病变累及一个肺叶以上、出现空洞、病灶迅速扩散或出现胸腔积液。

为使临床医师更精确地做出入院或门诊治疗的决策,近几年用评分方法作为定量的方法在临床上得到了广泛的应用。PORT(肺炎患者预后研究小组,pneumonia outcomes research team)评分系统(表 3-11)是目前常用的评价社区获得性肺炎(community acquired pneumonia, CAP)严重度及判断是否必须住院的评价方法,其也可用于预测 CAP 患者的病死率。其预测死亡风险分级如下:1~2 级,≤70 分,病死率 0.1%~0.6%;3 级,71~90 分,病死率 0.9%;4 级, 91~130 分,病死率 9.3%;5 级,>130 分,病死率 27.0%。PORT 评分系统因可以避免过度评价肺炎的严重度而被推荐使用,即其可保证一些没必要住院的患者在院外治疗。

表 3-11 PORT 评分系统

患者特征	分值	患者特征	分值	患者特征	分值
年龄		脑血管疾病	10	实验室和放射学检查	
男性	−10	肾脏疾病	10	pH<7.35	30
女性	+10	体格检查		BUN>11 mmol/L(>30 mg/dL)	20
住护理院	+10	神志改变	20	Na^+<130 mmol/L	20
并存疾病		呼吸频率>30 次/分	20	葡萄糖>14 mmol/L(>250 mg/dL)	10
肿瘤性疾病	30	收缩血压<12.0 kPa(90 mmHg)	20	血细胞比容<30%	10
肝脏疾病	20	体温<35 ℃或>40 ℃	15	PaO_2<8.0 kPa(60 mmHg)	10
充血性心力衰竭	10	脉率>12 次/分	10	胸腔积液	10

为避免评价 CAP 肺炎患者的严重度不足,可使用改良的 BTS 重症肺炎标准:呼吸频率≥30 次/分,舒张压≤8.0 kPa(60 mmHg),BUN>6.8 mmol/L,意识障碍。四个因素中存在两个可确定患者的死亡风险更高。此标准因简单易用,且能较准确地确定 CAP 的预后而被广泛应用。

临床肺部感染积分(clinical pulmonary infection score,CPIS)(表 3-12)则主要用于医院获得性肺炎(hospital acquired pneumonia,HAP)包括呼吸机相关性肺炎(ventilator-associated pneumonia,VAP)的诊断和严重度判断,也可用于监测治疗效果。此积分从 0~12 分,积分 6 分时一般认为有肺炎。

表 3-12 临床肺部感染积分评分表

参数	标准	分值
体温	≥36.5 ℃,≤38.4 ℃	0
	≥38.5~38.9 ℃	1
	≥39 ℃,或≤36 ℃	2
白细胞计数(×10⁹)	≥4.0,≤11.0	0
	<4.0,>11.0	1
	杆状核白细胞	2
气管分泌物	<14+吸引	0
	≥14+吸引	1
	脓性分泌物	2

续表

参数	标准	分值
氧合指数(PaO_2/FiO_2)	＞240 或急性呼吸窘迫综合征	0
	≤240	2
胸部 X 线	无渗出	0
	弥漫性渗出	1
	局部渗出	2
半定量气管吸出物培养 (0,1＋,2＋,3＋)	病原菌≤1＋或无生长	0
	病原菌≥1＋	1
	革兰染色发现与培养相同的病原菌	2

三、治疗

(一)临床监测

1.体征监测

监测重症肺炎的体征是一项简单、易行和有效的方法,患者往往有呼吸频率和心率加快、发绀、肺部病变部位湿啰音等。目前多数指南都把呼吸频率加快(≥30 次/分)作为重症肺炎诊断的主要或次要标准。意识状态也是监测的重点,神志模糊、意识不清或昏迷提示重症肺炎可能性。

2.氧合状态和代谢监测

PaO_2、PaO_2/FiO_2、pH、混合静脉血氧分压(PvO_2)、胃张力测定、血乳酸测定等都可对患者的氧合状态进行评估。单次的动脉血气分析一般仅反映患者瞬间的氧合情况;重症患者或有病情明显变化者应进行系列血气分析或持续动脉血气监测。

3.胸部影像学监测

重症肺炎患者应进行系列胸部 X 线片监测,主要目的是及时了解患者的肺部病变是进展还是好转,是否合并有胸腔积液、气胸,是否发展为肺脓肿、急性呼吸窘迫综合征等。检查的频度应根据患者的病情而定,如要了解病变短期内是否增大,一般每 48 小时进行一次检查评价;如患者临床情况突然恶化(呼吸窘迫、严重低氧血症等),在不能除外合并气胸或进展至 ARDS 时,应短期内复查;而当患者病情明显好转及稳定时,一般可 10～14 天后复查。

4.血流动力学监测

重症肺炎患者常伴有脓毒症,可引起血流动力学的改变,故应密切监测患者的血压和尿量。这 2 项指标比较简单、易行,且非常可靠,应作为常规监测的指标。中心静脉压的监测可用于指导临床补液量和补液速度。部分重症肺炎患者可并发中毒性心肌炎或 ARDS,如临床上难于区分时应考虑行漂浮导管检查。

5.器官功能监测

器官功能监测包括脑功能、心功能、肾功能、胃肠功能、血液系统功能等,进行相应的血液生化和功能检查。一旦发现异常,要积极处理,注意防止多器官功能障碍综合征(multiple organ dysfunction syndrome,MODS)的发生。

6.血液监测

血液监测包括外周血白细胞计数、C反应蛋白、降钙素原、血培养等。

(二)抗生素治疗

经验性联合应用抗生素治疗重症肺炎的理论依据是联合应用能够覆盖可能的微生物并预防耐药的发生。对于铜绿假单胞菌肺炎，联合β内酰胺类和氨基糖苷类具有潜在的协同作用，优于单药治疗；然而氨基糖苷类抗生素的抗菌谱窄，毒性大，特别是对于老年患者，其肾损害的发生率比较高。临床应用氨基糖苷类时要注意其为浓度依赖性抗生素，一般要用足够剂量、提高峰药浓度以提高疗效，同时也应避免与毒性相关的谷浓度的升高。在监测药物的峰浓度时，庆大霉素和妥布霉素>7 μg/mL，或阿米卡星>28 μg/mL的效果较好。氨基糖苷类的另一个不足是对支气管分泌物的渗透性较差，仅能达到血药浓度的40%。此外，肺炎患者的支气管分泌物pH较低，在这种环境下许多抗生素活性都降低。因此，有时联合应用氨基糖苷类抗生素并不能增加疗效，反而增加了肾毒性。

目前对于重症肺炎，抗生素的单药治疗也已得到临床医师的重视。新的头孢菌素、碳青霉烯类、其他β内酰胺类和氟喹诺酮类抗生素由于抗菌效力强、广谱，并且耐细菌β内酰胺酶，故可用于单药治疗。即使对于重症HAP，只要不是耐多药的病原体，如铜绿假单胞菌、不动杆菌和耐甲氧西林金黄色葡萄球菌（MRSA）等，仍可考虑抗生素的单药治疗。对重症VAP有效的抗生素一般包括亚胺培南、美罗培南、头孢吡肟和哌拉西林/他唑巴坦。对于重症肺炎患者来说，临床上的初始治疗常联用多种抗生素，在获得细菌培养结果后，如果没有高度耐药的病原体就可以考虑转为针对性的单药治疗。

临床上一般认为不适合单药治疗的情况包括以下几种：①可能感染革兰阳性、革兰阴性菌和非典型病原体的重症CAP。②怀疑铜绿假单胞菌或克雷伯杆菌肺炎的菌血症。③可能是金黄色葡萄球菌和铜绿假单胞菌感染的HAP。第三代头孢菌素不应用于单药治疗，因其在治疗中易诱导肠杆菌属细菌产生β内酰胺酶而导致耐药发生。

对于重症VAP患者，如果为高度耐药病原体所致的感染则联合治疗是必要的。目前有3种联合用药方案：①β内酰胺类联合氨基糖苷类，在抗铜绿假单胞菌上有协同作用，但也应注意前面提到的氨基糖苷类的毒性作用。②2个β内酰胺类联合使用，因这种用法会诱导出对两种药同时耐药的细菌，故虽然有过成功治疗的报道，仍不推荐使用。③β内酰胺类联合氟喹诺酮类，虽然没有抗菌协同作用，但也没有潜在的拮抗作用；氟喹诺酮类对呼吸道分泌物穿透性很好，对其疗效有潜在的正面影响。

对于铜绿假单胞菌所致的重症肺炎，联合治疗往往是必要的。抗假单胞菌的β内酰胺类抗生素包括青霉素类的哌拉西林、阿洛西林、氨苄西林、替卡西林、阿莫西林；第三代头孢菌素类的头孢他啶、头孢哌酮；第四代头孢菌素类的头孢吡肟；碳青霉烯类的亚胺培南、美罗培南；单酰胺类的氨曲南（可用于青霉素类过敏的患者）；β内酰胺类/β内酰胺酶抑制剂复合剂的替卡西林/克拉维酸钾、哌拉西林/他唑巴坦。其他的抗假单胞菌抗生素还有氟喹诺酮类和氨基糖苷类。

1.重症CAP的抗生素治疗

重症CAP患者的初始治疗应针对肺炎链球菌（包括耐药肺炎链球菌）、流感嗜血杆菌、军团菌和其他非典型病原体，在某些有危险因素的患者还有可能为肠道革兰阴性菌属包括铜绿假单胞菌的感染。无铜绿假单胞菌感染危险因素的CAP患者可使用β内酰胺类联合大环内酯类或氟喹诺酮类（如左氧氟沙星、加替沙星、莫西沙星等）。因目前为止还没有确立单药治疗重症

CAP 的方法,所以很难确定其安全性、有效性(特别是并发脑膜炎的肺炎)或用药剂量。可用于重症 CAP 并经验性覆盖耐药肺炎链球菌的 β 内酰胺类抗生素有头孢曲松、头孢噻肟、亚胺培南、美罗培南、头孢吡肟、氨苄西林/舒巴坦或哌拉西林/他唑巴坦。目前高达 40% 的肺炎链球菌对青霉素或其他抗生素耐药,其机制不是 β 内酰胺酶介导而是青霉素结合蛋白的改变。虽然不少β 内酰胺类和氟喹诺酮类抗生素对这些病原体有效,但对耐药肺炎链球菌肺炎并发脑膜炎的患者应使用万古霉素治疗。如果患者有假单胞菌感染的危险因素(如支气管扩张、长期使用抗生素、长期使用糖皮质激素类药物)应联合使用抗假单胞菌抗生素并应覆盖非典型病原体,如环丙沙星加抗假单胞菌 β 内酰胺类,或抗假单胞菌 β 内酰胺类加氨基糖苷类加大环内酯类或氟喹诺酮类。

临床上选取任何治疗方案都应根据当地抗生素耐药的情况、流行病学和细菌培养及实验室结果进行调整。关于抗生素的治疗疗程目前也很少有资料可供参考,应考虑感染的严重程度,菌血症、多器官功能衰竭、持续性全身炎症反应和损伤等。一般来说,根据疾病的严重程度和宿主免疫抑制的状态,肺炎链球菌肺炎疗程为 7~10 天,军团菌肺炎的疗程需要 14~21 天。ICU 的大多数治疗都是通过静脉途径的,但近期的研究表明只要病情稳定、没有发热,即使在危重患者,3 天静脉给药后也可转为口服治疗,即序贯或转换治疗。转换为口服治疗的药物可选择氟喹诺酮类,因其生物利用度高,口服治疗也可达到同静脉给药一样的血药浓度。

由于嗜肺军团菌在重症 CAP 的相对重要性,应特别注意其的治疗方案。虽然目前有很多体外有抗军团菌活性的药物,但在治疗效果上仍缺少前瞻性、随机对照研究的资料。回顾性的资料和长期临床经验支持使用红霉素 4 g/d 治疗住院的军团菌肺炎患者。在多肺叶病变、器官功能衰竭或严重免疫抑制的患者,在治疗的前 3~5 天应加用利福平。其他大环内酯类(克拉霉素和阿奇霉素)也有效。除上述之外可供选择的药物有氟喹诺酮类(环丙沙星、左氧氟沙星、加替沙星、莫西沙星)或多西环素。氟喹诺酮类在治疗军团菌肺炎的动物模型中特别有效。

2.重症 HAP 的抗生素治疗

HAP 应根据患者的情况和最可能的病原体而采取个体化治疗。对于早发的(住院 4 天内起病者)重症肺炎患者而没有特殊病原体感染危险因素者,应针对"常见病原体"治疗。这些病原体包括肺炎链球菌、流感嗜血杆菌、甲氧西林敏感的金黄色葡萄球菌和非耐药的革兰阴性细菌。抗生素可选择第二、三、四代头孢菌素、β 内酰胺类/β 内酰胺酶抑制剂复合剂、氟喹诺酮类或联用克林霉素和氨曲南。

对于任何时间起病、有特殊病原体感染危险因素的轻中症肺炎患者,有感染"常见病原体"和其他病原体危险者,应评估危险因素来指导治疗:如果有近期腹部手术或明确的误吸史,应注意厌氧菌,可在主要抗生素基础上加用克林霉素或单用 β 内酰胺类/β 内酰胺酶抑制剂复合剂;如果患者有昏迷或有头部创伤、肾衰竭或糖尿病史,应注意金黄色葡萄球菌感染,需针对性选择有效的抗生素;如果患者起病前使用过大剂量的糖皮质激素类药物,或近期有抗生素使用史,或长期 ICU 住院史,即使患者的 HAP 并不严重,也应经验性治疗耐药病原体。治疗方法是联用两种抗假单胞菌抗生素,如果气管抽吸物革兰染色见阳性球菌还需加用万古霉素(或可使用利奈唑胺或奎奴普丁/达福普汀)。所有的患者,特别是气管插管的 ICU 患者,经验性用药必须持续到痰培养结果出来之后。如果无铜绿假单胞菌或其他耐药革兰阴性细菌感染,则可根据药物敏感试验情况使用单一药物治疗。非耐药病原体的重症 HAP 患者可用任何以下单一药物治疗:亚胺培南、美罗培南、哌拉西林/他唑巴坦或头孢吡肟。

ICU 中 HAP 的治疗也应根据当地抗生素敏感情况,以及当地经验和对某些抗生素的偏爱而调整。每个 ICU 都有它自己的微生物药物敏感试验情况,而且这种情况随时间而变化,因而有必要经常更新经验用药的策略。经验用药中另一个需要考虑的是"抗生素轮换"策略,它是指标准经验治疗过程中有意更改抗生素使细菌暴露于不同的抗生素从而减少抗生素耐药的选择性压力,达到减少耐药病原体感染发生率的目的。"抗生素轮换"策略目前仍在研究之中,还有不少问题未能明确,包括每个用药循环应该持续多久?应用什么药物进行循环?这种方法在内科和外科患者的有效性分别有多高?循环药物是否应该针对革兰阳性细菌同时也针对革兰阴性细菌等。

在某些患者中,雾化吸入这种局部治疗可用以弥补全身用药的不足。氨基糖苷类雾化吸入可能有一定的益处,但只用于革兰阴性细菌肺炎全身治疗无效者。多黏菌素雾化吸入也可用于耐药铜绿假单胞菌的感染。

对于初始经验治疗失败的患者,应该考虑其他感染性或非感染性的诊断,包括肺曲霉感染。对持续发热并有持续或进展性肺部浸润的患者可经验性使用两性霉素 B。虽然传统上应使用开放肺活检来确定其最终诊断,但临床上是否活检仍应个体化。临床上还应注意其他的非感染性肺部浸润的可能性。

(三)支持治疗

支持治疗主要包括液体补充、血流动力学、通气和营养支持,起到稳定患者状态的作用,而更直接的治疗仍需要针对患者的基础病因。流行病学证据显示营养不良影响肺炎的发病和危重患者的预后。同样,临床资料也支持肠内营养可以预防肺炎的发生,特别是对于创伤的患者。对于严重脓毒症和多器官功能衰竭的分解代谢旺盛的重症肺炎患者,在起病 48 小时后应开始经肠内途径进行营养支持,一般把导管插入到空肠进行喂养以避免误吸;如果使用胃内喂养,最好是维持患者半卧体位以减少误吸的风险。

(四)胸部理疗

拍背、体位引流和振动可以促进黏痰排出的效果尚未被证实。胸部理疗广泛应用的局限在于:①其有效性未被证实,特别是不能减少患者的住院时间。②费用高,需要专人使用。③有时引起 PaO_2 的下降。目前的经验是胸部理疗对于脓痰过多(>30 mL/d)或严重呼吸肌疲劳不能有效咳嗽的患者是最为有用的,如对囊性纤维化、慢性阻塞性肺疾病和支气管扩张的患者。

使用自动化病床的侧翻疗法,有时加以振动叩击,是一种有效地预防外科创伤及内科患者肺炎的方法,但其地位仍不确切。

(五)促进痰液排出

雾化和湿化可降低痰的黏度,因而可改善不能有效咳嗽患者的排痰,然而雾化产生的大多水蒸气都沉积在上呼吸道并引起咳嗽,一般并不影响痰的流体特性。目前很少有数据支持湿化能特异性地促进细菌清除或肺炎吸收的观点。乙酰半胱氨酸能破坏痰液的二硫键,有时也用于肺炎患者的治疗,但由于其刺激性因而在临床应用上受到一定限制。痰中的 DNA 增加了痰液黏度,重组的 DNA 酶能裂解 DNA,已证实在囊性纤维化患者中有助于改善症状和肺功能,但对肺炎患者其价值尚未被证实。支气管舒张药也能促进黏液排出和纤毛运动频率,对慢性阻塞性肺疾病合并肺炎的患者有效。

(方　恒)

第十三节 重 症 哮 喘

支气管哮喘(简称哮喘)是常见的慢性呼吸道疾病之一,近年来其患病率在全球范围内有逐年增加的趋势,参照全球哮喘防治创议(GINA)和我国支气管哮喘防治指南,将定义重新修订为哮喘是由多种细胞包括气道的炎性细胞和结构细胞(如嗜酸性粒细胞、肥大细胞、T细胞、中性粒细胞、平滑肌细胞、气道上皮细胞等)和细胞组分参与的气道慢性炎症性疾病。这种慢性炎症导致气道高反应性,通常出现广泛多变的可逆性气流受限,并引起反复发作性的喘息、气急、胸闷或咳嗽等症状,常在夜间和/或清晨发作、加剧,多数患者可自行缓解或经治疗缓解。如果哮喘急性发作,虽经积极吸入糖皮质激素类药物($\leqslant 1\ 000\ \mu g/d$)和应用长效 β_2 受体激动剂或茶碱类药物治疗数小时,病情不缓解或继续恶化;或哮喘呈暴发性发作,哮喘发作后短时间内即进入危重状态,则称为重症哮喘。如病情不能得到有效控制,可迅速发展为呼吸衰竭而危及生命,故需住院治疗。

一、病因和发病机制

(一)病因
重症哮喘的病因还不十分清楚,目前认为同时受遗传因素和环境因素的双重影响。

(二)发病机制
重症哮喘的发病机制不完全清楚,可能是免疫-炎症反应、神经机制和气道高反应性及其之间的相互作用。重症哮喘目前已经基本明确的发病因素主要有以下几种。

1.诱发因素的持续存在

诱发因素的持续存在使机体持续地产生抗原-抗体反应,发生气道炎症、气道高反应性和支气管痉挛,在此基础上,支气管黏膜充血水肿、大量黏液分泌并形成黏液栓,阻塞气道。

2.呼吸道感染

细菌、病毒及支原体等的感染可引起支气管黏膜充血肿胀及分泌物增加,加重气道阻塞;某些微生物及其代谢产物还可以作为抗原引起免疫—炎症反应,使气道高反应性加重。

3.糖皮质激素类药物使用不当

长期使用糖皮质激素类药物常常伴有下丘脑-垂体-肾上腺皮质轴功能抑制,突然减量或停用,可造成体内糖皮质激素类药物水平的突然降低,造成哮喘的恶化。

4.脱水、痰液黏稠、电解质紊乱

哮喘急性发作时,呼吸道丢失水分增加、多汗造成机体脱水,痰液黏稠不易咳出而阻塞大小气道,加重呼吸困难,同时由于低氧血症可使无氧酵解增加,酸性代谢产物增加,合并代谢性酸中毒,使病情进一步加重。

5.精神心理因素

许多学者提出心理社会因素通过对中枢神经、内分泌和免疫系统的作用而导致哮喘发作,是使支气管哮喘发病率和死亡率升高的一个重要因素。

二、病理生理

重症哮喘的支气管黏膜充血水肿、分泌物增多甚至形成黏液栓及气道平滑肌的痉挛导致呼吸道阻力在吸气和呼气时均明显升高,小气道阻塞,肺泡过度充气,肺内残气量增加,加重吸气肌肉的负荷,降低肺的顺应性,内源性呼气末正压(呼气末正压 i)增大,导致吸气功耗增大。小气道阻塞,肺泡过度充气,相应区域毛细血管的灌注减低,引起肺泡通气/血流(V/Q)比例的失调,患者常出现低氧血症,多数患者表现为过度通气,通常 $PaCO_2$ 降低,若 $PaCO_2$ 正常或升高,应警惕呼吸衰竭的可能性或是否已经发生了呼吸衰竭。重症哮喘患者,若气道阻塞不迅速解除,潮气量将进行性下降,最终将会发生呼吸衰竭。哮喘发作持续不缓解,也可能出现血液循环的紊乱。

三、临床表现

(一)症状

重症哮喘患者常出现极度严重的呼气性呼吸困难、被迫采取坐位或端坐呼吸,干咳或咳大量白色泡沫痰,不能讲话、紧张、焦虑、恐惧、大汗淋漓。

(二)体征

患者常出现呼吸浅快,呼吸频率>30 次/分,可有三凹征,呼气期两肺满布哮鸣音,也可哮鸣音不出现,即所谓的"寂静胸",心率增快(>120 次/分),可有血压下降,部分患者出现奇脉、胸腹反常运动、意识障碍,甚至昏迷。

四、实验室检查和其他检查

(一)痰液检查

哮喘患者痰涂片显微镜下可见到较多嗜酸性粒细胞、脱落的上皮细胞。

(二)呼吸功能检查

哮喘发作时,呼气流速指标均显著下降,第 1 秒钟用力呼气容积(FEV_1)、第 1 秒钟用力呼气容积占用力肺活量比值($FEV_1/FVC\%$,即 1 秒率)及呼气峰值流速(PEF)均减少。肺容量指标可见用力肺活量减少、残气量增加、功能残气量和肺总量增加,残气占肺总量百分比增高。大多数成人哮喘患者呼气峰值流速<50%预计值则提示重症发作,呼气峰值流速<33%预计值提示危重或致命性发作,需做血气分析检查以监测病情。

(三)血气分析

由于气道阻塞且通气分布不均,通气/血流比例失衡,大多数重症哮喘患者有低氧血症,PaO_2 <8.0 kPa(60 mmHg),少数患者 PaO_2 <6.0 kPa(45 mmHg),过度通气可使 $PaCO_2$ 降低,pH 上升,表现为呼吸性碱中毒;若病情进一步发展,气道阻塞严重,可有缺氧及二氧化碳潴留,$PaCO_2$ 上升,血 pH 下降,出现呼吸性酸中毒;若缺氧明显,可合并代谢性酸中毒。$PaCO_2$ 正常往往是哮喘恶化的指标,高碳酸血症是哮喘危重的表现,需给予足够的重视。

(四)胸部 X 线检查

早期哮喘发作时可见两肺透亮度增强,呈过度充气状态,并发呼吸道感染时可见肺纹理增加及炎性浸润阴影。重症哮喘要注意气胸、纵隔气肿及肺不张等并发症的存在。

(五)心电图检查

重症哮喘患者心电图常表现为窦性心动过速、电轴右偏,偶见肺性 P 波。

五、诊断

(一)哮喘的诊断标准

(1)反复发作喘息、气急、胸闷或咳嗽,多与接触变应原、冷空气、物理、化学性刺激及病毒性上呼吸道感染、运动等有关。

(2)发作时双肺可闻及散在或弥漫性、以呼气相为主的哮鸣音,呼气相延长。

(3)上述症状和体征可经治疗缓解或自行缓解。

(4)除外其他疾病所引起的喘息、气急、胸闷和咳嗽。

(5)临床表现不典型者(如无明显喘息或体征),应至少具备以下一项试验阳性:①支气管激发试验或运动激发试验阳性。②支气管舒张试验阳性,第1秒用呼气容积增加≥12%,且第1秒用呼气容积增加绝对值≥200 mL。③呼气峰值流速日内(或2周)变异率≥20%。

符合(1)~(4)条或(4)~(5)条者,可以诊断为哮喘。

(二)哮喘的分期及分级

根据临床表现哮喘可分为急性发作期、慢性持续期和临床缓解期。急性发作是指喘息、气促、咳嗽、胸闷等症状突然发生,或原有症状急剧加重,常有呼吸困难,以呼气流量降低为其特征,常因接触变应原、刺激物或呼吸道感染诱发。哮喘急性发作时病情严重程度可分为轻度、中度、重度、危重四级(表3-13)。

表 3-13　哮喘急性发作时病情严重程度的分级

临床特点	轻度	中度	重度	危重
气短	步行、上楼时	稍事活动	休息时	
体位	可平卧	喜坐位	端坐呼吸	
谈话方式	连续成句	常有中断	仅能说出字和词	不能说话
精神状态	可有焦虑或尚安静	时有焦虑或烦躁	常有焦虑、烦躁	嗜睡、意识模糊
出汗	无	有	大汗淋漓	
呼吸频率(min)	轻度增加	增加	>30	
辅助呼吸肌活动及三凹征	常无	可有	常有	胸腹矛盾运动
哮鸣音	散在,呼气末期	响亮、弥漫	响亮、弥漫	减弱,甚至消失
脉率(/min)	<100	100~120	>120	脉率变慢或不规则
奇脉(深吸气时收缩压下降,mmHg)	无,<10	可有,10~25	常有,>25	无
使用 β_2 受体激动剂后呼气峰值流速占预计值或个人最佳值%	>80%	60%~80%	<60%或<100 L/min 或作用时间<2 小时	
PaO_2(吸空气,mmHg)	正常	≥60	<60	<60
$PaCO_2$(mmHg)	<45	≤45	>45	>45
SaO_2(吸空气,%)	>95	91~95	≤90	≤90
pH				降低

注:(mmHg)×0.133=(kPa)。

六、鉴别诊断

(一)左心衰竭引起的喘息样呼吸困难

(1)患者多有高血压、冠状动脉粥样硬化性心脏病、风湿性心脏病和二尖瓣狭窄等病史和体征。

(2)阵发性咳嗽,咳大量粉红色泡沫痰,两肺可闻及广泛的湿啰音和哮鸣音,左心界扩大,心率增快,心尖部可闻及奔马律。

(3)胸部 X 线及心电图检查符合左心病变。

(4)鉴别困难时,可雾化吸入 β_2 受体激动剂或静脉注射氨茶碱缓解症状后,进一步检查,忌用肾上腺素或吗啡,以免造成危险。

(二)慢性阻塞性肺疾病

(1)中老年人多见,起病缓慢、病程较长,多有长期吸烟或接触有害气体的病史。

(2)慢性咳嗽、咳痰,晨间咳嗽明显,气短或呼吸困难逐渐加重。有肺气肿体征,两肺可闻及湿啰音。

(3)慢性阻塞性肺疾病急性加重期和哮喘区分有时十分困难,用支气管扩张药和口服或吸入激素做治疗性试验可能有所帮助。慢性阻塞性肺疾病也可与哮喘合并同时存在。

(三)上气道阻塞

(1)呼吸道异物者有异物吸入史。

(2)中央型支气管肺癌、气管支气管结核、复发性多软骨炎等气道疾病,多有相应的临床病史。

(3)上气道阻塞一般出现吸气性呼吸困难。

(4)胸部 X 线、CT、痰液细胞学或支气管镜检查有助于诊断。

(5)平喘药物治疗效果不佳。

此外,应和变态反应性肺浸润、自发性气胸等相鉴别。

七、急诊处理

哮喘急性发作的治疗取决于发作的严重程度及对治疗的反应。对于具有哮喘相关死亡高危因素的患者,应给予高度重视。高危患者有以下几种:①曾经有过气管插管和机械通气的濒于致死性哮喘的病史。②在过去 1 年中因为哮喘而住院或看急诊。③正在使用或最近刚刚停用口服糖皮质激素类药物。④目前未使用吸入糖皮质激素类药物。⑤过分依赖速效 β_2 受体激动剂,特别是每月使用沙丁胺醇(或等效药物)超过 1 支的患者。⑥有心理疾病或社会心理问题,包括使用镇静药。⑦有对哮喘治疗不依从的历史。

(一)轻度和部分中度急性发作哮喘患者可在家庭中或社区中治疗

治疗措施主要为重复吸入速效 β_2 受体激动剂,在第 1 小时每次吸入沙丁胺醇 $100\sim200\ \mu g$ 或特布他林 $250\sim500\ \mu g$,必要时每 20 分钟重复 1 次,随后根据治疗反应,轻度调整为 3~4 小时再用 2~4 喷,中度1~2 小时用 6~10 喷。如果对吸入性 β_2 受体激动剂反应良好(呼吸困难显著缓解,呼气峰值流速占预计值>80%或个人最佳值,且疗效维持 3~4 小时),通常不需要使用其他药物。如果治疗反应不完全,尤其是在控制性治疗的基础上发生的急性发作,应尽早口服糖皮质激素类药物(泼尼龙 $0.5\sim1\ mg/kg$ 或等效剂量的其他激素),必要时到医院就诊。

(二)部分中度和所有重度急性发作均应到急诊室或医院治疗

1.联合雾化吸入 β_2 受体激动剂和抗胆碱能药物

β_2 受体激动剂通过对气道平滑肌和肥大细胞等细胞膜表面的 β_2 受体的作用,舒张气道平滑肌、减少肥大细胞脱颗粒和介质的释放等,缓解哮喘症状。重症哮喘时应重复使用速效 β_2 受体激动剂,推荐初始治疗时连续雾化给药,随后根据需要间断给药(6 次/天)。雾化吸入抗胆碱药物,如溴化异丙托品(常用剂量为 $50\sim125~\mu g$,$3\sim4$ 次/天)、溴化氧托品等可阻断节后迷走神经传出支,通过降低迷走神经张力而舒张支气管,与 β_2 受体激动剂联合使用具有协同、互补作用,能够取得更好的支气管舒张作用。

2.静脉使用糖皮质激素类药物

糖皮质激素类药物是最有效的控制气道炎症的药物,重度哮喘发作时应尽早静脉使用糖皮质激素类药物,特别是对吸入速效 β_2 受体激动剂初始治疗反应不完全或疗效不能维持者。如静脉及时给予琥珀酸氢化可的松($400\sim1~000$ mg/d)或甲泼尼龙($80\sim160$ mg/d),分次给药,待病情得到控制和缓解后,改为口服给药(如静脉使用激素 $2\sim3$ 天,继之以口服激素 $3\sim5$ 天),静脉给药和口服给药的序贯疗法有可能减少激素用量和不良反应。

3.静脉使用茶碱类药物

茶碱具有舒张支气管平滑肌作用,并具有强心、利尿、扩张冠状动脉、兴奋呼吸中枢和呼吸肌等作用。临床上在治疗重症哮喘时静脉使用茶碱作为症状缓解药,静脉注射氨茶碱[首次剂量为 $4\sim6$ mg/kg,注射速度不宜超过 0.25 mg/(kg·min),静脉滴注维持剂量为 $0.6\sim0.8$ mg/(kg·h)],茶碱可引起心律失常、血压下降,甚至死亡,其有效、安全的血药浓度范围应在 $6\sim15~\mu g$/mL,在有条件的情况下应监测其血药浓度,及时调整浓度和滴速。发热、妊娠,抗结核治疗可以降低茶碱的血药浓度;而肝疾病、充血性心力衰竭及合用西咪替丁、喹诺酮类、大环内酯类药物等可影响茶碱代谢而使其排泄减慢,增加茶碱的毒性作用,应引起重视,并酌情调整剂量。

4.静脉使用 β_2 受体激动剂

平喘作用较为迅速,但因全身不良反应的发生率较高,国内较少使用。

5.氧疗

使 $SaO_2\geq90\%$,吸氧浓度一般 30%左右,必要时增加至 50%,如有严重的呼吸性酸中毒和肺性脑病,吸氧浓度应控制在 30%以下。

6.气管插管机械通气

重度和危重哮喘急性发作经过氧疗、全身应用糖皮质激素类药物、β_2 受体激动剂等治疗,临床症状和肺功能无改善,甚至继续恶化,应及时给予机械通气治疗,其指征主要包括意识改变、呼吸肌疲劳、$PaCO_2\geq6.0$ kPa(45 mmHg)等。可先采用经鼻(面)罩无创机械通气,若无效应及早行气管插管机械通气。哮喘急性发作机械通气需要较高的吸气压,可使用适当水平的呼气末正压治疗。如果需要过高的气道峰压和平台压才能维持正常通气容积,可试用允许性高碳酸血症通气策略以减少呼吸机相关肺损伤。

(方　恒)

第十四节　特发性肺纤维化

一、概述

特发性肺纤维化(idiopathic pulmonary fibrosis,IPF)是病因未明的慢性进展型纤维化性间质性肺炎的一种特殊类型,好发于老年人,病变局限于肺部,组织病理学和/或影像学表现具有普通型间质性肺炎(usual interstitial pneumonia,UIP)的特征。所有表现为原因不明的慢性劳力性呼吸困难,并且伴有咳嗽、双肺底爆裂音和杵状指的成年患者均应考虑 IPF 的可能性。其发病率随着年龄的增长而增加,典型症状一般在 60~70 岁出现,<50 岁的 IPF 患者罕见。男性明显多于女性,多数患者有吸烟史。IPF 发病率近几年呈现明显增长的趋势,美国总人口中 IPF 患病率为 14.0/10 万~42.7/10 万,发病率为 6.8/10 万~16.3/10 万。诊断 IPF 需要排除其他各种间质性肺炎,包括其他类型的特发性间质性肺炎及与环境暴露、药物或系统性疾病相关的间质性肺疾病。IPF 是一种致死性疾病,尚缺乏有效的治疗药物。IPF 的死亡率随着年龄的增长而增加,IPF 中位生存期 2~3 年,但其自然病程变异很大,且无法预测,总体预后不良。

二、诊断

(一)诊断依据

IPF 是病因未明的慢性进展性纤维化型间质性肺炎的一种特殊类型,好发于老年人,病变局限于肺部,组织病理学和/或影像学表现具有 UIP 的特征。

对于成人患者,诊断间质性肺疾病(interstitial lung disease,ILD)和疑诊 IPF 的诊断需要符合:①排除其他已知病因的 ILD(如家庭和职业环境暴露、结缔组织病和药物)。②未行外科肺活检的患者,HRCT 呈现 UIP 型表现。③接受外科肺活检的患者,HRCT 和肺活检组织病理类型符合特定的组合。通过有丰富 ILD 诊断经验的呼吸内科医师、影像科医师和病理科医师之间的多学科讨论,仔细排除其他可能的病因,是获得准确诊断最为重要的环节。在多学科讨论不可行的情况下,建议把患者推荐给对 ILD 有丰富经验的临床专家。由于有高质量证据表明,高分辨率 CT(high resolution computed tomography,HRCT)表现对诊断 UIP 有高度的特异性,外科肺活检对于诊断 IPF 并非必要。结合一定的临床资料(包括完整的病史、职业和环境接触史、家族史、体格检查、肺功能测试和实验室检查),若 HRCT 表现为典型的 UIP 型时足以诊断 IPF。

1.临床表现

(1)所有表现为原因不明的慢性劳力性呼吸困难,并且伴有咳嗽、双肺底爆裂音和杵状指的成年患者均应考虑 IPF 的可能性。其发病率随年龄增长而增加,典型症状一般在 60~70 岁出现,<50 岁的 IPF 患者罕见。男性明显多于女性,多数患者有吸烟史。起病隐袭,主要表现为干咳、进行性呼吸困难,活动后明显。本病少有肺外器官受累,但可出现全身症状,如疲倦、关节痛及体重下降等,发热少见。晚期出现发绀,偶可发生肺动脉高压、肺源性心脏病和右心功能不全等。

(2)IPF 的急性加重:近期研究结果表明,每年 5%~10% 的 IPF 患者会发生急性呼吸功能恶化,这些急性发作可继发于一些常见的临床状况,如肺炎、肺栓塞、气胸或心力衰竭。在没有明确诱因下,这种急性呼吸功能恶化被称为 IPF 急性加重。目前尚不清楚 IPF 急性加重仅仅是一种隐匿的呼吸系统并发症的表现(如肺栓塞、感染),还是 IPF 疾病本身的病理生理学变化导致的病情进展。

IPF 急性加重的诊断标准包括 1 个月内出现不能解释的呼吸困难加重;存在低氧血症的客观证据;影像学表现为新近出现的肺部浸润影;排除其他诊断(如感染、肺栓塞、气胸或心力衰竭)。急性加重可在 IPF 病程的任何时候发生,有时还可是本病的首发症状;临床表现主要为咳嗽加重,发热,伴或不伴有痰量增加。有研究认为,胸部手术和支气管肺泡灌洗术可能诱发 IPF 急性加重,但尚不明确这种情况是真正的 IPF 急性加重还是与操作相关的并发症。

IPF 急性加重的组织学表现为急性或机化性弥漫性肺泡损伤(diffuse alveolar damage,DAD),少数患者表现为远离纤维化区域的相对正常肺组织内的机化性肺炎。极少数情况下,肺活检标本中仅有单纯的 UIP 或仅有 DAD 的机化期改变而无典型 UIP 型表现。

2.检查

(1)HRCT 是 IPF 诊断流程中的重要组成部分。HRCT 上 UIP 的特征为胸膜下和肺基底部的网格状阴影和蜂窝影,常伴有牵张性支气管扩张,尤其是蜂窝影对 IPF 的诊断有很重要的意义。HRCT 上的蜂窝影指成簇的囊泡样气腔,蜂窝壁边界清楚。囊泡直径为 3~10 mm,偶尔可大至 25 mm。磨玻璃影常见,但病变范围少于网格状影。胸腔积液,则提示 UIP 型病变可能由其他疾病所致。HRCT 上出现大量微结节、气体陷闭、非蜂窝样囊泡、大量磨玻璃样改变、肺实变或者病变以沿支气管血管束分布为主,应该考虑其他诊断。部分患者可伴纵隔淋巴结轻度增大(短径通常<1.5 cm)。

HRCT 诊断 UIP 的阳性预测值为 90%~100%。若 HRCT 无蜂窝影,但其他影像特征符合 UIP 标准,定义为可能 UIP,需进行外科肺活检确诊。HRCT 不符合 UIP 型的患者,外科肺活检的病理表现仍有可能是 UIP 型表现。

根据 HRCT 表现进行 IPF 诊断分级如下。①"典型 UIP":病灶以胸膜下,基底部为主。异常网状影。蜂窝肺伴或不伴牵张性支气管扩张。缺少第三级中任何一项(不符合 UIP 条件)。②"UIP 可能":病灶以胸膜下,基底部为主。异常网状影。缺少第三级中任何一项(不符合 UIP 条件)。③"不符合 UIP":病灶以中上肺为主。病灶以支气管周围为主。广泛的毛玻璃影(程度超过网状影)。多量的小结节(两侧分布,上肺占优势)。囊状病变(两侧多发,远离蜂窝肺区域)。弥散性马赛克征/气体陷闭(两侧分布,3 叶以上或更多肺叶受累)。支气管肺段/叶实变。

(2)组织病理:UIP 的组织病理学特征和主要诊断标准:低倍镜下病变的不均一性,即瘢痕形成和蜂窝样改变的纤维化区域与病变轻微或正常的肺实质区域交替出现。病变主要位于胸膜下和间隔旁的肺实质,一般情况下炎症反应轻,表现为淋巴细胞和浆细胞在肺间质中的斑片状浸润伴Ⅱ型肺泡上皮细胞和细支气管上皮细胞增生。纤维化区域主要由致密胶原组成,伴上皮下散在的成成纤维细胞灶。蜂窝样改变区域由囊状纤维化气腔构成,这些气腔内衬细支气管上皮细胞,充满黏液和炎症细胞。纤维化和蜂窝样改变区域的间质内常有平滑肌上皮细胞化生。病理学上需要与 UIP 鉴别的疾病相对较少,尤其是病理学改变符合 UIP 型表现时。主要的鉴别诊断在于与其他可引起 UIP 样病变的疾病的鉴别,如结缔组织病、慢性外源性过敏性肺泡炎和尘肺(尤其是石棉肺)。"不可分类的纤维化"指肺活检标本镜下表现为纤维化,但不符合上述 UIP 型的诊断标准;若其镜下表现缺乏典型的某些疾病(如外源性过敏性肺泡炎、结节病等)的组织病理学特征，但有典型的 IPF 的临床表现和影像学表现时，经仔细的多学科讨论后仍有可能诊断为 IPF。

UIP 病理诊断标准分级：分为典型 UIP、可能 UIP、疑似 UIP 和非 UIP 4 个等级。①典型 UIP，满足以下 4 条：明显结构破坏和纤维化，伴或不伴胸膜下蜂窝样改变；肺实质呈现斑片状纤维化；现成纤维细胞灶；缺乏不支持 UIP 诊断特征(非 UIP)。②可能 UIP，满足以下条件中的 3 条：明显结构破坏和纤维化，伴或不伴胸膜下蜂窝样改变；缺少斑片受累或成纤维细胞灶，但不能二者均无；缺乏不支持 UIP 诊断的特征(非 UIP)；或仅有蜂窝肺改变。③疑似 UIP，满足以下 3 条：斑片或弥漫肺实质纤维化，伴或不伴肺间质炎症；缺乏典型 UIP 的其他标准；缺乏不支持 UIP 诊断的依据(非 UIP)。④非 UIP，满足以下任 1 条：透明膜形成；机化性肺炎；肉芽肿；远离蜂窝区有明显炎性细胞浸润；显著的气道中心性病变；支持其他诊断的特征。

(3)肺功能检查：IPF 的肺功能检测在判断、检测疾病进展、估计预后方面意义重大。典型肺功能改变为限制性通气功能障碍，表现为肺总量(TLC)、功能残气量(functional residual capacity，FRC)和残气量(residual volume，RV)下降。第 1 秒钟用力呼气容积/用力肺活量(FEV_1/FVC)正常或增加。单次呼吸法一氧化碳弥散(DL_{CO})降低，即在通气功能和肺容积正常时，DL_{CO} 也可降低。

(4)血气检测：IPF 的血气检测在判断、检测疾病进展、估计预后方面意义重大。IPF 患者的通气/血流比例失调，PaO_2、$PaCO_2$ 下降，肺泡动脉血氧分压差[$P(A-a)O_2$]增大。

(5)肺泡灌洗液检查：BAL 的细胞学分析可能有助于诊断某些特定类型的 ILD。对疑诊 IPF 的患者，BALF 最主要的作用是排除慢性外源性过敏性肺泡炎；BALF 中淋巴细胞增多(≥40%)时应该考虑慢性外源性过敏性肺泡炎的可能。因此，绝大多数 IPF 患者的诊断流程中不应该进行 BALF 细胞学分析，但可能适用于少数患者。

(6)经支气管镜肺活检(transbronchial lung biopsy，TBLB)：TBLB 有助于某些疾病的诊断(例如结节病等肉芽肿性疾病)，但 HRCT 表现为 UIP 型时，可以大致排除这些疾病。对于怀疑 UIP 而需要进行组织病理学分析的患者，TBLB 的特异度和阳性预测值尚不明确。虽然 TBLB 的标本有时可以见到 UIP 的组织学特征，但对 UIP 诊断的敏感度和特异度尚不明确，TBLB 的取材部位和取样数目也不明确。因此，绝大多数 IPF 患者的诊断评价中不应该使用经支气管镜肺活检，但可能适用于少数患者。

(7)结缔组织病相关血清学检查：关于血清学筛查对疑诊 IPF 患者的评估价值，目前尚无明确的研究结论。结缔组织病可以出现 UIP 型表现，绝大多数疑诊的 IPF 患者应该进行结缔组织病相关的血清学检测，但可能不适用于少数患者。

3.病因诊断

部分慢性外源性过敏性肺泡炎的表现与 IPF 很相似，需要特别注意通过全面评价来明确该患者是否有慢性外源性过敏性肺泡炎的可能。BALF 中淋巴细胞增多(≥40%)提示该病的存在，进一步调查患者的环境暴露因素，必要时安排外科肺活检。符合结缔组织病诊断标准的患者不能诊断 IPF。目前没有临床或血清学特征性表现的年轻患者，尤其是年轻女性，可能在以后的观察中逐渐表现出结缔组织病的临床特征。因此，对于较年轻(<50 岁)的患者，需高度警惕存在结缔组织病的可能。

4.诊断注意事项

IPF 需要与脱屑型间质性肺炎(desquamative interstitial pneumonia，DIP)、急性间质性肺炎

(acute interstitial pneumonitis，AIP)、非特异性间质性肺炎(nonspecific interstitial pneumonia，NSIP)、慢性外源过敏性肺泡炎、特发性闭塞性机化性肺炎(bronchiolitis obliterans with organizing pneumonia，BOOP)鉴别。

(1)脱屑型间质性肺炎:男性多发,绝大多数为吸烟者。起病隐袭、干咳、进行性呼吸困难。半数患者有杵状指(趾)。肺功能呈限制性通气功能障碍,弥散功能降低,但不如IPF/UIP显著。RBILD临床表现同DIP,杵状指(趾)相对少见。DIP最显著的病理学改变是肺泡腔内肺泡巨噬细胞(alveolar macrophage，AM)均匀分布,见散在多核巨细胞。与此相伴的是轻、中度肺泡间隔增厚,伴少量炎性细胞浸润,无明显的纤维化和成纤维细胞灶。低倍镜下病变均匀分布,时相一致,与UIP分布多样性形成鲜明对比。AM聚积以细支气管周围气腔为主,而远端气腔不受累时,这一病理便称为RBILD。影像学早期出现双肺磨玻璃样改变,后期出现线状、网状、结节状间质影像,通常不出现蜂窝样改变。RBILD患者,HRCT出现网状结节影,未见磨玻璃影。

(2)急性间质性肺炎:病因不明,起病急剧,临床表现为咳嗽、严重呼吸困难,很快进入呼吸衰竭。多数患者发病前有"感冒"样症状,半数以上患者发热。病理学表现为弥散性肺泡损伤(DAD)机化期改变。影像学表现为双侧弥散性网状、细结节及磨玻璃样阴影,急骤进展可融合成斑片乃至实变影。

(3)非特异性间质性肺炎:可发生于任何年龄,男多于女,主要表现为咳嗽、气短,少数患者有发热。病理学表现为肺泡壁明显增厚,呈不同程度的炎症和纤维化,病变时相一致,但缺乏UIP、DIP或AIP的特异性改变。肺泡结构破坏较轻,肺泡间隔内由淋巴细胞和浆细胞混合构成的慢性炎症细胞浸润是NSIP的特点。影像学显示双侧间质性浸润影,双肺斑片磨玻璃阴影是本病CT特征性所见。

(4)慢性外源性过敏性肺泡炎:急性期暴露于大量抗原物质后4~6小时后出现咳嗽、寒战和肌肉疼痛,症状可持续8~12小时,白细胞总数和嗜酸性粒细胞计数增加。亚急性期为吸入少量抗原后发生的亚急性过敏性肺泡炎,其临床症状极似慢性支气管炎。慢性期为长期暴露在抗原下,可发生不可逆的肺部纤维化。病理学改变主要累及肺泡、肺泡间隔、血管和终末细支气管,其病理学改变与病期有关。①急性期:肺泡壁和细支气管壁水肿,有大量淋巴细胞浸润,浆细胞也明显增加,尚有单核细胞、组织细胞,而嗜酸性粒细胞浸润较少。2周左右水肿消退,大量瘤样上皮性肉芽肿和朗格汉斯细胞产生,许多肉芽肿被胶原纤维包裹。肺肉芽肿为急性期典型病变。②慢性期:以间质纤维化,肺泡壁淋巴细胞浸润,胶原纤维增生为主,尤其在细支气管和所属小动脉有时因肌纤维和内皮细胞增生而增厚,而肉芽肿病变此时基本消失。支气管肺泡灌洗显示中淋巴细胞比例增高,IgG和IgM的比例也增高。血清学检查阴性患者,可做激发试验。肺功能典型改变为限制性通气障碍。影像学早期或轻症患者可无异常发现,有时临床表现和X线改变不相一致。典型患者急性期在中、下肺野见弥散性肺纹理增粗,或细小、边缘模糊的散在小结节影。病变可逆转,脱离接触后数周阴影吸收。慢性晚期,肺部呈广泛分布的网织结节状阴影,伴肺体积缩小。常有多发性小囊性透明区,呈蜂窝肺。怀疑本病因仔细询问接触史,行血清沉淀抗体测定,支气管肺泡灌洗,肺功能检查等进行综合分析,必要时行肺活检。

(5)特发性闭塞性机化性肺炎:多发于40~60岁,最常见症状是持续性干咳,其次为轻度呼吸困难和体重减轻。约有1/3的患者表现为咽痛、发热、乏力等流感样症状。约2/3的患者肺部可闻及爆裂音。病理学改变主要累及终末和呼吸性细支气管、肺泡管,管壁内常有单核细胞浸润,管腔内则可有水肿性肉芽组织充填,肉芽组织内常有巢状慢性炎症细胞浸润。肺功能主要表现为限制性通气功能障碍和弥散功能障碍,很少表现为阻塞性通气功能障碍。影像学检查表现无特异性,多种多样。典型改变是双侧斑片状或磨玻璃样肺泡性浸润影,可呈游走性,类似肺嗜酸性粒细胞增多症。有时也可呈孤立性肺炎型,或弥散性间质性肺炎型。开胸肺活检对确诊BOOP有重要价值。

(二)临床分型

IPF临床无分型。根据静息状态下的肺功能结果和/或影像学的病变程度,把IPF分为"轻度""中度""重度"及"早期"和"晚期",但目前尚不明确上述分期是否与临床决策直接相关。

三、治疗

(一)康复措施

1.门诊治疗

患者临床症状轻,不影响生活与工作者,可采取门诊治疗。

2.住院治疗

有并发症或病情进行性加重的患者需住院治疗。

(二)非药物治疗

1.氧疗

有静息低氧血症的IPF患者应该接受长期氧疗。多数IPF患者应该接受肺康复治疗,但对于少数患者肺康复治疗可能是不合理的选择。多数IPF引起的呼吸衰竭应该接受机械通气,但对于少数患者机械通气可能是合理的选择。

2.外科治疗

某些合适的IPF患者应该接受肺移植治疗(强推荐,低质量级别),术前是否需要机械通气已成为判别肺移植后早期病死率的危险因素,因此呼吸机依赖已被许多中心认为是肺移植的相对或绝对禁忌证。

3.活动

适当活动,避免过度劳累。

4.饮食

无特殊要求。

(三)药物治疗

1.药物治疗原则

目前尚无治疗IPF的有效药物,但一些临床药物试验的结果提示某些药物可能对IPF患者有益。用于治疗IPF的药物有糖皮质激素类药物、免疫抑制剂、秋水仙碱、环孢素、干扰素、抗氧化药物(乙酰半胱氨酸)、抗凝药物和降低肺动脉压等。目前尚缺乏足够证据支持应该常规使用这些药物治疗。

2.药物选择

根据患者病情及委员会推荐级别,对一些治疗的推荐意见是弱反对,表明这些治疗的收益与风险尚不明确,还需要更高质量的研究结果来证实。弱反对的药物可能适用于一些特定的患者,对于充分知情并强烈要求药物治疗的患者,推荐选用这些弱反对的药物。

(1)IPF患者不应该接受糖皮质激素类药物单药、秋水仙碱及环孢素治疗(强推荐,很低质量证据)。

（2）IPF 患者不应该接受糖皮质激素类药物与免疫抑制剂（如硫唑嘌呤、环磷酰胺）的联合治疗（强推荐，低质量证据）。

（3）多数 IPF 患者不应该接受糖皮质激素类药物、硫唑嘌呤及乙酰半胱氨酸联合治疗，不应该接受乙酰半胱氨酸单药治疗，但对于少数患者可能是合理的治疗措施（弱推荐，低质量证据）。

（4）PF 患者不应该接受干扰素 γ 治疗（强推荐，高质量证据）。

（5）IPF 患者不应该接受波生坦、益赛普治疗（强推荐，中等质量证据）。

（6）多数 IPF 患者不应该接受抗凝治疗，但对少数患者抗凝治疗可能是合理的选择（弱推荐，很低质量证据）。

（7）多数 IPF 患者不应该接受吡非尼酮治疗，但对少数患者该药物可能是合理的选择（弱推荐，低-中等质量证据）。

（四）特发性肺纤维化复发的预防与治疗

特发性肺纤维化因原因不明，可能的高危因素有吸烟、环境暴露、微生物感染、胃食管反流和遗传因素。因此，戒烟、避免危险环境暴露、避免反复感染、积极治疗反流性食管炎等可能有助于 IPF 的预防和急性加重。

（五）特发性肺纤维化并发症和伴发疾病的治疗

IPF 患者的常见并发症和伴发疾病越来越受到人们的关注，主要包括 IPF 急性加重、肺动脉高压、胃食管反流、肥胖、肺气肿和阻塞性睡眠呼吸暂停。目前尚不明确治疗这些伴发的疾病是否会影响 IPF 患者的预后。

1.IPF 急性加重

多数 IPF 急性加重时应该接受糖皮质激素类药物治疗，但对少数患者来说，糖皮质激素类药物治疗可能是不合理的选择（弱推荐，很低质量证据）。

2.IPF 合并肺动脉高压

多数 IPF 患者不应该接受针对肺动脉高压的治疗，但对少数患者来说可能是合理的选择（弱推荐，很低质量证据）。

3.反流性食管炎

多数 IPF 患者应该接受针对无症状胃食管反流的治疗，但对少数患者来说可能是不合理的选择（弱推荐，很低质量证据）。

4.肥胖、肺气肿和阻塞性睡眠呼吸暂停

迄今为止尚无 IPF 患者伴发肥胖、肺气肿和阻塞性睡眠呼吸暂停治疗方面的研究资料，因此无法给予推荐意见。

（六）特发性肺纤维化姑息治疗

姑息治疗旨在减轻患者症状和减少痛苦，而不是治疗疾病。姑息治疗的目标是减轻患者生理与精神上的痛苦，为患者及其家属提供心理与精神上的支持。这些治疗措施均需个体化，是疾病辅助治疗的一部分。

IPF 患者咳嗽和呼吸困难等症状的恶化很常见且疗效差。有限的研究结果提示，糖皮质激素类药物和沙利度胺可能缓解 IPF 患者的慢性咳嗽；慢性阿片类药物可用于治疗严重呼吸困难和咳嗽，但需要严密监测药物不良反应。

（方　恒）

第四章

心内科疾病

第一节 原发性高血压

原发性高血压是以血压升高为主要临床表现但原因不明的综合征,通常简称为高血压。高血压是导致充血性心力衰竭、卒中、冠心病、肾衰竭、夹层动脉瘤的发病率和病死率升高的主要危险性因素之一,严重影响人们的健康和生活质量,是最常见的疾病,防治高血压非常必要。

一、血压分类和定义

目前,我国采用国际上统一的血压分类和标准,将 18 岁以上成人的血压按不同水平分类(表 4-1),高血压定义为收缩压≥18.7 kPa(140 mmHg)和/或舒张压≥12.0 kPa(90 mmHg),根据血压升高水平,又进一步将高血压分为 1、2、3 级。

表 4-1 血压的定义和分类(WHO/ISH)

类别	收缩压(mmHg)		舒张压(mmHg)
理想血压	<120	和	<80
正常血压	<130	和	<85
正常高值	130~139	或	85~89
高血压			
1 级(轻度)	140~159	或	90~99
亚组:临界高血压	140~149	或	90~94
2 级(中毒)	160~179	或	100~109
3 级(重度)	≥180	或	≥110
单纯收缩期高血压	≥140	和	<90
亚组:临界收缩期高血压	140~149	和	<90

注:当患者的收缩压和舒张压分属不同分类时,应当用较高的分类。

二、病因

(一)遗传

高血压具有明显的家族性,父母均为高血压者其子女患高血压的概率明显高于父母均无高血压者的概率。约 60% 高血压患者可询问到有高血压家族史。

(二)饮食

膳食中钠盐摄入量与人群血压水平和高血压病患病率呈正相关。摄盐越多,血压水平和患病率越高,钾摄入量与血压呈负相关,限制钠补充钾可使高血压患者血压降低。钾的降压作用可能是通过促进排钠而减少细胞外液容量。有研究表明膳食中钙不足可使血压升高。大量研究显示高蛋白质摄入、饮食中饱和脂肪酸或饱和脂肪酸/不饱和脂肪酸比值较高、饮酒量过多都属于升压因素。

(三)精神

城市脑力劳动者高血压患病率超过体力劳动者,从事精神紧张度高的职业者发生高血压的可能性较大,长期生活在噪声环境中听力敏感性减退者患高血压也较多。高血压患者经休息后往往症状和血压可获得一定改善。

(四)肥胖

超重或肥胖是血压升高的重要危险因素。一般采用体重指数(BMI),即体重(kg)/身高(m)^2(以 20～24 为正常范围)。血压与 BMI 呈显著正相关。肥胖的类型与高血压发生关系密切,向心性肥胖者容易发生高血压,表现为腰围往往大于臀围。

(五)其他

服避孕药妇女容易出现血压升高。一般在终止服用避孕药后 3～6 个月血压常恢复正常。阻塞性睡眠呼吸暂停综合征(OSAS)是指睡眠期间反复发作性呼吸暂停。OSAS 常伴有重度打鼾,患此病的患者常有高血压。

三、发病机制

原发性高血压的发病机制至今还没有一个完整统一的认识。目前认为高血压的发病机制集中在以下几个方面。

(一)交感神经系统活性亢进

已知反复的精神刺激与过度紧张可以引起高血压。长期处于应激状态如从事驾驶员、飞行员、等职业者高血压患病率明显增高。当大脑皮质兴奋与抑制过程失调时,交感神经和副交感神经之间的平衡失调,交感神经兴奋性增加,其末梢释放去甲肾上腺素、肾上腺素、多巴胺、血管升压素等儿茶酚胺类物质增多,从而引起阻力小动脉收缩增强使血压升高。

(二)肾素-血管紧张素-醛固酮系统(RAAS)激活经典的 RAAS

肾小球旁细胞分泌的肾素,激活从肝脏产生的血管紧张素原转化为血管紧张素Ⅰ,然后再经肺循环中的血管紧张素转换酶(ACE)的作用转化为血管紧张素Ⅱ。血管紧张素Ⅱ作用于血管紧张素Ⅱ受体,有如下作用:①直接使小动脉平滑肌收缩,外周阻力增加;②刺激肾上腺皮质球状带,使醛固酮分泌增加,致使肾小管远端集合管的钠重吸收加强,导致水、钠潴留;③交感神经冲动发放增加使去甲肾上腺素分泌增加。以上作用均可使血压升高。近年来发现血管壁、心脏、脑、肾脏及肾上腺中也有 RAAS 的各种组成成分。局部 RAAS 各成分对心脏、血管平滑肌的作用,可能在高血压发生和发展中有更大影响,占有十分重要的地位。

(三)其他

细胞膜离子转运异常可使血管收缩反应性增强和平滑肌细胞增生与肥大,血管阻力增高;肾脏潴留过量摄入的钠盐,使体液容量增大,机体为避免心排血量增高使组织过度灌注,全身阻力小动脉收缩增强,导致外周血管阻力增高;胰岛素抵抗所致的高胰岛素血症可使电解质代谢发生障碍,还使血管对体内升压物质反应性增强,血液中儿茶酚胺水平增加,血管张力增高,从而使血压升高。

四、病理生理和病理解剖

高血压病的早期表现为全身细小动脉的间歇性痉挛,仅有主动脉壁轻度增厚,全身细小动脉和脏器无明显的器质性改变,患者多无明显症状。如病变持续,可导致许多脏器受累,最重要的是心、脑、肾组织的病变。

(一)心脏

心脏主要表现为左心室肥厚和扩大,病变晚期可导致心力衰竭。这种由高血压引起的心脏病称为高血压性心脏病。长期高血压还可引起冠状动脉粥样硬化。

(二)脑

由于脑细小动脉的长期硬化和痉挛,使动脉壁缺血、缺氧而通透性增高,容易形成微小动脉瘤,当血压突然升高时,微小动脉瘤破裂,从而发生脑出血。高血压可促使脑动脉发生粥样硬化,导致脑血栓形成。

(三)肾脏

细小动脉硬化引起的缺血使肾小球缺血、变性、坏死,继而纤维化及玻璃样变,并累及相应的肾小管,使之萎缩、消失,间质出现纤维化。因残存的肾单位越来越少,最终导致肾衰竭。

五、临床表现

(一)症状

大多数患者早期症状不明显,常见症状有头痛、头晕、耳鸣、眼花、乏力、心悸,还有的表现为失眠、健忘、注意力不集中、情绪易波动或发怒等。经常在体检或其他疾病就医检查时发现血压升高。血压升高常与情绪激动、精神紧张、体力活动有关,休息或去除诱因血压可下降。

(二)体征

血压受昼夜、气候、情绪、环境等因素影响波动较大。一般清晨起床活动后血压迅速升高,夜间血压较低;冬季血压较高,夏季血压较低;情绪不稳定时血压高;在医院或诊所血压明显增高,在家或医院外的环境中血压低。体检时可听到主动脉瓣区第二心音亢进、收缩期杂音,长期高血压时有心尖冲动明显增强,搏动范围扩大及心尖冲动左移体征,提示左心室增大。

(三)恶性或急进性高血压

表现为患者发病急骤,舒张压多持续在 17.3~18.7 kPa(130~140 mmHg)或更高。常有头痛、视物模糊或失明,视网膜可发生出血、渗出及视盘水肿,肾脏损害突出,持续蛋白尿、血尿及管型尿,病情进展迅速,如不及时治疗,易出现严重的脑、心、肾损害,发生脑血管意外、心力衰竭和尿毒症,最后多因尿毒症而死亡,但也可死于脑血管意外或心力衰竭。

六、并发症

(一)高血压危象

在情绪激动、精神紧张、过度劳累、寒冷等诱因作用下,小动脉发生强烈痉挛,血压突然急剧升高,收缩压可达 34.7 kPa(260 mmHg)、舒张压可达 16.0 kPa(120 mmHg)以上,影响重要脏器血液供应而出现危急症状。在高血压的早、中、晚期均可发生。患者出现头痛、恶心、呕吐、烦躁、心悸、出汗、视物模糊等征象,伴有椎-基底动脉、视网膜动脉、冠状动脉等累及的缺血表现。

(二)高血压脑病

高血压脑病发生在重症高血压患者,是指血压突然或短期内明显升高,由于过高的血压干扰了脑血管的自身调节机制,脑组织血流灌注过多造成脑水肿。出现中枢神经功能障碍征象。临床表现为弥漫性严重头痛、呕吐、烦躁、意识模糊、精神错乱、局灶性或全身抽搐,甚至昏迷。

(三)主动脉夹层

主动脉夹层指主动脉腔内的血液通过内膜的破口进入主动脉壁中层而形成的血肿,夹层分离突然发生时多数患者突感胸部疼痛,向胸前及背部放射,随夹层涉及范围而可以延至腹部、下肢及颈部。疼痛剧烈难以忍受,起病后即达高峰,呈刀割或撕裂样。突发剧烈的胸痛常误诊为急性心肌梗死。高血压是导致本病的重要因素。患者因剧痛而有休克外貌、焦虑不安、大汗淋漓、面色苍白、心率加速,从而使血压增高。

(四)其他

其他并发症可并发急性左心衰竭、急性冠脉综合征、脑出血、脑血栓形成、腔隙性脑梗死、慢性肾衰竭等。

七、辅助检查

(一)测量血压

定期测量血压是早期诊断高血压和评估严重程度的主要方法,采用经验证合格的水银柱或电子血压计,测量安静休息坐位时上臂肱动脉处血压,必要时还应测量平卧位和站立位血压。但须在未服用降压药物情况下的不同时间测量 3 次血压,才能确诊。对偶有血压超出正常值者,需定期重复测量后确诊。通常在医疗单位或家中随机测血压的方式不能可靠地反映血压的波动和在休息、日常活动状态下的情况。近年来,24 小时动态血压监测已逐渐应用于临床及高血压的防治工作上。一般监测的时间为 24 小时,测压时间间隔为 15～30 分钟,可较为客观和敏感地反映患者的实际血压水平,可了解血压的昼夜变化节律性和变异性,估计靶器官损害与预后,比随机测血压更为准确。动态血压监测的参考标准正常值为:24 小时低于 17.3/10.7 kPa (130/80 mmHg),白天低于 18.0/11.3 kPa(135/85 mmHg),夜间低于 16.7/10.0 kPa (125/75 mmHg)。正常血压波动夜间 2～3 时处于血压最低,清晨迅速上升,上午 6～10 时和下午 4～8 时出现两个高峰,尔后缓慢下降。高血压患者的动态血压曲线也类似,但波动幅度较正常血压时大。

(二)体格检查

除常规检查外还有身高,体重,双上肢血压,颈动脉及上下肢动脉搏动情况,颈、腹部血管有无杂音,腹主动脉搏动,肾增大,眼底等的情况。

(三)尿液检查

通过肉眼观察尿的颜色、透明度、有无血尿;测比重、pH、糖和蛋白含量,并作镜下检验。尿比重降低(<1.010)提示肾小管浓缩功能障碍。正常尿液 pH 为 5～7,原发性醛固酮增多症尿呈酸性。

(四)血生化检查

空腹血糖、血钾、肌酐、尿素氮、尿酸、胆固醇、甘油三酯、低密度脂蛋白、高密度脂蛋白等。

(五)超声心动图

超声心动图能更为可靠地诊断左心室肥厚,测定计算所得的左心室重量指数(LVMI),是一项反映左心室肥厚及其程度的较为准确的指标,与病理解剖的相关性和符合率好。超声心动图还可评价高血压患者的心功能,包括左心室射血分数、收缩功能、舒张功能。

(六)眼底检查

眼底检查可见血管迂曲,颜色苍白,反光增强,动脉变细,视网膜渗出、出血、视盘水肿等。眼底改变可反映高血压的严重程度,分为4级:Ⅰ级,动脉出现轻度硬化、狭窄、痉挛、变细;Ⅱ级,视网膜动脉中度硬化、狭窄,出现动脉交叉压迫,静脉阻塞;Ⅲ级,动脉中度以上狭窄伴局部收缩,视网膜有棉絮状渗出、出血和水肿;Ⅳ级,出血或渗出物伴视盘水肿。高血压眼底改变与病情的严重程度和预后密切相关。

(七)胸透或胸部 X 线片、心电图

胸透或胸部 X 线片、心电图对诊断高血压及评估预后都有帮助。

八、治疗

(一)目的

治疗目的是通过降压治疗使高血压患者的血压达标,以期最大限度地降低心脑血管发病和死亡的总危险。

(二)降压目标值

一般高血压人群降压目标值<18.7/12.0 kPa(140/90 mmHg);高血压高危患者(糖尿病及肾病)降压目标值<17.3/10.7 kPa(130/80 mmHg);老年收缩期性高血压的降压目标值:收缩压18.7~20.0 kPa(140~150 mmHg),舒张压<12.0 kPa(90 mmHg)但不低于8.7~9.3 kPa(65~70 mmHg),舒张压降得过低可能抵消收缩压下降得到的好处。

(三)非药物治疗

非药物治疗主要是改善生活方式,改善生活方式对降低血压和心脑血管危险的作用已得到广泛认可,所有患者都应采用,这些措施包括以下几点。

1.戒烟

吸烟所致的危害是使高血压并发症如心肌梗死、脑卒中和猝死的危险性显著增加,加重脂质代谢紊乱,降低胰岛素敏感性,降低内皮细胞依赖性血管扩张效应,并降低或抵消降压治疗的疗效。戒烟对心脑血管的良好益处,任何年龄组均可显示。

2.减轻体重

超重10%以上的高血压患者体重减少5 kg,血压便有明显降低,体重减轻亦可增加降压药物疗效,对改善糖尿病、胰岛素抵抗、高脂血症和左心室肥厚等均有益。

3.减少过多的乙醇摄入

戒酒和减少饮酒可使血压显著降低,适量饮酒仍有明显加压反应者应戒酒。

4.适当运动

适当运动有利于改善胰岛素抵抗和减轻体重,提高心血管调节能力,稳定血压水平。较好的运动方式是低或中等强度的运动,可根据年龄及身体状况选择,中老年高血压患者可选择步行、慢跑、上楼梯、骑车等,一般每周3~5次,每次30~60分钟。运动强度可采用心率监测法,运动时心率不应超过最大心率(180 次/分)的85%。

5.减少钠盐的摄入量、补充钙和钾盐

膳食中约大部分钠盐来自烹调用盐和各种腌制品,所以应减少烹调用盐及腌制品的食用,每人每天食盐量摄入应少于 2.4 g(相当于氯化钠 6 g)。通过食用含钾丰富的水果(如香蕉、橘子)和蔬菜(如油菜、香菇、大枣等),增加钾的摄入。喝牛奶补充钙的摄入。

6.多食含维生素丰富的食物

多吃水果和蔬菜,减少食物中饱和脂肪酸的含量和脂肪总量。

7.减轻精神压力,保持心理平衡

长期精神压力和情绪忧郁是降压治疗效果欠佳的重要原因,亦可导致高血压。应对患者作耐心的劝导和心理疏导,鼓励其参加社交活动、户外活动等。

(四)降压药物治疗对象

高血压 2 级或以上患者[≥21.3/13.3 kPa(160/100 mmHg)];高血压合并糖尿病、心、脑、肾靶器官损害患者;血压持续升高 6 个月以上,改善生活方式后血压仍未获得有效控制者。从心血管危险分层的角度,高危和极高危患者应立即开始使用降压药物强化治疗。中危和低危患者则先继续监测血压和其他危险因素,之后再根据血压状况决定是否开始药物治疗。

(五)降压药物治疗

1.降压药物分类

现有的降压药种类很多,目前常用降压药物可归纳为以下几大类(表 4-2):利尿剂、β 受体阻滞剂、钙通道阻滞剂、血管紧张素转换酶抑制剂和血管紧张素Ⅱ受体阻滞剂、α 受体阻滞剂。

表 4-2　常用降压药物名称、剂量及用法

药物种类	药名	剂量	用法(每天)
利尿剂	氢氯噻嗪	12.5～25 mg	1～3 次
	呋塞米	20 mg	1～2 次
	螺内酯	20 mg	1～3 次
β 受体阻滞剂	美托洛尔	12.5～50 mg	2 次
	阿替洛尔	12.5～25 mg	1～2 次
钙通道阻滞剂	硝苯地平控释片	30 mg	1 次
	地尔硫䓬缓释片	90～180 mg	1 次
血管紧张素转换酶抑制剂	卡托普利	25～50 mg	2～3 次
	依那普利	5～10 mg	1～2 次
血管紧张素Ⅱ受体阻滞剂	缬沙坦	80～160 mg	1 次
	伊贝沙坦	150 mg	1 次
α 受体阻滞剂	哌唑嗪	0.5～3 mg	2～3 次
	特拉唑嗪	1～8 mg	1 次

2.联合用药

临床实际使用降压药时,由于患者心血管危险因素状况、并发症、靶器官损害、降压疗效、药物费用及不良反应等,都可能影响降压药的具体选择。任何药物在长期治疗中均难以完全避免其不良反应,联合用药可使不同的药物互相取长补短,有可能减轻或抵消某些不良反应。联合用药可减少单一药物剂量,提高患者的耐受性和依从性。现在认为,2 级高血压[≥21.3/13.3 kPa

(160/100 mmHg)]患者在开始时就可以采用两种降压药物联合治疗,有利于血压在相对较短的时间内达到目标值。比较合理的两种降压药联合治疗方案是利尿剂与β受体阻滞剂;利尿剂与ACEI或血管紧张素受体拮抗剂(ARB);二氢吡啶类钙通道阻滞剂与β受体阻滞剂;钙通道阻滞剂与ACEI或ARB,α阻滞剂和β阻滞剂。必要时也可用其他组合,包括中枢作用药如α₂受体激动剂、咪哒唑啉受体调节剂,以及ACEI与ARB;国内研制了多种复方制剂,如复方降压片、降压0号等,以当时常用的利舍平、双肼屈嗪、氢氯噻嗪为主要成分,因其有一定降压效果,服药方便且价格低廉而广泛使用。

(夏玉喜)

第二节　继发性高血压

继发性高血压是病因明确的高血压,当查出病因并有效去除或控制病因后,作为继发症状的高血压可被治愈或明显缓解。其在高血压人群中占5%~10%。临床常见病因为肾性、内分泌性、主动脉缩窄、阻塞性睡眠呼吸暂停低通气综合征及药物性等,由于精神心理问题而引发的高血压也时常可以见到。提高对继发性高血压的认识,及时明确病因并积极针对病因治疗将会大大降低因高血压及并发症造成的高致死及致残率。

一、肾性高血压

(一)肾实质性

肾实质性疾病是继发性高血压常见的病因,占2%~5%。由于慢性肾小球肾炎已不太常见,高血压性肾硬化和糖尿病肾病已成为慢性肾病中最常见的原因。病因为原发或继发性肾脏实质病变,是最常见的继发性高血压之一。常见的肾脏实质性疾病包括急慢性肾小球肾炎、多囊肾、慢性肾小管间质病变、痛风性肾病、糖尿病肾病及狼疮性肾炎等;也少见于遗传性肾脏疾病(Liddle综合征)、肾脏肿瘤等。

临床有时鉴别肾实质性高血压与高血压引起的肾脏损害较为困难。一般情况下,前者肾脏病变的发生常先于高血压或与其同时出现,血压水平较高且较难控制,易进展为恶性高血压,蛋白尿/血尿发生早、程度重、肾脏功能受损明显。常用的实验室检查:血尿常规、血电解质、肌酐、尿酸、血糖、血脂的测定,24小时尿蛋白定量或尿清蛋白/肌酐比值、12小时尿沉渣检查,肾脏B超:了解肾脏大小、形态及有无肿瘤,如发现肾脏体积及形态异常,或发现肿物,则需进一步做肾脏计算机断层/磁共振以确诊并查病因;必要时应在有条件的医院行肾脏穿刺及病理学检查,这是诊断肾实质性疾病的"金标准"。

肾实质性高血压应低盐饮食(<6 g/d);大量蛋白尿及肾功能不全者,宜选择摄入高生物效价蛋白;在针对原发病进行有效的治疗同时,积极控制血压在<18.7/12.0 kPa(140/90 mmHg),有蛋白尿的患者应首选ACEI或ARB作为降压药物,必要时联合其他药物。透析及肾移植用于终末期肾病。

(二)肾血管性

肾血管性高血压是继发性高血压最常见的病因。引起肾动脉狭窄的主要原因包括动脉粥样硬化(90%),主要是出现了其他系统性动脉硬化相关临床症状的老年患者;肌纤维发育不良(不到10%)(图4-1),主要是健康状况较好的年轻女性,常有吸烟史;还有比较少见的多发性大动脉炎。单侧肾动脉狭窄时,患侧肾分泌肾素,激活RAAS,导致、水钠潴留。另外,健侧肾高灌注,产生压力性利尿,进一步导致RAAS激活,形成肾素依赖性高血压的恶性循环。双侧肾动脉狭窄时,同样存在RAAS激活,但无压力性利尿,因而血容量扩张使得肾素分泌抑制,因此产生容量依赖性高血压。当血容量减少时,容量依赖性高血压可再转变为肾素依赖性高血压,比如使用利尿剂治疗后容量减少,肾素再次分泌增多,可导致利尿剂抵抗性高血压。

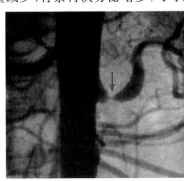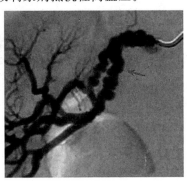

图4-1 肾血管狭窄

左侧为动脉粥样硬化(箭头所示);右侧为肌纤维发育不良(箭头所示)

以下临床证据有助于肾血管性高血压的诊断:所有需要住院治疗的急性高血压;反复发作的"瞬时"肺水肿;腹部或肋脊角处闻及血管杂音;血压长期控制良好的高血压患者病情在近期加重;年轻患者或50岁以后出现的恶性高血压;不明原因低钾血症;使用ACEI或ARB类药物后产生的急进性肾衰竭;左右肾脏大小不等;全身性动脉粥样硬化疾病。

彩色多普勒超声检查是一种无创检查,为诊断肾动脉狭窄的首选方法。造影剂增强性计算机断层X线照相术(contrast-enhanced computed tomography,CTA)及磁共振血管造影(magnetic resonance angiography,MRA)亦常用于肾动脉狭窄的检查。肌纤维发育异常产生的肾动脉狭窄往往会在肾动脉中部形成一个"串珠样"改变;而动脉硬化导致的肾动脉狭窄其病变一般在动脉近端,且不连续。侵入性肾血管造影是肾动脉狭窄诊断的金标准。

治疗方法包括药物治疗、介入治疗和手术治疗,应根据病因来选择。肌纤维发育不良性肾动脉狭窄常选用球囊血管成形术(PTCA),总体来说预后较好。对于动脉硬化性肾动脉狭窄来说,控制血压及相关动脉硬化危险因素是首选治疗手段,推荐AECI/ARB作为首选,但双侧肾动脉狭窄,肾功能已受损或非狭窄侧肾功能较差者禁用,此外CCB、β受体阻滞剂及噻嗪类利尿剂等也能用于治疗。目前,进行球囊血管成形术的指征仅包括真性药物抵抗性高血压及进行性肾衰竭(缺血性肾病)。大多数动脉硬化造成的肾血管损伤并不会导致高血压或进行性肾衰竭,而肾脏血运重建(球囊血管成形术或支架术)对于多数患者来说并无益处,反而存在一些潜在的并发症风险。

二、内分泌性高血压

内分泌组织增生或肿瘤所致的多种内分泌疾病,由于其相应激素如醛固酮、儿茶酚胺及皮质醇等分泌过度增多,导致机体血流动力学改变而使血压升高。这种由内分泌激素分泌增多而致的高血压称为内分泌性高血压，也是较常见的继发性高血压，如能切除肿瘤，去除病因，高血压可被治愈或缓解。临床常见继发性高血压如下（表4-3）。

表4-3　常见内分泌性高血压鉴别

病因	病史	查体	实验室检查	筛查	确诊试验
皮质醇增多症	快速的体重增加，多尿、多饮、心理障碍	典型的身体特征：向心性肥胖、满月脸、水牛背、多毛症、紫纹	高胆固醇血症、高血糖	24小时尿游离皮质醇	小剂量地塞米松抑制试验
嗜铬细胞瘤	阵发性高血压或持续性高血压，头痛、出汗、心悸和面色苍白，嗜铬细胞瘤的阳性家族史	多发性纤维瘤可出现皮肤红斑	偶然发现肾上腺肿块	尿分离测量肾上腺素类物质或血浆游离肾上腺类物质	腹、盆部CT、MRI、^{123}I标记的间碘苄胍，突变基因筛查
原发性醛固酮增多症	肌无力，有早发性高血压和早发脑血管事件（<40岁）的家族史	心律失常（严重低钾血症时发生）	低钾血症（自发或利尿剂引起），偶然发现的肾上腺肿块	醛固酮/肾素比（纠正低钾血症、停用影像RAA系统的药物）	定性试验（盐负荷试验、地塞米松抑制试验）肾上腺CT，肾上腺静脉取血

（一）原发性醛固酮增多症

原发性醛固酮增多症（primary hyperaldosteronism，PHA）通常简称原醛症，是由于肾上腺自主分泌过多醛固酮，而导致水钠潴留、高血压、低血钾和血浆肾素活性受抑制的临床综合征，常见原因是肾上腺腺瘤、单侧或双侧肾上腺增生，少见原因为腺癌和糖皮质激素可调节性醛固酮增多症。近年的报告显示该病在高血压中占5%~15%，在难治性高血压中接近20%。

诊断原发性醛固酮增多症的步骤分3步：筛查、盐负荷试验及肾上腺静脉取血（图4-2）。筛查包括测量血浆肾素和醛固酮水平。尽管用醛固酮/肾素比率测定法来筛选所有高血压患者的前景乐观，但这种方法的应用还是有很多局限性，比率升高完全可能仅由低肾素引起。阳性结果应该基于血浆醛固酮水平升高（>15 ng/dL）和被抑制的低肾素水平。因此，筛查仅被推荐用于以下高度可能患有原发性醛固酮增多症的高血压患者：①没有原因的难以解释的低血钾；②由利尿剂引发的严重的低钾血症，但对保钾药有抵抗；③有原发性醛固酮增多症的家族史；④对合适的治疗有抵抗，而这种抵抗又难以解释；⑤高血压患者中偶然发现的肾上腺腺瘤。

如果需检测血浆醛固酮和肾素水平的话，无论是口服还是静脉都应进行盐抑制试验以明确自主性醛固酮增多症。如果存在，则应行肾上腺静脉取样，区分单侧性的腺瘤和双侧增生，并确定需经腹腔镜手术切除的腺体。CT或MRI影像学可以帮助鉴别肾上腺腺瘤和双侧肾上腺增生症（图4-3）。

一旦诊断原发性醛固酮增多症并确立病理类型，治疗方法的选择就相当明确：单发腺瘤应通过腹腔镜行肿瘤切除术；双侧肾上腺增生的患者可予以醛固酮受体拮抗剂治疗，螺内酯或依普利酮，必要时还可给予噻嗪类利尿剂和其他降压药。腺瘤切除后，约有半数患者血压会恢复正常，而另一些尽管有所改善但仍是高血压状态，这可能与原来就存在的原发性高血压或长期继发性高血压损害引起的肾脏有关。

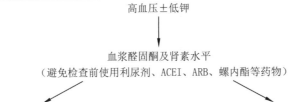

提示：肾素<0.5 ng/（mL•h）　　　　　排除：肾素>0.5 ng/（mL•h）

醛固酮>15 ng/dL　　　　　　　　　　　醛固酮<15 ng/dL

确诊：4小时口服2 L生理盐水后血浆醛固酮>10 ng/dL，或盐负荷连续4天，第4天的24小时尿醛固酮>14 μg/d（口服10～12 g NaCl，伴24小时尿钠>200 mmol/d）
定位：CT或MRI
如果以上检查仍不能明确诊断，可行肾上腺静脉取样
治疗：单侧可手术切除；双侧或无法手术者可予螺内酯、依普利酮或阿米洛利＋氢氯噻嗪

图 4-2　原发性醛固酮增多症患者的诊断及治疗流程

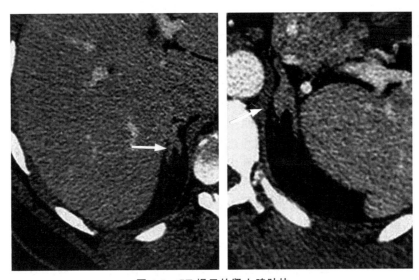

图 4-3　CT 提示的肾上腺肿块

CT 显示的左肾上腺肿块（右侧图片白色箭头处）与右侧肾上腺对比（左侧图片白色箭头处）

（二）皮质醇增多症

皮质醇增多症又称皮质醇增多症，是由于多种病因引起肾上腺皮质长期分泌过量皮质醇所产生的一组综合征（表 4-4）。80％的皮质醇增多症患者均有高血压，如不治疗，可引起左心室肥厚和充血性心力衰竭等，其存在时间越长，即使病因去除后血压恢复正常的可能性也越小。

表 4-4　皮质醇增多症的病因分类及相对患病率

病因分类	患病率
一、内源性皮质醇增多症	
ACTH 依赖性皮质醇增多症	
垂体性皮质醇增多症（库欣病）	60％～70％

病因分类	患病率
异位 ACTH 综合征	15%～20%
异位 CRH 综合征	罕见
ACTH 非依赖性皮质醇增多症	
肾上腺皮质腺瘤	10%～20%
肾上腺皮质腺癌	2%～3%
ACTH 非依赖性大结节增生	2%～3%
原发性色素结节性肾上腺病	罕见
二、外源性皮质醇增多症	
假皮质醇增多症	
大量饮酒	
抑郁症	
肥胖症	
药物源性皮质醇增多症	

注:ACTH 为促肾上腺皮质激素;CRH 为促皮质素释放激素。

推荐对以下人群进行皮质醇增多症的筛查:①年轻患者出现骨质疏松、高血压等与年龄不相称的临床表现;②具有皮质醇增多症的临床表现,且进行性加重,特别是有典型的症状如肌病、多血质、紫纹、瘀斑和皮肤变薄的患者;③体重增加而身高百分位下降,生长停滞的肥胖儿童;④肾上腺意外瘤患者。如果临床特点符合,则通过测定 24 小时尿游离皮质醇或血清皮质醇昼夜节律检测进行筛查。当初步检测结果异常时,则应行小剂量地塞米松抑制试验进行确诊。当存在有异常筛查结果时,多数学者建议行另一项额外的大剂量地塞米松抑制试验,即每 6 小时口服 2 mg 地塞米松共服 2 天,然后测定尿液中游离皮质醇和血浆皮质醇水平。如果皮质醇增多症是由垂体 ACTH 过度分泌所致双侧肾上腺增生,那么尿游离皮质醇与对照组 2.0 mg 剂量相对比将被抑制到 50%以下,而异位 ACTH 综合征对此负反馈机制不敏感。血浆 ACTH 测定有助于区分 ACTH 依赖性和 ACTH 非依赖性皮质醇增多症。肾上腺影像学包括 B 超、CT、MRI 检查。推荐首选双侧肾上腺 CT 薄层(2～3 mm)增强扫描。对促皮质激素释放激素的反应及下颚骨岩下窦取样可用来确定皮质醇增多症的垂体病因。治疗主要采用手术、放疗及药物方法治疗基础疾病,降压治疗可采用利尿剂或与其他降压药物联用。

(三)嗜铬细胞瘤

嗜铬细胞瘤是一种少见的由肾上腺嗜铬细胞组成的分泌儿茶酚胺的肿瘤,副神经节瘤是更加罕见的发生于交感神经和迷走神经神经节细胞的一种肾上腺外肿瘤。在临床上,嗜铬细胞瘤泛指分泌儿茶酚胺的肿瘤,包括了肾上腺嗜铬细胞瘤和功能性的肾上腺外的副神经节瘤。嗜铬细胞瘤大部分是良性肿瘤。嗜铬细胞瘤可发生在所有年龄段,主要沿交感神经链分布,较少发生在迷走区域。约 15%的嗜铬细胞瘤是肾上腺外的,即副神经节瘤。

剧烈的血压波动及发作性的临床症状,常提示嗜铬细胞瘤的可能。然而在 50%的患者中,高血压可能是持续性的。高血压可能合并头痛、出汗、心悸等症状。在以分泌肾上腺素为主的嗜铬细胞瘤患者中,由于血容量的下降和交感反射减弱易发生直立性低血压。如果在弯腰、运动、腹部触诊、吸烟或深吸气时引起血压反复骤升并在数分钟内骤降,应高度怀疑嗜铬细胞瘤。在发作期间可测定血或尿儿茶酚胺或血、尿间羟肾上腺素类似物,主要包括血浆甲氧基肾上腺素、血浆甲氧基去甲肾上腺素和尿甲氧基肾上腺素、尿甲氧基去甲肾上腺素。应用 CT 或 MRI 进行肿瘤定位。

嗜铬细胞瘤多数为良性肿瘤,约 10％的嗜铬细胞瘤为恶性。手术切除效果较好,手术前应使用 α 受体拮抗剂,手术后血压多能恢复正常。手术前或恶性病变已多处转移无法手术者,可选用 α 和 β 受体拮抗剂联合治疗。

三、主动脉缩窄

主动脉缩窄多数为先天性,少数由多发性大动脉炎所致。先天性主动脉缩窄可发生在胸主动脉或腹主动脉,常起源于左锁骨下动脉起始段远端或动脉导管韧带的远端。主动脉缩窄的典型特征有上臂高血压、股动脉搏动微弱或消失、背部有响亮杂音。二维超声可检测到病变,诊断需依靠主动脉造影(图 4-4)。治疗主要为介入扩张支架置入或血管手术。病变纠正后患者可能仍然有高血压,应该仔细监测并治疗。

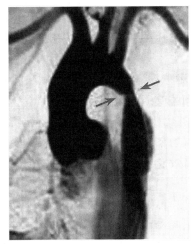

图 4-4　主动脉造影提示降主动脉缩窄
降主动脉缩窄(箭头示)

四、妊娠期高血压

妊娠合并高血压的患病率占孕妇的 5％～10％,妊娠合并高血压分为慢性高血压、妊娠期高血压和先兆子痫/子痫 3 类。慢性高血压指的是妊娠前即证实存在或在妊娠的前 20 周即出现的高血压;妊娠期高血压为妊娠 20 周以后发生的高血压,不伴有明显蛋白尿,妊娠结束后血压可以恢复正常;先兆子痫定义为发生在妊娠 20 周后首次出现高血压和蛋白尿,常伴有水肿与高尿酸血症,可分为轻、重度,如出现抽搐可诊断为子痫。对于妊娠高血压,非药物措施(限盐、富钾饮食、适当活动、情绪放松)是安全有效的,应作为药物治疗的基础。由于所有降压药物对胎儿的安全性均缺乏严格的临床验证,而且动物试验中发现一些药物具有致畸作用,因此,药物选择和应用受到限制。妊娠期间的降压用药不宜过于积极,治疗的主要目的是保证母子安全和妊娠的顺利进行。必要时谨慎使用降压药,常用的静脉降压药物有甲基多巴、拉贝洛尔和硫酸镁等;口服药物包括 β 受体阻滞剂或钙通道阻滞剂。妊娠期间禁用 ACEI 或 ARB。

五、神经源性高血压

神经系统与血压调控密切相关。多种中枢和周围神经系统病变可以导致高血压。其机制主要与颅内压增高使血管舒缩中心的交感神经系统冲动增加及自主神经功能障碍有关。当今世界,社会压力大,精神心理疾病患病率大大提高,而精神心理异常可通过多种渠道导致血压升高,成为双心医学探讨的主要内容。

(一)颅内压增高与高血压

正常成人颅腔是由颅底骨和颅盖骨组成的腔体,有容纳和保护其内容物的作用。除了出入颅腔的血管系统(特别是颈静脉)及颅底孔(特别是枕骨大孔)与颅外相通外,可以把颅腔看作一个完全密闭的容器,而且由于组成颅腔的颅骨坚硬而不能扩张,所以每个人的颅腔容积是恒定的。

1.病因

(1)脑血管疾病:包括脑出血、蛛网膜下腔出血、大面积脑血栓形成、脑栓塞和颅内静脉窦血栓形成等。

(2)颅内感染性疾病:如病毒、细菌、结核、真菌等引起的脑膜炎、脑炎、脑脓肿等。

(3)颅脑损伤:如脑挫裂伤、颅内血肿、手术创伤、广泛性颅骨骨折、颅脑火器伤、外伤性蛛网膜下腔出血等。

(4)颅内占位性病变:包括各种癌瘤、脓肿、血肿、肉芽肿、囊肿、脑寄生虫等。

(5)各种原因引起的交通性和非交通性脑积水。

(6)各种原因引起的缺血缺氧代谢性脑病:如呼吸道梗阻、窒息、心搏骤停、肝性脑病、酸中毒、一氧化碳中毒、铅中毒、急性水中毒和低血糖等。

(7)未得到有效控制的癫痫持续状态。

(8)良性颅内压增高。

(9)先天性异常:如导水管的发育畸形、颅底凹陷和先天性小脑扁桃体下疝畸形等,可以造成脑脊液回流受阻,从而继发脑积水和颅内压增高狭颅症,由于颅腔狭小,限制了脑的正常发育,也常发生颅内压增高。

2.临床表现

(1)头痛:是因为颅内有痛觉的组织(如脑膜、血管和神经)受到压力的牵张所引起。颅内压增高引起的头痛的特点:头痛常是持续性的,伴有阵发性的加剧,常因咳嗽或打喷嚏等用力动作而加重。头痛的部位以额、颞、枕部明显;头痛的性质呈胀痛或搏动性疼痛;急性颅内压增高的患者,头痛常非常剧烈,伴烦躁不安,并常进入昏迷状态。儿童及老年人的头痛相对较成年人为少。

(2)呕吐:呕吐是头痛的伴发症状,典型表现为喷射性呕吐,一般与饮食无关,但较易发生于进食后,因此患者常常拒食,可导致失水和体重锐减。也可见非喷射性呕吐。恶心、呕吐可因肿瘤直接压迫迷走神经核或第四脑室底部而引起。有人认为是因为迷走神经核团或其神经根受到刺激所引起。脑干肿瘤起源于迷走神经核团附近者,呕吐有时是其早期唯一的症状,可造成诊断上的困难,有时可误诊为"功能性呕吐"。

(3)视盘水肿:视盘水肿是颅内压增高的特征性体征之一。它是因颅内压增高使眼底静脉回流受阻所致。与颅内压增高发生发展的时间、速度和程度有关。颅内压增高早期或急性颅内压增高时,视盘水肿可不明显,对视力影响不大。而慢性颅内压增高的患者,70%以上均有视盘水肿,如视盘边界模糊,生理凹陷不清,静脉充盈、迂曲,视盘周围火焰状出血等。此时,视力减退。随着视盘水肿的加重,可继发视神经萎缩,常伴不可逆视力减退甚至失明。

(4)意识障碍:意识障碍的病理解剖学基础是颅内压增高导致的全脑严重缺血缺氧和脑干网状结构功能受累。患者可呈谵妄、呆木、昏沉甚至昏迷。

(5)库欣反应:是指在严重颅内压增高时出现的血压上升、心率缓慢和呼吸减慢等现象。其结果是确保一定的脑灌注压,使肺泡 O_2 和 CO_2 充分交换,增加脑供氧,是机体总动员和积极代偿的表现。

(6)复视:因展神经在颅底走行较长,极易受到颅内压增高的损伤,出现单侧或双侧展神经麻痹,早期表现为复视。颅内压增高持续较久的病例,眼球外展受限,甚至使眼球完全内斜。

(7)抽搐及去大脑强直:抽搐及去大脑强直多由脑干受压所致,表现为突然意识丧失、四肢强直、颈和背部后屈,呈角弓反张状。

(8)视野缺损:是后颅窝病变引起的脑室积水,第三脑室扩大压迫视交叉后部并引起蝶鞍的扩大所致。常可误诊为垂体瘤。

(9)脑疝的表现:颅内压升高到一定程度,部分脑组织发生移位,挤入硬脑膜的裂隙或枕骨大孔,压迫附近的神经、血管和脑干,产生一系列症状和体征。幕上的脑组织(颞叶的海马回、钩回)通过小脑幕切迹被挤向幕下,称为小脑幕切迹疝或颞叶钩回疝或海马沟回疝。幕下的小脑扁桃体及延髓经枕骨大孔被挤向椎管内,称为枕骨大孔疝或小脑扁桃体疝。一侧大脑半球的扣带回经镰下孔被挤入对侧分腔,称为大脑镰下疝或扣带回疝。

1)小脑幕切迹疝(颞叶钩回疝):同侧动眼神经麻痹,表现为眼睑下垂,瞳孔扩大,对光反射迟钝或消失,不同程度的意识障碍,生命体征变化,对侧肢体瘫痪和出现病理反射。小脑幕切迹疝的临床表现如下。①颅内压增高:表现为头痛加重,呕吐频繁,躁动不安,提示病情加重。②意识障碍:患者逐渐出现意识障碍,由嗜睡、朦胧到浅昏迷、昏迷,对外界的刺激反应迟钝或消失,系脑干网状结构上行激活系统受累的结果。③瞳孔变化:最初可有时间短暂的患侧瞳孔缩小,但多不易被发现。以后该侧瞳孔逐渐散大,对光发射迟钝、消失,说明动眼神经背侧部的副交感神经纤维已受损。晚期则双侧瞳孔散大,对光反射消失,眼球固定不动。④锥体束征:由于患侧大脑脚受压,出现对侧肢体力弱或瘫痪,肌张力增高,腱反射亢进,病理反射阳性。有时由于脑干被推向对侧,使对侧大脑脚与小脑幕游离缘相挤,造成脑疝同侧的锥体束征,需注意分析,以免导致病变定侧的错误。⑤生命体征改变:表现为血压升高,脉缓有力,呼吸深慢,体温上升。到晚期,生命中枢逐渐衰竭,出现潮式或叹息样呼吸,脉频弱,血压和体温下降;最后呼吸停止,继而心跳亦停止。

2)枕骨大孔疝(小脑扁桃体疝):①枕下疼痛、项强或强迫头位,疝出组织压迫颈上部神经根,或因枕骨大孔区脑膜或血管壁的敏感神经末梢受牵拉,可引起枕下疼痛。为避免延髓受压加重,机体发生保护性或反射性颈肌痉挛,患者头部维持在适当位置。②颅内压增高,表现为头痛剧烈,呕吐频繁,慢性脑疝患者多有视盘水肿。③后组脑神经受累,由于脑干下移,后组脑神经受牵拉,或因脑干受压,出现眩晕、听力减退等症状。④生命体征改变,慢性疝出者生命体征变化不明显;急性疝出者生命体征改变显著,迅速发生呼吸和循环障碍,先呼吸减慢,脉搏细速,血压下降,很快出现潮式呼吸和呼吸停止,如不采取措施,不久心跳也停止。与小脑幕切迹疝相比枕骨大孔疝的特点:生命体征变化出现较早,瞳孔改变和意识障碍出现较晚。

3)大脑镰下疝:引起病侧大脑半球内侧面受压部的脑组织软化坏死,出现对侧下肢轻瘫、排尿障碍等症状。一般活体不易诊断。

(10)与颅内原发病变相关的症状体征:主要是与病变部位相关的神经功能刺激症状或局灶体征,如癫痫、失语、智能障碍、运动障碍、感觉障碍和自主神经功能障碍等。

(11)心血管舒缩中枢障碍症状体征:可表现为血压忽高忽低,最高可达 29.3/18.7 kPa(220/140 mmHg)以上,最低达 12.0/8.0 kPa(90/60 mmHg)以下;伴心动过速、心动过缓或心律失常。心率或心律、血压具有波动幅度大、不稳定及对药物干预敏感等特点。

(12)与血压增高相关的症状体征:头痛、头晕、心悸、气短、耳鸣、乏力等,甚至出现高血压所致的心、脑、肾、眼等靶器官损害的表现。

3.治疗

颅内原发疾病的治疗是解除颅内压增高所致高血压的根本,而降低颅压治疗是降低血压的直接手段,如手术清除颅内血肿、脓肿、肉芽肿、肿瘤等颅内占位病变;脑室穿刺引流或脑脊液分流,改善脑脊液循环;脑静脉血栓局部溶栓,促进脑静脉回流等。多数情况下,随着颅内压的下降,血压恢复或接近正常。所以对血压的调控应持谨慎的态度,不能盲目地予以降压药物干预。降颅内压治疗应当是一个平衡的、逐步的过程。从简单的措施开始,降颅内压治疗需同步监测颅内压和血压,以维持脑灌注压>9.3 kPa(70 mmHg)。具体措施如下。

(1)抬高头位:床头抬高 30°,可减少脑血流容积,增加颈静脉回流,降低脑静脉压和颅内压,且安全有效。理想的头位角度应依据患者 ICP 监测的个体反应而定,枕部过高或颈部过紧可导致 ICP 增加,应予以避免。

(2)止痛和镇静:当颅内压顺应性降低时,躁动、对抗束缚、行气管插管或其他侵入性操作等均可使胸腔内压和颈静脉压增高,颅内压增高;另焦虑或恐惧使交感神经系统功能亢进,导致心动过速、血压增高、脑代谢率增高、脑血流增加、颅内压增高。因此,积极进行镇静治疗尤为重要。胃肠外镇静剂有呼吸抑制和血压降低的危险,所以必须先行气管插管和动脉血压监测,然后再用药。异丙酚是一种理想的静脉注射镇静药,其半衰期很短,且不影响患者的神经系统临床评估,还有抗癫痫及清除自由基作用,通常剂量为 0.3~4 mg/(kg·h)。应避免使用麻痹性神经肌肉阻滞剂,因其影响神经系统功能的正确评估。

(3)补液:颅内压增高患者只能输注等渗液如 0.9%生理盐水,禁用低渗液如 5%右旋糖酐或 0.45%盐水。应积极纠正机体低渗状态(<280 mOsm/L),轻度高渗状态(>300 mOsm/L)对病情是有利的。CPP 降低可使 ICP 反射性增加,可输注等渗液纠正低血容量。不应使用 5%或 10%葡萄糖溶液,禁忌使用 50%高渗葡萄糖溶液。因为会增加脑组织内乳酸堆积,加重脑水肿和神经元损害。当然,临床医师应根据患者血糖和血浆电解质含量动态监测及时调整补液种类和补液量。

(4)降颅压。①渗透性利尿剂:如甘露醇、甘油、高渗盐水等;②人血清蛋白:应用人血清蛋白可明显地增加血浆胶体渗透压,使组织间水分向血管中转移,从而减轻脑水肿,降低颅内压,尤其适用于血容量不足、低蛋白血症的颅内高压、脑水肿患者;③髓袢利尿剂:主要为呋塞米,作用于髓袢升支髓质部腔面的细胞膜,抑制 Na^+ 和 Cl^- 重吸收;④糖皮质激素:主要是利用糖皮质激素具有稳定膜结构的作用减少了因自由基引发的脂质过氧化反应,从而降低脑血管通透性、恢复血管屏障功能、增加损伤区血流量及改善 Na^+-K^+-ATP 酶的功能,使脑水肿得到改善。

(5)巴比妥类药物:巴比妥类药物具有收缩脑血管、降低脑代谢率、抑制脑脊液分泌、减低脑耗氧量和脑血流量及抑制自由基介导的脂质过氧化作用。大剂量巴比妥可使颅内压降低。临床试验证实,输入戊巴比妥负荷剂量 5～20 mg/kg,维持量 1～4 mg/(kg·h),可改善难治性颅内压增高。美国和欧洲脑卒中治疗指南推荐可用大剂量巴比妥类药物治疗顽固性高颅压,但心血管疾病患者不宜使用。

(6)过度通气:过度换气可使肺泡和血中的二氧化碳分压降低,导致低碳酸血症,低碳酸血症使脑阻力血管收缩和脑血流减少,从而缩小脑容积和降低颅内压。也有认为是增加呼吸的负压使中心静脉压下降,脑静脉血易于回流至心脏。因而使脑血容量减少。但当 $PaCO_2$ 低于 4.0 kPa (30 mmHg)时,会引起脑血管痉挛,导致脑缺血缺氧,加重颅内高压。以往认为采用短时程 (<24 小时)轻度过度通气[($PaCO_2$ 4.0～4.7 kPa(30～35 mmHg)],这样不但可以降低颅内压,而且不会导致和加重脑缺血。近年来随着脑组织氧含量直接测定技术的问世,研究发现短时程轻度过度通气亦不能提高脑组织氧含量,相反会降低脑组织氧含量。所以,国内外学者已不主张采用任何形式过度通气治疗颅内高压,而采用正常辅助呼吸,维持动脉血 $PaCO_2$ 在正常范围为宜。

(7)亚低温治疗:动物试验证实,温度升高使脑的氧代谢率增加,脑血流量增加,颅内压增高,尤其是缺血缺氧性损伤恶化。通常每降低 1 ℃,脑耗氧量与血流量即下降 6.7%,有资料表明当体温降至 30 ℃时,脑耗氧量为正常时的 50%～55%,脑脊液压力较降温前低 56%。因此,首先应对体温增高的患者进行降温治疗(应用对乙酰氨基酚、降温毯、吲哚美辛等)。近年来,随着现代重症监护技术的发展,亚低温降颅压治疗的研究发展很快。无论是一般性颅内压增高还是难治性颅内压增高,亚低温治疗都是有效的,且全身降温比孤立的头部降温更有效。降温深度依病情而定,以 32～34 ℃为宜,过高达不到降温目的,过低有发生心室纤颤的危险。降温过程中切忌发生寒战、冻伤及水电解质失调,一般持续 3～5 天即可停止物理降温,使患者自然复温,逐渐减少用药乃至停药。在欧洲、美国、日本等国家已推广使用。但由于亚低温治疗需要使用肌松剂和持续使用呼吸机,目前国内中小医院尚难以开展此项技术。

(8)减少脑脊液:以迅速降低颅内压,缓解病情。也是常用的颅脑手术前的辅助性抢救措施之一。①脑脊液外引流:是抢救脑疝危象患者的重要措施。控制性持续性闭式脑室引流,既可使脑脊液缓慢流出以将颅内压控制在正常范围,从而避免突然压力下降而导致脑室塌陷、小脑上疝、脑充血、脑水肿加重或颅内压动力学平衡的紊乱,而且有利于保持引流的通畅。关闭式引流有利于预防感染。②脑脊液分流术:不论何种原因引起的阻塞性或交通性脑积水,凡不能除去病因者均可行脑脊液分流术。根据阻塞的不同部位,可使脑脊液绕过阻塞处到达大脑表面,再经过蛛网膜颗粒吸收,以达到降低颅内压的目的。或将脑脊液引流到右心房或腹腔等部位而被吸收。若分流术成功,效果是比较肯定的。常用的脑脊液分流方法有侧脑室-枕大池分流术、侧脑室-右心房分流术、侧脑室-腹腔引流术、腰椎蛛网膜下腔-腹腔分流术。目前临床最常用的是侧脑室-腹腔引流术。③乙酰唑胺:一种碳酸酐酶抑制剂,它能使脑脊液产生减少 50%,从而降低颅内压。常用剂量是每次 0.25 g,每天 3 次。

(9)颅内占位病变:如肿瘤、脑脓肿等颅内占位性病变应手术切除,若不能切除可考虑脑室引流或行颅骨切开去骨瓣减压,可迅速降低颅内压。有学者认为,通过各种降颅压措施,脱水、过度换气、巴比妥昏迷、亚低温等治疗不能控制的颅内高压,应考虑标准大骨瓣开颅术。

(10)去大骨瓣减压术:能使脑组织向减压窗方向膨出,以减轻颅内高压对重要脑结构的压迫,尤其是脑干和下丘脑,以挽救患者生命。但越来越多的临床实践证明去大骨瓣减压术不但没有降低重型颅脑伤患者死残率,而且可能会增加重型颅脑伤患者残死率。原因:①去大骨瓣减压术会导致膨出的脑组织在减压窗处嵌顿、嵌出的脑组织静脉回流受阻、脑组织缺血水肿坏死,久之形成脑穿通畸形;②去大骨瓣减压术不缝合硬脑膜会增加术后癫痫发作;③去大骨瓣减压术会导致脑室脑脊液向减压窗方向流动,形成间质性脑水肿;④去骨瓣减压术不缝合硬脑膜,使手术创面渗血进入脑池和脑室系统,容易引起脑积水;⑤去大骨瓣减压术不缝合硬脑膜会导致脑在颅腔内不稳定,会引起再损伤;⑥去大骨瓣减压术不缝合硬脑膜会增加颅内感染、切口裂开机会等。

(11)预防性抗癫痫治疗:越来越多的临床研究表明使用预防性抗癫痫药不但不会降低颅脑损伤后癫痫发生率,而且会加重脑损害和引起严重毒副作用。严重脑挫裂伤脑内血肿清除术后是否常规服用预防性抗癫痫治疗仍有争议,也无任何大规模临床研究证据。国外学者不提倡预防性抗癫痫治疗。但若颅脑损伤患者一旦发生癫痫,则应该正规使用抗癫痫药。

(12)高压氧治疗:当动脉二氧化碳分压正常而氧分压增高时,也可使脑血管收缩,脑体积缩小,从而达到降颅内压的目的。在两个大气压下吸氧,可使动脉氧分压增加到 133.3 kPa(1 000 mmHg)以上,使增高的颅内压下降 30%,然而这种治疗作用只是在氧分压维持时才存在。如血管已处于麻痹状态,高压氧则不能起作用。有文献报道高压氧吸入后因肺泡与肺静脉氧分压差的增大,血氧弥散量可增加近 20 倍,从而大大提高组织氧含量,可中断因为脑缺血缺氧导致的脑水肿,可促进昏迷患者的觉醒,减少住院天数,能显著改善脑损伤患者的认知功能障碍,有利于机体功能的恢复,对抢救生命和提高生存质量有较好的疗效。绝对禁忌证:未经处理的气胸、纵隔气肿,肺大疱,活动性内出血及出血性疾病,结核性空洞形成并咯血,心脏二度以上房室传导阻滞。相对禁忌证:重症上呼吸道感染,重症肺气肿,支气管扩张,重度鼻窦炎,血压高于21.3/13.3 kPa(160/100 mmHg),心动过缓<50 次/分,未做处理的恶性肿瘤,视网膜脱离,早期妊娠(3 个月内)。

(13)调控血压:调控血压时应考虑系统动脉血压与颅内压和脑灌注压的关系。尤其是脑卒中急性期的血压管理,脑卒中急性期降压治疗目前仍无定论。由于病灶周边脑组织的充分血液供应对挽救缺血半暗带区濒危脑细胞至关重要,而这时 CBF 自我调节机制受损,CPP 严重依赖MAP,但血压过高也会引起血-脑屏障破坏及其他相关脏器功能损伤。大量研究结果表明,75%以上的脑卒中患者急性期血压升高,尤其是那些既往有高血压病史的患者。在脑卒中发生后的1 周内、血压有自行下降的趋势、有些患者数小时内即可看到血压明显降低。因此,对脑卒中急性期的血压,要持慎重的态度,而非简单的降低血压。

(二)自主神经功能障碍与高血压

自主神经主要分布于内脏、心血管和腺体。由于内脏反射通常是不能随意控制,故名自主神经。自主神经系统的功能在于调节心肌、平滑肌和腺体的活动,交感和副交感神经对内脏的调节具有对立统一作用。血管运动中枢位于脑干,它通过胸腰段交感神经元及第Ⅸ、Ⅹ对脑神经(副交感神经)对主动脉弓、窦房结、颈动脉压力感受器的控制,调节和维持交感神经和副交感神经的相对平衡,保持心血管系统的稳定性。因此,凡累及自主神经系统的病变大多可引起血压的变化。

1.脊髓损伤后自主神经反射不良

自主神经反射不良(autonomic dysreflexia,AD)或称自主神经反射亢进,是指脊髓 T_6 或以上平面的脊髓损伤(spinal cord injury,SCI)而引发的以血压阵发性骤然升高为特征的一组临床综合征。常见的 SCI 的病因有外伤、肿痛、感染等。

2.致死性家族性失眠症

致死性家族性失眠症(fatal familial insomnia,FFI)是罕见的家族性人类朊蛋白(prion protein,PrP)疾病,是常染色体显性遗传性疾病,也是近年来备受关注的人类可传播性海绵样脑病(transmissible spongiform encephalopathy,TSH)之一。1986年,意大利 Bologna 大学医学院 Lugaresi 等首先报道并详细描述了本病的第一个病例,以进行性睡眠障碍和自主神经失调为主要表现,尸检证实丘脑神经细胞大量脱失,命名为致死性家族性失眠症。随着基因监测技术的发展和对朊蛋白疾病认识的深入,全世界 FFI 散发病例及家系报道逐渐增多。因 FFI 是罕见病,目前为止尚无流行病学资料。FFI 由于自主神经失调可表现出高血压征象;同时可因严重睡眠障碍导致血压昼夜节律异常。

3.吉兰-巴雷综合征与高血压

吉兰-巴雷综合征(guillain-barre syndrome,GBS)是一类免疫介导的急性炎性周围神经病。临床特征为急性起病,症状多在 2 周左右达到高峰,主要表现为多发神经根及周围神经损害,常有脑脊液蛋白-细胞分离现象,多呈单时相自限性病程,静脉注射免疫球蛋白和血浆置换治疗有效。该病还包括急性炎性脱髓鞘性多发神经根神经病(acute inflammatory demyelinating polyneuropathies,AIDP)、急性运动轴索性神经病(acute motor axonal neuropathy,AMAN)、急性运动感觉轴索性神经病(acute motor-sensory axonal neuropathy,AMSAN)、Miller Fisher 综合征(Miller Fisher syndrome,MFS)、急性泛自主神经病(acute sensory neuropathy,ASN)等亚型。其中 AIDP 和 ASN 常损害自主神经,引起包括血压波动在内的诸多自主神经功能障碍的症状体征。国外报道 GBS 自主神经损害发生率 65%,国内杨清成报道 54%,鹿寒冰等报道 39.4%,略低于国外。因自主神经的损害与 GBS 预后直接相关,临床上应引起足够的重视。

4.自主神经性癫痫

自主神经性癫痫又称间脑癫痫、内脏性癫痫等。间脑位于中脑之上,尾状核和内囊的内侧,可分为五个部分,即丘脑、丘脑上部、丘脑底部、丘脑后部、丘脑下部,后者是自主神经中枢。间脑癫痫是指这个部位病变引起的发作性症状,实际上病变并非累及整个间脑。但由于这一名称应用已久,所以至今仍被临床上沿用。1925 年 Heko 报道首例间脑癫痫,至 1929 年 Penfield 提出间脑性癫痫的概念。这是一种不同病因引起的下丘脑病变导致的周期性发作性自主神经功能紊乱综合征。同其他自主神经病变一样,此类癫痫可致阵发性血压的升高,临床表现复杂多样,且缺乏特异性,易误诊。

(夏玉喜)

第三节　期 前 收 缩

期前收缩也称早搏、期外收缩或额外收缩,是指起源于窦房结以外的异位起搏点提前发出的激动。期前收缩是临床上最常见的心律失常。

一、期前收缩的分类

期前收缩可起源于窦房结(包括窦房交界区)、心房、房室交界区和心室,分别称为窦性、房性、房室交界性和室性期前收缩。前 3 种起源于希氏束分叉以上,统称为室上性期前收缩。室性期前收缩起源于希氏束分叉以下部位。在各类期前收缩中,以室性期前收缩最为常见,房性和交界性期前收缩次之,而窦性期前收缩极为罕见,且根据心电图不易做出肯定的诊断。

(1)根据期前收缩发生的频度可分为偶发和频发期前收缩。一般将每分钟发作<5 次称为偶发期前收缩,每分钟发作≥5 次称为频发期前收缩。

(2)根据期前收缩的形态可分为单形性和多形性期前收缩。

(3)依据发生部位分为单源性和多源性期前收缩,单源性期前收缩是指期前收缩的形态和配对间期均相同,而多源性期前收缩的形态和配对间期均不同。

期前收缩与主导心律心搏成组出现称为"联律"。"二联律""三联律"和"四联律"指主导心律搏动和期前收缩交替出现,每个主导心律搏动后出现一个期前收缩称为二联律;每两个主导心律搏动后出现一个期前收缩称为三联律;每 3 个主导心律搏动后出现一个期前收缩称为四联律。两个期前收缩连续出现称为成对的期前收缩,3~5 次期前收缩连续出现称为成串或连发的期前收缩。一般将≥3 次连续出现的期前收缩称为心动过速。

期前收缩按照发生机制可分为自律性增高、触发激动和折返激动。目前认为折返激动是期前收缩发生的主要原因,也是大部分心动过速发生的主要机制。

二、期前收缩的病因

期前收缩可发生于正常的人,但器质性心脏病患者更常见,也可以由心脏以外的因素诱发。期前收缩可以发生于任何年龄,在儿童相对少见,但随着年龄增长发病率升高,在老年人较多见。炎症、缺血、缺氧、麻醉、心导管检查、外科手术和左心室假腱索等均可使心肌受到机械、电、化学性刺激而发生期前收缩。期前收缩常见于冠心病、心肌病、风湿性心脏病、肺心病、高血压左心室肥厚、二尖瓣脱垂患者,尤其是在发生急性心肌梗死和心力衰竭时。洋地黄、酒石酸锑钾、普鲁卡因胺、奎尼丁、三环类抗抑郁药中毒等也可以引起期前收缩。电解质紊乱可诱发期前收缩,特别是低钾。期前收缩也可以因神经功能性因素引起,如激烈运动、精神紧张、长期失眠,过量摄入烟、酒、茶、咖啡等。

三、临床表现

期前收缩患者的主要症状是心悸,表现为短暂心搏停止的漏搏感。偶发期前收缩者可以无任何症状,或仅有心悸、"停跳"感。期前收缩次数过多者可以有头晕、乏力、胸闷甚至晕厥等症状。

心脏体检听诊时,发现节律不齐,有提前出现的心脏搏动,其后有较长的停搏间歇。期前收缩的第一心音可明显增强,也可减弱,主要与期前收缩时房室瓣的位置有关。第二心音大多减弱或消失。室性期前收缩因左、右心室收缩不同步而常引起第一心音、第二心音的分裂。期前收缩发生越早,心室的充盈量和搏出量越少,桡动脉搏动也相应地减弱,甚至完全不能扪及。

四、心电图检查

(一)窦性期前收缩

窦性期前收缩是窦房结起搏点提前发放激动或在窦房结内折返引起的期前收缩。

心电图特点:①在窦性心律的基础上提前出现 P 波,与窦性 P 波完全相同;②期前收缩的配对间期多相同;③等周期代偿间歇,即代偿间歇与基本窦性周期相同;④期前收缩下传的 QRS 波群多与基本窦性周期的 QRS 波群相同,少数也可伴室内差异性传导而呈宽大畸形。

(二)房性期前收缩

房性期前收缩是起源于心房并提前出现的期前收缩。

心电图特点:①提前出现的房波(P'波),P'波有时与窦性 P 波很相似,但是多数情况下二者有明显差别;当基础窦性节律不断变化时,房性期前收缩较难判断,但房波(P'波与窦性 P 波)之间形态的差异可提示诊断;发生很早的房性期前收缩的 P'波可重叠在前一心搏的 T 波上而不易辨认造成漏诊,仔细比较 T 波形态的差别有助于识别 P'波。②P'R 间期正常或延长。③房性期前收缩发生在舒张早期,如果适逢房室交界区仍处于前次激动过后的不应期,该期前收缩可产生传导的中断(称为未下传的房性期前收缩)或传导延迟(下传的 P'R 间期延长,>120 毫秒);前者表现为 P'波后无 QRS 波群,P'波未能被识别时可误诊为窦性停搏或窦房传导阻滞。④房性期前收缩多数呈不完全代偿间歇,因 P'波逆传使窦房结提前除极,包括房性期前收缩 P'波在内的前后两个窦性下传 P 波的间距短于窦性 PP 间距的 2 倍,称为不完全代偿间歇;若房性期前收缩发生较晚或窦房结周围组织的不应期较长,P'波未能影响窦房结的节律,期前收缩前后两个窦性下传 P 波的间距等于窦性 PP 间距的 2 倍,称为完全代偿间歇。⑤房性期前收缩下传的 QRS 波群大多与基本窦性周期的 QRS 波群相同,也可伴室内差异性传导而呈宽大畸形(图 4-5)。

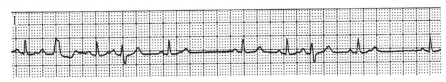

图 4-5 房性期前收缩

提前发生的 P'波,形态不同于窦性 P 波,落在其前的 QRS 波群的 ST 段上,P'R 间期延长,在 T 波后产生 QRS 波群,呈不同程度的心室内差异性传导,有的未下传,无 QRS 波群,均有不完全代偿间歇

(三)房室交界性期前收缩

房室交界性期前收缩是起源于房室交界区并提前出现的期前收缩。提前的异位激动可前传激动心室和逆传激动心房(P'波)。

心电图特点:①提前出现的 QRS 波群,形态与窦性相同,部分可伴室内差异性传导而呈宽大畸形;②逆行 P'波可出现在 QRS 波群之前(P'R 间期<0.12 秒)、之后(RP'间期<0.20 秒),也可埋藏在 QRS 波群之中;③完全代偿间歇,因房室交界性期前收缩起源点远离窦房结,逆行激动常与窦性激动在房室交界区或窦房交界区发生干扰,窦房结的节律不受影响,表现为包含房室交界性期前收缩在内的前后两个窦性 P 波的间距等于窦性节律 PP 间距的 2 倍(图 4-6)。

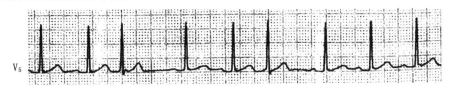

图 4-6 房室交界性期前收缩

第 3 个和第 6 个 QRS 波群提前发生,畸形不明显,前无相关 P 波,后无逆行的 P'波,完全代偿间歇

(四)室性期前收缩

室性期前收缩是由希氏束分叉以下的异位起搏点提前激动产生的期前收缩。

心电图特点:①提前发生的宽大畸形的 QRS 波群,时限通常≥0.12 秒,T 波方向多与 QRS 波群的主波方向相反;②提前的 QRS 波群前无 P 波或无相关的 P 波;③完全代偿间歇,因室性期前收缩很少能逆传侵入窦房结,故窦房结的节律不受室性期前收缩的影响,表现为包含室性期前收缩在内的前后 2 个窦性下传搏动的间距等于窦性节律 RR 间距的 2 倍(图 4-7)。

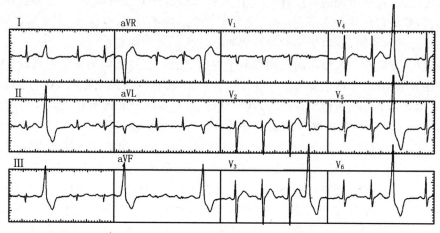

图 4-7　室性期前收缩

各导联均可见提前发生的宽大畸形 QRS 波群及 T 波倒置,前无 P 波,代偿间歇完全

室性期前收缩可表现为多种类型。①插入性室性期前收缩:这种期前收缩发生在两个正常窦性搏动之间,无代偿间歇;②单源性室性期前收缩:起源于同一室性异位起搏点的期前收缩,形态和配对间期完全相同;③多源性室性期前收缩:同一导联出现两种或两种以上形态和配对间期不同的室性期前收缩;④多形性室性期前收缩:在同一导联上配对间期相同但形态不同的室性期前收缩;⑤室性期前收缩二联律:每一个室性期前收缩和一个窦性搏动交替发生,具有固定的配对间期;⑥室性期前收缩三联律:每两个窦性搏动后出现一个室性期前收缩;⑦成对的室性期前收缩:室性期前收缩成对出现;⑧R-on-T 型室性期前收缩:室性期前收缩落在前一个窦性心搏的 T 波上;⑨室性反复心搏:少数室性期前收缩的冲动可逆传至心房,产生逆行 P 波(P'波),后者可再次下传激动心室,形成反复心搏;⑩室性并行心律:室性期前收缩的异位起搏点以固定间期或固定间期的倍数规律的自动发放冲动,并能防止窦房结冲动的入侵,其心电图表现为室性期前收缩的配对间期不固定而 QRS 波群的形态一致,异位搏动的间距有固定的倍数关系,偶有室性融合波。

五、诊断

患者的心悸等不适症状可提示期前收缩的诊断线索。体检时心脏听诊大多容易诊断期前收缩。频发的期前收缩有时不易与心房颤动等相鉴别,但后者心室律更为不整齐;运动后心率增快时部分期前收缩可减少或消失。心搏呈二联律者,大多数由期前收缩引起,此外也可以是房室传导阻滞 3：2 房室传导。

心电图检查是明确期前收缩诊断的重要步骤,并能进一步确定期前收缩的类型。尤其是某些特殊类型的期前收缩,如未下传的房性期前收缩、插入性期前收缩、多源性期前收缩等,更需要心电图确诊。

六、治疗

(一)窦性期前收缩

通常不需治疗,应针对原发病处理。

(二)房性期前收缩

一般不需治疗,频繁发作伴有明显症状或引发心动过速者,应适当治疗。主要包括去除诱因、消除症状和控制发作。患者应避免劳累、精神过度紧张和情绪激动,戒烟戒酒,不要饮用浓茶和咖啡。有心力衰竭时应适当给予洋地黄制剂。治疗的药物可酌情选用β受体阻滞剂、钙通道阻滞剂、普罗帕酮及胺碘酮等。

(三)房室交界性期前收缩

通常不需治疗。由心力衰竭引起的房室交界性期前收缩,适当给予洋地黄制剂即可控制。频繁发作伴有明显症状者,可酌情选用β受体阻滞剂、钙通道阻滞剂、普罗帕酮等。起源于房室结远端的期前收缩,有可能由于发生在心动周期的早期而诱发快速性室性心律失常,这种情况下,治疗与室性期前收缩相同。

(四)室性期前收缩

首先应积极消除引起室性期前收缩的诱因、治疗基础疾病。室性期前收缩本身是否需要治疗取决于室性期前收缩的临床意义。

(1)临床上大多数室性期前收缩患者无器质性心脏病,室性期前收缩不增加这类患者心源性猝死的危险,可视为良性室性期前收缩,如果无明显症状则不需要药物治疗。对于这些患者,不应过分强调治疗室性期前收缩,以避免引起过度紧张焦虑。如果患者症状明显,则给予治疗,目的在于消除症状。患者应避免劳累、精神过度紧张和焦虑,戒烟戒酒,不饮用浓茶和咖啡等,鼓励适当的活动,如果无效则应给予药物治疗,包括镇静剂、抗心律失常药物等。β受体阻滞剂可首先选用,如果室性期前收缩随心率的增加而增多,β受体阻滞剂特别有效。无效时可改用的其他药物有美西律、普罗帕酮等。

患者无器质性心脏病客观依据,若室性期前收缩起源于右心室流出道,可首选β受体阻滞剂,也可选用普罗帕酮;若室性期前收缩起源于左心室间隔,首选维拉帕米。对于室性期前收缩频发、症状明显、药物治疗效果不佳的患者,可考虑射频导管消融治疗,大多数患者能取得良好的效果。

(2)发生于急性心肌梗死早期的室性期前收缩,尤其是频发、成对、多源、R-on-T型室性期前收缩,应首先静脉使用胺碘酮,也可选用利多卡因。如果急性心肌梗死患者早期出现窦性心动过速伴发室性期前收缩,则早期静脉使用β受体阻滞剂等能有效减少心室颤动的发生。室性期前收缩发生于某些暂时性心肌缺血的情况下,如变异型心绞痛、溶栓和冠状动脉介入治疗后的再灌注心律失常等,可静脉使用利多卡因。

器质性心脏病伴轻度心功能不全(EF 40%～50%)时发生的室性期前收缩,如果无症状,原则上积极治疗基础心脏病,并去除诱因,不必针对室性期前收缩采用药物治疗。如果症状明显,可选用β受体阻滞剂、美西律、普罗帕酮、莫雷西嗪、胺碘酮。

器质性心脏病合并中重度心力衰竭时发生的室性期前收缩,心源性猝死的危险性增加。β受体阻滞剂对于减少室性期前收缩的疗效虽不明显,但能降低心肌梗死后猝死的发生率。胺碘酮对于心肌梗死后心力衰竭伴有室性期前收缩的患者能有效抑制室性期前收缩,致心律失常作用发生率低,对心功能抑制轻微,可小剂量维持使用以减少不良反应的发生。CAST 试验结果显示,某些Ⅰc类抗心律失常药物用于治疗心肌梗死后室性期前收缩,尽管药物能有效控制室性期前收缩,但是总死亡率反而显著增加,原因是这些药物本身具有致心律失常作用。因此,心肌梗死后室性期前收缩应当避免使用Ⅰ类,特别是Ⅰc类抗心律失常药物。

二尖瓣脱垂患者常见室性期前收缩,但很少出现预后不良,治疗可依照无器质性心脏病并发室性期前收缩的处理原则。如患者合并二尖瓣反流及心电图异常表现,发生室性期前收缩时有一定的危险,可首先选用β受体阻滞剂,无效时再改用Ⅰ类或Ⅲ类抗心律失常药物。

(贾俊兴)

第四节　舒张性心力衰竭

心力衰竭是一个包括多种病因和发病机制的临床综合征。其中,舒张性心力衰竭(DHF)是近 20 年才得到研究和认识的一类心力衰竭。其主要特点是,有典型的心力衰竭的临床症状、体征和实验室检查证据(如胸部 X 线检查肺淤血表现),而超声心动图等影像检查显示左心室射血分数(LVEF)正常,并除外了瓣膜病和单纯右心衰竭。研究发现,DHF 患者约占所有心力衰竭患者的 50%。与收缩性心力衰竭(SHF)比较,DHF 有更长的生存期,而且两者的治疗措施不尽相同。

一、病因特点

DHF 通常发生于年龄较大的患者,女性比男性发病率和患病率更高。最常发生于高血压患者,特别是有严重心肌肥厚的患者。冠心病也是常见病因,特别是由一过性缺血发作造成的可逆性损伤及急性心肌梗死早期,心肌顺应性急剧下降,左心室舒张功能损害。DHF 还见于肥厚型心肌病、糖尿病性心肌病、心内膜弹力纤维增生症、浸润型心肌病(如心肌淀粉样变性)等。DHF 急性发生常由血压短期内急性升高和快速心率的心房颤动发作引起。DHF 与 SHF 可以合并存在,这种情况见于冠心病心力衰竭,既可以因心肌梗死造成的心肌丧失或急性缺血发作导致心肌收缩力急剧下降而致 SHF,也可以由非扩张性的纤维瘢痕替代了正常的可舒张心肌组织,心室的顺应性下降而引起 DHF。长期慢性 DHF 的患者,如同 SHF 患者一样,逐渐出现劳动耐力、生活质量下降。瓣膜性心脏病同样会引起左心室舒张功能异常,特别是在瓣膜病的早期,表现为舒张时间延长,心肌僵硬度增加,甚至换瓣术后的部分患者,舒张功能不全也会持续数年之久,即使此刻患者的收缩功能正常。通常所说的 DHF 是不包括瓣膜性心脏病等的单纯 DHF。

二、病理生理特点

心脏的舒张功能取决于心室肌的主动松弛和被动舒张的特性。被动舒张特性的异常通常是由心脏的质量增加和心肌内的胶原网络变化共同导致的,心肌主动松弛性的异常与各种原因造成的细胞内钙离子调节异常有关。其结果是心肌的顺应性下降,左心室充盈时间变化,左心室舒张末压增加,表现为左心室舒张末压力与容量的关系曲线变得更加陡直。在这种情况下,中心血容量、静脉张力或心肌僵硬度的轻度增加,或它们共同增加即可导致左心房或肺静脉压力骤然增加,甚至引起急性肺水肿。

心率对舒张功能有明显影响,心率增快时心肌耗氧量增加,同时使冠状动脉灌注时间缩短,即使在没有冠心病的情况下,也可引起缺血性舒张功能不全。心率过快时舒张期缩短,使心肌松弛不完全,心室充盈压升高,产生舒张功能不全。

舒张功能不全时的血流动力学改变和代偿机制:舒张功能不全时舒张中晚期左心室内压力升高,左心室充盈受限,虽然射血分数正常,但每搏输出量降低,心排血量减少。左心房代偿性收缩增强,以增加左心室充盈。长期代偿结果是左心房内压力增加,左心房逐渐扩大,到一定程度时发生心房颤动。在前、后负荷突然增加,急性应激,快速房颤等使左心室充盈压突然升高时,发生急性失代偿心力衰竭,出现急性肺淤血、水肿,表现出急性心力衰竭的症状和体征。

舒张功能不全的患者,不论有无严重的心力衰竭临床表现,其劳动耐力均是下降的,主要有两个原因:一是左心室舒张压和肺静脉压升高,导致肺的顺应性下降,这可引起呼吸做功增加或呼吸困难的症状;二是运动时心排血量不能充分代偿性增加,结果导致下肢和辅助呼吸肌的显著乏力。这一机制解释了较低的运动耐力和肺毛细血管楔压(PCWP)变化之间的关系。

三、临床表现

舒张性心力衰竭的临床表现与收缩性心力衰竭近似,主要为肺循环淤血和体循环淤血的症状和体征,如劳动耐力下降,劳力性呼吸困难,夜间阵发性呼吸困难,颈静脉怒张,淤血性肝大和下肢水肿等。胸部 X 线片可显示肺淤血,甚至肺水肿的改变。超声心动图显示 LVEF＞50％和左心室舒张功能减低的证据。

四、诊断

对于有典型的心力衰竭的临床表现,而超声心动图显示左心室射血分数正常(LVEF＞50％)或近乎正常(LVEF 40％～50％)的患者,在除外了瓣膜性心脏病、各种先天性心脏病、各种原因的肺心病、高动力状态的心力衰竭(严重贫血、甲状腺功能亢进、动静脉瘘等)、心脏肿瘤、心包缩窄或压塞等疾病后,可初步诊断为舒张性心力衰竭,并在进一步检查获得左心室舒张功能不全的证据后,确定舒张性心力衰竭的诊断。

超声心动图在心力衰竭的诊断中起着重要的作用,因为物理检查、心电图、胸部 X 线片等都不能够提供用于鉴别收缩或舒张功能不全的证据。超声心动图所测的左心室射血分数正常(LVEF＞50％)或近乎正常(LVEF 40％～50％)是诊断 DHF 的必需条件。超声心动图能够简便、快速地用于鉴别诊断,如明确是否有急性二尖瓣、主动脉瓣反流或缩窄性心包炎等。

多普勒超声能够测量心内的血流速度,这有助于评价心脏的舒张功能。在正常窦性心律条件下,穿过二尖瓣的血流频谱从左心房到左心室有两个波形,E 波反映左心室舒张早期充盈;A 波反映舒张晚期心房的收缩。因为跨二尖瓣的血流速度有赖于二尖瓣的跨瓣压差,E 波的速率受到左心室性期前收缩期舒张和左心房压力的影响。而且,研究发现,仅在轻度舒张功能不全时可以看出 E/A＜1,一旦患者的舒张功能达到中度或严重损害,则由于左心房压的显著升高,其超声的表现仍为 E/A＞1,近似于正常的图像。由此也可以看出,二尖瓣标准的血流模式对容量状态(特别是左心房压)极度敏感,但是这一速率的变化图像还是能够部分反映左心室的舒张功能(特别是在轻度左心室舒张功能减低时)。其他评价舒张功能的无创检测方法有多普勒超声评价由肺静脉到左心房的血流状态,组织多普勒显像能够直接测定心肌长度的变化速率。而对于缺血性心脏病患者,心导管技术则可以反映左心室充盈压的增高,在实际应用中,更适合于由心绞痛发作诱发的心力衰竭患者的评价。

DHF 的诊断标准目前还不完全统一。美国心脏病学会和美国心脏病协会(ACC/AHA)建议的诊断标准是:有典型的心力衰竭症状和体征,同时超声心动图显示患者没有心脏瓣膜异常,左心室射血分数正常。欧洲心脏病学会建议 DHF 的诊断应当符合下面 3 个条件:①有心力衰竭的证据;②左心室收缩功能正常或轻度异常;③左心室松弛、充盈、舒张性或舒张僵硬度异常的证据。欧洲心力衰竭工作组和ACC/AHA使用的术语"舒张性心力衰竭"有别于广义的"有正常射血分数的心力衰竭",后者包括了急性二尖瓣反流和其他原因的循环充血状态。

在实际工作中,临床医师诊断 DHF 时常常面临挑战。主要是要取得心力衰竭的临床证据,其中,胸部 X 线片在肺水肿的诊断中有很高的价值。血浆 BNP 和 NT-proBNP 的检测也有重要诊断价值,心源性呼吸困难患者的血浆 BNP 水平升高,尽管有资料显示,DHF 患者的 BNP 水平增加不如 SHF 患者的增加显著。

五、治疗

DHF 的治疗目的同其他各种心力衰竭,即缓解心力衰竭的症状,减少住院次数,增加运动耐量,改善生活质量和预后。治疗措施也同其他心力衰竭,包括三方面的内容:①对症治疗,缓解肺循环和体循环淤血的症状和体征。②针对病因和诱因的治疗,即积极治疗导致 DHF 的危险因素或原发病,如高血压、左心室肥厚、冠心病、心肌缺血、糖尿病及心动过速等,对阻止或延缓 DHF 的进展至关重要。③针对病理生理机制的治疗。在具体的治疗方法上 DHF 有其自己的特点。

(一)急性期治疗

在急性肺水肿时,可以给予氧疗(鼻导管或面罩吸氧)、吗啡、静脉用利尿药和硝酸甘油。需要注意的是,对于 DHF 患者过度利尿可能会导致严重的低血压,因为 DHF 时左心室舒张压与容量的关系呈一个陡直的曲线。如果有严重的高血压,则有必要使用硝普钠等血管活性药物。如果有缺血发作,则使用硝酸甘油和相关的药物治疗。心动过速能够导致心肌耗氧量增加和降低冠状动脉的灌注时间,容易导致心肌缺血,即使在非冠心病患者;还可因缩短了舒张时间而使左心室的充盈受损,所以,在舒张功能不全的患者,快心室率的心房颤动常常会导致肺水肿和低血压,在一些病例中需要进行紧急心脏电复律。预防心动过速的发生或降低患者的心率,可以积极应用 β 受体阻滞剂(如比索洛尔、美托洛尔和卡维地洛)或非二氢吡啶类钙通道阻滞药(如地尔硫草),剂量依据患者的心率和血压调整,这点与 SHF 时不同,因为 SHF 时 β 受体阻滞剂要谨慎应用、逐渐加量,并禁用非二氢吡啶类钙通道阻滞药。对大多数 DHF 患者,无论在急性期与慢性期都不能从正性肌力药物治疗中获益。重组人脑钠尿肽(rh-BNP)是近年来用于治疗急性心力衰竭疗效显著的药物,它具有排钠利尿和扩展血管的作用,对那些急性发作或加重的 SHF 的临床应用收到了肯定的疗效。但对 DHF 的临床研究尚不多。从药理作用上看,它有促进心肌早期舒张的作用,加上排钠利尿、减轻肺淤血的作用,对 DHF 的急性发作可收到显著效果。

(二)长期药物治疗

1.血管紧张素转化酶抑制剂(ACEI)和血管紧张素Ⅱ受体阻断药(ARB)

ACEI 和 ARB 不但可降低血压,而且对心肌局部的 RAAS 也有直接的作用,可减轻左心室肥厚,改善心肌松弛性。非常适合用于治疗高血压合并的 DHF,在血压降低程度相同时,ACEI

和 ARB 减轻心肌肥厚的程度优于其他抗高血压药物。

2.β 受体阻滞剂

β 受体阻滞剂具有降低心率和负性肌力作用。对左心室舒张功能障碍有益的机制可能是：①降低心率可使舒张期延长,改善左心室充盈,增加舒张期末容积。②负性肌力作用可降低耗氧量,改善心肌缺血及心肌活动的异常非均一性。③抑制交感神经的血管收缩作用,降低心脏后负荷,也可改善冠状动脉的灌注。④能阻止通过儿茶酚胺引起的心肌损害和灶性坏死。已有研究证明,此类药物可使左心室容积-压力曲线下移,具有改善左心室舒张功能的作用。

目前认为,β 受体阻滞剂对改善舒张功能最主要的作用来自减慢心率和延长舒张期。在具体应用时可以根据患者的具体情况选择较大的初始剂量和较快地增加剂量。这与 SHF 有明显的不同。在 SHF 患者,β 受体阻滞剂的机制是长期应用后上调 β 受体,改善心肌重塑,应从小剂量开始,剂量调整常需要 2～4 周。应用 β 受体阻滞剂时一般将基础心率维持在 60～70 次/分。

3.钙通道阻滞药

可减低细胞质内钙浓度,改善心肌的舒张和舒张期充盈,并能减轻后负荷和心肌肥厚,在扩张血管降低血压的同时可改善心肌缺血,维拉帕米和地尔硫䓬等还可通过减慢心率而改善心肌的舒张功能。因此在 DHF 的治疗中,钙通道阻滞药发挥着重要的作用。这与 SHF 不同,由于钙通道阻滞药有一定程度的负性肌力作用而不宜应用于 SHF 的治疗。

4.利尿药

通过利尿能减轻水、钠潴留,减少循环血量,降低肺及体循环静脉压力,改善心力衰竭症状。当舒张性心力衰竭为代偿期时,左心房及肺静脉压增高虽为舒张功能障碍的结果,但同时也是其重要的代偿机制,可以缓解因心室舒张期充盈不足所致的舒张期末容积不足和心排血量的减少,从而保证全身各组织的基本血液供应。如此时过量使用利尿药,可能加重已存在的舒张功能不全,使其由代偿转为失代偿。当 DHF 患者出现明显充血性心力衰竭的临床表现并发生肺水肿时,利尿药则可通过减少部分血容量使症状得以缓解。

5.血管扩张药

由于静脉血管扩张药能扩张静脉,使回心血量及左心室舒张期末容积减小,故对代偿期 DHF 可能进一步降低心排血量;而对容量负荷显著增加的失代偿期患者,可减轻肺循环、体循环压力,缓解充血症状。动脉血管扩张药能有效地降低心脏后负荷,对周围血管阻力增加的患者(如高血压心脏病)可能有效改善心室舒张功能,但对左心室流出道梗阻的肥厚型心肌病患者可能加重梗阻,使心排血量进一步减少。因此,扩张剂的应用应结合实际病情并慎重应用。

6.正性肌力药物

由于单纯 DHF 患者的左心室射血分数通常正常,因而正性肌力药物没有应用的指征,而且有使舒张性心功能不全恶化的危险,尤其是在老年急性失代偿 DHF 患者中。例如,洋地黄类药物通过抑制 Na^+-K^+-ATP 酶,并通过 Na^+-Ca^{2+} 交换的机制增加细胞内钙离子浓度,在心脏收缩期增加能量需求,而在心脏舒张期增加钙负荷,可能会促进舒张功能不全的恶化。DIG 研究的数据也显示,在使用地高辛过程中,与心肌缺血及室性心律失常相关的终点事件增加。对于那些伴有快室率房颤的 DHF 患者,应用洋地黄是有指征也有益处的。因为可以通过控制心室率改善肺充血及心排血量。

7.抗心律失常药物

心律失常,特别是快速性心律失常对 DHF 患者的血流动力学常产生很大影响,故预防心律失常的发生对 DHF 患者有重要意义:①快速心律失常增加心肌氧耗,减少冠状动脉供血时间,从而可诱发心肌缺血,加重 DHF,在左心室肥厚者尤为重要;②舒张期缩短使心肌舒张不完全,导致舒张期心室内容量相对增加;③DHF患者,左心室舒张速度和心率呈相对平坦甚至负性关系,当心率增加时,舒张速度不增加甚至减慢,从而引起舒张末期压力增加。因此当 DHF 患者伴有心律失常时,应根据其不同的病因和病情特点来选用抗心律失常药物。

8.其他药物

抑制心肌收缩的药物如丙吡胺,具有较强的负性肌力作用,可用于左心室流出道梗阻的肥厚型心肌病。此药缩短射血时间,增加心排血量,降低左心室舒张期末压。多数患者长期服用此药有效。丙吡胺的另一个作用是抗心律失常,而严重肥厚型心肌病患者,尤其是静息时有流出道梗阻者,常有心律失常,此时用丙吡胺可达到一举两得的效果。

目前,我们尚无充分的随机临床试验来评价不同药物对 CHF 或其他心血管事件的疗效,也没有充分的证据说明某一单药或某一组药物比其他的优越。已经建议,将那些有生物学效应的药物用于 DHF 的治疗,治疗心动过速和心肌缺血,如 β 受体阻滞剂或非二氢吡啶类钙通道阻滞药;逆转左心室重塑,如利尿药和血管紧张素转化酶抑制剂;减轻心肌纤维化,如螺内酯;阻断肾素-血管紧张素-醛固酮系统的药物能够产生这样一些生物学效应,还需要更多的资料来说明这些生物学效应能够降低心力衰竭的危险。

总之,在现阶段,对于 DHF 的发病机制、病理生理、直到诊断和治疗还需要有更多的临床试验和实验证据来不断完善。

(潘 晖)

第五节　慢性收缩性心力衰竭

慢性收缩性心力衰竭传统称之为充血性心力衰竭,是指心脏由于收缩和舒张功能严重低下或负荷过重,使泵血明显减少,不能满足全身代谢需要而产生的临床综合征,出现动脉系统供血不足和静脉系统淤血甚至水肿,伴有神经内分泌系统激活的表现。心力衰竭根据其产生机制可分为收缩功能(心室泵血功能)衰竭和舒张功能(心室充盈功能)衰竭两大类;根据病变的解剖部位可分为左心衰竭、右心衰竭和全心衰竭;根据心排血量(CO)高低可分为低心排血量心力衰竭和高心排血量心力衰竭;根据发病情况可分为急性心力衰竭和慢性心力衰竭。临床上为了评价心力衰竭的程度和疗效,将心功能分为 4 级,即纽约心脏病协会(NYHA)心功能分级如下。

Ⅰ级:体力活动不受限制。日常活动不引起过度乏力、呼吸困难和心悸。

Ⅱ级:体力活动轻度受限。休息时无症状,日常活动即引起乏力、心悸、呼吸困难。

Ⅲ级:体力活动明显受限。休息时无症状,轻于日常活动即可引起上述症状。

Ⅳ级:体力活动完全受限。不能从事任何体力活动,休息时亦有症状,稍有体力活动即加重。

其中,心功能Ⅱ、Ⅲ、Ⅳ级临床上分别代表轻、中、重度心力衰竭,而心功能Ⅰ级可见于心脏疾病所致左心室收缩功能低下(LVEF≤40%)而临床无症状者,也可以是心功能完全正常的健康人。

一、左心衰竭

左心衰竭是指由于左心室心肌病变或负荷增加引起的心力衰竭。通常是由于大面积心肌急慢性损伤、缺血和/或梗死产生心室重塑致左心室进行性扩张伴收缩功能进行性(或急性)降低所致,临床以动脉系统供血不足和肺淤血甚至肺水肿为主要表现。心功能代偿时,症状较轻,可慢性起病,急性失代偿时症状明显加重,通常起病急骤,在有(或无)慢性心力衰竭基础上突发急性左心衰竭肺水肿。病理生理和血流动力学特点为每搏输出量(SV)和心排血量(CO)明显降低,肺毛细血管楔压(PCWP)或左心室舒张末压(LVEDP)异常升高[$\geq$3.3 kPa(25 mmHg)],伴交感神经系统和肾素-血管紧张素-醛固酮系统(RAAS)为代表的神经内分泌系统的激活。高心排血量心力衰竭时 SV、CO 不降低。

(一)病因

(1)冠状动脉粥样硬化性心脏病(简称冠心病),大面积心肌缺血、梗死或顿抑,或反复多次小面积缺血、梗死或顿抑,或慢性心肌缺血冬眠时。

(2)高血压心脏病。

(3)中、晚期心肌病。

(4)重症心肌炎。

(5)中、重度心脏瓣膜病如主动脉瓣和/或二尖瓣的狭窄和/或关闭不全。

(6)中、大量心室或大动脉水平分流的先天性或后天性心脏病如室间隔缺损、破裂、穿孔、主肺动脉间隔缺损、动脉导管未闭(PDA)和主动脉窦瘤破裂。

(7)高动力性心脏病,如甲亢、贫血、脚气病和动静脉瘘。

(8)急性肾小球肾炎和输液过量等。

(9)大量心包积液心脏压塞时(属"极度"的舒张性心力衰竭范畴)。

(10)严重肺动脉高压或合并急性肺栓塞,右心室压迫左心室致左心室充盈受阻时(也属"极度"舒张性心力衰竭范畴)。

(二)临床表现

1.症状

呼吸困难是左心衰竭的主要症状,是由于肺淤血或肺水肿所致。程度由轻至重表现为:轻度时活动中气短乏力、不能平卧或平卧后咳嗽,咳白色泡沫痰,坐起可减轻或缓解;重度时夜间阵发性呼吸困难、端坐呼吸、心源性哮喘和急性肺水肿。急性肺水肿时多伴咳粉红色泡沫痰或咯血(二尖瓣狭窄时),易致低氧血症和 CO_2 潴留而并发呼衰,同时伴随心悸、头晕、嗜睡(CO_2 潴留时)或烦躁等体循环动脉供血不足的症状,严重时可发生休克、晕厥甚至猝死。

2.体征

轻中度时,高枕卧位。出汗多、面色苍白、呼吸增快、血压升高、心率增快($\geq$100 次/分)、心脏扩大、第一心音减弱、心尖部可闻及 S_3 奔马律,肺动脉瓣第二音亢进,若有瓣膜病变可闻及二尖瓣、主动脉瓣和三尖瓣区的收缩期或舒张期杂音。两肺底或满肺野可闻及细湿啰音或水泡音;吸气时明显,呼气时可伴哮鸣音(心源性哮喘时)。慢性左心衰竭患者可伴有单侧或双侧胸腔积液和双下肢水肿。脉细速,可有交替脉,严重缺氧时肢端可有发绀。严重急性失代偿左心衰竭时端坐呼吸、大汗淋漓、焦虑不安、呼吸急促(>30 次/分);两肺满布粗湿啰音或水泡音(肺水肿时)伴口吐鼻喷粉红色泡沫痰,初起时常伴有哮鸣音,甚至有哮喘(心源性哮喘时)存在。血压升高或降低甚至休克,此时病情非常危重,只有紧急抢救才有望成功。稍有耽搁,患者就可能随时死亡。

(三)实验室检查

1.心电图(ECG)检查

窦性心动过速,可见二尖瓣 P 波、V_1 导联 P 波终末电势增大和左心室肥大劳损等反映左心房、左心室肥厚,扩大及与所患心脏病相应的变化;可有左、右束支传导阻滞和室内传导阻滞;急性、陈旧性梗死或心肌大面积严重缺血,以及多种室性或室上性心律失常等表现。少数情况下,上述 ECG 表现可不特异。

2.胸部 X 线片检查

心影增大,心胸比例增加,左心房、左心室或全心扩大,尤其是肺淤血、间质性肺水肿(Kerley B 线、叶间裂积液)和肺泡性肺水肿,是诊断左心衰竭的重要依据。慢性心力衰竭时可有上、下腔静脉影增宽,以及胸腔积液等表现。

3.超声多普勒心动图检查

可见左心房、室扩大或全心扩大,或有左心室室壁瘤存在;左心室整体或节段性收缩运动严重低下,左心室射血分数(LVEF)严重降低(≤40%);左心室壁厚度可变薄或增厚。有病因诊断价值;重度心力衰竭时,反映 SV 的主动脉瓣区的血流频谱也降低;也可发现二尖瓣或主动脉瓣严重狭窄或反流,或在心室或大动脉水平的心内分流,或大量心包积液,或严重肺动脉高压巨大右心室压迫左心室等左心衰竭时的解剖和病理生理基础,对左心衰竭有重要的诊断和鉴别诊断价值。

4.血气分析

早期可有低氧血症伴呼吸性碱中毒(过度通气),后期可伴呼吸性酸中毒(CO_2 潴留)。血常规、生化全套和心肌酶学可有明显异常,或正常范围。

(四)诊断和鉴别诊断

依据临床症状、体征、结合胸部 X 线片有典型肺淤血和肺水肿的征象伴心影增大及超声心动图左心室扩大(内径≥55 mm)和 LVEF 降低(<40%)典型改变,诊断慢性左心衰竭和急性左心衰竭肺水肿并不难;难的是对慢性左心衰竭的病因诊断,特别是对"扩张型"心肌病的病因诊断,需确定原发性、缺血性、高血压性、酒精性、围产期、心动过速性、药物性、应激性、心肌致密化不全和右心室致心律失常性心肌病等病因。通过结合病史、ECG、超声心动图、核素心肌显像、心脏 CT 和磁共振成像(MRI)等影像检查综合分析和判断,多能够鉴别。心内膜心肌活检对此帮助不大。同时,也可确定或除外"肥厚型"和"限制型"心肌病的诊断。

心源性哮喘与肺源性哮喘的鉴别十分重要,不可回避。根据肺内"水"与"气"的差别,可在肺部叩诊、胸部 X 线片和湿啰音"有或无"上充分显现,加上病史不同,可得以鉴别。

(五)治疗

急性左心衰竭通常起病急骤,病情危重而变化迅速,需给予紧急处理。治疗目标是迅速纠正低氧和异常血流动力学状态;消除肺淤血、肺水肿;增加 SV、CO,从而增加动脉系统供血。治疗原则为加压给纯氧、静脉给予吗啡、利尿、扩血管(包括连续舌下含服硝酸甘油 2~3 次)和强心。

经过急救处理,多数患者病情能迅速有效控制,并在半小时左右渐渐平稳,呼吸困难减轻,增快心率渐减慢,升高的血压缓缓降至正常范围,两肺湿啰音渐减少或消失,血气分析恢复正常范围,直到 30 分钟左右可排尿 500~1 000 mL。病情平稳后,治疗诱因,防止反弹,继续维持上述治疗并调整口服药,继续心电、血压和血氧饱和度监测,必要时选用抗生素预防肺部感染。最终应治疗基础心脏病。

慢性左心衰竭的治疗参见全心衰竭治疗。

二、右心衰竭

右心衰竭是由于右心室病变或负荷增加引起的心力衰竭。以肺动脉血流减少和体循环淤血或水肿为表现。大多数右心衰竭是由左侧心力衰竭发展而来,两者共同形成全心衰竭。其病理生理和血流动力学特点为右心室心排血量降低,右心室舒张末压或右心房压异常升高。

(一)病因

(1)各种原因的左心衰竭。

(2)急、慢性肺动脉栓塞。

(3)慢性支气管炎、肺气肿并发慢性肺源性心脏病。

(4)原发性肺动脉高压。

(5)先天性心脏病包括肺动脉瓣狭窄(PS)、法洛四联症、三尖瓣下移畸形、房室间隔缺损和艾森曼格综合征。

(6)右心室扩张型、肥厚型和限制型或闭塞型心肌病。

(7)右心室心肌梗死。

(8)三尖瓣狭窄或关闭不全。

(9)大量心包积液。

(10)缩窄性心包炎。

(二)临床表现

1.症状

主要是由于体循环和腹部脏器淤血引起的症状,如食欲缺乏、恶心、呕吐、腹胀、腹泻、右上腹痛等,伴有心悸、气短、乏力等心脏病和原发病的症状。

2.体检

颈静脉充盈、怒张,肝大伴压痛、肝颈静脉反流征(＋),双下肢或腰骶部水肿、腹水或胸腔积液,可有周围性发绀和黄疸。心率快、可闻及与原发病有关的心脏杂音,P_2可亢进或降低(如肺动脉瓣狭窄或法洛四联症),若不伴左心衰竭和慢性阻塞性肺疾病合并肺部感染时,通常两肺呼吸音清晰或无干、湿啰音。

(三)实验室检查

1.ECG检查

显示P波高尖、电轴右偏、aVR导联R波为主,V_1导联R/S＞1、右束支传导阻滞等右心房、室肥厚扩大及与所患心脏病相应的变化,可有多种形式的房、室性心律失常与传导阻滞及室内传导阻滞,可有QRS波群低电压。有肺气肿时可出现顺钟向转位。

2.胸部X线检查

显示右心房、室扩大和肺动脉段凸(有肺动脉高压时)或凹(如肺动脉瓣狭窄或法洛四联症)等与所患心脏病相关的形态变化;可见上、下腔静脉增宽和胸腔积液征;若无左心衰竭存在,则无肺淤血或肺水肿征象。

3.超声多普勒心动图检查

可见右心房、室扩大或增厚,肺动脉增宽和高压,心内解剖异常,三尖瓣和肺动脉瓣狭窄或关闭不全及心包积液等与所患心脏病有关的解剖和病理生理的变化。

4.心导管检查

必要时做心导管检查,显示中心静脉压增高($>15\ cmH_2O$)。

(四)诊断与鉴别诊断

依据体循环淤血的临床表现,结合胸部 X 线片肺血正常或减少伴右心房室影增大和超声心动图右心房室扩张或右心室肥厚伴或不伴肺动脉压升高的典型征象,诊断不难。病因诊断的鉴别需要结合临床和多种影像学检查综合判断而定。

(五)治疗

(1)右心衰竭的治疗关键是原发病和基础心脏病的治疗。

(2)抗心力衰竭的治疗参见全心衰竭部分。

三、全心衰竭

全心衰竭是指左、右心衰竭同时存在的心力衰竭,传统被称之为充血性心力衰竭。全心衰竭几乎都是由左心衰竭缓慢发展而来,即先有左心衰竭,然后出现右心衰竭;也不除外极少数情况下是由于左、右心室病变同时或先后导致左、右心衰竭并存之可能。一般来说,全心衰竭的病程多属慢性。其病理生理和血流动力学特点为左心室、右心室心排血量均降低、体、肺循环均淤血或水肿伴神经内分泌系统激活。

(一)病因

(1)同左心衰竭(参见左心衰竭)。

(2)不除外极少数情况下有右心衰竭的病因(参见右心衰竭)并存。

(二)临床表现

1.症状

先有左心衰竭的症状(见左心衰竭),随后逐渐出现右心衰竭的症状(见右心衰竭);由于右心衰竭时,右心排血量下降能减轻肺淤血或肺水肿,故左心衰竭症状可随右心衰竭症状的出现而减轻。

2.体检

既有左心衰竭的体征(见左心衰竭),又有右心衰竭的体征(见右心衰竭)。全心衰竭时,由于右心衰竭存在,左心衰竭的体征可因肺淤血或水肿的减轻而减轻。

(三)检查

1.ECG 检查

显示反映左心房、左心室肥厚扩大为主或左右房室均肥厚扩大(见左、右心衰竭)和所患心脏病的相应变化,以及多种形式的房、室性心律失常,房室传导阻滞、束支传导阻滞和室内传导阻滞图形。可有 QRS 波群低电压。

2.胸部 X 线检查

心影普大或以左心房、左心室增大为主及与所患心脏病相关的形态变化;可见肺淤血、肺水肿(左心衰竭),上、下腔静脉增宽和胸腔积液(右心衰竭)。

3.超声多普勒心动图检查

可见左、右心房和心室均增大或以左心房、左心室扩大为主,左心室整体和节段收缩功能低下,LVEF 降低($<40\%$),并可显示与所患心肌、瓣膜和心包疾病相关的解剖和病理生理的特征

性改变。

4.心导管检查(必要时)

肺毛细血管楔压(左心衰竭时)和中心静脉压(右心衰竭)均增高,分别＞2.4 kPa (18 mmHg)和＞0.1 kPa(15 cmH$_2$O)。

(四)诊断和鉴别诊断

同左、右心衰竭。

(五)治疗

和左心衰竭一样,全心衰竭治疗的基本目标是减轻或消除体、肺循环淤血或水肿,增加 SV 和 CO,改善心功能;最终目标不仅要改善症状,提高生活质量,而且要阻止心室重塑和心力衰竭进展,提高生存率。这不仅需要改善心力衰竭的血流动力学,而且也要阻断神经内分泌异常激活不良效应。治疗原则为利尿、扩血管、强心并使用神经内分泌阻滞药。治疗措施如下。

(1)去除心力衰竭诱因。

(2)体力和精神休息。

(3)严格控制静脉和口服液体入量,适当(无须严格)限制钠盐摄入(应用利尿药者可放宽限制),低钠患者还应给予适量咸菜或直接补充氯化钠治疗纠正。

(4)急性失代偿时,给予呼吸机加压吸纯氧和静脉缓慢推注吗啡 3 mg(必要时可重复 1～2 次)。

(5)利尿药:能减轻或消除体、肺循环淤血或水肿,同时可降低心脏前负荷,改善心功能。可选用噻嗪类如氢氯噻嗪 25～50 mg,每天 1 次;襻利尿药,如呋塞米 20～40 mg,每天 1 次;利尿效果不好者可选用布美他尼(丁尿胺)1～2 mg,每天 1 次;或托拉塞米(伊迈格)20～40 mg,每天 1 次;也可选择以上两种利尿药,每两天交替使用,待心力衰竭完全纠正后,可酌情减量并维持。利尿必须补钾,可给缓释钾 1.0 g,每天 2～3 次,与传统保钾利尿药合用,如螺内酯 20～40 mg,每天 1 次;或氨苯蝶啶 25～50 mg,每天 1 次;也应注意低钠低氯血症的预防(不必过分严格限盐),利尿期间仍应严格控制入量直至心力衰竭得到纠正时。螺内酯 20～40 mg,每天 1 次,作为醛固酮拮抗剂,除有上述保钾作用外,更有拮抗肾素-血管紧张素-醛固酮系统(RAS)的心脏毒性和间质增生作用,能作为神经内分泌拮抗剂阻滞心室重塑,延缓心力衰竭进展。RALES 研究显示,螺内酯能使中重度心力衰竭患者的病死率在血管紧张素转化酶抑制剂(ACEI)和 β 受体阻滞剂基础上再降低 27%,因此,已成为心力衰竭治疗的必用药。需特别注意的是,螺内酯若与 ACEI 合用时,潴钾作用较强,为预防高钾血症发生,口服补钾量应酌减或减半,并监测血钾水平和肾功能。螺内酯特有的不良反应是男性乳房发育症,伴有疼痛感,停药后可消失。

(6)血管扩张药:首选血管紧张素转化酶抑制剂(ACEI),除扩血管作用外,还能拮抗心力衰竭时肾素-血管紧张素-醛固酮系统(RAS)激活的心脏毒性作用,从而延缓心室重塑和心力衰竭的进展,降低了心力衰竭患者的病死率 27%,是慢性心力衰竭患者的首选用药,可选用卡托普利、依那普利、贝那普利、赖那普利和雷米普利等,从小剂量开始渐加至目标剂量,如卡托普利 6.25～50.00 mg,每天 3 次;依那普利 2.5～10.0 mg,每天2 次。不良反应除降低血压外,还有剧烈咳嗽。若因咳嗽不能耐受时,可换用血管紧张素Ⅱ受体(AT$_1$)拮抗剂,如氯沙坦 12.5～50.0 mg,每天 2 次,或缬沙坦 40～160 mg,每天 1 次。若缺血性心力衰竭有心肌缺血发作时,可加用硝酸酯类如亚硝酸异山梨酯 10～20 mg,6 小时 1 次,或单硝酸异山梨醇 10～20 mg,每天2～3 次;若合并高血压和脑卒中史可加用钙通道阻滞药如氨氯地平 2.5～10 mg,每天 1 次。历史上使用的小动脉扩张剂,如肼屈嗪,α₁ 受体阻断药,如哌唑嗪不再用于治疗心力衰竭。服药期间,应密切观察血压变化,并根据血压水平来调整用药剂量。

中、重度心力衰竭时可同时应用硝普钠或酚妥拉明或乌拉地尔静脉滴注(见左心衰竭),心力衰竭好转后停用并酌情增加口服血管扩张药的用量。

(7)正性肌力药:轻度心力衰竭患者,可给予地高辛 0.125～0.25 mg,每天 1 次,口服维持,对中、重度心力衰竭患者,可短期加用正性肌力药物,如静脉内给去乙酰毛花苷注射液、多巴酚丁胺、多巴胺和磷酸二酯酶抑制剂,如氨力农或米力农(见左心衰竭)等。

(8)β受体阻滞剂:能拮抗和阻断心力衰竭时的交感神经系统异常激活的心脏毒性作用,从而延缓心室重塑和心力衰竭的进展。大规模临床试验显示,β受体阻滞剂能使心力衰竭患者的病死率降低 35%～65%,故也是治疗心力衰竭之必选,只是应在心力衰竭血流动力学异常得到纠正并稳定后使用,应从小剂量开始,渐渐(每周或每 2 周加量 1 次)加量至所能耐受的最大剂量,即目标剂量。可选用卡维地洛 3.125～25 mg,每天 2 次,或美托洛尔 6.25～50 mg,每天2 次,或比索洛尔1.25～10 mg,每天 1 次。不良反应有低血压、窦性心动过缓、房室传导阻滞和心功能恶化,故用药期间应密切观察血压、心率、节律和病情变化。

(9)支气管解痉:对伴有支气管痉挛或喘鸣的患者,应用间羟异丙肾上腺素或氨茶碱 0.1 g,每天 3 次。

(10)经过上述治疗一段时间(1～2 周)后,临床效果不明显甚至出现恶化者,应按难治性心力衰竭处理。

四、难治性心力衰竭

严重的慢性心力衰竭患者,经上述常规利尿药、血管扩张药、血管紧张素转化酶抑制剂和正性肌力药物积极治疗后,心力衰竭症状和体征无明显改善甚至恶化,称为难治性心力衰竭。其血流动力学特征是严重的肺和体循环的淤血、水肿和 SV、CO 的降低。难治性心力衰竭的处理重点如下。

(一)纠治引起难治性心力衰竭的原因

(1)重新评价并确定引起心力衰竭的心脏病病因,给予纠治。如甲状腺功能亢进或减退、贫血、脚气病、先天性心脏病、瓣膜病、心内膜炎、风湿热等。可通过特殊的内科或外科治疗而得以纠治。

(2)重新评价并确定引起心力衰竭的病理生理机制,有针对性地治疗。如确定以收缩性心力衰竭抑或舒张性心力衰竭为主,前负荷过重抑或后负荷过重为主,有无严重心律失常等。

(3)寻找使心力衰竭加重或恶化的诱因,并加以纠治。如肺部感染、肺栓塞、泌尿道感染、电解质平衡失调、药物的不良反应等。

(4)重新评价已用的治疗措施到位与否,给予加强治疗。如洋地黄剂量是否不足或过量;积极利尿和过分限盐引起了低血钾、低血钠和低血氯使利尿更加困难;是否应用了抑制心肌的或使液体潴留的药物;是否患者饮水或入量过多或未按医嘱服药等。极个别患者出现高血钠高血氯,机制不明,可能还是摄入或补充氯化钠过多所导致。

(二)加强治疗措施

1.严格控制液体入量,并加强利尿

24 小时总入量宜控制在＜1 500 mL,尿量＞1 500 mL,并使 24 小时出、入量呈负平衡(出

＞入)并维持3～5天,将体内潴留的钠和水充分排出体外,以逐渐消除严重的肺水肿和组织水肿。每天出、入量负平衡的程度应依据临床和床旁胸部 X 线片所示肺水肿的程度而定,间质性肺水肿应负 500～1 000 mL,肺泡性肺水肿应负 1 000～1 500 mL,极重度肺泡性肺水肿(大白肺)时 24 小时负平衡 1 500～2 000 mL 也不为过。经过 3～5 天的加强利尿治疗,临床上肺水肿或组织水肿均能明显地减轻或消失,以床旁胸部 X 线片显示肺水肿渐渐减轻或消退的影像为治疗目标和评价标准。加强利尿期间,尿量多时应补钾,可给缓释钾1.0 g,每天 3 次,也可以 0.3％左右浓度静脉补钾;尤其特别注意低钠和低氯的预防(不必过分限盐)。若出现低钠(＜130 mmol/L)和低氯(＜90 mmol/L)血症,则利尿效果不好,可使心力衰竭加重,故必须先给予纠正(3％NaCl 100 mL静脉内缓慢输注),再同时加强利尿,既要纠正低氯和低钠血症,又要排出体内潴留的水和钠。需要强调的是,严格控制液体总入量,比出＞入量的负平衡对于难治性心力衰竭患者的心功能保护更重要。因为患者保持负 500 mL 液体平衡不变,若入量严格控制在 24 小时内＜1 500 mL(出量＞2 000 mL)和控制入量＞3 000 mL(出量＞3 500 mL)对心功能的容量负荷完全不同,前者可使心脏去前负荷减轻,而后者则会大大加重心脏前负荷。

2.给予合理足量的血管扩张药治疗

以静脉扩张剂(硝酸酯类)和动脉扩张剂(硝普钠、基因重组脑钠尿肽(BNP)、ACEI 和 α 受体阻断药,如酚妥拉明和乌拉地尔)联合应用并给予足量治疗[将血压控制在 13.3～14.7/8.0～9.3 kPa(100～110/60～70 mmHg)],才能充分降低心室前、后负荷,既能大大降低 PCWP 和 LVEDP,又能明显增加 SV 和 CO,达到最佳血流动力学效果。多数患者的心力衰竭会明显好转。

3.加用正性肌力药物

适用于左心室功能严重低下,上述治疗效果差的严重的心力衰竭患者。可使用多巴酚丁胺[5～10 μg/(kg·min)]＋硝普钠(10～50 μg/min)或 α 受体阻断药酚妥拉明或乌拉地尔持续静脉滴注,通过正性肌力和降低外周阻力的作用能显著增加 SV 和 CO,同时降低 PCWP 和 LVEDP,明显改善心功能,使心力衰竭明显好转。对于尿量偏少(非低钠和低氯血症所致)或血压偏低[≤12.0/8.0 kPa(90/60 mmHg)]的重症心力衰竭伴心源性休克患者,应改用多巴胺[3～15 μg/(kg·min)]＋小剂量硝普钠(5～30 μg/min)或 α 受体阻断药联合持续静脉滴注,除能改善心功能外,还可升压、增加肾血流量并改善组织灌注。

4.血流动力学监测指导治疗

适用上述积极治疗依然反应差的重症心力衰竭患者。依据 PCWP、CO 和外周阻力等重要血流动力学指标调整用药方案。若 PCWP 高[＞2.4 kPa(18 mmHg)],应加强利尿并使用静脉扩张剂如硝酸酯类,降低左心室充盈压,减轻肺水肿;若 CO 低(＜5.0 L/min)且外周阻力高(＞1 400 dyn·s/cm⁵)应用动脉扩张剂,如硝普钠、重组 BNP 或 α 受体阻断药(酚妥拉明或乌拉地尔),降低外周阻力,增加 CO,改善心功能;若 CO 低(＜5.0 L/min),而外周阻力正常(1 000～1 200 dyn·s/cm⁵),则应使用正性肌力药物,如多巴酚丁胺或多巴胺,增加心肌收缩力,增加 CO;若 PCWP 高,CO 低,外周阻力高和动脉血压低[＜10.7 kPa(80 mmHg)],已是心源性休克时,则应在多巴胺升压和正性肌力作用的基础上,联合应用动、静脉血管扩张药和利尿药。必要时应考虑插入主动脉内球囊泵(IABP)给予循环支持。

5.纠正低钠、低氯血症

对于严重肺水肿或外周组织水肿而利尿效果不佳者,若是由于严重稀释性低钠血症(<130 mmol/L)和低氯血症(<90 mmol/L)所致,则应在补充氯化钠(每天 3 g 口服或严重时静脉内给予)的基础上应用大剂量的襻利尿药(呋塞米 100~200 mg,布美他尼 1~3 mg)静脉注射或静脉滴注,边纠正稀释性低钠、低氯血症,边加强利尿效果,可望排出过量水潴留,使心力衰竭改善。对出现少尿或无尿伴有急性肾衰竭,药物治疗难以见效者,可考虑用血液超滤或血液透析或腹膜透析治疗。

6.气管插管和呼吸机辅助呼吸

对严重肺水肿伴严重低氧血症[吸氧状态下 $PO_2 < 6.7$ kPa(50 mmHg)]和/或 CO_2 潴留[$PCO_2 > 6.7$ kPa(50 mmHg)],药物治疗不能纠正者,应尽早使用,既可纠正呼吸衰竭,又有利于肺水肿的治疗与消退。

7.纠正快速心律失常

对伴有快速心律失常如心房颤动、心房扑动心室率快者,可用胺碘酮治疗。

8.左心辅助治疗

对左心室心功能严重低下,心力衰竭反复发作,药物治疗难以好转的患者,有条件可考虑行体外膜式氧合(ECMO)、左心辅助治疗,为心脏移植术做准备。

(潘　晖)

第六节　急性心力衰竭

急性心力衰竭(AHF)是临床医师面临的最常见的心脏急症之一。许多国家随着人口老龄化及急性心肌梗死患者存活率的升高,慢性心力衰竭患者的数量快速增长,同时也增加了心功能失代偿患者的数量。AHF 60%~70%是由冠心病所致,尤其是在老年人。在年轻患者,AHF的原因更多见于扩张型心肌病、心律失常、先天性或瓣膜性心脏病、心肌炎等。

AHF 患者预后不良。急性心肌梗死伴有严重心力衰竭患者病死率非常高,12 个月的病死率 30%。据报道,急性肺水肿院内病死率为 12%,1 年病死率 40%。

一、急性心力衰竭的临床表现

AHF 是指由于心脏功能异常而出现的急性临床发作。无论既往有无心脏病病史,均可发生。心功能异常可以是收缩功能异常,亦可为舒张功能异常,还可以是心律失常或心脏前负荷和后负荷失调。它通常是致命的,需要紧急治疗。

急性心力衰竭可以在既往没有心功能异常者首次发病,也可以是慢性心力衰竭(CHF)的急性失代偿。急性心力衰竭患者的临床表现如下。

(一)基础心血管疾病的病史和表现

大多数患者有各种心脏病的病史,存在引起急性心力衰竭的各种病因。老年人中的主要病因为冠心病、高血压和老年性退行性心瓣膜病,而在年轻人中多由风湿性心瓣膜病、扩张型心肌病、急性重症心肌炎等所致。

(二)诱发因素

常见的诱因:①慢性心力衰竭药物治疗缺乏依从性;②心脏容量超负荷;③严重感染,尤其肺炎和败血症;④严重颅脑损害或剧烈的精神心理紧张与波动;⑤大手术后;⑥肾功能减退;⑦急性心律失常如室性心动过速(室速)、心室颤动(室颤)、心房颤动(房颤)或心房扑动(房扑)伴快速心室率、室上性心动过速及严重的心动过缓等;⑧支气管哮喘发作;⑨肺栓塞;⑩高心排血量综合征,如甲状腺功能亢进危象、严重贫血等;⑪应用负性肌力药物如维拉帕米、地尔硫䓬、β受体阻滞剂等;⑫应用非甾体抗炎药;⑬心肌缺血;⑭老年急性舒张功能减退;⑮吸毒;⑯酗酒;⑰嗜铬细胞瘤。这些诱因使心功能原来尚可代偿的患者骤发心力衰竭,或者使已有心力衰竭的患者病情加重。

(三)早期表现

原来心功能正常的患者出现急性失代偿的心力衰竭(首发或慢性心力衰竭急性失代偿)伴有急性心力衰竭的症状和体征,出现原因不明的疲乏或运动耐力明显降低及心率增加 15～20 次/分,可能是左心功能降低的最早期征兆。继续发展可出现劳力性呼吸困难、夜间阵发性呼吸困难、睡觉需用枕头抬高头部等,检查可发现左心室增大、闻及舒张早期或中期奔马律、肺动脉第二音亢进、两肺尤其肺底部有细湿啰音,还可有干性啰音和哮鸣音,提示已有左心功能障碍。

(四)急性肺水肿

起病急骤,病情可迅速发展至危重状态。突发的严重呼吸困难、端坐呼吸、喘息不止、烦躁不安并有恐惧感,呼吸频率可达 30～50 次/分;频繁咳嗽并咳出大量粉红色泡沫样血痰;听诊心率快,心尖部常可闻及奔马律;双肺满布湿啰音和哮鸣音。

(五)心源性休克

主要表现如下。

(1)持续低血压,收缩压降至 12.0 kPa(90 mmHg)以下,或原有高血压的患者收缩压降幅≥8.0 kPa(60 mmHg),且持续 30 分钟以上。

(2)组织低灌注状态,可有:①皮肤湿冷、苍白和发绀,出现紫色条纹;②心动过速>110 次/分;③尿量显著减少(<20 mL/h),甚至无尿;④意识障碍,常有烦躁不安、激动焦虑、恐惧和濒死感;收缩压低于 9.3 kPa(70 mmHg),可出现抑制症状如神志恍惚、表情淡漠、反应迟钝,逐渐发展至意识模糊甚至昏迷。

(3)血流动力学障碍:肺毛细血管楔压(PCWP)≥2.4 kPa(18 mmHg),心排血指数(CI)≤36.7 mL/(s·m^2)[≤2.2 L/(min·m^2)]。

(4)低氧血症和代谢性酸中毒。

二、急性心力衰竭严重程度分级

主要分级有 Killip 法(表 4-5)、Forrester 法(表 4-6)和临床程度分级(表 4-7)三种。Killip 法主要用于急性心肌梗死患者,分级依据临床表现和胸部 X 线的结果。

Forrester 分级依据临床表现和血流动力学指标,可用于急性心肌梗死后 AHF,最适用于首次发作的急性心力衰竭。临床程度的分类法适用于心肌病患者,它主要依据临床发现,最适用于慢性失代偿性心力衰竭。

表 4-5 急性心肌梗死的 Killip 法分级

分级	症状与体征
Ⅰ 级	无心力衰竭
Ⅱ 级	有心力衰竭,两肺中下部有湿啰音,占肺野下 1/2,可闻及奔马律。X 线胸部 X 线片有肺淤血
Ⅲ 级	严重心力衰竭,有肺水肿,细湿啰音遍布两肺(超过肺野下 1/2)
Ⅳ 级	心源性休克、低血压[收缩压<12.0 kPa(90 mmHg)]、发绀、出汗、少尿

注:1 mmHg=0.133 kPa。

表 4-6 急性心力衰竭的 Forrester 法分级

分级	PCWP(mmHg)	CI[mL/(s·m²)]	组织灌注状态
Ⅰ 级	≤18	>36.7	无肺淤血,无组织灌注不良
Ⅱ 级	>18	>36.7	有肺淤血
Ⅲ 级	<18	≤36.7	无肺淤血,有组织灌注不良
Ⅳ 级	>18	≤36.7	有肺淤血,有组织灌注不良

注:PCWP,肺毛细血管楔压;CI,心排血指数,其法定单位[mL/(s·m²)]与旧制单位[L/(min·m²)]的换算因数为 16.67。

表 4-7 急性心力衰竭的临床程度分级

分级	皮肤	肺部啰音
Ⅰ 级	干、暖	无
Ⅱ 级	湿、暖	有
Ⅲ 级	干、冷	无/有
Ⅳ 级	湿、冷	有

三、急性心力衰竭的诊断

AHF 的诊断主要依据症状和临床表现,同时辅以相应的实验室检查,如 ECG、胸部 X 线片、生化标志物、多普勒超声心动图等,诊断的流程如图 4-8 所示。

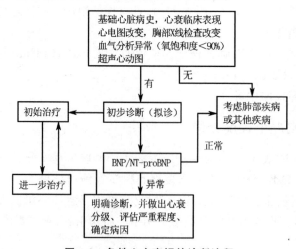

图 4-8 急性心力衰竭的诊断流程

在急性心力衰竭患者,需要系统地评估外周循环、静脉充盈、肢端体温。

在心力衰竭失代偿时,右心室充盈压通常可通过中心静脉压评估。AHF时中心静脉压升高应谨慎分析,因为在静脉顺应性下降合并右心室顺应性下降时,即便右心室充盈压很低也会出现中心静脉压的升高。

左心室充盈压可通过肺部听诊评估,肺部存在湿啰音常提示左心室充盈压升高。进一步的确诊、严重程度的分级及随后可出现的肺淤血、胸腔积液应进行胸部X线片检查。左心室充盈压的临床评估常被迅速变化的临床征象所误导。应进行心脏的触诊和听诊,了解有无室性和房性奔马律(S_3、S_4)。

四、实验室检查及辅助检查

(一)心电图(ECG)检查

急性心力衰竭时ECG多有异常改变。ECG可以辨别节律,可以帮助确定AHF的病因及了解心室的负荷情况。这在急性冠脉综合征中尤为重要。ECG还可了解左、右心室/心房的劳损情况、有无心包炎及既往存在的病变如左右心室的肥大。心律失常时应分析12导联心电图,同时应进行连续的ECG监测。

(二)胸部X线片及影像学检查

对于所有AHF的患者,胸部X线片和其他影像学检查宜尽早完成,以便及时评估已经存在的肺部和心脏病变(心脏的大小及形状)及肺淤血的程度。它不但可以用于明确诊断,还可用于了解随后的治疗效果。胸部X线片还可用作左心衰竭的鉴别诊断,除外肺部炎症或感染性疾病。胸部CT或放射性核素扫描可用于判断肺部疾病和诊断大的肺栓塞。CT、经食管超声心动图可用于诊断主动脉夹层。

(三)实验室检查

AHF时应进行一些实验室检查。动脉血气分析可以评估氧合情况(氧分压PaO_2)、通气情况(二氧化碳分压$PaCO_2$)、酸碱平衡(pH)和碱缺失,在所有严重AHF患者应进行此项检查。脉搏血氧测定及潮气末CO_2测定等无创性检测方法可以替代动脉血气分析,但不适用于低心排血量及血管收缩性休克状态。静脉血氧饱和度(如颈静脉内)的测定对于评价全身的氧供需平衡很有价值。

血浆脑钠尿肽(B型钠尿肽,BNP)是在心室室壁张力增加和容量负荷过重时由心室释放的,现在已用于急诊室呼吸困难的患者作为排除或确立心力衰竭诊断的指标。BNP对于排除心力衰竭有着很高的阴性预测价值。如果心力衰竭的诊断已经明确,升高的血浆BNP和N末端脑钠尿肽前体(NT-proBNP)可以预测预后。

(四)超声心动图检查

超声心动图对于评价基础心脏病变及与AHF相关的心脏结构和功能改变是极其重要的,同时对急性冠脉综合征也有重要的评估值。

多普勒超声心动图应用于评估左右心室的局部或全心功能改变、瓣膜结构和功能、心包病变、急性心肌梗死的机械性并发症和比较少见的占位性病变。通过多普勒超声心动图测定主动脉或肺动脉的血流时速曲线可以估测心排血量。多普勒超声心动图还可估计肺动脉压力(三尖瓣反流射速),同时可监测左心室前负荷。

(五)其他检查

在涉及与冠状动脉相关的病变,如不稳定型心绞痛或心肌梗死时,血管造影是非常重要的,现已明确血运重建能够改善预后。

五、急性心力衰竭患者的监护

急性心力衰竭患者应在进入急诊室后就尽快地开始监护,同时给予相应的诊断性检查以明确基础病因。

(一)无创性监护

在所有的危重患者,必须监测的项目有血压、体温、心率、呼吸、心电图。有些实验室检查应重复做,如电解质、肌酐、血糖及有关感染和代谢障碍的指标。必须纠正低钾或高钾血症。如果患者情况恶化,这些指标的监测频率也应增加。

1.心电监测

在急性失代偿阶段 ECG 的监测是必需的(监测心律失常和 ST 段变化),尤其是心肌缺血或心律失常是导致急性心力衰竭的主要原因时。

2.血压监测

开始治疗时维持正常的血压很重要,其后也应定时测量(如每 5 分钟测量 1 次),直到血管活性药、利尿剂、正性肌力药剂量稳定时。在并无强烈的血管收缩和不伴有极快心率时,无创性自动袖带血压测量是可靠的。

3.血氧饱和度监测

脉搏血氧计是测量动脉氧与血红蛋白结合饱和度的无创性装置(SaO_2)。通常从联合血氧计测得的 SaO_2 的误差在 2% 之内,除非患者处于心源性休克状态。

4.心排血量和前负荷

可应用多普勒超声的方法监测。

(二)有创性监测

1.动脉置管

置入动脉导管的指征是因血流动力学不稳定需要连续监测动脉血压或需进行多次动脉血气分析。

2.中心静脉置管

中心静脉置管联通了中心静脉循环,所以可用于输注液体和药物,也可监测中心静脉压(CVP)及静脉氧饱和度(SvO_2)(上腔静脉或右心房处),后者用以评估氧的运输情况。

在分析右房压力时应谨慎,避免过分注重右心房压力,因为右心房压力几乎与左心房压力无关,因此也与 AHF 时的左心室充盈压无关。CVP 也会受到重度三尖瓣关闭不全及呼气末正压通气(PEEP)的影响。

3.肺动脉导管

肺动脉导管(PAC)是一种漂浮导管,用于测量上腔静脉(SVC)、右心房、右心室、肺动脉压力、肺毛细血管楔压及心排血量。现代导管能够半连续性地测量心排血量及混合静脉血氧饱和度、右心室舒张末容积和射血分数。

虽然置入肺动脉导管用于急性左心衰竭的诊断通常不是必需的,但对于伴发有复杂心肺疾病的患者,它可以用来鉴别是心源性机制还是非心源性机制。对于二尖瓣狭窄、主动脉瓣关闭不全、高气道压或左心室僵硬(如左心室肥厚、糖尿病、纤维化、使用正性肌力药、肥胖、缺血)的患者,肺毛细血管楔压并不能真实反映左心室舒张末压。

建议 PAC 用于对传统治疗未产生预期疗效的血流动力学不稳定的患者,以及合并淤血和低灌注的患者。在这些情况下,置入肺动脉导管以保证左心室最恰当的液体负荷量,并指导血管活性药物和正性肌力药的使用。

六、急性心力衰竭的治疗

(一)临床评估

对患者均应根据上述各种检查方法及病情变化做出临床评估,包括:①基础心血管疾病;②急性心力衰竭发生的诱因;③病情的严重程度和分级,并估计预后;④治疗的效果。此种评估应多次和动态进行,以调整治疗方案。

(二)治疗目标

(1)控制基础病因和矫治引起心力衰竭的诱因:应用静脉和/或口服降压药物以控制高血压;选择有效抗生素控制感染;积极治疗各种影响血流动力学的快速性或缓慢性心律失常;应用硝酸酯类药物改善心肌缺血。糖尿病伴血糖升高者应有效控制血糖水平,又要防止出现低血糖。对血红蛋白含量<60 g/L 的严重贫血者,可输注浓缩红细胞悬液或全血。

(2)缓解各种严重症状。①低氧血症和呼吸困难:采用不同方式的吸氧,包括鼻导管吸氧、面罩吸氧及无创或气管插管的呼吸机辅助通气治疗。②胸痛和焦虑:应用吗啡。③呼吸道痉挛:应用支气管解痉药物。④淤血症状:利尿剂有助于减轻肺淤血和肺水肿,也可缓解呼吸困难。

(3)稳定血流动力学状态,维持收缩压≥12.0 kPa(90 mmHg),纠正和防止低血压可应用各种正性肌力药物。血压过高者的降压治疗可选择血管扩张剂。

(4)纠正水、电解质紊乱和维持酸碱平衡。

(5)保护重要脏器如肺、肾、肝和大脑,防止功能损害。

(6)降低死亡危险,改善近期和远期预后。

(三)急性心力衰竭的处理流程

急性心力衰竭确诊后,即按图 4-9 的流程处理。初始治疗后症状未获明显改善或病情严重者应行进一步治疗。

1.急性心力衰竭的一般处理

(1)体位:静息时明显呼吸困难者应半卧位或端坐位,双腿下垂以减少回心血量,降低心脏前负荷。

(2)四肢交换加压:四肢轮流绑扎止血带或血压计袖带,通常同一时间只绑扎三肢,每隔15～20 分钟轮流放松一肢。血压计袖带的充气压力应较舒张压低 1.3 kPa(10 mmHg),使动脉血流仍可顺利通过,而静脉血回流受阻。此法可降低前负荷,减轻肺淤血和肺水肿。

(3)吸氧:适用于低氧血症和呼吸困难明显(尤其指端血氧饱和度<90%)的患者。应尽早采用,使患者 SaO_2≥95%(伴 COPD 者 SaO_2>90%),可采用不同的方式。①鼻导管吸氧:低氧流量(1～2 L/min)开始,如仅为低氧血症,动脉血气分析未见二氧化碳潴留,可采用高流量给氧6～8 L/min。酒精吸氧可使肺泡内的泡沫表面张力降低而破裂,改善肺泡的通气。方法是在氧气通过的湿化瓶中加 50%～70%乙醇或有机硅消泡剂,用于肺水肿患者。②面罩吸氧:适用于伴呼吸性碱中毒患者。必要时还可采用无创性或气管插管呼吸机辅助通气治疗。

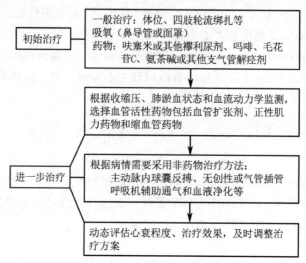

图 4-9　急性心力衰竭的处理流程

（4）做好救治的准备工作：至少开放 2 条静脉通道，并保持通畅。必要时可采用深静脉穿刺置管，以随时满足用药的需要。血管活性药物一般应用微量泵泵入，以维持稳定的速度和正确的剂量。固定和维护好漂浮导管、深静脉置管、心电监护的电极和导联线、鼻导管或面罩、导尿管及指端无创血氧仪测定电极等。保持室内适宜的温度、湿度，灯光柔和，环境幽静。

（5）饮食：进易消化食物，避免一次大量进食，在总量控制下，可少量多餐（6～8 次/天）。应用襻利尿剂情况下不要过分限制钠盐摄入量，以避免低钠血症，导致低血压。利尿剂应用时间较长的患者要补充多种维生素和微量元素。

（6）出入量管理：肺淤血、体循环淤血及水肿明显者应严格限制饮水量和静脉输液速度，对无明显低血容量因素（大出血、严重脱水、大汗淋漓等）者的每天摄入液体量一般宜在 1 500 mL 以内，不要超过 2 000 mL。保持每天水出入量负平衡约 500 mL/d，严重肺水肿者的水负平衡为 1 000～2 000 mL/d，甚至可达 3 000～5 000 mL/d，以减少水、钠潴留和缓解症状。3～5 天后，如淤血、水肿明显消退，应减少水负平衡量，逐渐过渡到出入水量大体平衡。在水负平衡下应注意防止发生低血容量、低血钾和低血钠等。

2.药物治疗

（1）AHF 时吗啡及其类似物的使用：吗啡一般用于严重 AHF 的早期阶段，特别是患者不安和呼吸困难时。吗啡能够使静脉扩张，也能使动脉轻度扩张，并降低心率。应密切观察疗效和呼吸抑制的不良反应。伴明显和持续低血压、休克、意识障碍、COPD 等患者禁忌使用。老年患者慎用或减量。也可应用哌替啶 50～100 mg 肌内注射。

（2）AHF 治疗中血管扩张剂的使用：对大多数 AHF 患者，血管扩张剂常作为一线药，它可以用来开放外周循环，降低前及或后负荷。

1）酸酯类药物：急性心力衰竭时此类药在不减少每搏心排血量和不增加心肌氧耗情况下能减轻肺淤血，特别适用于急性冠状动脉综合征伴心力衰竭的患者。临床研究已证实，硝酸酯类静脉制剂与呋塞米合用治疗急性心力衰竭有效；应用大剂量硝酸酯类药物联合小剂量呋塞米的疗效优于单纯大剂量的利尿剂。静脉应用硝酸酯类药物应十分小心滴定剂量，经常测量血压，防止血压过度下降。硝酸甘油静脉滴注起始剂量 5～10 μg/min，每 5～10 分钟递增 5～10 μg/min，最大剂量 200 μg/min;亦可每 10～15 分钟喷雾一次(400 μg),或舌下含服,每次 0.3～0.6 mg。硝酸异山梨酯静脉滴注剂量 5～10 mg/h,亦可舌下含服,每次2.5 mg。

2)硝普钠(SNP):适用于严重心力衰竭。临床应用宜从小剂量 10 μg/min 开始,可酌情逐渐增加剂量至50～250 μg/min。由于其强效降压作用,应用过程中要密切监测血压,根据血压调整合适的维持剂量。长期使用时其代谢产物(硫代氟化物和氟化物)会产生毒性反应,特别是在严重肝肾衰竭的患者应避免使用。减量时,硝普钠应该缓慢减量,并加用口服血管扩张剂,以避免反跳。AHF 时硝普钠的使用尚缺乏对照试验,而且在 AMI 时使用,病死率增高。在急性冠脉综合征所致的心力衰竭患者,因为 SNP 可引起冠脉窃血,故在此类患者中硝酸酯类的使用优于硝普钠。

3)奈西立肽:这是一类新的血管扩张剂,近期被用以治疗 AHF。它是人脑钠尿肽(BNP)的重组体,是一种内源性激素物质。它能够扩张静脉、动脉、冠状动脉,由此降低前负荷和后负荷,在无直接正性肌力的情况下增加心排血量。慢性心力衰竭患者输注奈西立肽对血流动力学产生有益的作用,可以增加钠排泄,抑制肾素-血管紧张素-醛固酮和交感神经系统。它和静脉使用硝酸甘油相比,能更有效地促进血流动力学改善,并且不良反应更少。该药临床试验的结果尚不一致。近期的两项研究(VMAC 和 PROACTION)表明,该药的应用可以带来临床和血流动力学的改善,推荐应用于急性失代偿性心力衰竭。国内一项 II 期临床研究提示,该药较硝酸甘油静脉制剂能够更显著降低 PCWP,缓解患者的呼吸困难。应用方法:先给予负荷剂量 1.500 μg/kg,静脉缓慢推注,继以 0.007 5～0.015 0 μg/(kg·min)静脉滴注;也可不用负荷剂量而直接静脉滴注。疗程一般 3 天,不建议超过 7 天。

4)乌拉地尔:该药具有外周和中枢双重扩血管作用,可有效降低血管阻力,降低后负荷,增加心排血量,但不影响心率,从而减少心肌耗氧量。适用于高血压心脏病、缺血性心肌病(包括急性心肌梗死)和扩张型心肌病引起的急性左心衰竭;可用于 CO 降低、PCWP＞2.4 kPa(18 mmHg)的患者。通常静脉滴注 100～400 μg/min,可逐渐增加剂量,并根据血压和临床状况予以调整。伴严重高血压者可缓慢静脉注射12.5～25.0 mg。

应用血管扩张剂的注意事项:下列情况下禁用血管扩张剂:①收缩压＜12.0 kPa(90 mmHg),或持续低血压并伴症状尤其有肾功能不全的患者,以避免重要脏器灌注减少;②严重阻塞性心瓣膜疾病患者,如主动脉瓣狭窄、二尖瓣狭窄患者,有可能出现显著的低血压,应慎用;③梗阻性肥厚型心肌病。

(3)急性心力衰竭时血管紧张素转化酶抑制剂(ACEI)的使用:ACEI 在急性心力衰竭中的应用仍存在诸多争议。急性心力衰竭的急性期、病情尚未稳定的患者不宜应用。急性心肌梗死后的急性心力衰竭可以试用,但须避免静脉应用,口服起始剂量宜小。在急性期病情稳定 48 小时后逐渐加量,疗程至少 6 周,不能耐受 ACEI 者可以应用 ARB。

在心排血量处于边缘状况时,ACE 抑制剂应谨慎使用,因为它可以明显降低肾小球滤过率。当联合使用非甾体抗炎药,以及出现双侧肾动脉狭窄时,不能耐受 ACE 抑制剂的风险增加。

(4)利尿剂使用注意事项如下。

1)适应证:AHF 和失代偿心力衰竭的急性发作,伴有液体潴留的情况是应用利尿剂的指征。利尿剂缓解症状的益处及其在临床上被广泛认可,无须再进行大规模的随机临床试验来评估。

2)作用效应:静脉使用襻利尿剂也有扩张血管效应,在使用早期(5～30 分钟)它降低肺阻抗的同时也降低右房压和肺毛细血管楔压。如果快速静脉注射大剂量(＞1 mg/kg)时,就有反射性血管收缩的可能。它与慢性心力衰竭时使用利尿剂不同,在严重失代偿性心力衰竭使用利尿剂能使容量负荷恢复正常,可以在短期内减少神经内分泌系统的激活。特别是在急性冠脉综合征的患者,应使用低剂量的利尿剂,最好已给予扩血管治疗。

3)实际应用:静脉使用襻利尿剂(呋塞米、托拉塞米),它有强效快速的利尿效果,在 AHF 患者优先考虑使用。在入院以前就可安全使用,应根据利尿效果和淤血症状的缓解情况来选择剂量。开始使用负荷剂量,然后继续静脉滴注呋塞米或托拉塞米,静脉滴注比一次性静脉注射更有效。噻嗪类和螺内酯可以联合襻利尿剂使用,低剂量联合使用比高剂量使用一种药更有效,而且继发反应也更少。将襻利尿剂和多巴酚丁胺、多巴胺或硝酸盐联合使用也是一种治疗方法,它比仅仅增加利尿剂更有效,不良反应也更少。

4)不良反应、药物的相互作用:虽然利尿剂可安全地用于大多数患者,但它的不良反应也很常见,甚至可威胁生命。它们包括:神经内分泌系统的激活,特别是肾-血管紧张素-醛固酮系统和交感神经系统的激活;低血钾、低血镁和低氯性碱中毒可能导致严重的心律失常;可以产生肾毒性及加剧肾衰竭。过度利尿可过分降低静脉压、肺毛细血管楔压及舒张期灌注,由此导致每搏输出量和心排血量下降,特别见于严重心力衰竭和以舒张功能不全为主的心力衰竭或缺血所致的右心室功能障碍。

(5)β受体阻滞剂使用注意事项如下。

1)适应证和基本原理:目前尚无应用β受体阻滞剂治疗 AHF,改善症状的研究。相反,在 AHF 时是禁止使用β受体阻滞剂的。急性心肌梗死后早期肺部啰音超过基底部的患者,以及低血压患者均被排除在应用β受体阻滞剂的临床试验之外。急性心肌梗死患者没有明显心力衰竭或低血压,使用β受体阻滞剂能限制心肌梗死范围,减少致命性心律失常,并缓解疼痛。

2)当患者出现缺血性胸痛对阿片制剂无效、反复发生缺血、高血压、心动过速或心律失常时,可考虑静脉使用β受体阻滞剂。在 Gothenburg 美托洛尔研究中,急性心肌梗死后早期静脉使用美托洛尔或安慰剂,接着口服治疗 3 个月。美托洛尔组发展为心力衰竭的患者明显减少。如果患者有肺底部啰音的肺淤血征象,联合使用呋塞米,美托洛尔治疗可产生更好的疗效,降低病死率和并发症。

实际应用:当患者伴有明显急性心力衰竭,肺部啰音超过基底部时,应慎用β受体阻滞剂。对出现进行性心肌缺血和心动过速的患者,可以考虑静脉使用美托洛尔。

但是,对急性心肌梗死伴发急性心力衰竭患者,病情稳定后,应早期使用β受体阻滞剂。对于慢性心力衰竭患者,在急性发作稳定后(通常 4 天后),应早期使用β受体阻滞剂。

在大规模临床试验中,比索洛尔、卡维地洛或美托洛尔的初始剂量很小,然后逐渐缓慢增加到目标剂量。应个体化增加剂量。β受体阻滞剂可能过度降低血压,减慢心率。一般原则是,在服用β受体阻滞剂的患者由于心力衰竭加重而住院,除非必须用正性肌力药物维持,否则应继续服用β受体阻滞剂。但如果疑为β受体阻滞剂剂量过大(如有心动过缓和低血压)时,可减量继续用药。

(6)正性肌力药:此类药物适用于低心排血量综合征,如伴症状性低血压或 CO 降低伴有循环淤血的患者,可缓解组织低灌注所致的症状,保证重要脏器的血液供应。血压较低和对血管扩张剂及利尿剂不耐受或反应不佳的患者尤其有效。使用正性肌力药有潜在的危害性,因为它能增加耗氧量、增加钙负荷,所以应谨慎使用。

对于失代偿的慢性心力衰竭患者,其症状、临床过程和预后很大程度上取决于血流动力学。

所以,改善血流动力学参数成为治疗的目的。在这种情况下,正性肌力药可能有效,甚至挽救生命。但它改善血流动力学参数的益处,部分被它增加心律失常的危险抵消了。而且在某些病例,由于过度增加能量消耗引起心肌缺血和心力衰竭的慢性进展。但正性肌力药的利弊比率,不同的药并不相同。对于那些兴奋 β_1 受体的药物,可以增加心肌细胞胞内钙的浓度,可能有更高的危险性。有关正性肌力药用于急性心力衰竭治疗的对照试验研究较少,特别对预后的远期效应的评估更少。

1)洋地黄类:此类药物能轻度增加 CO 和降低左心室充盈压;对急性左心衰竭患者的治疗有一定帮助。一般应用毛花苷 C 0.2～0.4 mg 缓慢静脉注射,2～4 小时后可以再用 0.2 mg,伴快速心室率的房颤患者可酌情适当增加剂量。

2)多巴胺:小剂量<2 $\mu g/(kg\cdot min)$ 的多巴胺仅作用于外周多巴胺受体,直接或间接降低外周阻力。在此剂量下,对于肾脏低灌注和肾衰竭的患者,它能增加肾血流量、肾小球滤过率、利尿和增加钠的排泄,并增强对利尿剂的反应。大剂量>2 $\mu g/(kg\cdot min)$ 的多巴胺直接或间接刺激 β 受体,增加心肌的收缩力和心排血量。当剂量>5 $\mu g/(kg\cdot min)$ 时,它作用于 α 受体,增加外周血管阻力。此时,虽然它对低血压患者很有效,但它对 AHF 患者可能有害,因为它增加左心室后负荷,增加肺动脉压和肺阻力。

多巴胺可以作为正性肌力药[>2 $\mu g/(kg\cdot min)$]用于 AHF 伴有低血压的患者。当静脉滴注低剂量≤2 $\mu g/(kg\cdot min)$ 时,它可以使失代偿性心力衰竭伴有低血压和尿量减少的患者增加肾血流量,增加尿量。但如果无反应,则应停止使用。

3)多巴酚丁胺:多巴酚丁胺的主要作用在于通过刺激 β_1 受体和 β_2 受体产生剂量依赖性的正性变时、正性变力作用,并反射性地降低交感张力和血管阻力,其最终结果依个体而不同。小剂量时,多巴酚丁胺能产生轻度的血管扩张反应,通过降低后负荷而增加射血量。大剂量时,它可以引起血管收缩。心率通常呈剂量依赖性增加,但增加的程度弱于其他儿茶酚胺类药物。但在房颤的患者,心率可能增加到难以预料的水平,因为它可以加速房室传导。全身收缩压通常轻度增加,但也可能不变或降低。心力衰竭患者静脉滴注多巴酚丁胺后,观察到尿量增多,这可能是它提高心排血量而增加肾血流量的结果。

多巴酚丁胺用于外周低灌注(低血压,肾功能下降)伴或不伴有淤血或肺水肿、使用最佳剂量的利尿剂和血管扩张剂无效时。

多巴酚丁胺常用来增加心排血量。它的起始静脉滴注速度为 2～3 $\mu g/(kg\cdot min)$,可以逐渐增加到 20 $\mu g/(kg\cdot min)$。无须负荷量。静脉滴注速度根据症状、尿量反应或血流动力学监测结果来调整。它的血流动力学作用和剂量成正比,在静脉滴注停止后,它的清除也很快。

在接受 β 受体阻滞剂治疗的患者,需要增加多巴酚丁胺的剂量,才能恢复它的正性肌力作用。

单从血流动力学看,多巴酚丁胺的正性肌力作用增加了磷酸二酯酶抑制剂(PDEI)作用。PDEI 和多巴酚丁胺的联合使用能产生比单一用药更强的正性肌力作用。

长时间地持续静脉滴注多巴酚丁胺(24 小时以上)会出现耐药,部分血流动力学效应消失。长时间应用应逐渐减量。

静脉滴注多巴酚丁胺常伴有心律失常发生率的增加,可来源于心室和心房。这种影响呈剂量依赖性,可能比使用 PDEI 时更明显。在使用利尿剂时应及时补钾。心动过速时使用多巴酚丁胺要慎重,多巴酚丁胺静脉滴注可以促发冠心病患者的胸痛。现在还没有关于 AHF 患者使用多巴酚丁胺的对照试验，一些试验显示它增加不利的心血管事件。

4)磷酸二酯酶抑制剂：米力农和依诺昔酮是两种临床上使用的Ⅲ型磷酸二酯酶抑制剂(PDEI)。在 AHF 时，它们能产生明显的正性肌力、松弛性及外周扩血管效应，由此增加心排血量和搏出量，同时伴随有肺动脉压、肺毛细血管楔压的下降，全身和肺血管阻力下降。它在血流动力学方面，介于纯粹的扩血管剂(如硝普钠)和正性肌力药(如多巴酚丁胺)之间。因为它们的作用部位远离 β 受体，所以在使用 β 受体阻滞剂的同时，PDEI 仍能够保留其效应。

Ⅲ型 PDEI 用于低灌注伴或不伴有淤血，使用最佳剂量的利尿剂和血管扩张剂无效时应用。

当患者在使用 β 受体阻滞剂时，和/或对多巴酚丁胺没有足够的反应时，Ⅲ型 PDEIs 可能优于多巴酚丁胺。

由于其过度的外周扩血管效应可引起的低血压，静脉推注较静脉滴注时更常见。有关 PDEI 治疗对 AHF 患者的远期疗效目前数据尚不充分，但人们已提高了对其安全性的重视，特别是在缺血性心脏病心力衰竭患者。

5)左西孟旦：这是一种钙增敏剂，通过结合于心肌细胞上的肌钙蛋白 C 促进心肌收缩，还通过介导 ATP 敏感的钾通道而发挥血管舒张作用和轻度抑制磷酸二酯酶的效应。其正性肌力作用独立于 β 肾上腺素能刺激，可用于正接受 β 受体阻滞剂治疗的患者。左西孟旦的乙酰化代谢产物，仍然具有药理活性，半衰期约 80 小时，停药后作用可持续 48 小时。

临床研究表明，急性心力衰竭患者应用本药静脉滴注可明显增加 CO 和每搏输出量，降低 PCWP、全身血管阻力和肺血管阻力；冠心病患者不会增加病死率。用法：首剂 $12\sim24$ $\mu g/kg$ 静脉注射(>10 分钟)，继以 0.1 $\mu g/(kg \cdot min)$ 静脉滴注，可酌情减半或加倍。对于收缩压 <13.3 kPa(100 mmHg)的患者，不需要负荷剂量，可直接用维持剂量，以防止发生低血压。

在比较左西孟旦和多巴酚丁胺的随机对照试验中，已显示左西孟旦能改善呼吸困难和疲劳等症状，并产生很好的结果。不同于多巴酚丁胺的是，当联合使用 β 受体阻滞剂时，左西孟旦的血流动力学效应不会减弱，甚至会更强。

在大剂量使用左西孟旦静脉滴注时，可能会出现心动过速、低血压，对收缩压 <11.3 kPa(85 mmHg)的患者不推荐使用。在与其他安慰剂或多巴酚丁胺比较的对照试验中显示，左西孟旦并没有增加恶性心律失常的发生率。

3.非药物治疗

(1)IABP：临床研究表明，这是一种有效改善心肌灌注同时又降低心肌耗氧量和增加 CO 的治疗手段。

IABP 的适应证：①急性心肌梗死或严重心肌缺血并发心源性休克，且不能由药物治疗纠正；②伴血流动力学障碍的严重冠心病(如急性心肌梗死伴机械并发症)；③心肌缺血伴顽固性肺水肿。

IABP 的禁忌证：①存在严重的外周血管疾病；②主动脉瘤；③主动脉瓣关闭不全；④活动性出血或其他抗凝禁忌证；⑤严重血小板缺乏。

(2)机械通气。急性心力衰竭者行机械通气的指征：①出现心跳呼吸骤停而进行心肺复苏时；②合并Ⅰ型或Ⅱ型呼吸衰竭。机械通气的方式有下列两种。

1)无创呼吸机辅助通气：这是一种无须气管插管、经口/鼻面罩给患者供氧、由患者自主呼吸触发的机械通气治疗。分为持续气道正压通气(CPAP)和双相间歇气道正压通气(BiPAP)两种模式。

作用机制:通过气道正压通气可改善患者的通气状况,减轻肺水肿,纠正缺氧和二氧化碳潴留,从而缓解Ⅰ型或Ⅱ型呼吸衰竭。

适用对象:Ⅰ型或Ⅱ型呼吸衰竭患者经常规吸氧和药物治疗仍不能纠正时应及早应用。主要用于呼吸频率≤25次/分、能配合呼吸机通气的早期呼吸衰竭患者。在下列情况下应用受限:不能耐受和合作的患者、有严重认知障碍和焦虑的患者、呼吸急促(频率>25次/分)、呼吸微弱和呼吸道分泌物多的患者。

2)气道插管和人工机械通气:应用指征为心肺复苏时、严重呼吸衰竭经常规治疗不能改善者,尤其是出现明显的呼吸性和代谢性酸中毒并影响到意识状态的患者。

(3)血液净化治疗要点如下。

1)机制:此法不仅可维持水、电解质和酸碱平衡,稳定内环境,还可清除尿毒症毒素(肌酐、尿素、尿酸等)、细胞因子、炎症介质及心脏抑制因子等。治疗中的物质交换可通过血液滤过(超滤)、血液透析、连续血液净化和血液灌流等来完成。

2)适应证:本法对急性心力衰竭有益,但并非常规应用的手段。出现下列情况之一时可以考虑采用:①高容量负荷如肺水肿或严重的外周组织水肿,且对襻利尿剂和噻嗪类利尿剂抵抗;②低钠血症(血钠<110 mmol/L)且有相应的临床症状,如神志障碍、肌张力减退、腱反射减弱或消失、呕吐及肺水肿等,在上述两种情况应用单纯血液滤过即可;③肾功能进行性减退,血肌酐>500 μmol/L或符合急性血液透析指征的其他情况。

3)不良反应和处理:建立体外循环的血液净化均存在与体外循环相关的不良反应,如生物不相容、出血、凝血、血管通路相关并发症、感染、机器相关并发症等。应避免出现新的内环境紊乱,连续血液净化治疗时应注意热量及蛋白的丢失。

(4)心室机械辅助装置:急性心力衰竭经常规药物治疗无明显改善时,有条件的可应用此种技术。此类装置有体外膜式氧合(ECMO)、心室辅助泵(如可置入式电动左心辅助泵、全人工心脏)。根据急性心力衰竭的不同类型,可选择应用心室辅助装置,在积极纠治基础心脏病的前提下,短期辅助心脏功能,可作为心脏移植或心肺移植的过渡。ECMO可以部分或全部代替心肺功能。临床研究表明,短期循环呼吸支持(如应用ECMO)可以明显改善预后。

(潘　晖)

第七节　冠状动脉粥样硬化性心脏病

一、概述

冠状动脉粥样硬化性心脏病(CHD)的简称为冠心病,是一种最常见的心脏病。年龄是其重要的发病因素之一,所以是老年人心血管病中常见的致残及死亡原因,其中以冠状动脉粥样硬化最为常见。动脉硬化可导致血管狭窄或阻塞,造成心肌缺血、缺氧或坏死,进而引发的心脏病通常称为"冠心病",其他如栓塞、炎症、痉挛亦可成为冠状动脉病变的原因。世界卫生组织将冠心病分为无症状性心肌缺血(隐匿型冠心病)、心绞痛、心肌梗死、缺血性心力衰竭(缺血性心肌病)和猝死5种临床类型。年龄是冠心病的独立危险因素,由于老年人群生理和病理生理的特殊性、药物代谢及相互作用的不良反应等,且老年人群基础合并症较多,因此在风险评估和治疗策略选择方面与青壮年有很大的差异。

(一)老龄对心血管系统的影响

1.老龄过程的血管结构及功能变化

增龄是血管病变主要影响因素。随着年龄的增长,大动脉延长、迂曲、血管腔扩大、管壁增厚,动脉壁厚度增加成为动脉硬化的危险因素。健康老年人血管内皮相对完整,但内皮细胞形态不规则,细胞厚度增加,血管平滑肌细胞迁移和/或增生,伴有粒细胞和巨噬细胞异常增多。

血管功能变化主要是扩张性受损,主动脉及分支缓冲功能改变,动脉分支中弹力型血管较肌肉型血管变化更为明显,脉搏波速度增加,表现为收缩压升高、脉压增大、血管壁弹性减低及僵硬度增加。无明显动脉硬化的人群血管僵硬度也会增加,说明僵硬度可能与动脉硬化无关。

血管僵硬度增加不仅与血管结构变化(如胶原增加、弹力蛋白减少、断裂、钙化)有关,还受体液和内皮调节对血管平滑肌张力影响。不同部位的血管床(包括冠状动脉血管床),内皮通透性增加、对乙酰胆碱反应降低、NO释放减少,从而引起血管收缩。这些变化可见于血压正常且无动脉硬化的老年人,但在有动脉硬化的老年人中更为多见。与单纯老龄血管变化不同,动脉硬化血管僵硬度更高,可见血管局灶性病变、狭窄,最终出现斑块破裂。血管老化与动脉硬化过程中的生物化学变化相似。血管老化是动脉硬化疾病的前驱表现,而动脉硬化可加速血管老化。但两者发生原因不同,许多老龄相关血管变化显著的老年人并不发展成明显的局灶性动脉硬化病变。尽管目前公认,随着年龄的增长,冠心病的发生是难以避免的,然而尸检也发现90余岁人群中有40%未发现堵塞性冠状动脉疾病。老龄化相关血管变化会影响全身血流动力学改变,总外周血管阻力增加,导致收缩压增加、脉压增大,进一步刺激血管壁变厚、硬化,形成恶性循环。研究显示,脉压增大是发生心血管病事件的独立危险因素。年龄越高,脉压增加幅度越大,其中老年女性更为显著。

在人体的动脉内皮中,平滑肌细胞促炎症表型变化促进了机体老化,而该血管炎症机制又与血管内皮凋亡、免疫系统血管间质重构及代谢改变等相互关联,这一系列复杂的生物学现象称为"血管老化"。血管老化是年龄相关的血管疾病,是某些疾病(如动脉硬化、阿尔茨海默病)的特征。"健康"老年人机体各器官系统也存在细胞因子不平衡状态,循环促炎细胞因子水平也增加,而促炎细胞因子水平与老年人发病率及死亡率密切相关。老龄过程中血管壁可产生促炎微环境,改变循环及内分泌系统(如肾素-血管紧张素-醛固酮系统、免疫系统)间互相调节关系,这种与老化相关促炎机制促进血管炎症发生。目前研究也发现除炎症外,基因、端粒酶、自由基等与老化相关的多种学说还有待进一步研究。

2.老龄过程的心脏结构及功能变化

老龄过程心脏发生一系列重要变化,与增龄伴随出现的心脏病三联症——左心室肥厚、心力衰竭、心房颤动发生率增高关系密切。无明显心血管病的健康老年人随年龄增加(50～90岁),心脏收缩、舒张功能下降,高龄老年人(≥90岁)心脏收缩、舒张功能异常可能是发生心力衰竭(HF)的原因之一。由于随年龄增加心肌舒张和顺应性下降,左心室充盈受损,左心室压力-容量关系改变,心室容量轻度增加可导致舒张压明显增加,心室充盈异常,左心房、肺静脉、肺毛细血管压力增加,因此老年人易发肺充血和HF。60岁以下"舒张性"HF发生率<10%,75岁后可超过50%。

(二)老年冠心病的临床特点

老年冠心病患者由于其老龄而具有特殊的临床特点。

(1)老年冠心病患者常合并多种疾病,单纯冠心病的患者少见,如合并糖尿病、脑血管疾病等,有些老年患者由于老化,伴有听力下降,反应迟钝,理解力、表达力下降,甚至老年痴呆等症状,常常主诉多种临床症状,似是而非,如全身不舒服、腹痛、疲劳、惶恐或者忧郁,难以辨别,沟通困难,这些症状经常被单纯误解为老化。尤其是合并其他系统肿瘤及需要手术的外科病,在老年人手术风险评估中,冠心病及病变程度、稳定度成为评估的重要内容及要点。

(2)老年患者痛阈增高,对于心肌缺血的反应迟钝,较少表现为"典型的胸痛"。此外还有研究发现:年龄>70岁的冠心病患者,在心电图出现心肌缺血改变后,出现心绞痛症状的时间是普通患者的2倍,因而推迟了他们的就诊时间。

(3)老年人由于其年龄因素,即便没有任何疾病其预期寿命亦有限,患者年龄越大越是如此,因此,家庭成员对于老年患者的治疗相对保守,期望值低,对介入治疗或冠状动脉旁路移植等有创治疗手段普遍接受程度较低。

正因如此,老年冠心病患者常常出现诊治延迟的情况,全球急性冠状动脉事件注册研究显示:症状不典型的患者接受恰当的药物治疗和/或介入治疗的可能性更小,并且再住院率和死亡风险更高。有研究显示年龄>65岁的急性心肌梗死患者中,超过2/3的患者不能在发病6小时内到达急诊室。

二、急性心肌梗死

急性心肌梗死(AMI)是在冠状动脉病变的基础上,发生冠状动脉血流供给急剧减少或中断,对应心肌严重而持久地急性缺血导致心肌坏死的疾病。临床表现有持久的胸骨后剧烈疼痛、发热、血白细胞计数和血清心肌坏死标记物增高及心电图进行性改变;可发生心律失常、休克或心力衰竭,属冠心病的严重类型。AMI的常见诱因有过度疲劳、情绪激动、饱餐、睡眠差或用力排便等。

(一)临床症状

老年人AMI的临床表现及体征往往不典型或不明显,有些以上腹部不适、恶心、呕吐、食欲差等消化道症状为突出表现,严重患者甚至以意识丧失、休克或急性左心衰竭为首发症状。

1.疼痛

部位仍以心前区为主,但疼痛程度、性质、持续时间有的可能较短,而有的可持续1~2小时甚至迁延数天,其间往往有间歇性发作。具有心肌梗死典型症状的患者死亡率较低,可能与其及时就诊有关。

2.消化道症状

以消化道症状为主要表现者约占30%,突出表现为上腹痛、恶心、呕吐,少数出现肠麻痹、消化道出血,甚至出现上腹部饥饿样疼痛,容易误诊为急腹症,可能是心肌膈面心肌梗死后刺激膈神经而出现牵涉痛,此类型在老年患者中并不少见。

3.充血性心力衰竭

以心力衰竭为首发症状的患者约占20%,而>70岁老年人以心力衰竭为主要表现的可达74%。除非有明显的病因,老年人突然发作的严重呼吸困难,似哮喘样发作,均应考虑心肌梗死的征兆。反复出现端坐呼吸或夜间阵发性呼吸困难,有可能是AMI的唯一表现。以上述症状为首发症状的患者,其死亡率明显增加。

4.休克

休克型 AMI 往往为大面积心肌梗死,乳头肌断裂、室间隔穿孔及心室游离壁破裂所致,此型患者常伴有心律失常发生,易引起各种急性脑缺血症状,出现晕厥或一过性意识丧失、短暂昏迷、抽搐等,亦可发展为脑卒中。

5.脑循环障碍

以脑循环障碍为首发症状的患者占无痛性心肌梗死发病的 13.2%～23%,老年患者可达 40%。其中脑卒中的发生率可达 24%,脑部症状与心脏症状可同时或先后出现,两者并存者其预后更差,病死率可达 23.8%。

6.心脏性猝死

老年 AMI 患者中约有 8%出现猝死,有报道其比例更高。应引起注意的是,在看起来完全健康的老年人突发冠状动脉阻塞时引发的猝死并非少见,可能是突发致死性心律失常或心脏破裂等。

(二)诊断和鉴别诊断

1.诊断

老年人特别是高龄老年人心肌梗死的临床诊断有一定的困难,同成年人一样凭借典型的临床表现、心电图的变化、心肌酶谱的动态变化,是能做出正确诊断的。但高龄老年人其临床症状极不典型,且有时老人和家属均不能描述确切的发病时间,心肌酶谱难以提供符合心肌梗死诊断的变化。老年人心肌梗死范围小,更易发生急性非 ST 段抬高型心肌梗死(NSTEMI),这使其心电图变化亦不典型(也因老年人和家属不能及时发现和就诊所致)。通常将三者综合分析后做出诊断,症状不典型者密切观察早期心电图和心肌酶的动态变化,心电图不典型者应重视心肌酶变化和临床表现,老年人 AMI 的肌酸磷酸激酶(CPK)峰值低,更应强调 CPK-MB 在 CPK 中所占的比例,若 CPK 正常时,CPK-MB>8%时,应结合临床和心电图考虑诊断为 AMI。如测定肌钙蛋白 I(cTnI)和/或 hs-cTnI 连续动态监测更为准确,易于做出诊断。

2.鉴别诊断

因老年人多病共存的特点,在做出 AMI 的诊断时,还应与急性肺动脉栓塞、主动脉夹层分离、急腹症、食管裂孔疝等老年人常见疾病相鉴别。

(三)治疗

1.一般治疗

老年患者 AMI 一旦诊断明确,应即刻进入监护病房,更应注重特别护理。在早期均应吸氧,使氧饱和度>90%,加速氧气向缺氧心肌的弥散。镇痛镇静治疗十分必要,老年患者可选用哌替啶 25～50 mg 静脉注射,必要时 1～2 小时后重复使用,亦可应用苯二氮䓬类药物镇静治疗。发病第一周须绝对卧床休息,定时翻身,注意按摩肢体,预防静脉血栓形成,进食要清淡,保持大便通畅。第 2 周可在床上做四肢活动,自己翻身,第 3～4 周可下床进食,床旁大小便。

2.再灌注疗法

再灌注疗法是一种积极的治疗措施,可直接改善冠状动脉供血、挽救濒死心肌、缩小梗死范围,有利于梗死后心肌重构。

溶栓疗法:大规模的临床试验已证实溶栓治疗是行之有效的再灌注方法,但由于受老年患者存在共病、病情危重、心电图及临床症状不典型、就诊时间晚等条件限制,加之老年人溶栓致颅内出血的危险增加,致使老年 AMI 患者应用溶栓药物比例减少。因此以往的心肌梗死指南中,年龄大于 75 岁为溶栓禁忌。而后于 19 世纪 80 年代末期,全球最大的两组溶栓试验中则无年龄上限。两组试验分别纳入约 1 300 例和 1 400 例年龄 >75 岁的患者,其中一组与对照组比较,5 周的心血管死亡率明显下降。在 GUSTO-Ⅰ研究中,年龄 ≥75 岁与 <70 岁患者溶栓后获得 TIMI 3 级的血流大致相似(37% vs 38%,$P = 0.593$)。1992 年美国溶栓年会将年龄限制放宽至 75 岁以上。我国的 2010 年版指南中在溶栓治疗适合人群上适当予以放宽,建议 >75 岁患者应首选经皮冠状动脉介入治疗(PCI),但溶栓治疗并非禁忌。老年人在发病 6 小时内就诊较中青年人少,晚期溶栓(24 小时内)能使更多的老年患者得到溶栓治疗,并从中获益。

老年人溶栓除应严格掌握适应证和禁忌证外,必须考虑溶栓药物和辅助药物的选择和用量问题。因此指南建议谨慎选择并酌情减少溶栓药物的剂量,密切关注其出血并发症。高龄、低体质量、女性、既往有脑血管病病史、入院时收缩压和舒张压升高是颅内出血的明显预测因子。一旦发生头晕、头痛、肢体麻木、无力、意识障碍、喷射性呕吐等症状,应立即停止溶栓及抗血小板、抗凝治疗,行急诊头部 CT 检查以排除颅内出血。监测凝血指标和血小板,必要时给予逆转溶栓、抗凝和抗血小板药物。

PCI 应用已进入成熟阶段,因此急诊 PCI 似乎更为合理。急诊 PCI 比溶栓疗法效果好,发生脑出血危险性小,老年人应用更加安全,所以 PCI 治疗为首选。我国 2010 年版指南建议:老年急性 STEMI 的再灌注策略应与非老年患者相似,应在再灌注窗内积极寻求再灌注治疗。对于年龄 ≥75 岁应用已进入成熟阶段,因此急诊 PCI 似乎更为合理。急诊 PCI 比溶栓疗法效果好,发生脑出血危险性小,老年人应用更加安全,所以 PCI 治疗为首选。我国 2010 年版指南建议:老年急性 STEMI 的再灌注策略应与非老年患者相似,应在灌注窗内积极寻求再灌注治疗。对于 ≥75 岁的老年 STEMI 患者,如既往心功能状态好,适宜血管重建并同意介入治疗,可行直接 PCI(Ⅱa,B);年龄 ≥75 岁,发病 36 小时内已接受溶栓治疗的心源性休克,适合进行血管重建的患者,也可行溶栓后紧急 PCI。而对于老年 NSTEMI,包括不稳定型心绞痛(UA)的患者,相关指南未作出明确规定,但年龄 ≥65 岁是其临床危险评分因素之一。2011 年 ACC/AHA 对 UA/NSTEMI 的治疗指南建议与我国的指南相符:对于反复心绞痛、心律失常及血流动力学障碍的患者,如无严重合并症及禁忌证的情况,应尽早行冠状动脉造影及介入治疗(Ⅰ,B);对于临床事件高风险者,尽管病情稳定,也应尽早行冠状动脉造影及介入治疗(Ⅰ,A)。总之,在 PCI 策略的整体获益强度方面,老年与非老年相比至少相当,甚至有可能获益更大。

对比剂诱导的急性肾损伤,又名对比剂肾病(CIN),是指应用对比剂 24~72 小时后血清肌酐(Scr)水平较原有基础升高 >25% 或绝对值升高 >44.2 μmol/L 以上,并排除其他影响肾功能的原因。老年人作为一特殊群体,鉴于其增龄性肾功能减退,肾脏储备及代偿功能较中青年人群差。在 CIN 风险评分量表中,年龄 >75 岁是一项重要的评分指标,故老年冠心病患者是发生 CIN 的高危人群。其风险因素包括:肾小管分泌和浓缩能力及肾脏血流量随增龄下降,冠状动脉病变复杂严重,需使用更多对比剂,合并症多,因此 2010 年专家共识建议对老年患者应权衡介入治疗与其他治疗方式的利弊,确定 PCI 策略的必要性。术前评估肾功能状况,操作前积极水化治疗[术前 12 小时至术后 6~24 小时给予等渗盐水 1~1.5 mL/(kg·h)],尽量选择等渗或低渗对比剂,最大剂量不宜超过 150 mL。值得注意的是,国内有学者回顾分析 668 例经 PCI 治疗的 60 岁以上冠心病患者的资料,其 CIN 发病率为 16.1%,并总结了一套国人 60 岁以上冠心病患者行 PCI 前评估发生 CIN 风险的评分系统,有待临床推广应用。

3.抗凝和抗血小板治疗

抗凝治疗对于老年 AMI 患者依然是一个重要的手段,但高龄又是抗凝治疗引发出血的独立危险因素。2010 年我国指南建议年龄≥75 岁者,低分子肝素不用静脉负荷量,直接给予日常剂量,最长使用8 天。OASIS-5 研究显示,抗凝对于 65 岁以上患者出血发生率显著高于 65 岁以下患者,但是与依诺肝素相比,磺达肝癸纳(Ⅹa 因子抑制剂)出血风险更低,且无肾功能受损的老年患者(≥75 岁)无须调整剂量(2.5 mg,每天 1 次,皮下注射)。

抗血小板治疗无论是 AMI 早期乃至预防梗死再次发作或作为 PCI 后的维持治疗都是不可或缺的策略。2009 年中国专家共识中指出,尽管年龄是出血的独立危险因素,但临床的研究结果显示,65 岁以上的老年 ACS 患者依然可以从阿司匹林和氯吡格雷治疗中获益,且老年患者的绝对和相对获益,均比非老年者更为显著,故年龄不应成为应用抗血小板治疗的障碍,老年 AMI 患者也应接受规范化治疗,在长期应用上述药物时也无须调整剂量。由于老年患者消化道出血等风险可能性增大,共识建议阿司匹林剂量不大于 100 mg/d,ACS 急性期抗血小板药物的首次负荷量可酌情减少或不用。

4.抗心肌缺血药物的应用

虽然溶栓、介入、抗栓疗法极大地改善和促进了 AMI 患者再灌注、血运重建、心室重构等,但硝酸酯类、β 受体阻滞剂、ACEI、ARB 等药物仍是老年 AMI 患者治疗的基石。由于患者年龄大、基础病变多等特点,应遵照循证医学的证据,采取谨慎合理选择或酌情减少剂量的方法来实施个体化治疗。

(四)预后

在 AMI 患者中,老年患者病死率明显高于中青年,且随年龄增长而上升,占死亡率的60%～80%。老年 AMI 的死亡原因以泵衰竭多见(54%),心脏破裂次之(21%),部分患者也可以以感染、消化道出血、脑血管事件、肾衰竭和肿瘤等心外因素为主。

三、心绞痛

(一)慢性稳定型心绞痛

稳定型心绞痛是在冠状动脉狭窄的基础上,由于心肌负荷的增加引起心肌急剧的、暂时的缺血缺氧的临床综合征。其特点为阵发性的前胸压榨性疼痛,主要位于胸骨后,可放射至心前区和左上肢尺侧,持续数分钟,休息或含服硝酸甘油后消失。慢性稳定型心绞痛是指心绞痛发作的程度、频度、性质及诱发因素在数周内无显著变化的患者。慢性稳定型心绞痛是老年冠心病最常见的临床类型,其常见病因仍多是冠状动脉粥样硬化或痉挛,但是,非冠状动脉因素所致心肌缺血,如老年主动脉瓣狭窄、严重贫血等也可为老年心绞痛的病因。心绞痛严重程度的分级参照加拿大心血管学会(CCS)心绞痛严重度分级(表 4-8)。

表 4-8　加拿大心血管学会(CCS)心绞痛严重度分级

Ⅰ级	一般体力活动不引起心绞痛,例如行走和上楼,但紧张、快速或持续用力可引起心绞痛的发作
Ⅱ级	日常体力活动稍受限制,快步行走或上楼、登高、饭后行走或上楼、寒冷或风中行走、情绪激动可发作心绞痛或仅在睡醒后数小时内发作。在正常情况下以一般速度平地步行 200 m 以上或登一层以上的楼梯受限
Ⅲ级	日常体力活动明显受限,在正常情况下以一般速度平地步行 100～200 m 或登一层楼梯时可发作心绞痛
Ⅳ级	轻微活动或休息时即可出现心绞痛症状

1.临床特点

与老年 AMI 临床特点相同,其症状常不典型,老年患者疼痛部位不典型发生率 35.4％,明显高于中青年 11％,疼痛部位可以在牙齿与上腹部之间的任何部位,尤其是老年患者更易合并其他症状而误诊为其他疾病,如食欲缺乏、疲倦、胃部灼热感、出汗等。但是,老年患者一般病史较长,详细询问病史有助于疾病的诊断,并且需要与消化道疾病、肺病、颈椎病等进行鉴别诊断。

2.诊断

(1)心电图:心绞痛发作时的心电图对诊断很有帮助,ST-T 的变化有助于心肌缺血的诊断。老年人因高龄多合并其他器官功能不全、运动不便,不适合进行运动负荷试验,而动态心电图进行长时间的监测,有利于老年患者心绞痛的诊断。

(2)超声心动图:超声心动图存在室壁节段运动和老年性瓣膜改变,如重度主动脉瓣狭窄,也有助于老年患者心绞痛的诊断。

(3)核素心肌灌注扫描:为协助诊断 CHD 的检查之一,其优势包括可以评估心肌缺血风险及陈旧梗死面积、评估左心室射血分数、准确定位心肌缺血区域,缺点为费时费力且价格较高。其敏感性为 89％,特异性为 75％。

(4)CT 冠状动脉造影:CT 冠状动脉造影为显示冠状动脉病变及形态的无创检查方法,有较高阴性预测价值。若 CT 冠状动脉造影未见狭窄病变,一般可不进行有创检查。但 CT 冠状动脉造影对狭窄病变及程度的判断仍有一定限度,特别是当钙化存在时会显著影响狭窄程度的判断,而钙化在老年冠心病患者中相当普遍,因此,仅能作为参考。

(5)冠状动脉造影:冠状动脉造影虽然为有创检查,但仍然是用来诊断冠状动脉解剖异常及动脉粥样硬化程度的金标准。如果条件允许且后续的血运重建术可以实行则应行冠状动脉造影。2007 中国慢性稳定型心绞痛诊断与治疗指南强调冠状动脉造影对于糖尿病、>65 岁老年患者、>55 岁女性胸痛患者临床价值更大,因此,老年患者如无禁忌,应重视冠状动脉造影在临床上的应用。

3.治疗

(1)药物治疗:药物治疗是慢性稳定型心绞痛治疗的主要措施,改善缺血、缓解症状和改善远期预后是主要原则。2007 年中国慢性稳定型心绞痛诊断与治疗指南将治疗心绞痛的药物分为两大类型:缓解症状的药物和改善预后的药物。

缓解症状的药物:主要包括三类,即硝酸酯类药物、β 受体阻滞剂和 CCB,其中 β 受体阻滞剂兼有减轻症状及改善预后两方面的作用。①硝酸酯类:硝酸酯类药为内皮依赖性血管扩张剂,能减少心肌需氧和改善心肌灌注,从而改善心绞痛症状。舌下含服或喷雾用硝酸甘油仅作为心绞痛发作时缓解症状用药,也可在运动前数分钟使用,以减少或避免心绞痛发作。长效硝酸酯制剂用于减低心绞痛发作的频率和程度,并可能增加运动耐量。长效硝酸酯类不适宜用于心绞痛急性发作的治疗,而适宜用于慢性长期治疗。对由老年严重主动脉瓣狭窄或肥厚型梗阻性心肌病引起的心绞痛,不宜用硝酸酯制剂。②CCB:CCB 通过改善冠状动脉血流和减少心肌耗氧起缓解心绞痛作用,对变异型心绞痛或以冠状动脉痉挛为主的心绞痛,钙通道阻滞剂是一线药物。地尔硫草和维拉帕米能减慢房室传导,常用于伴有心房颤动或心房扑动的心绞痛患者,这两种药不应用于已有严重心动过缓、高度房室传导阻滞和病态窦房结综合征的患者。老年稳定型心绞痛常合并心力衰竭可选择氨氯地平或非洛地平。③曲美他嗪:通过调节心肌能源底物,抑制脂肪酸氧化,优化心肌能量代谢,改善心肌缺血及左心功能,缓解心绞痛。④尼可地尔:是一种钾通道开放剂,与硝酸酯类制剂具有相似药理特性,对稳定型心绞痛治疗可能有效。⑤流感疫苗:ESC 冠心病指南建议慢性稳定型心绞痛的老年患者每年至少接种流感疫苗一次。

改善预后的药物:主要包括阿司匹林、氯吡格雷、β受体阻滞剂等。①阿司匹林:所有患者只要没有禁忌证都应该服用。随机对照研究证实了慢性稳定型心绞痛患者服用阿司匹林可降低心肌梗死、脑卒中或心血管死亡的风险。阿司匹林的最佳剂量范围为 75~150 mg/d。其主要不良反应为胃肠道出血或对阿司匹林过敏。不能耐受阿司匹林的患者,可改用氯吡格雷作为替代治疗。②氯吡格雷:主要用于支架置入以后及对阿司匹林有禁忌证的患者。③β受体阻滞剂:推荐使用无内在拟交感活性的β受体阻滞剂,如美托洛尔、比索洛尔等。β受体阻滞剂的使用剂量应个体化,从较小剂量开始,逐渐增加剂量,以能缓解症状、静息心率不低于 50 次/分为宜。对不能耐受β受体阻滞剂或心率控制不佳的患者近来推荐使用依伐布雷定,可选择性抑制窦房结起搏电流,减低心率和心肌耗氧量,而对心肌收缩和血压无影响。

(2)调脂治疗:从总胆固醇(TC)<4.68 mmol/L 开始,TC 水平与发生冠心病事件呈连续的分级关系,最重要的危险因素是低密度脂蛋白胆固醇(LDL-C)。他汀类药物治疗还有延缓斑块进展,稳定斑块、抗炎、免疫抑制等多效性作用。冠心病患者控制 LDL-C 的目标值应<2.60 mmol/L(100 mg/dL)。为达到更好的调脂效果,在他汀类治疗基础上,可加用胆固醇吸收抑制剂依扎麦布。对于老年患者,在应用他汀类药物时,应严密监测谷丙转氨酶及肌酸激酶等生化指标,及时发现药物可能引起的肝脏损害和肌病。

(3)血管紧张素转换酶抑制剂(ACEI):在稳定型心绞痛患者中,合并糖尿病、心力衰竭或左心室收缩功能不全的高危患者应该使用 ACEI。所有冠心病患者均能从 ACEI 治疗中获益,但低危患者获益可能较小。

(4)血运重建。①PCI:是慢性稳定型冠心病的有效治疗措施,其死亡风险<5%,首选推荐第二代药物洗脱支架(DES),可减少支架内血栓发生率。建议置入新一代 DES 的患者维持 6~12 个月的双联抗血小板治疗,对于高出血风险等特殊情况的患者 1~3 个月双抗也是可行的。血流储备分数(FFR)>0.8 的患者,首选药物治疗,不推荐血运重建,FFR≤0.8 的患者可从 PCI 联合最佳药物治疗上获益。②冠状动脉旁路移植术(CABG):内乳动脉桥明显优于静脉桥,能提高患者的存活率。双支内乳动脉移置获益更大,尤其是糖尿病患者。桡动脉已被作为第二移植动脉。③血运重建的一般原则:于慢性稳定型心绞痛患者血运重建应根据患者冠状动脉的解剖情况、缺血程度、症状、获益及预后进行评价,优先考虑血运重建的临床情况包括以下 5 条。合理药物治疗难以控制的心绞痛;心肌梗死后心绞痛;左心功能不全;多支血管病和大范围心肌缺血(>10%);左主干狭窄>50%。由于 CABG 术中及术后并发症发生率高,且该类患者常多病共存,手术耐受性差,故老年慢性稳定型心绞痛患者在临床中更易优选 PCI 治疗。

(二)不稳定型心绞痛

其临床特点和治疗特点与急性 NSTEMI 相类似,指南中多将其合并推荐统称为非 ST 段抬高型急性冠状动脉综合征(NSTE-ACS)。此类患者不宜溶栓,而以抗凝和抗血小板治疗为主。

(潘　晖)

第五章

消化内科疾病

第一节　消化性溃疡

消化性溃疡主要指发生在胃和十二指肠的慢性溃疡，即胃溃疡（GU）和十二指肠溃疡（DU），因溃疡形成与胃酸/胃蛋白酶的消化作用有关而得名。溃疡的黏膜缺损超过黏膜肌层，不同于糜烂。

一、流行病学

我国临床统计资料提示，消化性溃疡患病率在近十多年来开始呈下降趋势。本病可发生于任何年龄，但中年最为常见，DU 多见于青壮年，而 GU 多见于中老年，后者发病高峰比前者约迟10 年。男性患病比女性较多。临床上，DU 比 GU 为多见，两者之比为（2～3）：1，但有地区差异，在胃癌高发区 GU 所占的比例有所增加。

二、病因和发病机制

在正常生理情况下，胃十二指肠黏膜经常接触有强侵蚀力的胃酸和在酸性环境下被激活、能水解蛋白质的胃蛋白酶。此外，还经常受摄入的各种有害物质的侵袭，但却能抵御这些侵袭因素的损害，维持黏膜的完整性，这是因为胃十二指肠黏膜具有一系列防御和修复机制。目前认为，胃十二指肠黏膜的这一完善而有效的防御和修复机制，足以抵抗胃酸/胃蛋白酶的侵蚀。一般而言，只有当某些因素损害了这一机制才可能发生胃酸/胃蛋白酶侵蚀黏膜而导致溃疡形成。近年的研究已经明确，幽门螺杆菌和非甾体抗炎药是损害胃十二指肠黏膜屏障从而导致消化性溃疡发病的最常见病因。少见的特殊情况，当过度胃酸分泌远远超过黏膜的防御和修复作用也可能导致消化性溃疡发生。现将这些病因及其导致溃疡发生的机制分述如下。

(一)幽门螺杆菌

确认幽门螺杆菌为消化性溃疡的重要病因主要基于两方面的证据：①消化性溃疡患者的幽门螺杆菌检出率显著高于对照组的普通人群，在 DU 的检出率约为 90％、GU 为 70％～80％（幽门螺杆菌阴性的消化性溃疡患者往往能找到 NSAIDs 服用史等其他原因）；②大量临床研究肯定，成功根除幽门螺杆菌后溃疡复发率明显下降，用常规抑酸治疗后愈合的溃疡年复发率为

50％～70％,而根除幽门螺杆菌可使溃疡复发率降至5％以下,这就表明去除病因后消化性溃疡可获治愈。至于何以在感染幽门螺杆菌的人群中仅有少部分人(约15％)发生消化性溃疡,一般认为,这是幽门螺杆菌、宿主和环境因素三者相互作用的不同结果。

幽门螺杆菌感染导致消化性溃疡发病的确切机制尚未阐明。目前比较普遍接受的一种假说试图将幽门螺杆菌、宿主和环境3个因素在DU发病中的作用统一起来。该假说认为,胆酸对幽门螺杆菌生长具有强烈的抑制作用,因此正常情况下幽门螺杆菌无法在十二指肠生存,十二指肠球部酸负荷增加是DU发病的重要环节,因为酸可使结合胆酸沉淀,从而有利于幽门螺杆菌在十二指肠球部生长。幽门螺杆菌只能在胃上皮组织定植,因此在十二指肠球部存活的幽门螺杆菌只有当十二指肠球部发生胃上皮化生才能定植下来,而据认为十二指肠球部的胃上皮化生是十二指肠对酸负荷的一种代偿反应。十二指肠球部酸负荷增加的原因,一方面与幽门螺杆菌感染引起慢性胃窦炎有关,幽门螺杆菌感染直接或间接作用于胃窦D、G细胞,削弱了胃酸分泌的负反馈调节,从而导致餐后胃酸分泌增加;另一方面,吸烟、应激和遗传等因素均与胃酸分泌增加有关。定植在十二指肠球部的幽门螺杆菌引起十二指肠炎症,炎症削弱了十二指肠黏膜的防御和修复功能,在胃酸/胃蛋白酶的侵蚀下最终导致DU发生。十二指肠炎症同时导致十二指肠黏膜分泌碳酸氢盐减少,间接增加十二指肠的酸负荷,进一步促进DU的发生和发展过程。

对幽门螺杆菌引起GU的发病机制研究较少,一般认为是幽门螺杆菌感染引起的胃黏膜炎症削弱了胃黏膜的屏障功能,胃溃疡好发于非泌酸区与泌酸区交界处的非泌酸区侧,反映了胃酸对屏障受损的胃黏膜的侵蚀作用。

(二)非甾体抗炎药(NSAIDs)

NSAIDs是引起消化性溃疡的另一个常见病因。大量研究资料显示,服用NSAIDs患者发生消化性溃疡及其并发症的危险性显著高于普通人群。临床研究报道,在长期服用NSAIDs患者中10％～25％可发现胃或十二指肠溃疡,有1％～4％的患者发生出血、穿孔等溃疡并发症。NSAIDs引起的溃疡以GU较DU多见。溃疡形成及其并发症发生的危险性除与服用NSAIDs种类、剂量、疗程有关外,尚与高龄、同时服用抗凝血药、糖皮质激素等因素有关。

NSAIDs通过削弱黏膜的防御和修复功能而导致消化性溃疡发病,损害作用包括局部作用和系统作用两方面,系统作用是主要致溃疡机制,主要是通过抑制环加氧酶(COX)而起作用。COX是花生四烯酸合成前列腺素的关键限速酶,COX有两种异构体,即结构型COX-1和诱生型COX-2。COX-1在组织细胞中恒量表达,催化生理性前列腺素合成而参与机体生理功能调节;COX-2主要在病理情况下由炎症刺激诱导产生,促进炎症部位前列腺素的合成。传统的NSAIDs如阿司匹林、吲哚美辛等旨在抑制COX-2而减轻炎症反应,但特异性差,同时抑制了COX-1,导致胃肠黏膜生理性前列腺素E合成不足。后者通过增加黏液和碳酸氢盐分泌、促进黏膜血流增加、细胞保护等作用在维持黏膜防御和修复功能中起重要作用。

NSAIDs和幽门螺杆菌是引起消化性溃疡发病的两个独立因素,至于两者是否有协同作用则尚无定论。

(三)胃酸/胃蛋白酶

消化性溃疡的最终形成是由于胃酸/胃蛋白酶对黏膜自身消化所致。因胃蛋白酶活性是pH依赖性的,在pH>4时便失去活性,因此,在探讨消化性溃疡发病机制和治疗措施时主要考虑胃酸。无酸情况下罕有溃疡发生及抑制胃酸分泌药物能促进溃疡愈合的事实均确证胃酸在溃疡形成过程中的决定性作用,是溃疡形成的直接原因。胃酸的这一损害作用一般只有在正常黏膜防御和修复功能遭受破坏时才能发生。

DU 患者中约有 1/3 存在五肽胃泌素刺激的最大酸排量(MAO)增高,其余患者 MAO 多在正常高值,DU 患者胃酸分泌增高的可能因素及其在 DU 发病中的间接及直接作用已如前述。GU 患者基础酸排量(BAO)及 MAO 多属正常或偏低。对此,可能解释为 GU 患者多伴多灶萎缩性胃炎,因而胃体壁细胞泌酸功能已受影响,而 DU 患者多为慢性胃窦炎,胃体黏膜未受损或受损轻微因而仍能保持旺盛的泌酸能力。少见的特殊情况如胃泌素瘤患者,极度增加的胃酸分泌的攻击作用远远超过黏膜的防御作用,而成为溃疡形成的起始因素。近年来,非幽门螺杆菌、非 NSAIDs(也非胃泌素瘤)相关的消化性溃疡报道有所增加,这类患者病因未明,是否与高酸分泌有关尚有待研究。

(四)其他因素

下列因素与消化性溃疡发病有不同程度的关系。

1.吸烟

吸烟者消化性溃疡发生率比不吸烟者高,吸烟影响溃疡愈合和促进溃疡复发。吸烟影响溃疡形成和愈合的确切机制未明,可能与吸烟增加胃酸分泌、减少十二指肠及胰腺碳酸氢盐分泌、影响胃十二指肠协调运动、黏膜损害性氧自由基增加等因素有关。

2.遗传

遗传因素曾一度被认为是消化性溃疡发病的重要因素,但随着幽门螺杆菌在消化性溃疡发病中的重要作用得到认识,遗传因素的重要性受到挑战。例如,消化性溃疡的家族史可能是幽门螺杆菌感染的"家庭聚集"现象;O 型血胃上皮细胞表面表达更多黏附受体而有利于幽门螺杆菌定植。因此,遗传因素的作用尚有待进一步研究。

3.情绪应激

急性应激可引起应激性溃疡已是共识。但在慢性溃疡患者,情绪应激和心理障碍的致病作用却无定论。临床观察发现长期精神紧张、过劳,确实易使溃疡发作或加重,但这多在慢性溃疡已经存在时发生,因此情绪应激可能主要起诱因作用,可能通过神经内分泌途径影响胃十二指肠分泌、运动和黏膜血流的调节。

4.胃十二指肠运动异常

研究发现部分 DU 患者胃排空增快,这可使十二指肠球部酸负荷增大;部分 GU 患者有胃排空延迟,这可增加十二指肠液反流入胃,加重胃黏膜屏障损害。但目前认为,胃肠运动障碍不大可能是原发病因,但可加重幽门螺杆菌或 NSAIDs 对黏膜的损害。

概言之,消化性溃疡是一种多因素疾病,其中幽门螺杆菌感染和服用 NSAIDs 是已知的主要病因,溃疡发生是黏膜侵袭因素和防御因素失平衡的结果,胃酸在溃疡形成中起关键作用。

三、病理

DU 发生在球部,前壁比较常见;GU 多在胃角和胃窦小弯。组织学上,GU 大多发生在幽门腺区(胃窦)与泌酸腺区(胃体)交界处的幽门腺区一侧。幽门腺区黏膜可随年龄增长而扩大[假幽门腺化生和/或肠化生],使其与泌酸腺区之交界线上移,故老年患者 GU 的部位多较高。溃疡一般为单个,也可多个,呈圆形或椭圆形。DU 直径多<10 mm,GU 要比 DU 稍大。也可见到直径>2 cm 的巨大溃疡。溃疡边缘光整、底部洁净,由肉芽组织构成,上面覆盖有灰白色或灰黄色纤维渗出物。活动性溃疡周围黏膜常有炎症水肿。溃疡浅者累及黏膜肌层,深者达肌层甚至浆膜层,溃破血管时引起出血,穿破浆膜层时引起穿孔。溃疡愈合时周围黏膜炎症、水肿消退,边缘上皮细胞增生覆盖溃疡面,其下的肉芽组织纤维转化,变为瘢痕,瘢痕收缩使周围黏膜皱襞向其集中。

四、临床表现

上腹痛是消化性溃疡的主要症状,但部分患者可无症状或症状较轻以致不为患者所注意,而以出血、穿孔等并发症为首发症状。典型的消化性溃疡有如下临床特点:①慢性过程,病史可达数年至数十年;②周期性发作,发作与自发缓解相交替,发作期可为数周或数月,缓解期也长短不一,短者数周、长者数年;发作常有季节性,多在秋冬或冬春之交发病,可因精神情绪不良或过劳而诱发;③发作时上腹痛呈节律性,表现为空腹痛即餐后 2~4 小时和/或午夜痛,腹痛多为进食或服用抗酸药所缓解,典型节律性表现在 DU 多见。

(一)症状

上腹痛为主要症状,性质多为灼痛,也可为钝痛、胀痛、剧痛或饥饿样不适感。多位于中上腹,可偏右或偏左。一般为轻至中度持续性痛。疼痛常有典型的节律性如上述。腹痛多在进食或服用抗酸药后缓解。

部分患者无上述典型表现的疼痛,而仅表现为无规律性的上腹隐痛或不适。具或不具典型疼痛者均可伴有反酸、嗳气、上腹胀等症状。

(二)体征

溃疡活动时上腹部可有局限性轻压痛,缓解期无明显体征。

五、特殊类型的消化性溃疡

(一)复合溃疡

复合溃疡指胃和十二指肠同时发生的溃疡。DU 往往先于 GU 出现。幽门梗阻发生率较高。

(二)幽门管溃疡

幽门管位于胃远端,与十二指肠交界,长约 2 cm。幽门管溃疡与 DU 相似,胃酸分泌一般较高。幽门管溃疡上腹痛的节律性不明显,对药物治疗反应较差,呕吐较多见,较易发生幽门梗阻、出血和穿孔等并发症。

(三)球后溃疡

DU 大多发生在十二指肠球部,发生在球部远段十二指肠的溃疡称球后溃疡。多发生在十二指肠乳头的近端。具 DU 的临床特点,但午夜痛及背部放射痛多见,对药物治疗反应较差,较易并发出血。

(四)巨大溃疡

巨大溃疡指直径>2 cm 的溃疡。对药物治疗反应较差、愈合时间较慢,易发生慢性穿透或穿孔。胃的巨大溃疡注意与恶性溃疡鉴别。

(五)老年人消化性溃疡

近年,老年人发生消化性溃疡的报道增多。临床表现多不典型,GU 多位于胃体上部甚至胃底部,溃疡常较大,易误诊为胃癌。

(六)无症状性溃疡

约15%消化性溃疡患者可无症状,而以出血、穿孔等并发症为首发症状。可见于任何年龄,以老年人较多见;NSAIDs引起的溃疡近半数无症状。

六、实验室和其他检查

(一)胃镜检查

胃镜检查是确诊消化性溃疡首选的检查方法。胃镜检查不仅可对胃十二指肠黏膜直接观察、摄像,还可在直视下取活组织作病理学检查及幽门螺杆菌检测,因此胃镜检查对消化性溃疡的诊断及胃良、恶性溃疡鉴别诊断的准确性高于X线钡餐检查。例如,在溃疡较小或较浅时钡餐检查有可能漏诊;钡餐检查发现十二指肠球部畸形可有多种解释;活动性上消化道出血是钡餐检查的禁忌证;胃的良、恶性溃疡鉴别必须由活组织检查来确定。

内镜下消化性溃疡多呈圆形或椭圆形,也有呈线形,边缘光整,底部覆有灰黄色或灰白色渗出物,周围黏膜可有充血、水肿,可见皱襞向溃疡集中。内镜下溃疡可分为活动期(A)、愈合期(H)和瘢痕期(S)3个病期,其中每个病期又可分为1和2两个阶段。

(二)X线钡餐检查

X线钡餐检查适用于对胃镜检查有禁忌或不愿接受胃镜检查者。溃疡的X线征象有直接和间接两种:龛影是直接征象,对溃疡有确诊价值;局部压痛、十二指肠球部激惹和球部畸形、胃大弯侧痉挛性切迹均为间接征象,仅提示可能有溃疡。

(三)幽门螺杆菌检测

幽门螺杆菌检测应列为消化性溃疡诊断的常规检查项目,因为有无幽门螺杆菌感染决定治疗方案的选择。检测方法分为侵入性和非侵入性两大类。前者需通过胃镜检查取胃黏膜活组织进行检测,主要包括快呋塞米素酶试验、组织学检查和幽门螺杆菌培养;后者主要有^{13}C或^{14}C尿素呼气试验、粪便幽门螺杆菌抗原检测及血清学检查(定性检测血清抗幽门螺杆菌IgG抗体)。

快呋塞米素酶试验是侵入性检查的首选方法,操作简便、费用低。组织学检查可直接观察幽门螺杆菌,与快呋塞米素酶试验结合,可提高诊断准确率。幽门螺杆菌培养技术要求高,主要用于科研。^{13}C或^{14}C尿素呼气试验检测幽门螺杆菌敏感性及特异性高而无须胃镜检查,可作为根除治疗后复查的首选方法。

应注意,近期应用抗生素、质子泵抑制剂、铋剂等药物,因有暂时抑制幽门螺杆菌作用,会使上述检查(血清学检查除外)呈假阴性。

(四)胃液分析和血清胃泌素测定

胃液分析和血清胃泌素测定一般仅在疑有胃泌素瘤时做鉴别诊断之用。

七、诊断和鉴别诊断

慢性病程、周期性发作的节律性上腹疼痛,且上腹痛可为进食或抗酸药所缓解的临床表现是诊断消化性溃疡的重要临床线索。但应注意,一方面有典型溃疡样上腹痛症状者不一定是消化性溃疡,另一方面部分消化性溃疡患者症状可不典型甚至无症状。因此,单纯依靠病史难以做出可靠诊断。确诊有赖胃镜检查。X线钡餐检查发现龛影也有确诊价值。

鉴别诊断本病主要临床表现为慢性上腹痛,当仅有病史和体检资料时,需与其他有上腹痛症状的疾病如肝、胆、胰、肠疾病和胃的其他疾病相鉴别。功能性消化不良临床常见且临床表现与消化性溃疡相似,应注意鉴别。如做胃镜检查,可确定有无胃十二指肠溃疡存在。

胃镜检查如见胃十二指肠溃疡,应注意与引起胃十二指肠溃疡的少见特殊病因或以溃疡为主要表现的胃十二指肠肿瘤鉴别。其中,与胃癌、胃泌素瘤的鉴别要点如下。

(一)胃癌

内镜或 X 线检查见到胃的溃疡,必须进行良性溃疡(胃溃疡)与恶性溃疡(胃癌)的鉴别。Ⅲ型(溃疡型)早期胃癌单凭内镜所见与良性溃疡鉴别有困难,放大内镜和染色内镜对鉴别有帮助,但最终必须依靠直视下取活组织检查鉴别。恶性溃疡的内镜特点:①溃疡形状不规则,一般较大;②底凹凸不平、苔污秽;③边缘呈结节状隆起;④周围皱襞中断;⑤胃壁僵硬、蠕动减弱(X 线钡餐检查也可见上述相应的 X 线征)。活组织检查可以确诊,但必须强调,对于怀疑胃癌而一次活检阴性者,必须在短期内复查胃镜进行再次活检;即使内镜下诊断为良性溃疡且活检阴性,仍有漏诊胃癌的可能,因此对初诊为胃溃疡者,必须在完成正规治疗的疗程后进行胃镜复查,胃镜复查溃疡缩小或愈合不是鉴别良、恶性溃疡的最终依据,必须重复活检加以证实。

(二)胃泌素瘤

胃泌素瘤也称 Zollinger-Ellison 综合征,是胰腺非 β 细胞瘤分泌大量胃泌素所致。肿瘤往往很小(直径<1 cm),生长缓慢,半数为恶性。大量胃泌素可刺激壁细胞增生,分泌大量胃酸,使上消化道经常处于高酸环境,导致胃十二指肠球部和不典型部位(十二指肠降段、横段,甚或空肠近端)发生多发性溃疡。胃泌素瘤与普通消化性溃疡的鉴别要点是该病溃疡发生于不典型部位,具难治性特点,有过高胃酸分泌(BAO 和 MAO 均明显升高,且 BAO/MAO>60%)及高空腹血清胃泌素(>200 pg/mL,常>500 pg/mL)。

八、并发症

(一)出血

溃疡侵蚀周围血管可引起出血。出血是消化性溃疡最常见的并发症,也是上消化道大出血最常见的病因(约占所有病因的 50%)。

(二)穿孔

溃疡病灶向深部发展穿透浆膜层则并发穿孔。溃疡穿孔临床上可分为急性、亚急性和慢性3 种类型,以第一种常见。急性穿孔的溃疡常位于十二指肠前壁或胃前壁,发生穿孔后胃肠的内容物漏入腹腔而引起急性腹膜炎。十二指肠或胃后壁的溃疡深至浆膜层时已与邻近的组织或器官发生粘连,穿孔时胃肠内容物不流入腹腔,称为慢性穿孔,又称为穿透性溃疡。这种穿透性溃疡改变了腹痛规律,变得顽固而持续,疼痛常放射至背部。邻近后壁的穿孔或游离穿孔较小,只引起局限性腹膜炎时称亚急性穿孔,症状较急性穿孔轻而体征较局限,且易漏诊。

(三)幽门梗阻

幽门梗阻主要是由 DU 或幽门管溃疡引起。溃疡急性发作时可因炎症水肿和幽门部痉挛而引起暂时性梗阻,可随炎症的好转而缓解;慢性梗阻主要由于瘢痕收缩而呈持久性。幽门梗阻临床表现为餐后上腹饱胀、上腹疼痛加重,伴有恶心、呕吐,大量呕吐后症状可以改善,呕吐物含发酵酸性宿食。严重呕吐可致失水和低氯低钾性碱中毒。可发生营养不良和体重减轻。体检可见胃型和胃蠕动波,清晨空腹时检查胃内有振水声。进一步做胃镜或 X 线钡剂检查可确诊。

(四)癌变

少数 GU 可发生癌变,DU 则否。GU 癌变发生于溃疡边缘,据报道癌变率在 1% 左右。长期慢性 GU 病史、年龄在 45 岁以上、溃疡顽固不愈者应提高警惕。对可疑癌变者,在胃镜下取多点活检做病理检查;在积极治疗后复查胃镜,直到溃疡完全愈合;必要时定期随访复查。

九、治疗

治疗的目的是消除病因、缓解症状、愈合溃疡、防止复发和防治并发症。针对病因的治疗如根除幽门螺杆菌,有可能彻底治愈溃疡病,是近年消化性溃疡治疗的一大进展。

(一)一般治疗

生活要有规律,避免过度劳累和精神紧张。注意饮食规律,戒烟、酒。服用 NSAIDs 者尽可能停用,即使未用也要告诫患者今后慎用。

(二)治疗消化性溃疡的药物及其应用

治疗消化性溃疡的药物可分为抑制胃酸分泌的药物和保护胃黏膜的药物两大类,主要起缓解症状和促进溃疡愈合的作用,常与根除幽门螺杆菌治疗配合使用。现就这些药物的作用机制及临床应用分别简述如下。

1.抑制胃酸药物

溃疡的愈合与抑酸治疗的强度和时间成正比。抗酸药具中和胃酸作用,可迅速缓解疼痛症状,但一般剂量难以促进溃疡愈合,故目前多作为加强止痛的辅助治疗。H_2 受体拮抗剂(H_2RA)可抑制基础及刺激的胃酸分泌,以前一作用为主,而后一作用不如 PPI 充分。使用推荐剂量各种 H_2RA 溃疡愈合率相近,不良反应发生率均低。西咪替丁可通过血-脑屏障,偶有精神异常不良反应;与雄激素受体结合而影响性功能;经肝细胞色素 P_{450} 代谢而延长华法林、苯妥英钠、茶碱等药物的肝内代谢。雷尼替丁、法莫替丁和尼扎替丁上述不良反应较少。已证明 H_2RA 全天剂量于睡前顿服的疗效与每天 2 次分服相仿。由于该类药物价格较 PPI 便宜,临床上特别适用于根除幽门螺杆菌疗程完成后的后续治疗及某些情况下预防溃疡复发的长程维持治疗。质子泵抑制剂(PPI)作用于壁细胞胃酸分泌终末步骤中的关键酶 H^+-K^+-ATP 酶,使其不可逆失活,因此抑酸作用比 H_2RA 更强且作用持久。与 H_2RA 相比,PPI 促进溃疡愈合的速度较快、溃疡愈合率较高,因此特别适用于难治性溃疡或 NSAIDs 溃疡患者不能停用 NSAIDs 时的治疗。对根除幽门螺杆菌治疗,PPI 与抗生素的协同作用较 H_2RA 好,因此是根除幽门螺杆菌治疗方案中最常用的基础药物。使用推荐剂量的各种 PPI,对消化性溃疡的疗效相仿,不良反应均少。

2.保护胃黏膜药物

硫糖铝和胶体铋目前已少用作治疗消化性溃疡的一线药物。枸橼酸铋钾(胶体次枸橼酸铋)因兼有较强抑制幽门螺杆菌作用,可作为根除幽门螺杆菌联合治疗方案的组分,但要注意此药不能长期服用,因会过量蓄积而引起神经毒性。米索前列醇具有抑制胃酸分泌、增加胃十二指肠黏膜的黏液及碳酸氢盐分泌和增加黏膜血流等作用,主要用于 NSAIDs 溃疡的预防,腹泻是常见不良反应,因会引起子宫收缩,故孕妇忌服。

(三)根除幽门螺杆菌治疗

对幽门螺杆菌感染引起的消化性溃疡,根除幽门螺杆菌不但可促进溃疡愈合,而且可预防溃疡复发,从而彻底治愈溃疡。因此,凡有幽门螺杆菌感染的消化性溃疡,无论初发或复发、活动或静止、有无并发症,均应予以根除幽门螺杆菌治疗。

1.根除幽门螺杆菌的治疗方案

已证明在体内具有杀灭幽门螺杆菌作用的抗生素有克拉霉素、阿莫西林、甲硝唑(或替硝唑)、四环素、呋喃唑酮、某些喹诺酮类如左氧氟沙星等。PPI及胶体铋体内能抑制幽门螺杆菌,与上述抗生素有协同杀菌作用。目前尚无单一药物可有效根除幽门螺杆菌,因此必须联合用药。应选择幽门螺杆菌根除率高的治疗方案力求一次根除成功。研究证明以PPI或胶体铋为基础加上两种抗生素的三联治疗方案有较高根除率。这些方案中,以PPI为基础的方案所含PPI能通过抑制胃酸分泌提高口服抗生素的抗菌活性从而提高根除率,再者PPI本身具有快速缓解症状和促进溃疡愈合作用,因此是临床中最常用的方案。而其中,又以PPI加克拉霉素再加阿莫西林或甲硝唑的方案根除率最高。幽门螺杆菌根除失败的主要原因是患者的服药依从性问题和幽门螺杆菌对治疗方案中抗生素的耐药性。因此,在选择治疗方案时要了解所在地区的耐药情况,近年世界不少国家和我国一些地区幽门螺杆菌对甲硝唑和克拉霉素的耐药率在增加,应引起注意。呋喃唑酮(200 mg/d,分2次)耐药性少见、价廉,国内报道用呋喃唑酮代替克拉霉素或甲硝唑的三联疗法也可取得较高的根除率,但要注意呋喃唑酮引起的周围神经炎和溶血性贫血等不良反应。治疗失败后地再治疗比较困难,可换用另外两种抗生素(阿莫西林原发和继发耐药均极少见,可以不换)如PPI加左氧氟沙星(500 mg/d,每天1次)和阿莫西林,或采用PPI和胶体铋合用再加四环素(1 500 mg/d,每天2次)和甲硝唑的四联疗法。

2.根除幽门螺杆菌治疗结束后的抗溃疡治疗

在根除幽门螺杆菌疗程结束后,继续给予一个常规疗程的抗溃疡治疗(如DU患者予PPI常规剂量,每天1次,总疗程2～4周,或H₂RA常规剂量、疗程4～6周;GU患者PPI常规剂量、每天1次、总疗程4～6周,或H₂RA常规剂量、疗程6～8周)是最理想的。这在有并发症或溃疡面积大的患者尤为必要,但对无并发症且根除治疗结束时症状已得到完全缓解者,也可考虑停药以节省药物费用。

3.根除幽门螺杆菌治疗后复查

治疗后应常规复查幽门螺杆菌是否已被根除,复查应在根除幽门螺杆菌治疗结束至少4周后进行,且在检查前停用PPI或铋剂2周,否则会出现假阴性。可采用非侵入性的¹³C或¹⁴C尿素呼气试验,也可通过胃镜在检查溃疡是否愈合的同时取活检做尿素酶和/或组织学检查。对未排除胃恶性溃疡或有并发症的消化性溃疡应常规进行胃镜复查。

(四)NSAIDs溃疡的治疗、复发预防及初始预防

对服用NSAIDs后出现的溃疡,如情况允许应立即停用NSAIDs,如病情不允许可换用对黏膜损伤少的NSAIDs如特异性COX-2抑制剂(如塞来昔布)。对停用NSAIDs者,可予常规剂量常规疗程的H₂RA或PPI治疗;对不能停用NSAIDs者,应选用PPI治疗(H₂RA疗效差)。因幽门螺杆菌和NSAIDs是引起溃疡的两个独立因素,因此应同时检测幽门螺杆菌,如有幽门螺杆菌感染应同时根除幽门螺杆菌。溃疡愈合后,如不能停用NSAIDs,无论幽门螺杆菌阳性还是阴性都必须继续PPI或米索前列醇长程维持治疗以预防溃疡复发。对初始使用NSAIDs的患者是否应常规给药预防溃疡的发生仍有争论。已明确的是,对于发生NSAIDs溃疡并发症的高危患者,如既往有溃疡病史、高龄、同时应用抗凝血药(包括低剂量的阿司匹林)或糖皮质激素者,应常规予抗溃疡药物预防,目前认为PPI或米索前列醇预防效果较好。

(五)溃疡复发的预防

有效根除幽门螺杆菌及彻底停服NSAIDs,可消除消化性溃疡的两大常见病因,因而能大大减少溃疡复发。对溃疡复发同时伴有幽门螺杆菌感染复发(再感染或复燃)者,可予根除幽门螺杆菌再治疗。下列情况则需用长程维持治疗来预防溃疡复发:①不能停用NSAIDs的溃疡患者,无论幽门螺杆菌阳性还是阴性(如前述);②幽门螺杆菌相关溃疡,幽门螺杆菌感染未能被根除;③幽门螺杆菌阴性的溃疡(非幽门螺杆菌、非 NSAIDs 溃疡);④幽门螺杆菌相关溃疡,幽门螺杆菌虽已被根除,但曾有严重并发症的高龄或有严重伴随病患者。长程维持治疗一般以 H_2RA 或 PPI 常规剂量的半量维持,而 NSAIDs 溃疡复发的预防多用 PPI 或米索前列醇,已如前述。

(六)外科手术指征

由于内科治疗的进展,目前外科手术主要限于少数有并发症者,包括以下几种:①大量出血经内科治疗无效;②急性穿孔;③瘢痕性幽门梗阻;④胃溃疡癌变;⑤严格内科治疗无效的顽固性溃疡。

十、预后

由于内科有效治疗的发展,预后远较过去为佳,病死率显著下降。死亡主要见于高龄患者,死亡的主要原因是并发症,特别是大出血和急性穿孔。

(陈文飞)

第二节 胃食管反流病

一、概说

胃食管反流病(GERD)是指胃内容物反流入食管,引起不适症状和/或并发症的一种疾病。如酸(碱)反流导致的食管黏膜破损称为反流性食管炎(RE)。常见症状有胸骨后疼痛或烧灼感、反酸、胃灼热、恶心、呕吐、咽下困难,甚至吐血等。

本病经常和慢性胃炎、消化性溃疡或食管裂孔疝等病并存,但也可单独存在。广义上讲,凡能引起胃食管反流的情况,如进行性系统性硬化症、妊娠呕吐及任何原因引起的呕吐,或长期放置胃管、三腔管等,均可导致胃食管反流,引起继发性反流性食管炎。长期反复不愈的食管炎可致食管瘢痕形成、食管狭窄,或裂孔疝、慢性局限性穿透性溃疡,甚至发生癌变。

中国胃食管反流病共识意见中提出 GERD 可分为非糜烂性反流病(NERD)、糜烂性食管炎(EE)和 Barrett 食管(BE)三种类型,也可称为 GERD 相关疾病。有人认为 GERD 的三种类型相对独立,相互之间不转化或很少转化,但有些学者则认为这三者之间可能有一定相关性。①NERD是指存在反流相关的不适症状,但内镜下未见 BE 和食管黏膜破损。②EE 是指内镜下可见食管远端黏膜破损。③BE 是指食管远端的鳞状上皮被柱状上皮所取代。

在 GERD 的三种疾病形式中,NERD 最为常见,EE 可合并食管狭窄、溃疡和消化道出血,BE 有可能发展为食管腺癌。这三种疾病形式之间相互关联和进展的关系需作进一步研究。

蒙特利尔共识意见对 GERD 进行了分类,将 GERD 的表现分为食管综合征和食管外综合征,食管外综合征再分为明确相关和可能相关。食管综合征包括以下两种:①症状综合征。典型反流综合征,反流性胸痛综合征。②伴食管破损的综合征。反流性食管炎,反流性食管狭窄,Barrett 食管,食管腺癌。食管外综合征包括以下两种:①明确相关的。反流性咳嗽综合征,反流性喉炎综合征,反流性哮喘综合征,反流性牙侵蚀综合征。②可能相关的。咽炎,鼻窦炎,特发性肺纤维化,复发性中耳炎。广泛使用 GERD 蒙特利尔定义中公认的名词将会使 GERD 的研究更加全球化。

在正常情况下,食管下端与胃交界线上 3～5 cm,有一高压带(LES)构成一个压力屏障,能防止胃内容物反流入食管。当食管下端括约肌关闭不全时,或食管黏膜防御功能破坏时,不能防止胃十二指肠内容物反流到食管,以致胃酸、胃蛋白酶、胆盐和胰酶等损伤食管黏膜,均可促使发生胃食管反流病。其中尤以 LES 功能失调引起的反流性食管炎为主要机制。

二、诊断

(一)临床表现

本病初起,可不出现症状,但有胃食管明显反流者,常出现下列自觉症状。

1.胸骨后烧灼感或疼痛

此为最早最常见的症状,表现为在胸骨后感到烧灼样不适,并向胸骨上切迹、肩胛部或颈部放射,在餐后 1 小时躺卧或增高腹压时出现,严重者可使患者于夜间醒来,口服抗酸剂后迅速缓解,但一部分长期有反流症状的患者,也可伴有挤压性疼痛,与体位或进食无关,抗酸剂不能使之缓解,进酸性或热性液体时,则反使疼痛加重。

但胃灼热也可在食管运动障碍或心、胆囊及胃十二指肠疾病中出现,确诊仍有赖于其他客观检查。

2.胃、食管反流

胃、食管反流表现为酸性或苦味液体反流到口腔,偶尔有食物从胃反流到口内,若严重者夜间出现反酸,可将液体或食物吸入肺内,引起阵发性咳嗽、呼吸困难及非季节性哮喘等。

3.咽下困难

初期多因炎症而有咽下轻度疼痛和阻塞不顺之感觉,进而食管痉挛,多有间歇性咽下梗阻,后期食管狭窄则咽下困难,甚至有进食后不能咽下的间断反吐现象,严重患者可呈间歇性咽下困难,伴有咽下疼痛,此时,不一定有食管狭窄,可能为食管远端的运动功能障碍,继发食管痉挛所致。慢性患者由于持续的咽下困难,饮食减少,摄取营养不足,体重明显下降。

4.出血

严重的活动性炎症,由于黏膜糜烂出血,可出现大便隐血阳性,或吐出物带血,或引起轻度缺铁性贫血,饮酒后,出血更重。

5.消化道外症状

Delahuntg 综合征即发生慢性咽炎,慢性声带炎和气管炎等综合征。这是由于胃食管的经常性反流,对咽部和声带产生损伤性炎症,引起咽部灼酸苦辣感觉;还可以并发 Zenker 憩室和"唇烧灼"综合征,即发生口腔黏膜糜烂和舌、唇、口腔的烧灼感;反流性食管炎还可导致反复发作的咳嗽、哮喘、夜间呼吸暂停、心绞痛样胸痛。

反流性食管炎出现症状的轻重,与反流量,伴发裂孔疝的大小及内镜所见的组织病变程度均无明显的正相关,而与反流物质和食管黏膜接触时间有密切关系。症状严重者,反流时食管 pH 在 4.0 以下,而且酸清除时间明显延长。

(二)辅助检查

1.上消化道内镜检查

上消化道内镜检查有助于确定有无反流性食管炎及有无并发症,如食管裂孔疝、食管炎性狭窄、食管癌等,结合病理活检有利于明确病变性质。但内镜下的食管炎不一定均有反流所致,还有其他病因如吞服药物、真菌感染、腐蚀剂等,需除外。一般来说,远端食管炎常常由反流引起。

2.钡餐检查

反流性食管炎患者的食管钡餐检查可显示下段食管黏膜皱襞增粗、不光滑,可见浅龛影或伴有狭窄等,食管蠕动可减弱。有时可显示食管裂孔疝,表现为贲门增宽,胃黏膜疝入食管内,尤其在头低位时,钡剂可向食管反流。卧位时如吞咽小剂量的硫酸钡,则显示多数 GERD 患者的食管体部和 LES 排钡延缓。一般来说,此项检查阳性率不高,有时难以判断病变性质。

3.食管 pH 监测

24 小时食管 pH 监测能详细显示酸反流、昼夜酸反流规律、酸反流与症状的关系及患者对治疗的反应,使治疗个体化。其对 EE 的阳性率>80%,对 NERD 的阳性率为 50%～75%。此项检查虽能显示过多的酸反流,也是迄今为止公认的金标准,但也有假阴性。

4.食管测压

食管测压能显示 LESP 低下,一过性 LES 松弛情况。尤其是松弛后蠕动压低及食管蠕动收缩波幅低下或消失,这些正是胃食管反流的运动病理基础。在 GERD 的诊断中,食管测压除帮助食管 pH 电极定位、术前评估食管功能和预测手术外,还能预测抗反流治疗的疗效和是否需长期维持治疗。

5.食管胆汁反流监测

其方法是将光纤导管的探头放置 LES 上缘之上 5 cm 处,以分光光度法监测食管反流物内的胆红素含量,并将结果输回光电子系统。胆汁是十二指肠内容物的重要成分。其中含有的胆红素是胆汁中的主要的色素成分,在 453 nm 处有特殊的吸收高峰,可间接表明食管暴露于十二指肠内容物的情况。此项检查虽能间接反映十二指肠胃食管的反流情况,但有其局限性,一是胆红素不是唯一的有害物质,二是反流物中的黏液、食物颗粒、血红蛋白等的影响可出现假阳性的结果。

6.其他

对食管黏膜超微结构的研究可了解反流存在的病理生理学基础;无线食管 pH 测定可提供更长时间的酸反流检测;腔内阻抗技术的应用可监测所有反流事件,明确反流物的性质(气体、液体或气体液体混合物),与食管 pH 监测联合应用可明确反流物为酸性或非酸性及反流物与反流症状的关系。

三、临床诊断

(一)GERD 诊断

1.临床诊断

(1)有典型的胃灼热和反流症状,且无幽门梗阻或消化道梗阻的证据,临床上可考虑为 GERD。

(2)有食管外症状,又有反流症状,可考虑是反流相关或可能相关的食管外症状,如反流相关的咳嗽、哮喘。

(3)如仅有食管外症状,但无典型的胃灼热和反流症状,尚不能诊断为 GERD。宜进一步了解食管外症状发生的时间、与进餐和体位的关系及其他诱因。需注意有无重叠症状(如同时有 GERD 和肠易激综合征或功能性消化不良)、焦虑、抑郁状态、睡眠障碍等。

2.上消化道内镜检查

由于我国是胃癌、食管癌的高发国家,内镜检查已广泛开展,因此,对于拟诊患者一般先进行内镜检查,特别是症状发生频繁、程度严重,伴有报警征象,或有肿瘤家族史,或患者很希望内镜检查时。上消化道内镜检查有助于确定有无反流性食管炎及有无并发症,如食管裂孔疝、食管炎性狭窄及食管癌等;有助于 NERD 的诊断;先行内镜检查比先行诊断性治疗,能够有效地缩短诊断时间。对食管黏膜破损者,可按洛杉矶会议提出的分级标准,将内镜下食管病变严重程度分为 A~D 级。①A 级:食管黏膜有一个或几个<5 mm 的黏膜损伤。②B 级:同 A 级外,连续病变黏膜损伤>5 mm。③C 级:非环形的超过两个皱襞以上的黏膜融合性损伤(范围<75%食管周径)。④D 级:广泛黏膜损伤,病灶融合,损伤范围>75%食管周径或全周性损伤。

3.诊断性治疗

对拟诊患者或疑有反流相关食管外症状的患者,尤其是上消化道内镜检查阴性时,可采用诊断性治疗。

质子泵抑制剂(PPI)诊断性治疗(PPI 试验)已被证实是行之有效的方法。建议服用标准剂量 PPI 一天 2 次,疗程为 1~2 周。服药后如症状明显改善,则支持酸相关 GERD 的诊断;如症状改善不明显,则可能有酸以外的因素参与或不支持诊断。

PPI 试验不仅有助于诊断 GERD,同时还启动了治疗。其本质在于 PPI 阳性与否充分强调了症状与酸之间的关系,是反流相关的检查。PPI 阴性有以下几种可能:①抑酸不充分;②存在酸以外因素诱发的症状;③症状不是反流引起的。

PPI 试验具有方便、可行、无创和敏感性高的优点,缺点是特异性较低。

(二)NERD 诊断

1.临床诊断

NERD 主要依赖症状学特点进行诊断,典型的症状为胃灼热和反流。患者以胃灼热症状为主诉时,如能排除可能引起胃灼热症状的其他疾病,且内镜检查未见食管黏膜破损,可做出 NERD 的诊断。

2.相关检查

内镜检查对 NERD 的诊断价值在于可排除 EE 或 BE 及其他上消化道疾病,如溃疡或胃癌。

3.诊断性治疗

PPI 试验是目前临床诊断 NERD 最为实用的方法。PPI 治疗后,胃灼热等典型反流症状消失或明显缓解提示症状与酸反流相关,如内镜检查无食管黏膜破损的证据,临床可诊断为 NERD。

(三)BE 诊断

1.临床诊断

BE 本身通常不引起症状,临床主要表现为 GERD 的症状,如胃灼热、反流、胸骨后疼痛、吞咽困难等。但约 25%的患者无 GERD 症状,因此在筛选 BE 时不应仅局限于有反流相关症状的人群,行常规胃镜检查时,对无反流症状的患者也应注意有无 BE 存在。

2.内镜诊断

BE 的诊断主要根据内镜检查和食管黏膜活检结果。如内镜检查发现食管远端有明显的柱状上皮化生并得到病理学检查证实时,即可诊断为 BE。按内镜下表现分型如下。①全周型:红色黏膜向食管延伸,累及全周,与胃黏膜无明显界限,游离缘距 LES 在 3 cm 以上。②岛型:齿状线 1 cm 以上出现斑片状红色黏膜。③舌型:与齿状线相连,伸向食管呈火舌状。

(1)按柱状上皮化生长度分为以下 2 种:①长段 BE。上皮化生累及食管全周,且长度≥3 cm。②短段 BE。柱状上皮化生未累及食管全周,或虽累及全周,但长度<3 cm。

(2)内镜表现:①SCJ 内镜标志,食管鳞状上皮表现为淡粉色光滑上皮,胃柱状上皮表现为橘红色,鳞、柱状上皮交界处构成的齿状 Z 线,即为 SCJ。②EGJ内镜标志,管状食管与囊状胃的交界处,其内镜下定位的标志为最小充气状态下胃黏膜皱襞的近侧缘和/或食管下端纵行栅栏样血管末梢。③明确区分 SCJ 及 EGJ,这对于识别 BE 十分重要,因为在解剖学上 EGJ 与内镜观察到的 SCJ 并不一致,且反流性食管炎黏膜在外观上可与 BE 混淆,所以确诊 BE 需病理活检证实。④BE 内镜下典型表现,EGJ 近端出现橘红色柱状上皮,即 SCJ 与 EGJ 分离。BE 的长度测量应从 EGJ 开始向上至 SCJ。内镜下亚甲蓝染色有助于对灶状肠化生的定位,并能指导活检。

3.病理学诊断

(1)活检取材:推荐使用四象限活检法,即常规从 EGJ 开始向上以 2 cm 的间隔分别在 4 个象限取活检;对疑有 BE 癌变者应向上每隔 1 cm 在 4 个象限取活检对有溃疡、糜烂、斑块、小结节狭窄和其他腔内异常者,均应取活检行病理学检查。

(2)组织分型:①贲门腺型,与贲门上皮相似,有胃小凹和黏液腺,但无主细胞和壁细胞。②胃底腺型,与胃底上皮相似,可见主细胞和壁细胞,但 BE 上皮萎缩较明显,腺体较少且短小,此型多分布于 BE 远端近贲门处。③特殊肠化生型,又称Ⅲ型肠化生或不完全小肠化生型,分布于鳞状细胞和柱状细胞交界处,化生的柱状上皮中可见杯状细胞为其特征性改变。

(3)BE 的异型增生:①低度异型增生(LGD),由较多小而圆的腺管组成,腺上皮细胞拉长,细胞核染色质浓染,核呈假复层排列,黏液分泌很少或不分泌,增生的细胞可扩展至黏膜表面。②高度异型增生(HGD),腺管形态不规则,呈分支或折叠状,有些区域失去极性。与 LGD 相比,HGD 细胞核更大、形态不规则且呈簇状排列,核膜增厚,核仁呈明显双嗜性,间质无浸润。

四、鉴别诊断

(一)反流性食管炎

两病可合并存在,在临床上,两者均可出现反流性症状,如胃灼热感、反酸、咽下困难及出血等。也可因腹压或胃内压增高而加重症状。但反流性食管炎症状仅限于胃食管反流现象。而食管裂孔疝不但影响食管,也侵及附近神经,甚至影响心肺功能,故其反流症状较重,胸骨后可出现明显疼痛,也可出现咽部异物感和阵发性心律不齐。而在诊断上,食管裂孔疝主要依靠 X 线钡餐,而反流性食管炎主要依靠内镜。

(二)食管贲门黏膜撕裂综合征

前者最典型的病史是先有干呕或呕吐正常胃内容物一次或多次,随后呕吐新鲜血液,诊断主要靠内镜。由于浅表的撕裂病损,在出血后 48～72 小时多数已愈合,因此应及时做内镜检查。

(三)食管贲门失弛缓症

这是一种食管的神经肌肉功能障碍性疾病,也可出现如反流性食管炎样的食物反流、吞咽困难及胸骨后疼痛等症状。但本症多见于 20～40 岁的年轻患者,发病常与情绪波动及冷饮有关。X 线钡餐检查,可见鸟嘴状及钡液平面等特征性改变。食管压力测定可观察到食管下端 2/3 无蠕动,吞咽时 LES 压力比静止压升高 1.3 kPa,并松弛不完全,必要时可做内镜检查,以排除其他疾病。

(四)弥漫性食管痉挛

弥漫性食管痉挛也可伴有吞咽困难和胸骨后疼痛,是一种食管下端 2/3 无蠕动而又强烈收缩的疾病,一般不常见,可发生在任何年龄。食管钡餐检查可见"螺旋状食管",即食管收缩时食管外观呈锯齿状。食管测压试验可观察到反复非蠕动性高幅度持久的食管收缩。

(五)食管癌

食管癌以进行性咽下困难为典型症状,出现胃灼热和反酸的症状较少,但若由于癌瘤的糜烂及溃疡形成或伴有食管炎症,也可见到胸骨后烧灼痛,一般进行食管 X 线钡餐检查,或食管镜检查,不难与反流性食管炎做出鉴别。

五、并发症

(一)食管并发症

1.反流性食管炎

反流性食管炎是内镜下可见远段食管黏膜的破损,甚至出现溃疡,是胃食管反流病食管损伤的最常见后果和表现。

2.Barrett 食管

Barrett 食管多发生于鳞状上皮与柱状上皮交界处。蒙特利尔定义认为,当内镜疑似食管化生活检发现柱状上皮时,应诊断为 Barrett 食管,并具体说明是否存在肠型化生。

3.食管狭窄和出血

反流性食管狭窄是严重反流性疾病的结果。长期食管炎症由于瘢痕形成而致食管狭窄,表现为吞咽困难,反胃和胸骨后疼痛,狭窄多发生于食管下段。GERD 引起的出血罕见,主要见于食管溃疡者。

4.食管腺癌

蒙特利尔共识意见明确指出食管腺癌是 GERD 的并发症,食管腺癌的危险性与胃灼热的频率和时间成正比,慢性 GERD 症状增加食管腺癌的危险性。长节段 Barrett 食管伴化生是食管腺癌最重要的、明确的危险因素。

(二)食管外并发症

反流性食管炎由于反流的胃液侵袭咽部、声带和气管,引起慢性咽炎、声带炎和气管炎,甚至吸入性肺炎。

六、治疗

参照"中国胃食管反流病治疗共识意见"进行治疗。

(一)改变生活方式

抬高床头、睡前 3 小时不再进食、避免高脂肪食物、戒烟酒、减少摄入可以降低食管下段括约肌(LES)压力的食物(如巧克力、薄荷、咖啡、洋葱、大蒜等)。减轻体质量可减少 GERD 患者反流症状。

(二)抑制胃酸分泌

抑制胃酸的药物包括 H_2 受体拮抗剂(H_2RA)和质子泵抑制剂(PPI)等。

1.初始治疗的目的是尽快缓解症状,治愈食管炎

(1)H_2RA 仅适用于轻至中度 GERD 治疗。H_2RA(西咪替丁、雷尼替丁、法莫替丁等)治疗

反流性 GERD 的食管炎愈合率为 $50\%\sim60\%$，胃灼热症状缓解率为 50%。

（2）PPI 是 GERD 治疗中最常用的药物，伴有食管炎的 GERD 治疗首选。临床奥美拉唑、兰索拉唑、泮托拉唑、雷贝拉唑和埃索美拉唑可供选用。在标准剂量下，新一代 PPI 具有更强的抑酸作用。

PPI 治疗糜烂性食管炎的内镜下 4 周、8 周愈合率分别为 80% 和 90%，PPI 推荐采用标准剂量，疗程 8 周。部分患者症状控制不满意时可加大剂量或换一种 PPI。

（3）非糜烂性反流病（NERD）治疗的主要药物是 PPI。由于 NERD 发病机制复杂，PPI 对其症状疗效不如糜烂性食管炎，但 PPI 是治疗 NERD 的主要药物，治疗的疗程应不少于 8 周。

2.维持治疗是巩固疗效、预防复发的重要措施

GERD 是一种慢性疾病，停药后半年的食管炎与症状复发率分别为 80% 和 90%，故经初始治疗后，为控制症状、预防并发症，通常需采取维持治疗。

目前维持治疗的方法有 3 种：维持原剂量或减量、间歇用药、按需治疗。采取哪一种维持治疗方法，主要根据患者症状及食管炎分级来选择药物与剂量，通常严重的糜烂性食管炎（LAC-D 级）需足量维持治疗，NERD 可采用按需治疗。H_2RA 长期使用会产生耐受性，一般不适合作为长期维持治疗的药物。

（1）原剂量或减量维持：维持原剂量或减量使用 PPI，每天 1 次，长期使用以维持症状持久缓解，预防食管炎复发。

（2）间歇治疗：PPI 剂量不变，但延长用药周期，最常用的是隔天疗法。3 天 1 次或周末疗法因间隔太长，不符合 PPI 的药代动力学，抑酸效果较差，不提倡使用。在维持治疗过程中，若症状出现反复，应增至足量 PPI 维持。

（3）按需治疗：按需治疗仅在出现症状时用药，症状缓解后即停药。按需治疗建议在医师指导下，由患者自己控制用药，没有固定的治疗时间，治疗费用低于维持治疗。

3.Barrett 食管治疗

虽有文献报道 PPI 能延缓 BE 的进程，尚无足够的循证依据证实其能逆转 Barrett 食管。Barrett 食管伴有糜烂性食管炎及反流症状者，采用大剂量 PPI 治疗，并长期维持治疗。

4.控制夜间酸突破（NAB）

NAB 指在每天早、晚餐前服用 PPI 治疗的情况下，夜间胃内 pH$<$4 持续时间$>$1 小时。控制 NAB 是治疗 GERD 的措施之一。治疗方法包括调整 PPI 用量、睡前加用 H_2RA、应用血浆半衰期更长的 PPI 等。

（三）对 GERD 可选择性使用促动力药物

在 GERD 的治疗中，抑酸药物治疗效果不佳时，考虑联合应用促动力药物，特别是对于伴有胃排空延迟的患者。

（四）手术与内镜治疗应综合考虑，慎重决定

GERD 手术与内镜治疗的目的是增强 LES 抗反流作用，缓解症状，减少抑酸剂的使用，提高患者的生活质量。

BE 伴高度不典型增生、食管严重狭窄等并发症，可考虑内镜或手术治疗。

（陈文飞）

第三节　慢　性　胃　炎

慢性胃炎是由各种病因引起的胃黏膜慢性炎症。根据新悉尼胃炎系统和我国颁布的《中国慢性胃炎共识意见》标准,由内镜及病理组织学变化,将慢性胃炎分为非萎缩性(浅表性)胃炎及萎缩性胃炎两大基本类型和一些特殊类型胃炎。

一、流行病学

幽门螺杆菌(Hp)感染为慢性非萎缩性胃炎的主要病因。大致上说来,慢性非萎缩性胃炎发病率与 Hp 感染情况相平行,慢性非萎缩性胃炎流行情况因不同国家、不同地区 Hp 感染情况而异。一般 Hp 感染率发展中国家高于发达国家,感染率随年龄增加而升高。我国属 Hp 高感染率国家,估计人群中 Hp 感染率为 40%~70%。慢性萎缩性胃炎是原因不明的慢性胃炎,在我国是一种常见病、多发病,在慢性胃炎中占 10%~20%。

二、病因

(一)慢性非萎缩性胃炎的常见病因

1.Hp 感染

Hp 感染是慢性非萎缩性胃炎最主要的病因,两者的关系符合 Koch 提出的确定病原体为感染性疾病病因的 4 项基本要求,即该病原体存在于该病的患者中,病原体的分布与体内病变分布一致,清除病原体后疾病可好转,在动物模型中该病原体可诱发与人相似的疾病。

研究表明,80%~95% 的慢性活动性胃炎患者胃黏膜中有 Hp 感染,5%~20% 的 Hp 阴性率反映了慢性胃炎病因的多样性;Hp 相关胃炎者,Hp 胃内分布与炎症分布一致;根除 Hp 可使胃黏膜炎症消退,一般中性粒细胞消退较快,但淋巴细胞、浆细胞消退需要较长时间;志愿者和动物模型中已证实 Hp 感染可引起胃炎。

Hp 感染引起的慢性非萎缩性胃炎中,胃窦为主全胃炎患者胃酸分泌可增加,十二指肠溃疡发生的危险度较高;而胃体为主全胃炎患者胃溃疡和胃癌发生的危险性增加。

2.胆汁和其他碱性肠液反流

幽门括约肌功能不全时含胆汁和胰液的十二指肠液反流入胃,可削弱胃黏膜屏障功能,使胃黏膜遭到消化液的刺激作用,产生炎症、糜烂、出血和上皮化生等病变。

3.其他外源性因素

酗酒、服用 NSAIDs 等药物、某些刺激性食物等均可反复损伤胃黏膜。这类因素均可各自或与 Hp 感染协同作用而引起或加重胃黏膜慢性炎症。

(二)慢性萎缩性胃炎的主要病因

1973 年,Strickland 将慢性萎缩性胃炎分为 A、B 两型,A 型是胃体弥漫性萎缩,导致胃酸分泌下降,影响维生素 B_{12} 及内因子的吸收,因此常合并恶性贫血,与自身免疫有关;B 型在胃窦部,少数人可发展成胃癌,与幽门螺杆菌、化学损伤(胆汁反流、非皮质激素消炎药、吸烟、酗酒等)有关,在我国,80% 以上的属于第二类。

胃内攻击因子与防御修复因子失衡是慢性萎缩性胃炎发生的根本原因。具体病因与慢性非萎缩性胃炎相似。其包括 Hp 感染;长期饮浓茶、烈酒、咖啡,食用过热、过冷、过于粗糙的食物,可导致胃黏膜的反复损伤;长期大量服用非甾体抗炎药如阿司匹林、吲哚美辛等可抑制胃黏膜前列腺素的合成,破坏黏膜屏障;烟草中的尼古丁不仅影响胃黏膜的血液循环,还可导致幽门括约肌功能紊乱,造成胆汁反流;各种原因的胆汁反流均可破坏黏膜屏障造成胃黏膜慢性炎症改变。比较特殊的是壁细胞抗原和抗体结合形成免疫复合体在补体参与下,破坏壁细胞;胃黏膜营养因子(如胃泌素、表皮生长因子等)缺乏;心力衰竭、动脉粥样硬化、肝硬化合并门脉高压、糖尿病、甲状腺病、慢性肾上腺皮质功能减退、尿毒症、干燥综合征、胃血流量不足及精神因素等均可导致胃黏膜萎缩。

三、病理生理学和病理学

(一)病理生理学

1.Hp 感染

Hp 感染途径为粪-口或口-口途径,其外壁靠黏附素而紧贴胃上皮细胞。

Hp 感染的持续存在,致使腺体破坏,最终发展成为萎缩性胃炎。而感染 Hp 后胃炎的严重程度则除了与细菌本身有关外,还决定与患者机体情况和外界环境。如带有空泡毒素(VacA)和细胞毒相关基因(CagA)者,胃黏膜损伤明显较重。患者的免疫应答反应强弱、胃酸的分泌情况、血型、民族和年龄差异等也影响胃黏膜炎症程度。此外,患者饮食情况也有一定作用。

2.自身免疫机制

研究早已证明,以胃体萎缩为主的 A 型萎缩性胃炎患者血清中,存在壁细胞抗体(PCA)和内因子抗体(IFA)。前者的抗原是壁细胞分泌小管微绒毛膜上的质子泵 H^+-K^+-ATP 酶,它破坏壁细胞而使胃酸分泌减少。而 IFA 则对抗内因子(壁细胞分泌的一种糖蛋白),使食物中的维生素 B_{12} 无法与后者结合被末端回肠吸收,最后引起维生素 B_{12} 吸收不良,甚至导致恶性贫血。IFA 具有特异性,几乎仅见于胃萎缩伴恶性贫血者。

造成胃酸和内因子分泌减少或丧失,恶性贫血是 A 型萎缩性胃炎的终末阶段,是自身免疫性胃炎最严重的标志。当泌酸腺完全萎缩时称为胃萎缩。

另外,近年发现 Hp 感染者中也存在着自身免疫反应,其血清抗体能与宿主胃黏膜上皮及黏液起交叉反应,如菌体 LewisX 和 LewisY 抗原。

3.外源性损伤因素破坏胃黏膜屏障

碱性十二指肠液反流等,可减弱胃黏膜屏障功能。致使胃腔内 H^+ 通过损害的屏障,反弥散入胃黏膜内,使炎症不易消散。长期慢性炎症,又加重屏障功能的减退,如此恶性循环使慢性胃炎久治不愈。

4.生理因素和胃黏膜营养因子缺乏

萎缩性变化和肠化生等皆与衰老相关,而炎症细胞浸润程度与年龄关系不大。这主要是老龄者的退行性变-胃黏膜小血管扭曲,小动脉壁玻璃样变性,管腔狭窄导致黏膜营养不良、分泌功能下降引起的。

新近研究证明,某些胃黏膜营养因子(胃泌素、表皮生长因子等)缺乏或胃黏膜感觉神经终器对这些因子不敏感可引起胃黏膜萎缩。如手术后残胃炎原因之一是 G 细胞数量减少,而引起胃泌素营养作用减弱。

5.遗传因素

萎缩性胃炎、维生素 B_{12} 吸收不良的患病率和 PCA、IFA 的阳性率很高,提示可能有遗传因素的影响。

(二)病理学

慢性胃炎病理变化是由胃黏膜损伤和修复过程所引起。病理组织学的描述包括活动性慢性炎症、萎缩和化生及异型增生等。此外,在慢性炎症过程中,胃黏膜也有反应性增生变化,如胃小凹上皮形成、黏膜肌增厚、淋巴滤泡形成、纤维组织和腺管增生等。

近年来对于慢性胃炎尤其是慢性萎缩性胃炎的病理组织学,有不少新的进展。以下结合中华医学会消化病学分会的"全国第二届慢性胃炎共识会议"中制订的慢性胃炎诊治的共识意见,论述以下关键进展问题。

1.萎缩的定义

新悉尼系统把萎缩定义为"腺体的丧失",这是模糊而易产生歧义的定义,反映了当时肠化是否属于萎缩,病理学家有不同认识。其后国际上一个病理学家的自由组织——萎缩联谊会进行了 3 次研讨会,并发表了对萎缩的新分类,12 位学者中有 8 位也曾是悉尼系统的执笔者,故此意见可认为是悉尼系统的补充和发展,有很高的权威性。

萎缩联谊会把萎缩新定义为"萎缩是胃固有腺体的丧失",将萎缩分为 3 种情况:无萎缩、未确定萎缩和萎缩,进而将萎缩分两个类型:非化生性萎缩和化生性萎缩。前者特点是腺体丧失伴有黏膜固有层中的纤维化或纤维肌增生;后者是胃黏膜腺体被化生的腺体所替换。这两类萎缩的程度分级仍用最初悉尼系统标准和新悉尼系统的模拟评分图,分为 4 级,即无、轻度、中度和重度萎缩。国际的萎缩新定义对我国来说不是新的,我国学者早年就认为"肠化或假幽门腺化生不是胃固有腺体,因此尽管胃腺体数量未减少,但也属萎缩",并在"全国第一届慢性胃炎共识会议"中做了说明。

对于上述第 2 个问题,答案显然是肯定的。这是因为多灶性萎缩性胃炎的胃黏膜萎缩呈灶状分布,即使活检块数少,只要病理活检发现有萎缩,就可诊断为萎缩性胃炎。在此次全国慢性胃炎共识意见中强调,需注意取材于糜烂或溃疡边缘的组织易存在萎缩,但不能简单地视为萎缩性胃炎。此外,活检组织太浅、组织包埋方向不当等因素均可影响萎缩的判断。

"未确定萎缩"是国际新提出的观点,其认为黏膜层炎症很明显时,单核细胞密集浸润造成腺体被取代、移置或隐匿,以致难以判断这些"看来似乎丧失"的腺体是否真正丧失,此时暂先诊断为"未确定萎缩",最后诊断延期到炎症明显消退(大部分在 Hp 根除治疗 3~6 个月后),再取活检时做出。对萎缩的诊断采取了比较谨慎的态度。

目前,我国共识意见并未采用此概念。因为:①炎症明显时腺体被破坏、数量减少,在这个时候,按照病理可以诊断为萎缩,非病理不能。②一般临床希望活检后有病理结论,病理如不做诊断,会出现临床难做出诊断、对治疗效果无法评价的情况。尤其是在临床研究上,设立此诊断项会使治疗前或后失去相当一部分统计资料。慢性胃炎是个动态过程,炎症可以有两个结局:完全修复和不完全修复(纤维化和肠化),炎症明显期病理无责任预言今后趋向哪个结局。可以预料对萎缩采用的诊断标准不一,治疗有效率也不一,采用"未确定萎缩"的研究课题,因为事先去除了一部分可逆的萎缩,萎缩的可逆性就低。

2.肠化分型的临床意义与价值

用 AB-PAS 和 HID-AB 黏液染色能区分肠化亚型,然而,肠化分型的意义并未明了。传统观念认为,肠化亚型中的小肠型和完全型肠化无明显癌前病变意义,而大肠型肠化的胃癌发生危险性增高,从而引起临床的重视。支持肠化分型有意义的学者认为化生是细胞表型的一种非肿瘤性改变,通常在长期不利环境作用下出现。这种表型改变可以是干细胞内出现体细胞突变的结果,或是表现遗传修饰的变化导致后代细胞向不同方向分化的结果。胃内肠化生部位发现很多遗传改变,这些改变甚至可出现在异型增生前。他们认为肠化生中不完全型结肠型者,具有大多数遗传学改变,有发生胃癌的危险性。但近年来,越来越多的临床资料显示其预测胃癌价值有限而更强调重视肠化范围,肠化分布范围越广,其发生胃癌的危险性越高。多年来罕有从大肠型肠化随访发展成癌的报道。另外,从病理检测的实际情况看,肠化以混合型多见,大肠型肠化的检出率与活检块数有密切关系,即活检块数越多,大肠型肠化检出率越高。客观地讲,该型肠化生的遗传学改变和胃不典型增生(上皮内瘤)的改变相似。因此,对肠化分型的临床意义和价值的争论仍未有定论。

3.关于异型增生

异型增生(上皮内瘤变)是重要的胃癌癌前病变,分为轻度和重度(或低级别和高级别)两级。异型增生和上皮内瘤变是同义词,后者是世界卫生组织国际癌症研究协会推荐使用的术语。

4.萎缩和肠化发生过程是否存在不可逆转点

胃黏膜萎缩的产生主要有两种途径:一是干细胞区室和/或腺体被破坏;二是选择性破坏特定的上皮细胞而保留干细胞。这两种途径在慢性 Hp 感染中均可发生。

萎缩与肠化的逆转报道已经不在少数,但是否所有病患均有逆转可能,是否在萎缩的发生与发展过程中存在某一不可逆转点。这一转折点是否可能为肠化生,已明确 Hp 感染可诱发慢性胃炎,经历慢性炎症→萎缩→肠化→异型增生等多个步骤最终发展至胃癌(Correa 模式)。可否通过根除 Hp 来降低胃癌发生危险性始终是近年来关注的热点。多数研究表明,根除 Hp 可防止胃黏膜萎缩和肠化的进一步发展,但萎缩、肠化是否能得到逆转尚待更多研究证实。

Mera 和 Correa 等最新报道了一项长达 12 年的大型前瞻性随机对照研究,纳入 795 例具有胃癌前病变的成人患者,随机给予他们抗 Hp 治疗和/或抗氧化治疗。他们观察到萎缩黏膜在 Hp 根除后持续保持阴性 12 年后可以完全消退,而肠化黏膜也有逐渐消退的趋向,但可能需要随访更长时间。他们认为通过抗 Hp 治疗来进行胃癌的化学预防是可行的策略。

但是,部分学者认为在考虑萎缩的可逆性时,需区分缺失腺体的恢复和腺体内特定细胞的再生。在后一种情况下,干细胞区室被保留,去除有害因素可使壁细胞和主细胞再生,并完全恢复腺体功能。当腺体及干细胞被完全破坏后,腺体的恢复只能由周围未被破坏的腺窝单元来完成。

当萎缩伴有肠化生时,逆转机会进一步减小。如果肠化生是对不利因素的适应性反应,而且不利因素可以被确定和去除,此时肠化生有可能逆转。但是,肠化生还有很多其他原因,如胆汁反流、高盐饮食、乙醇。这意味着即使在 Hp 感染个体,感染以外的其他因素也可以引发或加速化生的发生。如果肠化生是稳定的干细胞内体细胞突变的结果,则改变黏膜的环境也许不能使肠化生逆转。

曾有学者研究了 34 篇文献,发现根治 Hp 后萎缩可逆和无好转的基本各占一半,主要由于萎缩诊断标准、随访时间和间隔长短、活检取材部位和数量不统一所造成。建议今后制订统一随访方案,联合各医疗单位合作研究,使能得到大宗患者的统计资料。根治 Hp 可以产生某些有益效应,如消除炎症,消除活性氧所致的 DNA 损伤,缩短细胞更新周期,提高低胃酸者的泌酸量,并逐步恢复胃液维生素 C 的分泌。在预防胃癌方面,这些已被证实的结果可能比希望萎缩和肠化生逆转重要得多。

实际上,国际著名学者对有否此不可逆转点也有争论。如美国的 Correa 教授并不认同它的存在,而英国 Aberdeen 大学的 Emad Munir El-Omar 教授则强烈认为在异型增生发展至胃癌的过程中有某个节点,越过此则基本处于不可逆转阶段,但至今为止尚未明确此点的确切位置。

四、临床表现

流行病学研究表明,多数慢性非萎缩性胃炎患者无任何症状。少数患者可有上腹痛或不适、上腹胀、早饱、嗳气、恶心等非特异性消化不良症状。某些慢性萎缩性胃炎患者可有上腹部灼痛、胀痛、钝痛或胀闷且以餐后为著,食欲缺乏、恶心、嗳气、便秘或腹泻等症状。内镜检查和胃黏膜组织学检查结果与慢性胃炎患者症状的相关分析表明,患者的症状缺乏特异性,且症状的有无及严重程度与内镜所见及组织学分级并无肯定的相关性。

伴有胃黏膜糜烂者,可有少量或大量上消化道出血,长期少量出血可引起缺铁性贫血。胃体萎缩性胃炎可出现恶性贫血,常有全身衰弱、疲软、神情淡漠、隐性黄疸,消化道症状一般较少。

体征多不明显,有时上腹轻压痛,胃体胃炎严重时可有舌炎和贫血。

慢性萎缩性胃炎的临床表现不仅缺乏特异性,而且与病变程度并不完全一致。

五、辅助检查

(一)胃镜及活组织检查

1.胃镜检查

随着内镜器械的长足发展,内镜观察更加清晰。内镜下慢性非萎缩性胃炎可见红斑(点状、片状、条状),黏膜粗糙不平,出血点(斑),黏膜水肿及渗出等基本表现,尚可见糜烂及胆汁反流。萎缩性胃炎则主要表现为黏膜色泽白,不同程度的皱襞变平或消失。在不过度充气状态下,可透见血管纹,轻度萎缩时见到模糊的血管,重度时看到明显血管分支。内镜下肠化黏膜呈灰白色颗粒状小隆起,重者贴近观察有绒毛状变化。肠化也可以呈平坦或凹陷外观的。如果喷撒亚甲蓝色素,肠化区可能被染上蓝色,非肠化黏膜不着色。

胃黏膜血管脆性增加可致黏膜下出血,谓之壁内出血,表现为水肿或充血胃黏膜上见点状、斑状或线状出血,可多发、新鲜和陈旧性出血相混杂。如观察到黑色附着物常提示糜烂等致出血。

值得注意的是,少数 Hp 感染性胃炎可有胃体部皱襞肥厚,甚至宽度达到 5 mm,且在适当充气后皱襞不能展平,用活检钳将黏膜提起时,可见帐篷征,这是和恶性浸润性病变鉴别点之一。

2.病理组织学检查

萎缩的确诊依赖于病理组织学检查。萎缩的肉眼与病理之符合率仅为 38%~78%,这与萎缩或肠化甚至 Hp 的分布都是非均匀的,或者说多灶性萎缩性胃炎的胃黏膜萎缩呈灶状分布有关。当然,只要病理活检发现有萎缩,就可诊断为萎缩性胃炎。但如果未能发现萎缩,却不能轻易排除之。如果不取足够多的标本或者内镜医师并未在病变最重部位(这也需要内镜医师的经验)活检,则势必可能遗漏病灶。反之,当在糜烂或溃疡边缘的组织活检时,即使病理发现了萎缩,却不能简单地视为萎缩性胃炎,这是因为活检组织太浅、组织包埋方向不当等因素均可影响萎缩的判断。还有,根除 Hp 可使胃黏膜活动性炎症消退,慢性炎症程度减轻。一些因素可影响结果的判断,如①活检部位的差异。②Hp 感染时胃黏膜大量炎症细胞浸润,形如萎缩;但根除

Hp 后胃黏膜炎症细胞消退,黏膜萎缩、肠化可望恢复。然而在胃镜活检取材多少问题上,病理学家的要求与内镜医师出现了矛盾。从病理组织学观点来看,5 块或更多则有利于组织学的准确判断,然而,就内镜医师而言,考虑到患者的医疗费用,主张 2～3 块即可。

(二)Hp 检测

活组织病理学检查时可同时检测 Hp,并可在内镜检查时多取 1 块组织做快呋塞米素酶检查以增加诊断的可靠性。其他检查 Hp 的方法包括以下几种:①胃黏膜直接涂片或组织切片,然后以 Gram 或 Giemsa 或 Warthin-Starry 染色(经典方法),甚至 HE 染色,免疫组化染色则有助于检测球形 Hp。②细菌培养:金标准;需特殊培养基和微需氧环境,培养时间 3～7 天,阳性率可能不高但特异性高,且可做药物敏感试验。③血清 Hp 抗体测定:多在流行病学调查时用。④尿素呼吸试验:一种非侵入性诊断法,口服 ^{13}C 或 ^{14}C 标记的尿素后,检测患者呼气中的 $^{13}CO_2$ 或 $^{14}CO_2$ 量,结果准确。⑤聚合酶联反应法(PCR 法):能特异地检出不同来源标本中的 Hp。

根除 Hp 治疗后,可在胃镜复查时重复上述检查,也可采用非侵入性检查手段,如 ^{13}C 或 ^{14}C 尿素呼气试验、粪便 Hp 抗原检测及血清学检查。应注意,近期使用抗生素、质子泵抑制剂、铋剂等药物,因有暂时抑制 Hp 作用,会使上述检查(血清学检查除外)呈假阴性。

(三)X 线钡剂检查

X 线钡剂检查主要是很好地显示胃黏膜相的气钡双重造影。对于萎缩性胃炎,常常可见胃皱襞相对平坦和减少。但依靠 X 线诊断慢性胃炎价值不如胃镜和病理组织学。

(四)实验室检查

1.胃酸分泌功能测定

非萎缩性胃炎胃酸分泌常正常,有时可以增高。萎缩性胃炎病变局限于胃窦时,胃酸可正常或低酸,低酸是由于泌酸细胞数量减少和 H^+ 向胃壁反弥散所致。测定基础胃液分泌量(BAO)及注射组胺或五肽胃泌素后测定最大泌酸量(MAO)和高峰泌酸量(PAO)以判断胃泌酸功能,有助于萎缩性胃炎的诊断及指导临床治疗。A 型慢性萎缩性胃炎患者多无酸或低酸,B 型慢性萎缩性胃炎患者可正常或低酸,往往在给予酸分泌刺激药后,也不见胃液和胃酸分泌。

2.胃蛋白酶原(PG)测定

胃体黏膜萎缩时血清 PGⅠ水平及 PGⅠ/Ⅱ比例下降,严重者可伴餐后血清 G-17 水平升高;胃窦黏膜萎缩时餐后血清 G-17 水平下降,严重者可伴 PGⅠ水平及 PGⅠ/Ⅱ比例下降。然而,这主要是一种统计学上的差异。

日本学者发现无症状胃癌患者,本法 85％阳性,PGⅠ或比值降低者,推荐进一步胃镜检查,以检出伴有萎缩性胃炎的胃癌。该试剂盒用于诊断萎缩性胃炎和判断胃癌倾向在欧洲国家应用要多于我国。

3.血清胃泌素测定

如果以放射免疫法检测血清胃泌素,则正常值应低于 100 pg/mL。慢性萎缩性胃炎胃体为主者,因壁细胞分泌胃酸缺乏、反馈性地 G 细胞分泌胃泌素增多,致胃泌素中度升高。特别是当伴有恶性贫血时,该值可达 1 000 pg/mL 或更高。注意此时要与胃泌素瘤相鉴别,后者是高胃酸分泌。慢性萎缩性胃炎以胃窦为主时,空腹血清胃泌素正常或降低。

4.自身抗体

血清 PCA 和 IFA 阳性对诊断慢性胃体萎缩性胃炎有帮助,尽管血清 IFA 阳性率较低,但胃液中 IFA 的阳性,则十分有助于恶性贫血的诊断。

5.血清维生素 B_{12} 浓度和维生素 B_{12} 吸收试验

慢性胃体萎缩性胃炎时,维生素 B_{12} 缺乏,常低于 200 ng/L。维生素 B_{12} 吸收试验(Schilling 试验)能检测维生素 B_{12} 在末端回肠吸收情况且可与回盲部疾病和严重肾功能障碍相鉴别。同时服用 ^{58}Co 和 ^{57}Co(加有内因子)标记的氰钴素胶囊。此后收集 24 小时尿液。如两者排出率均>10％则正常,若尿中 ^{58}Co 排出率低于 10％,而 ^{57}Co 的排出率正常则常提示恶性贫血;而两者均降低的常常是回盲部疾病或者肾衰竭者。

六、诊断和鉴别诊断

(一)诊断

鉴于多数慢性胃炎患者无任何症状,或即使有症状也缺乏特异性体征,因此根据症状和体征难以做出慢性胃炎的正确诊断。慢性胃炎的确诊主要依赖于内镜检查和胃黏膜活检组织学检查,尤其是后者的诊断价值更大。

按照悉尼胃炎标准要求,完整的诊断应包括病因、部位和形态学三个方面。例如,诊断为"胃窦为主慢性活动性 Hp 胃炎"和"NSAIDs 相关性胃炎"。当胃窦和胃体炎症程度相差 2 级或以上时,加上"为主"修饰词,如"慢性(活动性)胃炎,胃窦显著"。当然这些诊断结论最好是在病理报告后给出,实际的临床工作中,胃镜医师可根据胃镜下表现给予初步诊断。病理诊断则主要依据新悉尼胃炎系统,如图 5-1 所示。

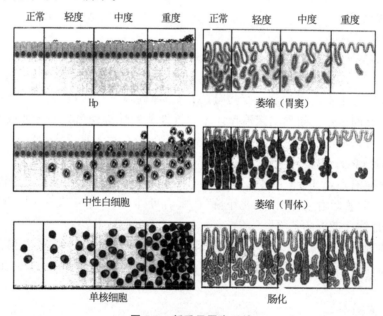

图 5-1 新悉尼胃炎系统

对于自身免疫性胃炎诊断,要予以足够的重视。因为胃体活检者甚少,或者很少开展 PCA 和 IFA 的检测,诊断该病者很少。为此,如果遇到以全身衰弱和贫血为主要表现,而上消化道症状往往不明显者,应做血清胃泌素测定和/或胃液分析,异常者进一步做维生素 B_{12} 吸收试验,血清维生素 B_{12} 浓度测定可获确诊。注意不能仅仅凭活检组织学诊断本病,特别标本数少时,这是因为 Hp 感染性胃炎后期,胃窦肠化,Hp 上移,胃体炎症变得显著,可与自身免疫性胃炎表现相重叠,但后者胃窦黏膜的变化很轻微。另外,淋巴细胞性胃炎也可出现类似情况,而其并无泌酸腺萎缩。

A型、B型萎缩性胃炎特点见表5-1。

表 5-1　A 型和 B 型慢性萎缩性胃炎的鉴别

项目		A 型慢性萎缩性胃炎	B 型慢性萎缩性胃炎
部位	胃窦	正常	萎缩
	胃体	弥漫性萎缩	多然性
血清胃泌素		明显升高	不定,可以降低或不变
胃酸分泌		降低	降低或正常
自身免疫抗体(内因子抗体和壁细胞抗体)阳性率		90%	10%
恶性贫血发生率		90%	10%
可能的病因		自身免疫、遗传因素	幽门螺杆菌、化学损伤

(二)鉴别诊断

1.功能性消化不良

《中国慢性胃炎共识意见》将消化不良症状与慢性胃炎做了对比:一方面慢性胃炎患者可有消化不良的各种症状;另一方面,一部分有消化不良症状者如果胃镜和病理检查无明显阳性发现,可能仅仅为功能性消化不良。当然,少数功能性消化不良患者可同时伴有慢性胃炎。这样在慢性胃炎与消化不良症状功能性消化不良之间形成较为错综复杂的关系。但一般说来,消化不良症状的有无和严重程度与慢性胃炎的内镜所见或组织学分级并无明显相关性。

2.早期胃癌和胃溃疡

几种疾病的症状有重叠或类似,但胃镜及病理检查可鉴别。重要的是,如遇到黏膜糜烂,尤其是隆起性糜烂,要多取活检和及时复查,以排除早期胃癌。这是因为即使是病理组织学诊断,也有一定局限性。原因主要:①胃黏膜组织学变化易受胃镜检查前夜的食物(如某些刺激性食物加重黏膜充血)性质、被检查者近日是否吸烟、胃镜操作者手法的熟练程度、患者恶心反应等诸种因素影响。②活检是点的调查,而慢性胃炎病变程度在整个黏膜面上并非一致,要多点活检才能做出全面估计,判断治疗效果时,尽量在黏膜病变较重的区域或部位活检,如为治疗前后比较,则应在相同或相近部位活检。③病理诊断易受病理医师主观经验的影响。

3.慢性胆囊炎与胆石症

其与慢性胃炎症状十分相似,同时并存者也较多。对于中年女性诊断慢性胃炎时,要仔细询问病史,必要时行胆囊B超检查,以了解胆囊情况。

4.其他

慢性肝炎和慢性胰腺疾病等,也可出现与慢性胃炎类似症状,在详询病史后,行必要的影像学检查和特异的实验室检查。

七、预后

慢性萎缩性胃炎常合并肠上皮化生。慢性萎缩性胃炎绝大多数预后良好,少数可癌变,其癌变率为1%~3%。目前认为慢性萎缩性胃炎若早期发现及时积极治疗,病变部位萎缩的腺体是可以恢复的,其可转化为非萎缩性胃炎或被治愈,改变了以往人们对慢性萎缩性胃炎不可逆转的认识。根据萎缩性胃炎每年的癌变率为0.5%~1.0%,那么,胃镜和病理检查的随访间期定位多既提高早期胃癌的诊断率,又方便患者和符合医药经济学要求。这也一直是不同地区和不同学者分歧较大的问题。在我国,城市和乡村由不同胃癌发生率和医疗条件差异。如果纯粹从疾病进展和预防角度考虑,一般认为,不伴有肠化和异型增生的萎缩性胃炎可1~2年做内镜和病理随访1次;活检有中重度萎缩伴有肠化的萎缩性胃炎1年左右随访1次。伴有轻度异型增生并剔除取于癌旁者,根据内镜和临床情况缩短至6~12个月随访1次;而重度异型增生者需立即复查胃镜和病理,必要时手术治疗或内镜下局部治疗。

八、治疗

慢性非萎缩性胃炎的治疗目的是缓解消化不良症状和改善胃黏膜炎症。治疗应尽可能针对病因,遵循个体化原则。消化不良症状的处理与功能性消化不良相同。无症状、Hp阴性的非萎缩性胃炎无须特殊治疗。

(一)一般治疗

慢性萎缩性胃炎患者,不论其病因如何,均应戒烟、忌酒,避免使用损害胃黏膜的药物,如NSAIDs等及避免对胃黏膜有刺激性的食物和饮品,如过于酸、甜、咸、辛辣和过热、过冷食物,浓茶、咖啡等,饮食宜规律,少吃油炸、烟熏、腌制食物,不食腐烂变质的食物,多吃新鲜蔬菜和水果,所食食品要新鲜并富于营养,保证有足够的蛋白质、维生素(如维生素C和叶酸等)及铁质摄入,精神上乐观,生活要规律。

(二)针对病因或发病机制的治疗

1.根除Hp

慢性非萎缩性胃炎的主要症状为消化不良,其症状应归属于功能性消化不良范畴。目前,国内外均推荐对Hp阳性的功能性消化不良行根除治疗。因此,有消化不良症状的Hp阳性慢性非萎缩性胃炎患者均应根除Hp。另外,如果伴有胃黏膜糜烂,也该根除Hp。大量研究结果表明,根除Hp可使胃黏膜组织学得到改善;对预防消化性溃疡和胃癌等有重要意义;对改善或消除消化不良症状具有费用-疗效比优势。

2.保护胃黏膜

关于胃黏膜屏障功能的研究由来已久。1964年,美国密歇根大学Horace Willard Davenport博士首次提出"胃黏膜具有阻止H^+自胃腔向黏膜内扩散的屏障作用"。1975年,美国密歇根州Upjohn公司的A.Robert博士发现前列腺素可明显防止或减轻NSAIDs和应激等对胃黏膜的损伤,其效果呈剂量依赖性。从而提出细胞保护的概念。1996年,加拿大的Wallace教授较全面阐述胃黏膜屏障,根据解剖和功能将胃黏膜的防御修复分为5个层次——黏液-HCO_3^-屏障、单层柱状上皮屏障、胃黏膜血流量、免疫细胞-炎症反应和修复重建因子作用等。至关重要的上皮屏障主要包括胃上皮细胞顶膜能抵御高浓度酸、胃上皮细胞之间紧密连接、胃上皮抗原呈递,免疫探及并限制潜在有害物质,并且它们大约每72小时完全更新一次。这说明它起着关键作用。

近年来,有关前列腺素和胃黏膜血流量等成为胃黏膜保护领域的研究热点。这与NSAIDs药物的广泛应用带来的不良反应日益引起学者的重视有关。美国加州大学戴维斯分校的Tarnawski教授的研究显示,前列腺素保护胃黏膜抵抗致溃疡及致坏死因素损害的机制不仅是抑制胃酸分泌。当然表皮生长因子(EGF)、成纤维生长因子(bFGF)和血管内皮生长因子(VEGF)及热休克蛋白等都是重要的黏膜保护因子,在抵御黏膜损害中起重要作用。

　　然而,当机体遇到有害因素强烈攻击时,仅依靠自身的防御修复能力是不够的,强化黏膜防卫能力,促进黏膜的修复是治疗胃黏膜损伤的重要环节之一。具有保护和增强胃黏膜防御功能或者防止胃黏膜屏障受到损害的一类药物统称为胃黏膜保护药。包括铝碳酸镁、硫糖铝、胶体铋剂、地诺前列酮、替普瑞酮、吉法酯、谷氨酰胺类等药物。另外,吉法酯能增加胃黏膜更新,提高细胞再生能力,增强胃黏膜对胃酸的抵抗能力,达到保护胃黏膜作用。

　　3.抑制胆汁反流

　　促动力药如多潘立酮可防止或减少胆汁反流;胃黏膜保护药,特别是有结合胆酸作用的铝碳酸镁制剂,可增强胃黏膜屏障、结合胆酸,从而减轻或消除胆汁反流所致的胃黏膜损害。考来烯胺可络合反流至胃内的胆盐,防止胆汁酸破坏胃黏膜屏障,方法为每次 3～4 g,每天 3～4 次。

(三)对症处理

　　消化不良症状的治疗由于临床症状与慢性非萎缩性胃炎之间并不存在明确关系,因此症状治疗事实上属于功能性消化不良的经验性治疗。慢性胃炎伴胆汁反流者可应用促动力药(如多潘立酮)和/或有结合胆酸作用的胃黏膜保护药(如铝碳酸镁制剂)。

　　(1)有胃黏膜糜烂和/或以反酸、上腹痛等症状为主者,可根据病情或症状严重程度选用抗酸药、H_2 受体拮抗剂或质子泵抑制剂(PPI)。

　　(2)促动力药如多潘立酮、马来酸曲美布汀、莫沙必利、盐酸伊托必利主要用于上腹饱胀、恶心或呕吐等为主要症状者。

　　(3)胃黏膜保护药如硫糖铝、瑞巴派特、替普瑞酮、吉法酯、依卡倍特适用于有胆汁反流、胃黏膜损害和/或症状明显者。

　　(4)抗抑郁药或抗焦虑治疗:可用于有明显精神因素的慢性胃炎伴消化不良症状患者,同时应予耐心解释或心理治疗。

　　(5)助消化治疗:对于伴有腹胀、食欲缺乏等消化不良症状而无明显上述胃灼热、反酸、上腹饥饿痛症状者,可选用含有胃酶、胰酶和肠酶等复合酶制剂治疗。

　　(6)其他对症治疗:包括解痉止痛、止吐、改善贫血等。

　　(7)对于贫血,若为缺铁,应补充铁剂。大细胞贫血者根据维生素 B_{12} 或叶酸缺乏分别给予补充。

(陈文飞)

第四节　溃疡性结肠炎

一、病因和发病机制

(一)病因

　　溃疡性结肠炎的病因尚不十分明确,可能与基因因素、心理因素、自身免疫因素、感染因素等有关。

(二)发病机制

　　肠道菌群失调后,一些肠道有害菌或致病菌分泌的毒素、脂多糖等激活了肠黏膜免疫和肠道产酪酸菌减少,引起易感患者肠免疫功能紊乱造成的肠黏膜损伤。

二、临床表现

(一)临床症状

本病多发病缓慢,偶有急性发作者,病程多呈迁延发作与缓解期交替发作。

1.消化系统表现

腹泻、腹痛和便血为最常见症状。初期症状较轻,粪便表面有黏液,以后大便次数增多,粪中常混有脓血和黏液,可呈糊状软便。重者腹胀、食欲缺乏、恶心、呕吐,体检可发现左下腹压痛,可有腹肌紧张、反跳痛等。

2.全身表现

全身表现可有发热、贫血、消瘦和低蛋白血症、精神焦虑等。急性暴发型重症患者,出现发热,水、电解质失衡,维生素和蛋白质从肠道丢失,贫血,体重下降等。

3.肠外表现

肠外表现可有关节炎、结节性红斑、口腔黏膜复发性溃疡、巩膜外层炎、前葡萄膜炎等。这些肠外表现在结肠炎控制或结肠切除后可以缓解和恢复;强直性脊柱炎、原发性硬化性胆管炎及少见的淀粉样变性等可与溃疡性结肠炎共存,但与溃疡性结肠炎本身的病情变化无关。

(二)体征

轻型患者除左下腹有轻压痛外,无其他阳性体征。重症和暴发型患者,可有明显鼓肠、腹肌紧张、腹部压痛和反跳痛。有些患者可触及痉挛或肠壁增厚的乙状结肠和降结肠,肠鸣音亢进,肝脏可因脂肪浸润或并发慢性肝炎而肿大。直肠指检常有触痛,肛门括约肌常痉挛,但在急性中毒症状较重的患者可松弛,指套染血。

(三)并发症

并发症主要包括中毒性巨结肠、大出血、穿孔、癌变等。

三、诊断要点

(一)症状

有持续或反复发作的腹痛、腹泻,排黏液血便,伴里急后重,重者伴有恶心、呕吐等症状,病程多在4周以上。可有关节、皮肤、眼、口及肝胆等肠外表现。需再根据全身表现来综合判断。

(二)体征

轻型患者常有左下腹或全腹压痛伴肠鸣音亢进。重型和暴发型患者可有腹肌紧张、反跳痛,或可触及痉挛或肠壁增厚的乙状结肠和降结肠。直肠指检常有压痛。

(三)实验室检查

血常规示小细胞性贫血,中性粒细胞增高。血沉增快。血清蛋白降低,球蛋白升高。严重者可出现电解质紊乱,低血钾。大便外观有黏液脓血,镜下见红细胞、白细胞及脓细胞。

(四)放射学钡剂检查

急性期一般不宜做钡剂检查。特别注意的是重度溃疡性结肠炎在做钡灌肠时,有诱发肠扩张与穿孔的可能性。钡灌肠对本病的诊断和鉴别诊断有重要价值。尤其是对克罗恩病、结肠恶变有意义。临床静止期可做钡灌肠检查,以判断近端结肠病变,排除克罗恩病者宜再做全消化道钡餐检查。钡剂灌肠检查可见黏膜粗糙水肿、多发性细小充盈缺损、肠管短缩、袋囊变浅或消失呈铅管状等。

(五)内镜检查

临床上多数病变在直肠和乙状结肠,采用乙状结肠镜检查很有价值,对于慢性或疑为全结肠患者,宜行纤维结肠镜检查。内镜检查有确诊价值,通过直视下反复观察结肠的肉眼变化及组织学改变,既能了解炎症的性质和动态变化,又可早期发现恶变前病变,能在镜下准确地采集病变组织和分泌物以利排除特异性肠道感染性疾病。检查可见病变,病变多从直肠开始呈连续性、弥漫性分布,黏膜血管纹理模糊、紊乱或消失、充血、水肿、质脆、出血、脓性分泌物附着,也常见黏膜粗糙,呈细颗粒状等炎症表现。病变明显处可见弥漫性、多发性糜烂或溃疡。重者有多发性糜烂或溃疡,缓解期患者结肠袋囊变浅或消失,可有假息肉或桥形黏膜等。肠镜图片见图5-2、图5-3。

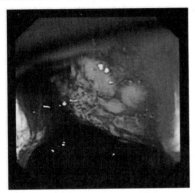 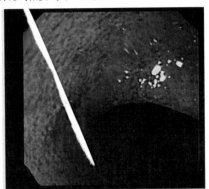

图 5-2 溃疡性结肠炎肠镜所见   图 5-3 溃疡性结肠炎肠镜所见

(六)黏膜活检和手术取标本

1.黏膜组织学检查

本病活动期和缓解期有不同表现。

(1)活动期表现:①固有膜内有弥漫性慢性炎性细胞、中性粒细胞、嗜酸性粒细胞浸润。②隐窝有急性炎性细胞浸润,尤其是上皮细胞间有中性粒细胞浸润及隐窝炎,甚至形成隐窝脓肿,脓肿可溃入固有膜。③隐窝上皮增生,杯状细胞减少。④可见黏膜表层糜烂、溃疡形成和肉芽组织增生。

(2)缓解期表现:①中性粒细胞消失,慢性炎性细胞减少。②隐窝大小、形态不规则,排列紊乱。③腺上皮与黏膜肌层间隙增宽。④潘氏细胞化生。

2.手术切除标本病理检查

手术切除标本病理检查可根据黏膜组织学特点进行。

(七)诊断方法

在排除细菌性痢疾、阿米巴痢疾、慢性血吸虫病、肠结核等感染性结肠炎及结肠 CD、缺血性结肠炎、放射性结肠炎等疾病基础上,具体诊断方法如下。

(1)具有临床表现、肠镜检查及放射学钡剂检查三者之一者可拟诊。

(2)如果加上黏膜活检或手术取标本做病理者可确诊。

(3)初发患者、临床表现和结肠镜改变均不典型者,暂不诊断为 UC,但需随访 3～6 个月,观察发作情况。

(4)结肠镜检查发现的轻度慢性直肠炎、乙状结肠炎不能与 UC 等同,应观察病情变化,认真寻找病因。

四、治疗原则

UC 的治疗应掌握好分级、分期、分段治疗的原则。分级指按疾病的严重程度,采用不同药物和不同治疗方法;分期指疾病分为活动期和缓解期,活动期以控制炎症及缓解症状为主要目标,缓解期应继续维持缓解,预防复发;分段治疗指确定病变范围以选择不同给药方法,远段结肠炎可采用局部治疗,广泛性结肠炎或有肠外症状者则以系统性治疗为主。溃疡性直肠炎治疗原则和方法与远段结肠炎相同,局部治疗更为重要,优于口服用药。

(一)一般治疗

休息,进柔软、易消化、富含营养的食物,补充多种维生素。贫血严重者可输血,腹泻严重者应补液,纠正电解质紊乱。

(二)药物治疗

1.活动期的治疗

(1)轻度 UC:可选用柳氮磺吡啶(SASP)制剂,每天 3~4 g,分次口服;或用相当剂量的 5-氨基水杨酸(5-ASA)制剂。病变分布于远端结肠者可酌用 SASP 栓剂 0.5~1.0 g,2 次/天。氢化可的松琥珀酸钠盐100~200 mg保留灌肠,每晚 1 次。也可用中药保留灌肠治疗。

(2)中度 UC:可用上述剂量水杨酸类制剂治疗,疗效不佳者,适当加量或改口服类固醇皮质激素,常用泼尼松 30~40 mg/d,分次口服。

(3)重度 UC:①如患者尚未用过口服类固醇激素,可用口服泼尼松龙 40~60 mg/d,观察7~10 天。也可直接静脉给药。已使用者应静脉滴注氢化可的松 300 mg/d 或甲泼尼龙 48 mg/d。②肠外应用广谱抗生素控制肠道继发感染,如氨苄西林、硝基咪唑及喹诺酮类制剂。③应嘱患者卧床休息,适当补液、补充电解质,防止电解质紊乱。便血量大者应考虑输血。营养不良病情较重者进要素饮食,必要时可给予肠外营养。④静脉类固醇激素使用 7~10 天后无效者可考虑应用环孢素静脉滴注,每天 2~4 mg/kg。应注意监测血药浓度。⑤慎用解痉剂及止泻剂,避免诱发中毒性巨结肠。如上述药物治疗效果不佳时,应及时予内外科会诊,确定结肠切除手术的时机与方式。

综上,对于各类型 UC 的药物治疗方案可以总结见表 5-2。

表 5-2 各类型溃疡性结肠炎药物治疗方案

类型	药物治疗方案
轻度 UC	柳氮磺吡啶片 1.0 g,口服,1 次/天或相当 5-美沙拉泰(5-ASA)
中度 UC	柳氮磺吡啶片 1.0 g,口服,1 次/天或相当 5-ASA 醋酸泼尼松片 10 mg,口服,2 次/天
重度 UC	甲泼尼龙 48 mg/d(或者氢化可的松 300 mg/d)静脉滴注广谱抗生素(喹诺酮或头孢类+硝基咪唑类)

2.缓解期的治疗

症状缓解后,维持治疗的时间至少 1 年,一般认为类固醇类无维持治疗效果,在症状缓解后逐渐减量,应尽可能过渡到用 SASP 维持治疗。维持治疗剂量一般为口服每天 1.0~3.0 g,也可用相当剂量的 5-氨基水杨酸类药物。6-巯基嘌呤(6-MP)或硫唑嘌呤等用于对上述药物不能维持或对类固醇激素依赖者。

3.手术治疗

大出血、穿孔、明确的或高度怀疑癌变者；重度 UC 伴中毒性巨结肠，静脉用药无效者；内科治疗症状顽固、体能下降、对类固醇类药物耐药或依赖者应考虑手术治疗。

（陈文飞）

第五节　缺血性结肠炎

缺血性结肠炎是由各种因素导致某一段结肠供血不足或血液回流受阻所引起的病变，是下消化道出血的常见病因之一。本病 1963 年首先由 Boley 提出。临床上根据其严重程度可分为一过型、狭窄型和坏疽型，后又将其分为坏疽型和非坏疽型。人群发病率 0.2%～10.0%，可发生于各个年龄组，但 60 岁以上的老人占 90%。

一、病因与发病机制

凡能引起结肠缺血者均可致本病，如全身血流动力学异常或肠系膜血管病变。供血不足是病变的基础，炎症反应是其继发性改变。

本病好发于肠系膜下动脉供血区左半结肠，因为肠系膜下动脉从腹主动脉发出时呈较小锐角下行，与腹主动脉近乎平行，导致从胸主动脉冲下的栓子易进入形成栓塞。主要病因归纳如下。①动脉狭窄或血栓形成、栓子脱落：动脉硬化是引起结肠缺血最常见的原因，特别是病变位于肠系膜动脉开口部位最为严重。粥样硬化斑块脱落形成栓子是另一常见原因。②肠系膜静脉炎：糖尿病或结缔组织病累及肠系膜血管。③育龄期妇女口服避孕药：可致静脉内膜炎，也可能由于激素水平变化，血液黏稠度增加。④正常血流量减低：如心肌梗死、心肌病、充血性心力衰竭、休克、严重脱水、大出血等引起心脏排血量减少，外周血管灌注不良时，如弥漫性血管内凝血，可严重影响结肠血流灌注，导致缺血。⑤肠管因素：当出现肠梗阻、肠粘连、肠系膜扭转及长期顽固性便秘、灌肠时，导致肠腔内压力增高，肠壁血流量降低，导致缺血。⑥腹部手术损伤或结扎肠系膜下动脉。⑦约 15% 的患者没有明确原因，可能与血管痉挛、肠道血流调节机制复杂有关。

当各种因素引起肠道缺血、缺氧时，肠黏膜及黏膜下层首先出现损伤，当缺血继续时，损伤向肌层及浆膜层方向发展，引起肠壁全层坏死。黏膜坏死使其防御能力降低，致病菌可侵入肠壁形成炎症，严重时可侵入腹腔或者血液导致腹膜炎及败血症。此外，肠道缺血时释放花生四烯酸、血管活性肽等炎症介质，从而加重炎症的发生，形成恶性循环，最后有效循环不足、发生代谢性酸中毒、中毒性休克及多器官功能衰竭，严重者危及生命。

二、诊断步骤

(一)病史采集要点
1.起病情况

本病多为突发性，可无明确诱因。

2.主要临床表现

本病一般发生于 50 岁以上老年人,表现为腹痛、继发便血和腹泻三联征。腹痛多为阵发性绞痛,位于左侧腹部或脐周。但老年人有时症状可不明显,须提高警惕。腹痛后多继发便血,排褐色或鲜红色血便,但出血量一般不多,基本不需要输血。大量肠液渗出、肠蠕动过快、肠黏膜坏死导致腹泻,部分出现里急后重。可伴有发热、恶心、呕吐、腹胀等症状。病变肠段扩张时可出现腹部膨隆。

3.既往病史

注意询问有无动脉硬化(高脂血症、冠心病等)、糖尿病、胶原血管病(如硬皮病、类风湿关节炎、系统性红斑狼疮)病史,有无口服避孕药或血管收缩药物史,注意最近是否有休克、大出血、脱水或心力衰竭等病史。

(二)体格检查要点

本病阳性体征并不明显,左下腹可呈轻度的压痛、反跳痛,直肠指检带血。肠鸣音可亢进、减弱甚至消失。严重时如肠坏疽、肠穿孔,可有明显的肌紧张、反跳痛。

(三)临床资料分析

1.大便常规及隐血

大便常规见红细胞、白细胞,隐血试验阳性。

2.血常规

外周血白细胞增高,核左移。

3.腹部 X 线片

腹部 X 线片见结肠内大量积气,病变处边缘呈锯齿状或乳头状突起,受累肠段痉挛收缩变细、结肠袋消失,重症可见肠壁内线性气影,甚至门静脉积气。

4.其他

必要时继续检查有关项目。

(四)内镜及组织病理学检查

1.结肠镜检查

结肠镜检查是诊断本病的主要和可靠的手段,但怀疑肠坏疽或穿孔时应避免做结肠镜检查。检查前不一定必须做肠道准备,检查时结肠内避免多充气及滑行。病变部位主要在左侧结肠,直肠罕见;病变呈节段性分布,与正常肠段之间有明显界限;活检后出血少;病变形态变化快。依据病程,内镜下分为 3 期。

(1)急性期:发病后 1~3 天,表现为黏膜不同程度的充血、水肿、血管网消失。黏膜常有散在的小出血点、红斑或浅表糜烂、不规则溃疡等。

(2)亚急性期:发病后 3~7 天,以明显的溃疡形成为特征,可呈纵行或潜行性。

(3)慢性期:发病后 2 周~3 个月,结肠黏膜可完全恢复正常或有轻度慢性炎症改变,表现为水肿慢慢消失,溃疡逐渐变白,少数可出现肠腔狭窄。

病理学检查显示为结肠黏膜非特异性炎症改变,对病因诊断帮助不大,但可排除肿瘤、结核等。活检标本注意寻找黏膜及黏膜下层的血管病变,血管炎、血栓形成或多量含铁血黄素沉着较具有特征性。

2.气钡双重造影

结肠气钡双重造影有一定的诊断价值。其影像学特征性改变为:①指压痕征,出现率最高。

②管腔狭窄,但能恢复正常。③多发龛影。④囊袋形成。但病情较重的缺血性结肠炎由于出血明显,钡剂不能很好地附着于肠黏膜,会导致影像不清;而且肠腔过度充气,会加重病情,严重时可导致肠穿孔,因此此检查不作为首选,须掌握好适应证。

3.超声检查

彩色多普勒超声能够测量门脉和肠系膜静脉的血流量,可见缺血性肠段的血液明显减少,对判断血管内血栓形成有一定价值,并有助于确定缺血的范围,判定预后。内镜超声检查表现为肠壁黏膜及黏膜下层的弥漫性增厚,回声不均。肠壁增厚不低于 1.2 cm 要高度怀疑坏疽型可能。

4.选择性肠系膜动脉造影

选择性肠系膜动脉造影有助于了解血管的走行分布,发现血管一些特征性病变,如肠系膜动脉分支变窄、肠道血管分支不规则、动脉弓痉挛及透壁血管充盈缺损等。但阴性结果并不能排除此病。

5.CT 检查

CT 检查可见不规则肠壁增厚、呈节段性分布,有时可发现引起缺血的血管性病变,对病因学诊断有一定帮助。

6.其他

大便培养均为阴性。可出现代谢性酸中毒、电解质紊乱、氮质血症等。血生化可出现转氨酶、淀粉酶、脂肪酶、乳酸脱氢酶、碱性磷酸酶等升高,但很少超过正常的 2 倍。

三、诊断对策

(一)诊断要点

(1)年龄大于 60 岁的老人,尤其是既往有高血压、糖尿病、高脂血症、类风湿关节炎等基础疾病的患者,或长期口服避孕药的年轻女性。

(2)有突发性腹痛,继而出现便血、腹泻等典型临床表现。

(3)结肠镜、钡剂灌肠等辅助检查支持。

(二)鉴别诊断要点

本病临床表现无特异性,易造成误诊,须注意与其他疾病鉴别。

1.炎症性肠病

缺血性结肠炎最常被误诊为炎症性肠病,但缺血性结肠炎具有症状消失快,内镜下病变恢复快的特点,有别于其他肠道疾病。缺血性结肠炎多见于中老年人,而克罗恩病及溃疡性结肠炎多见于中青年人。缺血性结肠炎与溃疡性结肠炎相比,呈节段性分布,病变黏膜和正常黏膜分界清楚,不累及直肠;与克罗恩病相比,无鹅卵石样改变。

2.肿瘤

个别患者充血水肿严重,肠镜下表现为黏膜呈暗红色,结节状,甚至呈瘤样隆起,易误诊为结肠癌,须提高警惕。活检有疑问时,动态观察病情变化非常重要。

3.肠结核

中青年患者多合并肠外结核,主要是肺结核;有发热、盗汗等结核毒血症状;可能发现腹部包块,右下腹多见;慢性过程;卡介苗纯蛋白衍生物(PPD)试验阳性;抗结核治疗有效;纤维结肠镜检查病变主要在回盲部,活检发现干酪样坏死或分枝杆菌具有诊断意义。

4.抗生素致急性出血性结肠炎

有长期大量使用广谱抗生素史;患者多为老年、免疫功能低下等;大便中可能出现假膜;大便中找到机会致病菌。

四、临床类型

本病按缺血程度分为三型。

(一)一过型

缺血程度轻、短暂,仅引起黏膜和黏膜下层的病理改变,但均可逆,能完全恢复正常。

(二)狭窄型

缺血程度较重或短暂反复发作,肠壁多次破坏、修复,纤维组织增生,引起肠管不可逆性狭窄。

(三)坏死型

缺血程度重、完全,发生速度快,造成肠壁扩张,全层坏死、穿孔。

五、治疗对策

(一)治疗原则

以对症支持治疗为主。

(二)治疗计划

(1)患者卧床休息、吸氧、禁食、胃肠减压和肠道外营养以减轻肠道负担,促进病变肠段的恢复。

(2)补充血容量,可用右旋糖酐-40改善微循环。

(3)纠正电解质、酸碱平衡紊乱。

(4)适当应用对肠道细菌敏感的抗生素,如甲硝唑或广谱抗生素等防治感染,可减轻内毒素血症,有利于肠缺血的恢复。

(5)可疑肠坏疽或穿孔时应及时剖腹探查以切除病变肠段。

(6)治疗方案的选择:大部分非坏死型结肠炎为一过性和自限性,即使没有特殊治疗,也可自行缓解。对于临床症状和体征较明显的患者,在积极治疗原发病的基础上,以对症支持治疗为主,并密切观察病情。约2%的患者即使进行积极的非手术治疗病情仍会进一步发展,如果出现腹部疼痛进行性加重,同时全身情况恶化,伴有白细胞计数增高、酸中毒等,提示有肠坏死的可能,应当及时进行结肠镜检查,确定肠坏死的范围和程度,然后进行剖腹探查。如果患者伴有明显的肠管扩张,最好先经结肠镜进行肠腔减压,再行手术。对于缺血性结肠炎引起的肠管狭窄,由于大部分患者是不完全狭窄,不会引起肠梗阻,无须手术。

六、病程观察及处理

(1)病情观察要点:观察腹痛、血便量及次数,记录大便量。观察血压和心率,避免因为禁食导致容量不足。症状持续者要加强腹部体征的观察。

(2)疗效判断与处理。

七、预后评估

由于缺血性结肠炎在临床上较少见,且大部分为一过性和自限性疾病,但确有部分患者发展迅速,预后凶险。本病的发展与转归取决于以下因素。

(1)血管闭塞或血流灌注不足的程度。

(2)闭塞血管的直径。

(3)缺血的时间与程度。

(4)缺血过程的发展速度。

(5)侧支循环建立的程度和有效性。

八、出院随访

观察患者大便情况,尤其是坏死型和狭窄型的患者要随访肠梗阻程度,必要时手术解除梗阻。

(陈文飞)

第六章

肾内科疾病

第一节　肾病综合征

一、原发性肾病综合征的诊断

(一)肾病综合征的概念及分类

肾病综合征(nephrotic syndrome,NS)系指各种原因导致的大量蛋白尿(>3.5 g/d)、低蛋白血症(<30 g/L)、水肿和/或高脂血症。其中大量蛋白尿和低蛋白血症是诊断的必备条件,具备这两条再加水肿和/或高脂血症 NS 诊断即可成立。

NS 可分为原发性、继发性和遗传性三大类(也有学者将遗传性归入继发性 NS)。继发性 NS 很常见,在我国常由糖尿病肾病、狼疮性肾炎、乙肝病毒相关性肾炎、过敏性紫癜性肾炎、恶性肿瘤相关性肾小球病、肾淀粉样变性和汞等重金属中毒引起。遗传性 NS 并不多见,在婴幼儿主要见于先天性 NS(芬兰型及非芬兰型),此外,少数 Alport 综合征患者也能呈现 NS。

(二)原发性肾病综合征的诊断及鉴别诊断

原发性 NS 是原发性肾小球疾病的最常见临床表现。符合 NS 诊断标准,并能排除各种病因的继发性 NS 和遗传性疾病所致 NS,方可诊断原发性 NS。

如下要点能帮助原发性与继发性 NS 鉴别:

1.临床表现

应参考患者的年龄、性别及临床表现特点,有针对性地排除继发性 NS,例如,儿童应重点排除乙肝病毒相关性肾炎及过敏性紫癜肾炎所致 NS;老年患者则应着重排除淀粉样变性肾病、糖尿病肾病及恶性肿瘤相关性肾小球病所致 NS;女性尤其青中年患者均需排除狼疮性肾炎;对于使用不合格美白或祛斑美容护肤品病理诊断为肾小球微小病(minimal change disease,MCD)或膜性肾病(membranous nephropathy,MN)的年轻女性 NS 患者,应注意排除汞中毒可能。认真进行系统性疾病的有关检查,而且必要时进行肾穿刺病理活检可资鉴别。

2.病理表现

原发性 NS 的主要病理类型为 MN(常见于中老年患者)、MCD(常见于儿童及部分老年患者)及局灶节段性肾小球硬化(focal segmental glomerular sclerosis,FSGS),另外,某些增生性肾小球肾炎如 IgA 肾病、系膜增生性肾炎、膜增生性肾炎、新月体肾炎等也能呈现 NS 表现。各种继发性肾小球疾病的病理表现,在多数情况下与这些原发性肾小球疾病病理表现不同,再结合临床表现进行分析,鉴别并不困难。

近年,利用免疫病理技术鉴别原发性(或称特发性)MN 与继发性 MN(在我国常见于狼疮性 MN、乙肝病毒相关性 MN、恶性肿瘤相关性 MN 及汞中毒相关性 MN 等)已有较大进展。现在认为,原发性 MN 是自身免疫性疾病,其中抗足细胞表面的磷脂酶 A_2 受体(phospholipase A_2 rreceptor,PLA_2R)抗体是重要的自身抗体之一,它主要以 IgG_4 形式存在,但是外源性抗原及非肾自身抗原诱发机体免疫反应导致的继发性 MN 却并非如此。基于上述认识,现在已用抗 IgG 亚类(包括 IgG_1、IgG_2、IgG_3 和 IgG_4)抗体及抗 PLA_2R 抗体对肾组织进行免疫荧光或免疫组化检查,来帮助鉴别原、继发性 MN。

国内外研究显示,原发性 MN 患者肾小球毛细血管壁上沉积的 IgG 亚类主要是 IgG_4,并常伴 PLA_2R 沉积;而狼疮性 MN 及乙肝病毒相关性 MN 肾小球毛细血管壁上沉积的 IgG 主要是 IgG_1、IgG_2 或 IgG_3,且不伴 PLA_2R 沉积;恶性肿瘤相关性 MN 及汞中毒相关性 MN 毛细血管壁上沉积的 IgG 亚类也非 IgG_4 为主,有无 PLA_2R 沉积?目前尚无研究报道。不过,并非所有检测结果都绝对如此,文献报道原发性 MN 患者肾小球毛细血管壁上以 IgG_4 亚类沉积为主者占 $81\%\sim100\%$,有 PLA_2R 沉积者占 $69\%\sim96\%$,所以仍有部分原发性 MN 患者可呈阴性结果,另外阳性结果也与继发性 MN 存在一定交叉。为此 IgG 亚类及 PLA_2R 的免疫病理检查结果仍然需要再进行综合分析,才能最后判断它在鉴别原、继发 MN 上的意义。

3.实验室检查

近年来,研究还发现一些原发性肾小球疾病病理类型的血清标志物,它们在一定程度上对鉴别原发性与继发性 NS 也有帮助。

(1)血清 PLA_2R 抗体:美国 Beck 等研究显示 70% 的原发性 MN 患者血清中含有抗 PLA_2R 抗体,而狼疮性肾炎、乙肝病毒相关性肾炎等继发性 MN 患者血清无此抗体,显示此抗体对于原发性 MN 具有较高的特异性。此后欧洲及中国的研究显示,原发性 MN 患者血清 PLA_2R 抗体滴度还与病情活动度相关,病情缓解后抗体滴度降低或消失,复发时滴度再升高。不过,在原发性 MN 患者中,此血清抗体的阳性率为 $57\%\sim82\%$,所以阴性结果仍不能除外原发性 MN。

(2)可溶性尿激酶受体(soluble urokinase receptor,suPAR):Wei 等检测了 78 例原发性 FSGS、25 例 MCD、16 例 MN、7 例先兆子痫和 22 例正常人血清中 suPAR 的浓度,结果发现原发性 FSGS 患者血清 suPAR 浓度明显高于正常对照和其他肾小球疾病的患者,提示 suPAR 可能是原发性 FSGS 的血清学标志物。Huang 等的研究基本支持 Wei 的看法,同时发现随着 FSGS 病情缓解,血清 suPAR 水平也明显降低,但是他们的研究结果并不认为此检查能鉴别原发性及继发性 FSGS。为此,今后还需要更多的研究来进一步验证。就目前已发表的资料看,约 2/3 的原发性 FSGS 患者血清 suPAR 抗体阳性,但是其检测结果与其他肾小球疾病仍有一定重叠,这些在分析试验结果时应该注意。

二、原发性肾病综合征的治疗

(一)治疗原则

原发性 NS 的治疗原则主要有以下内容:

1.主要治疗

原发性 NS 的主要治疗药物是糖皮质激素(以下简称激素)和/或免疫抑制剂,但是具体应用时一定要有区别地个体化地制订治疗方案。原发性 NS 的不同病理类型在药物治疗反应、肾损害进展速度及 NS 缓解后的复发上都存在很大差别,所以,首先应根据病理类型及病变程度来有区别地实施治疗;另外,还需要参考患者年龄、体重、有无激素及免疫抑制剂使用禁忌证、是否有生育需求、个人意愿采取不同的用药。有区别地个体化地制订激素和/或免疫抑制剂的治疗方案,是现代原发性 NS 治疗的重要原则。

2.对症治疗

水肿(重时伴腹水及胸腔积液)是 NS 患者的常见症状,利尿治疗是主要的对症治疗手段。利尿要适度,以每天体重下降0.5~1.0 kg为妥。如果利尿过猛可导致电解质紊乱、血栓栓塞及肾前性急性肾损害(acute kidney injury,AKI)。

3.防治并发症

加强对感染、血栓栓塞、蛋白质缺乏、脂代谢紊乱及 AKI 等并发症的预防与治疗。

4.保护肾功能

要努力防治疾病本身及治疗措施不当导致的肾功能恶化。

(二)具体治疗药物及措施

1.免疫抑制治疗

(1)糖皮质激素:对免疫反应多个环节都有抑制作用。①能抑制巨噬细胞对抗原的吞噬和处理。②抑制淋巴细胞 DNA 合成和有丝分裂,破坏淋巴细胞,使外周淋巴细胞数量减少。③抑制辅助性 T 细胞和B细胞,使抗体生成减少。④抑制细胞因子如 IL-2 等生成,减轻效应期的免疫性炎症反应等。

激素是最常用的免疫抑制治疗药物。我国在原发性 NS 治疗中激素的使用原则是:①起始足量,常用药物为泼尼松(或泼尼松龙)每天 1 mg/kg(最高剂量 60 mg/d),早晨顿服,口服 8~12 周,必要时可延长至 16 周(主要适用于 FSGS 患者)。②缓慢减药,足量治疗后每 2~3 周减原用量的 10% 左右,当减至 20 mg/d 左右 NS 易反复,应更缓慢减量。③长期维持,最后以最小有效剂量(10 mg/d 左右)再维持半年或更长时间,以后再缓慢减量至停药。这种缓慢减药和维持治疗方法可以巩固疗效、减少 NS 复发,更值得注意的是这种缓慢减药方法是预防肾上腺皮质功能不全或危象的较为有效方法。激素是治疗原发性 NS 的"王牌",但是不良反应也很多包括感染、消化道出血及溃疡穿孔、高血压、水钠潴留、升高血糖、降低血钾、股骨头坏死、骨质疏松、精神兴奋、皮质醇增多症及肾上腺皮质功能不全等,使用时应密切监测。

(2)环磷酰胺:此药是烷化剂类免疫抑制剂。破坏 DNA 的结构和功能,抑制细胞分裂和增殖,对 T 细胞和B细胞均有细胞毒性作用,由于 B 细胞生长周期长,故对 B 细胞影响大。是临床上治疗原发性 NS 最常用的细胞毒类药物,可以口服使用,也可以静脉注射使用,由于口服与静脉治疗疗效相似,因此治疗原发性 NS 最常使用的方法是口服。具体用法为,每天 2 mg/kg(常用 100 mg/d),分 2~3 次服用,总量6~12 g。用药时需注意适当多饮水及避免睡前服药,并应对药物的各种不良反应进行监测及处理。常见的药物不良反应有骨髓抑制、出血性膀胱炎、肝损伤、胃肠道反应、脱发与性腺抑制(可能造成不育)。

(3)环孢素 A:环孢素 A 是由真菌代谢产物提取得到的 11 个氨基酸组成环状多肽,可以人工合成。能选择性抑制 T 辅助细胞及 T 细胞毒效应细胞,选择性抑制 T 辅助性细胞合成 IL-2,

从而发挥免疫抑制作用。不影响骨髓的正常造血功能,对 B 细胞、粒细胞及巨噬细胞影响小。已作为膜性肾病的一线用药,以及难治性 MCD 和 FSGS 的二线用药。常用量为每天 3~5 mg/kg,分两次空腹口服,服药期间需监测药物谷浓度并维持在 100~200 ng/mL。近年来,有研究显示用小剂量环孢素 A(每天 1~2 mg/kg)治疗同样有效。该药起效较快,在服药 1 个月后可见到病情缓解趋势,3~6 个月后可以缓慢减量,总疗程为 1~2 年,对于某些难治性并对环孢素 A 依赖的病例,可采用小剂量每天 1~1.5 mg/kg 维持相当长时间(数年)。若治疗 6 个月仍未见效果,再继续应用患者获得缓解机会不大,建议停用。当环孢素 A 与激素联合应用时,激素起始剂量常减半如泼尼松或泼尼松龙每天 0.5 mg/kg。环孢素 A 的常见不良反应包括急性及慢性肾损害、肝毒性、高血压、高尿酸血症、多毛及牙龈增生等,其中造成肾损害的原因较多(如肾前性因素所致 AKI、慢性肾间质纤维化所致慢性肾功能不全等),且有时此损害发生比较隐匿需值得关注。当血肌酐(SCr)较基础值增长超过 30%,不管是否已超过正常值,都应减少原药量的 25%~50% 或停药。

(4)他克莫司:他克莫司又称 FK-506,与红霉素的结构相似,为大环内脂类药物。其对免疫系统作用与环孢素 A 相似,两者同为钙调神经磷酸酶抑制剂,但其免疫抑制作用强,属高效新型免疫抑制剂。主要抑制 IL-2、IL-3 和干扰素 γ 等淋巴因子的活化和 IL-2 受体的表达,对 B 细胞和巨噬细胞影响较小。主要不良反应是糖尿病、肾损害、肝损害、高钾血症、腹泻和手颤。腹泻可以致使本药血药浓度升高,又可以是其一种不良反应,需要引起临床医师关注。该药物费用昂贵,是治疗原发性 NS 的二线用药。常用量为每天 0.05~0.1 mg/kg,分两次空腹服用。服药物期间需监测药物谷浓度并维持在 5~10 ng/mL,治疗疗程与环孢素 A 相似。

(5)吗替麦考酚酯:在体内代谢为吗替麦考酚酸,后者为次黄嘌呤单核苷酸脱氢酶抑制剂,抑制鸟嘌呤核苷酸的从头合成途径,选择性抑制 T、B 淋巴细胞,通过抑制免疫反应而发挥治疗作用。诱导期常用量为 1.5~2.0 g/d,分 2 次空腹服用,共用 3~6 个月,维持期常用量为 0.5~1.0 g/d,维持 6~12 个月。该药对部分难治性 NS 有效,但缺乏随机对照试验(RCT)的研究证据。该药物价格昂贵,由于缺乏 RCT 证据,现不作为原发性 NS 的一线药物,仅适用于一线药物无效的难治性病例。主要不良反应是胃肠道反应(腹胀、腹泻)、感染、骨髓抑制(白细胞减少及贫血)及肝损害。特别值得注意的是,在免疫功能低下患者应用吗替麦考酚酯,可出现卡氏肺孢子虫肺炎、腺病毒或巨细胞病毒等严重感染,甚至威胁生命。

(6)来氟米特:是一种有效的治疗类风湿关节炎的免疫抑制剂,在国内其适应证还扩大到治疗系统性红斑狼疮。此药通过抑制二氢乳清酸脱氢酶活性,阻断嘧啶核苷酸的生物合成,从而达到抑制淋巴细胞增殖的目的。国外尚无使用来氟米特治疗原发性 NS 的报道,国内小样本针对 IgA 肾病合并 NS 的临床观察显示,激素联合来氟米特的疗效与激素联合吗替麦考酚酯的疗效相似,但是,后者本身在 IgA 肾病治疗中的作用就不肯定,因此,这个研究结果不值得推荐。新近一项使用来氟米特治疗 16 例难治性成人 MCD 的研究显示,来氟米特对这部分患者有效,并可以减少激素剂量。由于缺乏 RCT 研究证据,指南并不推荐用来氟米特治疗原发性 NS。治疗类风湿关节炎等病的剂量为 10~20 mg/d,共用 6 个月,以后缓慢减量,总疗程为 1~1.5 年。主要不良反应为肝损害、感染和过敏,国外尚有肺间质纤维化的报道。

2.利尿消肿治疗

如果患者存在有效循环血容量不足,则应在适当扩容治疗后再予利尿剂治疗;如果没有有效循环血容量不足,则可直接应用利尿剂。

(1)利尿剂治疗:轻度水肿者可用噻嗪类利尿剂联合保钾利尿剂口服治疗,中、重度水肿伴或不伴体腔积液者,应选用袢利尿剂静脉给药治疗(此时肠道黏膜水肿,会影响口服药吸收)。袢利尿剂宜先从静脉输液小壶滴入一个负荷量(如呋塞米 20~40 mg,使髓袢的药物浓度迅速达到利尿阈值),然后再持续泵注维持量(如呋塞米 5~10 mg/h,以维持髓袢的药物浓度始终在利尿阈值上),如此才能获得最佳利尿效果。每天呋塞米的使用总量不超过 200 mg。"弹丸"式给药间期髓袢药物浓度常达不到利尿阈值,此时会出现"利尿后钠潴留"(髓袢对钠重吸收增强,出现"反跳"),致使袢利尿剂的疗效变差。另外,现在还提倡袢利尿剂与作用于远端肾小管及集合管的口服利尿药(前者如氢氯噻嗪,后者如螺内酯及阿米洛利)联合治疗,因为应用袢利尿剂后,远端肾单位对钠的重吸收会代偿增强,使袢利尿剂利尿效果减弱,用用远端肾单位利尿剂即能克服这一缺点。

(2)扩容治疗:对于合并有效血容量不足的患者,可静脉输注胶体液提高血浆胶体渗透压扩容,从而改善肾脏血流灌注,提高利尿剂疗效。临床常静脉输注血浆代用品右旋糖酐来进行扩容治疗,应用时需注意:①用含糖而不用含钠的制剂,以免氯化钠影响利尿疗效。②应用分子量为 20~40 kDa 的制剂(即低分子右旋糖酐),以获得扩容及渗透性利尿双重疗效。③用药不宜过频,剂量不宜过大。一般而言,可以一周输注 2 次,每次输注 250 mL,短期应用,而且如无利尿效果就应及时停药。盲目过大量、过频繁地用药可能造成肾损害(病理显示近端肾小管严重空泡变性呈"肠管样",化验血清肌酐增高,原来激素治疗敏感者变成激素抵抗,出现利尿剂抵抗)。④当尿量少于 400 mL/d 时禁用,此时药物易滞留并堵塞肾小管,诱发急性肾损伤。由于人血制剂(血浆及清蛋白)来之不易,而且难以完全避免变态反应及血源性感染,因此在一般情况下不提倡用人血制剂来扩容利尿。只有当患者尿量少于 400 mL/d,又必须进行扩容治疗时,才选用血浆或清蛋白。

(3)利尿治疗疗效不好的原因:①有效血容量不足的患者,没有事先静脉输注胶体液扩容,肾脏处于缺血状态,对袢利尿剂反应差;而另一方面滥用胶体液包括血浆制品及血浆代用品导致严重肾小管损伤(即前述的肾小管呈"肠管样"严重空泡变性时),肾小管对袢利尿剂可完全失去反应,常需数月时间,待肾小管上皮细胞再生并功能恢复正常后,才能重新获得利尿效果。②呋塞米的血浆蛋白(主要为清蛋白)结合率高达 91%~97%。低清蛋白血症可使其血中游离态浓度升高,肝脏对其降解加速;另外,结合态的呋塞米又能随清蛋白从尿排出体外。因此,低清蛋白血症可使呋塞米的有效血浓度降低及作用时间缩短,故而利尿效果下降。③袢利尿剂没有按前述要求规范用药,尤其值得注意的是:中重度 NS 患者仍旧口服给药,肠黏膜水肿致使药物吸收差;间断静脉"弹丸"式给药,造成给药间期"利尿后钠潴留";不配合服用作用于远端肾单位的利尿药,削弱了袢利尿剂疗效。④NS 患者必须严格限盐(摄取食盐 2~3 g/d),而医师及患者忽视限盐的现象在临床十分普遍,不严格限盐上述药物的利尿效果会显著减弱。临床上,对于少数利尿效果极差的难治性重度水肿患者,可采用血液净化技术进行超滤脱水治疗。

3.血管紧张素Ⅱ阻滞剂治疗

大量蛋白尿是 NS 的最核心问题,由它引发 NS 的其他临床表现(低蛋白血症、高脂血症、水肿和体腔积液)和各种并发症。此外,持续性大量蛋白尿本身可导致肾小球高滤过,增加肾小管蛋白重吸收,加速肾小球硬化,加重肾小管损伤及肾间质纤维化,影响疾病预后。因此减少尿蛋白在 NS 治疗中十分重要。

近年来,常用血管紧张素转换酶抑制剂(ACEI)或血管紧张素 AT_1 受体阻滞剂(ARB)作为

NS患者减少尿蛋白的辅助治疗。研究证实,ACEI或ARB除具有降压作用外,还有确切的减少尿蛋白排泄(可减少30%~50%)和延缓肾损害进展的肾脏保护作用。其独立于降压的肾脏保护作用机制包括:①对肾小球血流动力学的调节作用。此类药物既扩张入球小动脉,又扩张出球小动脉,但是后一作用强于前一作用,故能使肾小球内高压、高灌注和高滤过降低,从而减少尿蛋白排泄,保护肾脏。②非血流动力学的肾脏保护效应。此类药能改善肾小球滤过膜选择通透性,改善足细胞功能,减少细胞外基质蓄积,故能减少尿蛋白排泄,延缓肾小球硬化及肾间质纤维化。因此,具有高血压或无高血压的原发性NS患者均宜用ACEI或ARB治疗,前者能获得降血压及降压依赖性肾脏保护作用,而后者可以获得非降压依赖性肾脏保护效应。

应用ACEI或ARB应注意如下事项:①NS患者在循环容量不足(包括利尿、脱水造成的血容量不足,及肾病综合征本身导致的有效血容量不足)情况下,应避免应用或慎用这类药物,以免诱发AKI。②肾功能不全和/或尿量较少的患者服用这类药物,尤其与保钾利尿剂(螺内酯等)联合使用时,要监测血钾浓度,谨防高钾血症发生。③对激素及免疫抑制剂治疗敏感的患者,如MCD患者,蛋白尿能很快消失,无必要也不建议服用这类药物。④不推荐ACEI和ARB联合使用。

(三)不同病理类型的治疗方案

1.膜性肾病

应争取将NS治疗缓解或者部分缓解,无法达到时,则以减轻症状、减少尿蛋白排泄、延缓肾损害进展及防治并发症作为治疗重点。MN患者尤应注意防治血栓栓塞并发症。

本病不提倡单独使用激素治疗;推荐使用足量激素(如泼尼松或泼尼松龙始量每天1 mg/kg)联合细胞毒类药物(环磷酰胺)治疗,或较小剂量激素(如泼尼松或泼尼松龙始量每天0.5 mg/kg)联合环孢素A或他克莫司治疗;激素相对禁忌或不能耐受者,也可以单独使用环孢素A或他克莫司治疗。对于使用激素联合环磷酰胺治疗无效的病例可以换用激素联合环孢素A或他克莫司治疗,反之亦然;对于治疗缓解后复发病例,可以重新使用原方案治疗。

KDIGO制定的《肾小球肾炎临床实践指南》,推荐MN所致NS患者应用激素及免疫抑制剂治疗的适应证如下:①尿蛋白持续超过4 g/d,或是较基线上升超过50%,经抗高血压和抗蛋白尿治疗6个月未见下降(1B级证据)。②出现严重的、致残的,或威胁生命的NS相关症状(1C级证据)。③诊断MN后的6~12个月内SCr上升≥30%,能除外其他原因引起的肾功能恶化(2C级证据)。而出现以下情况建议不用激素及免疫抑制剂治疗:① SCr持续>3.5 mg/dL(>309 μmol/L)或估算肾小球滤过率(eGFR)<30 mL/(min·1.73 m²)。②超声检查肾脏体积明显缩小(如长径<8 cm)。③合并严重的或潜在致命的感染。上述意见可供国人参考。

2.微小病变肾病

应力争将NS治疗缓解。本病所致NS对激素治疗十分敏感,治疗后NS常能完全缓解,但是缓解后NS较易复发,而且多次复发即可能转型为FSGS,这必须注意。

初治病例推荐单独使用激素治疗;对于多次复发或激素依赖的病例,可选用激素与环磷酰胺联合治疗;担心环磷酰胺影响生育者或者经激素联合环磷酰胺治疗后无效或仍然复发者,可选用较小剂量激素(如泼尼松或泼尼松龙始量每天0.5 mg/kg)与环孢素A或他克莫司联合治疗,或单独使用环孢素A或他克莫司治疗;对于环磷酰胺、环孢素A或他克莫司等都无效或不能耐受的病例,可改用吗替麦考酚酯治疗。对于激素抵抗型患者需重复肾活检,以排除FSGS。

3.局灶节段性肾小球硬化

应争取将 NS 治疗缓解或部分缓解,但是无法获得上述疗效时,则应改变目标将减轻症状、减少尿蛋白排泄、延缓肾损害进展及防治并发症作为治疗重点。既往认为本病治疗效果差,但是,近年来的系列研究显示约有 50% 患者应用激素治疗仍然有效,但显效较慢。其中,顶端型 FSGS 的疗效与 MCD 相似。

目前,推荐使用足量激素治疗,如果 NS 未缓解,可持续足量服用 4 个月,完全缓解后逐渐减量至维持剂量,再服用 0.5~1 年;对于激素抵抗或激素依赖病例可以选用较小剂量激素(如泼尼松或泼尼松龙始量每天 0.5 mg/kg)与环孢素 A 或他克莫司联合治疗,有效病例环孢素 A 可在减量至每天 1~1.5 mg/kg 后,维持服用 1~2 年。激素相对禁忌或不能耐受者,也可以单独使用环孢素 A 或他克莫司治疗。不过对 SCr 升高及有较明显肾间质的患者,使用环孢素 A 或他克莫司要谨慎。应用细胞毒药物(如环磷酰胺)、吗替麦考酚酯治疗本病目前缺乏循证医学证据。

4.系膜增生性肾炎

非 IgA 肾病的系膜增生性肾炎在西方国家较少见,而我国病例远较西方国家多。本病所致 NS 的治疗方案,要据肾小球的系膜病变程度,尤其是系膜基质增多程度来决定。轻度系膜增生性肾炎所致 NS 的治疗目标及方案与 MCD 相同,且疗效及转归与 MCD 也十分相似;而重度系膜增生性肾炎所致 NS 可参考原发性 FSGS 的治疗方案治疗。

5.膜增生性肾炎

原发性膜增生性肾炎较少见,疗效很差。目前并无循证医学证据基础上的有效治疗方案可被推荐,临床上可以试用激素加环磷酰胺治疗,无效者还可试用较小量糖皮质激素加吗替麦考酚酯治疗。如果治疗无效,则应停用上述治疗。

6.IgA 肾病

约 1/4 IgA 肾病患者可出现大量蛋白尿(>3.5 g/d),而他们中仅约一半患者呈现 NS。现在认为,部分呈现 NS 的 IgA 肾病实际为 IgA 肾病与 MCD 的重叠(免疫荧光表现符合 IgA 肾病,而光镜及电镜表现支持 MCD),这部分患者可参照 MCD 的治疗方案进行治疗,而且疗效及转归也与 MCD 十分相似;而另一部分患者是 IgA 肾病本身导致 NS(免疫荧光表现符合 IgA 肾病,光镜及电镜表现为增生性肾小球肾炎或 FSGS),这部分患者似可参照相应的增生性肾小球肾炎及 FSGS 的治疗方案进行治疗。

应当指出的是,上述多数治疗建议是来自于西方国家的临床研究总结,值得从中借鉴,但是是否完全符合中国情况? 这还必须通过我们自己的实践来进一步验证及总结,不应该教条地盲目应用。同时还应指出,上述治疗方案是依据疾病普遍性面对群体制定的,而在临床实践中患者情况多种多样,必须具体问题具体分析,个体化地实施治疗。

(四)难治性肾病综合征的治疗

1.难治性肾病综合征的概念

目前,尚无难治性 NS 一致公认的定义。一般认为,难治性 NS 包括激素抵抗性、激素依赖性及频繁复发性的原发性 NS。激素抵抗性 NS 系指用激素规范化治疗 8 周(FSGS 病例需 16 周)仍无效者;激素依赖性 NS 系指激素治疗缓解病例,在激素撤减过程中或停药后 14 天内 NS 复发者;频繁复发性 NS 系指经治疗缓解后半年内复发≥2 次,或 1 年内复发≥3 次者。难治性肾病综合征的患者由于病程较长,病情往往比较复杂,临床治疗上十分棘手。

2.难治性肾病综合征的常见原因

遇见难治性 NS 时,应仔细寻找原因。可能存在如下原因:

(1)诊断错误:误将一些继发性肾病(如淀粉样变性肾病等)和特殊的原发性肾病(如脂蛋白肾病、纤维样肾小球病等)当成了普通原发性肾小球疾病应用激素治疗,当然不能取得满意疗效。

(2)激素治疗不规范。包括:①重症 NS 患者仍然口服激素治疗,由于肠黏膜水肿药物吸收差,激素血浓度低影响疗效。②未遵守"足量、慢减、长期维持"的用药原则,例如始量不足、"阶梯式"加量或减药及停药过早过快,都会降低激素疗效。③忽视药物间相互作用,例如卡马西平和利福平等药能使泼尼松龙的体内排泄速度增快,血药浓度降低过快,影响激素治疗效果。

(3)静脉输注胶体液不当:前文已叙,过频输注血浆制品或血浆代用品导致肾小管严重损伤(肾小管呈"肠管样"严重空泡变性)时,患者不但对利尿剂完全失去反应,而且原本激素敏感的病例(如 MCD)也可能变成激素抵抗。

(4)肾脏病理的影响:激素抵抗性 NS 常见于膜增生性肾炎及部分 FSGS 和 MN;频繁复发性 NS 常见于 MCD 及轻度系膜增生性肾炎(包括 IgA 肾病及非 IgA 肾病),而它们多次复发后也容易变成激素依赖性 NS,甚至转换成 FSGS 变为激素抵抗。

(5)并发症的影响:NS 患者存在感染、肾静脉血栓、蛋白营养不良等并发症时,激素疗效均会降低。年轻患者服激素后常起痤疮,痤疮上的"脓头"就能显著影响激素疗效,需要注意。

(6)遗传因素:近十余年研究发现,5%~20%的激素抵抗性 NS 患者的肾小球足细胞存在某些基因突变,它们包括导致 nephrin 异常的 *NPHS1* 基因突变、导致 podocin 异常的 *NPHS2* 基因突变、导致 CD2 相关蛋白异常的 *CD2AP* 基因突变、导致细胞骨架蛋白 α-辅肌动蛋白 4(α-actinin 4)异常的 *ACTIN4* 基因突变,以及导致 WT-1 蛋白异常的 *WT-1* 基因突变等。

3.难治性肾病综合征的治疗对策

难治性 NS 的病因比较复杂,有的病因如基因突变难以克服,但多数病因仍有可能改变,从而改善 NS 难治状态。对难治性 NS 的治疗重点在于明确肾病诊断,寻找可逆因素,合理规范用药。现将相应的治疗措施分述如下。

(1)明确肾病诊断。临床上常见的误诊原因为:①未做肾穿刺病理检查。②进行了肾穿刺活检,但是肾组织未做电镜检查(如纤维样肾小球病等将漏诊)及必要的特殊组化染色(如刚果红染色诊断淀粉样变病)和免疫组化染色检查(如载脂蛋白 ApoE 抗体染色诊断脂蛋白肾病)。③病理医师与临床医师沟通不够,没有常规进行临床-病理讨论。所以,凡遇难治性 NS,都应仔细核查有无病理诊断不当或错误的可能,必要时应重复肾活检,进行全面的病理检查及临床-病理讨论,以最终明确疾病诊断。

(2)寻找及纠正可逆因素。某些导致 NS 难治的因素是可逆的,积极寻找及纠正这些可逆因素,就可能改变"难治"状态。它们包括:①规范化应用激素和免疫抑制剂,对于激素使用不当的MCD 患者,在调整激素用量和/或改变给药途径后,就能使部分激素"抵抗"患者变为激素有效。MN 应避免单用激素治疗,从开始就应激素联合环磷酰胺或环孢素 A 治疗;多次复发的 MCD 也应激素联合环磷酰胺或环孢素 A 治疗。总之,治疗规范化极重要。②合理输注胶体液,应正确应用血浆代用品或血浆制剂扩容,避免滥用导致严重肾小管损伤,而一旦发生就应及时停用胶体液,等待受损肾小管恢复(常需数月),只有肾小管恢复正常后激素才能重新起效。③纠正 NS 并发症,前文已述,感染、肾静脉血栓、蛋白营养不良等并发症都可能影响激素疗效,应尽力纠正。

(3)治疗无效病例的处置:尽管已采取上述各种措施,仍然有部分难治性 NS 患者病情不能缓解,尤其是肾脏病理类型差(如膜增生性肾炎和部分 MN 及 FSGS)和存在某些基因突变者。这些患者应该停止激素及免疫抑制剂治疗,而采取 ACEI 或 ARB 治疗及中药治疗,以期减少尿蛋白排泄及延缓肾损害进展。大量蛋白尿本身就是肾病进展的危险因素,因此,对这些患者而言,能适量减少尿蛋白就是成功,就可能对延缓肾损害进展有利。而盲目地继续应用激素及免疫抑制剂,不但不能获得疗效,反而可能诱发严重感染等并发症,危及生命。

(五)对现有治疗的评价及展望

综上所述,实施有区别的个体化治疗是治疗原发性 NS 的重要原则及灵魂所在。首先应根据 NS 患者的病理类型及病变程度,其次要考虑患者年龄、体重、有无用药禁忌证、有无生育需求及个人用药意愿,来有区别地个体化地制订治疗方案。现在国内肾穿刺病理检查已逐渐推广,这就为实施有区别的个体化的治疗,提高治疗效果奠定了良好基础。

激素及免疫抑制剂用于原发性 NS 治疗已经 60 余年,积累了丰富经验。新的药物及制剂不断涌现,尤其环磷酰胺、环孢素 A、他克莫司、吗替麦考酚酯等免疫抑制剂的先后问世,也为有区别地进行个体化治疗提供了更多有效手段。

尽管原发性 NS 的治疗取得了很大进展,但是,治疗药物至今仍主要局限于激素及某些免疫抑制剂。用这样的治疗措施,不少病理类型和病变程度较重的患者仍不能获得良好的治疗效果,一些治疗有效的患者也不能克服停药后的疾病复发,而且激素及免疫抑制剂都有着各种不良反应,有些不良反应甚至可以致残或导致死亡。所以开发新的治疗措施及药物,提高治疗疗效,减少治疗不良反应仍是亟待进行的工作,且任重而道远。

继续深入研究阐明不同类型肾小球疾病的发病机制,进而针对机制的不同环节寻求相应干预措施,是开发新药的重要途径。例如,近年已发现肾小球足细胞上的 PLA_2R 能参与特发性 MN 发病,而 suPAR 作为血清中的一种通透因子也能参与 FSGS 致病,如果今后针对它们能够发掘出有效的干预方法及治疗药物,即可能显著提高这些疾病的治疗疗效。最近已有使用利妥昔单抗(抗 CD20 分子的单克隆抗体)治疗特发性 MN 成功的报道,经过利妥昔单抗治疗后,患者血清抗 PLA_2R 抗体消失,MN 获得缓解,而且不良反应少。

治疗措施和药物的疗效及安全性需要高质量的临床 RCT 试验进行验证。但是在治疗原发性 NS 上我国的 RCT 试验很少,所以我国肾病学界应该联手改变这一状态,以自己国家的多中心 RCT 试验资料,来指导医疗实践。

三、原发性肾病综合征的常见并发症

原发性 NS 的常见并发症包括感染、血栓和栓塞、急性肾损伤、高脂血症及蛋白质代谢紊乱等。所有这些并发症的发生都与 NS 的核心病变——大量蛋白尿和低清蛋白血症具有内在联系。由于这些并发症常使患者的病情复杂化,影响治疗效果,甚至危及生命,因此,对它们的诊断及防治也是原发性 NS 治疗中非常重要的一部分。

(一)感染

感染是原发性 NS 的常见并发症,也是导致患者死亡的重要原因之一。随着医学的进展,现在感染导致患者死亡已显著减少,但在临床实践中它仍是我们需要警惕和面对的重要问题。特别是对应用激素及免疫抑制剂治疗的患者,感染常会影响治疗效果和整体预后,处理不好仍会危及生命。

原发性 NS 患者感染的发生主要与以下因素有关:①大量蛋白尿导致免疫球蛋白及部分补

体成分从尿液丢失,如出现非选择性蛋白尿时大量 IgG 及补体 B 因子丢失,导致患者免疫功能受损。②使用激素和/或免疫抑制剂治疗导致患者免疫功能低下。③长期大量蛋白尿导致机体营养不良,抵抗力降低。④严重皮下水肿乃至破溃,细菌容易侵入引起局部软组织感染;大量腹水容易发生自发性腹膜炎。它们严重时都能诱发败血症。

常见的感染为呼吸道感染、皮肤感染、肠道感染、尿路感染和自发性腹膜炎,病原微生物有细菌(包括结核菌)、真菌、病毒、支原体和卡氏肺孢子虫等。

有关预测原发性 NS 患者发生感染的临床研究还很缺乏。一项儿科临床观察显示,若患儿血浆清蛋白<15 g/L,其发生感染的相对危险度(relative risk,RR)是高于此值患儿的 9.8 倍,因此尽快使 NS 缓解是预防感染发生的关键。一项日本的临床研究表明,成人 NS 患者感染发生率为 19%,其危险因素是:血清 IgG<6 g/L(RR=6.7),SCr>176.8 μmol/L(2 mg/dL)(RR=5.3)。对于血清 IgG<600 mg/dL 的患者,每 4 周静脉输注丙种球蛋白 10~15 g,可以明显地预防感染发生。

需要注意,正在用激素及免疫抑制剂治疗的患者,其发生感染时临床表现可能不典型,患者可无明显发热,若出现白细胞升高及轻度核左移也容易被误认为是激素引起,因此对这些患者更应提高警惕,应定期主动排查感染,包括一些少见部位的感染如肛周脓肿。

感染的预防措施包括:①注意口腔护理,可以使用抑制细菌及真菌的漱口液定时含漱,这对使用强化免疫抑制治疗(如甲泼尼龙冲击治疗)的患者尤为重要。对于严重皮下水肿致皮褶破溃渗液的患者,需要加强皮肤护理,防治细菌侵入。②使用激素及免疫抑制剂时,要严格规范适应证、药量及疗程,并注意监测外周血淋巴细胞及 CD4$^+$ 淋巴细胞总数的变化,当淋巴细胞计数<600/μL 和/或 CD4$^+$ 淋巴细胞计数<200/μL 时,可以给予复方磺胺甲噁唑(即复方新诺明)预防卡氏肺孢子虫感染,具体用法为每周两次,每次两片(每片含磺胺甲噁唑 400 mg 和甲氧苄啶 80 mg)。③对于血清 IgG<6 g/L 或反复发生感染的患者,可以静脉输注丙种球蛋白来增强体液免疫;对于淋巴细胞计数<600/μL 和/或 CD4$^+$ 淋巴细胞计数<200/μL 的患者,可以肌内注射或静脉输注胸腺素来改善细胞免疫。④对于反复发生感染者,还可请中医辨证施治,予中药调理预防感染。虽然在临床实践中,我们发现中药调理能够发挥预防感染的作用,但是,目前还缺乏循证医学证据支持。

需要指出的是,若使用激素及免疫抑制剂患者发生了严重感染,可以将这些药物尽快减量或者暂时停用,因为它们对控制感染不利,而且合并感染时它们治疗 NS 的疗效也不佳。但是,某些重症感染如卡氏肺包虫肺炎却不宜停用激素,因为激素能减轻间质性肺炎,改善缺氧状态,降低病死率。

(二)血栓和栓塞

NS 合并血栓、栓塞的发生率为 10%~42%,常见肾静脉血栓(RVT)、其他部位深静脉血栓和肺栓塞。动脉血栓较为少见。血栓和栓塞的发生率与 NS 的严重程度、肾小球疾病的种类有关,但检测手段的敏感性也影响本病的发现。

1.发病机制

NS 易并发血栓、栓塞主要与血小板活化、凝血及纤溶异常、血液黏稠度增高相关。临床观察发现:①NS 患者血小板功能常亢进,甚至数量增加,患者血清血栓素(TXA$_2$)及血管假性血友病因子(vWF)增加,可促使血小板聚集、黏附功能增强并被激活。②低清蛋白血症刺激肝脏合成蛋白,导致血中大分子的凝血因子Ⅰ、Ⅱ、Ⅴ、Ⅶ、Ⅷ、Ⅹ浓度升高;而内源性抗凝物质(凝血酶Ⅲ

及蛋白 C、S)因分子量小随尿丢失至血浓度降低。③纤溶酶原分子量较小随尿排出,血清浓度降低,而纤溶酶原激活物抑制物 PAI-1 及纤溶酶抑制物 α_2-巨球蛋白血浓度升高。上述变化导致血栓易于形成而不易被溶解。④NS 患者有效血容量不足血液浓缩及出现高脂血症等,致使血液黏稠度增高,也是导致血栓发生的危险因素。此外,不适当地大量利尿以及使用激素治疗也能增加血栓形成的风险。

肾小球疾病的病理类型也与血栓、栓塞并发症有关:MN 的发生率最高,为 29%~60%,明显高于 MCD 和 FSGS(分别为 24.1% 和 18.8%),MN 合并血栓的风险是 IgA 肾病的 10.8 倍,并易发生有临床症状的急性静脉主干血栓如肾静脉、肺血管主干血栓,原因至今未明。

研究认为,能预测 NS 患者血栓、栓塞并发症风险的指标为:①血浆清蛋白<20 g/L,新近发现 MN 患者血浆清蛋白<28 g/L 血栓栓塞风险即明显升高。②病理类型为 MN。③有效血容量明显不足。

2.临床表现与影像学检查

血栓、栓塞并发症的临床表现可能非常不明显,以肾静脉血栓为例,多数分支小血栓并没有临床症状。因此,要对 NS 患者进行认真细致地观察,必要时及时做影像学检查,以减少漏诊。患者双侧肢体水肿不对称,提示水肿较重的一侧肢体有深静脉血栓可能;腰痛、明显血尿、B 超发现一侧或双侧肾肿大以及不明原因的 AKI,提示肾静脉血栓;胸闷、气短、咯血和胸痛提示肺栓塞。

在肾静脉血栓诊断方面,多普勒超声有助于发现肾静脉主干血栓,具有方便、经济和无损伤的优点,但是敏感性低,而且检查准确性较大程度地依赖操作者技术水平。CT 及磁共振肾静脉成像有较好的诊断价值,而选择性肾静脉造影仍是诊断的"金指标"。在肺栓塞诊断上,核素肺通气/灌注扫描是较为敏感、特异的无创性诊断手段。CT 及磁共振肺血管成像及超声心动图也可为诊断提供帮助,后者可发现肺动脉高压力、右心室和/或右心房扩大等征象。肺动脉造影是诊断肺栓塞的"金标准",发现栓塞后还可以局部溶栓。上述血管成像检查均需要使用对比剂(包括用于 X 线检查的碘对比剂及用于磁共振检查的钆对比剂),故应谨防对比剂肾损害,尤其是对已有肾损害的患者。

3.预防与治疗

原发性 NS 并发血栓、栓塞的防治至今没有严格的 RCT 临床研究报道,目前的防治方案主要来自小样本的临床观察。

(1)血栓、栓塞并发症的预防:比较公认的观点是,NS 患者均应服用抗血小板药物,而当血浆清蛋白<20 g/L 时即开始抗凝治疗。对于 MN 患者抗凝指征应适当放宽一些。Lionaki S 等研究显示,MN 患者血浆清蛋白≤28 g/L 深静脉血栓形成的风险是>28 g/L 者的 2.5 倍,血浆清蛋白每降低 10 g/L,深静脉血栓的风险增加 2 倍,因此,目前有学者建议 MN 患者血浆清蛋白<28 g/L 即应予预防性抗凝治疗。抗凝药物常采用肝素或低分子肝素皮下注射或口服华法林。口服华法林时应将凝血酶原时间的国际标准化比率(INR)控制在 1.5~2.0 之间,华法林与多种药物能起相互反应,影响(增强或减弱)抗凝效果,用药时需要注意。

(2)血栓、栓塞并发症的治疗:血栓及栓塞并发症一旦发生即应尽快采用如下治疗。①溶栓治疗:引起急性肾损伤的急性肾静脉主干大血栓,或导致收缩压下降至<11.97 kPa(90 mmHg)的急性肺栓塞,均应考虑进行溶栓治疗。既往常用尿激酶进行溶栓,最适剂量并未确定,可考虑用 6 万~20 万 U 稀释后缓慢静脉滴注,每天 1 次,10~14 天为 1 个疗程;现在也可采用重组人

组织型纤溶酶原激活剂治疗,它能选择性地与血栓表面的纤维蛋白结合,纤溶效力强,用量 50 mg或100 mg,开始时在1~2分钟内静脉推注1/10剂量,剩余的9/10剂量稀释后缓慢静脉滴注,2小时滴完。使用重组人组织型纤溶酶原激活剂要监测血清纤维蛋白原浓度,避免过低引起出血。国内多中心研究结果显示,50 mg及(或)100 mg两种剂量的疗效相似,而前者出血风险明显降低。②抗凝治疗:一般而言,原发性NS患者出现血栓、栓塞并发症后要持续抗凝治疗半年,若NS不缓解且血清清蛋白仍<20 g/L时,还应延长抗凝时间,否则血栓、栓塞并发症容易复发。用口服华法林进行治疗时,由于华法林起效慢,故需在开始服用的前3~5天,与肝素或低分子肝素皮下注射重叠,直至INR>2.0后才停用肝素或低分子肝素。在整个服用华法林期间都一定要监测INR,控制INR在2.0~2.5范围。若使用重组人组织型纤溶酶原激活进行溶栓治疗,则需等血清纤维蛋白原浓度回复正常后,才开始抗凝治疗。

(三)急性肾损伤

由原发性NS引起的AKI主要有如下两种:①有效血容量不足导致的肾前性AKI,常只出现轻、中度氮质血症。②机制尚不清楚的特发性AKI,常呈现急性肾损伤(ARF)。至于肾小球疾病本身(如新月体性肾小球肾炎)引起的AKI、治疗药物诱发的AKI(如药物过敏所致急性间质肾炎或肾毒性药物所致急性肾小管坏死),以及NS并发症(如急性肾静脉主干血栓)所致AKI,均不在此讨论。

1.急性肾前性氮质血症

严重的低清蛋白血症导致血浆胶体渗透压下降,水分渗漏至皮下及体腔,致使有效循环容量不足,肾灌注减少,而诱发急性肾前性氮质血症。临床上出现血红蛋白增高、体位性心率及血压变化(体位迅速变动如从卧到坐或从坐到站时,患者心率加快、血压下降,重时出现直立性低血压,乃至虚脱)、化验血尿素氮(BUN)与SCr升高,但是BUN升高幅度更大(两者均以mg/dL作单位时,BUN与SCr之比值>20:1,这是由于肾脏灌注不足时,原尿少在肾小管中流速慢,其中尿素氮被较多地重吸收入血导致)。急性肾前性氮质血症者应该用胶体液扩容,然后利尿,扩容利尿后肾功能即能很快恢复正常。盲目增加袢利尿剂剂量,不但不能获得利尿效果,反而可能造成肾素-血管紧张素系统及交感神经系统兴奋,进一步损害肾功能。而且,这类患者不能用ACEI或ARB类药物,它们也会加重肾前性氮质血症。

2.特发性急性肾损伤

特发性ARF最常见于复发性MCD,也可有时见于其他病理类型,机制不清,某些病例可能与大量尿蛋白形成管型堵塞肾小管和/或肾间质水肿压迫肾小管相关。患者的临床特点是:年龄较大(有文献报道平均58岁),尿蛋白量大(常多于10 g/d),血浆清蛋白低(常低于20 g/L),常在NS复发时出现AKI(经常为少尿性急性肾损伤)。特发性ARF要用除外法进行诊断,即必须一一排除各种病因所致ARF后才能诊断。

对特发性ARF的治疗措施包括:①积极治疗基础肾脏病,由于绝大多数患者的基础肾脏病是MCD,故应选用甲泼尼龙冲击治疗(每次0.5~1.0 g稀释后静脉滴注,每天或隔天1次,3次为1个疗程),以使MCD尽快缓解,患者尿液增多冲刷掉肾小管中管型,使肾功能恢复。②进行血液净化治疗,血液净化不但能清除尿毒素,纠正水、电解质酸碱平衡紊乱,维持生命,赢得治疗时间;而且还能通过超滤脱水,使患者达到干体重,减轻肾间质水肿,促肾功能恢复。③口服或输注碳酸氢钠,可碱化尿液,防止肾小管中蛋白凝固成管型,并可纠正肾衰竭时的代谢性酸中毒。大多数患者经上述有效治疗后肾功能可完全恢复正常,但往往需要较长恢复时间(4~8周)。必须注意,此 AKI 并非有效血容量不足引起,盲目输注胶体液不但不能使 AKI 改善,反而可能引起急性肺水肿。

(四)脂肪代谢紊乱

高脂血症是 NS 的表现之一。统计表明约有 80% 的患者存在高胆固醇血症、高低密度脂蛋白血症及不同程度的高三酰甘油血症。高脂血症不仅可以进一步损伤肾脏,而且还可使心脑血管并发症增加,因此,合理有效地控制血脂,也是原发性 NS 治疗的重要组成部分。

NS 合并高脂血症的机制尚未完全阐明,已有的研究资料提示:高胆固醇血症发生的主要原因是 NS 时肝脏脂蛋白合成增加(大量蛋白尿致使肝脏合成蛋白增加,合成入血的脂蛋白因分子量大不能从肾滤过排除,导致血浓度增高),而高三酰甘油血症发生的主要原因是体内降解减少(NS 时脂蛋白脂酶从尿中丢失,使其在活性下降,导致三酰甘油的降解减少)。

对于激素治疗反应良好的 NS 病理类型(如 MCD),不要急于应用降脂药,NS 缓解后数月内血脂往往即能自行恢复正常,这样可使患者避免发生不必要的药物不良反应及增加医疗花费。若应用激素及免疫抑制剂治疗,NS 不能在短期内缓解甚至无效时(如某些 MN 患者),则应予降脂药物治疗。以高胆固醇血症为主要表现者,应选用羟甲基戊二酰辅酶 A(HMG-COA)还原酶抑制剂,即他汀类药物,每晚睡前服用,服药期间要注意肝及肌肉损害(严重者可出现横纹肌溶解)不良反应。以高三酰甘油血症为主要表现者,应选用纤维酸衍生物类药,即贝特类药物,用药期间注意监测肝功能。另外,所有高脂血症患者均应限制脂肪类食物摄入,高三酰甘油血症患者还应避免糖类摄入过多。

(五)甲状腺功能减退

相当一部分原发性 NS 患者血清甲状腺素水平低下,这是由于与甲状腺素结合的甲状腺结合球蛋白(分子量 60 kDa)从尿液中大量丢失而导致。观察表明,约 50% 的患者血中的总 T_3 及总 T_4 下降,但是游离 T_3(FT_3)、游离 T_4(FT_4)及促甲状腺素(TSH)正常。患者处于轻度的低代谢状态,这可能有利于 NS 患者的良性调整,避免过度能量消耗,因此不需要干预。

不过个别患者可出现甲状腺功能减退症的表现,以致使本来激素敏感的病理类型使用激素治疗不能获得预期效果。这时需要仔细监测患者的甲状腺功能,若 FT_3、FT_4 下降,特别是 TSH 升高时,在认真排除其他病因导致的甲状腺功能减退症后,可给予小剂量甲状腺素治疗(左甲状腺素 25~50 μg/d),常能改善患者的一般状况及对激素的敏感性。虽然这种治疗方法尚缺乏 RCT 证据,但在临床实践中具有一定效果。这一经验治疗方法还有待于今后进一步的临床试验验证。

(刘相军)

第二节　慢性肾小球肾炎

慢性肾小球肾炎简称慢性肾炎,以蛋白尿、血尿、高血压、水肿为基本临床表现,起病方式各有不同,病情迁延,缓慢进展,可有不同程度的肾功能减退,最终将发展为慢性肾衰竭。

一、病因和发病机制

绝大多数慢性肾炎患者的病因尚不明确,仅有少数慢性肾炎是由急性肾炎发展所致。虽然慢性肾炎的病因、发病机制和病理类型不尽相同,但起始因素多为免疫介导炎症,导致病程慢性化的机制除免疫因素外,非免疫因素如高血压、蛋白尿、高血脂等亦占有重要作用。

二、病理

慢性肾炎可由多种病理类型引起,常见类型有系膜增生性肾小球肾炎(包括 IgA 和非 IgA 系膜增生性肾小球肾炎)、系膜毛细血管性肾小球肾炎、膜性肾病及局灶性节段性肾小球硬化等。

病变进展至后期,所有上述不同类型病理变化均可转化为程度不等的肾小球硬化、肾小管萎缩、肾间质纤维化。疾病晚期肾体积缩小,转化为硬化性肾小球肾炎。

三、临床表现

多数起病缓慢、隐袭。临床表现呈多样性,蛋白尿、血尿、高血压、水肿为其基本临床表现,可有不同程度肾功能减退,病情时轻时重、迁延,渐进性发展为慢性肾衰竭。

早期患者可有乏力、疲倦、腰部疼痛、纳差,水肿可有可无,一般不严重。有的患者可无明显临床症状。血压可正常或轻度升高。肾功能正常或轻度受损(肾小球滤过率下降),这种情况可持续一段时间后,肾功能逐渐恶化,最终发展成尿毒症。部分患者除上述慢性肾炎的一般表现外,血压可以有程度不等的升高,甚至出现高血压脑病,这时患者可有眼底出血、渗出,甚至视盘水肿,如血压控制不好,肾功能恶化较快,预后较差。慢性肾炎往往有急性发作现象,常因感染、劳累呈急性发作,或用肾毒性药物后病情急骤恶化,经及时去除诱因和适当治疗后病情可一定程度缓解,但也可能由此而进入不可逆慢性肾衰竭。

四、实验室检查

(一)尿液检查
血尿,多以镜下血尿为主,可有红细胞管型。程度不等的蛋白尿,部分患者出现大量蛋白尿(尿蛋白定量超过 3.5 g/24 h)。

(二)血液检查
早期血常规检查正常或轻度贫血,白细胞和血小板计数多正常。

(三)肾功能检查
早期肾功能无异常,随着病情的进展,可出现血肌酐升高和肾小球滤过率下降。

(四)病理检查
肾脏活体组织检查可明确慢性肾炎的病理类型,对于指导治疗和估计预后具有重要意义。

五、诊断与鉴别诊断

(一)诊断
凡尿化验异常(蛋白尿、血尿、管型尿)、水肿及高血压病史达一年以上,在除外继发性肾小球肾炎及遗传性肾小球肾炎后,临床上可诊断为慢性肾炎。

(二)鉴别诊断
1.继发性肾小球疾病

如狼疮性肾炎、过敏性紫癜肾炎、糖尿病肾病等,依据相应的病史及实验室检查,一般不难鉴别。

2.其他原发性肾小球疾病

（1）隐匿型肾小球肾炎：临床上轻型慢性肾炎应与隐匿型肾小球肾炎相鉴别，后者主要表现为无症状性血尿和/或蛋白尿，无水肿、高血压和肾功能损害。

（2）感染后急性肾炎：有前驱感染史并以急性发作起病的慢性肾炎需与此病相鉴别。慢性肾炎急性发作多在短期内（数天）病情急骤恶化，血清补体 C3 一般无动态变化有助于与感染后急性肾炎相鉴别；此外，疾病的转归不同，慢性肾炎无自愈倾向，呈慢性进展，可资区别。

3.原发性高血压肾损害

伴有高血压的慢性肾炎需与原发性高血压肾损害（即良性小动脉性肾硬化症）鉴别，后者先有较长期高血压，其后再出现肾损害，临床上远曲小管功能损伤（如尿浓缩功能减退、夜尿增多）多较肾小球功能损伤早，尿改变轻微（微量至轻度蛋白尿，可有镜下血尿及管型），常有高血压的其他靶器官（心、脑）并发症。

4.Alport 综合征

常起病于青少年（多在 10 岁之前），患者同时出现眼部、耳部疾病及肾脏损害，有阳性家族史（多为性连锁显性遗传）。

六、治疗

慢性肾炎的治疗主要是防止或延缓肾功能进行性恶化，改善或缓解临床症状及防治严重合并症，根据肾脏病理检查结果进行综合性治疗。

（一）低蛋白饮食和必需氨基酸治疗

肾功能正常者注意低盐低脂饮食，不宜严格限制蛋白质入量，出现肾功能损害的患者应限制蛋白及磷的入量并配合使用必需氨基酸或 α-酮酸。

（二）控制高血压

高血压是加速肾小球硬化、促进肾功能恶化的重要因素，积极控制高血压是十分重要的环节。治疗原则：①力争把血压控制在理想水平，蛋白尿不低于 1 g/d，血压应控制在 16.67/10 kPa（125/75 mmHg）以下；尿蛋白低于 1 g/d，血压控制可放宽到 17.33/10.67 kPa（130/80 mmHg）以下。②选择能延缓肾功能恶化、具有肾保护作用的降血压药物。

高血压患者应限盐（<3 g/d）；有水钠潴留容量依赖性高血压患者可选用噻嗪类利尿药。对肾素依赖性高血压则首选血管紧张素转换酶抑制剂（ACEI）或血管紧张素 Ⅱ 受体阻滞剂。此外钙通道阻滞剂、β 受体阻滞剂、α 受体阻滞剂也可选用。高血压难以控制时可选用不同类型降压药联合应用。

近年研究证实，ACEI 除具有降低血压作用外，还有减少尿蛋白和延缓肾功能恶化的肾保护作用，故 ACEI 可作为慢性肾炎患者控制高血压的首选药物。肾功能不全患者应用 ACEI 要防止高血钾，血肌酐大于 350 μmol/L 的非透析治疗患者不宜再使用，注意少数患者应用 ACEI 干咳的不良反应。血管紧张素 Ⅱ 受体阻滞剂具有与 ACEI 相似的肾保护作用和减少尿蛋白作用，但不引起持续性干咳。

（三）糖皮质激素和细胞毒药物

鉴于慢性肾炎为一临床综合征，其病因、病理类型及其程度、临床表现和肾功能等变异较大，故此类药物是否应用应区别对待。在肾活检明确病理类型后谨慎应用。还可选择中药雷公藤总苷片，但应注意该药可以引起血白细胞减少及肝功能损害，女性患者长期服用可导致月经周期紊乱甚至闭经。

(四)避免加重肾损害的因素

感染、劳累、妊娠及应用肾毒性药物(如氨基糖苷类抗生素、含马兜铃酸的中草药等),均可能加重肾脏损害,导致肾功能恶化,应予以避免。

七、预后

慢性肾炎病情迁延,病变呈进行性发展,最终出现慢性肾衰竭。病变进展速度个体差异很大,病理类型为重要因素,但防止各种危险因素、正确制订延缓肾功能损害进展的措施同样具有重要意义。

(刘相军)

第三节 急性肾小球肾炎

一、疾病概述

急性肾小球肾炎简称急性肾炎,是一组常见的肾小球疾患。起病急,以血尿、少尿、蛋白尿、水肿及高血压等为其临床特征。急性肾炎可由多种病因所致,其中最常见的为链球菌感染后肾炎。在我国上呼吸道感染占 60%～70%,皮肤感染占 1%～20%,除链球菌之外,葡萄球菌、肺炎球菌、脑膜炎双球菌、淋球菌、流感杆菌及伤寒杆菌等感染都可引起肾小球肾炎。任何年龄均可发病,但以学龄儿童为多见,青年次之,中年及老年少见。一般男性发病率较高,男女之比约为 2∶1。

本病发病机制多与抗原抗体介导的免疫损伤有关。机体感染链球菌后,其菌体内某些成分作为抗原,经过 2～4 周与体内产生的相应抗体结合,形成免疫复合物,通过血液循环,沉积于肾小球内,当补体被激活后,炎症细胞浸润,导致肾小球损伤而发病。肾小球毛细血管的免疫性炎症使毛细血管腔变窄,甚至闭塞,并损害肾小球滤过膜,可出现血尿、蛋白尿及管型尿等,并使肾小球滤过率下降,因而对水和各种溶质(包括含氮代谢产物、无机盐)的排泄减少,发生水钠潴留,继而引起细胞外液容量增加,因此临床上有水肿、尿少、全身循环充血状态如呼吸困难、肝大、静脉压增高等表现。本病的高血压,目前认为是由于血容量增加所致,是否与"肾素-血管紧张素-醛固酮系统"活力增强有关,尚无定论。

近年来,认为链球菌感染后肾炎不止一种抗原,与链球菌有关的内源性抗原抗体系统可能也参与发病。致肾炎链球菌通过酶作用或其产物与机体的免疫球蛋白(Ig)结合,改变 Ig 化学组成或其抗原性,然后形成免疫复合物而致病。如致肾炎链球菌能产生唾液酸酶(sialiadase)使 Ig 发生改变。目前认为致肾炎链球菌抗原先植入肾小球毛细血管壁,然后与抗体作用而形成免疫复合物(原位形成)是主要的发病机制。

本病预后一般良好,儿童 85%～99%、成人 50%～75%可完全恢复,就儿童急性肾炎来说,6 个月内血尿消失者达 90%,持续或间歇蛋白尿超过 1 年者占 58%,在 2 年以上仍有蛋白尿者占 32%,急性肾炎演变为慢性肾炎者不超过 10%。

急性肾小球肾炎起病较急,与患者体质有一定关系,临床表现以水肿、血尿为主要特征。水不自行,赖气以动,故水肿一证是全身气化功能障碍的一种表现,涉及的脏腑也较多,但与肺、脾、肾三脏的关系最为密切,其中又以肾为本。究其病因主要如下。①先天不足,房劳过度:先天不足,肾元亏虚,复遭外邪侵袭,则气化失司,水湿内蕴而成本病;若肾津亏虚,则阴虚不能制阳,可致虚热伤络,发为血尿。②外邪侵袭,风水相搏:风邪外袭,内舍于肺,肺失宣通肃降,以致风遏水阻,风水相搏。风鼓水溢,内犯脏腑经络,外溢四肢肌肤。③湿毒浸淫,内归脾肺:湿热之邪蕴于肌肤,郁久则热甚成毒,湿毒之邪蕴于局部,则化为痈疡疮痍,邪归脾肺,致脾失健运,肺失宣降,水湿不行,运行受阻,溢于肌肤四肢。④食居不节,水湿困脾:水湿之邪内盛则湿困脾胃,运化转输功能失司,水湿不运,溢于肌肤四肢。综上,风邪与寒、热、湿、毒等邪气兼挟侵袭是本病的主要原因,肾元亏虚则是发病的内因,过度劳累、汗出当风、冒雨涉水等则为本病发病的诱因。

本病病机的转化主要表现为主导病邪的转化和虚实的转化。病初以风寒为主者,病程中可以化热;以风热为主者,可以化火生毒,或伤阴耗气;风热夹湿可化为湿热火毒,湿热伤及脾肾,火热灼伤脉络,耗气伤阴,可致阴虚阳亢而生变症等。病程短者以邪实为主;病程长者,正气耗伤,正虚邪存,难以痊愈,不仅损伤身体,而且涉及肺、脾、肝、心等诸脏。疾病发生发展过程中还可出现气滞、血瘀、痰湿等兼挟证。当分别缓急,详审轻重。

二、诊断要点

(一)临床表现

本病起病较急,病情轻重不等。多数患者有明确的链球菌感染史,如上呼吸道感染、咽炎、扁桃体炎及皮肤感染等。潜伏期相当于致病抗原初次免疫后诱导机体产生免疫复合物所需的时间,呼吸道感染者的潜伏期较皮肤感染者短,一般经过2~4周(上呼吸道感染、咽炎、扁桃体炎一般6~10天,皮肤感染者约2周后)突然起病,首发症状多为水肿和血尿,呈典型急性肾炎综合征表现,重症者可发生急性肾损伤。本病可见于各年龄组,但以儿童最为常见。

1.全身症状

起病时症状轻重不一,患者常有头痛、食欲减退、恶心、呕吐、疲乏无力、腰酸等,部分患者先驱感染没有控制,可有发热,咽喉疼痛,体温一般在38 ℃上下,发热以儿童为多见。

2.水肿及少尿

常为本病之首发症状,出现率为80%~90%。在发生水肿之前,患者都有少尿,每天尿量常在500 mL左右,少数患者可少至400 mL以下,发生尿闭者少见。轻者仅晨起眼睑水肿,面色较苍白,呈"肾炎面容",重者延及全身,体重亦随之增加。水肿多先出现于面部,特别以眼睑为著,下肢及阴囊亦显著。晨起以面部为著,活动后下肢为著。水肿出现的部位主要决定于两个因素,即重力作用和局部组织的张力,儿童皮肤及皮下组织较紧密,则水肿的凹陷性不十分明显,水肿的程度还与食盐的摄入量有密切关系,食盐摄入量多则水肿加重,反之亦然。大部分患者经过2~4周,可自行利尿退肿,严重者可有胸腔积液、腹水。产生原因主要是全身毛细血管壁通透性增强,肾小球滤过率降低,而肾小管对钠的重吸收增加致水钠潴留。

3.血尿

肉眼血尿为常见初起症状之一,40%~70%的患者可见到。尿呈浑浊红棕色,为洗肉水样,一般在数天内消失,也可持续1~2周才转为显微镜血尿。镜下血尿多在6个月内消失,也可因感染、劳累而暂时反复,也有持续1~3年才完全消失。此外,也有少数患者肾小球病变基本消退,而镜下血尿持续存在,认为无多大临床意义。

4.蛋白尿

多数患者均有不同程度蛋白尿,主要为清蛋白,20%～30%表现为肾病综合征(尿蛋白超过3.5 g/24 h。血浆清蛋白低于 30 g/L),经 2～4 周后可完全消失。蛋白尿持续存在提示病情迁延,或转为慢性肾炎的可能。

5.高血压

高血压见于 80%的病例,多为轻中度高血压,收缩压及舒张压均增高。急性肾炎之血压升高多为一过性,往往与水肿及血尿同时发生,一般持续 2～3 周,多随水肿消退而降至正常。产生原因主要为水、钠潴留使血容量扩张所致,经利尿、消肿后血压亦随之下降。重度高血压者提示肾损害严重,可并发高血压危象、心力衰竭或视网膜病变等。

6.神经系统症状

症状主要为头痛、恶心、呕吐、失眠、反应迟钝;重者可有视力障碍。甚至出现昏迷、抽搐。此与血压升高及水、钠潴留有关。

(二)体征

急性肾炎的主要体征是程度轻重不一的水肿,以组织疏松及低垂部位为明显,晨起时眼睑、面部可见水肿,活动后下肢水肿明显。随病情发展至全身,严重者可出现胸腔、腹腔、阴囊,甚至心包腔的大量积液,重度高血压者眼底检查可出现视网膜小动脉痉挛或视盘水肿。

(三)检查与检验

1.尿液检查

血尿为急性肾炎重要所见,或肉眼血尿或镜下血尿,尿沉渣检查中,红细胞多为严重变形红细胞,但应用袢利尿剂时可暂为非变形红细胞,此外还可见红细胞管型,提示肾小球有出血渗出性炎症,是急性肾炎的重要特点。尿沉渣还常见肾小管上皮细胞、白细胞、大量透明和颗粒管型。

尿蛋白通常为(+)～(++),1～3 g/d,多属非选择性蛋白,若病情好转,则尿蛋白减少,但可持续数周至数月。如果蛋白尿持续在 1 年以上,多数提示为慢性肾炎或演变为慢性肾炎。

尿常规一般在 4～8 周内大致恢复正常,残余镜下血尿(或爱迪计数异常)或少量蛋白尿(可表现为起立性蛋白尿)可持续半年或更长。

2.血常规检查

严重贫血少见,红细胞计数及血红蛋白可稍低,系因血容量扩大,血液稀释所致,白细胞计数可正常或增高,此与原发感染灶是否继续存在有关。

急性肾炎时血沉几乎都增快,一般在 30～60 mm/h,随着急性期缓解,血沉在 2～3 个月内也逐渐恢复正常。

3.肾功能检查

急性肾炎患者肾小球滤过率(GFR)呈不同程度下降,但肾血浆流量仍可正常,因而滤过分数常减少,与肾小球滤过功能受累相比较,肾小管功能相对良好,肾浓缩功能多能保持。临床常见一过性氮质血症,血中尿素氮、肌酐增高,不限进水的患儿,可有轻度稀释性低钠血症,此外还可有高血钾及代谢性酸中毒。

4.血浆蛋白和脂质测定

血清清蛋白浓度常轻度降低,此系水、钠潴留及血容量增加和稀血症所致,急性肾炎病程较短而尿蛋白量少,所以血清清蛋白降低不是由于尿中大量蛋白丢失所造成,且利尿消肿后即恢复正常浓度。血清蛋白电泳多见清蛋白降低,γ 球蛋白增高,少数病例伴有 α_2 和/或 β 球蛋白增高,后者增高的病例往往并存高脂血症。

5.细胞学和血清学检查

急性肾炎发病后自咽部或皮肤感染灶培养出β溶血性链球菌的阳性率约30%,早期接受青霉素治疗者更不易检出,链球菌感染后可产生相应抗体,常借检测抗体证实前驱的链球菌感染,如抗链球菌溶血素,抗体(ASO),其阳性率达50%～80%。通常于链球菌感染后2～3周出现,3～5周滴度达高峰,半年内恢复正常。判断其临床意义时应注意,其滴度升高仅表示近期有过链球菌感染,与急性肾炎的严重性无直接相关性;经有效抗生素治疗者其阳性率减低,皮肤感染灶患者阳性率也低,尚可检测抗脱氧核糖核酸酶 B 及抗玻璃酸酶(anti-HAse)。并应注意于2～3周后复查,如滴度升高,则更具诊断价值。

6.血补体测定

除个别病例外,肾炎病程早期血总补体及 C3 均明显下降,6～8 周后恢复正常,此规律性变化为本症的典型表现。血补体下降程度与急性肾炎病情轻重无明显相关,但低补体血症持续8 周以上,应考虑有其他类型肾炎之可能,如膜增生性肾炎、冷球蛋白血症或狼疮肾炎等。

7.尿纤维蛋白降解产物(FDP)

血液和尿液测定中出现 FDP 意味着体内有纤维蛋白形成和纤维蛋白原及纤维蛋白分解代谢增强,尿液 FDP 测定能更正确地反映肾血管内凝血。

8.其他检查

部分病例急性期可测得循环免疫复合物及冷球蛋白,通常典型病例不需肾活检,但如与急进性肾炎鉴别困难或病后 3 个月仍有高血压、持续低补体血症或肾功能损害者建议肾活检检查,明确病理类型。

(四)鉴别诊断

1.热性蛋白尿

急性感染发热的患者可出现蛋白尿、管型或镜下血尿,极易与不典型或轻型急性肾炎相混淆,但前者没有潜伏期,无水肿及高血压,热退后尿常规迅速恢复正常。

2.急进性肾炎

起病过程与急性肾炎相似,但除急性肾炎综合征外,常早期出现少尿、无尿及肾功能急剧恶化为特征,重症急性肾炎呈现急性肾损伤伴少尿或无尿持续不缓解,病死率高,与该病相鉴别困难时,应及时做肾活检以明确诊断。

3.慢性肾炎急性发作

发作时症状同本病,但有慢性肾炎史,诱发因素较多,如感染诱发者临床症状(多在 1 周内,缺乏间歇期)迅速出现,常有明显贫血、低蛋白血症、肾功能损害等,B超检查有的显示双肾缩小。急性症状控制后,贫血仍存在,肾功能不能恢复正常,对鉴别有困难的。除了肾穿刺进行病理分析之外,还可根据病程和症状、体征及化验结果的动态变化来加以判断。

4.IgA 肾病

该病潜伏期短,多于上呼吸道感染后 1～2 天内即以血尿起病,通常不伴水肿和高血压,链球菌培养阴性,ASO 滴度不升高。一般无血清补体下降,1/3 患者血清 IgA 增高,该病多有反复发作史,鉴别困难时需行肾活检,病理免疫荧光示 IgA 弥漫沉积于系膜区。

5.全身系统性疾病引起的肾损害

如过敏性紫癜肾炎、狼疮性肾炎等,虽有类似本病之临床表现,但原发病症状明显,不难诊断。

6.急性泌尿系感染或肾盂肾炎

可表现有血尿、腰痛等与急性肾炎相似的临床表现,但急性肾盂肾炎一般无少尿表现,少有水肿和高血压,多有发热、尿路刺激症状。尿中以白细胞为主,尿细菌培养阳性可以区别,抗感染治疗有效等,均可帮助诊断。

三、现代医学治疗

(一)治疗原则

急性肾小球肾炎为自限性疾病,无特异疗法,主要是对症处理,改善肾功能,预防和控制并发症,促进机体自然恢复。

(二)一般治疗

1.休息

急性期应卧床休息,通常需 2～3 周,待肉眼血尿消失、血压恢复、水肿减退即可逐步增加室内活动量。对遗留的轻度蛋白尿及血尿应加强随访观察而无须延长卧床期,但如病情反复,应继续卧床休息,卧床休息能增加肾血流量,可改善尿异常改变,同时 3 个月内宜避免剧烈体力活动,并应注意防寒、防潮。

2.饮食治疗

(1)控制钠盐摄入:对有水肿、血压高者用无盐或低盐饮食,一般每天摄取钠 1.2 g/d,水肿严重时限制为 0.5 g/d,注意禁用腌制食品,尽量少用味精,同时禁食含碱主食及含钠高的蔬菜,如白萝卜、菠菜、小白菜或酱油。

(2)蛋白质摄入:一般认为血尿素氮＜14 mmol/L,蛋白质可不限制;尿素氮如超过 21.4 mmol/L,每天饮食蛋白质应限制到 0.5 g/kg 体重,蛋白质以乳类及鸡蛋为最好,羊肉除营养丰富、含优质蛋白质外,还有消肿利尿的作用,糖类及各种维生素应充分供给。

(3)水的摄入:对严重水肿且尿少者液体也应限制,目前多主张每天摄入水量以不显性失水量加尿量计算。儿童不显性失水每天为 15～20 mL/kg 体重,在条件许可下,每天测量体重,对决定摄入液体量是否合适较有帮助。

(三)药物治疗

1.感染灶的治疗

对有前驱感染且病灶尚存者应积极进行治疗,使其痊愈,即使找不到明确感染灶的急性肾炎患者。也有人主张用青霉素(过敏者用红霉素)常规治疗 10～14 天,也有人主张在 2 周青霉素疗程后,继续用长效青霉素 2～4 周。抗生素对预防本病的再发往往无效。因此不必预防性的使用,对反复扁桃体发炎的患者,在病情稳定的情况下,可做扁桃体切除术。

2.对症治疗

(1)水肿的治疗:对轻、中度水肿,限制钠水入量及卧床休息即可;高度水肿者应使用噻嗪类或髓袢利尿药,如呋塞米(速尿)2 mg/kg 体重,每天 1～2 次治疗,一般不主张使用贮钾利尿药及渗透性利尿药,多巴胺等多种可以解除血管痉挛的药物也可应用,以促进利尿。

(2)高血压的治疗:轻度高血压经限制钠盐和卧床休息后可纠正,明显高血压者[儿童舒张压＞13.3 kPa(100 mmHg)或成人舒张压＞14.7 kPa(110 mmHg)]应使用抗高血压药物。一般采用利尿药、钙通道阻滞剂、β-受体阻滞剂及血管扩张药,如硝苯地平(硝苯吡啶)20～40 mg/d,或肼屈嗪(肼苯哒嗪)25 mg,每天 3 次以使血压适当降低。

3.抗凝疗法

肾小球内凝血是急性肾炎的重要病理改变之一,主要为纤维素沉积及血小板聚集。因此,采用抗凝疗法将有助于肾炎缓解,可以应用普通肝素静脉滴注或低分子肝素皮下注射,每天 1 次,10~14次为 1 个疗程,间隔 3~5 天,根据患者凝血指标调整,共 2~3 个疗程。双嘧达莫(潘生丁)口服,尿激酶 2 万~6 万单位加入 5％葡萄糖液 250 mL 静脉滴注,或每天 1 次,10 天为 1 个疗程,根据病情进行 2~3 个疗程。注意肝素与尿激酶不可同时应用。

4.抗氧化剂应用

(1)超氧歧化酶可使 O^- 转变成 H_2O_2。

(2)硒谷胱甘肽过氧化物酶,使 H_2O_2 还原为 H_2O。

(3)维生素 E 是体内血浆及红细胞膜上脂溶性清除剂,维生素 E 及辅酶 Q_{10} 可清除自由基,阻断由自由基触发的脂质过氧化连锁反应,保护肾细胞,减轻肾内炎症过程。

5.肾上腺糖皮质激素

一般不用,但急性期症状明显时可小剂量短期使用,一般不超过 2 周。

6.并发症的治疗

(1)高血压脑病:出现高血压脑病时应选用硝普钠 50 mg 溶于葡萄糖液 250 mL 中静脉滴注,速度为 0.5 μg/(kg·min),随血压变化调整剂量。

(2)急性心力衰竭:近年研究认为,急性肾炎患者出现胸闷、心悸、肺底啰音、心界扩大等症状时,心排血量并不降低,射血指数亦不减少,与心力衰竭的病理生理基础不同,而是水钠潴留、血容量增加所致的淤血状态,因此洋地黄类药物疗效不理想,且易引起中毒。严格控制水钠摄入,静脉注射呋塞米、硝普钠或酚妥拉明等多能使症状缓解。

(3)继发细菌感染,急性肾炎由于全身抵抗力较低,易继发感染,最常见的是肺部和尿路感染。一旦发生应及时选用敏感、强效及无肾毒性的抗生素治疗,并加强支持疗法,常用的为青霉素类和第三代头孢菌素或四代抗生素。

(四)透析治疗

目前对急性肾炎所致的急性肾衰主张"早期、预防性和充分透析治疗",早期预防性透析是指在并发症出现之前即进行透析治疗,特别是高分解代谢型急性肾损伤,可以有效降低病死率,血液透析或腹膜透析均可采用,血液透析疗效快速,适用于紧急透析,其中连续性血液透析滤过治疗效果最佳。腹膜透析适用于活动性出血、无法耐受血液透析和无血液透析设备的情况。

(刘相军)

第四节　肺出血-肾炎综合征

肺出血-肾炎综合征又称古德帕斯丘综合征,是一种比较少见的疾病,其特征为反复咯血、肺部浸润、血尿和肾小球肾炎。本病以中青年多见,病情发展很快,预后不良,病死率极高。

一、病因及发病机制

肺出血-肾炎综合征系一种由抗基膜抗体介导的自身免疫病,其免疫病理损伤相似于Ⅱ型超敏反应。抗基膜抗体已被证明为 IgG_1 和 IgG_4，少数为 IgM 和 IgA。肾小球膜分子中Ⅳ型胶原 α_3 链的 NC-1 段已被证明为"Goodpasture 抗原（GP-A）"。平时 GP-A 在体内呈隐蔽状态，某些刺激因素可以改变或暴露其抗原性，导致抗 GBM 抗体产生。目前认为，本病可能是在遗传基础上因病毒感染或化学刺激而发病。

患者血清中抗肾小球基膜抗体（抗 GBM）和抗毛细血管膜抗体（抗 ABM）增多。多数研究表明，抗 GBM 和抗 ABM 是同一物质。此自身抗体与肾小球和肺泡基膜Ⅳ型胶原的 α_3 链结合后，可导致单核细胞和中性粒细胞活化，释放趋化因子趋化中性粒细胞进入肾小球和肺泡，引起肾小球基膜受损而发生肾炎，部分患者可发生肺出血。免疫荧光检查可见，患者肾小球和肺泡毛细血管膜上有 IgG 和补体 C3 沉淀。给灵长类动物注射抗基膜抗体可以诱发本综合征。

肺出血-肾炎综合征有家族性倾向。已报告 5 对孪生姐妹或兄弟在化学物质刺激后，于短期内先后发生本综合征。有人报告本综合征与 HLA-DR2 和 HLA-DR3 位点有关联。

10%～13% 的肺出血-肾炎综合征患者在上呼吸道或其他部位病毒感染后发病。有人在患者肾小球上皮和内皮细胞中发现病毒颗粒。

有人报告，曾吸入烃溶剂或一氧化碳的人中，发生本征者较多。因而认为，本病可能与化学物质的刺激有关。此外，约 40% 的肺出血-肾炎综合征患者可发生肺出血，而这些患者几乎都是吸烟者。正常情况下，肺基膜位于血管内皮细胞和肺泡上皮细胞之间，与血管内皮细胞紧密连接，血液中的抗基膜Ⅳ型胶原抗体不能到达基膜。吸烟刺激在肺部形成的炎症反应可损伤肺泡毛细血管内皮细胞，使抗基膜Ⅳ型胶原抗体得以结合于基膜，引起损伤性炎症，进而导致肺出血。

二、临床表现

肺出血-肾炎综合征好发年龄为 15～35 岁，男性多见。10%～30% 患者发病前有上呼吸道感染症状。

(一)呼吸道症状

首要症状为反复咯血，伴有咳嗽、气短、全身不适，有时发热。咯血量不等，小量至大量，间断性或持续性，甚至导致窒息。肺部可闻及干、湿性啰音。病情严重者引起呼吸衰竭。

(二)泌尿系统症状

多在咯血后数周至数月出现，少数出现在咯血前或同时。初期可有血尿、蛋白尿，尿中细胞数增多，有颗粒管型。继而出现少尿、无尿、水肿、贫血、高血压、恶心、呕吐等进行性肾衰竭、尿毒症的表现。

三、实验室及其他辅助检查

(一)一般检查

尿常规可见血尿、蛋白尿，尿中细胞数增多，有颗粒管型。外周血检查可有进行性贫血及血液中出现含铁血黄素细胞。

(二)免疫学检查

血清中抗基膜抗体增高。肺或肾活体组织免疫荧光检查，可见肾毛细血管或肾小球基膜上有 IgG 和补体 C3 沉淀。

(三)胸部 X 线检查

可见肺出血相应的浸润阴影，出血较多者可以融合为片状阴影。间质改变表现为弥漫性由肺门向外放散的结节状或颗粒状阴影,肺尖部少见。随着肺纤维化的发展,可见弥漫性网状结节状阴影。

(四)肺功能检查

可有限制性通气障碍、气体分布不均和弥散障碍,PaO_2 和 $PaCO_2$ 降低。晚期发生呼吸衰竭时,$PaCO_2$ 增高。

(五)放射性核素检查

^{53}Cr 或 ^{59}Fe 标记红细胞肺显像,可见肺血管异常。

四、诊断及鉴别诊断

根据临床反复咯血史,X 线检查肺部有浸润阴影,血尿、蛋白尿,尿中有颗粒管型,进行性贫血及血液中含铁血黄素细胞,可做出本病的初步诊断。进一步检查,若血清抗基膜抗体阳性,肺或肾活体组织免疫荧光检查,肺泡或肾小球基膜有 IgG 和补体 C3 沉积,则可确定诊断。

肺出血-肾炎综合征应与以下疾病相鉴别。

(一)特发性含铁血黄素沉着病

胸部 X 线检查两病相似。特发性含铁血黄素沉着症多见于儿童,很少合并肾炎,病程较长,预后较好。

(二)急性肾小球肾炎

发生急性肺水肿时,须与本病鉴别。患者同时有高血压、左心衰竭,水、钠潴留等表现。

(三)过敏性紫癜混合型

过敏性紫癜可有咯血、血尿、管型和蛋白尿,需与肺出血-肾炎综合征相鉴别。过敏性紫癜除肺和肾症状外,还可有皮肤瘀斑、关节肿痛、腹痛等表现。

(四)韦格纳肉芽肿病

本病呈坏死性肉芽肿性血管炎,可引起肺出血和肾炎表现,还可累及鼻、咽、喉部,且肺部阴影多变。上呼吸道病变活检有助于鉴别诊断。

五、治疗

(一)糖皮质激素治疗

一般采用泼尼松 40～60 mg/d,口服。根据血清抗基膜抗体水平调整疗程至维持量。待抗体消失后,再维持治疗半年。病程晚期,治疗无效。也可用甲泼尼龙冲击疗法。甲泼尼龙 1～2 mg/(kg·d),静脉滴注,3 天为 1 个疗程。有人报告,上述治疗对本病大咯血患者有明显效果。如无禁忌,可进行数疗程。早期用药可能有助于可逆病变的恢复。

(二)免疫抑制剂

环磷酰胺 100～150 mg/d,口服,或硫唑嘌呤 1～4 mg/(kg·d)。单独使用疗效不佳,多与糖皮质激素并用。

(三)透析疗法

出现肾衰竭者,可进行血液或腹膜透析以延长生命。部分患者经此治疗后,肺病变可有所好转。

(四)换血疗法

可去除外周血内抗基膜抗体,减少抗原和炎性介质含量,降低免疫反应。换血量 2～4 L/d,

1～2天1次,持续2～4周。治疗效果和疗程可根据血的抗基膜抗体测定结果判定。

(五)肾移植

有人报告本病行双肾切除后肾移植成功者,可以降低循环中抗基膜抗体滴度,减轻肺出血,维持肾功能,并赢得时间,以提高本病的"自限性"。

六、预后

肺出血-肾炎综合征预后险恶,平均存活时间1年,死于肺出血或肾衰竭。极少数自发缓解。近年来,由于早期诊断和治疗的进展,4年存活率和自发缓解率有所提高。

(刘相军)

第五节　IgA 肾病

IgA 肾病是一组以系膜区 IgA 沉积为特征的肾小球肾炎,1968年由法国病理学家 Berger 和 Hinglais 最先报道,目前已成为全球最常见的原发性肾小球疾病。我国最早于1984年由北京协和医院与北京医科大学第一医院联合报道了一组40例 IgA 肾病,此后,国内各中心对该病的报道日益增多,研究百花齐放。本章将针对 IgA 肾病的一些重要而值得探索的问题加以讨论。

一、IgA 肾病的流行病学特点与发病机制

(一)流行病学特点
1.广泛性与异质性

IgA 肾病为全世界范围内最常见的原发肾小球疾病。各个年龄段都能发病,但高峰在20～40岁。北美和西欧的调查显示男女比例为2:1,而亚太地区比例为1:1。IgA 肾病的发病率存在着明显的地域差异,亚洲地区明显高于其他地区。美国的人口调查显示 IgA 肾病年发病率为1/100 000,儿童人群年发病率为0.5/100 000,而这个数字仅为日本的1/10。中国的一项13 519例肾活检资料显示,IgA 肾病在原发肾小球疾病中所占比例高达45%。此外,在无肾病临床表现的人群中,于肾小球系膜区能发现 IgA 沉积者也占3%～16%。

以上数据提示了 IgA 肾病的广泛性与异质性特点。首先,IgA 肾病发病的地域性及发患者群的构成存在明显差异。这些差异可能与遗传、环境因素相关,也可能与各地选择肾活检的指征不同有关。日本和新加坡选择尿检异常(如镜下血尿)的患者常规进行肾穿刺病理检查,为此 IgA 肾病发生率即可能偏高;而美国主要选择蛋白尿>1.0 g/d 的患者进行肾穿刺,则其 IgA 肾病发生率即可能偏低。其次,IgA 肾病的发病存在明显的个体差异性。肾脏病理检查发现系膜区 IgA 沉积却无肾炎表现的个体并不少。同样为系膜区 IgA 沉积,有的患者出现肾炎有的患者却无症状,原因并不清楚。欲回答这个问题必须对发病机制有更透彻理解,IgA 于肾小球沉积的过程与免疫复合物造成的肾损伤过程可能是分别独立调控的环节,同时,基因的多态性的研究或许能解释这些表型差异。最后,不同地域患者、不同个体的临床表现及治疗反应的差异势必会影响治疗决策,为此目前国际上尚无统一的治疗指南。改善全球肾脏病预后组织(Kidney Disease:

Improving Global Outcomes,KDIGO)发表了《肾小球肾炎临床实践指南》,其中对 IgA 肾病治疗的建议几乎都来自较低级别证据。

2.病程迁延,认识过程曲折

早期观点认为 IgA 肾病是一良性过程疾病,预后良好。随着研究深入及随访期延长,现已明确其中相当一部分患者的病程呈进展性,高达 50% 的患者能在 20~25 年内逐渐进入终末期肾脏病(ESRD),这就提示对 IgA 肾病积极进行治疗、控制疾病进展很重要。

(二)发病机制

1.免疫介导炎症的发病机制

(1)黏膜免疫反应与异常 IgA$_1$ 产生:大量研究表明 IgA 肾病的启动与血清中出现过量的异常 IgA$_1$(铰链区 O-糖链末端半乳糖缺失,对肾小球系膜组织有特殊亲和力)密切相关。这些异常 IgA$_1$ 在循环中蓄积到一定程度,并沉积于肾小球系膜区,才可能引发 IgA 肾病。目前关于致病性 IgA$_1$ 的来源主要有两种观点,均与黏膜免疫反应相关。其一,从临床表现来看,肉眼血尿往往发生于黏膜感染(如上呼吸道、胃肠道或泌尿系感染)之后,提示 IgA$_1$ 的发生与黏膜免疫相关,推测肾小球系膜区沉积的 IgA$_1$ 可能来源于黏膜免疫系统。其二,IgA 肾病患者过多的 IgA$_1$ 可能来源于骨髓免疫活性细胞。Julian 等提出"黏膜-骨髓轴"观点,认为血清异常升高的 IgA 并非由黏膜产生,而是由黏膜内抗原特定的淋巴细胞或抗原递呈细胞进入骨髓腔,诱导骨髓 B 细胞增加 IgG$_1$ 分泌所致。所以,血中异常 IgA$_1$ 的来源目前尚未明确,有可能来源于免疫系统的某一个部位,也可能是整个免疫系统失调的结果。

以上发病机制的认识开阔了治疗思路,即减少黏膜感染,控制黏膜免疫反应,有可能减少 IgA 肾病的发病及复发。对患有慢性扁桃体炎并反复发作的患者,现在认为择机摘除扁桃体有可能减少黏膜免疫反应,降低血中异常 IgA$_1$ 和循环免疫复合物水平,从而减少肉眼血尿发作和尿蛋白。

(2)免疫复合物形成与异常 IgA$_1$ 的致病性:异常 IgA$_1$ 沉积于肾小球系膜区的具体机制尚未完全清楚,可能通过与系膜细胞抗原(包括种植的外源性抗原)或细胞上受体结合而沉积。大量研究证实免疫复合物中的异常 IgA$_1$ 与系膜细胞结合后,即能激活系膜细胞,促其增殖、释放细胞因子和合成系膜基质,诱发肾小球肾炎;而非免疫复合物状态的异常 IgA$_1$ 并不能触发上述致肾炎反应。上述含异常 IgA$_1$ 的免疫复合物形成过程能被多种因素调控,包括补体成分 C$_{3b}$ 及巨噬细胞和中性粒细胞上的 IgA Fc 受体(CD89)的可溶形式。

以上过程说明系膜区的异常 IgA$_1$ 沉积与肾炎发病并无必然相关性,其致肾炎作用在一定程度上取决于免疫复合物形成及其后续效应。此观点可能也解释了为何有人系膜区有 IgA 沉积却无肾炎表现的原因。

(3)受体缺陷与异常 IgA$_1$ 清除障碍:现在认为肝脏可能是清除异常 IgA 的主要场所。研究发现,与清除异常 IgA$_1$ 免疫复合物相关的受体有肝细胞上的去唾液酸糖蛋白受体(ASGPR)及肝脏 Kupffer 细胞上的 IgA Fc 受体(FcαRI,即 CD89),如果这些受体数量减少或功能异常,就能导致异常 IgA$_1$ 免疫复合物清除受阻,这也与 IgA 肾病发病相关。

肝硬化患者能产生一种病理表现与 IgA 肾病十分相似的肾小球疾病,被称为"肝硬化性肾小球疾病",其发病机制之一即可能与异常 IgA$_1$ 清除障碍相关。

(4)多种途径级联反应致肾脏损伤:正如前述,含有异常 IgA$_1$ 的免疫复合物沉积于系膜,将触发炎症反应致肾脏损害。从系膜细胞活化、增殖,释放前炎症及前纤维化细胞因子,合成及分泌细胞外基质开始,通过多种途径的级联放大反应使肾损害逐渐加重。受累细胞从系膜细胞扩展到足细胞、肾小管上皮细胞、肾间质成纤维细胞等肾脏固有细胞及循环炎症细胞;病变性质从炎症反应逐渐进展成肾小球硬化及肾间质纤维化等不可逆病变,最终患者进入 ESRD。

免疫-炎症损伤的级联反应概念能为治疗理念提出新思路。Coppo 等人认为应该对 IgA 肾病早期进行免疫抑制治疗,这可能会改善肾病的长期预后。他们认为 IgAN 治疗存在"遗产效应",若在疾病早期阻断一些免疫发病机制的级联放大反应,即可能留下持久记忆,获得长时期疗效。这一观点大大强调了早期免疫抑制治疗的重要性。

综上所述,随着基础研究的逐步深入,IgA 肾病的发病机制已越来越趋清晰,但是遗憾的是,至今仍无基于 IgA 肾病发病机制的特异性治疗问世,当前治疗多在减轻免疫病理损伤的下游环节,今后应力争改变这一现状。

2.基因相关的遗传发病机制

遗传因素一定程度上影响着 IgA 肾病发生。在不同的种族群体中,血清糖基化异常的 IgA_1 水平显现出不同的遗传特性。约 75% 的 IgA 肾病患者血清异常 IgA_1 水平超过正常对照的第 90 百分位,而其一级亲属中也有 30%~40% 的成员血清异常 IgA_1 水平升高,不过,这些亲属多数并不发病,提示还有其他决定发病的关键因素存在。

家族性 IgA 肾病的病例支持发病的遗传机制及基因相关性。多数病例来自美国和欧洲的高加索人群,少数来自日本,中国香港也有相关报道。北京大学第一医院曾对 777 例 IgA 肾病患者进行了家族调查,发现 8.7% 患者具有阳性家族史,其中 1.3% 已肯定为家族性 IgA 肾病,而另外 7.4% 为可疑家族性 IgA 肾病,为此有学者认为在中国 IgA 肾病也并不少见。

目前对于 IgA 肾病发病的遗传因素的研究主要集中于 HLA 基因多态性、T 细胞受体基因多态性、肾素-血管紧张素系统基因多态性、细胞因子基因多态性及子宫珠蛋白基因多态性。IgA 肾病可能是个复杂的多基因性疾病,遗传因素在其发生发展中起了多大作用,尚有待进一步的研究。

二、IgA 肾病的临床-病理表现与诊断

(一)IgA 肾病的临床表现分类

1.无症状性血尿、伴或不伴轻度蛋白尿

患者表现为无症状性血尿,伴或不伴轻度蛋白尿(少于 1 g/d),肾功能正常。我国一项试验对表现为单纯镜下血尿的 IgA 肾病患者随访 12 年,结果显示 14% 的镜下血尿消失,但是约 1/3 患者出现蛋白尿(超过 1 g/d)或者肾小球滤过率(GFR)下降。这个结果也提示对表现无症状性血尿伴或不伴轻度蛋白尿的 IgA 肾病患者,一定要长期随访,因为其中部分患者随后可能出现病变进展。

2.反复发作肉眼血尿

多于上呼吸道感染(细菌性扁桃体炎或病毒性上呼吸道感染)后 3 天内发病,出现全程肉眼血尿,儿童和青少年(80%~90%)较成人(30%~40%)多见,多无伴随症状,少数患者有排尿不适或胁腹痛等。一般认为肉眼血尿程度与疾病严重程度无关。患者在肉眼血尿消失后,常遗留下无症状性血尿、伴或不伴轻度蛋白尿。

3.慢性肾炎综合征

常表现为镜下血尿、不同程度的蛋白尿(常>1.0 g/d,但少于大量蛋白尿),而且随病情

进展常出现高血压、轻度水肿及肾功能损害。这组 IgA 肾病患者的疾病具有慢性进展性质。

4.肾病综合征

表现为肾病综合征的 IgA 肾病患者并不少见。对这类患者首先要做肾组织的电镜检查,看是否 IgA 肾病合并微小病变病,如果是,则疾病治疗及转归均与微小病变病相似。但是,另一部分肾病综合征患者,常伴高血压和/或肾功能减退,肾脏病理常为 Lee 氏分级(详见下述)Ⅲ～Ⅴ级,这类 IgA 肾病治疗较困难,预后较差。

5.急性肾损伤

IgA 肾病在如下几种情况下可以出现急性肾损害(AKI):①急进性肾炎,临床呈现血尿、蛋白尿、水肿及高血压等表现,肾功能迅速恶化,很快出现少尿或无尿,肾组织病理检查为新月体肾炎。IgA 肾病导致的急进性肾炎还经常伴随肾病综合征。②急性肾小管损害,这往往由肉眼血尿引起,可能与红细胞管型阻塞肾小管及红细胞破裂释放二价铁离子致氧化应激反应损伤肾小管相关。常为一过性轻度 AKI。③恶性高血压,IgA 肾病患者的高血压控制不佳时,较容易转换成恶性高血压,伴随出现 AKI,严重时出现急性肾损伤(ARF)。

上述各种类型 IgA 肾病患者的血尿,均为变形红细胞血尿或变形红细胞为主的混合型血尿。

(二)IgA 肾病的病理特点、病理分级及对其评价

1.IgA 肾病的病理特点

(1)免疫荧光(或免疫组化)表现:免疫病理检查可发现明显的 IgA 和 C3 于系膜区或系膜及毛细血管壁沉积,也可合并较弱的 IgG 和/或 IgM 沉积,但 C_{1q} 和 C_4 的沉积少见。有时小血管壁可以见到 C3 颗粒沉积,此多见于合并高血压的患者。

(2)光学显微镜表现:光镜下 IgA 肾病最常见的病理改变是局灶或弥漫性系膜细胞增生及系膜基质增多,因此最常见的病理类型是局灶增生性肾炎及系膜增生性肾炎,有时也能见到新月体肾炎或膜增生性肾炎,可以伴或不伴节段性肾小球硬化。肾小球病变重者常伴肾小管间质病变,包括不同程度的肾间质炎症细胞浸润,肾间质纤维化及肾小管萎缩。IgA 肾病的肾脏小动脉壁常增厚(不伴高血压也增厚)。

(3)电子显微镜表现:电镜下可见不同程度的系膜细胞增生和系膜基质增多,常见大块高密度电子致密物于系膜区或系膜区及内皮下沉积。这些电子致密物的沉积部位与免疫荧光下免疫沉积物的沉积部位一致。肾小球基底膜正常。

所以,对于 IgA 肾病诊断来说,免疫荧光(或免疫组化)表现是特征性表现,不做此检查即无法诊断 IgA 肾病;电镜检查若能在系膜区(或系膜区及内皮下)见到大块高密度电子致密物,对诊断也有提示意义。而光镜检查无特异表现。

2.IgA 肾病的病理分级

(1)Lee 氏和 Hass 氏分级:目前临床常用的 IgA 肾病病理分级为 Lee 氏(见表 6-1)和 Hass 氏分级(见表 6-2)。这两个分级系统简便实用,对判断疾病预后具有较好作用。

(2)牛津分型:国际 IgA 肾病组织与肾脏病理学会联合建立的国际协作组织,提出了一项有良好重复性和预后预测作用的新型 IgA 肾病病理分型——牛津分型。

表 6-1　Lee 氏病理学分级系统

分级	肾小球病变	肾小球-间质病变
I	多数正常、偶尔轻度系膜增宽（阶段）伴/不伴细胞增生	无
II	<50％的肾小球呈现局灶性系膜增生和硬化,罕见小新月体	无
III	弥漫系膜细胞增生和基质增宽（偶尔局灶节段）,偶见小新月体和粘连	局灶肾间质水肿,偶见细胞浸润,罕见肾小管萎缩
IV	显著的弥漫系膜细胞增生和硬化,<45％的肾小球出现新月体,常见肾小球硬化	肾小管萎缩,肾间质炎症和纤维化
V	病变性质类似IV级,但更重,肾小球新月体形成>45％	类似IV级病变,但更重

表 6-2　Hass 氏病理学分级系统

亚型	肾小球病变
I（轻微病变）	肾小球仅有轻度系膜细胞增加,无节段硬化,无新月体
II（局灶节段肾小球硬化）	肾小球病变类似于原发性局灶节段肾小球硬化,伴肾小球系膜细胞轻度增生,无新月体
III（局灶增殖性肾小球肾炎）	≤50％的肾小球出现细胞增殖,为系膜细胞增生,可伴内皮细胞增生,绝大多数病例为节段性增生。可见新月体
IV（弥漫增殖性肾小球肾炎）	>50％的肾小球出现细胞增殖,为系膜细胞增生,伴或不伴内皮细胞增生,细胞增生可为节段性或球性。可见新月体
V（晚期慢性肾小球肾炎）	≥40％的肾小球球性硬化,其余可表现为上述各种肾小球病变。≥40％的皮质肾小管萎缩或消失

　　牛津分型应用了 4 个能独立影响疾病预后的病理指标,并详细制定了评分标准。这些指标包括系膜细胞增生（评分 M0 及 M1）、节段性硬化或粘连（评分 S0 及 S1）、内皮细胞增生（评分 E0 及 E1）及肾小管萎缩/肾间质纤维化（评分 T0、T1 及 T2）。牛津分型的最终病理报告,除需详细给出上述 4 个指标的评分外,还要用附加报告形式给出肾小球个数及一些其他定量病理指标（如细胞及纤维新月体比例、纤维素样坏死比例、肾小球球性硬化比例等）,以更好地了解肾脏急性和慢性病变情况。

　　牛津分型的制定过程比以往任何分级标准都严谨及科学,而且聚集了国际肾脏病学家及病理学家的共同智慧。但是,牛津分型也存在一定的局限性,例如新月体病变对肾病预后的影响分析较少,且其研究设计没有考虑到不同地区治疗方案的差异性,亚洲的治疗总体较积极（用激素及免疫抑制剂治疗者较多）,因此牛津分型在亚洲的应用尚待进一步验证。

　　综上可见,病理分级（或分型）的提出需要兼顾指标全面、可重复性好及临床实用（包括操作简便、指导治疗及判断预后效力强）多方面因素,任何病理分级（或分型）的可行性都需要经过大量临床实践予以检验。

(三)诊断方法、诊断标准及鉴别诊断

1.肾活检指征及意义

IgA肾病是一种依赖于免疫病理学检查才可确诊的肾小球疾病。但是目前国内外进行肾活检的指征差别很大,欧美国家大多主张对持续性蛋白尿>1.0 g/d的患者进行肾活检,而在日本对于尿检异常(包括单纯性镜下血尿)的患者均建议常规做肾活检。有学者认为,掌握肾活检指征太紧有可能漏掉一些需要积极治疗的患者,而且目前肾穿刺活检技术十分成熟,安全性高,故肾活检指征不宜掌握过紧。确有这样一部分IgA肾病患者,临床表现很轻,尿蛋白<1.0 g/d,但是病理检查却显示中度以上肾损害(Lee氏分级Ⅲ级以上),通过肾活检及时发现这些患者并给予干预治疗很重要。所以,正确掌握肾活检指征,正确分析和评价肾组织病理检查结果,对指导临床合理治疗具有重要意义。

2.IgA肾病的诊断标准

IgA肾病是一个肾小球疾病的免疫病理诊断。免疫荧光(或免疫组化)检查见IgA或IgA为主的免疫球蛋白伴补体C3呈颗粒状于肾小球系膜区或系膜及毛细血管壁沉积,并能从临床除外过敏性紫癜肾炎、肝硬化性肾小球疾病、强直性脊柱炎肾损害及银屑病肾损害等继发性IgA肾病,诊断即能成立。

3.鉴别诊断

IgA肾病应注意与以下疾病鉴别:

(1)以血尿为主要表现者:需要与薄基底膜肾病及Alport综合征等遗传性肾小球疾病鉴别。前者常呈单纯性镜下血尿,肾功能长期保持正常;后者除血尿及蛋白尿外,肾功能常随年龄增长而逐渐减退直至进入ESRD,而且还常伴眼耳病变。肾活检病理检查是鉴别的关键,薄基底膜肾病及Alport综合征均无IgA肾病的免疫病理表现,而电镜检查却能见到各自特殊的肾小球基底膜病变。

(2)以肾病综合征为主要表现者:需要与非IgA肾病的系膜增生性肾炎鉴别。两者都常见于青少年,肾病综合征表现相似。假若患者血清IgA增高和/或血尿显著(包括肉眼血尿),则较支持IgA肾病。鉴别的关键是肾活检免疫病理检查,IgA肾病以IgA沉积为主,而非IgA肾病常以IgM或IgG沉积为主,沉积于系膜区或系膜及毛细血管壁。

(3)以急进性肾炎为主要表现者:少数IgA肾病患者临床呈现急进性肾炎综合征,病理呈现新月体性肾炎,他们实为IgA肾病导致的Ⅱ型急进性肾炎。这种急进性肾炎应与抗肾小球基底膜抗体或抗中性白细胞胞质抗体致成的Ⅰ型或Ⅲ型急进性肾炎鉴别。血清抗体检验及肾组织免疫病理检查是准确进行鉴别的关键。

三、IgA肾病的预后评估及治疗选择

(一)疾病活动性及预后的评估指标及其意义

1.疾病预后评价指标

(1)蛋白尿及血压控制:蛋白尿和高血压的控制好坏会影响肾功能的减退速率及肾病预后。Le等通过多变量分析显示,与肾衰竭关系最密切的因素为时间平均尿蛋白水平(time-average proteinuria,TA-UP)及时间平均动脉压水平(time-average mean arterial blood pressure,TA-MAP)。计算方法为:求6个月内每次随访时的尿蛋白量及血压的算术平均值,再计算整个随访期间所有算术平均值的均值。

(2)肾功能状态:起病或病程中出现的肾功能异常与不良预后相关,表现为 GFR 下降,血清肌酐水平上升。日本一项针对 2 270 名 IgA 肾病患者7年随访的研究发现,起病时血清肌酐水平与达到 ESRD 的比例成正相关。

(3)病理学参数:病理分级的预后评价意义已被许多研究证实。系膜增生、内皮增生、新月体形成、肾小球硬化、肾小管萎缩及间质纤维化的程度与肾功能下降速率及肾脏存活率密切相关。重度病理分级患者预后不良。

(4)其他因素:肥胖 IgA 肾病患者肾脏预后更差,体重指数(BMI)超过25 kg/m² 的患者,蛋白尿、病理严重度及 ESRD 风险均显著增加。此外,低蛋白血症、高尿酸血症也是肾脏不良结局的独立危险因素。

2.治疗方案选择的依据

只有对疾病病情及预后进行全面评估才可能制订合理治疗方案。应根据患者年龄、临床表现(如尿蛋白、血压、肾功能及其下降速率)及病理分级来综合评估病情,分析各种治疗的可能疗效及不良反应,最后选定治疗方案。而且,在治疗过程中还应根据疗效及不良反应来实时对治疗进行调整。

(二)治疗方案选择的共识及争议

1.非免疫抑制治疗

(1)拮抗血管紧张素 Ⅱ 药物:目前血管紧张素转换酶抑制剂(ACEI)或血管紧张素 AT₁ 受体阻滞剂(ARB)已被用作 IgA 肾病治疗的第一线药物。研究表明,ACEI/ARB 不仅具有降血压作用,而且还有减少蛋白尿及延缓肾损害进展的肾脏保护效应。由于 ACEI/ARB 类药物的肾脏保护效应并不完全依赖于血压降低,因此 ACEI/ARB 类药物也能用于血压正常的 IgA 肾病蛋白尿患者治疗。KDIGO 制定的《肾小球肾炎临床实践指南》,推荐对尿蛋白>1 g/d 的 IgA 肾病患者长期服用 ACEI 或 ARB 治疗(证据强度 1B);并建议对尿蛋白 0.5~1 g/d 的 IgA 肾病患者也用 ACEI 或 ARB 治疗(证据强度 2D)。指南还建议,只要患者能耐受,ACEI/ARB 的剂量可逐渐增加,以使尿蛋白降至 1 g/d 以下(证据强度 2C)。

ACEI/ARB 类药物用于肾功能不全患者需慎重,应评估患者的药物耐受性并密切监测药物不良反应。服用 ACEI/ARB 类药物之初,患者血清肌酐可能出现轻度上升(较基线水平上升<30%),这是由药物扩张出球小动脉引起。长远来看,出球小动脉扩张使肾小球内高压、高灌注及高滤过降低,对肾脏是起保护效应,因此不应停药。但是,用药后如果出现血清肌酐明显上升(超过了基线水平的30%~35%),则必须马上停药。多数情况下,血清肌酐异常升高是肾脏有效血容量不足引起,故应及时评估患者血容量状态,寻找肾脏有效血容量不足的原因,加以纠正。除急性肾损害外,高钾血症也是ACEI/ARB类药物治疗的另一严重不良反应,尤易发生在肾功能不全时,需要高度警惕。

这里还需要强调,根据大量随机对照临床试验的观察结果,近年国内外的高血压治疗指南均不提倡 ACEI 和 ARB 两药联合应用。指南明确指出:在治疗高血压方面两药联用不能肯定增强疗效,却能增加严重不良反应;而在肾脏保护效应上,也无足够证据支持两药联合治疗。刚发表的西班牙 PRONEDI 试验及美国VANEPHRON-D试验均显示,ACEI 和 ARB 联用,与单药治疗相比,在减少 2 型糖尿病肾损害患者的尿蛋白排泄及延缓肾功能损害进展上并无任何优势。而在 VANEPHRON-D 试验中,两药联用组的高钾血症及急性肾损害不良反应却显著增加,以致试验被迫提前终止。

（2）深海鱼油：深海鱼油富含的 n-3（ω-3）多聚不饱和脂肪酸，理论上讲可通过竞争性抑制花生四烯酸，减少前列腺素、血栓素和白三烯的产生，从而减少肾小球和肾间质的炎症反应，发挥肾脏保护作用。几项大型随机对照试验显示，深海鱼油治疗对 IgA 肾病患者具有肾功能保护作用，但是荟萃分析却未获得治疗有益的结论。因此，深海鱼油的肾脏保护效应还需要进一步研究验证。鉴于深海鱼油治疗十分安全，而且对防治心血管疾病肯定有益，所以 KDIGO 制定的《肾小球肾炎临床实践指南》建议，给尿蛋白持续＞1 g/d 的 IgA 肾病患者予深海鱼油治疗（证据强度 2D）。

（3）扁桃体切除：扁桃体是产生异常 IgA$_1$ 的主要部位之一。很多 IgA 肾病患者都伴有慢性扁桃体炎，而且扁桃体感染可导致肉眼血尿发作，所以择机进行扁桃体切除就被某些学者推荐作为治疗 IgA 肾病的一个手段，认为可以降低患者血清 IgA 水平和循环免疫复合物水平，使肉眼血尿发作及尿蛋白排泄减少，甚至对肾功能可能具有长期保护作用。

近期日本一项针对肾移植后复发 IgA 肾病患者的小规模研究表明，扁桃体切除术组降低尿蛋白作用显著（从 880 mg/d 降到 280 mg/d），而未行手术组则无明显变化。日本另外一项针对原发性 IgA 肾病的研究也同样显示，扁桃体切除联合免疫抑制剂治疗，在诱导蛋白尿缓解和/或血尿减轻上效果均较单用免疫抑制治疗优越。不过上面两个研究均为非随机研究，且样本量较小，因此存在一定局限性。Wang 等人的荟萃分析也认为，扁桃体切除术联合激素和肾素-血管紧张素系统（RAS）阻断治疗，至少对轻中度蛋白尿且肾功能尚佳的 IgA 肾病患者具有肾功能的长远保护效应。

但是，KDIGO 制定的《肾小球肾炎临床实践指南》认为，扁桃体切除术常与其他治疗（特别是免疫抑制剂）联合应用，所以疗效中扁桃体切除术的具体作用难以判断，而且也有临床研究并未发现扁桃体切除术对改善 IgA 肾病病情有益。所以，该指南不建议用扁桃体切除术治疗 IgA 肾病（证据强度 2C），认为还需要更多的随机对照试验进行验证。不过，有学者认为如果扁桃体炎与肉眼血尿发作具有明确关系时，仍可考虑择机进行扁桃体切除。

（4）抗血小板药物：抗血小板药物曾被广泛应用于 IgA 肾病治疗，并有小样本临床试验显示双嘧达莫治疗 IgA 肾病有益，但是许多抗血小板治疗都联用了激素和免疫抑制治疗，故其确切作用难以判断。KDIGO 制定的《肾小球肾炎临床实践指南》不建议使用抗血小板药物治疗 IgA 肾病（证据强度 2C）。

2.免疫抑制治疗

（1）单用糖皮质激素治疗：KDIGO 的《肾小球肾炎临床实践指南》建议，IgA 肾病患者用 ACEI/ARB 充分治疗 3～6 个月，尿蛋白仍未降达 1 g/d 以下，而患者肾功能仍相对良好（GFR＞50 mL/min）时，应考虑给予 6 个月的激素治疗（证据强度 2C）。多数随机试验证实，6 个月的激素治疗确能减少尿蛋白排泄及降低肾衰竭风险。

不过，Hogg 等人进行的试验，是采用非足量激素相对长疗程治疗，随访 2 年，未见获益。另一项 Katafuchi 等人开展的低剂量激素治疗，虽然治疗后患者尿蛋白有所减少，但是最终进入 ESRD 的患者比例并无改善。这两项试验结果均提示中小剂量的激素治疗对 IgA 肾病可能无效。Lv 等进行的文献回顾分析也发现，在肾脏保护效应上，相对大剂量短疗程的激素治疗方案比小剂量长疗程治疗方案效果更优。

在以上研究中，激素相关的不良反应较少，即使是采用激素冲击治疗，3 月内使用甲泼尼龙达到 9 g，不良反应报道也较少。但是，既往的骨科文献认为使用甲泼尼龙超过 2 g，无菌性骨坏死发生率就会上升；Lv 等进行的文献复习也认为激素治疗会增加不良反应（如糖尿病或糖耐量异常、高血压、消化道出血、Cushing 样体貌、头痛、体重增加、失眠等）发生，因此仍应注意。

（2）激素联合环磷酰胺或硫唑嘌呤治疗：许多回顾性研究和病例总结（多数来自亚洲）报道，给蛋白尿＞1 g/d 和/或 GFR 下降和/或具有高血压的 IgA 肾病高危患者，采用激素联合环磷酰胺或硫唑嘌呤治疗，病情能明显获益。但是，其中不少研究存在选择病例及观察的偏倚，因此说服力牵强。

近年有几篇联合应用激素及上述免疫抑制剂治疗 IgA 肾病的前瞻随机对照试验结果发表，多数试验都显示此联合治疗有效。两项来自日本同一组人员的研究，给肾脏病理改变较重和/或蛋白尿显著而 GFR 正常的 IgA 肾病患儿，进行激素、硫唑嘌呤、抗凝剂及抗血小板制剂的联合治疗，结果均显示此联合治疗能获得较高的蛋白尿缓解率，并且延缓了肾小球硬化进展，因此在改善疾病长期预后上具有优势。2002 年 Ballardie 等人报道的一项小型随机临床试验，用激素联合环磷酰胺续以硫唑嘌呤进行治疗，结果肾脏的 5 年存活率联合治疗组为 72％，而对照组仅为 6％。但是，2010 年 Pozzi 等发表了一项随机对照试验却获得了阴性结果。此试验入组患者为血清肌酐水平低于 176.8 μmol/L（2 mg/dL）、蛋白尿水平高于 1 g/d 的 IgA 肾病病例，分别接受激素或激素联合硫唑嘌呤治疗，经过平均 4.9 年的随访，两组结局无显著性差异。

总的来说，联合治疗组的不良反应较单药治疗组高，包括激素不良反应及免疫抑制剂的不良反应（骨髓抑制等），而且两者联用时更容易出现严重感染（各种微生物感染，包括卡氏肺孢子菌及病毒感染等），这必须高度重视。因此，在治疗 IgA 肾病时，一定要认真评估疗效与风险，权衡利弊后再作出决策。

KDIGO 制定的《肾小球肾炎临床实践指南》建议，除非 IgA 肾病为新月体肾炎肾功能迅速减退，否则不应用激素联合环磷酰胺或硫唑嘌呤治疗（证据强度 2D）；IgA 肾病患者 GFR＜30 mL/(min·1.73 m²) 时，若非新月体肾炎肾功能迅速减退，不用免疫抑制剂治疗（证据强度 2C）。

（3）其他免疫抑制剂的应用：①吗替麦考酚酯，分别来自中国、比利时以及美国的几项随机对照试验研究了高危 IgA 肾病患者使用吗替麦考酚酯（MMF）治疗的疗效。来自中国的研究指出，在 ACEI 的基础上使用 MMF（2 g/d），有明确降低尿蛋白及稳定肾功能的作用。另外一项中文发表的研究也显示 MMF 治疗能够降低尿蛋白，12 个月内尿蛋白量由 1～1.5 g/d 降至 0.5～0.75 g/d，比大剂量口服泼尼松更有益。与此相反，比利时和美国在白种人群中所做的研究（与前述中国研究设计相似）均认为 MMF 治疗对尿蛋白无效。此外，Xu 等进行的荟萃分析也认为，MMF 在降尿蛋白方面并没有显著效益。所以 MMF 治疗 IgA 肾病的疗效目前仍无定论，造成这种结果差异的原因可能与种族、MMF 剂量或者其他尚未认识到的影响因素相关，基于此，KDIGO 制定的《肾小球肾炎临床实践指南》并不建议应用 MMF 治疗 IgA 肾病（证据强度 2C）。认为需要进一步研究观察。值得注意的是，如果将 MMF 用于肾功能不全的 IgA 肾病患者治疗，必须高度警惕卡氏孢子菌肺炎等严重感染，以前国内已有使用 MMF 治疗 IgA 肾病导致卡氏孢子菌肺炎死亡的案例。②雷公藤多苷，雷公藤作为传统中医药曾长期用于治疗自身免疫性疾病，其免疫抑制作用已得到大量临床试验证实。雷公藤多苷是从雷公藤中提取出的有效成分。Chen 等的荟萃分析认为，应用雷公藤多苷治疗 IgA 肾病，其降低尿蛋白作用肯定。但是国内多数临床研究的证据级别都较低，因此推广雷公藤多苷的临床应用受到限制。此外，还需注意此药的毒副作用，如性腺抑制（男性不育及女性月经紊乱、闭经等）、骨髓抑制、肝损害及胃肠道反应。

③其他药物,环孢素 A 用于 IgA 肾病治疗的相关试验很少,而且它具有较大的肾毒性,有可能加重肾间质纤维化,目前不推荐它在 IgA 肾病治疗中应用。来氟米特能通过抑制酪氨酸激酶和二氢乳清酸脱氢酶而抑制 T 细胞和 B 细胞的活化增殖,发挥免疫抑制作用,临床已用其治疗类风湿关节炎及系统性红斑狼疮。国内也有少数用其治疗 IgA 肾病的报道,但是证据级别均较低,其确切疗效尚待观察。

3.对 IgA 肾病慢性肾功能不全患者进行免疫抑制治疗的争议

几乎所有的随机对照研究均未纳入 GFR<30 mL/min 的患者,GFR 在 30~50 mL/min 的患者也只有少数入组。对这部分人群来说,免疫抑制治疗是用或者不用?若用应该何时用?如何用?均存在争议。

有观点认为,即使 IgA 肾病已出现慢性肾功能不全,一些依然活跃的免疫或非免疫因素仍可能作为促疾病进展因素发挥不良效应,所以可以应用激素及免疫抑制剂进行干预治疗。一项病例分析报道,对平均 GFR 为 22 mL/min 的 IgA 肾病患者,用大剂量环磷酰胺或激素冲击续以 MMF 治疗,患者仍有获益。另外,Takahito 等的研究显示,给 GFR 小于 60 mL/min 的 IgA 肾病患者予激素治疗,在改善临床指标上较单纯支持治疗效果好,但是对改善肾病长期预后无效。

对于进展性 IgA 肾病患者,如果血清肌酐水平超过 265 μmol/L(3 mg/dL)时,至今无足够证据表明免疫抑制治疗仍然有效。有时这种血肌酐阈值被称为"一去不返的拐点",因此选择合适的治疗时机相当关键。但是该拐点的具体范围仍有待进一步研究确证。

综上所述,对于 GFR 在 30~50 mL/min 范围的 IgA 肾病患者,是否仍能用免疫抑制治疗?目前尚无定论;但是对 GFR<30 mL/min 的患者,一般认为不宜进行免疫抑制治疗。

(三)关于 IgA 肾病治疗的思考

IgA 肾病的临床过程变异很大,从完全良性过程到快速进展至 ESRD,预后较难预测。国内多数医师根据 IgA 肾病的临床-病理分型来选用不同治疗方案,但是具体的治疗适应证及治疗措施,仍缺乏规范化的推荐或建议。KDIGO 制定的《肾小球肾炎临床实践指南》关于 IgA 肾病治疗的推荐或建议证据级别也欠高,存疑较多。正如前述,指南对非新月体肾炎的 IgA 肾病患者,不推荐用激素联合环磷酰胺或硫唑嘌呤治疗,但是临床实践中仍可见不少这类患者用上述治疗后明显获益。另外,对于 ACEI/ARB 充分治疗无效、尿蛋白仍>1 g/d 而 GFR 在 30~50 mL/min 水平的 IgA 肾病患者,就不能谨慎地应用免疫抑制治疗了吗?也未必如此。因此,有关 IgA 肾病的治疗,包括治疗适应证、时机及方案还有许多研究工作需要去做。应努力开展多中心、前瞻性、随机对照临床研究,选择过硬的研究终点(如血肌酐倍增、进入 ESRD 和全因死亡等),进行长时间的队列观察(IgA 肾病临床经过漫长,可能需要 10 年以上追踪观察)。只有这样,才能准确地判断治疗疗效,获得高水平的循证证据,以更合理地指导临床实践。

(刘相军)

第六节　急性肾小管间质性肾炎

对于肾小管间质性肾炎(tubulointerstitial nephritis,TIN)的认识,最早可追溯到 1792 年。当时有 1 位患者死于肾衰竭、高血压,尸体解剖时发现肾间质有明显炎症改变,推测与饮用船上含铅较高的淡水有关。TIN 是由多种病因引起、发病机制各异、以肾小管间质病变为主的一组疾病,按其肾脏病理变化的特点分为:以肾间质水肿、炎性细胞浸润为主的急性肾小管间质性肾炎(acute tubulointerstitial nephritis,ATIN)和以肾间质纤维化、肾小管萎缩为主的慢性肾小管间质性肾炎(chronic tubulointerstitial nephritis,CTIN)。文献报道 10%～15% 的急性肾损伤和25% 的慢性肾衰竭是分别由急、慢性 TIN 引起,因此 TIN 已日益受到重视。

　　文献报道,在蛋白尿和/或血尿肾活检的病例中 ATIN 约占 1%,而在急性肾损伤患者进行肾活检的病例中 ATIN 所占比例为 5%～15%。ATIN 如能早期诊断、及时治疗,肾功能多可完全恢复或显著改善。因此,重视 ATIN 的早期诊断和治疗对提高肾脏疾病的整体防治水平具有重要意义。

一、ATIN 的病因及发病机制研究现状

(一)病因

　　原发性 ATIN 的病因主要为药物及感染。历史上感染相关性 ATIN 十分常见,近代由于疫苗及大量抗微生物药物问世,许多感染都已能有效预防和/或迅速控制,所以感染相关性 ATIN 患病率已显著下降;相反,近代由于大量新药上市,药物过敏日益增多,它已成为 ATIN 的首要病因。除此而外,尚有少数病因不明者,被称为"特发性 ATIN",不过其后某些特发性 ATIN 如肾小管间质性肾炎-色素膜炎综合征(tubulointerstitial nephritis and uveitis syndrome,TINU)病因已基本明确,是自身抗原导致的免疫反应致病。

(二)发病机制的研究现状

1.药物过敏性 ATIN

　　药物已成为 ATIN 最常见的病因,免疫反应是其发病的主要机制。大多数研究显示本病主要由细胞免疫引起,但是也有研究在少数病例的肾活检标本中见到抗肾小管基底膜(TBM)抗体沉积,提示体液免疫也可能参与致病。所以不同患者及不同药物的发病机制可能有所不同。

　　(1)细胞免疫反应:有如下证据提示细胞免疫参与药物所致 ATIN 的发病。①肾间质呈现弥漫性淋巴细胞、单核-巨噬细胞和嗜酸性粒细胞浸润;②免疫组化检查显示肾间质浸润细胞是以 T 淋巴细胞为主;③肾间质中出现非干酪性肉芽肿,提示局部存在迟发型超敏反应。

　　目前认为参与药物过敏性 ATIN 发病的细胞免疫反应主要是 T 细胞直接细胞毒反应及抗原特异性迟发型超敏反应。多数药物过敏性 ATIN 的肾间质浸润细胞是以 $CD4^+$ 细胞为主,$CD4^+/CD8^+ > 1$,而西咪替丁和 NSAID 诱发的 ATIN 却以 $CD8^+$ 为主,$CD4^+/CD8^+ < 1$。药物(半抗原)与肾小管上皮细胞蛋白(载体)结合形成致病抗原,经肾小管上皮细胞抗原递呈作用,使肾间质浸润 T 细胞(包括 $CD4^+$ 和 $CD8^+$)致敏,当再次遇到此相应抗原时,$CD4^+$ 细胞就可通过Ⅱ类主要组织相容性复合物、$CD8^+$ 细胞通过Ⅰ类主要组织相容性复合物限制性地识别小管上皮细胞,诱发 T 细胞直接细胞毒反应和迟发型超敏反应($CD8^+$ 细胞主要介导前者,而 $CD4^+$ 细胞主要介导后者),损伤肾小管,导致肾间质炎症(包括非干酪性肉芽肿形成)。

　　这些活化的 T 细胞还可以合成及释放大量细胞因子,包括 γ 干扰素、白细胞介素-2(IL-2)、白细胞介素-4(IL-4)、肿瘤坏死因子 α(TNFα)参与致病。同时细胞毒 T 细胞所产生的粒酶、穿孔素等物质,也具有细胞毒作用而损伤肾小管。此外,肾间质中激活的单核-巨噬细胞也能释放蛋白溶解酶、活性氧等物质加重肾小管间质损伤,并能分泌转化生长因子-β(TGF-β)活化肾间质成纤维细胞,促进细胞外基质合成,导致肾间质病变慢性化。

NSAID 在引起 ATIN 同时还可能引起 MCD，其发病也与 T 细胞功能紊乱有关。NSAID 抑制环氧化酶，使前列腺素合成受抑制，花生四烯酸转为白三烯增加，后者激活 T 细胞。激活的辅助性 T 细胞通过释放细胞因子而使肾小球基膜通透性增加，引起肾病综合征。

(2)体液免疫反应：药物及其代谢产物可作为半抗原与宿主体内蛋白(即载体，如肾小管上皮细胞蛋白)结合形成致病抗原，然后通过如下体液免疫反应致病。①Ⅰ型超敏反应：部分患者血清 IgE 升高，外周血嗜酸性粒细胞计数增多、出现嗜酸性粒细胞尿，病理显示肾间质嗜酸性粒细胞浸润，提示Ⅰ型超敏反应致病。②Ⅱ型超敏反应：部分患者血中出现抗 TBM 抗体，免疫病理显示 TBM 上有 IgG 及 C3 呈线样沉积，提示Ⅱ型超敏反应致病。这主要见于甲氧西林(methicillin，又称二甲氧苯青霉素及新青霉素Ⅰ)所致 ATIN，也可见于苯妥英钠、别嘌醇、利福平等致病者。目前认为这种抗 TBM 疾病的靶抗原是 3M-1 糖蛋白，由近曲小管分泌粘附于肾小管基底膜的外表面，相对分子质量为 48 kDa。正常人对此蛋白具有免疫耐受，但是药物半抗原与其结合形成一种新抗原时，免疫耐受即消失，即能诱发抗 TBM 抗体产生，导致 ATIN。此外，从前报道Ⅲ型超敏反应(循环免疫复合物致病)也可能参与药物过敏性 ATIN 发病，其实基本见不到这种病例。

2.感染相关性 ATIN

广义上的感染相关性 ATIN 也包括病原微生物直接侵袭肾间质导致的 ATIN 如急性肾盂肾炎。此处所讲感染相关性 ATIN 仅指感染诱发免疫反应导致的 ATIN。

一般认为，感染相关性 ATIN 也主要是由细胞免疫反应致病，理由如下：①肾组织免疫荧光检查阴性，不支持体液免疫致病；②肾间质中有大量淋巴细胞和单核细胞浸润；③免疫组化检查显示肾间质中浸润的淋巴细胞主要是 T 细胞。

3.TINU 综合征

TINU 综合征是一个 ATIN 合并眼色素膜炎的综合征，临床较少见。此综合征的病因及发病机制至今尚不完全明确，但与机体免疫功能紊乱及遗传因素影响相关，简述如下。

(1)细胞免疫：目前较公认的发生机制是细胞免疫致病。其主要依据为：①患者的皮肤试验反应能力降低；②外周血中 T 细胞亚群($CD3^+$、$CD4^+$、$CD8^+$)异常，$CD4^+/CD8^+$ 比值降低，$CD56^+$ 的 NK 细胞增高；③肾脏病理检查可见肾间质中有大量 $CD3^+$、$CD4^+$、$CD8^+$ 淋巴细胞浸润，多数报道以 $CD4^+$ 细胞为主，并长期存在。④在部分患者肾间质中可见非干酪性肉芽肿，提示局部存在迟发型超敏反应。

(2)体液免疫：目前有证据表明，TINU 综合征也可存在体液免疫的异常。其依据为：①患者存在多克隆高丙种球蛋白血症，尤以血 IgG 水平升高明显；②在部分 TINU 综合征患儿肾组织中检测出抗肾小管上皮细胞抗体成分。Wakaki 等对 1 例 13 岁女孩肾组织匀浆中的 IgG 纯化后测得 125 kDa 抗体成分，证实为抗肾小管上皮细胞抗体，并通过免疫组化法明确该抗体存在于皮质区肾小管上皮细胞的胞质中。③少数病例血清检测出抗核抗体、类风湿因子、抗肾小管及眼色素膜抗体等自身抗体及循环免疫复合物，提示体液免疫异常在部分 TINU 综合征中起作用，并可能是一种自身免疫性疾病。

(3)遗传因素：有关单卵双生兄弟、同胞姐妹共患 TINU 综合征，以及 TINU 综合征患者母亲患有肉芽肿病的报道，均强烈显示出本症具有遗传倾向。已有报道证实 TINU 综合征与人类白细胞抗原(HLA)系统有着密切关联，主要集中在 *HLA-DQA*1 和 *DQB*1 以及 *DR*6、*DR*14 等等位基因。

二、ATIN 的临床及病理表现、诊断与鉴别诊断

(一)临床表现及辅助检查

1.临床表现

(1)药物过敏性 ATIN:典型表现如下。①用药史:患者发病前均有明确的用药史。据国内外文献报道诱发 ATIN 最多的药物是 NSAID 和头孢菌素类抗生素。②药物过敏表现:常为药物热及药疹(常为小米至豆大斑丘疹或红斑,弥漫对称分布,伴瘙痒)。③肾损害:患者常在用药后一至数天出现尿化验异常和肾小球及肾小管功能损害,少尿性(病情较重者)或非少尿性(病情较轻者)急性肾损伤十分常见。

但是,NSAID 引起的过敏性 ATIN 常有如下独特表现:①虽然有患者在用药后 1 天至数天出现肾损害,但是有的却可在用药后数周至数月才发病;②临床常无药物过敏的全身表现,如药物热及药疹;③在导致 ATIN 的同时,又能引起 MCD,临床出现肾病综合征。若不认识它的这些特点,即易导致误漏诊。

(2)感染相关性 ATIN:常首先出现与感染相关的全身表现,而后才呈现尿化验异常、急性肾损伤及肾小管功能异常。既往此 ATIN 常由细菌感染引起,而现代病毒等微生物引起者更常见。

(3)TINU 综合征:常发生于青少年,女性居多。病前常有乏力、食欲减退、体重下降及发热等非特异症状,而后出现肾损害(尿化验异常、急性肾损伤及肾小管功能异常)及眼色素膜炎(虹膜睫状体炎或全色素膜炎,常两侧同时发生)。少数患者眼色素膜炎出现在肾损害前,多数同时出现,或眼色素膜炎出现在肾损害后(一个月到数月)。患者常伴随出现血沉增快、血清 C 反应蛋白及 γ 球蛋白增高。

2.实验室检查

(1)尿常规化验:常表现为轻度蛋白尿(<1 g/d,以小分子性蛋白尿为主),镜下血尿(甚至肉眼血尿),无菌性白细胞尿(早期尚能见嗜酸性粒细胞尿),以及管型尿(包括白细胞管型)。

(2)血常规化验:一般无贫血,偶尔出现轻度贫血。30%~60%的药物过敏性 ATIN 患者外周血嗜酸性粒细胞计数增多。

(3)肾小管损伤指标及肾小管功能检查:患者尿 N-乙酰-β-D-氨基葡萄糖苷酶(NAG)、γ-谷氨酰转肽酶(γ-GT)及亮氨酸氨基肽酶(LAP)增多,提示肾小管上皮细胞损伤。尿 $β_2$ 微球蛋白、$α_1$ 微球蛋白、视黄醇结合蛋白及溶菌酶常增多,提示近端肾小管重吸收功能障碍;尿比重和尿渗透压减低,提示远端肾小管浓缩功能减退。患者有时还能出现肾性尿糖,甚至范可尼综合征,以及肾小管酸中毒。

近年,一些能反映早期急性肾损害的尿生物标志物检验已开始应用于临床,这对早期发现及诊断 ATIN 很有帮助,例如尿中性粒细胞明胶酶相关脂质运载蛋白(neutrophil gelatinase-associated lipocalin,NGAL)检验,尿肾脏损伤分子-1(kidney injury molecule-1,KIM-1)检验,及尿白细胞介素-18(interliukin 18,IL-18)检验等。

(4)肾小球功能检查:患者出现急性肾损伤时,血肌酐及尿素氮将迅速升高,血清胱抑素 C 水平也升高。

(5)其他检验:对疑及药物诱发抗 TBM 抗体的患者,应进行血清抗 TBM 抗体检测。

3.影像学检查

超声等影像学检查显示 ATIN 患者的肾脏体积正常或增大,若能除外淀粉样变肾病及糖尿病肾病,肾脏体积增大对提示急性肾损伤很有意义。

4.^{67}镓核素扫描

20 世纪 70 年代末即有报道 ATIN 患者肾脏摄取核素^{67}镓(^{67}Ga)明显增多,因此认为^{67}Ga 核素扫描有助 ATIN 诊断。但是,在此后的研究中发现^{67}Ga 核素扫描诊断 ATIN 的敏感性仅 58%~68%,特异性也不高。因此,^{67}Ga 同位素扫描并不是理想的 ATIN 检测指标,临床上很少应用。不过,文献报道急性肾小管坏死患者极少出现^{67}Ga 核素扫描阳性,因此认为此检查对鉴别 ATIN 与急性肾小管坏死仍有一定意义。

(二)病理表现

1.光学显微镜检查

ATIN 的病理特点主要是肾间质炎细胞浸润及水肿。无论药物过敏性 ATIN、感染相关性 ATIN 或 TINU 综合征,肾间质中弥漫浸润的炎细胞均以淋巴细胞(主要是 T 细胞)及单核细胞为主,常伴不同程度的嗜酸性粒细胞(药物过敏性 ATIN 最明显),并偶见中性粒细胞。可见肾小管炎(炎细胞趋化至肾小管周围,并侵入肾小管壁及管腔)。此外,在部分药物过敏性 ATIN 及 TINU 综合征患者的肾间质中,还可见上皮样细胞肉芽肿。肾小管上皮细胞常呈不同程度的退行性变,可见刷状缘脱落,细胞扁平,甚至出现灶状上皮细胞坏死及再生。肾小球及肾血管正常。

2.电子显微镜检查

无特殊诊断意义。NSAID 引起 ATIN 同时可伴随出现 MCD,此时可见肾小球足细胞足突广泛融合。

3.免疫荧光检查

多呈阴性。但是药物(如甲氧西林)诱发抗 TBM 抗体致病者,能在 TBM 上见到 IgG 及 C3 呈线样沉积。

(三)诊断与鉴别诊断

1.诊断

原发性 ATIN 确诊需要依靠肾组织病理检查,但是在此基础上还必须结合临床表现才能进行准确分类。

(1)药物过敏性 ATIN:若有明确用药史,典型药物过敏表现(药疹、药物热、血嗜酸性粒细胞计数增多等),尿检验异常(轻度蛋白尿、血尿、无菌性白细胞尿及管型尿),急性肾损伤及肾小管功能损害(肾性糖尿及低渗透压尿等),一般认为临床即可诊断药物过敏性 ATIN(当然,能进行肾组织病理检查确认更好)。如果上述表现不典型(尤其是无全身药物过敏表现,常见于 NSAID 致病者),则必须进行肾穿刺病理检查才能确诊。

(2)感染相关性 ATIN:若有明确感染史,而后出现 ATIN 肾损害表现(轻度尿检验异常、急性肾损伤及肾小管功能损害)即应疑及此病,及时进行肾活检病理检查确诊。

(3)TINU 综合征:在出现 ATIN 肾损害表现前后,又出现眼色素膜炎(虹膜睫状体炎或全色素膜炎),即应高度疑及此病,及时做肾活检病理检查确诊。

2.鉴别诊断

应该与各种能导致急性肾损伤的疾病鉴别,与肾小球及肾血管疾病鉴别不难,此处不拟讨论。只准备在此讨论如下两个疾病。

(1)药物中毒性急性肾小管坏死:应与药物过敏性 ATIN 鉴别,尤其是无全身药物过敏表现的 ATIN。两者均有用药史,尿常规检验均改变轻微(轻度蛋白尿,少许红、白细胞及管型),都常出现少尿性或非少尿性急性肾损伤。但是,药物中毒性急性肾小管坏死具有明确的肾毒性药物用药史,发病与用药剂量相关,而无药物过敏表现;尿检验无或仅有少许白细胞,无嗜酸性粒细胞;除某些肾毒性中药(如含马兜铃酸中草药)致病者外,很少出现肾性糖尿等近端肾小管功能损害。上述临床实验室表现可资初步鉴别。此外,正如前述,有学者认为 ^{67}Ga 同位素扫描对两者鉴别也有意义,而肾活检病理检查可以明确将两者区分。

(2)IgG4 相关性 TIN:这是近年才认识的一个自身免疫性疾病。此病能累及多个器官系统,被称为 IgG4 相关性疾病,但是也有约 5% 患者仅表现为 IgG4 相关 TIN,而无全身系统表现。此病仅表现为 TIN 且出现急性肾损伤时,则需要与原发性 ATIN 鉴别。IgG4 相关 TIN 具有特殊的临床病理表现,例如血清 IgG4 水平增高,补体 C3 水平下降,肾活检病理检查在肾间质中可见大量 IgG4 阳性浆细胞浸润,并伴随轻重不等的席纹样纤维化等。这些表现均与原发性 ATIN 不同,鉴别并不困难。

三、ATIN 的治疗对策、预后及防治展望

(一)去除病因

早期诊断,去除病因是治疗的关键。对药物过敏性 ATIN 患者及时停用致敏药物,对感染相关性 ATIN 患者有效控制感染,都是治疗的关键。许多患者在去除上述病因后病情可自行好转,轻者甚至可以完全恢复。

(二)糖皮质激素治疗

一些较小型的非随机对照临床试验结果显示,糖皮质激素治疗药物过敏性 ATIN 疗效明显,与单纯停用致敏药物比较,ATIN 的完全缓解率更高,缓解时间缩短;但是,另外一些小型临床试验却未获得上述效果,认为与单纯停用致敏药物相比疗效无异。由于缺乏高质量大样本的前瞻随机对照临床试验证据,故目前尚难下确切结论。

根据主张用激素治疗学者的意见,对药物过敏性 ATIN 患者用激素治疗的指征为:①ATIN 病情严重,如肾功能急剧恶化需要透析治疗,和/或病理检查肾间质炎症严重或肉芽肿形成;②停用致敏药后数天肾功能无明显改善者。若治疗过晚(往往 ATIN 病期已超过 3 周),病理检查已发现肾间质明显纤维化时,激素则不宜应用。

若拟用糖皮质激素进行治疗,那么激素起始剂量应多大?全部疗程应多长?目前也无指南推荐意见或建议。美国经典肾脏病专著《The Kidney(第 9 版)》认为可用泼尼松 1 mg/(kg·d)作起始剂量口服,3～4 周后逐渐减量,再过 3～4 周停药。国内不少单位主张泼尼松起始剂量宜小,30～40 mg/d 即可,减停药方法与上基本相同。另外,如果应用糖皮质激素正规治疗 4 周无效时(这常见于治疗过晚病例),也应停用激素。

感染相关性 ATIN 是否也适用糖皮质激素治疗?意见更不统一。不少学者都主张仅给予抗感染治疗,而不应用激素,尤其在感染未被充分控制时。但是,某些感染相关性 ATIN(如汉坦病毒导致的出血热肾综合征)病情极重,感染控制后 ATIN 恢复十分缓慢,很可能遗留下慢性肾

功能不全。有学者对这种患者应用了激素治疗,并发现其中部分病例确能有促进疾病缓解和减少慢性化结局的疗效,所以他们认为,在特定条件下,感染相关性 ATIN 在感染控制后仍可考虑激素治疗。

至于 TINU 综合征,由于它是一个自身免疫性疾病,故必须使用糖皮质激素治疗。TINU 综合应用激素治疗的疗效往往很好,对个别疗效较差者和/或肾间质出现上皮样细胞肉芽肿者,必要时还可加用免疫抑制剂治疗。

(三)免疫抑制剂治疗

药物过敏性 ATIN 一般不需要使用免疫抑制剂治疗。但是,也有报道认为,若激素治疗 2 周无效时,仍可考虑加用免疫抑制剂如环磷酰胺或吗替麦考酚酯。环磷酰胺的常用量为 $1\sim2$ mg/(kg·d),一般仅用 $4\sim6$ 周,不宜过长;而文献报道的吗替麦考酚酯用量为 $0.5\sim1.0$ g,每天 2 次,应该服用多久,尚无统一意见。

另外,当药物诱发抗 TBM 抗体致病时,除需用激素及免疫抑制剂积极治疗外,必要时还要配合进行血浆置换治疗。不过自从甲氧西林被弃用后,现在抗 TBM 抗体所致 ATIN 已很难遇到。

(四)透析治疗

当 ATIN 患者出现急性肾损伤达到透析指征时,就应及时进行透析,以清除代谢废物,纠正水电解质及酸碱平衡紊乱,维持生命,赢得治疗时间。

(五)ATIN 的预后

药物过敏性 ATIN 的大系列研究资料显示,约 64.1% 的患者治疗后疾病能完全缓解,23.4% 能部分缓解,而 12.5% 将进入终末肾衰竭需依靠肾脏替代治疗维持生命。另一篇文献统计,约 36% 的药物过敏性 ATIN 将最终转变成慢性肾脏病。

影响疾病预后的因素如下。①治疗是否及时:这是影响疾病预后的关键因素。一般认为发病 >3 周未及时停用致敏药物进行治疗者,往往预后差。②年龄:老年患者预后差。③病理检查:肾间质纤维化(常伴肾小管萎缩及肾小管周毛细血管消失)程度重者、出现上皮样细胞肉芽肿者预后差。但是血清肌酐峰值高低、病理检查肾间质炎细胞浸润轻重及是否存在肾小管炎,与疾病预后无关。

感染相关性 ATIN 的预后与感染是否被及时有效控制及肾损害严重程度密切相关。而 TINU 综合征从总体上讲预后较好,不过疾病(尤其眼色素膜炎)较易复发。

(六)对 ATIN 治疗的思考及期望

正如前述,影响药物过敏性 ATIN 预后的首要因素是有否及时停用致敏药物,停药不及时的患者往往预后差。为此早期识别此病进而及时停用致敏药非常重要。既往在讲述本病临床表现时,很强调发热、皮疹及关节痛"三联征",这"三联征"的描述最早来自甲氧西林所致 ATIN 的报道,在甲氧西林被弃用后,近年已很少出现(文献报道仅呈现在约 10% 患者中)。为此在识别药物过敏性 ATIN 时,对"三联征"不宜过度强调,否则必将导致 ATIN 诊断延误。应该说,对所有用药后出现急性肾损伤及尿检验异常(轻度蛋白尿,伴或不伴血尿及无菌性白细胞尿)的患者,均应及时做肾活检病理检查,看是否药物过敏性 ATIN? 这对于临床无全身过敏表现的 ATIN 患者(常见于 NSAID 致病时)尤为重要。

至今,对药物过敏性 ATIN 是否该用糖皮质激素治疗? 看法仍未统一;而对某些感染相关性 ATIN 重症病例,在感染控制后能否应用激素去减轻病情、改善预后? 争论更大。即使应用激素治疗,治疗方案(药物起始剂量,持续用药时间及停药指征等)应如何制订? 也没有一致意见。这主要是由于对上述 ATIN 治疗,一直缺乏高质量的前瞻随机对照临床试验证据。ATIN 的发病率不是很高,正如前述,在血尿和/或蛋白尿进行肾活检的患者中其所占比例仅 1% 左右,因此欲组织大样本的临床试验去验证某一治疗方案对 ATIN 的疗效,会有一定困难。但是这项工作必须去做,可能需要众多医疗单位参与的多中心研究去完成,我们期望在不久的将来能看到这种高质量的临床试验证据。

(孟建华)

第七节　慢性肾小管间质性肾炎

　　慢性肾小管间质性肾炎(慢性 TIN),是由许多不同因素引起的一种临床综合征。其病理变化是以肾小管萎缩和肾间质纤维化等病变为主要表现的综合征。肾小球及血管病变轻微。早期以肾小管功能损害为主,后期表现为慢性进展性肾衰竭。临床上多起病隐匿,疾病早期不出现水肿、高血压、血尿及大量蛋白尿等肾小球损害的特征表现,而突出表现为肾小管功能不全。至发病晚期,则表现为慢性进行性肾衰竭,肾小球滤过率降低。由于本病病因广泛,表现隐匿,往往发病率没有得到重视。在终末期肾脏疾病中,慢性 TIN 引起的肾衰竭占 10%～30%。

一、病因病机与临床表现

(一)病因病机

　　引起慢性 TIN 的病因很多而较复杂。在我国除常见的慢性肾盂肾炎引起的慢性感染性间质性肾炎外,其他如尿路梗阻反流、药物、免疫性疾病、代谢性疾病、血液系统疾病对引起本综合征的发病特点与病因关系非常密切。若为感染所致,好发于中年女性,药物性者与服药,尤其是止痛药为多。地区差异、种族、气候、饮食习惯与本病发生有关。预后与肾功能受损程度及高血压程度有关,不佳预后主要来自尿毒症及高血压。

　　1.病因

　　(1)感染:在慢性 TIN 发病中,感染引起的慢性肾盂肾炎中占 79%,其中主要有反流性肾病和尿路梗阻合并感染而引起。可引起感染的致病微生物包括细菌、病毒、分枝杆菌及真菌等。

　　(2)药物和毒素:药物常见于长期滥用止痛药,及某些肾毒性的抗生素,包括 NSAID、氨基苷类抗生素、两性霉素 B、环孢素 A、普卡霉素等。另外,还有部分中药,如关木通、汉防己、马兜铃等含有马兜铃酸的中草药;重金属有镉、铝、锂、金、铍等;化学毒物和生物、毒素:顺铂、甲醛、乙二醇、蜂毒、蕈毒、蛇毒、鱼胆毒等。

　　(3)免疫性疾病:如干燥综合征、系统性红斑狼疮、血管炎结节病、慢性异体肾移植排斥反应、冷球蛋白血症等均可引起慢性 TIN。

　　(4)血液系统疾病:如异常的蛋白血症、淋巴增生性疾病、多发性骨髓瘤、阵发性睡眠性血红蛋白尿,由于异常蛋白或异常细胞对肾脏的直接侵袭,引起慢性 TIN。

　　(5)代谢性疾病:如尿酸性肾病、低钾性肾病、糖尿病、淀粉样变性病、胱氨酸尿症、高钙血症时肾内钙质沉着等也常出现肾间质病变。

(6)梗阻和反流性肾损害:如尿路阻塞、结石、肿瘤、膀胱输尿管反流。

(7)遗传性疾病:肾髓质囊肿病,肾髓质海绵肾,遗传性多囊肾,遗传性肾炎。

(8)其他:如放射性肾炎,高血压肾动脉硬化,动脉粥样栓塞肾病,特发性慢性肾小管间质性肾炎等均可引发慢性 TIN。

2.病机

各种因素引起的慢性 TIN,主要可致肾间质免疫损伤而肾小管萎缩,间质纤维化,白细胞浸润。

3.病理检查

慢性肾盂肾炎或反流性肾脏病引起的慢性 TIN,双肾大小不一,表面凹凸不平;常见粗或细的瘢痕,部分与包膜粘连;肾盂肾盏改变可有可无;有细菌感染时,可见肾盂肾盏增厚,扩张。其他病因引起的慢性 TIN 双肾大小相等,体积缩小。

光镜检查:病理特征小管细胞萎缩,上皮细胞扁平化,小管扩张,间质纤维化;小管间质单核细胞浸润,间质细胞浸润主要由淋巴细胞和单核细胞组成,中性粒细胞、浆细胞及嗜酸性粒细胞偶见,间质水肿、出血。

慢性间质性肾炎肾小球结构在长时间内保持正常,随着病变的进展,肾小球逐渐发生病理性改变,出现球周纤维化、节段性硬化,最终全球硬化。

免疫荧光检查:偶见 C3 或免疫球蛋白沿肾小管基底膜沉积。典型病例呈线型分布,肾小球多呈阴性,偶有系膜区节段性 C3 及 IgM 微弱阳性。

(二)临床表现

慢性肾小管间质性肾炎起病隐匿,也可为急性间质性肾炎延续而来。

1.临床全身表现

慢性 TIN 者,在相当长时间内无任何临床症状。患者多在体检时或由其他疾病就医时,发现尿检和肾功能异常,贫血,高血压。当患者出现临床症状时,可表现为原发病的全身症状,也可表现为慢性肾功能不全的非特异症状,如疲倦、乏力、贫血、呕恶、食欲缺乏、夜尿增多、睡眠障碍等。症状的轻重与肾衰的严重程度密切相关。慢性 TIN 患者贫血发生相对较早,可能是产生红细胞生长素的间质细胞较早受到破坏有关。

疾病晚期,由于肾小球硬化,患者可出现水肿及高血压。超过 50％患者可发生高血压,个别患者发生急性肾乳头坏死时,常有寒战、高热、肉眼血尿、腰痛,尿沉渣中可找到坏死的组织碎片。

2.肾功能减退的特点

(1)病变早期不出现水肿,高血压,大量蛋白尿等肾小球病变的特征性表现。

(2)小管间质病变导致的主要表现为小管功能不全,这也是被称为慢性小管间质性肾病,而非慢性小管间质性肾炎的原因。慢性 TIN 时,肾小管功能的下降与肾小球滤过率下降不成比例。在氮质血症前肾小管功能障碍已发生,其表现为肾小管破坏及间质纤维化的部位和程度有关。

(3)在近端肾小管功能损害时,主要表现为重吸收功能障碍,出现碳酸氢根、糖、尿酸、磷酸盐、氨基酸重吸收减少,排出增多。

(4)远端肾小管功能受损,受到尿酸化功能障碍,造成失盐、低钠、贮钾、酸碱失衡、多尿、夜尿增多,严重时可出现容量不足及高钾血症。

(5)晚期当发生明显的肾小球硬化时,临床上可出现大量蛋白尿、水肿、高血压、血清尿酸水平降低,可能为肾小管功能障碍,尿酸重吸收减少所致。

3.实验室尿检验

主要表现非肾病性蛋白尿,镜下血尿,白细胞尿及糖尿。尿蛋白常为小分子量的肾小管性蛋白尿。

(1)尿常规检查:尿蛋白±～＋,比重 1.015 以下,pH＞6.5。

(2)尿蛋白定量:≤1.5 g/24 h,低分子蛋白尿。

(3)尿溶菌酶及尿 β_2-微球蛋白增多:如出现大量蛋白尿时,则提示肾小球严重受损,预后大多不佳,25％患者可出现尿糖。有临床资料报道,28％的患者尿细菌培养阳性。

二、诊断、鉴别诊断与诊断标准

(一)诊断

本病起病隐匿,病因多样,临床表现缺乏特异性,诊断往往不及时,常易被漏诊误诊。

当出现临床症状时,长期用药史,争取尽量早期找到病因,早期做出诊断尤为重要。本病早期无肾小球损伤的特征表现,当出现以肾小管功能障碍为主要表现时,应考虑本病可能。如有无慢性肾盂肾炎史、尿路梗阻、长期应用肾毒性药物、免疫性疾病、代谢性疾病等原发性病史,当不能明确诊断时,进行肾活检以于确诊。

早中期多表现为夜尿增多,尿比重低,尿沉渣变化较少,常仅有少量细胞,蛋白尿较轻。尿蛋白为肾小管性低分子蛋白尿,β_2-微球蛋白增高,蛋白定量一般 1.5 g/24 h 以下,肾小球滤过率可正常。但部分患者在就诊时,已有不同程度的肾小球滤过功能障碍等。

辅助检查:B超、X线、放射线等检查,可见双肾体积缩小或正常,回声粗乱等表现。

肾活检:主要可见不同程度的间质纤维化,肾小管萎缩,间质弥漫淋巴细胞和单核细胞浸润;部分患者肾小动脉内膜增厚,管腔狭窄,肾小球缺血性皱缩及硬化。

(二)鉴别诊断

1.慢性肾小球肾炎

慢性肾小球肾炎有肾小球损害的特征性表现,如水肿、高血压、肾小球性蛋白尿等。慢性 TIN 在疾病早期无肾小球损害特征性表现,而主要表现为肾小管功能不全,如尿量增多、夜尿增多、无水肿等。

2.急 TIN

急性 TIN 和慢性 TIN 在病因上有重叠,且即使同一损害,也可表现为连续的过程,需根据病史及典型的临床表现二者不难鉴别,必要时行肾活检确诊。

(三)诊断标准

(1)病史:有慢性肾盂肾炎病史,反流病变及尿路梗阻病史,长期接触肾毒素或用药史。

(2)肾小管损伤:有肾小管功能障碍,尿量增多,夜尿增多表现。

(3)贫血,乏力,夜眠不安等。

(4)有肾功能损害:但无高血压,水肿,轻度蛋白尿,尿 β_2-微球蛋白增多。

(5)影像学检查:B超提示双肾大小不一致,回声粗乱,皮质髓质界限不清。

(6)肾活检:呈慢性小管间质纤维化,伴小球硬化。

三、治疗

(一)一般治疗

血压高者积极控制高血压,首选血管紧张素转换酶抑制剂,纠正电解质和酸碱平衡紊乱,尤其注意纠正代谢性酸中毒。出现贫血时,及早应用促红细胞生成素。当出现尿量、夜尿增多时,容易引起血容量不足,严重时可引起肾小球滤过率下降,此时注意液体的补充。

(二)病因治疗

病因治疗主指对原发病的治疗,及祛除致病因素。

(1)药物引起的及时停用相关药物。

(2)接触重金属和有害毒物者,及时停止接触。

(3)梗阻者应尽早解除梗阻。

(4)感染引起者选用敏感的抗生素。

由于免疫性疾病、造血性疾病、血管性疾病、代谢性疾病引起的慢性间质性肾病,则应积极治疗原发病。

(三)替代治疗

当慢性间质性肾病发展至肾衰竭、尿毒症时,应积极尽早进行血液透析治疗。

(孟建华)

第八节　过敏性紫癜肾炎

过敏性紫癜(Henoch-Schönlein purpura,HSP)属于系统性小血管炎,主要侵犯皮肤、胃肠道、关节和肾脏。病理特点为含有 IgA 的免疫复合物沉积在受累脏器的小血管壁引起炎症反应。肾脏受累表现为免疫复合物性肾小球肾炎。目前认为过敏性紫癜是一种儿童最常见的血管炎,发病率为 1‰～2‰。几乎所有的患者均出现皮肤紫癜,75%患者出现关节症状,60%～65%的患者出现腹痛,40%～45%的患者发生肾病。少数患者可以出现肺、中枢神经系统、泌尿生殖器官受累。一旦出现过敏性紫癜肾炎往往是一个长期持久的过程。存在自发缓解,起病年龄与病情轻重等因素决定其预后。

一、过敏性紫癜肾炎的发病机制

由于过敏性紫癜的致病因素错综复杂,机体可因致敏原性质、个体反应性的差异以及血管炎累及的脏器和病变程度的不同,在临床病理改变上呈现不同的表现。很多研究已证明过敏性紫癜肾炎的肾脏损害程度、对免疫抑制剂的反应及预后与种族、年龄密切相关,但是产生这种差别的本质仍不明。半数患者起病前有诱因存在,比如病毒感染、细菌感染、寄生虫感染、药物因素、毒素、系统性疾病或者肿瘤。现有研究表明,过敏性紫癜肾炎与 IgAN 在肾小球内沉积的 IgA 都主要是多聚的 IgA1,β 细胞 β-1,3-半乳糖基转移酶(B-1,3-GT)的缺陷导致 IgA1 绞链区 O 型糖基化时,末端链接的半乳糖减少,这一改变可能影响 IgA1 与肝细胞上的寡涎酸蛋白受体结合而影响 IgA 的清除,而且能增加其与肾脏的结合。血清 IgA1 分子铰链区糖基化异常可能在过敏性紫癜肾炎和 IgA 肾病中发挥了同样的作用,糖基化异常的 IgA1 分子容易自身聚合,不容易被肝脏清除,从而容易沉积在肾脏致病。补体活化也有重要作用。IgA-CC 沉积在系膜区后,与系膜细胞作用,引起系膜细胞增生、细胞外基质产生增加、趋化因子 MCP-1 和 IL-8 合成增多,引起多形核白细胞和单核细胞浸润。趋化因子还能够与足细胞作用,影响其生物学功能,参与蛋白尿形成。

二、过敏性紫癜肾炎的病理分型

国际儿童肾脏病研究组(International Study of Kidney Disease of Childhood,ISKDC)制定了过敏性紫癜的肾脏组织病理分型,肾小球病变与临床表现有关。Ⅰ型为肾小球轻微病变;Ⅱ型仅仅表现为系膜增生;Ⅲ型为系膜局灶或弥漫增生,但是 50% 以下的肾小球形成新月体,或节段血栓形成、祥坏死或硬化;Ⅳ型中系膜病变同Ⅲ型,但 50%～75% 的肾小球新月体形成;Ⅴ型,75% 以上肾小球新月体形成;Ⅵ型为假膜增生型。

三、过敏性紫癜肾炎的临床表现和预后

由于研究人群差异,过敏性紫癜肾炎的发病率报道不一。有报道在儿童中为 33%,在成人中为 63%。最常见的临床表现是肉眼血尿,也可以有镜下血尿,可以一过性、持续性或者反复发作。血尿可以伴随皮疹复发而出现,也可以在肾外表现消退后很长时间以后再发。一般伴随有不同程度的蛋白尿,肾病综合征的发病率报道不一。也有表现为肾小球滤过率下降、氮质血症或者进展到终末期肾脏病。

一般而言,过敏性紫癜肾炎起病的临床表现与远期患者是否发展为慢性肾脏病有良好相关性。根据 Goldstein 等的研究,起病初期患者仅表现为血尿、少量蛋白尿,远期发展到慢性肾脏病的可能不到 5%;临床表现蛋白尿量明显但是不够肾病综合征水平,远期发展到慢性肾脏病的为 15%;如果达到肾病综合征水平,该可能性增加到 40%;如果患者同时表现肾病综合征和肾炎综合征,可能性超过 50%。鉴于针对过敏性紫癜肾炎治疗策略和手段的文章的异质性,和过敏性紫癜肾炎是发展为慢性肾脏病的一个重要原因,强调临床长期随访的重要性。在起病 3 年时如果患者的肌酐清除率低于 70 mL/(min·1.73 m^2)和蛋白尿水平较起病时增加也是远期慢性肾脏病进展的危险因素。

ISKDC 的病理分期主要的指标是新月体的比例和系膜增殖的程度。实际上,肾脏活检病理检查中小管损伤程度、间质纤维化、肾小球和间质炎症程度、新月体的特点(大新月体或者小新月体,纤维化的程度等)、有无局灶硬化、动脉粥样硬化这些因素都和预后相关。与儿童患者相比,成人发病的过敏性紫癜肾炎预后较差。

四、过敏性紫癜肾炎的鉴别诊断

过敏性紫癜肾炎与 IgA 肾病的病理表现均为肾小球系膜区有 IgA 为主的免疫球蛋白的沉积和系膜增生,临床表现突出为有血尿或伴有不同程度的蛋白尿。过敏性紫癜肾炎发病多见于儿童,IgAN 发病高峰则在 15～30 岁,有关研究表明在儿童中两者临床表现、病理和发病机制仍存在很大的差异。比如在过敏性紫癜肾炎患者中,患者血 IgG 水平较 IgA 肾病患者更高,循环中含 IgA 复合物(IgA-CC)的体积更大,血 IgE 水平更高。与 IgAN 相比,新月体的出现更常见于过敏性紫癜肾炎,其数量与疾病的严重程度和预后有关;常与祥坏死、毛细血管内细胞增生

并存。

五、过敏性紫癜肾炎的治疗决策

临床中有严重起病患者未经特异治疗而自愈,也有起病初期仅有少量血尿,但长期进展到终末期肾脏病的个例报道。鉴于目前缺少大宗临床资料的随机对照研究,以往的认识是在患者起病时是否给予和给予什么强度的治疗非常棘手。基于一些回顾性研究和经验,目前认为在起病初期及时有效的治疗能够减少慢性肾脏病发生和进展。我们需要根据预先判定患者的长期预后怎样来选择治疗措施的轻重和可能的严重不良反应。这种权衡需要根据患者对治疗的反应随时调整。在过敏性紫癜肾炎的治疗中,使用大剂量激素冲击治疗大量新鲜新月体形成,使用血浆置换短时间内有效清除血 IgA1 和复合物,使用激素或免疫抑制剂包括环磷酰胺、硫唑嘌呤、钙调磷酸酶神经酶抑制剂、利妥昔单抗减少 IgA 产生,使用依库珠单抗抑制补体激活,使用华法林、双嘧达莫或者阿司匹林对抗纤维蛋白,使用 ACEI/ARB 减少尿蛋白。

对于起病时仅有血尿或者少量蛋白尿的患者,强调长期随访。

有限的随机对照研究发现,短期糖皮质激素治疗对于预防儿童过敏性紫癜肾炎的发生和进展无效。也有研究结论表明在一成人过敏性紫癜肾炎患者的队列研究中,环磷酰胺加糖皮质激素治疗与单用糖皮质激素治疗没有更多益处。有学者认为,这些观点还需要更长时间和更多文献加以证实。

(孟建华)

第七章

内分泌科疾病

第一节　甲状腺结节

甲状腺结节是临床常见疾病。流行病学调查显示,在一般人群中采用触诊的方法,甲状腺结节的检出率为 $3\%\sim7\%$,采用高分辨率超声,其检出率可达 $19\%\sim67\%$。甲状腺结节在女性和老年人群中多见。虽然甲状腺结节的患病率很高,但仅有约 5% 的甲状腺结节为恶性,因此甲状腺结节处理的重点在于良恶性的鉴别。

一、病因及分类

多种甲状腺疾病都可以表现为甲状腺结节,包括局灶性甲状腺炎症、甲状腺腺瘤、甲状腺囊肿、结节性甲状腺肿、甲状腺癌、甲状旁腺腺瘤或囊肿、甲状舌管囊肿等。此外,先天性一叶甲状腺发育不良而另一叶甲状腺增生,以及甲状腺手术后及放射性碘治疗后残留甲状腺组织的增生亦可以表现为甲状腺结节。

二、诊断

甲状腺结节诊断的首要目的是确定结节为良性还是恶性,可以通过询问病史、物理检查、甲状腺细针穿刺细胞学检查及超声、扫描等确定诊断。

(一)病史及体格检查

目前,已知的影响结节良恶性的因素包括年龄、性别、放射线照射史、家族史等。儿童及青少年甲状腺结节中恶性的比率明显高于成人。年龄 60 岁以上者恶性的比率增加,且未分化癌的比例明显增高。成年男性甲状腺结节的患病率较低,但恶性的比例高于女性。与甲状腺癌发生相关的最重要的危险因素为放射线暴露,既往有头颈部放射照射史及核素辐射史者,甲状腺结节和甲状腺癌的发生率明显增高。患者的家族史对甲状腺结节的判定也有一定的帮助,有甲状腺肿家族史和地方性甲状腺肿地区居住史者甲状腺肿的发生率较高。有甲状腺癌家族史及近期出现的甲状腺结节增长较快,或伴有声音嘶哑、吞咽困难和呼吸道梗阻者提示可能为恶性。

大多数甲状腺结节患者没有临床症状,仅表现为无痛性颈部包块,合并甲状腺功能异常时,可出现相应的临床表现,部分患者由于结节侵犯周围组织出现声音嘶哑、压迫感、呼吸/吞咽困难等压迫症状。甲状腺的肿块有时较小，不易触及，容易漏诊。检查时要求患者充分暴露颈部，仔细触诊。正常的甲状腺轮廓视诊不易发现，若看到甲状腺的外形常提示甲状腺肿大。触诊检查时要注意甲状腺的大小、质地、有无肿块及肿块的数目、部位、边界、活动度、肿块有无压痛及颈部有无肿大的淋巴结等，提示恶性病变的体征包括结节较硬，与周围组织粘连固定，局部淋巴结肿大等。

(二)实验室检查

甲状腺结节患者均应行甲状腺功能检测。血清促甲状腺激素(TSH)水平降低提示可能为自主功能性或高功能性甲状腺结节，需行甲状腺核素扫描进一步判断结节是否具有自主摄取功能，功能性或高功能性甲状腺结节中恶性的比例极低。甲状腺自身抗体阳性提示存在桥本甲状腺炎，但不排除同时伴有恶性疾病，因乳头状甲状腺癌和甲状腺淋巴瘤可与桥本甲状腺炎并存。甲状腺球蛋白(Tg)是甲状腺产生的特异性蛋白，由甲状腺滤泡上皮细胞分泌，多种甲状腺疾病可引起血清 Tg 水平升高，包括分化型甲状腺癌、甲状腺肿、甲状腺组织炎症或损伤、甲状腺功能亢进症等，因此血清 Tg 测定对甲状腺结节的良恶性鉴别没有帮助，临床主要用于分化型甲状腺癌手术及清甲治疗后的随访监测。分化型甲状腺癌行甲状腺全切及 [131]I 清甲治疗后，体内 Tg 很低或测不到，在随访过程中如果血清 Tg 升高提示肿瘤复发。降钙素由甲状腺滤泡旁细胞(C细胞)分泌，降钙素升高是甲状腺髓样癌的特异性标志，如疑及甲状腺髓样癌应行血清降钙素测定。

(三)超声检查

高分辨率超声检查是评估甲状腺结节的首选方法，可以探及直径 2 mm 以上结节，已在甲状腺结节的诊断过程中广泛使用。颈部超声可确定甲状腺结节的大小、数量、位置、囊实性、形状及包膜是否完整、有无钙化、血供及与周围组织的关系等情况，同时可评估颈部有无肿大淋巴结及淋巴结的大小、形态和结构特点，是区分甲状腺囊性或实性病变的最好无创方法。此外对甲状腺良恶性病变的鉴别也有一定价值。以下超声征象提示甲状腺癌的可能性大：①实性低回声结节；②结节内血供丰富；③结节形态和边缘不规则，"晕征"缺如；④微小钙化；⑤同时伴有颈部淋巴结超声影像异常，如淋巴结呈圆形、边界不规则、内部回声不均或有钙化、皮髓质分界不清、淋巴门消失等。在随访过程中超声检查还可以较客观地监测甲状腺结节大小的变化。较小而不能触及的结节可在超声引导下进行细针穿刺。甲状腺癌术后患者定期颈部超声检查可以帮助确定有无局部复发。

(四)甲状腺核素显像

适用于评估直径大于 1 cm 的甲状腺结节，根据对放射性核素的摄取情况，甲状腺结节可以分为"热"结节、"温"结节、"冷"结节。除极少数的滤泡状甲状腺癌外，绝大多数可自主摄取放射性核素的"热"结节均为良性病变。放射性核素的摄取与周围组织相似或略高于周围组织的"温"结节通常也为良性。甲状腺恶性肿瘤通常表现为放射性核素摄取极低的"冷"结节，但冷结节中只有不足 20% 为恶性，80% 以上为良性，如甲状腺囊性病变、局灶性甲状腺炎等都表现为"冷"结节。核素显像在甲状腺结节良恶性鉴别中的作用有限，一般临床考虑甲状腺结节为高功能者首选核素扫描，否则核素扫描不作为甲状腺结节的首选检查。

有些化学物质与癌组织的亲和力较高，经同位素标记后用于亲肿瘤甲状腺显像，如 ^{99m}Tc-MIBI、^{201}Ti、^{131}Cs 等。虽然它们与恶性肿瘤的亲和力较高，扫描常呈阳性(即浓聚放射性物质)，但并不是特异性的。有些代谢较活跃的组织(如自主功能性甲状腺腺瘤)或富含线粒体的组织(如桥本甲状腺炎的嗜酸性变细胞)也可呈阳性。因此，对这些亲肿瘤现象的结果必须结合其他资料综合分析。

PET/CT 显像是目前较为先进的核医学诊断技术,^{18}F-FDG 是最重要的显像剂。PET 显像能够反映甲状腺结节摄取和代谢葡萄糖的状态,但并非所有的甲状腺恶性结节都在^{18}F-FDG PET 显像中表现为阳性,某些良性结节也会摄取^{18}F-FDG,因此单纯依靠^{18}F-FDG PET 显像也不能准确鉴别甲状腺结节的良恶性。

(五)放射学诊断

CT 和 MRI 作为甲状腺结节的诊断手段之一,可以显示结节与周围解剖结构的关系,明确病变的范围及其对邻近器官和组织的侵犯情况,如对气管、食管等有无压迫和破坏,颈部淋巴结有无转移等,但它们在评估甲状腺结节的良恶性方面并不优于超声。CT 和 MRI 对微小病变的显示不及超声,但对胸骨后病变的显示较好。

(六)甲状腺细针抽吸细胞学检查

甲状腺细针抽吸细胞学检查(FNAB)是甲状腺结节诊断过程中的首选检查方法,该方法简便、安全、结果可靠,对甲状腺结节的诊断及治疗有重要价值,被视为术前诊断甲状腺结节的"金标准",通常分为恶性、可疑恶性、不确定性及良性。甲状腺细针穿刺对甲状腺乳头状癌、甲状腺髓样癌和未分化甲状腺癌等具有可靠的诊断价值,由于甲状腺滤泡状癌和滤泡细胞腺瘤的区别为有无包膜和血管浸润,因此细胞学检查一般无法区分甲状腺滤泡状癌和滤泡状腺瘤。

凡直径大于 1 cm 的甲状腺结节,均可考虑 FNAB 检查。直径小于 1 cm 的甲状腺结节,如存在下述情况可考虑超声引导下细针穿刺:①超声提示结节有恶性征象;②伴颈部淋巴结超声影像异常;③童年期有颈部放射线照射史或辐射暴露史;④有甲状腺癌病史或家族史;⑤^{18}F-FDG PET 显像阳性。

甲状腺粗针穿刺也可以获得组织标本供常规病理检查所用。如细胞学不能确定诊断且结节较大者可行粗针穿刺病理检查,但不足之处是创伤较大。

(七)分子生物学检测

经 FNAB 仍不能确定良恶性的甲状腺结节,对穿刺标本或外周血进行甲状腺癌的分子标志物检测,如 BRAF 突变、Ras 突变、RET/PTC 重排等,能够提高诊断准确率。BRAF 基因突变和 RET/PTC 重排对甲状腺乳头状癌的诊断具有较好的特异性。RAS 基因突变虽然对甲状腺乳头状癌和甲状腺滤泡状癌并非特异,但其同样具有临床意义。如细胞学检查为"滤泡性病变"同时伴 RAS 突变阳性,提示为滤泡变异型乳头状甲状腺癌或甲状腺腺瘤。RET 基因突变与遗传性甲状腺髓样癌的发生有关。

三、治疗

一般来说,良性甲状腺结节可以通过以下方式处理。

(一)随访观察

多数良性甲状腺结节仅需定期随访,无需特殊治疗,如果无变化可以长期随访观察。少数情况下可选择下述方法治疗。

(二)手术治疗

良性甲状腺结节一般不需手术治疗。手术治疗的适应证:①出现与结节明显相关的局部压迫症状;②合并甲状腺功能亢进,内科治疗无效;③结节位于胸骨后或纵隔内;④结节进行性生长,临床考虑有恶变倾向或合并甲状腺癌高危因素者。因外观或思想顾虑过重影响正常生活而强烈要求手术者,可作为手术的相对适应证。

（三）甲状腺激素抑制治疗

良性病变可直接行甲状腺激素抑制治疗,也可用于随访过程中结节增大者。TSH 抑制治疗的原理是,应用 L-T_4 将血清 TSH 水平抑制到正常低限或低限以下,从而抑制和减弱 TSH 对甲状腺细胞的促生长作用,达到缩小甲状腺结节的目的。在抑制治疗过程中结节增大者停止治疗,直接手术或重新穿刺。抑制治疗 6 个月以上结节无变化者也停止治疗,仅随访观察。长期甲状腺激素抑制治疗可引发心脏不良反应(如心率增快、心房颤动、左心室增大、心肌收缩性增强、舒张功能受损等)和骨密度降低。男性和绝经前女性患者可在治疗起始阶段将 TSH 控制于<0.1 mU/L,1 年后若结节缩小则甲状腺激素减量使用,将 TSH 控制在正常范围下限。绝经后女性治疗目标为将 TSH 控制于正常范围下限。在治疗前应权衡利弊,不建议常规使用 TSH 抑制疗法治疗良性甲状腺结节,老年、有心脏疾病及骨质疏松者使用甲状腺激素抑制治疗更应慎重。

（四）[131]I 治疗

[131]I 主要用于治疗有自主摄取功能并伴有甲亢的良性甲状腺结节。妊娠期或哺乳期是[131]I 治疗的绝对禁忌证。[131]I 治疗后 2～3 个月,有自主功能的结节可逐渐缩小,甲状腺体积平均减少 40%;伴有甲亢者在结节缩小的同时,甲亢症状、体征可逐渐改善,甲状腺功能指标可逐渐恢复正常。如[131]I 治疗 4～6 个月后甲亢仍未缓解、结节无缩小,应结合患者的临床表现和相关实验室检查结果,考虑再次给予[131]I 治疗或采取其他治疗方法。[131]I 治疗后,约 10% 的患者在 5 年内发生甲减,随时间延长甲减发生率逐渐增加。因此,建议治疗后每年至少检测一次甲状腺功能,如监测中发现甲减,要及时给予 L-T_4 替代治疗。

（五）其他治疗

治疗良性甲状腺结节的其他方法还包括超声引导下经皮无水乙醇注射、经皮激光消融术等。采用这些方法治疗前,必须先排除恶性结节的可能性。

（段会发）

第二节　甲状腺功能亢进症

甲状腺是人体最大的内分泌腺体,其分泌的甲状腺激素(TH)促进机体物质代谢、能量代谢及机体的生长、发育。甲状腺功能亢进症(甲亢)是指由于多种因素导致甲状腺功能亢进、TH 分泌过多,造成以神经、循环、消化等系统兴奋性增高和代谢亢进为主要临床表现的疾病总称。

甲状腺功能亢进以弥漫性毒性甲状腺肿,又称 Graves 病最为常见,大约占所有甲亢患者的 85%。Graves 病女性患者较男性多见,男女之比为 1：(4～6),多发在 20～40 岁。该病是一种器官特异性自身免疫病,其发病机制尚未完全阐明。一般认为其发病机制是以遗传易感性为背景,在精神创伤、感染等诱发因素的作用下,引起体内免疫系统功能紊乱,产生异质性免疫球蛋白(自身抗体)而致病。

一、临床表现

本症临床表现与患者年龄、病程和 TH 分泌过多的程度有关。Graves 病典型临床表现主要为甲状腺激素分泌过多综合征、甲状腺肿、眼征。老年人和儿童的临床表现常不典型。

(一)甲状腺激素分泌过多综合征

1.高代谢综合征表现

T_3、T_4 分泌过多及交感神经兴奋性增高,能量、糖、脂肪、蛋白质代谢增加,体重降低,糖耐量异常。

2.心血管系统表现

心动过速、心律失常、第一心音亢进、心脏扩大、收缩期高血压,其中心率静息或睡眠时仍快。

3.神经系统表现

易激动、焦虑烦躁、失眠紧张等,伸舌和双手平举向前时有细震颤,腱反射活跃。

4.消化系统表现

食欲亢进,多食消瘦,大便频繁,肝功能异常。

5.血液和造血系统表现

白细胞总数降低,淋巴细胞比例增高,血小板寿命缩短,偶可引起贫血。

6.肌肉骨骼系统表现

肌肉软弱无力,可有甲亢性肌病。

7.内分泌系统表现

甲状腺激素分泌过多综合征可影响性腺和肾上腺皮质功能,早期甲亢患者促肾上腺皮质激素(ACTH)分泌增加,重症患者肾上腺皮质功能可能相对减退或不全。

8.生殖系统表现

女性患者常有月经稀发、闭经,男性患者常有勃起功能障碍,偶见乳腺发育。

9.皮肤及肢端表现

部分患者有典型小腿胫前对称性黏液性水肿,常与浸润性突眼同时或在之后发生。少数患者存在指端粗厚。

(二)甲状腺肿

甲状腺肿主要表现为弥漫性、对称性甲状腺肿大,质软(病史久或食用含碘食物较多者质地可坚韧)、无压痛,吞咽时上下移动,也有甲状腺肿大不对称或肿大不明显者。肿大的甲状腺上、下叶外侧可扪及震颤(腺体上部较明显),可听到连续性或以收缩期为主的吹风样杂音的血管杂音,以上为 Graves 病的重要诊断特征。

(三)眼征

Graves 病患者有 $25\%\sim50\%$ 伴有不同程度的眼病,其中突眼为重要而又较特异的体征之一。

(四)特殊临床表现及类型

儿童期甲亢临床表现与成人相似,一般后期均伴有发育障碍。18 周岁前一般采用抗甲状腺药物(ATD)治疗,但治疗效果不如成人。

淡漠型甲亢多见于老人,发病较隐匿;症状不典型,常以某一系统的表现突出;眼病和高代谢综合征表现较少,甲状腺常不肿大,但结节发生率较高;血清 TT_4 测定可在正常范围内;全身症状较重。

妊娠期甲亢主要有妊娠合并甲亢和人绒毛膜促性腺激素(HCG)相关性甲亢两种。妊娠合并甲亢者,时有类似甲亢的临床表现,如有体重不随妊娠时间相应增加、四肢近端肌肉消瘦、静息时每分钟心率超过 100 次表现之一者,应疑及甲亢。HCG 相关性甲亢者,可因大量 HCG 刺激 TSH 受体而出现甲亢,甲亢症状轻重不一,血清 FT_3、FT_4 升高,TSH 降低或不可测出,血 HCG 显著升高,属一过性。

亚临床型甲亢血 T_3、T_4 正常,而 TSH 显著降低,低于正常值下限,不伴有或有轻微的甲亢症状。亚临床型甲亢可发生于 Graves 病早期、手术或放射碘治疗后、各种甲状腺炎恢复期的暂时性临床症状,也可持续存在,成为甲亢的一种特殊临床类型,少数可进展为临床型甲亢。

T_3 型甲亢的临床表现与寻常型相同,一般较轻,但血清 TT_3 与 FT_3 均增高,TT_4、FT_4 正常甚至偏低。

二、实验室检查

(一)TSH 测定

TSH 由脑垂体分泌,是调节甲状腺功能的重要激素。甲状腺功能改变时,TSH 的波动较 T_3、T_4 更迅速、显著,是反映下丘脑-垂体-甲状腺轴功能的敏感指标,对亚临床型甲亢和亚临床型甲减的诊断有着重要意义。大部分甲亢患者 TSH 低于正常低值,但垂体性甲亢患者 TSH 不降低或升高。

(二)血清甲状腺激素水平测定

1.血清 TT_4 与 TT_3

TT_4、TT_3 是反映甲状腺功能重要的指标,不同方法及实验室测定结果差异较大。TT_4、TT_3 的增高可提示甲亢,一般二者浓度平行变化,但在甲亢初期与复发早期,TT_3 上升往往很快,约是正常值的 4 倍,TT_4 上升较 TT_3 缓慢,仅为正常值的 2.5 倍,因此 TT_3 适用于轻型甲亢、早期甲亢、亚临床型甲亢及甲亢治疗后复发的诊断,也是诊断 T_3 型甲亢的特异指标。

TT_4、TT_3 可与甲状腺结合球蛋白(TBG)等特异性结合,且结合率高。TBG 水平变化对 TT_4 的影响较 TT_3 更大些。妊娠、雌激素、病毒性肝炎等可使 TBG 升高,TT_4、TT_3 测定结果出现假性增高;雄激素、低蛋白血症(严重肝病、肾病综合征)、糖皮质激素等可使 TBG 下降,测定结果出现假性降低。

2.血清 FT_4 与 FT_3

血清 FT_4、FT_3 不受 TBG 变化的影响,敏感性、特异性均高于 TT_3、TT_4,更能准确地反映甲状腺的功能状态,但是在不存在 TBG 影响因素的情况下,仍推荐测定 TT_3、TT_4,因其指标稳定,可重复性好。

3.血清 rT_3

rT_3 是 T_4 降解的产物,几乎无生理活性。可在一定程度上反映甲状腺的功能,其血浓度的变化与 T_3、T_4 维持一定比例,基本与 T_4 变化一致。Graves 病初期或复发早期可仅有 rT_3 升高。

(三)甲状腺自身抗体测定

1.TRAb(TSH 受体抗体)

TRAb 包括 TSH 受体抗体、甲状腺刺激抗体(TSAb)和甲状腺刺激阻断抗体(TSBAb)三类。TSH 受体抗体阳性提示存在针对 TSH 受体的自身抗体;TSAb 有刺激 TSH 受体、引起甲亢的功能,是 Graves 病的致病性抗体;TSBAb 可引起甲减。TRAb 检测对初发 Graves 病早期诊断、预测 ATD 治疗后甲亢复发、预测胎儿或新生儿甲亢的可能性有一定的意义。测定方法较多,但易出现假阴性和假阳性结果。

2.甲状腺过氧化物酶抗体(TPOAb)和甲状腺球蛋白抗体(TgAb)

这两种抗体水平能提示自身免疫性的病因。

(四)甲状腺摄 [131]I 率

[131]I 摄取率诊断甲亢的符合率可达 90%。摄 [131]I 率升高/减低表示甲状腺的摄碘功能亢进/减退,可鉴别甲亢的病因,不能反映病情严重程度与治疗中的病情变化。摄取率降低,提示亚急性甲状腺炎、安静型甲状腺炎、产后甲状腺炎;摄取率升高,提示缺碘性甲状腺肿;若摄取率升高且伴随高峰前移,提示 Graves 病、多结节性甲状腺肿伴甲亢。随着 TH 和 TSH 检测普遍开展及监测敏感度的不断提高,[131]I 摄取率已不作为甲亢诊断的常规指标。孕妇及哺乳期妇女禁止做本测定。

(五)促甲状腺激素释放激素(TRH)兴奋试验

TRH 能促进 TSH 的合成与释放,甲亢患者 T_3、T_4 增高,反馈抑制 TSH 的分泌,因此 TSH 不受 TRH 兴奋。甲亢患者一般 TSH 水平无明显增高;TSH 有升高反应可排除 Graves 病;TSH 无反应还可见于垂体疾病伴 TSH 分泌不足、甲状腺功能"正常"的 Graves 眼病等。

三、影像学检查

甲状腺超声检查可测定甲状腺的体积,组织的回声,是否存在甲状腺结节,尤其是临床不易触摸到的小结节,并可确定结节的数量、大小和分布,鉴别甲状腺结节的性状。

核素扫描检查时,甲亢患者颈动、静脉可提前到 6～8 秒显像(正常颈静脉12～14 秒显像,颈动脉 8～12 秒显像),甲状腺在 8 秒时显像,其放射性逐渐增加,显著高于颈动、静脉显像。

甲状腺 CT 可清晰地显示甲状腺和甲状腺与周围组织器官的关系,可发现微小病灶,测定甲状腺的体积和密度,了解甲状腺与周围器官的横向关系,有助于结节性甲状腺肿的诊断。眼部 CT 能清楚地显示眼眶内的结构,评估眼外肌受累及眼球后浸润情况,对眼眶的多种疾病的鉴别诊断有较高价值,尤其是眼球突出的病因诊断。

MRI 多用于确定甲状腺以外病变的范围,对确定肿块与其周围血管的关系价值大于 CT 或其他影像学检查。眼部 MRI 较 CT 能更清晰显示眶内多种软组织的结构和病变范围。但体内有金属物且不能取出时禁做 MRI 检查。

四、诊断标准

(一)功能诊断

甲亢病例诊断一般根据病史和临床表现,配合实验室检查来确诊。临床有高代谢及神经、循环、消化等系统兴奋性增高和代谢亢进的病例,尤其是有甲状腺肿大或突眼者应考虑存在本病可能,小儿、老年或伴有其他疾病的轻型甲亢或亚临床型甲亢临床表现不典型,需要辅以相应的实验室检查。

血 FT_3、FT_4(或 TT_3、TT_4)增高、敏感 TSH(sTSH)>0.1 mU/L 者考虑甲亢;仅 FT_3 或 TT_3 增高,FT_4、TT_4 正常者可考虑为 T_3 型甲亢;血 TSH 降低,而 FT_3、FT_4 正常者,符合亚临床型甲亢。必要时可进一步作敏感 TSH(sTSH)/超敏感 TSH(uTSH)测定和/或 TRH 兴奋试验。

(二)鉴别诊断

较多亚急性甲状腺炎患者有发热等全身症状,且甲状腺肿大疼痛,伴有甲亢症状,T_3、T_4 升高、TSH 及 ^{131}I 摄取率降低。安静型甲状腺炎患者的甲状腺呈无痛性肿大,病程呈甲亢—甲减—正常过程。在甲亢阶段时 T_3、T_4 升高,^{131}I 摄取率降低;甲减阶段 T_3、T_4 降低,^{131}I 摄取率升高。

兼有桥本甲状腺炎和 Graves 病的患者有典型的甲亢临床表现和实验室检查结果,血清 TgAb 和 TPOAb 高滴度,甲亢症状很少自然缓解。少数患桥本假性甲亢(桥本一过性甲亢)患者由于疾病致滤泡破坏,甲状腺激素漏出引起一过性的甲亢,T_3、T_4 升高,^{131}I 摄取率降低,症状常在短期内消失。

甲亢与非甲亢疾病的鉴别,见表 7-1。

表 7-1　甲亢与非甲亢疾病的鉴别

疾病	相同点	不同点
糖尿病	多食易饥,少数甲亢糖耐量减低	无甲状腺肿,甲状腺部位无血管杂音且功能正常
非毒性甲状腺肿	甲状腺肿大,^{131}I 摄取率可增高	单纯性甲状腺肿无甲亢症状与体征,^{131}I 摄取率高峰不前移,T_3 抑制试验阴性,甲状腺功能正常
神经官能症	神经、精神症状相似	神经官能症无高代谢症状群、突眼、甲状腺肿,甲状腺功能正常
更年期综合征	情绪不稳定,烦躁失眠、出汗	更年期甲状腺不肿大且功能基本正常
嗜铬细胞瘤	交感神经兴奋症状	无甲状腺肿,甲状腺功能正常,常有高血压

五、治疗原则

目前,治疗甲亢一般采用药物治疗、放射性 ^{131}I 治疗、手术治疗,治疗时应根据患者具体情况和个人意愿等选择治疗方法。一般情况下年龄较小、病情轻、甲状腺轻中度肿大患者多选择药物治疗;而病情较重、病程长、甲状腺中重度肿大患者多采用 ^{131}I 或手术等根治性治疗方法。儿童患者应先考虑用药物治疗,尽可能避免使用 ^{131}I 治疗。

(一)甲亢的一般治疗

舒缓精神,避免情绪波动,适当休息并给予对症、支持治疗,补充足够热量和营养(糖、蛋白质和 B 族维生素等),忌碘饮食。

(二)甲亢的药物治疗

甲亢治疗药物有抗甲状腺药物、碘及碘化物及 β 受体阻滞剂。

1.抗甲状腺药物

抗甲状腺药物的临床疗效较肯定,治愈率 40%～60%;方便、经济、使用较安全,一般不会导致永久性甲减。但该类药物在临床应用具有局限性,主要是因为治疗用药疗程长 1～2 年至数年,停药后复发率高,可达 50%～60%,少数患者伴发肝损害或粒细胞减少症等。

(1)药物分类:抗甲状腺药物分为硫脲类和咪唑类,前者的代表药物是硫氧嘧啶、丙硫氧嘧啶,后者为甲巯咪唑(他巴唑)、卡比马唑(甲亢平)。

(2)药物疗程:治疗疗程有长程疗法、短程疗法及阻断-替代疗法等。短疗程法的服药时间小于 6 个月,治愈率 40%;长疗程法的服药时间在 1.5 年以上,治愈率 60%。长程疗法分为初治期、减量期、维持期,药物剂量一般根据病情选择。长程疗法因其治疗效果好而常用,治疗一旦开始一般不宜中断,治疗中如出现症状缓解但甲状腺肿或突眼恶化的情况时,抗甲状腺药物应酌情减量并可加用 L-甲状腺素钠(L-T_4)25～100 μg/d 或甲状腺片 20～60 mg/d。

（3）停药指征：长程疗法的停药指征一般为甲亢症状完全缓解；甲状腺肿缩小、血管杂音消失；抗甲状腺药物维持量小；血 T_3、T_4、TSH 正常；T_3 抑制试验及 TRH 兴奋试验正常；TSAb 明显下降或转阴；足疗程。停药时甲状腺明显缩小并且 TSAb 阴性，停药后复发率低；停药时甲状腺肿大或 TSAb 阳性，停药后复发率高，此类患者应延长治疗时间。

（4）注意事项：应用抗甲状腺药物应注意其不良反应，需经常检测肝肾功能和血常规。

2.碘及碘化物

一般用于术前准备和甲亢危象。术前准备时先用 ATD 控制症状，术前 2～3 周应用大剂量碘，使甲状腺减轻充血，质地变韧，便于手术，减少出血。

3.β受体阻滞剂

用于甲亢初治期的辅助治疗，也可用于术前准备或甲状腺危象。改善患者心悸等交感神经兴奋状态，并抑制 T_4 向 T_3 的转化。

（三）手术治疗

甲状腺次全切手术主要是用手术方法切除部分甲状腺组织以减少甲状腺激素的产生，达到治疗甲亢的目的。治愈率可达 70%，治疗后复发率较药物治疗低，但可引起多种并发症。

手术治疗甲亢的适应证：中、重度甲亢，服药无效、复发或不愿长期服药者；甲状腺巨大，有压迫症状者；胸骨后、结节性甲状腺肿伴甲亢者。较重或发展较快的浸润性突眼者；合并心、肝、肾、肺疾病，不能耐受手术者；妊娠早期（3 个月前）及晚期（6 个月后）；轻症可用药物治疗者。

术前用抗甲状腺药物治疗至症状控制，患者甲状腺功能接近正常，心率每分钟＜80 次，T_3、T_4 在正常范围内。为减少术中出血，术前 2 周加服复方碘溶液。若患者对 ATD 有不良反应或不能缓解症状，可尝试普萘洛尔加碘剂的准备方法。

（四）放射性碘治疗

甲状腺有高度摄取和浓集碘的能力，[131]I 释放出 β 射线可破坏甲状腺滤泡上皮而减少 TH 分泌，还能抑制甲状腺内淋巴细胞的抗体生成，增强了疗效。[131]I 治疗具有迅速、简便、安全、疗效明显等优点，且疗程短、治愈率高、复发率低。接受[131]I 治疗时应注意：服[131]I 治疗前 2～4 周避免应用碘剂及含碘的药物；服[131]I 前应空腹，服药 2 小时后方可进食；服药后患者应与家人隔离，尤其是与儿童和妊娠妇女，餐具和水杯与家人分开使用；非妊娠期妇女在接受[131]I 治疗后半年内不宜妊娠；定期复查及随访。

（五）Graves 眼病的治疗

Graves 眼病以男性多见，43% 的患者甲亢与 Graves 眼病同时发生，44% 甲亢先于 Graves 眼病发生，还有 5% 的患者仅有明显突眼而无甲亢症状，称其为甲状腺功能正常的 Graves 眼病。

非浸润性突眼无须特别处理，突眼会随甲状腺功能恢复正常而消失。治疗 Graves 眼病时，对于有临床型甲亢或亚临床型甲亢证据的患者应采取有效的抗甲亢治疗，甲状腺功能恢复正常可使眼睑挛缩、凝视、眶周水肿等症状减轻，可更准确地评价眶内受累程度，选择适当的治疗方案。严重突眼不宜行甲状腺次全切除术，慎用[131]I 治疗。

1.Graves 眼病的局部治疗

高枕卧位；限制钠盐及使用利尿剂减轻水肿；戴有色眼镜保护眼睛，防止强光及灰尘刺激；睡眠时使用抗生素眼膏；睡眠时可用眼罩或盐水纱布敷眼。

2.Graves 眼病的全身治疗

（1）抗甲状腺药物：主要用于甲亢伴明显突眼者，可稳定甲状腺功能，有利于突眼恢复。在治疗过程中应避免发生甲低及 TSH 升高,必要时可用 L-T_4(100～200 μg/d)或干甲状腺片(60～120 mg/d)与 ATD 联用。

(2)免疫抑制剂及非特异性抗炎药物:泼尼松每次 10～20 mg,每天 3 次,早期疗效较好,症状好转后减量。一般 1 个月后再减至维持量 10～20 mg/d,也可隔天给予最小维持量而逐渐停药。对糖皮质激素不敏感或有禁忌证的 Graves 眼病患者,可考虑试用奥曲肽,据报道该药物对于抑制球后组织增生有一定的效果。也可试用免疫抑制剂,但需注意白细胞减少等不良反应。多数研究证实,糖皮质激素和环孢素 A 合用临床效果优于单独使用糖皮质激素。

(3)球后放疗:一般大剂量皮质激素治疗无效或有禁忌证无法使用时考虑应用。

(4)眼眶减压手术对改善突眼和眼部充血症状效果较好。

(段会发)

第三节　甲状腺功能减退症

甲状腺功能减退症(甲减)是指各种原因引起的甲状腺激素(TH)合成、分泌或生物效应不足所导致的一组疾病。甲减女性较男性多见,男女之比为1∶(5～10),且随年龄增加患病率逐渐上升。新生儿甲减发生概率约为1∶4 000,青春期甲减发病率降低,成年后再次上升。甲减病因较复杂,按起病时间可分为呆小病(克汀病)、幼年型甲减、成年型甲减。

一、病因

呆小病甲状腺功能减退始于胎儿或新生儿,病因有两种:地方性呆小病,即因母体缺碘,供应胎儿的碘不足,胎儿 TH 合成不足或甲状腺发育不全而造成神经系统不可逆的损害;散发性呆小病,胎儿甲状腺发育不全或 TH 合成发生障碍。

幼年型甲状腺功能减退起病于青春期发育前儿童,病因与成人患者相同。成年型甲状腺功能减退起病于成年者,主要有甲状腺激素(TH)缺乏、促甲状腺激素(TSH)缺乏及周围组织对 TH 不敏感三种类型。

(一)TH 缺乏

原发性 TH 缺乏,病因不明。

继发性 TH 缺乏,常见于甲状腺破坏,如手术切除,放射性碘或放射线治疗后;抗甲状腺药物(ATD)治疗过量,摄入碘化物过多,使用过氯酸钾、碳酸锂等;其他因素:甲状腺炎、慢性淋巴细胞性甲状腺炎、伴甲状腺肿或结节的甲状腺功能减退、晚期甲状腺癌和转移性肿瘤。

(二)血清 TSH 缺乏

TSH 缺乏分为垂体性和下丘脑性。前者常见于肿瘤、手术、放疗和产后垂体坏死;后者常见于下丘脑肿瘤、肉芽肿、慢性疾病或放疗。

(三)TH 不敏感综合征

TH 受体基因突变、TH 受体减少或受体后缺陷所致,有家族发病倾向。

二、临床表现

TH减少可引起机体各系统功能代谢减慢,功能降低。甲减的临床表现一般取决于起病年龄和病情的严重程度,重者可引起黏液性水肿,甚至黏液性水肿昏迷。亚临床型甲减无明显甲减症状与体征,但存在发展为临床型甲减的可能性,也可造成动脉粥样硬化和心血管疾病,妊娠期亚临床甲减可能影响后代的神经智力发育。

(一)呆小病

如甲减发生于胎儿和婴幼儿时期,一般起病较急,可阻碍大脑和骨骼生长发育,导致智力低下和身材矮小,且多不可逆。呆小病患儿起病越早病情越严重。患儿表现为体格及智力发育缓慢、反应迟钝、颜面苍白、眼距增宽、鼻根宽且扁平、鼻梁下陷、口唇厚、舌大外伸、四肢粗短、出牙换牙延迟、骨龄延迟、行走晚且呈鸭步、心率慢、脐疝多见,性器官发育延迟,成年后矮小。

(二)幼年型甲减

幼年型甲减的临床表现介于成人型与呆小病之间。幼儿发病者与呆小病相似,只是发育迟缓和面容改变不如呆小病显著;较大儿童及青春期发病者,类似成人型甲减,但伴有不同程度的生长阻滞。

(三)成年型甲减

成年型甲减多见于中年女性,男女比例为1:(5~10),发病缓慢、隐匿,有时长达十余年才表现出典型症状,主要表现为代谢率减低和交感神经兴奋性下降,及时治疗多可逆。

1.一般表现

出汗减少、怕冷、动作缓慢、精神萎靡、疲乏嗜睡、智力减退、食欲下降、体重增加、大便秘结,有的出现黏液性水肿面容(表情淡漠、水肿、眼睑下垂,鼻、唇增厚,毛发脱落无光泽)。

2.低代谢综合征

疲乏嗜睡、行动迟缓、记忆力减退,怕冷无汗,体温低于正常。

3.皮肤表现

苍白或姜黄色,皮肤粗糙、多鳞屑和角化,指甲生长缓慢、厚脆。

4.神经精神系统表现

记忆力、理解力减退、反应迟钝、嗜睡、精神抑郁、严重者可发展为猜疑性精神分裂症,重者多表现为痴呆、木僵或昏睡、共济失调或眼球震颤。

5.肌肉与关节表现

肌肉软弱乏力、偶见重症肌无力,收缩与松弛均缓慢延迟,肌肉疼痛、僵硬,黏液性水肿患者可伴有关节病变,偶有关节腔积液。

6.心血管系统表现

心动过缓、心音低弱、心脏扩大、常伴有心包积液、血压可升高,久病者易发生动脉粥样硬化及冠心病。

7.消化系统表现

食欲减退、便秘、腹胀,甚至麻痹性肠梗阻或黏液性水肿巨结肠,可有胃酸缺乏、贫血。

8.内分泌系统表现

男性勃起功能障碍,女性月经过多、经期长、不孕、溢乳,肾上腺皮质功能偏低,血和尿皮质醇降低。

9.呼吸系统表现

呼吸浅而弱,对缺氧和高碳酸血症不敏感。

10.黏液性水肿昏迷表现

嗜睡、低体温（<35 ℃）、呼吸减慢、血压下降、心动过缓、四肢肌肉松弛、反射减弱或消失,甚至昏迷、休克。

三、实验室检查

(一)生化检查

1.血红蛋白和红细胞

本病可致轻、中度正常细胞正色素性贫血,小细胞低色素性或大细胞型贫血。

2.血脂

甲状腺性甲减胆固醇常升高,继发性甲减胆固醇正常或降低。

3.血氨基酸

同型半胱氨酸(Hcy)增高。

4.其他

血胡萝卜素升高,尿 17-酮类固醇、17-羟皮质类固醇降低,糖耐量试验呈扁平曲线,胰岛素反应延迟。

(二)心功能检查

心电图示低电压、窦性心动过缓、T 波低平或倒置,偶有 PR 间期延长（AV 传导阻滞）及 QRS 波时限增加,心肌酶谱升高。

(三)影像学检查

成骨中心出现和生长迟缓(骨龄延迟),成骨中心骨化不均匀呈斑点状(多发性骨化灶),骨骺与骨干的愈合延迟。X 片上心影常为弥漫性双侧增大。甲状腺核素扫描检查可发现和诊断异位甲状腺。

(四)甲状腺激素测定

1.血清总 T_4(TT_4)和血清总 T_3(TT_3)

诊断轻型甲减和亚临床甲减时,TT_4 较 TT_3 敏感,TT_4 降低而 TT_3 正常是早期诊断甲减的指标之一。较重者血 TT_3 和 TT_4 均降低,轻型甲减的 TT_3 不一定下降。TT_4、TT_3 受甲状腺结合球蛋白(TBG)影响,检查结果可出现偏差。

2.血清游离 T_4(FT_4)和游离 T_3(FT_3)

FT_4 和 FT_3 不受 TBG 变化的影响,其敏感性与特异性均高于 TT_4 和 TT_3。甲减患者一般 FT_4 和 FT_3 均下降,轻型甲减、甲减初期以 FT_4 下降为主。

3.血清 TSH 测定

TSH 测定是诊断甲减最主要的指标。甲状腺性甲减,TSH 可升高;垂体性或下丘脑性甲减,常降低,并可伴有其他腺垂体激素分泌低下。当 sTSH(敏感 TSH)≥5.0 mU/L,加测 FT_4、甲状腺球蛋白抗体(TgAb)和甲状腺过氧化物抗体(TPOAb),以明确诊断亚临床型甲减或自身免疫性甲状腺病。也可用 TSH 筛查新生儿甲减。

4.TPOAb 和 TgAb 测定

TPOAb 和 TgAb 是确定自身免疫甲状腺炎的主要指标。亚临床型甲减患者存在高滴度的

TgAb 和 TPOAb,进展为临床型甲减的可能性较大。

(五)动态兴奋试验

TRH 兴奋试验:原发性甲减 TSH 基础值升高,TRH 刺激后升高增强;垂体性甲减 TRH 刺激后多无反应;下丘脑性甲减受刺激后 TSH 升高并多呈延迟反应。

四、诊断标准

甲减病例诊断一般根据病史、临床表现和体格检查,再配合实验室检查来确诊。原则是以 TSH 为一线指标,如血 TSH>5.0 mU/L 应考虑可能存在原发性甲减。单次 TSH 测定不能诊断为甲减,必要时可加测 FT_4、FT_3 等,对于处在 TSH 临界值者要注意复查。

(一)甲减诊断思路

甲减临床表现缺乏特异性,轻型甲减易漏诊,如有以下表现之一,可考虑存在甲减的可能:乏力、虚弱、易于疲劳但无法解释;反应迟钝,记忆力明显下降;不明原因的虚浮、体重增加;怕冷;甲状腺肿,无甲亢表现;血脂异常,尤其是总胆固醇、低密度脂蛋白增高;心脏扩大,有心力衰竭样表现但心率不快。血清 TSH 和 FT_4 正常可排除甲减。

(二)呆小病的早期诊断

呆小病的早期诊断极为重要。早日确诊可尽可能避免或减轻永久性智力发育缺陷。婴儿期诊断本病较困难,应仔细观察其面貌、生长、发育、皮肤、饮食、大便、睡眠等各方面情况,必要时做有关实验室检查。应注意呆小病的特殊面容与先天性愚型(伸舌样痴呆称唐氏综合征)鉴别。

(三)特殊类型甲减的诊断

TSH 不敏感综合征的临床表现不均一。对于无临床表现的患者,诊断较困难。TH 不敏感综合征有三种类型,即全身不敏感型、垂体不敏感型及周围不敏感型。

(四)甲减与非甲状腺疾病鉴别

甲减与非甲状腺疾病贫血、慢性肾炎等疾病,在某些病理性体征上的表现相同,若不能掌握其各自的不同,容易误诊。甲减与非甲状腺疾病鉴别见表 7-2。

表 7-2　甲减与非甲状腺疾病的鉴别

非甲状腺疾病	相同点	不同点
贫血	贫血	甲减可引起血清 T_3、T_4↓ 和 TSH↑
慢性肾炎	黏液性水肿,血 T_3、T_4 均减少,尿蛋白可为阳性,血浆胆固醇可增高	甲减者尿液正常、血压不高,肾功能大多正常
肥胖症	水肿,基础代谢率偏低	肥胖症 T_3、T_4、TSH 均正常
特发性水肿	水肿	特发性水肿下丘脑-垂体-甲状腺功能正常

注:TSH 为促甲状腺素。

五、治疗原则

(一)治疗目标

甲减确诊后应及早使用甲状腺制剂替代治疗,一般需终身服药,并根据体征对症治疗。治疗的主要目标是控制疾病,使甲减临床症状和体征消失,将 TSH、TT_4、FT_4 值维持在正常范围内,对于垂体性及下丘脑性甲减,则以把 TT_4、FT_4 值维持在正常范围内作为目标。

（二）替代治疗

替代治疗的药物主要有干甲状腺片、L-甲状腺素钠（L-T_4）、L-三碘甲腺原氨酸（L-T_3）。替代治疗甲状腺激素用量受甲减病情及并发症、患者年龄、性别、生活环境及劳动强度等多种因素的影响，因此替代治疗需个体化调整用药剂量。

甲减药物治疗剂量与患者的病情、年龄、体重、个体差异有关。临床上有时需要更换替代制剂，替代过程中，需重视个体的临床表现，根据患者不同的情况而定，必要时复查血清 TSH、T_4、T_3、血脂等。

（1）呆小病越早治疗疗效越好，并需要终身服用药物替代治疗。

（2）幼年型黏液性水肿的治疗与较大的呆小病患儿相同。

（3）成人型黏液性水肿应用甲状腺激素替代治疗原则强调"治疗要早，正确维持，适量起始，注意调整"等，必须从小剂量开始应用。

（4）黏液性水肿昏迷是一种罕见的重症，可危及生命，多见于老年患者，预后差。L-T_4 作用较慢，需选用作用迅速的 L-T_3。

（5）亚临床甲减患者 TSH 水平高于正常，游离 T_3/T_4 正常，无明显甲减症状。若得不到及时的治疗，可转化成典型甲减。血清 TSH 4.5～10 mU/L，可暂不给予 L-T_4，每 6～12 个月随访甲状腺功能；血清 TSH＞10 mU/L，可给予 L-T_4替代治疗。

（6）妊娠期甲状腺激素缺乏，对胎儿的神经、智力影响较大，应进行筛查。一般认为妊娠早期 TSH 参考范围应低于非妊娠人群 30%～50%，TT_4 浓度大约为非妊娠期的 1.5 倍。若妊娠期间 TSH 正常，TT_4＜100 nmol/L，则可诊断低 T_4 血症。妊娠如前已确诊甲减，应调整 L-T_4 剂量，待血清 TSH 恢复至正常范围再怀孕；妊娠期间发生甲减，应立即使用 L-T_4 治疗。

（7）TSH 不敏感综合征治疗取决于甲减的严重程度。对于临床上无甲减症状，且发育正常，血清 T_3、T_4 正常，仅血清 TSH 增高，这种患者是否需补充 TH 尚无统一意见，有待进一步观察研究。替代治疗一般使用 L-T_4 和干甲状腺片，TSH 不敏感综合征的治疗特别强调早期诊断和早期治疗，并维持终身。

（8）TH 不敏感综合征目前无根治方法。可根据疾病的严重程度和不同类型选择治疗方案，并维持终身。轻型临床上无症状患者可不予治疗。有症状者宜用 L-T_3，剂量应个体化，但均为药理剂量。周围型甲减患者有些 L-T_3 剂量使用到 500 μg/d，才使一些 TH 周围作用的指标恢复正常。全身型甲减者用 L-T_3 治疗后血清 TSH 水平可降低，甲减症状改善。

（方　恒）

第四节　单纯性甲状腺肿

单纯性甲状腺肿多见于高原、山区地带。本病属世界性疾病，据 WHO 估计全世界有 10 亿人口生活于碘缺乏地区，有地甲肿患者 2 亿～3 亿。

一、病因

（1）碘缺乏：可以肯定碘缺乏是引起本病的主要因素，外环境缺碘时，机体通过增加激素合成,改变激素成分,提高肿大甲状腺组织对正常浓度促甲状腺素(TSH)的敏感性来维持甲状腺正常功能,这是机体代偿性机制,实际上是甲状腺功能不足现象。但是,这种代偿功能是有一定限度的,当机体长期处于严重缺碘而不能获得纠正时,就会因代偿失调发生甲状腺功能低下。青春期、妊娠期、哺乳期、绝经期妇女,全身代谢旺盛,对激素需要量相对增加,引起长期 TSH 过多分泌,促使甲状腺肿大,这种情况是暂时性的。

(2)化学物质致生物合成障碍:非流行地区是由于甲状腺激素生物合成、分泌过程中某一环节的障碍,过氯酸盐、硫氰酸盐等可妨碍甲状腺摄取无机碘化物,磺胺类药、硫脲类药、含有硫脲的萝卜、白菜等能阻止甲状腺激素的生物合成,引起甲状腺激素减少,也会增加 TSH 分泌增多促使甲状腺肿大。

(3)遗传性先天性缺陷:遗传性先天性缺陷,缺少过氧化酶、蛋白水解酶,也会造成甲状腺激素生物合成、分泌障碍,导致甲状腺肿大。

(4)结节性甲状腺肿继发甲亢:结节性甲状腺肿继发甲亢其原因尚不清楚。目前认为是由于甲状腺内自主功能组织增多,在外源性碘摄入条件下发生自主性分泌功能亢进。所以,甲状腺内自主功能组织增强是继发甲亢的基础。文献报道,绝大多数继发甲亢患者在发病前甲状腺内有结节存在,结节一旦形成即永久存在,对碘剂、抗甲状腺药物治疗无效。因此,绝大多数甲状腺结节有变为自主分泌倾向。据 N.D.查尔克斯报道,结节性甲状腺肿(结甲)66% 在功能组织内有自主区域,给予大剂量碘可能发展为 Plummer 病(结甲继发甲亢)。Plummer 病特有征象为功能组织是自主的,既不被 T_3、T_4 抑制,也不被 TSH 刺激,一旦供碘充足,就无节制的产生过多甲状腺激素。总之,摄取碘过多是继发甲亢发生的外因,甲状腺本身存在的结节,自主性功能组织增强,是继发甲亢发生的内因,外因通过内因而起作用,此时继发甲亢明显而持久。

(5)甲状腺疾病与心血管疾病的关系:甲状腺疾病与心血管疾病的关系早已被人们注意。多数人推荐,对所有后半生心脏不好的患者,血清 T_3、T_4 测定作为常规筛选过程。继发甲亢时儿茶酚胺产生增加,引起心肌肥厚、扩张、心律不齐、心肌变性,导致充血性心力衰竭,是患者死亡的原因。继发甲亢治愈后,心脏病的征象随之消失。有人认为,继发甲亢仅是原发心脏病的加剧因素。

(6)结甲合并高血压:结甲合并高血压发病率较高,继发甲亢治愈后血压多数能恢复正常。伴有高血压结甲患者,血液中有某种物质可能是 T_3,高血压是 T_3 毒血症的表现。T_3 毒血症是结甲继发甲亢的早期类型。T_3 引起高血压可能是通过抑制单胺氧化酶、N-甲基转移酶以减少儿茶酚胺的分解速度,使中枢、周围神经末梢儿茶酚胺蓄积,甲状腺激素可能增强心血管组织对儿茶酚胺的敏感性,T_3 可通过加压胺的作用使血压增高。T_3 增多,可能为病史较久的结甲自主性功能组织增加,摄碘量不足时优先分泌 T_3 之故。说明结甲合并高血压是隐性继发甲亢的表现形式。

(7)患者长期处于缺碘环境中,患病时间长,在此期间缺碘环境改变或给予某些治疗可使病理改变复杂化。由于机体长期严重缺碘,合成甲状腺激素不足,促使垂体前叶 TSH 反馈性增高,甲状腺滤泡上皮增生,胶质增多,胶质中存在不合格甲状腺球蛋白。缺碘暂时缓解时甲状腺滤泡上皮细胞可重新复原,但增多的胶质并不能完全消失。若是缺碘反复出现,则滤泡呈持续均匀性增大,形成胶质性弥漫性甲状腺肿。弥漫性增生、复原反复进行时,在甲状腺内有弥漫性小结节形成,这些胶质性结节胶质不断增多而形成潴留性结节。在肿大甲状腺内某些区域对 TSH 敏感性增高呈明显过度增生,这种局灶性增生发展成为可见的甲状腺结节,结节中央常因出血、变性、坏死发生中央性纤维化,并向包膜延伸形成纤维隔,将结节分隔成大小不等若干小结节,以右侧为多。在多数结节之间的甲状腺组织仍然有足够维持机体需要的甲状腺功能,在不缺碘的情况下一般不引起甲状腺功能低下(甲减),但处于临界点的低水平。结甲到晚期结节包膜增厚,血管病变,结节间甲状腺组织被结节压迫,发生血液供应障碍而变性、坏死、萎缩,失去功能,出现甲减症状。

(8)甲状腺激素过多、不足均可引起心血管病变,年老、久病的巨大结节性甲状腺肿患者,由于心脏负担过重,亦可致心脏增大、扩张、心力衰竭。

(9)结甲钙化发生率为 $85\%\sim97.8\%$,也可发生骨化。主要是由于过度增生、过度复原反复进行,结节间血管变性、纤维化、钙化。甲状腺组织内出血、供血不良、纤维增生是构成钙化的重要因素。

(10)结甲囊性变发生率为 22%,是种退行性变。按囊内容物分为胶性、血性、浆液性、坏死性、混合性。

(11)结甲继发血管瘤样变是晚期结甲的退行性变,手术发现率为 14.4%。结节周围或整个腺体被扩张交错的致密血管网所代替,与海绵状血管瘤相似,有弹性感,加压体积略缩小,犹如海绵,无血管杂音,为无功能冷结节。

(12)结甲继发甲状腺炎。化脓性甲状腺炎见于结节坏死、囊肿合并感染,溃破后形成瘘管。慢性淋巴性甲状腺炎为免疫性甲状腺炎病理改变,病变分布极不均匀,主要存在于结节周围甲状腺组织中。

(13)结节巨大包块长期直接压迫,引起气管软骨环破坏、消失,由纤维膜代替,或软骨环变细、变薄,弹性减弱,导致气管软化。发生率为 2.7%。

二、诊断

(1)结节性甲状腺肿常继发甲减症状,临床表现皮肤苍白或蜡黄、粗糙、厚而干、多脱屑,四肢冷,黏液性水肿。毛发粗,少光泽,易脱落,睫毛、眉毛稀少,是由于黏多糖蛋白质含量增加所致。甲状腺肿大,且为多结节型较大甲状腺肿,先有甲状腺肿以后继发甲减。心肌收缩力减退,心动过缓,脉率缓慢,窦性心动过缓,低电压 T 波低平,肠蠕动变慢,故患者厌食、便秘、腹部胀气、胃酸缺乏等。肌肉松软无力,肌痉挛性疼痛,关节痛,骨密度增高。跟腱反射松弛时间延长。面容愚笨,缺乏表情,理解、记忆力减退。视力、听力、触觉、嗅觉迟钝,反应减慢,精神失常,痴呆,昏睡等。性欲减退,阳痿,月经失调,血崩,闭经,易流产,肾上腺功能减退,呼吸、泌尿、造血系统均有改变。在流行区任何昏迷患者,若无其他原因解释都应考虑甲减症所致昏迷。基础代谢率(BMR)$-50\%\sim-20\%$。除脑垂体性甲减症外,血清胆固醇值均有显著增高。甲状腺 ^{131}I 摄取率显著降低。血清 FT_3 值低于 3 pmol/L,FT_4 值低于 9 pmol/L。TSH 可鉴别甲减的原因。轻度甲减 TSH 值升高。若 FT_3 值正常、TSH 值升高,甲状腺处于代偿阶段。TSH 值低或对促甲状腺激素释放激素(TRH)无反应,为脑垂体性甲减。甲状腺正常,TSH 偏低或正常,对 TRH 反应良好,为下丘脑性甲减。血清甲状腺球蛋白抗体(ATG)、甲状腺微粒抗体(ATM)阳性反应为原发性甲减。有黏液性水肿可除外其他原因甲减。甲减症经 X 线检查心脏扩大、心搏缓慢、心包积液,为黏液性水肿型心脏病。心电图检查有低电压、Q-T 间期延长、T 波异常、心动过缓、心肌供血不足等。

(2)结节性甲状腺肿合并高血压除有血压增高、甲状腺肿大、压迫症状外,还有心悸、气短、头晕等,无眼球突出、震颤。收缩压≥21.3 kPa(160 mmHg),舒张压≥12.7 kPa(95 mmHg),符合二者之一者可诊断为结甲合并高血压症,血压完全恢复正常水平为痊愈,收缩压、舒张压其中一项在可疑高血压范围为好转。

(3)临床上以 X 线摄片检查结节性甲状腺肿钙化较为方便可靠,并能显示钙化形态。以往甲状腺钙化被认为是良性结节退化,由于乳头状癌也可发生钙化,故引起学者们的重视。甲状腺癌钙化率约62.5%。良性肿瘤多呈斑片状、团块状、颗粒大、密度高、边缘清楚,圆形或弧形钙化表示肿块有囊性变。乳头状癌中有砂粒瘤形成,可发生在腺泡内或间质中,常见于乳头尖端,可能是乳头尖端组织发生纤维性变、透明样变。由于体液内外环境改变,表现为细胞外液相对碱性,降低了细胞呼吸,二氧化碳产物减少,可能改变钙、磷的浓度,产生钙盐沉积。近年来,提出糖蛋白理论,认为粘蛋白是一种糖蛋白,它对钙有很大亲和力,故甲状腺癌的钙化率相当高。钙化颗粒大小与肿瘤分化程度有关,颗粒越粗大肿瘤分化越好。砂粒样钙化为恶性肿瘤所特有,多是乳头状癌。粗大钙化中有 1/10～1/5 是恶性肿瘤,其中滤泡癌占比例较大。髓样癌是粗大钙化、砂粒钙化混合存在。坚硬如石的钙化、骨化灶直接长期压迫磨损气管壁,致无菌坏死,引起气管软化。胸骨后的钙化影像可作为诊断胸内甲状腺的佐证之一。

(4)结节性甲状腺肿囊变率57.9%。由于长期缺碘,甲状腺组织过度增生、过度复原,发生血管改变,出血、坏死导致功能丧失,形成囊肿。囊肿越大,对甲状腺破坏也越大,是不可逆的退行性变。囊肿生长较快,结节内出血可迅速扩大产生周围器官压迫症状,以呼吸系统症状最显著。结节内急性出血囊肿发生都很突然,增长迅速,伴有疼痛、颈部不适,触之张力大,有压痛。B超检查为实性或囊性,在鉴别诊断上有肯定的价值。针吸细胞学检查、X 线摄片均为重要诊断方法。

(5)结节性甲状腺肿合并血管瘤样退行性变的诊断,主要靠手术中观察、病理学检查。临床表现多种多样,常见有海绵状血管瘤样变、静脉瘤样变,手术前难以正确诊断。

三、治疗

(一)碘治疗

因长期严重缺碘的继发性病变,破坏甲状腺组织,导致机体代偿功能失调而发生甲减。由于机体碘摄入不足,产生甲状腺激素量不足,应当给予足量碘治疗,可获得治愈。必要时辅以甲状腺激素治疗,心脏病患者初治剂量宜小,甲状腺片 20～40 mg/d 或优甲乐 50～100 μg/d,根据治疗效果增加至甲状腺片80～240 mg/d或优甲乐 100～300 μg/d。治疗 2～3 周症状消失后,再适当减少剂量以维持。结节性甲状腺肿合并高血压,手术前给利血平、甲巯咪唑3～5 天,手术后未用降压药者有效率97.5%。手术后无效患者,高血压可能非结节性甲状腺肿所致。结节性甲状腺肿继发钙化用碘盐治疗,不能使甲状腺缩小而使钙化加重,不行手术切除很难治愈。结节性甲状腺肿继发囊性变碘剂治疗无效,还有可能发生多种并发症,并有发生癌变可能性,感染发生率3.18%,恶变率2%～3%。结节性甲状腺肿继发血管瘤样变不能被碘剂、其他药物治愈,放疗也难以奏效。

(二)手术治疗

(1)由于结节性甲状腺肿多数为大小不等结节、囊肿坏死、化脓成瘘等致甲状腺组织损害,使甲状腺功能不足,可以手术将压迫甲状腺组织的无功能结节切除,清除炎性病变,剩余甲状腺组织可以复原。手术后辅以甲状腺片或优甲乐治疗,以弥补甲状腺功能不足,对残留的小结节也有抑制作用以预防复发。将压迫甲状腺的结节,损害甲状腺组织的脓肿、瘘管尽量切除干净,但必须最大限度保留甲状腺结节、脓肿周围的甲状腺组织。有些患者手术后可出现永久性甲减。近年来,采用带血管同种异体甲状腺移植、胎儿甲状腺组织移植,有一定效果。但是,技术复杂,难以达到长远疗效,还是应用药物替代治疗为宜。

(2)结节性甲状腺肿继发钙化,不行手术切除难以治愈。若整个腺叶钙化或钙化位于气管壁处时,应行包括钙化全部甲状腺肿的大部分切除,不可将钙化灶挖出,钙化灶、腺肿部分切除,难免造成较大的、坚硬的、无法结扎缝合的渗血创面。结节性甲状腺肿的血管变化以动脉变性、钙化最常见,常为甲状腺动脉颗粒状钙盐沉积、内弹力膜断裂、毛细血管广泛玻璃样变。由于血管钙化、变脆、易断裂,手术中处理血管,尤其动脉不可过分用力钳夹,以防动脉被夹断。结扎动脉用线、用力要合适,以防割断钙化血管。

(3)结节性甲状腺肿继发囊性变,囊肿直径不超过 1 cm 可以观察,直径超过 3 cm 以上穿刺抽液治疗易复发可行手术切除,较大囊性结节 5%～23% 为恶性,故应尽早手术切除。手术方式的选择视具体情况而定,手术中要注意保留甲状腺后包膜,以避免切除甲状旁腺,损伤喉返神经。

(4)结节性甲状腺肿继发血管瘤样变手术切除是唯一的治疗方法,手术中应防止大出血,手术中应先谨慎结扎甲状腺主要动脉、静脉,然后做包膜内甲状腺次全切除,可避免切除肿瘤时出血较多的危险。

(方　恒)

第五节　高碘性甲状腺肿

环境缺碘可引起甲状腺肿大,环境含碘过高也能使甲状腺肿大。高碘性甲状腺肿,又称高碘致甲状腺肿,就是由于机体长期摄入超过生理需要量的碘所引起的甲状腺肿。大多数是服用高碘食物或高碘水所致,属于地方性甲状腺肿的特殊类型,也有长期服用含碘药物所致的甲状腺肿称为散发性高碘性甲状腺肿。

一、流行病学

(一)地方性高碘甲状腺肿

长期服用海产品或含碘量高的深井水引起的甲状腺肿,根据高碘摄入的途径,地方性高碘甲状腺肿可分为食物性及水源性两类。

1.食物性高碘甲状腺肿

含碘丰富的海产品,主要是海藻。国内的报道,山东日照县沿海居民常年服用含碘量较高的海藻类食物,其甲状腺肿发病率增高。广西北部湾沿海的居民高碘甲状腺肿,成人患病率高达 7.5%,中小学生患病率为 38.4%,据了解由食用含碘量高的海橄榄嫩叶及果实所致。

2.水源性高碘性甲状腺肿

水源性高碘性甲状腺肿系我国首次于 1978 年在河北省黄骅市沿海居民中发现。该地区居民原来吃含碘量不高的浅井水时甲状腺肿的患病率不高,后来改吃含碘量较高的深井水后甲状腺肿患病率增高达 7.3%。此种高碘性甲状腺肿与海水无关,很可能是古代海洋中富碘的动、植物残体中的碘,经无机化溶于深层水中形成。除沿海地区外我国亦首次报道了内陆性高碘性甲状腺肿,新疆部分地区居民饮水含碘量高,居民高碘甲状腺肿患病率为 8.0%。山西省孝义市、河北高碑店市亦有饮用高碘水所致的甲状腺肿发病率增高的报道。内陆高碘甲状腺肿流行区域系古代洪水冲刷,含碘丰富的水沉积于低洼地区。

(二)散发性(非地方性)高碘甲状腺肿

母亲在妊娠期服用大量碘剂所生婴儿可患先天性甲状腺肿。甲状腺功能正常的人,长期接受药理剂量的碘化物,如含碘止咳药物,则有3%～4%的人可发展为有或无甲状腺功能低下(甲低)的甲状腺肿。综合国内外报道,应用碘剂(含碘药物)后出现甲状腺肿时间短,一般数周,长者达30年,年龄自新生儿到70余岁,但半数以上为20岁以下年轻人,每天摄碘量为1～500 mg不等。

二、发病机制

碘过多引起甲状腺肿大的机制,目前所知其少。一般认为主要由于碘阻断效应所致。无论是正常人或各种甲状腺疾病患者,给予大剂量的无机碘或有机碘时,可以阻止碘离子进入甲状腺组织,称为碘阻断现象。碘抑制了甲状腺内过氧化酶的活性,从而影响到甲状腺激素合成过程中原子碘的活化、酪氨酸的活化及其碘的有机化过程。甲状腺激素合成过程中,酪氨酸的碘化过程其酪氨酸与碘离子必须在过氧化酶的两个活性基上同时氧化才能结合,当碘离子过多时,过氧化酶的两个活性基,均被碘占据了。于是造成酪氨酸的氧化受阻,产生了碘阻断,不能形成一碘酪氨酸和二碘酪氨酸,进而使T_3及T_4合成减少。另外碘还有抑制甲状腺分泌(释放)甲状腺素的作用。其机制至今未完全阐明,有两种学说,一般认为过量的碘化物抑制谷胱甘肽还原酶,使甲状腺组织内谷胱甘肽减少,影响蛋白水解酶的生成,因而抑制了甲状腺素的释放。另有人认为是由于过量的碘化物抑制了甲状腺滤泡细胞内第二信使cAMP的作用所致,并提出这种作用的部位是在细胞膜上腺苷酸环化酶的激活。甲状腺素合成和释放的减少,反馈地使脑腺垂体分泌更多的TSH,使甲状腺增生、肥大,形成高碘性甲状腺肿。

需要指出的是,碘阻断及碘对甲状腺分泌甲状腺素的抑制作用都是暂时的,而且机体可逐渐调节适应,这种现象称为"碘阻断的逸脱"。因此,我们见到许多甲状腺功能正常而患其他疾病的患者需要服用大量碘剂时,大多数并不产生甲状腺肿大,而且血中甲状腺素的水平也在正常范围。多数人认为在甲状腺本身有异常的患者,如慢性淋巴细胞性甲状腺炎(桥本甲状腺炎)、甲亢合并有长效甲状腺素(LATs)、甲状腺刺激抗体、抗微粒体抗体或甲状腺抑制抗体存在时,以及一些未知的原因,机体对碘阻断和对甲状腺分泌甲状腺素的抑制作用失去了适应能力,则可导致甲状腺功能减退症状的发生以及引起"碘性甲状腺肿",即"高碘性甲状腺肿"。

三、病理表现

高碘性甲状腺肿,腺体表面光滑,切面呈胶冻状,琥珀色,有的略呈结节状。光镜下见甲状腺滤泡明显肿大,上皮细胞呈柱状或上皮增生2～4层,有新生的筛孔状小滤泡。有的滤泡上皮断裂,滤泡融合、胶质多,呈深红色,上皮扁平。来惠明等用小鼠成功地复制了高碘性甲状腺肿的动物模型。电镜下可见极度扩大的泡腔中有中等电子密度的滤泡液,滤泡上皮细胞扁平,核变形,粗面内质网极度扩张,线粒体肿胀,溶酶体数量增多,细胞微绒毛变短且减少。

四、临床表现

高碘性甲状腺肿的临床表现特点为甲状腺肿大,绝大多数为弥漫性肿大,常呈Ⅰ～Ⅱ度肿大。两侧大小不等,表面光滑,质地较坚韧,无血管杂音,无震颤,极少引起气管受压的表现,但新生儿高碘性甲状腺肿可压迫气管,重者可致窒息而死。高碘性甲状腺肿可继发甲亢,部分患者亦可出现甲状腺功能减退症状,但黏液性水肿极少见。

实验室检查:尿碘高,24 小时甲状腺摄碘率低,常在 10% 以下。过氯酸钾释放试验阳性(>10%)。血浆无机碘及甲状腺中碘含量均显著增高。血清中 T_3 稍高或正常,T_4 稍低或正常,T_3/T_4 比值增高。血清 TSH 测定大多数在正常范围,只有部分增高。

五、诊断

对有甲状腺肿大表现,有沿海地区或长期服用海产品或含碘高的深井水或含碘药物史,甲状腺摄碘率下降,过氯酸钾释放试验阳性,尿碘高即可诊断。

六、预防和治疗

对散发性高碘甲状腺肿,尽量避免应用碘剂或减少其用量并密切随访。对地方性高碘性甲状腺肿,先弄清楚是食物性还是水源性。对食物性者改进膳食,不吃含碘高的食物;对水源性者应离开高碘水源居住,或将高碘水用过滤吸附、电渗析法降碘后饮用。

治疗上一般多采用适量的甲状腺素制剂,以补充内生甲状腺素的不足,抑制过多的 TSH 分泌,缓解甲状腺增生。常用剂量:甲状腺素片,每次 40 mg,2~3 次/天,口服。或左甲状腺素片(优甲乐)50~150 μg,1 次/天,口服,可使甲状腺肿缩小或结节缩小,疗程 3~6 个月。停药后如有复发可长期维持治疗。

对腺体过大产生压迫症状,影响工作和生活,或腺体上有结节疑有恶性变或伴有甲亢者,应采用手术治疗。术后为防止甲状腺肿复发及甲状腺功能减退可长期服用甲状腺素。对有心血管疾病的患者及老年人应慎重应用甲状腺制剂。

（方　恒）

第六节　尿　崩　症

尿崩症是由于抗利尿激素(ADH)分泌和释放不足,或肾远曲小管、集合管上皮细胞对 ADH 失去反应所导致的以多尿、低比重尿和低渗尿为特征的临床综合征。由于下丘脑-神经垂体病变导致 ADH 分泌不足者称为中枢性尿崩症(CDI),由于肾脏病变导致 ADH 受体不敏感或受体后信息传导障碍者称为肾性尿崩症(NDI)。

一、发病机制

抗利尿激素也称为精氨酸加压素(AVP),是自由水排泄的主要决定因素。抗利尿激素由下丘脑的视上核及室旁核合成,然后经由核神经元的轴突向下延伸进入垂体后叶,并以囊泡形式存储到神经垂体束末梢中,在血浆渗透压升高等刺激下,神经冲动下传至神经垂体的神经末梢,囊泡以胞吐方式将 AVP 释放到血循环中发挥抗利尿作用。

研究表明,视上核与室旁核合成的最初产物为 AVP 的前体分子(AVP-NPⅡ),包括信号肽、AVP 序列、神经垂体后叶素转运蛋白Ⅱ(NPⅡ)序列及一个由 39 个氨基酸残基组成的多肽。信号肽在信号肽酶作用下从前体裂解下来后,AVP和NPⅡ结合形成分泌颗粒沿着轴突向垂体后叶运输。AVP和NPⅡ基因异常可导致产生变异型AVP-NPⅡ蛋白,变异型AVP-NPⅡ蛋白生物活性下降,而且不被正常降解而具有毒性,可导致细胞死亡。AVP和NPⅡ基因异常为常染色体显性遗传,其引起的尿崩症属中枢性尿崩症之一。

AVP的受体是一类G蛋白偶联受体,根据其结构和功能情况,分为V1、V2受体,V1受体主要分布于血管和垂体ACTH细胞,介导血管收缩,促进ACTH释放;V2受体主要分布于肾小管,参与调节体内水代谢。抗利尿激素与肾脏远曲小管和集合管细胞膜上的V2受体结合后,使Gs蛋白与腺苷酸环化酶耦联,导致细胞内的cAMP增加,从而激活蛋白激酶A。蛋白激酶A活化水通道蛋白2(AQP-2),使其附着在管腔膜上,形成水通道,使水分顺着渗透压差从管腔进入渗透压较高的肾间质中,从而保留水分,浓缩尿液。当抗利尿激素缺乏时,管腔膜上的水通道蛋白可在细胞膜的衣被凹陷处集中,后者形成吞饮小泡进入胞浆,导致管腔膜上的水通道消失,对水再吸收作用消失。近年来发现肾小管上皮细胞膜上至少存在5种水通道蛋白,其中水通道蛋白2(AQP-2)基因突变导致AQP-2生成减少或活性下降是肾性尿崩症的主要原因之一,其他水通道蛋白突变也可能导致肾性尿崩症。

AVP分泌的调节:①血浆渗透压感受性调节动物研究显示下丘脑前部的终板血管器(OVLT)和穹隆下器细胞是主要的渗透压感受器。渗透压感受器以阈值或调定点形式控制AVP分泌。当禁水或失水时,血浆渗透压在调定点以上时,渗透压感受器细胞内水分外移,细胞脱水,导致神经冲动传导至视上核和室旁核,引起AVP释放及血浆AVP上升,使肾脏重吸收水增多,尿量减少,体液平衡得以维持或恢复。②容量或血压感受性调节冠状动脉,主动脉,颈动脉窦和心房中存在压力感受器,血容量或血压发生剧烈变化时,压力感受器受刺激,发出神经冲动经由迷走神经和舌咽神经投射到下丘脑,从而促进AVP合成和释放,使血管收缩,产生升压作用。妊娠期,血压或血容量大幅度降低时,容量感受器调定点可下降。③化学感受性调节颈动脉体存在化学感受器,当血氧分压低于8.00 kPa(60 mmHg)或二氧化碳分压升高时,化学感受器兴奋,神经冲动传入下丘脑,促进AVP释放增加。④神经介质和药物调节下丘脑乙酰胆碱、组织胺、缓激肽、去甲肾上腺素、前列腺素、血管紧张素Ⅱ等神经介质和神经肽调节AVP合成分泌,同时尼古丁、吗啡、长春新碱、环磷酰胺、氯贝丁酯、氯磺丙脲、氯丙嗪、苯妥英钠及一些三环类抗惊厥药和抗抑郁药也可影响AVP释放。⑤糖皮质激素具有拮抗AVP的作用,其增高AVP释放渗透压阈值。此外,糖皮质激素也能直接作用于肾小管,降低水的通透性,促进水的排泄。因此,尿崩症患者若合并糖皮质激素缺乏,则尿量减少,在糖皮质激素替代治疗后,尿量增多,症状加重。

综上所述,当某种原因导致下丘脑视上核、室旁核合成分泌AVP和NPⅡ减少或异常,或视上核、室旁核的神经元到垂体后叶的轴突通路受损以及垂体后叶受损时便引起中枢性尿崩症。而肾脏AVP受体或水通道蛋白作用减少引起肾性尿崩症。

二、病因

(一)中枢性尿崩症

中枢性尿崩症是指各种病因导致的下丘脑视上核和室旁核AVP合成、分泌与释放受损,具体病因如下。

1.特发性中枢性尿崩症

无明确病因的中枢性尿崩症定义为特发性尿崩症。现研究发现特发性尿崩症患者血循环中存在针对下丘脑神经核团的自身抗体,导致下丘脑视上核及室旁核细胞功能损伤,Nissil 颗粒耗尽,AVP 合成释放减少。采用针对 AVP 分泌细胞的抗体进行免疫组化染色和成像技术研究发现,特发性尿崩症发病率占中枢性尿崩症的 30% 左右。淋巴细胞性垂体炎患者存在针对 AVP 分泌细胞的抗体,可归为特发性尿崩症。

2.继发性中枢性尿崩症

肿瘤、手术和外伤是导致下丘脑垂体后叶损害的常见原因。其中肿瘤所致的中枢性尿崩症约占 25%,常见肿瘤包括颅咽管瘤、生殖细胞瘤、松果体瘤和垂体瘤等。手术导致的尿崩症占中枢性尿崩症发病率的 20% 左右,经蝶手术腺瘤切除术术后发生中枢性尿崩症概率为 10%～20%,而传统开颅手术切除大腺瘤术后中枢性尿崩症发病概率为 60%～80%,但其中大部分为一过性中枢性尿崩症。如手术造成正中隆突以上的垂体柄受损,则可导致永久性中枢性尿崩症。头部外伤或蛛网膜下腔出血导致的尿崩症约占中枢性尿崩症的 15% 左右,其他引起中枢性尿崩症的原因包括肉芽肿、结节病、组织细胞增多症、脑炎、结核、梅毒、动脉瘤、淋巴瘤等。

3.遗传性中枢性尿崩症

约 10% 的中枢性尿崩症为家族遗传性尿崩症,可为 X 连锁隐性、常染色体显性或常染色体隐性遗传。研究表明,染色体 20p13 上的 AVP-NP II 基因突变可导致 AVP-NP II 变异蛋白产生,其对 AVP 神经元细胞具有毒性并破坏神经元。此外,编码 wolframin 四聚体蛋白的 WFS1 基因突变也可引起中枢性尿崩症。Wolframin 作为一种新型的内质网钙通道蛋白存在于胰岛 β 细胞和下丘脑视上核和室旁核神经元中。WFS1 基因突变导致的尿崩症可以是 Wolfram 综合征或称 DIDMOAD 综合征的一部分,其临床综合征包括尿崩症、糖尿病、视神经萎缩和耳聋,极为罕见。AVP 前体基因突变,AVP 载体蛋白基因突变可产生无活性 AVP,也可导致中枢性尿崩症。

(二)肾性尿崩症

肾性尿崩症病因有遗传性和获得性两种。

1.遗传性肾性尿崩症

约 90% 遗传性肾性尿崩症与 X 染色体 q28V2 受体基因突变有关,由于为 X 性连锁隐性遗传,大多患者为男性。女性携带者通常无症状,少数携带者尿渗透压下降。迄今为止,超过 200 个 V2 受体突变位点被报道。另外,10% 遗传性肾性尿崩症是由于染色体 12q13 编码 AQP-2 的基因突变所致,可为常染色体隐性或显性遗传。

2.继发性肾性尿崩症

多种疾病导致的肾小管损害可导致肾性尿崩症,如多囊肾、阻塞性尿路疾病、镰状细胞性贫血、肾淀粉样变、慢性肾盂肾炎、干燥综合征、骨髓瘤等。代谢紊乱如低钾血症、高钙血症也可致肾性尿崩症。多种药物可导致肾性尿崩症,如锂盐、地美环素、两性霉素 B、西多福韦、庆大霉素、诺氟沙星、奥利司他等。其中用于治疗精神性疾病的锂盐可导致尿素转运蛋白和 AQP-2 减少,是最多见的引起肾性尿崩症的药物。

(三)妊娠性尿崩症

妇女妊娠时,血容量增加 1.4 倍,血浆渗透压降低 8～10 mmol/L,妊娠期分泌更多抗利尿激素,但胎盘会产生氨肽酶,这种酶水平第 10 周可增高,第 22～24 周达高峰。氨肽酶可降解 AVP 和催产素,由于 AVP 降解增多,患者出现尿崩症症状,在妊娠中晚期开始有多尿、口渴,直至妊娠终止。有人认为此类患者未妊娠时即有很轻的中枢性尿崩症,每天尿量为 2.0～2.5 L,妊娠时尿量可增加至 5～6 L/d。

三、临床表现

尿崩症的主要症状是多尿,同时伴有烦渴与多饮。一般起病缓慢,也有突然起病者。患者每天尿量多为 2.5～20 L,超过 20 L 的较少,同时夜尿显著增多。患者尿比重多在 1.001～1.005,不超过 1.010。多数患者因口渴中枢完整,除了因饮水、小便次数多、夜尿增多影响生活质量外,可正常生活。长期多尿可导致膀胱容量增大,因此排尿次数有所减少。若患者因呕吐、意识丧失、短期内断绝饮水供应或口渴障碍不能充分补充水分,可导致脱水和严重高钠血症,进一步损伤中枢神经系统,引发昏迷、癫痫、颅内出血等严重后果。

不同病因所致的尿崩症有不同的临床特点。遗传性中枢及肾性尿崩症常幼年起病,表现为尿布更换频繁,喝奶增加,若治疗不及时,饮水量不充分,可出现脱水及高钠血症,严重者可出现高渗性脑病,表现为呕吐、发热、呼吸困难、抽搐,重者昏迷死亡。如能幸存,多存在智力和体格发育迟缓,成年后多尿症状可减轻。

肿瘤导致的中枢性尿崩症有头痛、视野缺损等占位效应,若影响到下丘脑可产生睡眠障碍、体温改变、进食增加等下丘脑综合征表现。生殖细胞瘤可有性早熟。若压迫腺垂体可出现激素分泌低下表现,如畏寒、纳差、乏力等。若合并糖皮质激素或甲状腺激素缺乏则多尿症状减轻,使用上述激素替代后,多尿症状可加重。

下丘脑或垂体部位的手术、肿瘤及炎症等,导致中枢性尿崩症同时可能损伤下丘脑渴感中枢。由于渴感障碍,中枢性尿崩症患者不能及时摄入足够水分,极易导致严重脱水和高钠血症。慢性高钠血症可出现为淡漠、嗜睡、抽搐等。肿瘤还可能同时破坏下丘脑渗透压感受器,若强制摄入大量水分,可导致水中毒和低钠血症,出现头痛、恶心、呕吐、精神错乱、惊厥、昏迷以至死亡。

颅脑手术或外伤性中枢性尿崩症可为一过性尿崩症、永久性尿崩症或典型三相变化:多尿-抗利尿-多尿。第一期多尿是由于垂体柄阻断,AVP 运输障碍,可在术后头 2 天发生,维持 1 天至数天。第二期抗利尿期是由于储存在神经垂体中的 AVP 释放入血,患者尿量减少,可维持1～2 天。由于储存神经垂体的 AVP 分泌不受渗透压感受器调控,若此期大量输液可能会导致水中毒。第三期多尿期在储存 AVP 释放完毕后出现。多数三相性尿崩症在手术损伤导致的下丘脑垂体柄出血控制、炎性水肿消退后可恢复正常。少数患者由于手术导致视上核-神经束损毁,AVP 分泌细胞坏死、萎缩,转为永久性尿崩症。

尿崩症患者合并妊娠时,由于糖皮质激素分泌增加,拮抗 AVP 作用,可使尿崩症的病情加重,分娩后尿崩症病情减轻。妊娠尿崩症多在妊娠中晚期出现多尿、低比重尿、烦渴、多饮、恶心、乏力等症状,主要由于氨肽酶分泌在中晚期更明显。

部分患者症状较轻,每天尿量在 2.5 L 左右,如限制水分致严重脱水时,尿比重可达 1.010～1.016,尿渗透压可超过血浆渗透压,达 290～600 mOsm/(kg·H_2O),称为部分性尿崩症。

甲状腺功能减退症时,尿溶质的排泄减少,也可使多尿症状减轻。

四、实验室和辅助检查

(一)实验室检查

1.尿液检查

尿量超过 2.5 L,可达 10 L 以上,中枢性尿崩症比重常在 1.005 以下,肾性尿崩症尿比重在1.010以下。部分性尿崩症患者尿比重有时可达 1.016。

2.血、尿渗透压测定

患者血渗透压正常或稍高[血渗透压正常值为 290～310 mOsm/(kg·H$_2$O)],中枢性尿崩症尿渗透压多低于 200 mOsm/(kg·H$_2$O),尿渗透压/血渗透压比值<1.5。肾性尿崩症尿渗透压多低于 300 mOsm/(kg·H$_2$O),尿渗透压/血渗透压比值<1.0,但严重脱水或部分性尿崩症患者可正常。

3.血生化检查

中枢性尿崩症患者严重脱水可导致血钠增高,尿素氮、肌酐升高。继发于肾脏疾病的肾性尿崩症也可出现尿素氮、肌酐、胱抑素升高或酸碱平衡障碍。

4.血浆 AVP 测定(放射免疫法)

正常人血浆 AVP(随意饮水)为 2.3～7.4 pmol/L,禁水后可明显升高。中枢性尿崩症患者AVP 水平下降,禁水后无明显变化。肾性尿崩症患者 AVP 水平增高,禁水时可进一步升高。由于血浆 AVP 不稳定,且大多与血小板结合,致测定准确度不高。现推荐测定 Copeptin 反映AVP 水平。Copeptin 来源于 AVP 前体,前血管升压素原。由于血浆 Copeptin 稳定,故测定准确度高、敏感性好。

5.AVP 抗体和抗 AVP 细胞抗体测定

有助于特发性尿崩症的诊断。

(二)禁水-加压素试验

禁水-加压素试验是尿崩症的确诊试验。试验原理为禁饮时血容量下降,血浆渗透压升高,刺激下丘脑 AVP 合成及垂体后叶释放 AVP 增加,使肾脏水重吸收增加,尿量减少,尿渗透压、尿比重升高,而血浆渗透压和血容量保持稳定。尿崩症患者因 AVP 缺乏或受体后通道障碍导致禁饮时远端肾小管对水分的重吸收障碍,尿量不减少,尿渗透压、尿比重没有明显升高。禁水试验可鉴别尿崩症与精神性烦渴多饮;阴性者,皮下注射血管升压素,可鉴别中枢性或肾性尿崩症。

试验方法:试验前先测体重、血压、心率、血尿渗透压。试验后不能喝水和进食,禁饮时间视患者多尿程度而定,一般试验前晚 8～10 点开始禁水,尿量>10 000 mL/24 h 者,可于清晨0点或 2 点开始禁饮。禁饮开始后每小时留尿,测尿量、比重、和尿渗透压,同时测体重和血压,当尿渗透压(或尿比重)达到平顶,即继续禁饮不再增加尿量时,此时再抽血测血渗透压、尿渗透压,然后皮下注射血管升压素 5 U,注射后仍继续每小时留尿,测尿量、尿比重、尿渗透压共 2 次,停止试验。禁水总时间 8～18 小时不等,但如患者排尿量甚多,虽禁饮不到 18 小时,体重已较原来下降 3%～5%或血压明显下降,也应停止试验。

临床意义:正常人不出现明显的脱水症状,禁饮以后尿量明显减少,尿比重>1.020,尿渗透压一般>800 mOsm/L。精神性烦渴,禁饮前尿比重低,尿渗透压<血渗透压,但禁饮-加压素反应如正常人。完全性中枢性尿崩症患者禁水后尿量仍多,尿比重多数<1.010,尿渗透压<血渗透压,部分性中枢性尿崩症患者尿比重有时可>1.010,但<1.016,尿渗透压>血渗透压。注射血管升压素后,部分性尿崩症患者尿渗透压增加达注射前的 10%～50%,完全性尿崩症增加50%以上。肾性尿崩症患者注射血管升压素后尿量不减少,尿比重、渗透压不增加。

(三)高渗盐水试验

正常人静脉滴注高渗盐水(2.5%～3.0%氯化钠注射液)后,血浆渗透压升高,AVP 分泌增多,尿量减少,尿比重增加。中枢性尿崩症患者滴注高渗盐水后尿量不减少,尿比重不增加,注射加压素后,尿量明显减少,尿比重明显升高。肾性尿崩症则尿量减少。试验过程中注意血压监测,高血压和心脏病患者慎行此项检查。

(四)其他检查

继发性尿崩症需确立病因或原发病。考虑继发性中枢性尿崩症需要进行颅脑和垂体 MRI、CT 或 X 线检查。MRI 对颅内肿瘤、感染、血管性病变都有很好的鉴别能力,而且可以发现垂体容积、垂体柄状态、垂体后叶高信号区变化。垂体后叶高信号区消失是中枢性尿崩症的特征性变化,有助于中枢性尿崩症诊断。继发性肾性尿崩症需要进行肾脏 B 超、CT,肾脏 ECT,血气分析等检查。考虑肾淀粉变时可行肾脏病理检查。

针对 AVP(包括 AVP-NPⅡ)基因、AVP 受体基因、AQP-2 基因等突变分析可明确部分遗传性尿崩症的分子机制。对 X 连锁的隐性遗传携带者胎儿进行基因检测有助于早期发现患儿,及时治疗,避免夭折。

五、诊断和鉴别诊断

(一)诊断

典型的尿崩症诊断不难,根据临床表现和禁水加压素试验及血尿渗透压测定多可明确诊断。尿崩症诊断成立后,应进一步确立中枢性或肾性,确立尿崩症的病因或原发疾病,确立为部分性尿崩症或完全性尿崩症。其中禁水-加压素试验是确定诊断、鉴别中枢性尿崩症和肾性尿崩症,区分部分性或完全性的关键。

(二)鉴别诊断

尿崩症应与下列以多尿为主要表现的疾病相鉴别。

1.精神性烦渴

精神性烦渴可出现类似尿崩症症状,如烦渴、多饮、多尿与低比重尿等,但 AVP 并不缺乏,禁水-加压素试验正常。如果发现患者上述症状与精神因素相关,并伴有其他神经官能症状,可排除尿崩症。

2.糖尿病

糖尿病有多尿、烦渴症状,但血糖升高,尿糖阳性,容易鉴别。

3.慢性肾脏疾病

慢性肾脏疾病可影响肾脏浓缩功能而引起多尿、口渴等症状,同时也可引起 AVPV2 受体和 AQP-2 合成障碍导致肾性尿崩症,主要鉴别有赖于禁水-加压素试验。

4.干燥综合征

除明显口干、多饮、多尿外,同时合并眼干和其他外分泌腺及腺体外其他器官的受累而出现多系统损害的症状,其血清中有多种自身抗体和高免疫球蛋白血症,免疫学检查有助于诊断。

5.高尿钙症

高尿钙症见于甲状旁腺功能亢进症、结节病、维生素 D 中毒、多发性骨髓瘤、癌肿骨转移等病,有原发病症状和禁水-加压素试验有助鉴别。

6.高尿钾症

高尿钾症见于原发性醛固酮增多症、失钾性肾病、肾小管性酸中毒、Fanconi 综合征、Liddle 综合征、Bartter 综合征等,测定血尿电解质和禁水-加压素试验有助于诊断。

7.颅脑手术后液体滞留性多尿

颅脑手术时,患者因应激而分泌大量 AVP,当手术应激解除后,AVP 分泌减少,滞留于体内的液体自肾排出,如此时为平衡尿量而输入大量液体,即可导致持续性多尿而误认为尿崩症。限制液体入量,如尿量减少血钠仍正常,提示为液体滞留性多尿;如尿量不减少且血钠升高,给予 AVP 后尿量减少,血钠转为正常,尿渗透压增高,则符合损伤性尿崩症的诊断。此外,尿崩症患者因血液浓缩和 AVP V1 受体功能障碍而致尿酸清除减少,血尿酸升高,而液体滞留性多尿以及精神性多饮患者血液被稀释,尿酸清除正常,所以尿酸无升高。据报道,血尿酸>50 μg/L 有助于两者的鉴别,并强烈提示为损伤性尿崩症。

六、治疗

(一)一般治疗

患者应摄入足够水分,并根据季节和气候进行调整,在可能导致水源供应障碍的场合应携带水。若患者同时存在渴感中枢障碍或渗透压感受器受损,应合并使用 AVP 替代治疗的同时通过血钠、血浆渗透压、尿量确定饮水量。若要经历手术及麻醉,应告知手术和麻醉医师尿崩症病史,以保证手术和麻醉期间足够液体输入,同时术中密切观察生命体征、血浆渗透压、血钠水平和尿量以调节液体输入量。宜低盐饮食,避免使用溶质性利尿剂,限制咖啡、茶和高渗饮料的摄入。

(二)去除诱因

部分获得性中枢性尿崩症和肾性尿崩症在原发病因解除后,多饮、多尿症状可缓解或减轻。如合并脑炎、脑膜炎、结核、真菌感染等,抗感染、抗病毒等,相应治疗可改善症状。下丘脑-垂体肿瘤通过手术治疗后,多尿症状缓解。淋巴性垂体炎采用激素治疗后,多数患者多尿症状减轻。肾盂肾炎、尿路梗阻疾病、药物导致的肾性尿崩症通过控制感染、解除梗阻、停用药物可缓解多尿症状。因此,应积极治疗获得性尿崩症的原发疾病。

(三)中枢性尿崩症可使用 AVP 替代疗法

1.1-脱氨-8-右旋-精氨酸血管升压素

1-脱氨-8-右旋-精氨酸血管升压素(DDAVP)是目前最常用的抗利尿剂替代方案。DDAVP 为天然精氨盐加压素的结构类似物,系对天然激素的化学结构进行两处改动而得,即 1-半胱氨酸脱去氨基和以 8-D-精氨酸取代 8-L-精氨酸。通过上述结构改变,DDAVP 的血管加压作用只有天然 AVP 的 1/400,而抗利尿增强 3 倍,抗利尿/升压作用比从天然 AVP 的 1:1 变为 2 400:1,抗利尿作用强,升压作用弱,是目前最理想的抗利尿剂。DDAVP 有口服、肌内注射、鼻喷 3 种给药方式。常用为口服制剂,用法为每天 1~3 次,每次 0.1~0.4 mg。剂量应个体化,具体剂量可根据尿量确定,调整药物剂量使尿量控制在 1~2.5 L。过量使用可导致水中毒,因此对于婴幼儿、渴感中枢障碍、渗透压感受器受损的患者还需要通过血钠、血浆渗透压、每天液体出入量精确调整药物剂量和饮水量,维持渗透压平衡。由于价格昂贵,也可采取睡前口服以减少夜尿,改善睡眠,白天通过饮水维持血浆渗透压。

2.垂体后叶素

作用仅维持 3~6 小时,皮下注射,每次 5~10 U,每天需要多次注射,主要用于脑损伤或神经外科术后尿崩症的治疗,长期应用不便。

3.长效尿崩停(鞣酸加压素油剂)

每毫升油剂含 AVP 5 U,深部肌内注射,从 0.1 mL 开始,可根据每天尿量情况逐步增加到每次 0.5～0.7 mL,注射一次可维持 3～5 天。长期应用可产生抗体而减轻疗效,过量可引起水中毒。

(四)中枢性尿崩症可选用的其他药物

1.氢氯噻嗪

每次 25 mg,每天 2～3 次,可使尿量减少约一半。其作用机制可能是由于尿中排钠增加,体内缺钠,肾近曲小管水重吸收增加,到达远曲小管的原尿减少,因而尿量减少。长期服用可引起缺钾、高尿酸血症等,应适当补充钾盐。

2.卡马西平

机制可能为增加肾远曲小管 cAMP 的形成,也可能增加 AVP 释放。用量为每次 0.125～0.25 g,每天 1～2 次,服药后 24 小时起作用,尿量减少。不良反应为低血糖、白细胞计数减少或肝功能损害,与氢氯噻嗪合用可减少低血糖反应。

3.氯磺丙脲

治疗机制可能为刺激 AVP 合成和释放,同时有改善渴感中枢的功能,可用于合并有渴感障碍的中枢性尿崩症患者。用法为每次 0.125～0.25 g,每天 1～2 次,250 mg/d。不良反应为低血糖、白细胞计数减少、肝功能损害等。

4.氯贝丁酯

机制可能是增加 AVP 释放,与 DDAVP 合用可减少 DDAVP 耐药发生。用量为每次 0.2～0.5 g,每天 3 次。长期应用有肝损害、肌炎及胃肠道反应等不良反应。

由于 AVP 制剂的广泛使用,上述药物已经较少用于中枢性尿崩症的治疗。

(五)肾性尿崩症治疗

肾性尿崩症治疗困难,主要依赖充分水分摄入来预防脱水。少数患者对大剂量 AVP 有反应。低钠饮食和氢氯噻嗪对肾性尿崩症有帮助。在肾性尿崩症中,氢氯噻嗪抗利尿作用可能由于细胞外液容量体积减小,GFR 下降,肾近曲小管钠和水重吸收增加,到达远曲小管的原尿减少,从而降低尿量。此外,还发现氢氯噻嗪可增加 AQP2 表达。长期服用可引起缺钾、高尿酸血症等,应适当补充钾盐或合用保钾利尿剂。具体用法为每次 25 mg,每天 2～3 次,可使肾性尿崩症尿量减少约一半。同时使用非甾体消炎药物,如吲哚美辛、布洛芬等可增加氢氯噻嗪疗效,这类药物可能是通过抑制肾脏中前列腺素合成,从而使腺苷环化酶活性增强,cAMP 生成增多而使 AVP 作用增强,但应注意长期使用的胃肠道不良反应。

吲达帕胺作用机制类似于氢氯噻嗪,每次 2.5～5 mg,每天 1～2 次。阿米洛利,氨苯蝶啶也可用于肾性尿崩症的治疗,机制不完全清楚,作用类似于氢氯噻嗪,可和氢氯噻嗪联用,防治低钾血症出现。

遗传性肾性尿崩症根据 V2 受体变异程度分为 5 种类型,其中二型变异 V2 受体仅有 1 个氨基酸错配,错误折叠的 V2 受体蛋白被陷于内质网中,使用 V2 受体拮抗剂可作为分子伴侣和错误折叠的受体结合,从而改变受体构象并稳定其结构,然后该受体可以通过内质网运输到质膜,被抗利尿激素激活发挥抗利尿作用。

(六)颅脑外伤或术后尿崩症治疗

未使用利尿剂情况下,颅脑外伤或手术后出现严重多尿(＞250 mL/h)提示尿崩症可能。在第一期多尿期,需防止脱水和高钠血症,除适当补充液体,可根据病情注射垂体后叶素,每次 5～10 U,第二次加压素注射应在第一次加压素作用消失后使用。在第二期多尿期,则要控制补液量,以免引起水中毒。第三期多尿期,可用垂体后叶素或 DDAVP 治疗。外伤或手术后尿崩症多为一过性,可由于神经轴突末梢与毛细血管联系重建而自行缓解恢复。转为永久性尿崩症者需要长期服用 DDAVP。

(七)妊娠伴尿崩症治疗

妊娠中晚期出现多尿、多饮时应考虑尿崩症诊断。由于妊娠妇女不适合行禁水-加压素试验,诊断依赖临床表现、实验室检查和试验性治疗。若尿比重为 1.001～1.005,尿渗透压低于 200 nmol/L,并低于血浆渗透压,尿崩症可能性大。首选药物为 DDAVP,因其不被血浆中的氨肽酶降解。DDAVP 具有 5%～25% 的催产素活性,需注意子宫收缩状况。分娩后,血浆中的氨肽酶活性迅速下降,患者的多尿症状可明显减轻或消失,应及时减量或停药。若肾性尿崩症合并妊娠,可谨慎使用氢氯噻嗪,并注意补钾,维持电解质平衡。

(方　恒)

第七节　高催乳素血症

高催乳素血症是各种原因引起的垂体催乳素细胞分泌过多,导致血循环中催乳素(PRL)升高为主要特点,表现为非妊娠期或非哺乳期溢乳,月经紊乱或闭经。高催乳素血症在生殖功能失调中 9%～17%。

一、PRL 生理功能

催乳素(PRL)是垂体前叶分泌的一种多肽激素,由于人催乳素单体的糖基化及单体的聚合呈多样性,所以人催乳素在体内以多种形式存在,包括小分子催乳素、糖基化催乳素、大分子催乳素、大大分子催乳素,其生物活性与免疫反应性由高至低以此类推。由于催乳素在体内呈多样性,因此出现血催乳素水平与临床表现不一致的现象。有些女性尽管体内血催乳素水平升高,但却无溢乳、月经失调等症状;而部分女性尽管血催乳素不升高,但出现溢乳、月经失调等症状。前者可能是大分子或大大分子催乳素增加所致,后者可能是小分子催乳素的分泌相对增加,而大分子或大大分子催乳素分泌相对减少所致。

催乳素的生理作用极为广泛复杂。在人类,主要是促进乳腺组织的发育和生长,启动和维持泌乳、使乳腺细胞合成蛋白增多。催乳素能影响下丘脑-垂体-卵巢轴,正常水平的 PRL 对卵泡发育非常重要,然而过高水平 PRL 血症不仅对下丘脑 GnRH 及垂体 FSH、LH 的脉冲式分泌有抑制作用,而且还可直接抑制卵泡发育,导致排卵障碍,影响卵巢合成雌激素及孕激素,临床上表现为月经稀发或闭经。另外,PRL 和自身免疫相关。人类 B、T 细胞、脾细胞和 NK 细胞均有 PRL 受体,PRL 与受体结合调节细胞功能。PRL 在渗透压调节上也有重要作用。

二、PRL 生理变化

(一)昼夜变化

PRL 的分泌有昼夜节律,睡眠后逐渐升高,直到睡眠结束,因此,早晨睡醒前 PRL 可达到一天 24 小时峰值,醒后迅速下降,上午 10 点至下午 2 点降至一天中谷值。

(二)年龄和性别的变化

由于母体雌激素的影响,刚出生 1 周的婴儿血清 PRL 水平高达 100 $\mu g/L$ 左右,4 周之后逐渐下降,3～12 个月时 PRL 降至正常水平。青春期 PRL 水平轻度上升至成人水平,可能与雌激素分泌相关。成年女性的血 PRL 水平始终比同龄男性高。妇女绝经后的 18 个月内,体内的 PRL 水平逐渐下降 50%,但接受雌激素补充治疗的妇女下降较缓慢。在高 PRL 血症的妇女中,应用雌激素替代疗法不引起 PRL 水平的改变。

(三)月经周期中的变化

在月经周期中 PRL 水平有昼夜波动,但周期性变化不明显,卵泡期与黄体期相仿,没有明显排卵前高峰,正常 PRL 值<25 $\mu g/L$。

(四)妊娠期的变化

孕 8 周血中 PRL 值仍为 20 $\mu g/L$,随着孕周的增加,雌激素水平升高刺激垂体 PRL 细胞增殖和肥大,导致垂体增大及 PRL 分泌增多。在妊娠末期血清 PRL 水平可上升 10 倍,超过 200 $\mu g/L$。正常生理情况下,PRL 分泌细胞占腺垂体细胞的 15%～20%,妊娠末期可增加到 70%。

(五)产后泌乳过程中的变化

分娩后血 PRL 仍维持在较高水平,无哺乳女性产后 2 周增大的垂体恢复正常大小,血清 PRL 水平下降,产后 4 周血清 PRL 水平降至正常。哺乳者由于经常乳头吸吮刺激,触发垂体 PRL 快速释放,产后4～6 周内哺乳妇女基础血清 PRL 水平持续升高。6～12 周基础 PRL 水平逐渐降至正常,随着每次哺乳发生的 PRL 升高幅度逐渐减小。产后 3～6 个月基础和哺乳刺激情况下 PRL 水平的下降主要是由于添加辅食导致的哺乳减少。如果坚持哺乳,基础 PRL 水平会持续升高,并有产后闭经。

(六)应激导致 PRL 的变化

PRL 的分泌还与精神状态有关,激动或紧张时催乳素明显增加。许多生理行为可影响体内催乳素的水平。高蛋白饮食、性交、哺乳及应激等均可使催乳素水平升高。情绪紧张、寒冷、运动时垂体释放的应激激素包括 PRL、促肾上腺皮质激素(ACTH)和生长激素(GH)。应激可以使得 PRL 水平升高数倍,通常持续时间不到 1 小时。

三、病因

(一)下丘脑疾患

下丘脑分泌的催乳素抑制因子(PIF)对催乳素分泌有抑制作用,PIF 主要是多巴胺。颅咽管瘤压迫第三脑室底部,影响 PIF 输送,导致催乳素过度分泌。其他肿瘤如胶质细胞瘤、脑膜炎症、颅外伤引起垂体柄被切断、脑部放疗治疗破坏、下丘脑功能失调性假孕等影响 PIF 的分泌和传递都可引起催乳素的增高。

(二)垂体疾患

垂体疾患是高催乳素血症最常见的原因。垂体泌乳细胞肿瘤最多见,空蝶鞍综合征、肢端肥大症、垂体腺细胞增生都可致催乳素水平的异常增高。按肿瘤直径大小分微腺瘤(肿瘤直径<1 cm)和大腺瘤(肿瘤直径≥1 cm)。

(三)其他内分泌、全身疾患

原发性和(或)继发性甲状腺功能减退症,如假性甲状旁腺功能减退症、桥本甲状腺炎、多囊卵巢综合征、肾上腺瘤、GH 腺瘤、ACTH 腺瘤等,以及异位 PRL 分泌增加如未分化支气管肺癌、胚胎癌,子宫内膜异位症、肾癌可能有 PRL 升高。肾功能不全、肝硬化影响到全身内分泌稳定时也会出现 PRL 升高。乳腺手术、乳腺假体手术后、长期乳头刺激、妇产科手术如人工流产、引产、死胎、子宫切除术、输卵管结扎术、卵巢切除术等 PRL 也可异常增高。

(四)药物影响

长期服用多巴胺受体拮抗剂如吩噻嗪类镇静药(氯丙嗪、奋乃静)、儿茶酚胺耗竭剂抗高血压药(利血平、甲基多巴)、甾体激素类(口服避孕药、雌激素)、鸦片类药物(吗啡)、抗胃酸药[H_2-R 拮抗剂-西咪替丁(甲氰咪胍)、多潘立酮(吗丁啉)],均可抑制多巴胺转换,促进 PRL 释放。药物引起的高 PRL 血症多数血清 PRL 水平在 100 μg/L 以下,但也有报道长期服用一些药物使血清 PRL 水平升高达 500 μg/L,而引起大量泌乳、闭经。

(五)胸部疾患

如胸壁的外伤、手术、烧伤、带状疱疹等也可能通过反射引起 PRL 升高。

(六)特发性高催乳激素血症

催乳素多为 60～100 μg/L,无明确原因。此类患者与妊娠、服药、垂体肿瘤或其他器质性病变无关,多因患者的下丘脑-垂体功能紊乱,从而导致 PRL 分泌增加。其中大多数 PRL 轻度升高,长期观察可恢复正常。血清 PRL 水平明显升高而无症状的特发性高 PRL 血症患者中,部分患者可能是巨分子 PRL 血症,这种巨分子 PRL 有免疫活性而无生物活性。临床上当无病因可循时,包括 MRI 或 CT 等各种检查后未能明确催乳素异常增高原因的患者可诊断为特发性高催乳素血症,但应注意对其长期随访,对部分伴月经紊乱而 PRL 高于 100 μg/L 者,需警惕潜隐性垂体微腺瘤的可能,应密切随访,脑部 CT 检查发现许多此类疾病患者数年后常发展为垂体微腺瘤。

四、临床表现

(一)溢乳

患者在非妊娠和非哺乳期出现溢乳或挤出乳汁,或断奶数月仍有乳汁分泌,轻者挤压乳房才有乳液溢出,重者自觉内衣有乳渍。分泌的乳汁通常是乳白、微黄色或透明液体,非血性。仅出现溢乳的占27.9%,同时出现闭经及溢乳者占75.4%。这些患者血清 PRL 水平一般都显著升高。部分患者催乳素水平较高但无溢乳表现,可能与其分子结构有关。

(二)闭经或月经紊乱

高水平的催乳素可影响下丘脑-垂体-卵巢轴的功能,导致黄体期缩短或无排卵性月经失调、月经稀发甚至闭经,后者与溢乳表现合称为闭经-溢乳综合征。

(三)不育或流产

卵巢功能异常、排卵障碍或黄体不健可导致不育或流产。

(四)头痛及视觉障碍

微腺瘤一般无明显症状;大腺瘤可压迫蝶鞍隔出现头痛、头胀等;当腺瘤向前侵犯或压迫视交叉或影响脑脊液回流时,也可出现头痛、呕吐和眼花,甚至视野缺损和动眼神经麻痹。肿瘤压迫下丘脑可以表现为肥胖、嗜睡、食欲异常等。

(五)性功能改变

部分患者因卵巢功能障碍,表现低雌激素状态,阴道壁变薄或萎缩,分泌物减少,性欲减低。

五、辅助检查

(一)血清学检查

血清 PRL 水平持续异常升高，>1.14 nmol/L(25 μg/L)，需除外由于应激引起的 PRL 升高。FSH 及 LH 水平通常偏低。必要时测定 TSH、FT_3、FT_4、肝、肾功能。

(二)影像学检查

当血清 PRL 水平高于 4.55 nmol/L(100 μg/L)时，应注意是否存在垂体腺瘤，CT 和 MRI 可明确下丘脑、垂体及蝶鞍情况，是有效的诊断方法。其中 MRI 对软组织的显影较 CT 清晰，因此对诊断空蝶鞍症最为有效，也可使视神经、海绵窦及颈动脉清楚显影。

(三)眼底、视野检查

垂体肿瘤增大可侵犯和(或)压迫视交叉，引起视盘水肿；也可因肿瘤损伤视交叉不同部位而有不同类型视野缺损，因而眼底、视野检查有助于确定垂体腺瘤的部位和大小。

六、诊断

根据血清学检查 PRL 持续异常升高，同时出现溢乳、闭经及月经紊乱、不育、头痛、眼花、视觉障碍及性功能改变等临床表现，可诊断为高催乳素血症。诊断时应注意某些生理状态如妊娠、哺乳、夜间睡眠、长期刺激乳头、性交、过饱或饥饿、运动和精神应激等，PRL 会有轻度升高。因此，临床测定 PRL 时应避免生理性影响，在 10～11 时取血测定较为合理。PRL 水平显著高于正常者一次检查即可确定，当 PRL 测定结果在正常上限 3 倍以下时至少检测 2 次，以确定有无高 PRL 血症。诊断高泌乳激素血症后必须根据需要做必要的辅助检查，以进一步明确发病原因及病变程度，便于治疗。

七、治疗

应该遵循对因治疗原则。控制高 PRL 血症、恢复女性正常月经和排卵功能、减少乳汁分泌及改善其他症状(如头痛和视功能障碍等)。

(一)随访

对特发性高催乳素血症、催乳素轻微升高、月经规律、卵巢功能未受影响、无溢乳且未影响正常生活时，可不必治疗，应定期复查，观察临床表现和 PRL 的变化。

(二)药物治疗

垂体 PRL 大腺瘤及伴有闭经、泌乳、不孕不育、头痛、骨质疏松等表现的微腺瘤都需要治疗，首选多巴胺激动剂治疗。

1.溴隐亭

为麦角类衍生物，为非特异性多巴胺受体激动剂，可直接作用于垂体催乳素细胞，与多巴胺受体结合，抑制肿瘤增殖，从而抑制 PRL 的合成分泌，是治疗高催乳素血症最常用的药物。为了减少药物不良反应，溴隐亭治疗从小剂量开始渐次增加，即从睡前 1.25 mg 开始，递增到需要的治疗剂量。如果反应不大，可在几天内增加到治疗量。常用剂量为每天 2.5～10 mg，分 2～3 次服用，大多数病例每天 5～7.5 mg 已显效。剂量的调整依据是血 PRL 水平。达到疗效后可分次减量到维持量，通常每天1.25～2.50 mg。溴隐亭治疗可以使 70%～90% 的患者获得较好疗效，表现为血 PRL 降至正常、泌乳消失或减少、垂体腺瘤缩小、恢复规则月经和生育。若 PRL 大腺瘤在多巴胺激动剂治疗后血 PRL 正常而垂体大腺瘤不缩小,应重新审视诊断是否为非 PRL 腺瘤或混合性垂体腺瘤、是否需改用其他治疗(如手术治疗)。溴隐亭治疗高 PRL 血症、垂体 PRL 腺瘤不论降低血 PRL 水平还是肿瘤体积缩小,都是可逆性的,只是使垂体 PRL 腺瘤可逆性缩小,长期治疗后肿瘤出现纤维化,但停止治疗后垂体 PRL 腺瘤会恢复生长,导致高 PRL 血症再现,因此需长期用药维持治疗。

溴隐亭不良反应主要有恶心、呕吐、眩晕、疲劳和直立性低血压等,故治疗应从小剂量开始,逐渐增加至有效维持剂量,如患者仍无法耐受其胃肠道反应,可改为阴道给药,经期则经肛门用药。阴道、直肠黏膜吸收可达到口服用药同样的治疗效果。约 10% 的患者对溴隐亭不敏感、疗效不满意,对于药物疗效欠佳,不能耐受药物不良反应及拒绝接受药物治疗的患者可以更换其他药物或手术治疗。

新型溴隐亭长效注射剂克服了因口服造成的胃肠道功能紊乱,用法是 50~100 mg,每 28 日 1 次,是治疗催乳素大腺瘤安全有效的方法,可长期控制肿瘤的生长并使瘤体缩小,不良反应较少,用药方便。

2.卡麦角林和喹高利特

若溴隐亭不良反应无法耐受或无效时可改用具有高度选择性的多巴胺 D_2 受体激动剂卡麦角林和喹高利特,它们抑制 PRL 的作用更强大而不良反应相对减少,作用时间更长。对溴隐亭抵抗(每天 15 mg 溴隐亭效果不满意)或不耐受溴隐亭治疗的 PRL 腺瘤患者改用这些新型多巴胺激动剂仍有 50% 以上有效。喹高利特每天服用 1 次,75~300 μg;卡麦角林每周只需服用 1~2 次,常用剂量 0.5~2.0 mg,患者顺应性较溴隐亭更好。

3.维生素 B_6

作为辅酶在下丘脑中多巴向多巴胺转化时加强脱羟及氨基转移作用,与多巴胺受体激动剂起协同作用。临床用量可达 60~100 mg,每日 2~3 次。

(三)手术治疗

若溴隐亭等药物治疗效果欠佳者,有观点认为由于多巴胺激动剂能使肿瘤纤维化形成粘连,可能增加手术的困难和风险,一般建议用药 3 个月内实施手术治疗。经蝶窦手术是最为常用的方法,开颅手术少用。手术适应证包括以下几点。

(1)药物治疗无效或效果欠佳者。

(2)药物治疗反应较大不能耐受者。

(3)巨大垂体腺瘤伴有明显视力视野障碍,药物治疗一段时间后无明显改善者。

(4)侵袭性垂体腺瘤伴有脑脊液鼻漏者。

(5)拒绝长期服用药物治疗者。

(6)复发的垂体腺瘤也可以手术治疗。

手术后,需要进行全面的垂体功能评估,存在垂体功能低下的患者需要给予相应的内分泌激素替代治疗。

(四)放射治疗

分为传统放射治疗和立体定向放射外科治疗。传统放射治疗因照射野相对较大,易出现迟发性垂体功能低下等并发症,目前仅用于有广泛侵袭的肿瘤术后的治疗。立体定向放射外科治疗适用于边界清晰的中小型肿瘤。放射治疗主要适用于大的侵袭性肿瘤、术后残留或复发的肿瘤;药物治疗无效或不能坚持和耐受药物治疗不良反应的患者;有手术禁忌或拒绝手术的患者以及部分不愿长期服药的患者。放射治疗疗效评价应包括肿瘤局部控制以及异常增高的 PRL 下降的情况。通常肿瘤局部控制率较高,而 PRL 恢复至正常则较为缓慢。即使采用立体定向放射外科治疗后,2 年内也仅有 25%～29% 的患者 PRL 恢复正常,其余患者可能需要更长时间随访或需加用药物治疗。传统放射治疗后 2～10 年,有 12%～100% 的患者出现垂体功能低下;1%～2% 的患者可能出现视力障碍或放射性颞叶坏死。部分可能会影响瘤体周围的组织而影响垂体的其他功能,甚至诱发其他肿瘤,损伤周围神经等,因此,放射治疗一般不单独使用。

(五)其他治疗

由于甲状腺功能减退症、肾衰竭、手术、外伤、药物等因素引起的高催乳素血症,则对因进行治疗。

八、高催乳素血症患者的妊娠相关处理

(一)基本的原则

基本的原则是将胎儿对药物的暴露限制在尽可能少的时间内。

(二)妊娠期间垂体肿瘤生长特点

妊娠期间 95% 微腺肿瘤患者、70%～80% 大腺瘤患者瘤体并不增大,虽然妊娠期催乳素腺瘤增大情况少见,但仍应该加强监测,垂体腺瘤患者怀孕后未用药物治疗者,约 5% 的微腺瘤患者会发生视交叉压迫,而大腺瘤出现这种危险的可能性达 25% 以上,因此,于妊娠 20 周、28 周、38 周定期复查视野,若有异常,应该及时行 MRI 检查。

(三)垂体肿瘤妊娠后处理

在妊娠前有微腺瘤的患者应在明确妊娠后停用溴隐亭,因为肿瘤增大的风险较小。停药后应定期测定血 PRL 水平和视野检查。正常人怀孕后 PRL 水平可以升高 10 倍左右,患者血 PRL 水平显著超过治疗前的 PRL 水平时要密切监测血 PRL 及增加视野检查频度;对于有生育要求的大腺瘤妇女,需在溴隐亭治疗腺瘤缩小后再妊娠较为安全。目前认为溴隐亭对妊娠是安全的,但仍主张一旦妊娠,应考虑停药。所有患垂体 PRL 腺瘤的妊娠患者,在妊娠期需要每 2 个月评估 1 次。妊娠期间肿瘤再次增大者给予溴隐亭仍能抑制肿瘤生长,一旦发现视野缺损或海绵窦综合征,立即加用溴隐亭可望在 1 周内改善缓解,但整个孕期须持续用药直至分娩。对于药物不能控制者及视力视野进行性恶化时,应该经蝶鞍手术治疗需要并根据产科原则选择分娩方式。高 PRL 血症、垂体 PRL 腺瘤妇女应用溴隐亭治疗,怀孕后自发流产、胎死宫内、胎儿畸形等发生率在 14% 左右,与正常妇女妊娠情况相似。

(四)垂体肿瘤哺乳期处理

没有证据支持哺乳会刺激肿瘤生长。对于有哺乳意愿的妇女,除非妊娠诱导的肿瘤生长需要治疗,一般要到患者想结束哺乳时再使用 DA 激动剂。

临床特殊情况的思考和建议如下。

(1)溴隐亭用药问题:在初始治疗时,血 PRL 水平正常、月经恢复后原剂量可维持不变 3～6 个月。微腺瘤患者即可开始减量;大腺瘤患者此时复查 MRI,确认 PRL 肿瘤已明显缩小(通常肿瘤越大,缩小越明显),PRL 正常后也可开始减量。减量应缓慢分次(2 个月左右 1 次)进行,通常每次 1.25 mg,用保持血 PRL 水平正常的最小剂量为维持量。每年至少 2 次血 PRL 随诊,以确认其正常。在维持治疗期间,一旦再次出现月经紊乱或 PRL 不能被控制,应查找原因,如药物的影响、怀孕等,必要时复查 MRI,决定是否调整用药剂量。对小剂量溴隐亭维持治疗 PRL 水

平保持正常、肿瘤基本消失的病例 5 年后可试行停药,若停药后血 PRL 水平又升高者,仍需长期用药,只有少数病例在长期治疗后达到临床治愈。

(2)视野异常治疗问题:治疗前有视野缺损的患者,治疗初期即复查视野,视野缺损严重的在初始治疗时可每周查 2 次视野(已有视神经萎缩的相应区域的视野会永久性缺损)。药物治疗满意,通常在 2 周内可改善视野;但是对药物反应的时间,存在个体差异,视力视野进行性恶化时应该经蝶鞍手术治疗。

(3)手术治疗后随访问题:手术后 3 个月应行影像学检查,结合内分泌学变化,了解肿瘤切除程度。视情况每半年或 1 年再复查 1 次。手术成功的关键取决于手术者的经验和肿瘤的大小,微腺瘤的手术效果较大腺瘤好,60%～90%的微腺瘤患者术后 PRL 水平可达到正常,而大腺瘤患者达到正常的比例则较低。手术后仍有肿瘤残余的患者,手术后 PRL 水平正常的患者中,长期观察有 20%患者会出现复发,需要进一步采用药物或放射治疗。

(方　恒)

第八节　原发性醛固酮增多症

一、概述

醛固酮增多症分为原发性和继发性两大类。原发性醛固酮增多症(以下简称原醛症)指肾上腺皮质自主性分泌过多醛固酮,病因多数为单侧肾上腺腺瘤,较少为双侧肾上腺皮质增生。继发性醛固酮增多症的病因在于肾上腺皮质以外的因素,如血容量减少或肾脏缺血等原因引起肾素-血管紧张素系统活动增强,导致继发性醛固酮分泌增多。

二、病因与发病机制

(一)醛固酮瘤

醛固酮瘤也叫 Conn 综合征,占原醛症的 35%,以单侧肾上腺腺瘤最多见,双侧或多发性腺瘤较少,本病患者可为一侧腺瘤伴对侧增生。腺瘤直径多为1～2 cm,有完整包膜,切面呈金黄色,腺瘤同侧和对侧肾上腺组织可以正常、增生或伴结节形成,亦可发生萎缩。醛固酮瘤的成因不明,患者血浆醛固酮浓度与血浆 ACTH 的昼夜节律平行,而对血浆肾素的变化无明显反应。在产生醛固酮腺瘤中,有一种特殊类型,称为肾素反应性腺瘤,此种腺瘤在立位动态试验中的反应不同于一般醛固酮腺瘤,而与特发性增生型原醛症相同,即站立位所引起的血浆肾素变化使血醛固酮明显升高。

(二)特发性醛固酮增多症(特醛症)

近年来国内、外文献报道的特醛症有增多趋势,约占本病 60%。特醛症患者肾上腺病变为双侧球状带细胞增生,有时可伴有结节。低血钾较轻,血浆肾素活性不如醛固酮瘤患者那么低,立位时稍见升高。肾上腺全切除不能治愈特醛症的高血压,而醛固酮瘤切除后血压可很快降至正常。特醛症病因不明,发病机制可能是由某种肾上腺外的可兴奋醛固酮分泌的因子所引起;另一种看法认为,特醛症是患者对血管紧张素 Ⅱ 敏感性增高的结果。有一种特殊类型,称为原发性增生,其病理变化为双侧性肾上腺结节样增生,在病理生理上却不同于伴肾上腺增生的特醛症而类似腺瘤,对兴奋肾素-血管紧张素系统的试验及抑制性试验均无反应。

(三)糖皮质激素可抑制性醛固酮增多症

糖皮质激素可抑制性醛固酮增多症是一种特殊类型的原醛症,较罕见,约占 1%。有显著的家族发病倾向,可能为常染色体显形遗传,肾上腺呈大、小结节性增生,血浆醛固酮浓度与血浆 ACTH 的昼夜节律平行,用生理替代性的糖皮质激素数周后可使醛固酮分泌量、血压、血钾恢复正常。从分子生物学研究方面有学者认为,其与醛固酮合成酶基因的异位表达有关,导致产生一种 11β-羟化酶-醛固酮合成酶嵌合体。正常时醛固酮合成酶在肾上腺小球状带表达,11β-羟化酶在束状带表达,后者受 ACTH 兴奋性调控。上述嵌合型基因的形成导致醛固酮合成酶在束状带异位表达,并受 ACTH 的调控。

(四)醛固酮癌

肾上腺癌引起原醛症者少见。肿瘤在组织学上与腺瘤的区别是在整个肿瘤内有特征性的厚壁血管。癌组织除分泌大量醛固酮外,往往还分泌其他激素,造成混合性综合征。患者血醛固酮可异常增高,而且对立卧位、ACTH 兴奋均无反应。癌的体积甚大,直径常超过 6 cm。

(五)异位醛固酮分泌腺瘤或癌

很罕见,可发生在肾、肾上腺的其余部分或卵巢。

三、临床表现与并发症

(一)高血压

高血压为最常出现的症状,一般不呈恶性演进,少数可表现为恶性进展,随着病情进展,血压渐高,大多数在 22.66/13.33 kPa(170/100 mmHg)左右,高时可达 28.00/17.33 kPa(210/130 mmHg)。

(二)钾耗损

大量醛固酮作用于肾远曲小管,使钠重吸收和钾排泄增加,钾从尿中丢失,尿钾增高,血清钾下降。低血钾可引起以下临床表现:①肌无力及周期性瘫痪,血钾愈低,肌肉受累愈重;②心律失常,可为期前收缩或阵发性心动过速,严重时可出现室颤;③尿多、夜尿多、烦渴,由于长期严重缺钾,肾小管空泡变性使肾浓缩功能障碍造成。

(三)碱中毒

细胞内大量钾离子丢失后,钠、氢离子从细胞内排出的能力下降,导致细胞内钠、氢离子增加,细胞内 pH 下降;细胞外液氢离子减少,pH 升高,出现代谢性碱血症。细胞外液碱中毒时,游离钙减少,可出现肢体麻木及手足搐搦。

(四)其他

儿童患者有生长发育障碍,与长期缺钾等代谢紊乱有关。缺钾时胰岛素释放减少、作用减弱,可出现糖耐量减低。糖皮质激素可抑制性醛固酮增多症患者多数有家族史,常在青少年时发病,有明显的遗传倾向,儿童期发病则影响其生长发育。

四、诊断与鉴别诊断

原醛症患者醛固酮分泌过多可造成肾小管对钠离子的重吸收和钾离子排出的增加,引起水、钠潴留及低血钾。血尿醛固酮测定值增高是本病的特征性表现和诊断的关键指标,但多种因素会影响其测定值,因此血肾素、血管紧张素Ⅱ测定、螺内酯试验、低钠试验、高钠试验等可用于辅助诊断。

(一)诊断

1.血(尿)钠、钾、血气分析

(1)大多数患者出现低血钾、高尿钾、高血钠,血钾多为 2～3 mmol/L,严重者更低,可低至 1.5 mmol/L以下,低血钾多呈持续性,血钾<3.5 mmol/L,尿钾>25 mmol/L,血钾<3 mmol/L,尿钾>20 mmol/L,提示尿路失钾;血钠一般在正常高限或略高于正常。

(2)碱血症:血 pH 和二氧化碳结合力为正常或高于正常。持续性或间歇性低钾血症,血钠在正常范围上界或稍高,血 pH 轻度升高,尿 pH 中性或偏碱。尿钾增多,经常超过 25 mmol/24 h(胃肠道丢失钾所致低钾血症者,尿钾均低于15 mmol/24 h),肾脏浓缩功能减退,夜尿多>750 mL。唾液 Na^+/K^+ 比率<1,如 Na^+/K^+ 比率<0.4,则有醛固酮增多症的诊断意义(健康人唾液 Na^+/K^+ 比率>1)。

2.血浆肾素、血管紧张素Ⅱ测定

(1)测定方法:放射免疫法、高效液相-荧光检测法、酶联免疫吸附法。

(2)标本:血浆。首先在清晨静卧 4 小时后采血,测定基础值。继而患者立位 4 小时,并肌内注射呋塞米 20 mg,测血肾素活性和血管紧张素Ⅱ水平。肘静脉取血5 mL,拔出针头后注入酶抑制剂抗凝管中(采血管应有盖或塞),将管口封好后上下颠倒数次,混匀后即刻放入冰水浴中或 4 ℃冰箱中 1～2 小时,取出后4 ℃离心,分离血浆。

(3)参考值和参考范围。

1)肾素活性。①普通饮食:卧位肾素活性为 0.05～0.79 $\mu g/(L \cdot h)$;立位肾素活性为 1.95～3.99 $\mu g/(L \cdot h)$;②低钠饮食:卧位肾素活性为 0.70～5.96 $\mu g/(L \cdot h)$;立位肾素活性为 1.13～8.10 $\mu g/(L \cdot h)$。

2)血管紧张素Ⅱ。①普食:卧位时血管紧张素Ⅱ参考值为 15～97 pg/mL;立位时血管紧张素Ⅱ参考值为 19～115 pg/mL;②低钠:卧位时血管紧张素Ⅱ参考值为 36～104 pg/mL;立位时血管紧张素Ⅱ参考值为 45～240 pg/mL。

(4)临床诊断价值与评价。

1)醛固酮/肾素活性是目前最可靠的原醛症筛查实验室指标。目前大多数学者提出用血浆醛固酮与肾素活性的比值来鉴别原醛症或原发性高血压,如 PAC(ng/dL)/PRA[ng/(mL $\cdot$ h)]>25,高度提示原醛症的可能;而 PAC/PRA>35,则可确诊原醛症。如果同时满足 PAC/PRA>30且 PAC>20 ng/dL,其诊断原醛症的灵敏性为 90%,特异性为 91%。但是腺瘤患者醛固酮分泌也具有波动性,因此计算 PAC/PRA 比值时,最好采用立位 2 小时测定值,其诊断符合率较卧位值高。

2)患者清晨静卧 4 小时后测定 PRA 和血管紧张素Ⅱ水平均明显低于正常范围。立位 4 小时后测血 PRA 和血管紧张素Ⅱ水平,两者均无显著升高。健康人两者均显著升高。

3)原醛症患者血浆醛固酮水平增高而 PRA、血管肾张素Ⅱ均降低,在低钠饮食、利尿剂及站立体位等因素刺激下,PRA 也可无明显升高。

4)药物影响:β受体阻断滞剂、血管扩张剂、利尿剂及甾体激素、甘草、甲基多巴、可乐定、利血平等药物均影响体内肾素水平,一般要在停药 2 周后测定 PRA。若用利血平等代谢缓慢的药物,则应在停药 3 周后测定 PRA。不宜停药的患者可改服胍乙啶等降压药。

5)肾素分泌呈周期性变化,高钠饮食时 PRA 分泌减少,低钠饮食时 PRA 分泌增多;同一体位时早晨分泌量最多,中午至下午分泌量最少;肾素的分泌随年龄增加而减少;成年女性卵泡期最少,黄体期最多,并随年龄增加分泌量减少。

3.血、24 小时尿醛固酮测定

(1)测定方法:放射免疫法。

(2)标本:血清,血浆;24 小时尿液,留取 24 小时尿液,内加浓盐酸 10 mL 防腐。

(3)参考范围。

1)血液醛固酮参考范围如下。①卧位:男(218.8±94.2)pmol/L,女(254.8±110.8)pmol/L;②立位:男(537.4±177.3)pmol/L,女(631.6±246.5)pmol/L。

2)24 小时尿液醛固酮参考范围如下:①正常钠饮食:6~25 μg/24 h;②低钠饮食:17~44 μg/24 h;③高钠饮食:0~6 μg/24 h。

(4)临床诊断价值与评价。①血浆中醛固酮含量存在昼夜节律性分泌,一般晨起之前血浆中醛固酮水平最高。原醛症表现为血浆醛固酮明显增高,增生型原醛症患者立位时醛固酮明显增加。说明增生型患者醛固酮对肾素血管紧张素反应增强,而醛固酮瘤者立位时增加不明显,甚至下降。原醛症患者血、尿醛固酮均明显增高,可为参考值的 2~4 倍。②部分原醛症与原发性高血压患者的血浆醛固酮浓度有重叠,因此,仅用 PAC 作为筛选试验具有局限性。③继发性醛固酮增多症如肾性高血压、Bartter 综合征、充血性心力衰竭、肾病综合征、肝硬化腹水和肾素瘤等均可引起继发性醛固酮增多,与原醛症鉴别有赖于血浆肾素活性和血管紧张素水平的测定。④24 小时尿醛固酮:醛固酮降解后的主要产物为四氢醛固酮,均从尿中排出,其水平分别与卧位、立位血醛固酮以及卧位、立位醛固酮/肾素活性比值有较好的相关性。

4.18-羟皮质酮

(1)检测方法:放射免疫分析、高效液相色谱。

(2)标本:血清(浆)或 24 小时尿液。

(3)18-羟皮质酮参考范围:①血浆为 115~550 ng/L;②尿液为 1.5~6.5 μg/24 h。

(4)临床诊断价值与评价:18-羟-皮质酮为盐皮质激素,其分泌功能受 ACTH 和肾素-血管紧张素系统双重调节,生物效应主要为潴钠排钾。该结果对鉴别原醛症病理类型有重要价值。腺瘤型原醛症患者血浆 18-羟皮质酮较增生型原醛高;上午立位 4 小时,腺瘤型患者血浆 18-羟皮质酮明显下降,而增生型患者明显上升。原醛症患者的血浆 18-羟皮质酮水平升高,醛固酮腺瘤患者可见浓度>1 000 ng/L;特发性醛固酮增多症患者仅为 550~1 100 ng/L。

5.18-羟皮质醇

(1)测定方法:放射免疫分析、高效液相色谱。

(2)标本:血清或血浆。

(3)18-羟皮质醇参考范围如下:成人普通饮食为 36~168 ng/L;钠钾平衡饮食(上午 8 时)为 36~105 ng/L。

(4)临床诊断价值与评价:普遍认为,18-羟皮质醇来源于肾上腺。研究发现,体外 18-羟皮质醇与糖皮质激素和盐皮质激素受体的亲和力约为 0.1%,18-羟皮质醇本身无生理活性。国外关于原醛症的研究发现,血浆 18-羟皮质醇水平在糖皮质激素可抑制性醛固酮增多症患者中可升高至正常值的 20~40 倍,腺瘤患者升高 2~10 倍;尿液的含量在 GSH 患者可升高 5~10 倍,腺瘤可升高 1.5~4 倍;而特发性醛固酮增多症的水平与正常值相重叠。原醛症三种亚型的 18-羟皮质醇水平无明显重叠,因此 18-羟皮质醇的测定有助于原醛症亚型之间的鉴别诊断,在原醛症的诊断和鉴别诊断中具有比较重要的意义。手术前后18-羟皮质醇的变化也为原醛症腺瘤患者的手术治疗效果提供了一个较好的随访指标。另外,作为一种简便、快速的方法,18-羟皮质醇的测定有望成为在高血压人群中大规模筛选原醛症腺瘤和 GSH 患者的指标,以期早期诊断和治疗这类疾病。

6.18-氧皮质醇

(1)测定方法:放射免疫法。

(2)标本:血浆。

(3)18-氧皮质醇参考范围如下。普食:36～168 ng/L;成人(上午 8 时)钠钾平衡饮食:36～105 ng/L。

(4)临床诊断价值与评价:皮质激素可抑制性醛固酮增多症,一种常染色体显性病,糖皮质激素可抑制醛固酮分泌,18-氧皮质醇明显增多。

(二)鉴别诊断

原醛症主要需和以下一些可引起高血压和低血钾的疾病相鉴别。

1.原发性高血压因某种原因发生低血钾

原发性高血压因某种原因发生低血钾常见的病因是为降血压应用排钾利尿剂,引起尿钾丧失而未补钾或补钾量不足。需停药 1 个月并补钾,随后再观察药物影响是否清除。

2.伴高血压、低血钾的继发性醛固酮增多症

(1)因肾血管、肾实质性病变引起的肾性高血压,急进型恶性高血压致肾脏缺血而引起伴有高血压的继发性醛固酮增多症,其大部分患者也可有低血钾。一般来说,此种患者高血压病程进展较快,眼底改变较明显,肾动脉狭窄时腹部可闻到血管杂音,恶性高血压者常有心、脑、肾并发症,测定血浆醛固酮及肾素水平均增高。

(2)分泌肾素的肿瘤,因肾脏存在分泌肾素的肿瘤而致高肾素性醛固酮增多症,多见于青年人,高血压、低血钾甚为严重,血浆肾素活性极高。测定血浆醛固酮水平及肾素活性、行肾脏影像学检查等可确诊。

3.非醛固酮所致盐皮质激素过多综合征

患者呈高血压、低血钾性碱中毒,肾素-血管紧张素系统受抑制,但血、尿醛固酮不高,反而降低。

4.利德尔综合征

利德尔综合征为一种常染色体显性遗传性家族性疾病,表现为肾脏潴钠过多综合征,是因肾小管离子转运异常所致。临床表现为高血压、低血钾、碱中毒、尿钾排泄增多,但醛固酮分泌正常或稍低于正常,口服醛固酮拮抗剂螺内酯不能纠正低钾血症,仅有肾小管钠离子转运抑制剂氨苯蝶啶才可使尿排钠增加,排钾减少,血压恢复正常。故可用上述两种药物的治疗效果来进行鉴别。

五、治疗

(一)饮食治疗

低盐饮食。

(二)手术治疗

肾上腺肿瘤患者应做病侧肾上腺切除术,术前应给予短期低钠饮食和螺内酯治疗,以纠正高血压和低血钾的临床症状,增加手术的安全性和有助于术后肾素-血管紧张素-醛固酮轴的功能

恢复。

(三)药物治疗

1.螺内酯

螺内酯为醛固酮的拮抗剂,并有轻度的类固醇合成酶抑制作用,由于特发性醛固酮增多症。开始剂量:250 mg/(m² · d),分3~4次口服,血压和电解质正常后减至维持量。主要不良反应为高血钾、低血钠、消化道症状和男性乳房发育,女性月经紊乱等。少数有皮疹,嗜睡及运动失调。

2.卡托普利

卡托普利为血管紧张素转化酶抑制剂,主要用于治疗特发性醛固酮增多症。一般剂量:开始量每天1 mg/kg,最大量每天6 mg/kg,分3次服用。

3.氨苯蝶啶

氨苯蝶啶为钠转运抑制剂,可抑制远曲小管对钠的回吸收,阻抑小管排钾,引起钠利尿,尿钾排出减少。常用剂量:2~4 mg/(kg · d),分2次服。主要不良反应是高血钾,偶见眩晕,变态反应,长期服用偶可导致肾结石。

4.硝苯地平

硝苯地平为钙通道阻滞剂,可阻断血管紧张素Ⅱ促进细胞外钙离子进入细胞内的作用,故可减少醛固酮的合成。一般剂量:0.1~0.2 mg/kg,每天3次。

5.地塞米松

地塞米松主要用于地塞米松可抑制性醛固酮增多症。剂量:每次50 µg/kg,每天3次,最大量不超过2 mg/d,服药10~15天即可见效,减量维持,需长期服用。多数患者需同时补充盐和小量降压药。

(方　恒)

第九节　继发性醛固酮增多症

继发性醛固酮增多症(继醛症)是由于肾上腺外的原因引起肾素-血管紧张素系统兴奋,肾素分泌增加,导致醛固酮继发性的分泌增多,并引起相应的临床症状,如高血压、低血钾和水肿等。

一、病因

(一)有效循环血量下降所致肾素活性增多的继醛症

(1)各种失盐性肾病:如多种肾小球肾炎、肾小管性酸中毒等。

(2)肾病综合征。

(3)肾动脉狭窄性高血压和恶性高血压。

(4)肝硬化合并腹水以及其他肝脏疾病。

(5)充血性心力衰竭。

(6)特发性水肿。

(二)肾素原发性分泌增多所致继醛症

(1)肾小球旁细胞增生(Bartter 综合征)、Gitelman 综合征。

(2)肾素瘤(球旁细胞瘤)。

(3)血管周围细胞瘤。

(4)肾母细胞瘤。

二、病理生理特点

(一)肾病综合征、失盐性肾脏疾病

由于缺钠和低蛋白血症,有效循环血量减少,球旁细胞压力下降,使肾素-血管紧张素系统激活,导致肾上腺皮质球状带分泌醛固酮增加。

(二)肾动脉狭窄

肾动脉狭窄时,入球小动脉压力下降,刺激球旁细胞分泌肾素。

(三)醛固酮

85%在肝脏代谢分解,当患有肝硬化时,对醛固酮的清除能力下降,血浆醛固酮半衰期延长,有30分钟延长至60~90分钟。同时由于腹水的存在,刺激球旁细胞肾素分泌增多,两者均可导致患者醛固酮水平明显增高。

(四)特发性水肿

特发性水肿是由于不明原因的水盐代谢紊乱所致,水肿所产生的有效循环血量下降刺激肾素分泌增多,导致醛固酮水平增高。

(五)心力衰竭

心力衰竭可以使醛固酮的清除能力下降,且有效循环血量不足,均可兴奋肾素-血管紧张素系统,使醛固酮的分泌增加。

(六)Batter 综合征(BS)

BS 系常染色体显性遗传疾病,是 Batter 于 1969 年首次报道的一组综合征,主要表现为高血浆肾素活性,高血浆醛固酮水平,低血钾,低血压或正常血压,水肿,碱中毒等。病理显示患者的肾小球旁细胞明显增多,主要是肾近曲小管或髓袢升支对氯离子的吸收发生障碍,并伴有镁、钙的吸收障碍,使钠、钾离子重吸收被抑制,引起体液和钾离子丢失,导致肾素分泌增加和继发性醛固酮增多;前列腺素产生过盛;血管壁对血管紧张素Ⅱ反应缺陷;肾源性失钠、失钾;血管活性激素失调。

目前临床上将 BS 分为 3 型。

1.经典型

幼年或儿童期发病,有多尿、烦渴、乏力、遗尿(夜尿增多),有呕吐、脱水,肌无力,肌肉痉挛,手足搐搦,生长发育障碍。不治疗者可出现身材矮小。尿钙正常或增高,肾脏无钙质沉着。

2.新生儿型

多发病于新生儿,也可在出生前被诊断。胎儿羊水过多,胎儿生长受限,大多婴儿为早产。出生后几周可有发热、脱水,严重时可危及生命。部分患儿伴有面部畸形,生长发育障碍,肌无力,癫痫,低血压、多饮、多尿。儿童早期被诊断前通常有严重的电解质紊乱和相应的症状。常因高尿钙,早期即有肾脏钙质沉着。

3.变异型

变异型即 Gitelman 综合征(GS)。发病年龄较晚,多在青春期后或成年起病,症状轻。有肌无力,肌肉麻木,心悸,手足搐搦。生长发育不受影响。部分患者无症状,可有多饮、多尿症状,但不明显。部分患者有软骨钙质沉积,表现为受累关节肿胀疼痛。是 BS 的一个亚型,但目前也有人认为 GS 是一个独立的疾病。

(七)Gitelman 综合征(GS)

Gitelman 等报道了 3 例不同于 BS 的生化特点的一种疾病,除了有低血钾性代谢性碱中毒等外,还伴有低血镁、低尿钙、高尿镁。血总钙和游离钙正常。尿钙肌酐比(尿钙/尿肌酐)≤0.12,而 BS 患者尿钙肌酐比>0.12。GS 患者 100% 有低血镁,尿镁增多,绝大多数 PGE_2 为正常。

(八)肾素瘤

肿瘤起源于肾小球旁细胞,也称血管周细胞瘤。肿瘤分泌大量肾素,可引起高血压和低血钾。本病的特点:①患者年龄轻,但高血压严重。②有醛固酮增多症的表现,有低血钾。③肾素活性明显增加,尤其是肿瘤一侧肾静脉血中。④血管造影可显示肿瘤。

(九)药源性醛固酮增多症

甘草内含有甘草次酸,具有潴钠排钾作用。服用大量甘草者,可并发高血压,低血钾,血浆肾素低,醛固酮的分泌受抑制。

三、临床表现

继发性醛固酮症由多种疾病引起,各有其本身疾病的临床表现,下述为本症相关的表现。

(一)水肿

原有疾病无水肿,出现继醛症时一般不引起水肿,因为有钠代谢"脱逸"现象。原有疾病有水肿(如肝硬化),发生继醛症可使浮肿和钠潴留加重,因为这些患者钠代谢不出现"脱逸"现象。

(二)高血压

因各种原因引起肾缺血,导致肾素-血管紧张素-醛固酮增加,高血压发生。分泌肾素的肿瘤患者,血压高为主要的临床表现。而肾小球旁细胞增生的患者,血压不高为其特征。其他继醛症患者血压变化不恒定。

(三)低血钾

继醛症的患者往往都有低血钾。

四、实验室检查与特殊检查

(1)血清钾为 1.0～3.0 mmol/L,血浆肾素活性多数明显增高,在 27.4～45.0 ng/(dL·h)[正常值1.02～1.75 ng/(dL·h)];血浆醛固酮明显增高。

(2)24 小时尿醛固酮增高。

(3)肾上腺动脉造影,目的是了解有否肿瘤压迫情况。

(4)B 型超声波探查对肾上腺增生或肿瘤有价值。

(5)肾上腺 CT 扫描,磁共振检查是目前较先进的方法,以了解肿瘤的部位及大小。

(6)肾穿刺,了解细胞形态,能确定诊断。

五、治疗

(一)手术治疗

手术切除肾素分泌瘤后,可使血浆高肾素活性、高醛固酮症、高血压和低血钾性碱中毒所致的临床症状恢复正常。

(二)药物治疗

1.维持电解质的稳定

低钾的患者补充钾盐是简单易行的方法,口服或静脉输注或肛内注入。手足搐搦或肌肉痉挛者可给予补钙、补镁。

2.抗醛固酮药物

螺内酯剂量根据病情调整,一般每天用量 60~200 mg。螺内酯可以拮抗醛固酮作用,在远曲小管和集合管竞争抑制醛固酮受体,增加水和 Na^+、Cl^- 的排泄,从而减少 K^+、H^+ 的排出。

3.血管紧张素转换酶抑制药

ACEI 应用较广,它可有效抑制肾素-血管紧张素-醛固酮系统,阻断 AT Ⅰ 向 AT Ⅱ 转化,有效抑制血管收缩,减少醛固酮分泌,帮助预防 K^+ 丢失。同时还可降低蛋白尿,降高血压等作用。

4.非甾体消炎药

吲哚美辛应用较广,它可抑制 PG 的排泄,并有效抑制 PG 刺激的肾素增高,保持血压对血管紧张素的反应性。另外,还有改善患儿生长发育的作用。GS 患者因 PGE_2 为正常,故吲哚美辛 GS 无效。

六、预后

BS 和 GS 两者均不可治愈,多数患者预后较好,可正常生活,但需长期服药。

(方 恒)

第十节 皮质醇增多症

一、概述

皮质醇增多症是由于肾上腺皮质分泌过量的糖皮质激素(主要是皮质醇)所致,主要临床表现为满月脸、多血质、向心性肥胖、皮肤紫纹、痤疮、高血压和骨质疏松等。病因有多种,因垂体分泌 ACTH 过多所致者称为库欣病。

二、病因与发病机制

(一)垂体性皮质醇增多症

垂体性皮质醇增多症即库欣病,因垂体分泌过量的 ACTH 引起。库欣病患者占皮质醇增多症患者总数的 70%。70%~80%患者存在垂体 ACTH 微腺瘤(直径<10 mm),大部分病例发病位置在垂体,切除微腺瘤可治愈;其余为下丘脑功能失调,切除微腺瘤后仍可复发。ACTH 微

腺瘤并非完全自主性,此组肿瘤分泌皮质醇可被大剂量地塞米松抑制。约 10% 患者存在 ACTH 大腺瘤,可有蝶鞍破坏,并可侵犯邻近组织,极少数为恶性肿瘤,伴远处转移。少数患者垂体无腺瘤,而呈 ACTH 细胞增生,增生的原因尚不清楚,有些可能为下丘脑功能紊乱,CRH 分泌过多所致。此型患者肾上腺增生为双侧性,极少数为单侧性。

(二)异位 ACTH 综合征

垂体以外的肿瘤组织分泌过量有生物活性的 ACTH,使肾上腺皮质增生并分泌过量皮质醇,由此引起的皮质醇增多症为异位 ACTH 综合征。异位 ACTH 综合征占皮质醇增多症患者总数的 10%～20%。随着人们对本病认识的提高,本病的发生率会更高。异位分泌 ACTH 的肿瘤可分为缓慢发展型和迅速进展型两种。迅速进展型肿瘤瘤体大,恶性程度高,发展快,肿瘤较易发现。但常常因病程太短,典型的皮质醇增多症临床表现尚未显现患者已死亡。缓慢发展型肿瘤瘤体小,恶性程度低,发展慢,这类患者有足够的时间显现出典型的皮质醇增多症临床表现,临床上难以和垂体性皮质醇增多症鉴别。最常见的是肺癌(约占 50%),其次为胸腺癌和胰腺癌(各约占 10%)。

(三)原发性肾上腺皮质肿瘤

原发性肾上腺皮质肿瘤可为腺瘤(约占 20%)或腺癌(约占 5%)。这些肿瘤的生长和分泌功能为自主性,不受垂体 ACTH 的控制,此组肿瘤分泌皮质醇一般不被大剂量地塞米松抑制。肿瘤分泌大量皮质醇,反馈抑制垂体 ACTH 的释放,患者血中 ACTH 降低,肿瘤外同侧及对侧肾上腺皮质萎缩。引起皮质醇增多症的腺瘤一般较引起原发性醛固酮增多症者为大,直径多为 2～5 cm。引起皮质醇增多症的皮质腺癌一般体积较大,晚期可转移至淋巴结、肝、肺等处。切面常具坏死、出血,往往也有核异型和核分裂,但是不能只根据细胞的形态来决定肿瘤是否为恶性,而必须看肿瘤细胞是否浸润或穿过包膜,或侵入淋巴结、血管中。

(四)肾上腺皮质结节样增生

根据发病机制及病理变化特点可分为以下几种。①不依赖 ACTH 性双侧肾上腺皮质小结节样增生:此病又称原发性色素性结节性肾上腺病或皮质增生不良症。此病少见,患者多为儿童或青年,一部分为家族性。肾上腺皮质总重量不大,有多个小结节。皮质醇分泌过量,超大剂量地塞米松不能将其抑制;血 ACTH 低或测不到。目前认为此病是一种肾上腺的自身免疫性疾病。②不依赖 ACTH 性双侧肾上腺皮质大结节样增生:又称腺瘤样增生。表现为双侧性,体积可大于腺瘤,多个结节融合在一起。原因不明,多数学者认为是由于 ACTH 的过量分泌导致肾上腺皮质在增生的基础上形成结节。这些结节往往具有很强的自主性,血 ACTH 低或测不到,皮质醇的分泌一般不被大剂量地塞米松抑制。

三、临床表现与并发症

典型的病例比较容易诊断。患者有特殊的外貌,望诊即可明确诊断。有些病例需经过比较详细的实验室检查才能确诊。有些患者可在疾病早期以严重的生殖系统功能障碍为主,如女性出现闭经,男性出现勃起功能障碍。大多数患者因肥胖、乏力就诊。少数患者以高血压及糖尿病起病。以下分述各系统的表现。

(一)特征性外貌

患者大多呈特征性外观:满月面,向心性肥胖,腹部膨出,而四肢显得相对细小,锁骨上及颈背部有脂肪堆集,形成所谓"水牛"背。本病患者呈向心性肥胖者约占 60%,其余患者虽有不同程度肥胖,但不呈典型向心性,少数患者体形正常。大多数患者面部红润光泽,皮脂溢出现象明显,呈多血质外观。多血质外观的主要原因是由于蛋白质分解过度,皮肤变薄,血色易于显露。蛋白质分解过度使毛细血管壁抵抗力减低,皮肤容易发生瘀点及瘀斑。紫纹也为本病特征性表现之一,发生部位多见于下侧腹部、臀部、大腿部。紫纹的形状为中央宽、两端细,呈紫红或淡红色,常为对称性分布。

(二)心血管系统

约 75%的皮质醇增多症患者有高血压。高血压的严重程度不一,50%以上患者舒张压超过 13.33 kPa(100 mmHg)。一般在疾病早期,血压只轻微升高。病程长者,高血压的发生率增加,且严重程度也成比例增加。长期高血压可导致心、肾、视网膜的病理变化,心脏可肥大或扩大,但心力衰竭并不多见。经适当治疗,病愈之后,血压下降或恢复正常。

(三)精神症状

约有 2/3 患者有精神症状。轻者表现为情绪不稳定、烦躁易怒、焦虑、抑郁、注意力不集中及记忆力减退,欣快感较常见,偶尔出现躁狂。患者大多有失眠或早醒。严重者可出现精神变态,包括严重忧郁、幻觉、幻想、妄想狂,甚至企图自杀。

(四)性腺功能障碍

女性多数有月经紊乱或闭经,且多伴有不孕。男性患者睾丸小而软,男性特征减少,性欲减退,勃起功能障碍及前列腺缩小。如肾上腺皮质雄性激素分泌增多,可导致痤疮、女子多毛,严重者表现为女性男性化。

(五)糖代谢紊乱

糖代谢紊乱为本病重要表现之一,约 70%病例有不同程度的糖代谢紊乱。其中一部分患者空腹血糖即高于正常,其余患者糖耐量试验显示糖耐量减退。糖皮质激素过多所致糖尿病的特点是,即使血糖很高,发生酮症者甚少,患者对胰岛素不敏感,微血管病变极罕见。皮质醇增多症被控制后,糖耐量可恢复正常。

(六)电解质紊乱

大量的皮质醇有潴钠排钾作用,从而引起高血压、水肿、多尿、低血钾。但明显的低血钾性碱中毒主要见于肾上腺皮质癌和异位 ACTH 综合征,可能与其分泌大量具有盐皮质激素作用的去氧皮质酮有关。

(七)骨质疏松

由于皮质醇促进蛋白分解,骨基质减少,钙沉着受影响,导致骨质疏松。骨质疏松以胸椎、腰椎及骨盆最为明显,患者常诉腰痛及全身疼痛。骨质疏松严重者,可出现脊椎压缩性骨折。

(八)对感染抵抗力减弱

皮肤真菌感染多见。化脓性细菌感染不易局限化,感染后炎症反应往往不显著,发热不高,易于漏诊。

(九)皮肤色素沉着

多见于异位 ACTH 综合征患者,因肿瘤产生大量的 ACTH、人 β-促脂解素、ACTH 前身物氨基端肽,其内均包含有促黑色素细胞活性的肽段,使皮肤色素明显加深。

四、诊断与鉴别诊断

(一)临床诊断

皮质醇增多症的诊断一般分两步：①确定是否为皮质醇增多症,必须有高皮质醇血症的实验室依据；②进一步检查明确皮质醇增多症的病因。患者若有满月面、向心性肥胖、水牛背、皮肤紫纹、多血质、皮肤薄等典型临床表现,则可为皮质醇增多症的诊断提供重要线索。有典型临床表现者约占80%,其余的可只有其中的几项。有些患者表现不典型,须和其他疾病如单纯性肥胖、高血压、糖尿病、多囊性卵巢综合征等相鉴别。有典型临床表现者,亦应除外因长期应用糖皮质激素或饮用乙醇饮料引起的类皮质醇增多症。

影像检查对皮质醇增多症的病因鉴别及肿瘤定位是必不可少的。首先应确定肾上腺是否有肿瘤。目前,肾上腺CT薄层扫描及B超检查已为首选。肾上腺放射性核素[131]I-胆固醇扫描对区别双侧肾上腺增生还是单侧肾上腺肿瘤有较大价值。若影像学检查提示肾上腺双侧增生,则应检查是否有垂体瘤或垂体以外的异位ACTH分泌瘤的可能。垂体ACTH瘤中80%～90%为微腺瘤,目前分辨率最好的蝶鞍CT的微腺瘤发现率为60%,蝶鞍MRI检查优于CT。放射介入技术的引入对皮质醇增多症的病因和定位诊断更为精确。选择性双侧岩下窦取血测定ACTH、肾上腺静脉取血测定皮质醇和醛固酮,以及分段取血测定ACTH技术能更加明确垂体ACTH瘤、异位ACTH瘤或肾上腺肿瘤的诊断。

(二)检验诊断

各型皮质醇增多症均有糖皮质激素分泌异常、皮质醇分泌增多,失去昼夜分泌节律,且不能被小剂量地塞米松抑制。24小时尿游离皮质醇和尿17-羟皮质类固醇排泄升高。血尿常规和生化测定可为本病的诊断提供线索,但确诊依赖皮质醇与ACTH的实验室结果与动态试验。

1.血液常规

皮质醇增多症患者的红细胞和血红蛋白增多,中性粒细胞增高,嗜酸性粒细胞、淋巴细胞减少。

2.血糖、电解质

皮质醇增多症患者的血清钾偏低,血糖偏高,葡萄糖耐量试验减退。

3.血、唾液皮质醇的测定及其昼夜节律变化

(1)测定方法:放射免疫分析、化学发光免疫分析。

(2)标本:血清、血浆、唾液。血清标本在室温下放置不宜超过8小时;如血清标本8小时内不能进行检测,则应置2～8℃保存,2～8℃冷藏不宜超过48小时。超过48小时不能检测的标本应置-20℃以下保存。避免反复冻融。

(3)参考范围。①血皮质醇在上午8时的参考值为140～690 nmol/L,下午4时:80～330 nmol/L;②唾液皮质醇为8.39～8.99 nmol/L,午夜超过7.5 nmol/L(0.27 μg/dL),清晨超过26.7 nmol/L(1.0 μg/dL)即可诊断;但各实验室应建立自己的正常值范围。

(4)临床诊断价值和评价。①皮质醇增多症患者血浆皮质醇水平增高。②血皮质醇浓度的变化有节律,一般上午最高,下午逐渐下降,夜间及清晨最低。皮质醇增多症时血中皮质醇虽基本维持正常的昼夜节律形式,但波动甚大,而基础水平高于正常。③因唾液中只存在游离状态的皮质醇,并与血中游离皮质醇浓度平行,且不受唾液流率的影响,故唾液皮质醇水平的昼夜节律改变和午夜皮质醇低谷消失是皮质醇增多症患者较稳定的生化改变。④血浆皮质醇水平实际上

反映体内 ACTH 的水平。因此除近期服用氢化可的松或可的松外,影响血 ACTH 水平的因素如昼夜节律、应激状态、生活事件及激素类用药均可导致血浆皮质醇水平的异常波动。而血浆皮质醇的半衰期为 80 分钟,长于 ACTH,因此血浆皮质醇对外来刺激反应稍滞后于 ACTH。这可影响血浆皮质醇和 ACTH 同步测定的意义。⑤由于雌激素可诱导肝脏皮质醇结合蛋白合成增加,因此孕妇和口服避孕药者日间皮质醇水平往往可达 50 μg/dL,但皮质醇和皮质类固醇结合球蛋白解离速度很快,故应以入睡后 1 小时皮质醇测定值为准。⑥甲状腺素可调节皮质醇的代谢速度,但不影响下丘脑-腺垂体-肾上腺轴的反馈,因此甲亢和甲减时均不影响血浆皮质醇的水平。⑦体重对皮质醇无很大影响,但严重营养不良可影响皮质醇的代谢,使血浆皮质醇水平升高。年龄与血浆皮质醇水平无关,但出生 9 个月到 1 年的婴儿体内尚未建立昼夜节律,且刚出生几天内血皮质醇水平低于皮质酮,故此时血浆皮质醇水平偏低。

4.24 小时尿游离皮质醇

(1)检测方法:同血皮质醇。

(2)标本:24 小时尿液。塑料容器中预先加入 33%乙酸或盐酸 20 mL,置冰块上,准确留取 24 小时尿,记录尿量,混合后用有盖试管取约 10 mL 置冰盒内送检。

(3)参考范围:88.3～257.9 nmol/24 h。

(4)临床诊断价值和评价。①体内的游离型和结合型皮质激素及它们的代谢产物 90%以上从尿中排泄,未被蛋白结合的部分(包括葡萄糖醛酸苷、硫酸酯和游离皮质醇)都从尿排出。尿游离皮质醇测定对诊断高皮质醇血症的患者灵敏度高,且患者与健康人的数值几乎没有重叠,仅 1%～2%可能有重叠,尿游离皮质醇排出与血皮质醇呈正比。增多见于皮质醇增多症、甲状腺功能亢进症、部分单纯性肥胖者及先天性肾上腺增多症。减少则见于肾上腺皮质功能减退症、垂体前叶功能减退、甲状腺功能减退症、全身消耗性疾病、恶病质和肝硬化等,结果<27.6 nmol/24 h 可排除皮质醇增多症,但低值不能诊断皮质功能低下,因留取标本、肾脏疾病等因素可导致错误结果,应做兴奋试验。②24 小时尿游离皮质醇在诊断皮质醇症方面,其特异性及准确性远较 17-羟类固醇及 17-酮类固醇为优。24 小时尿游离皮质醇测定可以避免血皮质醇的瞬时变化,也可以避免血中皮质类固醇结合球蛋白浓度的影响,对皮质醇增多症的诊断有较大的价值,诊断符合率达 90%～100%。值得注意的是,非皮质醇增多症中也有 7%～8%患者的 24 小时尿游离皮质醇升高,且利尿剂和进高盐饮食,也可使尿游离皮质醇增高。

5.血浆 ACTH

(1)测定方法:放射免疫分析、化学发光免疫分析。

(2)标本:血清、血浆。血浆标本应用塑料管分装,不应用玻璃试管,血清标本在室温下保存不应超过 8 小时,2～8 ℃冷藏不应超过 48 小时,可在－20 ℃以下长期保存,避免反复冻融。血浆 ACTH 的半衰期仅为 8 分钟左右,在室温下不稳定,可被血细胞和血小板的酶降解,并可黏附于玻璃和塑料表面致使所测值偏低。

(3)参考范围:0～18.9 pmol/L。

(4)临床诊断价值和评价:皮质醇增多症可引起血中 ACTH 升高。患者处于如发热、疼痛、外伤等急性应激状态时,ACTH 分泌均会升高。而严重抑郁症,尤其是老年患者体内的 ACTH 水平也高于健康人。

6.尿 17-羟皮质类固醇(17-OHCS)

(1)方法:液相色谱法。

(2)标本:24 小时尿,以醋酸或盐酸 10 mL 防腐,记录尿量。

(3)参考范围:8 岁以下<4.1 μmol/24 h 尿(1.5 mg/24 h 尿);8~12 岁<12.4 μmol/24 h 尿 (4.5 mg/24 h 尿);12~18 岁为 6.4~29.7 μmol/24 h 尿(2.3~10.9 mg/24 h 尿);成年男性为 8.3~33.2 μmol/24 h 尿(3.1~12 mg/24 h 尿);成年女性为 6.9~27.6 μmol/24 h 尿(2.5~ 10 mg/24 h尿)。

(4)临床诊断价值和评价。

1)17-OHCS 增多见于:①库欣病、皮质醇增多症、异位 ACTH 肿瘤;②肾上腺性征异常综合征、11-β 羟化酶缺乏症;③甲状腺功能亢进症、肥胖症、手术、各种应激。

2)17-OIICS 减少见于:①肾上腺皮质功能减退(原发或继发)、艾迪生病,血浆 ACTH 升高,ACTH 刺激试验无反应或反应减低;②垂体功能减退症,如 ACTH 单独缺乏症、希恩综合征;③先天性肾上腺皮质增生症如 21-羟化酶缺陷症、17-羟化酶缺陷症;④医源性皮质功能减退症,如长期使用类固醇皮质激素、肾上腺皮质失用性萎缩;⑤其他原因,如甲状腺功能减退症、肝硬化、肾功能不全等。

(三)鉴别诊断

1.单纯性肥胖

肥胖可伴有原发性高血压、糖耐量减低、月经稀少或闭经,皮肤也可能出现皮纹、痤疮、多毛,24 小时尿 17-OHCS 和 17-KS 排出量比正常升高,与皮质醇增多症表现相似。但单纯性肥胖脂肪分布不是向心性,而是分布对称均匀,无皮肤菲薄及多血质改变,皮纹大多为白色,有时可为淡红色,但一般较细。血浆皮质醇、24 小时尿游离皮质醇、24 小时尿检查均在正常范围;小剂量地塞米松抑制试验大多能被抑制;X 线检查蝶鞍无扩大,亦无骨质疏松;B 超检查双侧肾上腺无异常发现。

2.2 型糖尿病性肥胖

2 型糖尿病可有肥胖、高血压,检查有糖耐量降低、24 小时尿 17-OHCS 偏高,需与之鉴别。但与皮质醇增多症有下列不同:血浆皮质醇正常,正常昼夜节律存在;24 小时尿游离皮质醇正常;其肥胖亦非向心性。

3.颅骨内板增生症

多见于女性,临床表现有肥胖、多毛症、高血压及神经精神症状,需与之鉴别。但与皮质醇增多症不同在于:其肥胖以躯干及四肢显著;无皮质醇分泌过多引起的代谢紊乱表现;颅骨 X 线片显示额骨及其他颅骨内板增生,而无蝶鞍扩大改变;无骨质疏松改变。

五、治疗

皮质醇增多症治疗的目标为:①将每天皮质醇分泌量降至正常范围;②切除任何有害健康的肿瘤;③不产生永久性内分泌缺陷;④避免长期激素替代。

皮质醇增多症是由脑垂体 ACTH 分泌过多造成的,直接处理垂体似乎更合理,以使皮质醇增多症患者的临床征象、ACTH 和皮质醇的水平恢复到正常。实际上,除肾上腺皮质腺瘤手术切除有良好的效果外,还没有一种疗法是完美无缺的。当前的主要治疗手段包括手术、放疗及药物治疗。

(一)垂体性皮质醇增多症

垂体切除术主要用于那些具有较大垂体瘤的皮质醇增多症患者。如果保留垂体,可能会侵犯视神经或由于压迫周围组织造成神经学上的损伤。全垂体切除的不利之处为常规通过前额途径,是一个大手术,而且随着垂体的切除会导致垂体其他功能的低下。早在1970年经蝶垂体瘤摘除术开展前已广泛开展,该手术如果由有经验的外科医师施行,治愈率提高,并发症非常小,而且很少复发。

垂体手术前应先行垂体CT检查,做好垂体肿瘤的定位诊断。部分垂体较大腺瘤以及可由CT、MRI定位的微腺瘤均可通过经鼻经蝶鞍垂体微腺瘤摘除。有人报道CT扫描未能找到垂体微腺瘤者,经鼻经蝶手术探查时,90%患者仍能发现微腺瘤。术前测定岩窦下静脉血和周围静脉血ACTH比值,以及进一步测定双侧岩窦静脉血ACTH的差别,则能帮助确定是否存在垂体微腺瘤及定位垂体腺瘤。患者术后可能出现激素撤退症状,需补充生理剂量的肾上腺糖皮质激素直到下丘脑-垂体-肾上腺(HPA)轴恢复正常;对于症状严重者,可短期静脉内使用超生理剂量的肾上腺糖皮质激素治疗。建议在术后第1周内停用肾上腺糖皮质激素或改用小剂量地塞米松,测定上午的血清皮质醇浓度以评估手术效果。如停用激素,必须密切观察患者是否出现肾上腺皮质功能不全症状。

垂体放射治疗一直是作为皮质醇增多症行肾上腺切除术后,对垂体肿瘤的一种补充治疗。对怀疑垂体肿瘤手术切除不彻底或晚期垂体肿瘤合并心肾功能不全、糖尿病、年老体弱者,也可考虑放射治疗。垂体放射治疗的类型有两种,一种是外照射,通常采用高能直线加速器治疗,也可应用^{60}Co行大剂量垂体照射,此法虽然有一定的疗效,但远期并发症多,如放射性脑病、脑软化等;另一种是内照射,将^{198}Au或^{90}Y植入垂体内行内照射,有效率为65%,一般对垂体功能无明显不良影响。总之,垂体放疗照射定位不精确,照射剂量无法准确控制,容易损伤垂体周围组织,疗程长,疗效出现慢,并发症多,常不被患者所接受。近年来,国内、外兴起的立体定向放射外科治疗技术为垂体腺瘤的治疗开辟了新途径。立体定向放射外科是利用立体定向的方法,选择性地确定正常及病变组织的颅内靶点,使用大剂量管束电离射线,精确地集中照射靶点而产生局灶性组织破坏,达到治疗疾病的目的。

对皮质醇增多症,在有条件的地区应首选针对垂体ACTH瘤进行治疗,可采用经鼻、经蝶手术或立体定向放射治疗。对垂体手术疗效不满意者或影像学无垂体瘤表现的患者,可针对ACTH的靶器官肾上腺进行手术治疗,通常采取一侧肾上腺全切、另一侧大部切除+垂体放射治疗。这样一方面去除皮质醇的来源,使库欣病得到缓解;另一方面保留的部分肾上腺仍具有分泌功能,可免除长期替代治疗。垂体肿瘤的积极治疗或放疗又可以预防术后Nelson综合征的发生。常将两侧肾上腺手术分两期进行,先行病变明显的一侧肾上腺全切除,再观察随访。此法既明确了诊断,又可经腰部切口手术,手术风险小。如术后内分泌症状基本缓解,可继续随访;如临床症状和实验室检查指标显示皮质醇增多仍很明显,则应择期对另一侧肾上腺再行大部切除(80%)。有学者主张,在双侧肾上腺全切除后再行部分肾上腺组织自体移植术。但因难以做到带血管蒂移植,往往以组织块种植为主,所以成活率不高。随着临床移植技术的提高,近年来肾上腺组织自体种植的成活率已有所提高。有报道显示,种植成活的肾上腺组织也能有效地分泌部分皮质激素,至少能减少糖皮质激素的替代治疗量。

(二)肾上腺病变的处理

1.肾上腺肿瘤

肾上腺肿瘤包括肾上腺皮质腺瘤和腺癌。

腺瘤的治疗方法简单,只要诊断明确,可行腺瘤切除。术前定位明确者经腰部第10或11肋间切口,术前定位不明确者可经腹切口行双侧肾上腺探查。腺瘤大多有包膜,容易分离,可完整摘除。如边界不清,可行同侧肾上腺切除术。目前,大多数肾上腺腺瘤可行经腹或经后腹腔途径的腹腔镜手术。腹腔镜手术具有创伤小、恢复快等优点,已逐步替代开放性手术成为肾上腺手术的金标准。腺瘤多数为单侧性,而对侧肾上腺往往是萎缩的,所以术后恢复期激素的调整非常重要。由于术中解决应激状态及术后的替代治疗常使用大剂量糖皮质激素,使下丘脑及垂体进一步遭受抑制,所以术后在了解肾上腺皮质功能的条件下,逐渐减少激素用量。单侧肾上腺切除者术中给予氢化可的松 100 mg 静脉滴注,术后维持 1~2 天。若对侧肾上腺萎缩者,则在补充皮质激素的同时应用 ACTH。一侧全切另一侧部分切除者,应用氢化可的松从 300 mg/d 逐步减量,1 周后改为口服泼尼松,25 mg/d,逐步减量到 12.5 mg/d,视情况维持 2~3 周。在停止替代治疗前应全面了解肾上腺皮质功能,如化验尿 17-OHCS、17-KS 以及血尿皮质醇等。如 1 年以上肾上腺功能仍不能恢复者,恐怕需要终身替代治疗。双侧肾上腺全切除者需终身服用皮质激素。

肾上腺皮质腺癌也以手术治疗为主,越早越好,早期尚未转移者疗效为佳。对肿瘤局限于肾上腺区域者,行单侧肾上腺根治性切除术;若肿瘤已发生远处转移,原发肿瘤组织和转移处均应尽力切除,这样可提高药物治疗和局部放疗的效果。对肿瘤小、边界清晰者,可经腰背切口。肿瘤较大、界限不清或有浸润者,可取胸腹联合切口或单侧肋缘下弧形切口,将肿瘤、肾上腺、同侧淋巴结一并切除。对侵犯肾脏、下腔静脉壁或腔静脉有瘤栓者,应做同侧肾切除、腔静脉壁的部分切除和腔静脉瘤栓取出术。肾上腺皮质癌发展快,淋巴转移早,发现时约 2/3 患者已有周围组织的浸润,患者术后 5 年存活率仅 25%,预后差。

2.原发性肾上腺皮质增生

这类患者往往血 ACTH 降低,而影像学检查又无法发现肾上腺区域明显的占位性病变。有学者认为对这类患者应首先行病变严重(即体积较大侧)一侧肾上腺全切除术,如症状缓解满意,则可继续随访观察;如症状仍较严重,可再行另一侧肾上腺大部切除术。此类患者术后预后比较好,常不需终身激素替代措施。

(三)异位 ACTH 综合征

对于异位 ACTH 综合征,首选的治疗方法是切除原发肿瘤,切断异位 ACTH 分泌的来源。但往往明确诊断时,肿瘤已无法切除。此时,一方面可行肿瘤的化疗、放疗,另一方面可应用药物治疗减轻皮质醇增多症的症状。在以下情况,也可选用双侧肾上腺全切或一侧全切、另一侧次全切以缓解症状:①异位 ACTH 综合征诊断明确,但未找到原发肿瘤;②异位 ACTH 肿瘤已广泛转移,无法切除,而高皮质醇血症症状严重;③异位 ACTH 肿瘤已经找到,但无法切除,患者情况尚能接受肾上腺手术。

(四)药物治疗

药物治疗是皮质醇增多症治疗的一个重要方面,但只是一种辅助治疗,适用于衰弱或新近心肌梗死不能手术者,以及垂体、异位 ACTH 肿瘤或肾上腺肿瘤未能成功切除者。影响肾上腺分泌的有酮康唑、氨鲁米特、美替拉酮和米妥坦;影响 ACTH 分泌的有赛庚啶和溴隐亭。无论是作用于垂体或肾上腺,均需长期服药,且有一定的不良反应,不能达到完全治愈的效果。

1.皮质醇合成抑制剂

(1)酮康唑:是咪唑类似物,对碳链酶及 17-羟化酶均有抑制作用。用法:每次 0.3 g,每天 3 次口服。皮质醇水平降至正常后适当减量。不良反应:肾上腺皮质功能不足、肝功能异常和肝脏毒性反应。

（2）氨鲁米特：是格鲁米特的衍生物，主要作用是阻断胆固醇向孕烯醇酮的转变，同时也阻断甲状腺素的合成。用法：每次 0.25 g，每天 3 次口服。用药 1～2 周后，皮质醇增多症的临床表现可获得不同程度的缓解。不良反应：头痛、头晕、皮疹及胃不适等。

（3）美替拉酮：甲吡酮，为 11β-羟化酶的抑制剂。价格昂贵，国内很少应用。用法：每天 1～2 g，分 4 次口服。

2.ACTH 抑制剂

（1）赛庚啶：为 5-羟色胺受体拮抗剂。垂体性皮质醇增多症患者 ACTH 分泌增加可能与 5-羟色胺的紊乱有关。Krieger 等首先提出用赛庚啶治疗皮质醇增多症，每天服用 24 mg，3～6 个月后可见血浆 ACTH 及皮质醇下降，临床症状缓解，但不是全部患者都有效。文献曾报道 40 例，取得满意缓解的达 60%。在体外已证实，该药对肿瘤或分泌 ACTH 的异位肿瘤有直接效应。用法：每次 8 mg，每天 3 次口服，连续 6 个月以上。不良反应：嗜睡、口干、恶心、眩晕等，大剂量时可出现精神错乱和共济失调。

（2）甲磺酸溴隐亭：为多巴胺受体激动剂，大剂量能抑制 CRF、ACTH 分泌。一项研究中，口服 2.5 mg 溴隐亭之后，13 例患者中有 6 例血浆 ACTH 和皮质醇明显下降。1 例异位 ACTH 分泌的支气管类癌患者，ACTH 亦被抑制。用法：5～10 mg，每天分 3～4 次口服。不良反应：口干、恶心、呕吐、便秘、头晕、直立性低血压、失眠、小血管痉挛等。

（方　恒）

第十一节　糖　尿　病

一、糖尿病病因及高危人群

（一）糖尿病的病因及发病机制

1.1 型糖尿病（T_1DM）

（1）1 型糖尿病是自身免疫病：T_1DM 在发病前胰岛素分泌功能虽然维持正常，但已经处于免疫反应活动期，血液循环中会出现一组自身抗体：胰岛细胞自身抗体（ICAs）、胰岛素自身抗体（IAA）、谷氨酸脱羧酶自身抗体（GAD_{65}）。T_1DM 患者的淋巴细胞上，HLA-Ⅱ类抗原 DR_3、DR_4 频率显著升高。患者经常与其他自身免疫性内分泌疾病如甲状腺功能亢进、桥本甲状腺炎及艾迪生病同时存在。有自身免疫病家族史，如类风湿关节炎、结缔组织病等家族史。50%～60% 新诊断的 T_1DM 患者外周血细胞中，具有杀伤力的 T 淋巴细胞 CD_{88} 数量显著增加。新诊断的 T_1DM 接受免疫抑制剂治疗可短期改善病情，降低血糖。

（2）1 型糖尿病的自然病程。①第一阶段：具有糖尿病遗传易感性，临床上无异常征象。②第二阶段：遭受病毒感染等侵袭。③第三阶段：出现自身免疫性损伤，ICA 阳性、IAA 阳性、CAD_{65} 阳性等，此阶段在葡萄糖的刺激下胰岛素的释放正常。④第四阶段：胰岛 β 细胞继续受损，β 细胞数量明显减少，葡萄糖刺激下胰岛素释放减少，葡萄糖耐量试验示糖耐量减低。⑤第五阶段：胰岛 β 细胞受损大于 80%，表现为高血糖及尿糖、尿酮体阳性，由于有少部分 β 细胞存活,血浆中仍可测出 C-肽,如果病变继续发展,β 细胞损失增多,血浆中 C-肽很难测出。

2.2 型糖尿病(T_2DM)

2 型糖尿病具有明显的遗传异质性,受到多种环境因素的影响,其发病与胰岛素抵抗及胰岛素分泌相对缺乏有关。

(1)遗传因素:目前认为 2 型糖尿病是一种多基因遗传病。与其相关的基因有胰岛素受体底物-1(IRS-1)基因、解偶联蛋白 2 基因(UCP_2)、胰高血糖素受体基因、$β_3$ 肾上腺素能受体(AR)基因、葡萄糖转运蛋白基因突变、糖原合成酶(GS)基因等。有遗传易感性的个体并不是都会发生糖尿病,环境因素在 2 型糖尿病的发生发展中起着重要作用,这些环境因素包括肥胖、不合理饮食、缺乏体育锻炼、吸烟、年龄、应激等。

(2)肥胖:近年来有一种"节约基因"假说(图 7-1),生活贫困的人群具有一种良好的本能,就是在贫困和强体力劳动的情况下,当营养充足时,体内的营养物以脂肪方式储存而节约下来,以备在饥荒时应用,当这些人进入现代社会,体力活动减少、热量充足或过剩,节约基因便成为肥胖和 2 型糖尿病的易感基因。

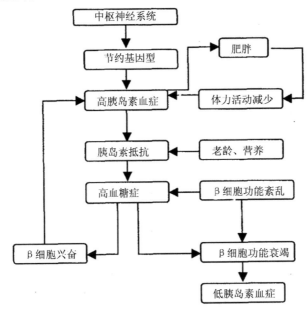

图 7-1　2 型糖尿病的节约基因假说

肥胖者的胰岛素调节外周组织对葡萄糖的利用明显降低,周围组织对葡萄糖的氧化、利用障碍,胰岛素对肝糖生成的抑制作用减低,游离脂肪酸(FFA)升高,高水平 FPA 可刺激胰岛 β 细胞过度分泌胰岛素而造成高胰岛素血症,并损害胰岛 β 细胞功能;FFA 可抑制胰岛 β 细胞对葡萄糖刺激的胰岛素分泌;FFA 升高可使胰岛细胞中脂酰辅酶 A 升高,从而甘油三酯(TG)合成增多;胰岛 β 细胞中脂质的增加可能影响其分泌胰岛素的功能。另外,在人类 $β_3$ 肾上腺素能受体($β_3$ AR)活性下降对内脏型肥胖的形成具有重要作用。

肥胖者存在明显的高胰岛素血症,高胰岛素血症降低胰岛素与受体的亲和力,从而造成胰岛素作用受阻,引发胰岛素抵抗,也就需要胰岛 β 细胞分泌更多的胰岛素,又引发高胰岛素血症,形成糖代谢紊乱与 β 细胞功能不足的恶性循环,最终导致 β 细胞功能严重缺陷,引发糖尿病。

(3)不合理饮食:目前认为脂肪摄入过多是 2 型糖尿病的重要环境因素之一。食物中不同类型的脂肪酸对胰岛素抵抗造成不同的影响,饮食中适量减少饱和脂肪酸和脂肪摄入有助于预防糖尿病。

食用水溶性纤维可在小肠表面形成高黏性液体,包被糖类,对肠道的消化酶形成屏障,延缓胃排空,从而延缓糖的吸收;食用水溶性纤维可被肠道菌群水解形成乙酸盐和丙酸盐,这些短链脂肪酸可吸收入门静脉,并在肝脏刺激糖酵解,抑制糖异生,促进骨骼肌葡萄糖转运蛋白(GLUT-4)的表达;此外水溶性纤维还可减少胃肠肽的分泌,胃肠肽可刺激胰岛分泌胰岛素,可见,多纤维饮食可改善胰岛素抵抗、降低血糖。

果糖可加重2型糖尿病患者的高胰岛素血症和高甘油三酯血症,食物中锌、铬缺乏也可使糖耐量减低,酗酒者可引发糖尿病。

(4)体力活动不足:运动可改善胰岛素敏感性,葡萄糖清除率增加,而且运动也有利于减轻体重,改善脂质代谢。

(5)胰岛素抵抗:胰岛素抵抗是指胰岛素分泌量在正常水平时,刺激靶细胞摄取和利用葡萄糖的生理效应显著减弱,或者靶细胞摄取和利用葡萄糖的生理效应正常进行,需要超量的胰岛素。

1)胰岛素抵抗的发生机制:胰岛素抵抗的主要原因是胰岛素的受体和受体后缺陷,包括下列方面。①在肥胖的2型糖尿病中可发现脂肪细胞上胰岛素受体的数量和亲和力降低,肝细胞和骨骼肌细胞上受体结合胰岛素的能力无明显异常。②β亚单位酪氨酸激酶的缺陷是2型糖尿病受体后缺陷的主要问题。③胰岛素受体基因的外显子突变造成受体结构异常,使胰岛素与受体的结合减少。④GLUT-4基因突变也是胰岛素抵抗的原因之一,GLUT-4基因的启动基因区突变可能与2型糖尿病的发生有关。⑤游离脂肪酸(FFA)增多:2型糖尿病患者经常存在FFA增多,从而引起胰岛素抵抗,其机制与FFA抑制外周葡萄糖的利用和促进糖异生有关。

2)胰岛素抵抗的临床意义:①胰岛素抵抗是一种病理生理状态,贯穿于2型糖尿病发病的全过程,由单纯胰岛素抵抗到糖耐量减低(IGT)到糖尿病早期、后期。②研究发现,2型糖尿病的一级亲属及糖尿病患者都存在胰岛素抵抗,且与血管内皮功能损伤密切相关,而血管内皮功能损伤又是动脉硬化的初始阶段,所以胰岛素抵抗还可以引起心血管疾病,它经常存在于众多心血管代谢疾病,这些疾病常集中于一身,称为胰岛素抵抗综合征。③胰岛素抵抗还见于多种生理状态和疾病,如妊娠、多囊卵巢综合征、胰岛素受体突变、肢端肥大症、皮质醇增多症、某些遗传综合征等。

3)防治胰岛素抵抗的临床意义:防治胰岛素抵抗可预防和治疗2型糖尿病;预防、治疗代谢综合征;改善糖、脂代谢;改善胰岛β细胞功能;减少心血管并发症的发生率和病死率。

4)肿瘤坏死因子-α(TNF-α)与胰岛素抵抗的关系:TNF-α是由脂肪细胞产生的一种细胞因子,在胰岛素抵抗中起着重要作用。它可减低培养的脂肪细胞GLUT-4 mRNA的表达及GLUT-4蛋白含量;抑制脂肪及肌肉组织中胰岛素诱导的葡萄糖摄取。TNF-α的作用机制为抑制胰岛素受体突变,酪氨酸激酶、胰岛素受体底物-1(IRS-1)及其他细胞内蛋白质的磷酸化,使其活性降低,同时降低GLUT-4的表达,抑制糖原合成酶的活性,增加脂肪分解,升高FFA浓度,升高血浆纤溶酶原激活物抑制物-1(PAI-1)的浓度。在肥胖、2型糖尿病患者的脂肪和肌肉组织中TNF-α表达量明显增加。

5)抵抗素与胰岛素抵抗的关系:抵抗素是新近发现的由脂肪细胞分泌的一种含有750个氨

基酸的蛋白质,具有诱发胰岛素抵抗的作用,基因重组的抵抗素能使正常小鼠的糖耐量受损,并降低胰岛素激发的脂肪细胞的糖摄取及胰岛素敏感性。目前认为它是一种潜在的联系肥胖与胰岛素抵抗及糖尿病的激素。

6)胰岛素敏感性的检测方法:①空腹胰岛素,是较好的胰岛素抵抗指数,与正糖钳夹结果有很好的相关性,适用于非糖尿病患者群。②稳态模式评估法的胰岛素抵抗指数(HOMA-IR),HOMA-IR指数=空腹血糖(mmol/L)×空腹胰岛素(mIU/L)/22.5。③空腹胰岛素敏感性指数(IRI):IRI=空腹血糖(mIU/L)×空腹胰岛素(mmol/L)/25。④空腹血糖与胰岛素乘积的倒数(IAI):IAI=1[空腹血糖(mmol/L)×空腹胰岛素(mIU/L)],本方法由我国学者李光伟提出。⑤空腹血糖与胰岛素比值(FPI),FPI=空腹血糖(mmol/L)/空腹胰岛素(mIU/L)。⑥高胰岛素-正葡萄糖钳夹技术,是在胰岛素-葡萄糖代谢平衡状态下,精确测定组织对胰岛素敏感性的方法。在指定时间内,使血浆胰岛素水平迅速升高并保持于优势浓度(100 μU/L左右),在此期间,每5分钟测定一次动脉的血浆葡萄糖浓度,根据测定的血糖值调整外源性的葡萄糖输注速度,使血糖水平保持在正常范围(5 mmol/L左右),一般经过2小时达到胰岛素-葡萄糖代谢稳定状态。由于优势浓度的胰岛素可基本抑制肝糖的输出(内源性葡萄糖产量),因此稳定状态下的葡萄糖输注率(M)相等于外周组织的葡萄糖利用率。M值可作为评价外周组织胰岛素敏感性的指标。本法具有精确、重复性好的特点,缺点是不能知晓肝糖产生的真实情况及葡萄糖在细胞内代谢的机制。⑦扩展葡萄糖钳夹技术,在正葡萄糖钳夹技术的基础上,联合应用放射性同位素追踪技术和间接测热技术,精确测定内源性葡萄糖生成量(肝糖)和机体葡萄糖利用率及细胞内葡萄糖氧化和合成的情况,从而全面了解机体葡萄糖的生成和利用。基本方法为:在钳夹前2～3小时,输注一定量3H标记的葡萄糖,根据所标记底物的放射性,分别计算出葡萄糖消失率(又称葡萄糖利用率)、肝糖产量(HGP)。应用间接测热法得出葡萄糖氧化率和非氧化率(糖原合成率)。此外,还可得知脂肪和蛋白质氧化利用的情况。该项组合技术是世界上公认的测定胰岛素敏感性的一套较完整技术。此项技术的应用为揭示胰岛素对葡萄糖、脂肪及蛋白质代谢的影响,胰岛素抵抗发生的机制、抵抗发生的部位提供了证据。目前国际上应用的扩展钳夹技术还有很多,但都以正糖钳夹为基础,如正钳夹联合局部插管法、联合局部组织活检等。⑧微小模型和静脉胰岛素耐量试验,基本方法是静脉注射葡萄糖(0.3 g/kg)以刺激内源性胰岛素分泌,在3小时内抽血26～30次,检测胰岛素和葡萄糖浓度,将测定值输入计算机,应用微小模型进行计算。此法的优点是能同步测定和评估胰岛素敏感性和葡萄糖自身代谢效能,并可知晓β细胞分泌功能,应用本法计算出的胰岛素敏感性与正糖钳夹测定的结果有很好的相关性。目前已有简化样本法和改良法。⑨短时胰岛素耐量试验,静脉注射胰岛素(0.1 U/kg),在15分钟内抽取血标本测定葡萄糖浓度,根据葡萄糖的下降率计算胰岛素敏感性。此法与正糖钳夹结果有很好的相关性,具有操作简单、耗时少、相对精确的特点。

3.特殊类型糖尿病

(1)胰岛β细胞功能缺陷:为单基因缺陷所致胰岛β细胞分泌胰岛素不足。目前发现的基因有:①MODY3基因、MODY2基因和MODY1基因。②线粒体基因突变:线粒体DNA常见为tRNALeu(UUR)基因3243突变(A→G)。

(2)胰岛素作用的遗传缺陷:此型呈明显的高胰岛素血症,明显的胰岛素抵抗,包括A型胰岛素抵抗、脂肪萎缩性糖尿病、矮妖精症。

(3)胰岛外分泌疾病:胰腺炎、血色病、外伤或胰腺切除、纤维钙化性胰腺病、肿瘤、囊性纤维化。

(4)内分泌疾病:肢端肥大症、甲状腺功能亢进、皮质醇增多症、生长抑素瘤、胰高血糖素瘤、醛固酮瘤、嗜铬细胞瘤等。

(5)其他:药物或化学物诱导所致糖尿病,感染所致糖尿病,免疫介导的罕见疾病,伴糖尿病的其他遗传综合征。

(二)糖尿病的高危人群

(1)老龄化:随着年龄增长,体力活动减少,体重增加,胰岛素分泌能力及身体对胰岛素的敏感性下降,使糖尿病特别是 2 型糖尿病的发生机会增多,所以年龄≥45 岁的人群,是糖尿病的高危人群。

(2)肥胖:体重≥标准体重 20%,或体重指数(BMI)≥27 kg/m²。

(3)糖尿病有明显的遗传倾向,家族中有患糖尿病的一级亲属的人群也是糖尿病发病的高危人群。

(4)有妊娠糖尿病史或巨大胎儿分娩史者,妊娠期间可能有未发现的高血糖,血糖经过胎盘达到胎儿,而胎儿的胰岛功能正常,充分利用了这些多余的糖分,形成巨大儿。

(5)原发性高血压患者。

(6)高脂血症:高密度脂蛋白(HDL)≤0.9 mmol/L,甘油三酯≥2.8 mmol/L。

(7)曾经有空腹血糖受损(IFG)或糖耐量减低(IGT)史者。

二、糖尿病诊断

(一)临床表现

(1)代谢紊乱综合征:"三多一少",即多尿、多饮、多食和体重减轻。T_1DM 患者大多起病较快,病情较重,症状明显且严重。T_2DM 患者多数起病缓慢,病情相对较轻,肥胖患者起病后也会体重减轻。患者可有皮肤瘙痒,尤其外阴瘙痒。高血糖可使眼房水晶体渗透压改变而引起屈光改变致视力模糊。

(2)相当一部分患者并无明显"三多一少"症状,仅因各种并发症或伴发病而就诊,化验后发现高血糖。

(3)反应性低血糖:有的 T_2DM 患者进食后胰岛素分泌高峰延迟,餐后3~5 小时血浆胰岛素水平不适当地升高,其所引起的反应性低血糖可成为这些患者的首发表现。

(二)实验室检查

部分反映糖代谢的指标见表 7-3。

表 7-3　反映糖代谢水平的有关检查指标的意义

实验室指标	代表血糖水平时间
血糖(空腹、餐后)	瞬间
24 小时尿糖	当天
果糖胺	最近 7~10 天
糖化血红蛋白(Hb_{A1c})	最近 2~3 个月

1.血糖测定

血糖测定是糖尿病的主要诊断依据,也是指导糖尿病治疗及判断疗效的主要指标。最常用的方法是葡萄糖氧化酶法。用血浆、血清测得的血糖比全血高 15%。如果作为诊断建议应用血浆或血清葡萄糖,正常值 3.9～6.0 mmol/L。

2.尿糖测定

正常人每天尿中排出的葡萄糖不超过 100 mg,一般常规的尿糖定性测不出。若每天尿中排出糖超过 100 mg,则称为糖尿。但尿糖阴性并不能排除糖尿病的可能。

3.葡萄糖耐量试验

(1)口服葡萄糖耐量试验(OGTT):此方法是检查人体血糖调节功能的一种方法,是诊断糖尿病、糖耐量减低(IU)的最主要方法,应用非常广泛。儿童 1～1.5 岁 2.5 g/kg,1.5～3 岁 2.0 g/kg,3～12 岁 1.75 g/kg,最大量不超过 75 g。非妊娠成人服 75 g 葡萄糖。

方法:试验前一夜禁食 10 小时以上,16 小时以下,次日清晨(7～9 时)开始,把 75 g 葡萄糖稀释至 25% 的浓度,5 分钟之内饮完,分别在空腹、服糖后 30 分钟、60 分钟、120 分钟、180 分钟采血,测血糖,若患者有低血糖史可延长试验时间,并于第 4 小时及第 5 小时测血糖,每次采血后立即留尿查尿糖以排除肾脏因素的影响。正常人服糖后血糖迅速上升,30～60 分钟血糖达到最高峰,高峰血糖水平比空腹超过 50%,此时肝脏摄取及其他组织利用与吸收进入血液的葡萄糖数量相等。在 1.5～2 小时血糖下降至正常水平。

口服葡萄糖耐量试验的影响因素:①饮食因素,试验前三天应该摄入足够的糖类,一天大于 250 g,否则容易出现糖耐量减低而导致假阳性,特别是老年人。另外,还要注意脂肪摄入的标准化。②体力活动,试验前体力活动过少或过多都会影响糖耐量试验结果。③精神因素及应激,情绪激动及急性应激均可以引起血糖升高,试验前要避免。④生理因素,妊娠、老年都可影响糖耐量试验结果。⑤药物,口服避孕药、烟酸、某些利尿剂、水杨酸类药物可影响糖耐量试验结果,试验前应停药。⑥疾病,一些疾病,如肝脏疾病、心脏疾病、肾脏疾病、胰腺疾病、骨骼肌疾病、某些内分泌疾病、代谢紊乱等均可影响糖耐量试验结果。

(2)静脉葡萄糖耐量试验(IVGTT):由于缺乏肠道的刺激,IVGTT 不符合生理条件,所以只用于有胃肠功能紊乱者。具体方法为:按每千克体重 0.5 g 计算,静脉注射 50% 葡萄糖溶液,2～3 分钟注完,在注射过程中的任何时间为零点,每 5 分钟取静脉血验血糖 1 次,共 60 分钟。将葡萄糖值绘在半对数纸上,横坐标为时间,计算某一血糖值下降到其一半的时间作为半衰期,再按公式 $K=0.69/t_{1/2}\times100$ 算出 K 值。正常人 $K\geqslant1.2$,糖尿病患者 $K<0.9$。IVGTT 可了解胰岛素释放第一时相的情况。

4.糖化血红蛋白

糖化血红蛋白(GHbA₁)是血红蛋白 A 组分的某些特殊分子部位和葡萄糖经过缓慢而不可逆的非酶促反应结合而形成的,其中以 GHbA₁c 最主要,它反映 8～12 周的血糖的平均水平,可能是造成糖尿病慢性并发症的一个重要致病因素,是糖尿病患者病情监测的重要指标,但不能作为糖尿病的诊断依据。其参考范围为 4%～6%。

5.糖化血浆清蛋白

人血浆蛋白与葡萄糖发生非酶催化的糖基化反应而形成果糖胺(FA),可以评价 2～3 周的血糖波动情况,其参考值为 1.7～2.8 mmol/L。此项化验也不能作为糖尿病的诊断依据。

6.血浆胰岛素和 C-肽测定

β 细胞分泌的胰岛素原可被相应的酶水解生成胰岛素和 C-肽,这两个指标可以作为糖尿病的分型诊断应用,也用于协助诊断胰岛素瘤。目前血浆胰岛素用放免法测定,称为免疫反应性胰岛素(IRI),正常参考值为空腹 $5\sim25$ mU/L。C-肽作为评价胰岛 β 细胞分泌胰岛素能力的指标比胰岛素更为可信,它不受外源胰岛素的影响,正常人基础血浆 C-肽水平为 400 pmol/L。周围血 C-肽/胰岛素比例常大于 5。胰岛 β 细胞分泌胰岛素功能受许多因素所刺激,如葡萄糖、氨基酸(亮氨酸、精氨酸)、激素(胰升糖素、生长激素)、药物(磺脲类、α 受体阻滞剂、α 受体激动剂)等,其中以葡萄糖最为重要。正常人口服葡萄糖(或标准馒头餐)后,血浆胰岛素水平在 $30\sim60$ 分钟上升至高峰,可为基础值的 $5\sim10$ 倍,$3\sim4$ 小时恢复到基础水平。C-肽水平则升高 $5\sim6$ 倍。血浆胰岛素和 C-肽水平测定有助于了解 β 细胞功能(包括储备功能)和指导治疗,但不作为诊断糖尿病的依据。

(三)诊断过程中应注意的问题

糖尿病是以糖代谢紊乱为主要表现的代谢综合征,其病因及发病机制非常复杂,发病后涉及多个脏器的并发症,所以其诊断必须统一、规范,内容项目要齐全,应包含病因诊断、功能诊断、并发症及并发症诊断。首先,要根据诊断标准确定是糖尿病还是 IGT,如果确定糖尿病还应该注意区分糖尿病的类型。其次,要明确有无急、慢性并发症,如果有慢性并发症应该注意分期。最后还应注意是否同时存在并发症,如合并妊娠、Graves 病或肝和肾疾病等,了解这些情况有助于在治疗过程中采取正确的治疗方案及正确的估计预后。另外,因为糖尿病是一种高遗传性疾病,还应该注意,一定不要忘记询问患者的家族史。体检时注意患者的营养状态、是否肥胖、甲状腺情况等,对已经确诊糖尿病者还应注意进行视网膜、肾脏及周围神经的检查,确定是否存在并发症。

(四)诊断与鉴别诊断

1.糖尿病的诊断标准

中国 2 型糖尿病防治指南(2020 年版)将糖化血红蛋白(HbA_{1c})纳入了糖尿病诊断标准,糖尿病诊断标准具体见表 7-4。

表 7-4　糖尿病的诊断标准

诊断标准	静脉血浆葡萄糖或 HbA_{1c} 水平
典型糖尿病症状	
加上随机血糖	$\geqslant11.1$ mmol/L
或加上空腹血糖	$\geqslant7.0$ mmol/L
或加上 OGTT 2 h 血糖	$\geqslant11.1$ mmol/L
或加上 HbA_{1c}	$\geqslant6.5\%$
无糖尿病典型症状者,需改日复查确认	

注:OGTT 为口服葡萄糖耐量试验;HbA_{1c} 为糖化血红蛋白。典型糖尿病症状包括烦渴多饮、多尿、多食、不明原因体重下降;随机血糖指不考虑上次用餐时间,一天中任意时间的血糖,不能用来诊断空腹血糖受损或糖耐量减低;空腹状态指至少 8 小时没有进食热量

对于临床工作,推荐采用葡萄糖氧化酶法测定静脉血浆葡萄糖。临床医师在做出糖尿病诊断时,应充分确定其依据的准确性和可重复性,对于无急性代谢紊乱表现,仅一次血糖值达到糖尿病诊断标准者,必须在另一天按以上标准复测核实,如复测结果未达到糖尿病诊断标准,应让

患者定期复查,直至诊断明确为止。应注意在急性感染、创伤或各种应激情况下可出现暂时血糖升高,不能以此诊断为糖尿病。IFG 或 IGT 的诊断应根据 3 个月内的两次 OGTT 结果,用其平均值来判断。

2.2 型糖尿病与 1 型糖尿病的鉴别

见表 7-5。

表 7-5 1 型糖尿病与 2 型糖尿病的鉴别

鉴别要点	1 型糖尿病	2 型糖尿病
发病年龄	各年龄均见	10 岁以上多见
季节	秋冬多见	无关
发病	急骤	缓慢
家族遗传	明显	明显
肥胖	少见	多见
酮症酸中毒	多见	少见
胰岛炎	有	无
胰岛 β 细胞	减少	不一定
血胰岛素	明显减少	稍减少、正常或增多
空腹血 C-肽	$<1 \mu g/L$	$>1 \mu g/L$
血胰岛细胞抗体	+	−
胰岛素	依赖	暂时性
口服降糖药	无效	有效

3.糖尿病的鉴别诊断

(1)其他原因所致的血糖、尿糖改变:急性生理性应激和病理性应激时,由于应激激素如肾上腺素、促肾上腺皮质激素、肾上腺皮质激素和生长激素分泌增加,可使糖耐量减低,出现一过性血糖升高,尿糖阳性,应激过后可恢复正常。

(2)其他糖尿和假性糖尿:进食过量半乳糖、果糖、乳糖,可出现相应的糖尿,肝功能不全时果糖和半乳糖利用障碍,也可出现果糖尿或半乳糖尿,但葡萄糖氧化酶试剂特异性较高,可加以区别。大量维生素 C、水杨酸盐、青霉素、丙磺舒也可引起班氏试剂法的假阳性反应。

(3)药物对糖耐量的影响:噻嗪类利尿药、呋塞米、糖皮质激素、口服避孕药、水杨酸钠、普萘洛尔、三环类抗抑郁药等可抑制胰岛素释放或拮抗胰岛素的作用,引起糖耐量减低,血糖升高,尿糖阳性。另外,降脂药物、乳化脂肪溶液、大量咖啡等也可以引起糖耐量异常。

(4)继发性糖尿病:肢端肥大症(或巨人症)、Cushing 综合征、嗜铬细胞瘤可分别因生长激素、皮质醇、儿茶酚胺分泌过多、拮抗胰岛素而引起继发性糖尿病或糖耐量减低。此外,长期服用大量糖皮质激素可引起类固醇糖尿病。

(5)胰源性糖尿病:胰腺全切除术后、慢性酒精中毒或胰腺炎等引起的胰腺疾病可伴有糖尿病,临床表现和实验室检查类似 1 型糖尿病,但血中胰高糖素和胰岛素均明显降低,在使用胰岛素或其他口服降糖药物时,由于拮抗胰岛素的胰高糖素也同时缺乏,极易发生低血糖,但不易发生严重的酮症酸中毒。无急性并发症时,患者多有慢性腹泻和营养不良。

三、糖尿病治疗

2 型糖尿病的治疗程序如图 7-2 所示。

(一)糖尿病的控制目标及病情监控

1.糖尿病的控制目标

根据 2003 年美国糖尿病联合会临床指南确立下列标准,见表 7-6。

在表 7-6 中,血糖控制于理想水平为严格控制,适用于新诊断的糖尿病患者、青少年、妊娠糖尿病、强化胰岛素治疗者和持续胰岛素皮下注射者;表中差的适应人群为 70 岁以上老年人、脆性糖尿病、严重肾功能不全、严重冠心病或缺血性脑血管病患者。

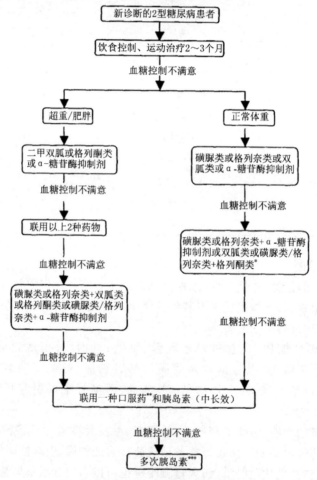

图 7-2 2 型糖尿病的治疗程序

注:＊有代谢综合征表现者可优先考虑

　　＊＊肥胖、超重者可优先考虑实用二甲双胍或格列酮类

　　＊＊＊如胰岛素用量较大,可加用非胰岛素促分泌剂

表 7-6　糖尿病的控制目标

指标	理想	一般	差
血糖(mmol/L)			
空腹	4.4~6.1	≤7.0	>7.0
非空腹	4.4~8.0	≤10.0	>10.0
HbA$_{1c}$(%)	<6.5	6.1~7.5	>7.5
血压 kPa(mmHg)	<17.3/10.7	17.3/10.7~18.7/12.0	≥18.7/12.0
	(130/80)	(130/80~140/90)	(140/90)
BMI(kg/m^2)			
男	<25	<27	≥27
女	<24	<26	≥26
TC(mmol/L)	<4.5	>4.5	≥6.0
HDL-C(mmol/L)	>1.1	1.1~0.9	<0.9
TG(mmol/L)	<1.5	1.5~2.2	≥2.2
LDL-C(mmol/L)	<2.6	2.6~3.3	≥3.3

注:TC,胆固醇;HDL-C,高密度脂蛋白胆固醇;IG,甘油三酯;LDL-C,低密度脂蛋白胆固醇。

2.糖尿病患者的病情监控

(1)血糖控制:幼年、70 岁以上老年人、合并其他严重疾病者血糖的控制可以放宽,视患者的综合情况而定;要经常监测餐后血糖,以帮助达到 HbA$_{1c}$的目标;在治疗过程中如果出现严重和反复的低血糖发作,应该及时调整治疗目标及方案。

血糖的自我监测:目前提倡患者自测血糖,但应确保患者测定方法的正确性,并定期校对血糖仪;医务人员告知患者如何根据血糖检测结果调整饮食及运动,血糖仪检测结果是全血,比静脉血糖高10%;测定血糖的频率和时间因人而异,一般检测每餐前、餐后 2 小时及睡前,便于了解全天血糖情况。HbA$_{1c}$可反映过去 2~3 个月的血糖水平,也可作为预测糖尿病并发症的指标。所以提倡血糖治疗达标的患者应该 6 个月检测一次 HbA$_{1c}$以了解过去 2~3 个月的血糖情况;血糖治疗不达标、治疗刚开始或调整治疗时,每 3 个月检测一次 HbA$_{1c}$。

(2)尿糖:当血糖低于肾糖阈(10 mmol/L)时,尿糖阴性,不能反映出血糖水平。

(3)尿酮体:血糖超过 20 mmol/L 时,应检测尿酮体。

(二)糖尿病的现代综合治疗原则

1.糖尿病教育

由于糖尿病是一种终身性疾病,其病情变化与患者的饮食、运动、情绪等密切相关,而控制这些因素都需要患者的配合,所以,糖尿病教育越来越引起医务工作者的高度重视。糖尿病教育的具体内容包括社会宣传教育,卫生保健人员的教育与培训,患者及家属糖尿病知识培训等。这样,能够使患者得到早期诊断与治疗,最终能够把患者培训成为能够自我保健、自我护理的"糖尿病专家"。另外,广泛宣传糖尿病的知识,可以使糖尿病的易感人群(如糖尿病患者的子女)充分认识疾病的危害,并采取健康生活方式,减少或延缓糖尿病的发生、发展。

2.糖尿病饮食控制

糖尿病的饮食控制是一切治疗的基础,无论在何种情况下,糖尿病患者都应该严格控制饮食,维持正常体重。

3.糖尿病运动疗法

运动治疗是指除了围绕生存、工作、生活的基本活动之外而特意设计的运动。2型糖尿病患者运动可以增加胰岛素敏感性,增加糖的摄取和无氧糖酵解,改善脂代谢,防治并发症。

4.糖尿病的病情监控

一些代谢紊乱如高血压、高血脂等是糖尿病病情发展及并发症的主要原因,所以严密监控这些因素对防治糖尿病及其并发症有重要意义。

5.糖尿病的药物治疗

根据糖尿病患者的类型、病情选择个体化的药物治疗方案,利于有效控制糖尿病。

(三)糖尿病教育

1.糖尿病基础知识教育

(1)糖尿病是一种不能根治的疾病,但是如果得到良好控制,多数患者可以像正常人一样的生活。

(2)糖尿病需要终身治疗。

(3)糖尿病控制欠佳可以造成急慢性并发症,严重者可以造成劳动能力的丧失,甚至最终造成死亡。

(4)糖尿病的并发症与高血压、高血脂、肥胖、体力活动减少、饮食不合理等因素有关。

(5)胰岛素治疗是各种类型糖尿病治疗的有效手段。

2.糖尿病教育应该注意的几个关键问题

(1)使患者根据自己的工作、生活情况的变化随时调整热量摄入、食物成分比例、食量增减的方法与原则。

(2)能较准确地计算和调整胰岛素的用量,学会胰岛素注射技巧,部位变换及低血糖的防治方法。

(3)口服降糖药的患者能自己调整用量,失效时遵从医师的指导。

(4)不要乱寻医问药,而应以最低的医疗费用达到最佳的治疗效果。

3.糖尿病的心理教育

患者得知自己患有糖尿病时,心理行为表现多样,医师应该及时进行解释说明,让患者了解本病的可治性和可防性,解除心理压力、配合治疗。在治疗过程中避免精神刺激,同时需要家属配合。

4.糖尿病饮食治疗教育

(1)标准体重及热量控制。

(2)学会制订饮食计划。

(3)养成良好的健康饮食习惯。

(4)能够根据运动量、时间及药物作用时间等灵活调整加餐。

5.糖尿病运动治疗教育

(1)掌握运动原则,确定适合自己的运动方式。

(2)确定适合自己的运动时间、频率及强度。

(3)明确锻炼强度如何监测。

(4)应该避免哪些运动方式。

(5)在运动中应该警惕哪些症状(如低血糖和心脏症状)出现及应该采取哪些预防和保护措施。

(6)锻炼前后如何调节膳食计划及胰岛素用量。

6.糖尿病的药物治疗教育

(1)了解口服药的作用、应用原则、适应证、禁忌证。

(2)继发性磺脲类药物的失效。

(3)胰岛素的作用、种类、适应证、注射技术及用量调整。

(4)明确药物治疗的同时不能放松饮食治疗及运动。

(5)了解低血糖及其处理。

7.糖尿病的病情自我监测及护理教育

(1)血糖监测的时间,检测糖化血红蛋白及糖化血清蛋白的意义。

(2)监测血压、血脂水平,同时了解他们对糖尿病并发症的作用。

(3)定期检测重要脏器功能。

(4)加强慢性并发症的处理,特别是足部护理。

(四)糖尿病的饮食治疗

1.糖尿病饮食治疗的目的

(1)减轻胰岛负担。

(2)维持正常体重。

(3)纠正已经发生的高血糖、高血脂等代谢紊乱。

(4)降低餐后高血糖,可减轻对胰岛细胞的刺激。

(5)有利于预防和治疗急性并发症,改善整体健康水平。

(6)妊娠糖尿病患者饮食治疗能保证孕妇和胎儿的健康,糖尿病儿童饮食治疗能保证糖尿病儿童的正常发育。

2.糖尿病饮食治疗的方法

(1)热量的计算:见表7-7、表7-8、表7-9。①患者可按照实际体重判断自己属于肥胖、正常还是消瘦。②根据体重状态和劳动强度选择每千克体重的热量并计算每天总热量。③肥胖者最好按每天总热量摄入减少 2 092～4 184 kJ(500～1 000 kcal)的要求远渐减少,其减少是根据肥胖程度和患者的耐受能力而定。体重降低不宜过速过猛,否则患者可因蛋白质摄入不足而感乏力,不能坚持。④儿童、孕妇、哺乳妇女及消耗性疾病患者应适当增加热量。

表 7-7　糖尿病患者每天每千克理想体重所需热量[kJ(kcal)]

劳动强度	消瘦	正常	肥胖
卧床休息	83.8～104.8(20～25)	62.9～83.8(15～20)	62.9(15)
轻体力劳动	146.4(35)	125.5(30)	83.8～104.8(20～25)
中等体力劳动	167.6(40)	146.4(35)	125.5(30)
重体力劳动	188.6～209.5(45～50)	167.6(40)	146.4(35)

表 7-8　儿童每千克体重所需热量

年龄(岁)	每天所需热量[kJ(kcal/kg)]
<4	209.5(50)
4～10	188.6～167.6(45～40)
10～15	167.6～146.4(40～35)

表 7-9 劳动强度的种类

活动水平	职业工作时间分配	工作内容举例
轻	75％时间坐或站立	办公室工作、售货员、酒店服务员
	25％时间站立或活动	化验室操作、讲课
中	75％时间坐或站立	学生日常活动、机动车驾驶、车床操作
	25％时间特殊职业活动	金工切割
重	75％时间坐或站立	非机械化农业劳动、舞蹈、体育活动
	25％时间特殊职业活动	采矿等

(2)营养成分的合理分配:营养物质的分配原则是高糖类、高纤维素、低脂肪。

糖类含量占总热量的50％～60％,忌单糖和双糖,应含各种聚糖8～10 g/d。吸收过快的糖类血糖峰值出现早而集中,不利于控制,吸收过慢,尤其糖尿病患者胃排空时间延长,将使餐后晚期血糖升高,可以用多潘立酮以促进胃排空,并使用较长效的降血糖药物为宜。

蛋白质含量一般不超过总热量的15％,成人每天每千克理想体重0.8～1.0 g,儿童、孕妇、乳母、营养不良或伴有消耗性疾病者宜增至1.5～2.0 g。伴有糖尿病肾病而肾功能正常者应限制至0.8 g;血尿素氮升高者,应限制在0.6 g。许多患者严格控制糖类的摄入,同时增加蛋白质及脂肪的摄取来控制血糖,这种方法是错误的。如饮食中糖类过低,将减低胰岛β细胞的贮备功能,对患者不利,而过多的蛋白摄入对糖尿病患者也不利。

脂肪占总热量20％～25％,其中饱和脂肪酸与不饱和脂肪酸的比例应为1:1。动物性脂肪除鱼油外主要含饱和脂肪酸,植物油主要含不饱和脂肪酸,目前认为多价不饱和脂肪酸的热量与饱和脂肪酸热量的比值越大,对降低胆固醇和预防动脉硬化越有利。所以,在限制脂肪总量的前提下应以植物油代替动物油。肥胖患者特别是伴有心血管疾病者脂肪摄入应限制在总热量的30％以下,胆固醇每天摄入量应在300 mg以下。

此外,各种富含可溶性食用纤维的食品可延缓糖和脂肪的吸收,制约餐后血糖的急剧上升和胰岛素分泌,有利于改善血糖、脂代谢紊乱,并促进胃肠蠕动,防止便秘。每天饮食中纤维素含量以不少于24 g为宜。提倡食用绿叶蔬菜、豆类、块根类、粗谷物、含糖成分低的水果,不但提高饮食中纤维素含量,而且有利于各种纤维素和微量元素的摄取。限制饮酒。每天摄入食盐应限制在10 g以下。

(3)食谱和热量的计算:①粗算法,体重正常、身体较好者,每天主食按劳动强度计算,休息者200～250 g;轻体力劳动者250～350 g;中体力劳动者350～400 g;重体力劳动者400～500 g。蛋白质30～40 g,脂肪40～50 g。肥胖者每天主食200～250 g,蛋白质30～60 g,脂肪25 g左右。②细算法,本方法科学性强,但应用起来比较烦琐。其步骤为:根据患者性别、年龄、身高计算标准体重。根据患者劳动强度确定每天所需总热量。确定糖类、蛋白质、脂肪的供给量。

每克糖类和每克蛋白均产生16.7 kJ(4 kcal)热量,每克脂肪产生37.7 kJ(9 kcal)热量。设全天总热量$=X$,全天糖类(g)$=X\cdot(50\%\sim60\%)/4$;全天脂肪(g)$=X\cdot(20\%\sim35\%)/9$;全天蛋白(g)$=X\cdot(12\%\sim20\%)/4$。总热量三餐分配按1/5、2/5、2/5分配。

糖尿病患者应该戒酒,但某些患者戒酒困难,在血糖控制良好、无糖尿病并发症、肝肾功能正常、非肥胖者,允许少量饮酒(白酒50 mL,啤酒200 mL)。饮酒时一般不需减少其他食物的摄入量,但饮酒摄入了多余的能量,故应相应减少脂肪的摄入量。

(4)随访：以上饮食治疗方案仅是原则估算，在治疗过程中应随访患者并按实际效果做必要调整。

3.微量元素与糖尿病的关系

(1)铬的作用：①铬是人体必需的微量元素，无机铬人体基本不能吸收，只有三价有机铬人体才能吸收。②铬的食物来源是粗粮、酵母、啤酒、豆类和肉类。③铬可作用于葡萄糖代谢中的磷酸变位酶，如果缺铬，这种酶的作用就会降低，长期缺铬会影响糖耐量，不利于糖尿病病情的控制。④活化胰岛素，有助于葡萄糖的转化。

(2)锌的作用：①锌与胰岛素联结复合物调节和延长胰岛素的降血糖作用。②缺锌会导致免疫功能低下，容易患疾病，加重糖尿病的病情。③锌存在于多种食物中，动物性食物含锌丰富，且吸收率高，牡蛎、鲜鱼含锌量非常高，肉类、肝脏、蛋类含锌量也较多，植物性食物中以黄豆、大白菜、白萝卜含锌较多。

(3)硒的作用：①含有硒的谷胱甘肽过氧化物酶可使视网膜的氧化损伤减低，改善糖尿病视网膜病变。②海味、肾、肝、肉类和整粒的谷物含硒较丰富。

4.甜味剂的种类及应用

(1)分类：①营养性甜味剂，包括山梨醇、糖醇、麦芽糖醇、甘露醇、乳糖醇及低聚糖类。低聚糖类如低聚异麦芽糖、低聚果糖、大豆低聚糖等，除了有糖醇的功能外，还多了一个双歧杆菌的增殖效果，所以称双歧因子。②高倍非营养性甜味剂，包括天然提取物和化学提取物，如化学合成的糖精、甜蜜素、阿斯巴糖等，以及天然提取物如甜菊糖、甘草甜等。

(2)应用：糖尿病患者推荐使用营养性甜味剂，如糖醇和低聚糖。

5.健康饮食的注意事项

(1)改进进餐顺序：①饭前先吃一点生黄瓜或西红柿。②饭前先喝汤。③饭前先吃些用餐的菜。④最后吃主食和蔬菜。

(2)改变进食方法：①细嚼慢咽。②专心吃饭，不要边吃边干活。③饭要一次盛好，不要一点一点盛饭。④不打扫剩饭菜。

(3)改变进餐习惯：少吃零食、少荤多素、少细多粗、少盐多醋、少量多餐、少吃多动、少稀多干。

(4)改变进程品种：①吃带叶、茎类蔬菜，少吃根、块类的菜。②不吃油炸食物或过油食物。③不要勾芡。④不要吃含淀粉高的食物，如吃要交换主食。⑤血糖控制好的可在两餐间加水果，但不要喝果汁。⑥喝汤去掉上面的油。⑦吃肉丝比吃肉片、肉排、红烧肉好。⑧吃带刺鱼比吃鱼块好，因为可以减慢进餐速度，增加饱腹感。⑨吃带骨头肉比吃肉块好，既满足要求，吃进的肉量又不大。⑩吃鸡肉去掉鸡皮及肥肉。

(五)糖尿病的运动治疗

对于2型糖尿病患者来说，运动能改善胰岛素敏感性，增加糖的摄取和糖的无氧酵解，调节脂代谢。

1.糖尿病患者的运动疗法可以达到下列效果

(1)减轻体重。

(2)减轻或消除胰岛素抵抗现象。

(3)改善脂代谢和肝糖代谢。

(4)可促进凝血酶形成和纤溶活性，减少血小板聚集和血栓形成。

(5)运动可增加磺脲类口服降糖药物的疗效。

(6)应用胰岛素治疗者,运动可促进胰岛素的吸收。

运动治疗适用于空腹血糖在 16.7 mmol/L 以下的 2 型糖尿病患者,特别是超重或肥胖者。运动强度起码应该达到 60%中等强度的脉率才能达到目的。运动的形式多种多样,采取的方式因人而异,但应以容易调节运动强度的运动为宜。运动量的大小取决于运动强度和时间,在实施运动计划时应根据个人的具体情况,由轻到重地增加运动强度。

2.糖尿病患者运动强度指标的测定

(1)计算法:最大运动能力的百分比脉率=安静时脉率+(运动中最大脉率-安静时脉率)×强度。运动中最大脉率=210-年龄,如 60 岁的人安静时脉率为 70 次/分,其 60%中等强度运动时脉率=70+(210-60-70)×60%=118 次/分。

(2)简易法:运动时脉率(次/分)=170-年龄(岁)。

开始运动时应从最大运动量的 30%～40%开始,适应后可逐渐增加运动量。运动存在一定的风险,如引起缺血性心脏病加重、高血压患者诱发心脑血管意外、视网膜病变者发生视网膜出血、肾病者使蛋白尿加重、足溃疡者溃疡加重、1 型糖尿病胰岛素用量不足时促使血糖升高甚至诱发酮症,而注射胰岛素后又可使胰岛素吸收过快引起低血糖等。因此,运动要掌握适应证。

3.糖尿病患者不适于运动的情况

(1)严重 1 型糖尿病。

(2)肾脏并发症。

(3)高血压和各种心脏病。

(4)眼底病变。

(5)暂时性脑缺血。

(6)严重神经、肌肉及关节病变。

(7)极度肥胖等。

4.糖尿病运动疗法的安全原则

(1)所有的体育锻炼应以运动后没有不适感为标准。

(2)运动时要掌握适合的锻炼进度,心率是检测有氧运动调节心肺功能的最好指标。

(3)选择适合的锻炼方式。

(4)锻炼时心率不应超过安全最高心率,即 180-年龄。

(5)锻炼要逐渐增加运动量,同时调整药物及饮食。

(6)锻炼前要做好预备锻炼,锻炼后要放松。

(7)预防运动性低血糖的发生。

(六)糖尿病的口服药物治疗

应用口服降糖药物治疗适合于饮食、运动无法控制的 2 型糖尿病患者。口服降糖药物治疗的适应证为:血糖不太高,改善生活方式 1～2 个月后仍然不能使血糖控制在正常范围者;存在显著高血糖症状的患者在改善生活方式的同时可给予药物治疗。应用口服降糖药物时应注意,每种药物都有不同的组织作用特异点,当联合用药时要根据患者的具体情况决定哪种组合最合适。口服降糖药物分为胰岛素促泌剂(磺脲类、格列奈类)和非胰岛素促泌剂(α-葡萄糖苷酶抑制剂、双胍类、格列酮类)。

治疗糖尿病药物的选择和治疗的程序:对于肥胖或超重的 2 型糖尿病患者,在饮食和运动不能满意控制血糖的情况下,首选非胰岛素促泌剂;2型糖尿病的药物治疗应着眼于解决胰岛素缺乏和胰岛素抵抗两个问题。有代谢综合征或伴有心血管疾病危险因素者,首选双胍类或格列酮类;对于正常体重的2型糖尿病患者,在饮食和运动不能满意控制血糖的情况下,首选胰岛素促泌剂,如血糖控制仍然不满意,有代谢综合征或伴有心血管疾病危险因素者应选用双胍类或格列酮类。α-葡萄糖苷酶抑制剂适用于餐后血糖升高而空腹血糖升高不明显者。

使用口服降糖药时应注意:①掌握适应证,1型糖尿病患者在胰岛素治疗的基础上,可联合使用胰岛素增敏剂、双胍类和α-糖苷酶抑制剂,而不应该用促胰岛素分泌剂;2型糖尿病肥胖者,首选双胍类、α-糖苷酶抑制剂或胰岛素增敏剂,后用促胰岛素分泌剂;2型糖尿病消瘦者首选促胰岛素分泌剂或胰岛素增敏剂,可联合使用α-糖苷酶抑制剂或双胍类药物。②先从小剂量开始,再根据餐后2小时血糖情况(一定要服药),调整药物剂量。③合理联合用药,同类降糖药一般不合用(如格列喹酮不应与格列齐特同用),用一种降糖药物后,如效果尚不理想,可考虑联合用药,不同作用机制的药物联合可以扬长避短,每一类药物不要用到最大剂量,可避免或减少药物的不良反应。单一药物治疗疗效逐年减退,长期疗效差。一般联合应用2种药物,必要时可用3种药物。④兼顾其他治疗,在降血糖治疗的同时,还要考虑其他问题,如控制体重、控制血压、调整血脂紊乱等。⑤要考虑药物的相互作用,当与下列具有增强降血糖作用的某个药物合用时,可能会导致低血糖反应,如胰岛素、其他降糖药、别嘌醇、环磷酰胺、喹诺酮类、水杨酸等;当与下列具有减弱降血糖作用的某个药物合用时,可能引起血糖升高,如皮质类固醇、高血糖素、雌激素和孕激素、甲状腺素、利福平等。

1.磺脲类药物

(1)磺脲类药物的作用机制:磺脲类药物通过与胰岛β细胞膜上的K^+通道相结合,使β细胞去极化,细胞内Ca^{2+}增加,触发胰岛素释放;还可以改善胰岛素受体及受体后缺陷,增加外周组织对胰岛素的敏感性,从而促进周围靶器官,特别是肌肉组织对胰岛素介导的葡萄糖的利用。其代谢及作用特点见表7-10。

表7-10　磺脲类药物代谢及作用特点

药名	排除途径	高峰时间(h)	持续时间(h)	通常剂量	最大剂量
甲磺丁脲 (D-860)	肾排100%	3～4	6～8	每次500 mg 每天3次	每次1 000 mg 每天3次
格列本脲 (优降糖)	肾排50%	2～5	16～24	每次2.5 mg 每天3次	每次5 mg 每天3次
格列齐特 (达美康)	肾排 60%～70%	0.5	10～24	每次80 mg 每天2次	每次80 mg 每天3次
格列吡嗪 (美吡达)	肾排90%	1～2.5	6～24	每次5 mg 每天3次	每次10 mg 每天3次
格列喹酮 (糖适平)	肾排5% 胆汁排95%	2～3	10～20	每次30 mg 每天3次	每次60 mg 每天3次
格列吡嗪控释 (瑞易宁)	肾排90%	2～3	6～12	每次5 mg 每天1次	每次20 mg 每天1次
格列美脲 (亚莫利)	肾排90%		24	每次1～4 mg 每天1次	每次8 mg 每天1次

（2）磺脲类药物的适应证：①新诊断的非肥胖的 2 型糖尿病患者经饮食、运动治疗 2 个月疗效不满意者。②肥胖的 2 型糖尿病患者服用双胍类药物血糖控制不满意或因胃肠道反应不能耐受者。由于其增加胰岛素分泌，可使患者体重增加，一般不作为肥胖患者的首选药物。

（3）磺脲类药物的服用方法与应用特点：磺脲类药物应在餐前半小时服用。不同磺脲类制剂的降糖作用和时间差别很大，应根据病情做出合适的选择。一般空腹血糖轻中度升高者宜选用甲苯磺丁脲（D-860）或格列喹酮（糖适平），也可选格列齐特（达美康）或格列吡嗪（美吡达）；空腹血糖中度以上升高者可选用格列本脲（优降糖）或格列吡嗪（美吡达）；对老年人应选用降糖作用温和、剂量范围大的甲苯磺丁脲、格列喹酮和格列吡嗪，应慎用格列本脲。另外，要根据作用时间决定每天给药次数，甲苯磺丁脲、格列喹酮和格列吡嗪半衰期短，每天给药 3 次，格列本脲、格列美脲、格列齐特 1～3 次/天。

（4）不良反应：磺脲类药物，尤其是第一代和长效类药物容易发生低血糖及低血糖昏迷，所以应从小剂量开始，缓慢加量，特别是老年患者更应注意；少数患者发生皮疹、黄疸；偶见肝功能异常和骨髓异常；肾功能不全者除格列喹酮外，不宜服用。

（5）磺脲类药物的禁忌证：①1 型糖尿病。②单纯饮食及运动治疗能够满意控制血糖的轻型患者。③并发急性代谢紊乱，如酮症酸中毒、乳酸酸中毒、非酮症性高渗性昏迷等。④严重感染、外伤、手术等应激情况。⑤严重肝、肾功能不全，影响药物动力学者。⑥妊娠期（有致畸危险和引起胎儿和新生儿低血糖）。

（6）磺脲类药物的原发或继发失效：①原发失效，指糖尿病患者接受足量的磺脲类药物治疗开始 1 个月内空腹血糖仍然高于 14 mmol/L，常见于自然病程晚期才获得初诊的 2 型糖尿病患者，是由于胰岛功能丧失或严重受损造成。这种情况往往在合并使用双胍类药物后病情有所改善。②继发失效，指糖尿病患者接受磺脲类药物治疗后收到明显的治疗效果，但继续原来治疗降血糖疗效逐渐减弱，加大剂量至足量后空腹血糖仍高于 11.1 mmol/L，餐后血糖高于 14 mmol/L，且这种高血糖持续数月，此时宜加用或改用胰岛素治疗。双胍类药物也部分存在继发失效。

（7）影响磺脲类药物作用的药物有两类。加强磺脲类降糖作用的药物：①从蛋白结合位点代替磺脲类、抑制磺脲类从尿中排出，阿司匹林、水杨酸、非激素类抗炎药、磺胺药。②竞争抑制磺脲类代谢，乙醇、H_2 受体阻滞剂、抗凝药、单胺氧化酶抑制剂。③拮抗内源性胰升糖素，β 受体阻滞剂。减弱或对抗磺脲类降糖作用的药物：增强磺脲类排除的酶诱导剂，乙醇（慢性饮用）、巴比妥类药物、氯普吗嗪。胰岛素分泌抑制剂，拮抗胰岛素作用，噻嗪类利尿剂、糖皮质激素、雌激素、吲哚美辛（消炎痛）、烟酸。

2.双胍类药物

（1）双胍类药物的作用机制（代谢及作用特点见表 7-11）：①双胍类药物可延缓肠道对葡萄糖的吸收，但葡萄糖吸收总量不减少。②抑制糖原异生、肝糖分解从而减少肝糖输出。③增加机体对胰岛素的敏感性，从而增加外周组织对葡萄糖的摄取和利用，达到降糖目的。④促进各类细胞葡萄糖转运因子的转位。双胍类药物在高血糖状态下有降糖作用，但对正常血糖无降糖作用，故不引起低血糖。

（2）双胍类药物的适应证：①以胰岛素抵抗为主的糖尿病患者，特别是肥胖的 2 型糖尿病患者。②非肥胖 2 型糖尿病患者用磺脲类药物不能控制血糖时。③1 型和 2 型糖尿病患者使用胰岛素治疗时若联合应用双胍类，不仅可增加胰岛素的降糖作用，减少胰岛素用量，并可减少血糖不稳定者的血糖波动。④葡萄糖耐量减低者。

表 7-11　双胍类药物代谢及作用特点

药名	排除途径	高峰时间(h)	持续时间(h)	通常剂量	最大剂量
苯乙双胍	肾排 50%	2~3	4~6	每次 25 mg	每次 50 mg
(降糖灵)				每天 3 次	每天 3 次
二甲双胍	肾排 80%	2	5~6	每次 250 mg	每次 500 mg
	粪排 20%			每天 3 次	每天 3 次
美迪康	肾排 80%	2	5~6	每次 250 mg	每次 500 mg
	粪排 20%			每天 3 次	每天 3 次
迪化糖锭	肾排 80%	2	5~6	每次 250 mg	每次 500 mg
	粪排 20%			每天 3 次	每天 3 次
格华止	肾排 90%	5~6		每次 500 mg	每次 1 000 mg
	粪排 10%			每天 3 次	每天 3 次

(3)双胍类药物的不良反应:①消化道反应,有食欲缺乏、恶心、呕吐、腹痛及腹泻等。②乳酸增高及乳酸酸中毒,因其促进肌肉中糖的无氧酵解,产生大量乳酸,机体缺氧时易致乳酸中毒,应引起重视。苯乙双胍比二甲双胍多见,尤其在肝、肾功能不全,心肺疾病,贫血及老年人。

(4)双胍类药物的禁忌证:①糖尿病酮症酸中毒、高渗性昏迷、严重感染、创伤及大手术等。②糖尿病患者伴心力衰竭、肝及肾衰竭、慢性肺部疾病、组织缺氧、酗酒等均禁用双胍类药物,因易引起乳酸性酸中毒。③糖尿病患者在妊娠期间亦不能应用双胍类药物。④消化道反应剧烈不能耐受者或有慢性消化道疾病者。⑤酒精中毒者。

(5)影响双胍类药物作用的其他药物:①利福平抑制双胍类药物的吸收而减弱其降糖作用。②乙醇抑制苯乙双胍代谢,加强其降糖作用。③西咪替丁减少双胍类药物在肾脏清除,加强其降糖作用。

3.α-糖苷酶抑制剂

(1)作用机制:该类药物的降糖机制是抑制多糖或双糖转变为单糖,延缓葡萄糖在肠道的吸收从而降低餐后血糖并兼有减轻胰岛素抵抗的作用。长期应用也可降低空腹血糖。其中阿卡波糖主要是抑制 α-淀粉酶,伏格列波糖主要是抑制双糖水解酶的作用,其代谢及作用特点见表 7-12。

表 7-12　α-糖苷酶抑制剂的代谢及作用特点

药名	排除途径	每片剂量	每天剂量
阿卡波糖	胃肠道 50%	50 mg	每次 50~200 mg
(拜糖平)	尿 35%		
伏格列波糖(倍欣)	胃肠道	0.2 mg	每次 0.2~0.4 mg 每天 3 次

(2)适应证:该类药物的适应证很广,可单独或与双胍类同用于肥胖的 2 型糖尿病患者;与磺胍类联用于仅用磺胍类血糖控制不理想的 2 型糖尿病患者;与胰岛素合用于 1 型和 2 型糖尿病需用胰岛素者,不仅可减少胰岛素用量还有助于减轻餐后早期高血糖及餐后晚期低血糖。

(3)不良反应:主要是消化道反应,表现为腹部胀满、胀气、肠鸣音亢进和排气过多,少数患者有腹泻或便秘。这些症状多在服药2周左右缓解,仅少数患者不能耐受而停药。

(4)禁忌证:原有消化不良、消化道溃疡、肠梗阻倾向、感染、恶性肿瘤、酗酒、严重肝和肾功能损害者;妊娠或哺乳妇女及小儿。

(5)注意事项:α-糖苷酶抑制剂的使用应从小剂量开始,渐增加剂量,并与第一口饭一起嚼碎咽下。避免同服考来烯胺、肠道吸附剂、消化酶制剂。

4.胰岛素增敏剂

胰岛素增敏剂除了二甲双胍外,目前还有噻唑烷二酮类药物(TZDs)。它属于过氧化物酶增殖体所激活的受体,是一种核受体(简称PPAR-γ)。被激活后的这种受体蛋白,能够结合DNA的反应成分,继而影响基因的转录,其生物效应是改变和调节一系列糖类和脂肪的代谢。现在应用于临床的有罗格列酮和吡格列酮。

(1)作用机制:目前噻唑烷二酮类药物的作用机制还在进一步的探讨当中。根据最近的研究可归纳为以下几点:①激活PPAR-γ,能够减少脂肪的溶解和增加脂肪细胞的分化,减少外周组织的胰岛素抵抗。②降低瘦素和肿瘤坏死因子-α的表达,减少PAI-1分泌,降低游离脂肪酸水平,从而增加周围组织对胰岛素的敏感性和反应性,提高糖原合成酶的活性,促进骨骼肌对胰岛素介导的葡萄糖摄取和利用。③通过抑制肝糖异生的限速酶即1,6-二磷酸果糖酶和2,6-二磷酸果糖酶的活性而降低肝糖输出。④提高胰岛素敏感性,从而抑制肝内合成内源性甘油三酯并促进其清除,改善糖尿病患者的血脂,防止动脉硬化的产生,延缓其发展。⑤清除自由基,降低过氧化脂质的形成,抑制动脉硬化的形成。⑥减少血管平滑肌细胞的钙离子内流,内皮细胞合成一氧化氮增加,改善血管内皮功能。见表7-13。

表7-13 噻唑烷二酮类药物的代谢及作用特点

药名	每片剂量(mg)	每天剂量(mg)	每天服药次数	半衰期(h)
罗格列酮	1、2、4	4~8	1~2	4
(文迪雅)				
吡格列酮	15	30	1~2	16~24
(艾汀、艾可拓)				

(2)适应证:①胰岛素抵抗、肥胖,或伴有高血压的2型糖尿病患者。②胰岛素抵抗者。③可单独用于2型糖尿病的治疗,也可与磺脲类、双胍类药物或胰岛素合用。

(3)不良反应:转氨酶升高、头痛、头晕、恶心、腹泻、体重增加和液体潴留。

(4)禁忌证:1型糖尿病患者、酮症酸中毒、肝功能异常者。

(5)用药注意事项:用药期间监测肝功能,转氨酶升高3倍以上者停药。

5.非磺脲类胰岛素促泌剂

非磺脲类胰岛素促泌剂又称餐时促胰岛素分泌剂,其化合物能促进胰岛β细胞中胰岛素的第一时相分泌。其特点是只在进餐时才会迅速而短暂的刺激胰腺分泌胰岛素,起效快,作用持续时间短,安全性好。此类药物包括瑞格列奈和那格列奈。

(1)作用机制:通过与胰腺β细胞膜上的ATP敏感性钾通道(K$^+$-ATP)偶尔受体相互作用,使浆膜去极化,随即通过电压敏感性L型钙通道的开放,引起钙离子内流和胰岛素分泌。它与磺脲类药物不同之处在于:它在胰岛β细胞膜上的结合位点不同;不直接刺激胰岛素的胞泌作用。见表7-14。

（2）适应证：2型糖尿病、餐后高血糖。

（3）不良反应：①轻度胃肠功能紊乱、腹泻、呕吐。②个别患者出现乳酸、转氨酶升高,疗程结束后即可消失。③少数患者出现轻微低血糖。④变态反应。⑤体重轻微增加。

表 7-14　格列奈类药物的代谢及作用特点

药名	排除途径	起效时间(h)	高峰时间(h)	半衰期(h)	持续时间(h)	每顿餐前剂量(mg)	最大剂量(mg)
瑞格列奈	胆汁90%	0.5	1	1～1.5	6	0.5～4	12
（诺和龙）	尿10%						
那格列奈	肝代谢	0.3	0.3	1.3	4	120～180	360～540
（唐力）	主要肾排泄						

（4）禁忌证：1型糖尿病患者,肝、肾功能不全者。

（5）应用：可以单独或与双胍类、噻唑烷二酮类联合使用。格列奈类药物不能与格列苯脲或其他促胰岛素分泌剂合用。格列奈类药物可减少餐后高血糖并且在单独使用时,一般不导致低血糖。一般进餐前服药(餐前15分钟即可),不进餐不服药。

（6）影响格列奈类药物的其他药物：①增强降糖作用,如单胺氧化酶抑制剂、非选择性β受体阻滞剂、ACEI、非甾体抗炎药、乙醇、促合成代谢激素、奥曲肽。②减弱降血糖作用,如口服避孕药、噻嗪类、皮质激素、甲状腺素、拟交感神经药。③因格列奈类药物均经肝细胞色素 P_{450} 酶代谢,凡影响肝脏 P_{450} 酶活性的药物如酮康唑、某些抗生素、环孢霉素、类固醇可抑制该类药物代谢,而诱导 P_{450} 酶活性的药物如利福平、巴比妥、卡马西平可促进该类药物代谢。

6.胰岛素治疗

（1）胰岛素的生理作用：胰岛素通过与肝脏、脂肪组织、肌肉等组织的细胞膜受体结合后发挥效应。主要作用是增加葡萄糖的穿膜转运,促进葡萄糖摄取、促进葡萄糖在细胞内的氧化或糖原合成,并为合成蛋白或脂肪提供能量,促进蛋白质及脂肪的合成,减少酮体生成。其与生长激素有协同作用,促进生长、促进钾向细胞内转移,有水、钠潴留作用。

（2）适应证：①1型糖尿病患者。②2型糖尿病患者经饮食及口服降血糖药治疗未获得良好控制者。③糖尿病并发急性代谢紊乱如酮症酸中毒、高渗性昏迷和乳酸性酸中毒伴高血糖时。④合并重症感染、消耗性疾病、视网膜病变、肾病、神经病变、急性心肌梗死、脑卒中。⑤因存在伴发病需外科治疗的围术期。⑥妊娠和分娩。⑦全胰腺切除引起的继发性糖尿病。

（3）胰岛素的类型：胰岛素制剂可分为速(短)效、中效和长(慢)效3类。速效有普通(正规)胰岛素(RI),皮下注射后发生作用快,但持续时间短,是唯一可经静脉注射的胰岛素,可用于抢救糖尿病酮症酸中毒。中效胰岛素有低精蛋白胰岛素(NPH,中性精蛋白锌胰岛素)和慢胰岛素锌混悬液。长效制剂有精蛋白锌胰岛素注射液(PZI,鱼精蛋白锌胰岛素)和特慢胰岛素锌混悬液。速效胰岛素主要控制1餐饭后高血糖;中效胰岛素主要控制2餐饭后高血糖,以第2餐饭为主;长效胰岛素无明显作用高峰,主要提供基础水平胰岛素。胰岛素的种类及作用特点见表7-15。

表 7-15　胰岛素的种类及作用特点

种类	起效时间（h）	峰时间（h）	有效作用时间（h）	最大持续作用时间（h）
猪胰岛素				
短效（RI）	0.5～2	2～4	4～6	6～8
中效（NPH）	2～4	6～12	12～20	18～24
长效（PZI）	4～6	12～24	14～20	24～36
人胰岛素				
超短效（Lispro）	0.08～0.25	1～2	2～4	4～5
短效（RI）	0.5～1	2～4	3～6	6～8
中效（NPH）	1～3	4～12	13～18	20～24
长效（Ultralente）	2～4	8～14	18～20	20～30

　　(4)胰岛素的不良反应：①低血糖反应，最常见，一般由体力活动太多、饮食减少、药物用量过大引起，发作多较急，如昏迷持续 6 小时以上可能导致中枢性不可逆性损害。②变态反应，以注射局部疼痛、硬结、皮疹为主，偶有全身性变态反应，如荨麻疹、紫癜、血清病、局限性水肿、支气管痉挛、虚脱、胃肠道反应、急性肺水肿。多见于注射含有附加蛋白的制剂时。③注射部位皮下脂肪营养不良。④胰岛素拮抗或胰岛素耐药性糖尿病，耐药性的定义为每天胰岛素需要量超过200 U，持续 48 小时以上。发生率为 0.1%～3.6%。⑤胰岛素性水肿，糖尿病控制后 4～6 天可发生水、钠潴留而导致水肿。⑥屈光失常，视力模糊属暂时性变化，多见于血糖波动较大的 1 型糖尿病患者。⑦高胰岛素血症与肥胖，与胰岛素剂量与使用方法有关，剂量越大越易引起肥胖和高胰岛素血症，故应强调胰岛素治疗的同时饮食控制和运动。加用双胍类及 α-糖苷酶抑制剂有助于减少胰岛素用量，减轻外周高胰岛素血症。

　　(5)胰岛素的应用原则：①急需控制糖代谢紊乱者用短效类，如酮症等急性并发症、急性感染、大手术前后、分娩前及分娩期。1 型或 2 型糖尿病初治阶段，为摸索剂量和治疗方案，可用短效胰岛素，每天 3～4 次。②可采用长效制剂于早餐前注射或中效制剂晚 10 时睡前注射，以维持血浆胰岛素基础水平，并使次晨血糖控制较好。③为减少注射次数可采用混合剂，早晚餐前注射，中效和长效的比值可以灵活掌握，在制备混合剂时为避免鱼精蛋白锌进入普通胰岛素瓶内，应先抽普通胰岛素再抽鱼精蛋白锌胰岛素。也可直接应用混合好的胰岛素。④如病情严重伴循环衰竭、皮下吸收不良、有抗药性需极大剂量时，常使用胰岛素或锌结晶胰岛素静脉滴注。⑤采用纯度较高的制剂时剂量减少 30% 左右，从动物胰岛素转为人胰岛素时剂量减少 10%。⑥1 型糖尿病血糖波动大不易控制者，2 型糖尿病伴胰岛素抵抗者可与口服降糖药联合应用。

　　(6)应用胰岛素的注意事项：①患者需要密切监测血糖，学会根据血糖情况调节胰岛素用量，特别是在患病期间、饮食运动改变时（表 7-16）。②指导患者如何识别低血糖症状，处理低血糖发作。③胰岛素剂量取决于进食量、体力活动、精神状态、伴发疾病、应激状态、胰岛素制剂种类、患者体内抗体情况、注射部位、联合用药情况、是否伴有肥胖、肝及肾功能是否异常等。

表 7-16 胰岛素治疗时的血糖控制目标

血糖控制指标	血糖控制目标	需调整胰岛素量
餐前血糖(mmol/L)	4.4~6.7	<4.4 或>6.7
睡前血糖(mmol/L)	5.6~7.8	<5.6 或>7.8
HbA$_{1c}$(%)	≤7	≥8

(7)影响胰岛素作用的因素:①胰岛素制剂的种类,胰岛素的来源。②胰岛素的浓度与剂量,浓度高、剂量大的吸收缓慢,作用延迟。③给药方法,不同的给药方法会影响胰岛素的吸收,按吸收速度由快至慢分别为静脉注射、腹膜内注射、肌内注射、皮下注射。④注射技术。⑤注射部位和温度,不同部位吸收由快至慢分别为腹部、前臂、大腿、臀部。洗热水澡可加速胰岛素的吸收。⑥注射与进食的间隔时间,进食种类。⑦患者有无胰岛素抗体。⑧运动,运动增加肌肉对胰岛素的敏感性,注射部位的肌肉运动加速胰岛素的吸收。⑨肝、肾功能,当肝、肾功能不全时,影响胰岛素的清除,使胰岛素半衰期延长,血液循环中游离胰岛素增多可导致严重低血糖,故应减少胰岛素用量,特别是避免中长效胰岛素。⑩应激因素,机体处于应激状态时,儿茶酚胺等拮抗胰岛素的激素分泌增多,使胰岛素效价降低、血糖升高,此时需要增加胰岛素用量。

(8)胰岛素的一般用法:口服降糖药效果欠佳时可采用口服降糖药与中长效胰岛素联合治疗的方法,即白天用口服药,加睡前注射一次中效胰岛素。当血糖仍然不理想时可停口服药,而完全胰岛素治疗,具体方法如下:①给予速效和长效胰岛素混合制剂,2 次/天,早餐和晚餐前注射。此方法可能出现中午和/或午夜低血糖,但上午吃一些零食可预防中午低血糖,睡前注射中效胰岛素代替晚餐前的混合胰岛素可预防午夜低血糖。②3 次/天餐前注射速效胰岛素,加睡前注射中、长效胰岛素,此方法可以灵活安排进餐时间。③灵活应用,餐前注射短效胰岛素加长效胰岛素,以模仿生理胰岛素基础分泌。此法可以根据进食和运动时间安排,或饮食中糖类的含量调整胰岛素的使用,饮食中每 10~15 g 糖给予 1~2 U 胰岛素。④胰岛素抵抗患者胰岛素用量较大,可加用噻唑烷二酮类药物、二甲双胍或 α-糖苷酶抑制剂。⑤胰岛素泵持续皮下给药。⑥胰岛素注射笔匹配专用胰岛素制剂,定量准确、注射方便,特别适合老年和视力减迟的患者。

(9)胰岛素用量:开始胰岛素治疗时每天总剂量的计算。①按体重计算:1 型糖尿病 0.5~1 U/(kg·d);新诊断的 1 型糖尿病 0.2~0.6 U/(kg·d);青春期 1 型糖尿病 1.0~1.5 U/(kg·d),因青春期生长发育迅速,故需要量增大;2 型糖尿病 0.1~0.2 U/(kg·d)。②按生理需要量计算:正常人每天分泌 30~40 U 胰岛素,起始量胰岛素可从 24~40 U/d 开始。③按空腹血糖(FPG)估算:FPG 为 8~10 mmol/L 时,给0.25 U/(kg·d);FPG>10 mmol/L时,每增加1 mmol/L胰岛素增加 4 U/d。

(10)胰岛素泵治疗:①胰岛素泵的脉冲式连续输注方式符合生理状态下胰岛素分泌,能够持续提供基础胰岛素,减少了餐前胰岛素用量,可更快地消除胰岛素抵抗状态。避免了高胰岛素血症,且较普通胰岛素吸收快,缩短了胰岛素吸收入血的起效时间。②胰岛素泵只使用速效或超短效胰岛素,减少了使用多种胰岛素制剂引起的吸收差异。③可自由调整基础量,减少低血糖的发生,并能有效抑制"黎明现象"。④24 小时持续输入基础量胰岛素,不进食、晚进食也不至于引起低血糖,而多进食也可适量追加胰岛素,从而使患者全天血糖接近正常,更适于生活方式多变的人、低血糖无感知者及糖尿病自主神经病变者。

适应证:①所有 1 型糖尿病患者,尤其是经常规治疗血糖控制不佳、血糖剧烈波动、对低血糖不能感知而多次发生低血糖、夜间低血糖、对胰岛素特别敏感或胰岛素需求量很少者。②胰岛功能差需要胰岛素治疗的 2 型糖尿病患者。③有"黎明现象"者,空腹血糖＞11.1 mmol/L。④生活方式多变,工作、进食、活动不规律者。⑤妊娠。⑥器官移植后血糖难以控制者。⑦严重糖尿病自主神经病变,如胃麻痹、下肢疼痛等。

胰岛素泵治疗时胰岛素用量的计算:可根据实际体重或以前胰岛素总量进行计算。①体重在理想体重的 20% 以内时,每天胰岛素总量 ＝0.4～0.9 U/kg,或按以前胰岛素总量的 75% 计算。②基础量 ＝40%～50% 每天胰岛素总量。③餐前量 ＝50%～60% 每天胰岛素总量,如果基础量已经平衡了生物节律因素,则可将餐前量平均分配到三餐前。

胰岛素泵治疗时胰岛素用量的调整:①基础量的调整主要根据早晨空腹血糖。②餐前量的调整根据下次餐前血糖值调整。③如果连续 2 天血糖值大于靶血糖值,增加餐前量每次 1 U,连续 2 天血糖值小于靶血糖值,减少餐前量每次 1 U。④每次剂量调整不超过 2 U,观察 2～3 天后再根据血糖情况继续调整。

7.胰岛素类似物

(1)胰岛素类似物与普通人胰岛素比较,有着诸多的益处,促使胰岛素的给药方式更趋完善。①起效快速,避免人胰岛素的起效时间需 30～60 分钟,必须餐前 30 分钟给药的缺点,仅邻近程前 15 分钟注射,或于餐后即用,同时作用持续时间短。②贴近生理治疗,胰岛素类似物和长效胰岛素联合应用,三餐时注射短效类似物及睡前注射甘精胰岛素,可帮助糖尿病患者更准确地模拟正常人在生理状态下的胰岛素代谢过程;以最大限度地将血糖控制在正常范围,且不易引起低血糖的发生。③峰效时间与餐后血糖峰值同步,更好地控制餐后血糖升高。另注射时间随意,便于灵活应用,如根据进餐的需要及在餐后追加使用。④显著减少夜间低血糖发作。⑤可降低糖化血红蛋白,达到＜7% 的指标。⑥注射部位的药物吸收较稳定,个体内的变化及个体间的差异较小,吸收的变异度有很大的改善。另外,人胰岛素注射剂量较大时,可在皮下形成储存,疗效与持续时间难以预计,而类似物极少出现此类现象。⑦睡前注射甘精胰岛素与口服降糖药联合应用将提高 2 型糖尿病患者的血糖控制,且比通常预想的更容易实行和节约费用。⑧口服肾上腺皮质激素的糖尿病患者的缺陷常是餐后血糖处理受损,皮质激素可抑制胰岛素的分泌,增加糖异生,减少外周组织对葡萄糖的摄取。但胰岛素类似物可改变这一弊端。

(2)胰岛素类似物的应用原则:①甘精胰岛素的 pH 低,不能与其他胰岛素注射剂混合,以免发生凝聚,使吸收延迟。②由动物胰岛素改用人胰岛素类似物时,剂量应减少 10% 左右,否则易致低血糖的发生。③对过敏者、妊娠妇女、动物源性胰岛素呈现免疫抵抗者、初始采用胰岛素治疗者、间断应用胰岛素者宜尽量首选人胰岛素。④甘精胰岛素宜提倡睡前给药,以控制"黎明现象"高血糖及白天葡萄糖毒性所致的夜间高血糖。并可替代三餐间的基础胰岛素的分泌。⑤与可升高血糖的药物联合应用,如肾上腺皮质激素、异烟肼、雌激素、口服避孕药、烟酸、噻嗪类利尿药,可适当增加剂量;当与含硫抗菌药、水杨酸盐、单胺氧化酶抑制剂、血管紧张素转化酶抑制剂、β 受体阻滞剂、奥曲肽等药联合应用,可减少胰岛素类似物的需求量。且 β 受体阻滞剂可能掩盖胰岛素所致的低血糖现象,需特别警惕。

(林青红)

第十二节 糖尿病乳酸性酸中毒

体内的碳水化合物代谢产生两种乳酸同分异构体,即左旋乳酸(L-乳酸)和右旋乳酸(D-乳酸)(图 7-3)。因此,乳酸性酸中毒应分为 L-乳酸性酸中毒和 D-乳酸性酸中毒两类。但是,一般情况下的乳酸性酸中毒仅指 L-乳酸性酸中毒。机体乳酸产生过多和(或)其清除减少引起血 L-乳酸明显升高($\geqslant 5$ mmol/L),导致代谢性酸中毒(血碳酸氢盐$\leqslant 10$ mmol/L,动脉血气 pH $\leqslant 7.35$),称为 L-乳酸性酸中毒(简称乳酸性酸中毒),而 D-乳酸性酸中毒是指血清 D-乳酸 $\geqslant 3$ mmol/L 的临床状态。血乳酸增高而无血 pH 降低称为高乳酸血症。在糖尿病基础上发生的乳酸性酸中毒称为糖尿病乳酸性酸中毒(DLA),亦应包括糖尿病 L-乳酸性酸中毒(常见)和糖尿病 D-乳酸性酸中毒(少见)两种。糖尿病乳酸性酸中毒的发病率在 0.25%~4%,多发生于服用大量苯乙双胍伴肝肾功能不全和心力衰竭等的糖尿病患者,虽不常见,但后果严重,死亡率高。

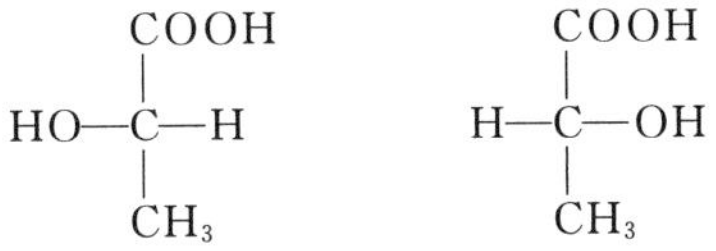

图 7-3 乳酸的同分异构体

一、病因与分类

乳酸性酸中毒可分为 L-乳酸性酸中毒和 D-乳酸性酸中毒两类,其病因与分类见表 7-17。

表 7-17 乳酸性酸中毒的病因与分类

L-乳酸性酸中毒(常见)	药物
组织缺氧型	双胍类
心力衰竭	果糖
心源性休克	山梨醇/木糖醇
窒息	反转录蛋白酶抑制剂(AIDS)
脓毒败血症	中毒
非组织缺氧型	甲醇/乙二醇
糖尿病	一氧化碳中毒
恶性肿瘤	D-乳酸性酸中毒(少见)
肝衰竭	生成过多
肾衰竭	胃肠手术
严重感染	短肠综合征
先天性代谢疾病	肠外营养
1 型糖原贮积症	代谢障碍(亚临床酸中毒)
丙酮酸脱氢酸缺陷症	糖尿病
丙酮酸羟化酶缺陷症	新生儿
果糖 1,6-二磷酸酶缺陷症	严重缺血缺氧
线粒体呼吸链病	创伤

（一）L-乳酸和 D-乳酸的来源和代谢不同

1.L-乳酸来源与代谢

正常人血清中的 L-乳酸来源于细胞代谢，以左旋乳酸为主，葡萄糖分解代谢生成的丙酮酸大部分经三羧酸循环氧化供能，但在缺氧或氧利用障碍时，大部分丙酮酸则在乳酸脱氢酶的作用下还原为乳酸。机体内产生乳酸的部位主要为红细胞（无线粒体）、骨骼肌、皮肤和神经等代谢活跃的组织；在氧供不充足时，人体绝大多数组织都能通过糖酵解途径生成乳酸。当人体在剧烈运动时，组织处于相对缺氧的生理状态；一些疾病（休克、心功能不全造成组织低灌注以及窒息或严重贫血造成低氧状态）也可导致机体处于缺氧的病理状态，均可使体内无氧糖酵解增强，乳酸生成增多。

2.D-乳酸来源与代谢

人类缺乏 D-乳酸脱氢酶，仅能通过 D-α-羟酸脱氢酶生成丙酮酸（图 7-4）。由甲基乙二醛途径生成的 D-乳酸很少，仅 11~70nmol/L，尿 D-乳酸 <0.1 μmol/h。但在某些情况下，肠道细菌可产生大量 D-乳酸，使血清 D-乳酸升高数百至数千倍。此外，外源性 D-乳酸或 L-乳酸可来源于发酵食品（如腌菜和酸奶等）。D-乳酸在组织中的转运依赖于质子-依赖性单羧酸盐转运体（MCT1~8），表达 MCT 的组织很多，如视网膜、骨骼肌、肾脏、肝脏、脑组织、胎盘、血细胞、毛细血管内皮细胞、心肌细胞和肠黏膜细胞等。

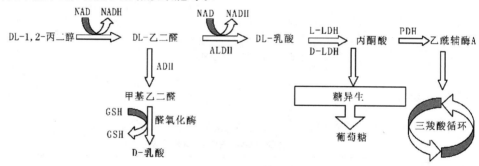

图 7-4　乙二醇代谢

注：glycol：乙二醇；ADH：alcohol dehydrogenase，醇脱氢酶；ALDH：aldehyde dehydrogenase，醛脱氢酶；GSH：reduced glutathione，还原型谷胱苷肽；PDH：pyruvate dehydrogenase，丙酮酸脱氢酶；L-LDH：L-lactate dehydrogenase，L-乳酸脱氢酶；D-LDH：D-lactate dehydrogenase，D-乳酸脱氢酶

（二）肝/肾是利用和清除 L-乳酸的主要器官

正常情况下，肝脏可利用机体代谢过程中产生的乳酸为底物，通过糖异生合成葡萄糖，即所谓的 Cori 循环，或转变为糖原加以储存，少量乳酸经肾自尿液排出，机体乳酸的产生和利用之间保持平衡，血乳酸浓度相对恒定。若血乳酸明显升高，大大超过肝脏的处理能力，同时超过乳酸肾阈值（7.7 mmol/L），则可通过肾脏由尿中排泄，因此在肝肾功能不全时，易出现高乳酸血症，严重时可发生乳酸性酸中毒。

乳酸产生过多见于：①休克和左心功能不全等病理状态造成组织低灌流；②呼吸衰竭和严重贫血等导致动脉血氧合降低，组织缺氧；③某些与糖代谢有关的酶系（葡萄糖-6-磷酸脱氢酶、丙酮酸羧化酶和丙酮酸脱氢酶等）的先天性缺陷。乳酸清除减少主要见于肝肾功能不全。临床上，大多数的乳酸性酸中毒患者均不同程度的同时存在着乳酸生成过多及清除的障碍。

（三）缺氧/疾病/药物/中毒引起 L-乳酸性酸中毒

L-乳酸性酸中毒可分为组织缺氧型（A 类）和非组织缺氧型（B 类）两类。

1.组织缺氧型乳酸性酸中毒(A 类)

A 类常见于心力衰竭、心源性休克、窒息、一氧化碳中毒或脓毒败血症等,此时因缺氧导致了大量乳酸产生,远超过机体的清除能力,同时也可能伴有清除能力下降。T2DM 患者常并发心血管疾病,因此也可表现为此类。在各种休克的抢救过程中,常需使用较大剂量的儿茶酚胺类升压药。许多缩血管药物可恶化组织灌注,细胞缺血、缺氧更为严重。细胞内,尤其是线粒体的呼吸链缺氧可导致严重的高乳酸血症。有些患者的血乳酸升高不明显,但乳酸/丙酮酸或乳酸/酮体总量比值明显升高,这部分患者的死亡率更高。乳酸/丙酮酸比值升高及高乳酸血症持续的时间越长,多器官衰竭和死亡的概率也越高。

2.非组织缺氧型乳酸性酸中毒(B 类)

B 类即无明显低氧血症或循环血量不足。B 类又可分为 B-1、B-2 和 B-3 型。

(1)B-1 型:见于糖尿病、恶性肿瘤、肝功能衰竭、严重感染及肾衰竭等情况。

(2)B-2 型:多由于药物及毒物引起,主要见于双胍类口服降糖药、果糖、山梨醇、木糖醇、甲醇和乙二醇等的中毒。用反转录蛋白酶抑制剂治疗 HIV 感染时,常发生继发性脂肪营养不良(外周性脂肪萎缩伴中枢性肥胖)和肝损害,患者往往还并发乳酸性酸中毒(NRTI-LD 综合征)。长期使用抗反转录病毒治疗时,还可发生严重的多器官衰竭-乳酸性酸中毒综合征。有人用大剂量硫胺(维生素 B_1)治疗取得较好效果。

(3)B-3 型:由于先天性代谢疾病所致,常见者为葡萄糖-6-磷酸酶缺陷(Ⅰ型糖原贮积症)、丙酮酸脱氢酸缺陷、丙酮酸羟化酶缺陷、果糖 1,6-二磷酸酶缺陷及线粒体呼吸链的氧化磷酸化障碍等情况。细胞的氧化磷酸化在线粒体呼吸链上进行。参与呼吸链氧化磷酸化的酶类很多,这些酶可因先天性缺陷或后天性病变及毒物中毒而发生功能障碍。这类疾病是线粒体病中的一种类型——线粒体呼吸链病(MRCD)。线粒体呼吸链病可为局限性(如仅发生于肝脏)或泛发性(肝、脑和肌肉细胞等)。局限于肝脏的线粒体呼吸链病的最优治疗是肝移植,但必须选择好肝移植的受体对象。

此外,无论是儿童或成年人的短肠综合征患者均易发生乳酸性酸中毒,其发生机制未明。

二、常见诱因和临床表现

糖尿病存在乳酸利用缺陷。当感染、糖尿病酮症酸中毒、高渗性高血糖状态或缺氧时容易造成乳酸堆积和乳酸性酸中毒。糖尿病患者易发生糖尿病乳酸性酸中毒是因为:①糖尿病患者常伴有丙酮酸氧化障碍及乳酸利用缺陷,平时即有血乳酸轻度升高,因此在存在乳酸性酸中毒诱因时,更易发生乳酸性酸中毒;②糖尿病性急性并发症如感染、脓毒血症、糖尿病酮症酸中毒(DKA)和非酮症高渗性糖尿病昏迷等时可造成乳酸堆积,因此乳酸性酸中毒可与糖尿病酮症酸中毒或非酮症高渗性糖尿病昏迷同时存在;③糖尿病患者可合并心、肝、肾脏疾病或(和)并发心、肝、肾脏损害,可造成组织器官血液灌注不良和低氧血症;同时由于糖化血红蛋白增高,血红蛋白携氧能力下降,更易造成局部缺氧,这些均可引起乳酸生成增加。此外,肝脏及肾脏功能障碍又可影响乳酸的代谢、转化及排出,进而导致乳酸性酸中毒。

(一)双胍类药物诱发 L-乳酸性酸中毒

糖尿病患者常服用双胍类药物,因其能增强糖的无氧酵解,抑制肝脏和肌肉对乳酸的摄取,抑制糖异生作用,故有致乳酸性酸中毒的作用,特别是高龄,合并心、肺、肝和肾疾病的糖尿病患者长期、大剂量服用苯乙双胍(用量>100 mg/d)时,易诱发乳酸性酸中毒,但在国内因苯乙双胍导致乳酸性酸中毒的报道较少,其原因可能与用量较小有关。二甲双胍仅使血乳酸轻度升高,多<2 mmol/L,二甲双胍致乳酸性酸中毒的发生率与死亡率分别为(0～0.8)/1 000 和(0～0.024)/10 000,仅为苯乙双胍的1/20,两者的差异可能与二甲双胍的半衰期(1.5 小时)较苯乙双胍明显缩短(12 小时)有关。有研究表明,与接受其他降糖药治疗的糖尿病患者相比,服用二甲双胍的患者的血乳酸水平和乳酸性酸中毒的发病率并无显著差异。Pongwecharak 等在泰国南部的 Hatyai 观察了门诊糖尿病患者的二甲双胍使用情况,有 80% 以上的患者存在该药的禁忌证(如慢性肝病、心力衰竭和慢性肾病),但并未增加乳酸性酸中毒的发生率,说明二甲双胍引起的乳酸性酸中毒并非常见。

鉴于苯乙双胍易诱发糖尿病乳酸性酸中毒,目前临床上已基本不用,而以二甲双胍代替。如用苯乙双胍,每日剂量最好≤75 mg。

糖尿病患者使用二甲双胍前,应首先评价肾功能,评价的方法是:①如果血清肌酐高于96.5 μmol/L,即列为二甲双胍的禁忌证;②因为肾功能正常者使用该药亦可诱发高乳酸血症,ALT 和 BMI 是引起高乳酸血症的独立相关因素,ALT 和 BMI 越高,发生高乳酸血症的可能性越大,因此应同时考查 ALT 和 BMI 状况;③肾小球滤过率(GFR)60～90 mL/min 者可以使用二甲双胍,但应减量,并避免使用经肾排泄的其他药物。

(二)缺氧/感染/糖尿病酮症酸中毒/高渗性高血糖状态/肺心病/酗酒/一氧化碳中毒诱发糖尿病乳酸性酸中毒

糖尿病伴有感染、各种休克、脓毒败血症、糖尿病酮症酸中毒和高渗性非酮症高血糖性昏迷综合征等急性并发症的糖尿病患者,常因微循环障碍、组织器官灌注不良、组织缺氧、乳酸生成增加和排泄减少而诱发糖尿病乳酸性酸中毒。糖尿病患者合并大血管和微血管慢性并发症,如心肌梗死、糖尿病肾病和脑血管意外,可造成或加重组织器官血液灌注不良,出现低氧血症以及乳酸清除减少,导致乳酸性酸中毒。

此外,糖尿病合并严重肺气肿、肺心病、肺栓塞和白血病等也可引起组织缺氧,使血乳酸升高。或因酗酒、一氧化碳中毒、水杨酸、儿茶酚胺、硝普钠和乳糖过量诱发乳酸性酸中毒。二甲双胍中毒可因诱发顽固性 L-乳酸性酸中毒而导致死亡。

(三)糖尿病乳酸性酸中毒的表现常被基础疾病/糖尿病酮症酸中毒/高渗性高血糖状态掩盖

在临床上,糖尿病乳酸性酸中毒不如糖尿病酮症酸中毒常见,主要发生于长期或过量服用苯乙双胍(降糖灵)并伴有心、肝和肾疾病的老年糖尿病患者,在发病开始阶段,这些基础疾病的症状常掩盖了糖尿病乳酸性酸中毒的症状,以致难以确定。其临床症状和体征无特异性。一般发病较为迅速,主要表现为不同程度的代谢性酸中毒的临床特征,当血乳酸明显升高时,可对中枢神经、呼吸、消化和循环系统产生严重影响。

乏力、食欲降低、嗜睡、腹痛、头痛、血压下降、意识障碍、昏迷及休克是糖尿病乳酸性酸中毒的常见表现。轻症可仅有乏力、恶心、食欲降低、头晕、嗜睡和呼吸稍深快。中至重度可有腹痛、恶心、呕吐、头痛、头晕、疲劳加重、口唇发绀、无酮味的深大呼吸至潮式呼吸、血压下降、脱水表现、意识障碍、四肢反射减弱、肌张力下降、体温下降和瞳孔扩大,最后可导致昏迷及休克。值得注意的是糖尿病酮症酸中毒及高渗性非酮症高血糖性昏迷综合征的患者,尤其是老年患者也常同时并发乳酸性酸中毒,导致病情更加复杂和严重,治疗更加困难。糖尿病乳酸性酸中毒是糖尿病最严重的并发症之一,病死率高达 50% 以上。血乳酸越高,病死率越高。血乳酸>9.0 mmol/L者病死率高达 80%;血乳酸>15 mmol/L,罕有抢救成功的患者。在治疗过程中血乳酸持续升高不降者,其存活后的预后也差。

三、诊断和鉴别诊断

(一)不能用糖尿病酮症酸中毒或高渗性高血糖状态解释的意识障碍者

临床上糖尿病患者出现意识障碍和昏迷,并有服用苯乙双胍史及伴有肝肾功能不全和慢性缺氧性疾病者,而不能用糖尿病酮症酸中毒或高渗性非酮症高血糖性昏迷综合征解释者,应高度怀疑本病的可能性,尽快作血乳酸测定以确诊。

(二)根据血乳酸明显升高和代谢性酸中毒确立诊断

诊断糖尿病乳酸性酸中毒的要点是:①糖尿病:患者已经诊断为糖尿病或本次的临床资料能确立糖尿病的诊断;②血乳酸明显升高:血乳酸≥5 mmol/L 者可诊断为乳酸性酸中毒,血乳酸/丙酮酸≥30;血乳酸>2 mmol/L 但小于 5 mmol/L 者可诊断为高乳酸血症;③代谢性酸中毒:动脉血气 pH<7.35,血 HCO_3^-<10 mmol/L,阴离子隙>18 mmol/L;④排除糖尿病酮症酸中毒和尿毒症。因此,为了早期明确诊断,应进行如下检测。

1.必检项目

作为代谢性酸中毒的病因鉴别依据,血糖、血酮体、尿酮体和血渗透压为必检项目。糖尿病乳酸性酸中毒时,血糖多偏低或正常,血酮体及尿酮体一般正常,若患者进食少及反复呕吐时,也可略高;若与糖尿病酮症酸中毒并存时,则可明显升高。血浆渗透压正常或略高。血 Na^+ 和 K^+ 正常或稍高,血 Cl^- 正常。血尿素氮和肌酐(Cr)常升高。血白细胞轻度增多。

2.阴离子隙和清蛋白校正的阴离子隙

应用碱缺乏(BD)和阴离子隙诊断乳酸性酸中毒不准确。阴离子隙的正常值为 10～12mq/L,其预测乳酸性酸中毒的敏感性为 63%,特异性为 80%。在不能测定乳酸的情况下,清蛋白校正的阴离子隙(ACAG)预测乳酸性酸中毒有一定价值,其敏感性达94.4%,但特异性不足 30%。阴离子隙＝[Na^+]－(Cl^-＋HCO_3^-);计算的 ACAG(Figge 方程)＝(4.4－[测定的清蛋白(g/dL)])×2.5 ＋AG。清蛋白和乳酸校正的阴离子隙(ALCAG)＝{[4.4－测定的清蛋白(g/dL)]×0.25}＋AG－[血乳酸(mmol/L)]。因此,阴离子隙和清蛋白校正的阴离子隙主要用于乳酸性酸中毒(尤其是 D-乳酸性酸中毒)的排除诊断。由于 AG、ACAG 和 BD 预测乳酸性酸中毒的敏感性不高,尤其存在低蛋白血症时仅能作为诊断的参考依据,因此应该强调直接测定血清乳酸含量。

3.血乳酸测定

正常情况下,乳酸是体内葡萄糖无氧酵解的终产物。正常情况下,机体代谢过程中产生的乳酸可由肝脏代谢及肾脏排泄,血乳酸为 0.5～1.6 mmol/L(5～15 mg/dL),≤1.8 mmol/L。糖尿病乳酸性酸中毒时,血乳酸≥5 mmol/L,严重时可高达 20～40 mmol/L,血乳酸/丙酮酸≥30,血乳酸浓度显著升高是诊断糖尿病乳酸性酸中毒的决定因素。2 mmol/L<血乳酸<5 mmol/L,可认为是高乳酸血症。但是,通常用于检测 L-乳酸的方法不能测出 D-乳酸,因此,当血清乳酸值与临床表现不符时,应考虑 D-乳酸性酸中毒可能。

4.血气分析

动脉血气 pH<7.35,常在 7.0 以下,血 HCO_3^-<10 mmol/L,碱剩余(BE)为负值,缓冲碱(BB)降低,实际碳酸氢盐(AB)与标准碳酸氢盐(SB)均减少,阴离子间隙(AG)>18 mmol/L。

(三)L-乳酸性酸中毒与 D-乳酸性酸中毒鉴别

如果乳酸性酸中毒的临床表现典型,阴离子隙和清蛋白校正的阴离子隙均明显升高,但血清乳酸不升高或仅轻度升高时,应想到 D-乳酸性酸中毒可能。胃肠手术(尤其是空肠-回肠旁路术)后,容易发生 D-乳酸性酸中毒(血清 D-乳酸≥3 mmol/L)。由于手术切除了较多的肠段,摄入的碳水化合物不能被及时消化吸收,潴留在结肠。而结肠的厌氧菌(主要是乳酸杆菌)将这些碳水化合物分解为右旋乳酸(D-乳酸)。D-乳酸具有神经毒性,可引起中毒性脑病。在肾功能正常情况下,中毒性脑病症状较轻,且具有一定自限性;但严重肾衰竭患者可能出现 D-乳酸性酸中毒。此外,血清 D-乳酸升高而未达到 3 mmol/L 的现象称为亚临床 D-乳酸性酸中毒,多见于严重的糖尿病肾病、缺血缺氧或创伤性休克。

(四)与糖尿病酮症酸中毒/酒精性酮症酸中毒/高渗性高血糖状态/低血糖症鉴别

1.糖尿病酮症酸中毒或糖尿病酮症酸中毒合并糖尿病乳酸性酸中毒

糖尿病酮症酸中毒患者有血糖控制不良病史,临床表现有明显脱水、呼气中可闻及酮味、血糖高、血酮明显升高及血乳酸<5 mmol/L,可资鉴别。另一方面,糖尿病酮症酸中毒合并糖尿病乳酸性酸中毒的情况并不少见,应引起高度重视。当糖尿病酮症酸中毒抢救后酮症已消失,而血pH 仍低时要考虑糖尿病乳酸性酸中毒的合并存在。

2.高渗性高血糖状态或高渗性高血糖状态合并糖尿病乳酸性酸中毒

多见于老年人,起病较慢,主要表现为严重的脱水及进行性的精神障碍,血糖、血钠及血渗透压明显升高,但血 pH 正常或偏低,血乳酸正常。同样应注意少数患者也可同时伴有糖尿病乳酸性酸中毒,如果在无酮血症时,碳酸氢盐≤15 mmol/L,应该考虑到同时合并糖尿病乳酸性酸中毒的可能。

3.低血糖症

低血糖症也可有神志改变,但有过量应用降糖药和进食不及时等病史,出现饥饿感和出冷汗等交感神经兴奋症状,血糖≤2.8 mmol/L,补糖后症状好转,血乳酸不高,可资鉴别。

4.酒精性酮症酸中毒

有长期饮酒史,血阴离子间隙增大,动脉血 CO_2 分压降低而血酮和 β-羟丁酸/乙酰乙酸比值升高。酒精性糖尿病酮症酸中毒患者有长期饮酒史,血阴离子隙和血清渗透压隙增大,动脉血 CO_2 分压($PaCO_2$)降低而血酮和 β-羟丁酸/乙酰乙酸比值升高。有的患者伴有肝功能异常、乳酸性酸中毒、急性胰腺炎、Wernicke 脑病和心力衰竭。

四、预防及治疗

糖尿病乳酸性酸中毒是糖尿病急性并发症之一。其在临床中发病率较低,易误诊,但一旦发生,病情严重,预后差,死亡率高达 50%,因为这些患者多伴有肝肾功能不全、感染和休克等严重并发症,目前尚无满意的治疗方法,加强糖尿病的宣传教育,加强医师与患者间的联系,注重预防,早期发现,及时治疗。

为安全考虑,在临床中严格掌握双胍类药物的适应证和禁忌证,尽可能不用苯乙双胍。糖尿病患者若并发心、肝和肾功能不全,或在缺氧、过度饮酒和脱水时,应尽量避免使用双胍类药物。美国糖尿病协会已建议当血肌酐(Cr)>125 μmol/L 时,应避免使用双胍类药物。使用双胍类药物时,应定期监测肝肾功能。

(一)去除糖尿病乳酸性酸中毒诱因并治疗原发病

目前仍缺乏统一的诊疗指南,其治疗很不规范,疗效差异大。在连续监测血乳酸,及时判断疗效的前提下,进行如下治疗。

1.诱因和原发病治疗

一旦考虑糖尿病乳酸性酸中毒,应立即停用双胍类等可导致乳酸性酸中毒的药物、保持气道通畅和给氧。对于由肺部疾病导致缺氧者,应针对原发病因及时处理,必要时作气管切开或机械通气,以保证充分氧合;如血压偏低、有脱水或休克,应补液扩容改善组织灌注,纠正休克,利尿排酸,补充生理盐水维持足够的心排血量与组织灌注,必要时可予血管活性药及行中心静脉压监护,但尽量避免使用肾上腺素或去甲肾上腺素等强烈收缩血管药物,以防进一步减少组织的灌注量。补液量应根据患者的脱水情况和心肺功能等情况来决定;如病因不明的严重乳酸性酸中毒患者,应着重先考虑有感染性休克的可能,及早行病原体培养,并根据经验,尽早选用抗生素治疗。

西柚子汁似乎可改善胰岛素抵抗,降低体重,但可能增加二甲双胍致乳酸性酸中毒的风险。

2.糖尿病酮症酸中毒和高渗性高血糖状态治疗

当糖尿病酮症酸中毒或高渗性高血糖状态患者合并高乳酸血症时,一般按糖尿病酮症酸中毒或高渗性高血糖状态的治疗即可,高乳酸血症将在治疗过程中自然消退;如果糖尿病酮症酸中毒或高渗性高血糖状态患者合并有严重的乳酸性酸中毒,则应该在治疗的同时更积极地处理原发病、改善循环、控制血糖和维持水电解质平衡,但补碱的原则仍与糖尿病酮症酸中毒相同,禁忌大量补充碱性溶液。

3.糖尿病治疗

控制血糖采用小剂量胰岛素治疗,以 $0.1\ U/(kg \cdot h)$ 速度持续静脉滴注,不但可降低血糖,而且能促进三羧酸循环,减少乳酸的产生并促进乳酸的利用,如血糖正常或偏低,则应同时予葡萄糖及胰岛素,根据血糖水平调整糖及胰岛素比例。监测血钾和血钙,视情况酌情补钾和补钙,以防低血钾和低血钙。

(二)纠正酸中毒并维持水电解质平衡

1.纠正酸中毒

目前对乳酸性酸中毒使用碱性药物仍有争议。一般认为过度的血液碱化可使氧离曲线左移,加重组织缺氧,而且可以使细胞内液和脑脊液进一步酸化和诱发脑水肿,并无确切证据表明静脉应用碳酸氢钠可降低死亡率,故补碱不宜过多和过快。当 $pH < 7.2$ 和 HCO_3^- $< 10.05\ mmol/L$ 时,患者肺脏能维持有效的通气量以排出蓄积的二氧化碳,以及肾功能足以避免水、钠潴留,应及时补充 5% 碳酸氢钠 $100 \sim 200\ mL(5 \sim 10\ g)$,用生理盐水稀释到 1.25% 的浓度。酸中毒严重者(血 $pH < 7.0$,$HCO_3^- < 5\ mmol/L$)可重复使用,直到血 pH 达 > 7.2,则停止补碱。24 小时可用碳酸氢钠 $4.0 \sim 170\ g$。如补碱过程中血钠升高,可予呋塞米,同时也将有助于乳酸及药物的排泄。若心功能不全或不能大量补钠,可选择使用三羟甲基氨基甲烷(THAM),应注意不可漏出血管。二氯乙酸盐(DCA)可通过增加氧摄取,激动丙酮酸脱氢酶复合物,促进乳酸氧化,降低血乳酸,缓解酸中毒症状,对多种原因引起的乳酸性酸中毒有较好的疗效,日剂量在 $100 \sim 1\ 500\ mg/kg$ 之间,短期应用无不良反应。

2.透析疗法

多用于伴肾功能不全或严重心力衰竭及血钠较高的危重患者,应使用不含乳酸钠的透析液,可清除药物,加快乳酸的排泄,可采用血液透析或腹膜透析。

3.支持和对症处理

积极改善心功能、护肝、保护肾功能及加强营养和护理等综合治疗。

（林青红）

第十三节　糖尿病酮症酸中毒

糖尿病酮症酸中毒（DKA）是由于胰岛素不足和升糖激素不适当升高引起的糖、脂肪、蛋白质和水盐与酸碱代谢严重紊乱综合征。糖尿病酮症酸中毒的发生与糖尿病类型有关，T1DM 有发生糖尿病酮症酸中毒的倾向，有的 T1DM 患者以糖尿病酮症酸中毒为首发表现；T2DM 患者亦可被某些诱因诱发糖尿病酮症酸中毒。常见的诱因有急性感染、胰岛素不适当减量或突然中断治疗、饮食不当（如过量或不足、食品过甜和酗酒等）、胃肠疾病（如呕吐和腹泻等）、脑卒中、心肌梗死、创伤、手术、妊娠、分娩和精神刺激等。有时可无明显诱因，严重者有神志障碍，可因并发休克和急性肾衰竭等而导致死亡。

一、病因与发病机制

糖尿病酮症酸中毒的发病机制主要涉及两个方面。一是胰岛素绝对缺乏（T2DM 发生糖尿病酮症酸中毒时与 T1DM 一样）。有人检测 T2DM 和 T1DM 患者发生糖尿病酮症酸中毒时的血清 C 肽，均为不可检出。二是拮抗胰岛素的升糖激素（如胰高血糖素、生长激素和皮质醇等）分泌增多。任何诱因均可使此两种情况进一步加重。

（一）T1DM 因严重胰岛素缺乏导致糖尿病酮症酸中毒

胰岛素缺乏是发生糖尿病酮症酸中毒的病因和发病基础。胰岛素缺乏时，伴随着胰高血糖素等升糖激素的不适当升高，葡萄糖对胰高血糖素分泌的抑制能力丧失，胰高血糖素对刺激（精氨酸和进食）的分泌反应增强，导致肝和肾葡萄糖生成增多和外周组织利用葡萄糖障碍，加剧血糖的进一步升高，并使肝脏的酮体生成旺盛，出现酮症或酮症酸中毒。除了胰高血糖素外，升高血糖的激素还包括儿茶酚胺、糖皮质激素和生长激素等，这些升糖激素在糖尿病酮症酸中毒的发展中起了重要作用。

T1DM 和 T2DM 均可发生糖尿病酮症酸中毒，但 T1DM 比 T2DM 常见。近年来的研究及临床观察发现，成人隐匿性自身免疫性糖尿病（LADA）可能以酮症起病。但 T1DM 和 T2DM 导致胰岛素缺乏的原因有所不同。T1DM 本身即有胰岛素绝对缺乏，依赖胰岛素而生存，中断胰岛素治疗、胰岛素泵使用不当、胰岛素泵发生障碍而"停止"胰岛素治疗或加上诱发因素都可诱发糖尿病酮症酸中毒，严重患者可在无任何诱因的情况下发生糖尿病酮症酸中毒。

（二）T2DM 因急性应激诱发糖尿病酮症酸中毒

通常情况下，T2DM 的胰岛素分泌为相对不足，一般不会发生自发性糖尿病酮症酸中毒。T2DM 患者发生糖尿病酮症酸中毒时均存在 1 个或多个诱因，如严重外伤、手术、卒中、心肌梗死、器官移植和血液透析等，有时是因为使用了抑制胰岛素分泌或拮抗胰岛素作用的药物所致，如糖皮质激素、生长激素、二氮嗪、苯妥英钠、肾上腺素、氢氯噻嗪或奥曲肽等。

(三)其他原因引起或诱发糖尿病酮症酸中毒

引起糖尿病酮症酸中毒的其他原因均属少见。糖尿病与非糖尿病均可发生酮症酸中毒,但糖尿病患者发生的酮症酸中毒(即 DKA)往往更严重。

1.酮症倾向性糖尿病

酮症倾向性糖尿病(KPD)患者糖尿病酮症酸中毒发作时没有明确的诱因,主要见于 T1DM。

2.糖尿病酒精性酮症酸中毒

糖尿病患者饮用过量乙醇而引起酒精性酮症酸中毒,伴或不伴糖尿病酮症酸中毒;而非糖尿病者亦可因饮酒过量而引起酒精性酮症酸中毒。因此,单纯的酒精性酮症酸中毒应与糖尿病患者的糖尿病酮症酸中毒鉴别,因为前者只需要补液即可,一般不必补充胰岛素。

3.月经相关性糖尿病酮症酸中毒

女性 T1DM 患者在每次月经期发生糖尿病酮症酸中毒和高血糖危象,糖尿病酮症酸中毒发作与月经周期一致而无诱发糖尿病酮症酸中毒的其他因素存在(月经性糖尿病酮症酸中毒/高血糖症)。

4.药物所致的代谢性酸中毒

该病可危及生命。引起代谢性酸中毒的药物很多,如抗病毒制剂和双胍类等。根据酸中毒的病理生理特征,一般可分为以下几种类型:①肾脏排 H^+ 障碍,如Ⅰ型与Ⅳ型肾小管酸中毒;②H^+的负荷增加,如酸性药物和静脉营养支持治疗等;③HCO_3^- 丢失过多,如药物所致的严重呕吐与Ⅱ型肾小管性酸中毒等。药物所致的代谢性酸中毒的病因诊断主要依赖于药物摄入史,一般可根据动脉血气分析、血清阴离子隙和血清渗透隙等确定诊断。

5.恶性生长抑素瘤

该病罕见,患者因大量分泌生长抑素而出现抑制综合征,表现为酮症酸中毒、低胃酸症、胆石症、脂肪泻、贫血和消瘦,酮症酸中毒的发生与肿瘤分泌大分子生长抑素有关。

(四)过度脂肪分解导致酮体堆积和代谢性酸中毒

由于脂肪动员和分解加速,血液和肝脏中的非酯化脂肪酸(游离脂肪酸,FFA)增加。在胰岛素绝对缺乏的情况下,FFA 在肝内重新酯化受阻而不能合成三酰甘油(甘油三酯,TG);同时由于糖的氧化受阻,FFA 的氧化障碍而不能被机体利用;因此,大量 FFA 转变为酮体。糖尿病酮症酸中毒时,酮体被组织利用减少,肾脏因失水而使酮体排出困难,从而造成酮体在体内堆积。含产酮氨基酸的蛋白质分解也增加酮体的产生。血酮升高(酮血症)和尿酮排出增多(酮尿)统称为酮症。酮体中的乙酰乙酸(AcAc)和 β-羟丁酸(OHB)属有机酸性化合物,在机体代偿过程中消耗体内的碱储备。早期由于组织利用及体液缓冲系统和肺与肾的调节,pH 可保持正常;当代谢紊乱进一步加重,血酮浓度继续升高并超过机体的代偿能力时,血 pH 降低,出现失代偿性酮症酸中毒;当 pH<7.0 时,可致呼吸中枢麻痹和严重肌无力,甚至死亡。另一方面,酸中毒时,血 pH 下降使血红蛋白与氧亲和力降低(Bohr 效应),可使组织缺氧得到部分改善。如治疗时过快提高血 pH,反而加重组织缺氧,诱发脑水肿和中枢神经功能障碍,称为酮症酸中毒昏迷。所有以上因素均加重酮症。当酮体在体内堆积过多,血中存在的缓冲系统不能使其中和,则出现酸中毒和水、电解质代谢紊乱。

二、临床表现

酮体在体内堆积依程度的轻重分为酮症和糖尿病酮症酸中毒,前者为代偿期,后者为失代偿期。T1DM 合并糖尿病酮症酸中毒的患者多较年轻,可无诱因而自发;T2DM 合并糖尿病酮症酸中毒多为老年糖尿病患者,发病前多有诱发因素和多种并发症;酮症倾向性糖尿病和 LADA 患者可以糖尿病酮症酸中毒为首发临床表现。根据酸中毒的程度,糖尿病酮症酸中毒分为轻度、中度和重度 3 度。轻度仅有酮症而无酸中毒(糖尿病酮症);中度除酮症外,还有轻至中度酸中毒(DKA);重度是指酸中毒伴意识障碍(糖尿病酮症酸中毒昏迷),或虽无意识障碍,但二氧化碳结合力 <10 mmol/L。

(一)糖尿病酮症酸中毒引起失水/电解质丢失/休克

糖尿病酮症酸中毒时,一方面使葡萄糖不能被组织利用;另一方面拮抗胰岛素作用的激素(其中主要是儿茶酚胺、胰高血糖素和糖皮质激素)分泌增多,肝糖原和肌糖原分解增多,肝内糖异生作用增强,肝脏和肌肉中糖释放增加。两者共同作用的后果是血糖升高。

1.失水

大量的葡萄糖从尿中排出,引起渗透性利尿,多尿症状加重,同时引起水和血清电解质丢失。严重失水使血容量减少,可导致休克和急性肾衰竭;失水还使肾血流量减少,酮体从尿中排泄减少而加重酮症。此外,失水使血渗透压升高,导致脑细胞脱水而引起神志改变,但糖尿病酮症酸中毒患者的神志改变与酸中毒程度无直接关系。一般认为,糖尿病酮症酸中毒是由下列因素的综合作用引起的:①血糖和血酮浓度增高使血浆渗透压上升,血糖升高的 mmol 值与血浆渗透压的增值(Δmmol)相等;细胞外液高渗时,细胞内液向细胞外转移,细胞脱水伴渗透性利尿。②蛋白质和脂肪分解加速,渗透性代谢物(经肾)与酮体(经肺)排泄带出水分,加之酸中毒失代偿时的厌食、恶心和呕吐,使水摄入量减少,丢失增多,故患者的水和电解质丢失往往相当严重。③在一般情况下,失水多于失盐;失水引起血容量不足,血压下降甚至循环衰竭。

2.电解质平衡紊乱

渗透性利尿、呕吐及摄入减少、细胞内外水分及电解质的转移以及血液浓缩等因素均可导致电解质平衡紊乱。血钠正常或减低,早期由于细胞内液外移引起稀释性低钠血症;进而因多尿和酮体排出致血钠丢失增加,失钠多于失水而引起缺钠性低钠血症;严重高脂血症可出现假性低钠血症。如失水超过失钠,血钠也可增高(缺钠性高钠血症)。由于细胞分解代谢增加,磷在细胞内的有机结合障碍,磷自细胞释出后由尿排出,引起低磷血症。低磷血症导致红细胞 2,3-二磷酸甘油减少,使血红蛋白与氧的亲和力增加,引起组织缺氧。

3.血压下降和休克

多数患者的多尿、烦渴多饮和乏力症状加重,但亦可首次出现。如未及时治疗,病情继续恶化,于 2~4 天发展至失代偿阶段,出现食欲减退、恶心和呕吐,常伴头痛、烦躁和嗜睡等症状,呼吸深快,呼气中有烂苹果味(丙酮气味)。病情进一步发展,出现严重失水,尿量减少、皮肤黏膜干燥和眼球下陷,脉快而弱,血压下降和四肢厥冷。到晚期,除食欲降低外,多饮、多尿和体重减轻的症状加重,患者常感显著乏力。失水较明显,血容量减少和酸中毒最终导致低血容量性休克。血压下降使肾灌注量降低,当收缩压 <9.33 kPa(70 mmHg)时,肾滤过量减少引起少尿或无尿,严重时发生急性肾衰竭。各种反射迟钝甚至消失,终至昏迷。患者还可有感染等诱因引起的临床表现,但常被糖尿病酮症酸中毒的表现掩盖。

(二)其他临床表现依病情而定

1.消化道症状

多数患者有不同程度的消化道症状,如恶心、呕吐、腹痛或上消化道出血等。少数患者腹痛剧烈,酷似急腹症,以儿童及老年患者多见。易误诊,应予注意。其发病机制尚不明了,可能主要与酸中毒有关。

急性食管坏死综合征少见,但后果严重。病因与糖尿病酮症酸中毒、乙醇摄入、血栓栓塞、组织低灌注状态、胃内容物腐蚀、胃肠-食管麻痹、幽门梗阻、感染和血管病变有关。主要表现为上消化道出血、上腹部疼痛、呕吐、厌食和发热等;实验室检查可见贫血和粒细胞升高。食管镜检可见黏膜变黑和糜烂,黑色的食管与胃贲门的界线清晰。活检组织可发现坏死黏膜组织。

2.感染表现

有些患者可有体温降低而潜在感染,需要警惕。如果入院时为低体温,经治疗后,体温升高,常提示合并有感染。

3.脑水肿

糖尿病酮症酸中毒时的脑水肿是患者死亡的主要原因之一(20%～60%),发病机制未明,主要有两种见解,一种观点认为,脑水肿是糖尿病酮症酸中毒本身的表现之一,可能主要与个体差异和代谢紊乱的严重程度有关;但更多的学者认为,脑水肿是糖尿病酮症酸中毒治疗过程中的并发症,过度使用胰岛素和补水,导致血清与脑组织的渗透压失平衡,水分随渗透压差进入脑组织。在形成糖尿病酮症酸中毒的过程中,脑细胞内产生了多种渗透型物质,同时下丘脑分泌的AVP亦增多,以保存脑细胞的水分,但当血清葡萄糖浓度和渗透压下降时,这些物质便成为驱使水分向脑细胞转移的主要因素。

糖尿病酮症酸中毒的患者发生神志模糊和昏迷有多种可能。除糖尿病酮症酸中毒外,最常见的原因为脑水肿。脑水肿可分为症状性和无症状性(亚临床型)两种,症状性脑水肿见于约1%的糖尿病酮症酸中毒患者,而无症状性脑水肿相当常见,经MRI证实(脑室变窄)者高达50%以上,而且绝大多数是在治疗中发生的,提示目前的糖尿病酮症酸中毒治疗措施有促发脑水肿可能。引起脑水肿的主要原因是无溶质的自由水增加。自由水一般有3个来源,一是饮水(如入院前)使胃内潴留的自由水进入循环;二是使用了较大剂量的无电解质的葡萄糖溶液(如5%葡萄糖溶液);三是糖尿病酮症酸中毒治疗后,原来依靠脂肪酸供能的脑组织突然改为葡萄糖供能,结果因代谢而产生较多的自由水。严重失水使血液黏稠度增加,在血渗透压升高、循环衰竭以及脑细胞缺氧等多种因素的综合作用下,出现神经元自由基增多,信号传递途径障碍,甚至DNA裂解和线粒体失活,细胞呼吸功能及代谢停滞,出现不同程度的意识障碍和脑水肿。

4.急性心血管事件和器官衰竭

老年人和病情严重或治疗不及时者,可诱发心肌梗死、脑卒中或心力衰竭。糖尿病酮症酸中毒所致的代谢紊乱和病理生理改变经及时、正确的治疗可以逆转。因此,糖尿病酮症酸中毒的预后在很大程度上取决于及时诊断和正确处理。但老年人、全身情况差和已有严重慢性并发症者的死亡率仍很高,主要原因为糖尿病所并发的心肌梗死、肠坏死、休克、脑卒中、严重感染和心肾衰竭等。妊娠并糖尿病酮症酸中毒时,胎儿和母亲的死亡率明显增高。妊娠期反复发作糖尿病酮症酸中毒是导致胎儿死亡或胎儿宫内发育迟滞的重要原因之一。

5.严重低体温

糖尿病酮症酸中毒患者出现严重低体温往往提示其预后极差,死亡率极高。病理生理变化的一个显著特征是发生肾近曲小管上皮细胞糖原蓄积现象(阿-埃细胞现象),肾近曲小管上皮细胞糖原蓄积并伴有核下肾小管上皮细胞空泡变性,其发生机制未明。主要见于糖尿病酮症酸中毒,可能与低体温和糖代谢严重紊乱有关。

三、诊断

糖尿病酮症酸中毒的诊断并不困难。对昏迷、酸中毒、失水和休克的患者,要想到糖尿病酮症酸中毒的可能性,并作相应检查。如尿糖和酮体阳性伴血糖增高,血 pH 和(或)二氧化碳结合力降低,无论有无糖尿病病史,都可诊断为糖尿病酮症酸中毒。糖尿病合并尿毒症和脑血管意外时,可出现酸中毒和(或)意识障碍,并可诱发糖尿病酮症酸中毒,因此应注意两种情况同时存在的识别。

(一)从应激/饮酒/呕吐/表情淡漠患者中筛查糖尿病酮症酸中毒

临床上,当糖尿病患者遇有下列情况时要想到糖尿病酮症酸中毒的可能:①有加重胰岛素绝对或相对缺乏的因素,如胰岛素突然减量或停用、胰岛素失效、感染、应激、进食过多高糖、高脂肪食物或饮酒等;②恶心、呕吐和食欲减退;③呼吸加深和加快;④头晕、头痛、烦躁或表情淡漠;⑤失水;⑥心率加快、血压下降,甚至是休克;⑦血糖明显升高;⑧酸中毒;⑨昏迷。

(二)根据糖尿病病史/血糖-血酮明显升高/酸中毒确立糖尿病酮症酸中毒诊断

糖尿病酮症酸中毒临床诊断不难,诊断依据是:①糖尿病病史,以酮症为首发临床表现者则无;②血糖和血酮或血 β-羟丁酸明显升高;③呼气中有酮味;④呼吸深快、有失水征和神志障碍等。糖尿病酮症酸中毒的诊断流程如图 7-5 所示。临床上遇有昏迷者要首先想到糖尿病酮症酸中毒可能。

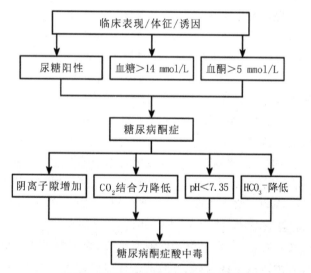

图 7-5 糖尿病酮症酸中毒的诊断流程

1.血酮明显升高

血酮明显升高伴 pH 和碳酸氢根降低是糖尿病酮症酸中毒典型特征。酮体包括乙酰乙酸(AcAc)、β-羟丁酸(OHB)和丙酮。正常情况下,葡萄糖无氧糖酵解的终产物为丙酮酸,在丙酮酸羧激酶的作用下,被氧化为乙酰乙酸。糖尿病酮症酸中毒时,三羧酸循环受阻,乙酰乙酸不能被氧化代谢,在还原型辅酶Ⅰ(NADH)的参与下被氧化为 β-羟丁酸,后者在肝细胞线粒体内自动地转化为丙酮,三者合称为酮体,其中,乙酰乙酸和 β-羟丁酸为强酸,可被血液中的缓冲系统所中和。如果所产生的酮体被全部中和,则只发生酮血症;如果不能被全部中和则引起酮症酸中毒。丙酮可经肺部排泄,使患者呼气中有酮味(烂苹果味)。血酮体升高定量检查常在 5 mmol/L 以上,严重病例可达 25～35 mmol/L。特别是 β-羟丁酸升高。正常时,血中 β-羟丁酸与乙酰乙酸比值为 1;而糖尿病酮症酸中毒时,则比值常在 10 以上。故直接测定血中 β-羟丁酸比测定酮体更为可靠。

目前糖尿病酮症酸中毒的诊断标准的定量指标(如血清 HCO_3^- 和 pH)和定性指标(如血酮体和尿酮体)均缺乏特异性,HCO_3^- 18mEq/L 相当于 β-羟丁酸 3.0 mmol/L(儿童)和 3.8 mmol/L(成人)。如果用 β-羟丁酸诊断糖尿病酮症酸中毒,那么其与 HCO_3^-、pH 和血糖的不一致率在 20% 以上。糖尿病酮症酸中毒患者在入院时的 HCO_3^- 和血糖没有相关性,而血糖与 β-羟丁酸的相关性也不强。由于 HCO_3^-、pH 和血糖受许多因素(尤其是复合性酸碱平衡紊乱和高氯血症)的影响,因而只要可能,就应该用血清 β-羟丁酸(儿童 3.0 mmol/L,成人 3.8 mmol/L)作为糖尿病酮症酸中毒的诊断切割值。但是,硝基氢氰酸盐检测酮体不能测得 β-羟丁酸。急诊室一般只测 β-羟丁酸。糖尿病酮症酸中毒时,应同时测定酮体的 3 种组分或血 β-羟丁酸。酮症时要排除酒精中毒可能。异丙醇中毒者的血丙酮明显升高,可致血酮体阳性反应,但患者无酮尿,β-羟丁酸和乙酰乙酸不升高,血糖正常。

2.血糖升高

一般在 16.7～33.3 mmol/L(300～600 mg/dL),如血糖＞33.3 mmol/L 时多伴有高渗性高血糖状态或有肾功能障碍。

3.严重酸中毒

血二氧化碳结合力和 pH 降低,剩余碱负值(＞-2.3 mmol/L)和阴离子间隙增大与碳酸盐的降低程度大致相等。糖尿病酮症酸中毒患者偶见碱血症,多因严重呕吐、摄入利尿药或碱性物质补充过多所致。碳酸氢根(HCO_3^-)常小于 10 mmol/L,阴离子间隙(AG)因酮体堆积或同时有高乳酸血症而增大。

(三)其他检查有助于糖尿病酮症酸中毒病情和并发症判断

1.血电解质

血钠降低(＜135 mmol/L),但也可正常。当输入大量生理盐水后,常因高氯性酸中毒而加重糖尿病酮症酸中毒,因而建议使用平衡溶液。由于摄入不足和排出过多,糖尿病酮症酸中毒的钾缺乏显著,但由于酸中毒和组织分解加强,细胞内钾外移,故治疗前的血钾可正常或偏高,但在补充血容量、注射胰岛素和纠正酸中毒后,常发生严重的低钾血症,可引起心律失常或心搏骤停。糖尿病酮症酸中毒治疗前,因分解代谢旺盛、多尿和酸中毒等,虽然磷的丢失严重,但血磷多数正常。但是,在开始胰岛素治疗后至恢复饮食前的一段时间内,一方面因血磷得不到及时补充,另一方面又因血磷随葡萄糖一起进入细胞内,以及尿磷丢失,血磷可能迅速下降。血磷下降的程度与速度主要与以下因素有关:①禁食或饮食中缺乏磷的供应;②连续使用数日以上的大剂量葡萄糖液和胰岛素,如每日的胰岛素用量在 50～100 U 以上和葡萄糖在 200 g/d 以上;③肾功能相对较好,无肾衰竭并发症或严重感染等促进机体分解代谢的并发症(分解代谢时伴有软组织磷的输出);④酸中毒纠正过于迅速;⑤伴有临床型或亚临床型急性肾衰竭,且尿量在 2 500 mL/d 以上。

糖尿病酮症酸中毒产生过多的 β-羟丁酸、非酯化脂肪酸和乳酸等有机酸,抑制肾小管尿酸排泄,出现一过性高尿酸血症,但一般不会引起急性痛风性关节炎发作。

2.血白细胞计数

不论有无感染的存在,因为存在应激、酸中毒和脱水等情况,故糖尿病酮症酸中毒患者的周围血白细胞计数常升高,特别是中性粒细胞增高很明显,如无感染存在,治疗后常迅速恢复正常。

3.酶活性测定

血清淀粉酶、谷草转氨酶和谷丙转氨酶可呈一过性增高,一般在治疗后 2～3 天恢复正常。如果血清淀粉酶显著升高且伴有腹痛和血钙降低,提示糖尿病酮症酸中毒诱发了急性胰腺炎。肥胖、糖尿病神经病、严重高三酰甘油血症和高脂肪饮食是急性胰腺炎的主要危险因素。

4.血尿素氮和肌酐

可轻至中度升高(多为肾前性)或正常。一般为肾前性,经治疗后恢复正常。原有糖尿病肾病者可因糖尿病酮症酸中毒而加速肾损害的速度,恶化肾功能。

5.尿液检查

尿糖和尿酮阳性或强阳性。肾损害严重时,尿糖和尿酮阳性强度可与血糖和血酮值不相称,随糖尿病酮症酸中毒治疗恢复而下降,但肾脏有病变时可不下降或继续升高。此外,重度糖尿病酮症酸中毒缺氧时,有较多的乙酰乙酸被还原为 β-羟丁酸,此时尿酮反而阴性或仅为弱阳性,糖尿病酮症酸中毒病情减轻后,β-羟丁酸转化为乙酰乙酸,使尿酮再呈阳性或强阳性,对这种血糖-酸中毒-血酮分离现象应予认识,以免错误判断病情。部分患者可有蛋白尿和管型尿,随糖尿病酮症酸中毒治疗恢复可消失。

6.其他特殊检查

胸部 X 线检查有助于确定诱因或伴发的肺部疾病。心电图检查可发现低钾血症、心律失常或无痛性心肌梗死等病变,并有助于监测血钾水平。

四、鉴别诊断

(一)糖尿病酮症酸中毒与饥饿性酮症及酒精性酮症鉴别

糖尿病酮症酸中毒应与饥饿性酮症和酒精性酮症酸中毒鉴别,鉴别的要点是饥饿性酮症或酒精性酮症时,血糖不升高。饥饿性酮症者有进食少的病史,虽有酮症酸中毒,但无糖尿病史,血糖不高和尿糖阴性是其特征。酒精性酮症酸中毒有饮酒史,但无糖尿病病史,血糖不高,尿糖阴性,易于鉴别。妊娠合并糖尿病酮症酸中毒时的血糖水平不一,多数明显升高,少数患者的血糖稍微升高、正常甚至在发生糖尿病酮症酸中毒之前有过低血糖病史。鉴别的要点是血酮体(β-羟丁酸)测定。

(二)糖尿病酮症酸中毒与高渗性高血糖状态/糖尿病乳酸性酸中毒/低血糖昏迷/水杨酸盐中毒/腹部急性并发症/脑卒中鉴别

糖尿病酮症酸中毒患者昏迷只占少数,此时应与低血糖昏迷、高渗性高血糖状态及乳酸性酸中毒等相鉴别(表 7-18)。

1.高渗性高血糖状态

以血糖和血渗透压明显升高及中枢神经系统受损为特征。糖尿病酮症酸中毒和高渗性高血糖状态(HHS)是高血糖危象的两种不同表现。高渗性高血糖状态的特点有:①血糖和血浆渗透压明显高于糖尿病酮症酸中毒的患者;②血酮体阴性或仅轻度升高;③临床上中枢神经系统受损症状比糖尿病酮症酸中毒的患者明显,故不难鉴别,应当注意的是糖尿病酮症酸中毒可与高渗性昏迷合并存在(如高钠性高渗性昏迷)。此种情况时,血钠升高特别明显。

表 7-18　糖尿病并发昏迷的鉴别

项目	酮症酸中毒	低血糖昏迷	高渗性高血糖状态	乳酸性酸中毒
病史	糖尿病及 DKA 诱因史	糖尿病,进餐少/活动过度史	多无糖尿病史,感染/呕吐/腹泻史	肝衰竭/心力衰竭/饮酒/苯乙双胍
起病症状	慢,1～4 天,厌食/恶心/口渴/多尿/嗜睡等	急,以小时计,饥饿/多汗/手抖等表现	慢,1～2 周,嗜睡/幻觉/抽搐等	较急,1～24 小时,厌食/恶心/昏睡
体征				
皮肤	失水/干燥	潮湿/多汗	失水	失水/潮红
呼吸	深而快	正常	快	深、快
脉搏	细速	速而饱满	细速	细速
血压	下降或正常	正常或稍高	下降	下降
化验				
尿糖	＋＋＋＋	阴性或＋	＋＋＋＋	阴性或＋
尿酮	＋～＋＋＋	阴性	阴性或＋	阴性或＋
血糖	16.0～33.3 mmol/L	降低,＜2.5 mmol/L	＞33.3 mmol/L	正常或增高
血钠	降低或正常	正常	正常或显著升高	正常或增高
pH	降低	正常	正常或稍低	降低
CO_2CP	降低	正常	正常或降低	降低
乳酸	稍升高	正常	正常	显著升高
血浆渗透压	正常或稍高	正常	显著升高	正常
血渗透压隙	稍升高	正常	正常或稍升高	明显升高

2.乳酸性酸中毒

一般发生在服用大量苯乙双胍或饮酒后。糖尿病乳酸性酸中毒(DLA)患者多有服用大量苯乙双胍(降糖灵)病史,有的患者在休克、缺氧、饮酒或感染等情况下,原有慢性肝病、肾病和心力衰竭史者更易发生。本病的临床表现常被各种原发病所掩盖。休克时,可见患者呼吸深大而快,但无酮味,皮肤潮红。实验室检查示血乳酸＞5 mmol/L,pH＜7.35 或阴离子隙＞18 mmol/L,乳酸/丙酮酸(L/P)＞3.0。血清渗透压隙升高提示急性酒精中毒或其他有毒渗透性物质中毒可能。

3.低血糖昏迷

患者有胰岛素、磺胺类药物使用过量或饮酒病史及 Whipple 三联症表现,即空腹和运动促使低血糖发作、发作时血浆葡萄糖＜2.8 mmol/L 和供糖后低血糖症状迅速缓解。患者亦无酸中毒和失水表现。低血糖症反复发作或持续时间较长时,中枢神经系统的神经元出现变性与坏死,可伴脑水肿、弥漫性出血或节段性脱髓鞘;肝脏和肌肉中的糖源耗竭。低血糖症纠正后,交感神经兴奋症状随血糖正常而很快消失,脑功能障碍症状则在数小时内逐渐消失。但如低血糖症较重,则需要数天或更长时间才能恢复;严重而持久的低血糖昏迷(＞6 小时)可导致永久性脑功能障碍或死亡。

4.水杨酸盐中毒伴肾损害

老年人常因心血管疾病及其他疾病长期服用阿司匹林类解热止痛药,有的患者可发生慢性中毒(用量不一定很大)。主要原因可能是老年人对此类药物的代谢清除作用明显下降,或伴有肾功能不全时,其慢性蓄积程度急剧增加,后者又可导致水杨酸盐性肾损害。其临床表现可类似于糖尿病酮症酸中毒,测定血浆药物浓度有助于诊断。治疗同糖尿病酮症酸中毒,活性炭可吸附胃肠道内未吸收的残存药物,严重患者或急性中毒可考虑血液透析。

5.腹部急性并发症

腹痛可见于 1/3～1/2 的糖尿病酮症酸中毒患者,慢性酒精中毒和麻醉药物成瘾为糖尿病酮症酸中毒腹痛的高危因素。糖尿病酮症酸中毒患者出现急性腹痛可能有多种原因,必须认真鉴别。

(1)糖尿病酮症酸中毒所致的腹痛:腹痛较轻,位置不定,伴或不伴恶心、呕吐和腹泻,此可能是糖尿病酮症酸中毒本身(尤其是酸中毒)的一种表现,血常规检查和粪便常规检查无特殊发现,并随着糖尿病酮症酸中毒的缓解而消失。

(2)腹部急性疾病:如急性阑尾炎、急性胰腺炎(尤其多见于高三酰甘油血症患者)、腹膜炎、肠梗阻、功能性/器质性肠套叠、弧菌性胃肠炎和坏死性筋膜炎等;值得注意的是,糖尿病酮症酸中毒合并急腹症时,后者的临床表现往往很不典型,因此对任何可疑对象均需要进行必要的实验室检查(如超声、胰淀粉酶和脂肪酶等),早期确立诊断。

6.糖尿病酮症酸中毒伴脑卒中

老年或原有高血压的糖尿病患者可因糖尿病酮症酸中毒而诱发脑血管意外,如果患者的酸中毒、失水与神志改变不成比例,或酸中毒已经基本纠正而神志无改善,尤其是出现神经定位体征时,要想到脑卒中可能。可有失语、神志改变和肢体瘫痪等体征,伴脑萎缩可表现智力下降、记忆力差和反应迟钝等。病史、定位检查及脑脊液检查有助于鉴别。CT 和 MRI 有重要鉴别意义。

大约 10% 的糖尿病酮症酸中毒患者合并有糖尿病酮症酸中毒相关性脑卒中,除了最常见的脑水肿外,还包括动脉出血性脑梗死和缺血性脑梗死。同时,糖尿病酮症酸中毒因炎症和凝血机制障碍可合并弥散性血管内凝血(DIC)。在目前报道的病例中,糖尿病酮症酸中毒相关性脑卒中的主要表现形式有动脉缺血性脑卒中、脑静脉血栓形成和出血性脑卒中;临床鉴别均较困难,出凝血指标检查可提供诊断线索,影像检查以 MRI 为首选,其敏感性近 100%。CT 诊断的主要缺点是对脑水肿不敏感。

五、治疗

糖尿病酮症酸中毒患者的抢救应该在专科医师的持续指导下进行。抢救的措施与病情监测项目需要做到目的明确,预见性强。糖尿病酮症酸中毒所引起的病理生理改变,经及时正确治疗是可以逆转的。因此,糖尿病酮症酸中毒的预后在很大程度上取决于早期诊断和正确治疗。对单有酮症者,仅需补充液体和胰岛素治疗,持续到酮体消失。糖尿病酮症酸中毒是糖尿病的一种急性并发症,一旦确诊应住院治疗,严重者应立即进行抢救。治疗措施包括:纠正失水与电解质平衡;补充胰岛素;纠正酸中毒;去除诱因;对症治疗与并发症的治疗;加强护理与监测。

(一)迅速纠正失水与电解质紊乱

糖尿病酮症酸中毒常有严重失水,血容量与微循环灌注不足,导致一些危及生命的并发症,故失水的纠正至关重要。首先是扩张血容量,以改善微循环灌注不足,恢复肾灌注,有助于降低血糖和清除酮体。

1.补液总量

可按发病前体重的10％估计。补液速度应先快后慢,如无心力衰竭,在开始2小时内输入1 000～2 000 mL,以便较快补充血容量,改善周围循环和肾功能;以后根据血压、心率、每小时尿量及周围循环状况决定输液量和输液速度,在第3～6小时内输入1 000～2 000 mL;一般第1个24小时的输液总量为4 000～5 000 mL,严重失水者可达6 000～8 000 mL。如治疗前已有低血压或休克,快速补液不能有效升高血压时,应输入胶体溶液,并采用其他抗休克措施。老年或伴心脏病和心力衰竭患者,应在中心静脉压监护下调节输液速度及输液量。患者清醒后鼓励饮水(或盐水)。

2.补液种类

补液的原则仍是"先盐后糖、先晶体后胶体、见尿补钾"。治疗早期,在大量补液的基础上胰岛素才能发挥最大效应。一般患者的失水在50～100 mL/kg,失钠在7～10 mmol/kg,故开始补液阶段宜用等渗氯化钠溶液。如入院时血钠＞150 mmol/L或补液过程中血钠逐渐升高(＞155 mmol/L)时,不用或停用等渗盐溶液,患者无休克可先输或改输0.45％半渗氯化钠溶液,输注速度应放慢。绝大多数伴有低血压的糖尿病酮症酸中毒患者输入等渗盐水1 000～2 000 mL后,血压上升。如果血压仍＜12.00/8.00 kPa(90/60 mmHg),可给予血浆或其他胶体溶液100～200 mL,可获得明显改善。如果效果仍差,可静脉给予糖皮质激素(如地塞米松10 mg或氢化可的松100 mg),甚至可适当予以血管活性药物(如多巴胺和多巴酚丁胺等),同时纠正酸中毒。应用糖皮质激素后,应适当增加胰岛素的剂量。当血糖降至13.8 mmol/L,应改输5％葡萄糖液。糖尿病酮症酸中毒纠正后,患者又可口服,可停止输液。

3.输液速度

脑水肿是导致患者死亡的最重要原因,输液速度过快是诱发脑水肿的重要原因之一。有心、肺疾病以及高龄或休克患者,输液速度不宜过快,有条件者可监测中心静脉压,以指导输液量和输液速度,防止发生肺水肿。如患者能口服水,则采取静脉与口服两条途径纠正失水。单纯输液本身可改善肾脏排泄葡萄糖的作用,即使在补液过程中不用胰岛素,也使血糖明显下降。在扩容阶段后,输液速度不宜过快,过快则因尿酮体排泄增快,可引起高氯性酸中毒和脑肿胀。

近年来,人们主张即使在严重失水情况下,也仅仅应用生理盐水(0.9％NaCl),并尽量少用或不用碱性液体纠正酸中毒。为了防止血糖的快速波动,可使用两套输液系统对血糖的下降速度进行控制,这是预防脑水肿的主要措施。

(二)合理补充小剂量胰岛素

糖尿病酮症酸中毒发病的主要病因是胰岛素缺乏,一般采用低剂量胰岛素治疗方案,既能有效抑制酮体生成,又可避免血糖、血钾和血浆渗透压下降过快带来的各种风险。给予胰岛素治疗前应评估患者的以下病情:①是否已经使用了胰岛素(与使用胰岛素的剂量相关);②患者的有效循环功能和缺血缺氧状态(与胰岛素的使用途径有关);③糖尿病酮症酸中毒的严重程度与血糖水平;④是否伴有乳酸性酸中毒或高渗性高血糖状态。有人用计算机系统来协助计算胰岛素的用量,认为有助于减少胰岛素用量和住院时间。

1.短效胰岛素持续静脉滴注

最常采用短效胰岛素持续静脉滴注。开始以0.1 U/(kg·h)(成人5～7 U/h)胰岛素加入生理盐水中持续静脉滴注,通常血糖可依2.8～4.2 mmol/(L·h)的速度下降,如在第1小时内血糖下降不明显,且脱水已基本纠正,胰岛素剂量可加倍。每1～2小时测定血糖,根据血糖下降情况调整胰岛素用量。

当血糖降至 13.9 mmol/L(250 mg/dL)时,胰岛素剂量减至每小时 0.05～0.1 U/kg(3～6 U/h),至尿酮稳定转阴后,过渡到平时治疗。在停止静脉滴注胰岛素前 1 小时,皮下注射短效胰岛素 1 次,或在餐前胰岛素注射后 1～2 小时再停止静脉给药。如糖尿病酮症酸中毒的诱因尚未去除,应继续皮下注射胰岛素治疗,以避免糖尿病酮症酸中毒反复。胰岛素持续静脉滴注前是否加用冲击量(负荷量)无统一规定。一般情况下,不需要使用所谓的负荷量胰岛素,而持续性静脉滴注正规(普通,速效)胰岛素(每小时 0.1 U/kg)即可。如能排除低钾血症,可用 0.1～0.15 U/kg 胰岛素静脉推注,继以上述持续静脉滴注方案治疗。

2.胰岛素泵治疗

按 T1DM 治疗与教育程序(DTTPs)给药,以取得更好疗效,降低低血糖的发生率。儿童患者在胰岛素泵治疗过程中,如反复发作糖尿病酮症酸中毒,建议检查胰岛素泵系统,排除泵失效的因素(如机械故障)。这样可达到安全控制血糖,避免糖尿病酮症酸中毒或低血糖的发作。目前应用的胰岛素泵大多采用持续性皮下胰岛素输注(CSII)技术。使用胰岛素或超短效胰岛素类似物,并可根据患者血糖变化规律个体化地设定 1 个持续的基础输注量及餐前追加剂量,以模拟人体生理性胰岛素分泌。新近发展的胰岛素泵采用螺旋管泵技术,体积更小,携带方便,有多种基础输注程序选择和报警装置,其安全性更高。

3.皮下或肌内注射胰岛素

轻度糖尿病酮症酸中毒患者也可采用皮下或肌内注射胰岛素。剂量视血糖和酮体测定结果而定。采用基因重组的快作用胰岛素类似物(如诺和锐等)治疗儿童无并发症的糖尿病酮症酸中毒也取得很好的效果。

4.5％葡萄糖液加胰岛素治疗

在补充胰岛素过程中,应每小时用快速法监测血糖 1 次。如果静脉滴注胰岛素 2 小时,血糖下降未达到滴注前血糖的 30％,则胰岛素滴入速度加倍,达到目标后再减速。血糖下降也不宜过快,以血糖每小时下降3.9～6.1 mmol/L为宜,否则易引起脑肿胀。当血糖下降到 13.8 mmol/L 时,则改输 5％葡萄糖液。在 5％葡萄糖液中,按 2：1[葡萄糖(g)：胰岛素(U)]加入胰岛素。酮体消失或血糖下降至 13.8 mmol/L 时,或患者能够进食即可停止输液,胰岛素改为餐前皮下注射。根据血糖监测结果以调整胰岛素剂量。

(三)酌情补钾和补磷

糖尿病酮症酸中毒时的机体钾丢失严重,但血清钾浓度高低不一,经胰岛素和补液治疗后可加重钾缺乏,并出现低钾血症。一般在开始胰岛素及补液治疗后,只要患者的尿量正常,血钾 <5.5 mmol/L即可静脉补钾,以预防低钾血症的发生。在心电图与血钾测定监护下,最初每小时可补充氯化钾 1.0～1.5 g。若治疗前已有低钾血症,尿量≥40 mL/h 时,在胰岛素及补液治疗同时必须补钾。严重低钾血症(<3.0 mmol/L)可危及生命,此时应立即补钾,当血钾升至 3.5 mmol/L时,再开始胰岛素治疗,以免发生心律失常、心脏骤停和呼吸肌麻痹。

1.补钾

在输液中,只要患者没有高钾血症,每小时尿量在 30 mL 以上,即可在每 500 mL 液体中加入氯化钾(10％)溶液 10 mL。每日补钾总量为 4～6 g。在停止输液后还应口服钾制剂,每日 3 g,连服 1 周以上,以完全纠正体内的缺钾状态。

2.补磷

糖尿病酮症酸中毒时,体内有磷缺乏,但血清磷可能降低、正常甚至升高。当血磷浓度<1.0 mg/dL时,可致心肌、骨骼肌无力和呼吸阻抑。如果患者的病情重,病史长且血磷明显降低应考虑补磷。补磷的方法主要是迅速恢复自然进食,尤其是及时进食富含无机磷的食物,如牛奶和水果等;如果血磷在0.4 mmol/L以下,可能诱发溶血和严重心律失常,应紧急口服中性磷制剂或静脉滴注无机磷。

国外有人主张补充磷酸钾,特别是儿童和青少年糖尿病酮症酸中毒患者。糖尿病酮症酸中毒患者的红细胞中因磷缺乏而有 2,3-二磷酸甘油酸(2,3-DPG)缺乏,从而使红细胞氧离曲线右移,不利于组织获得氧供,但在糖尿病酮症酸中毒时存在的酸中毒可使血 pH 降低以代偿,一旦酸中毒被纠正,这种代偿功能即不存在而使组织缺氧加重。不过补磷未列为糖尿病酮症酸中毒的常规治疗。血磷显著降低,且在治疗过程中仍不上升者可一般每小时给予 12.5 mmol/L 的缓冲性磷酸钾,由于磷酸盐可明显降低血钙。应在补磷过程中监测血清钙和磷,以免引起低钙血症或严重的高磷血症。

(四)严重酸中毒时小量补碱

酮体产生过多可发生酸中毒。轻度酸中毒(血 pH>7.0)时,一般不需补充碱性药物。经补液和胰岛素治疗后即可自行纠正,不必补碱。重度酸中毒时,外周血管扩张,心肌收缩力降低,可导致低体温和低血压,并降低胰岛素敏感性,当血 pH 低至 7.0 时,可抑制呼吸中枢和中枢神经功能,诱发脑损伤和心律失常,应予以抢救。

1.补碱原则和方法

补碱宜少、宜慢。符合前述补碱标准者,可静脉滴注 5％碳酸氢钠 200 mL,当血渗透压很高时,可考虑配用 1.25％碳酸氢钠等渗溶液(3 份注射用水加 1 份 5％碳酸氢钠溶液)输注。补碱过多和过快易发生不良结果:①增加尿钾丢失;②二氧化碳透过血-脑屏障比 HCO_3^- 快,二氧化碳与水结合后形成碳酸,使脑细胞发生酸中毒;③补碱过多,可使脑细胞内外渗透压失衡而引起脑水肿;④补碱后,红细胞释氧功能因血 pH 升高而下降,使组织缺氧加重;⑤治疗后酮体消失,原来与酮体结合血液中的缓冲系统特别是碳酸/碳酸氢钠缓冲系统重新释放,加上所补的碳酸氢钠,故可引起反跳性碱中毒。如果糖尿病酮症酸中毒患者在治疗前神志不清,经治疗后神志恢复,而在补碱过程中又出现神志不清,要考虑补碱过多过快而引起的脑水肿可能;⑥补液治疗容易发生高氯性酸中毒,其原因与大量生理盐水引起氯负荷和高氯性酸中毒有关,高氯性酸中毒可能进一步加重原有的酸中毒。

当血 pH 降至 6.9～7.0 时,50 mmol 碳酸氢钠(约为 5％碳酸氢钠 84 mL)稀释于 200 mL 注射用水中(pH<6.9 时,100 mmol 碳酸氢钠加 400 mL 注射用水),以 200 mL/h 的速度静脉滴注。此后,以 30 分钟～2 小时的间隔时间监测血 pH,pH 上升至 7.0 以上停止补碱。

2.过多过快补碱的危害

过多过快补充碱性药物可产生不利影响:①二氧化碳透过血-脑屏障的弥散能力快于碳酸氢根,快速补碱后脑脊液 pH 呈反常性降低,引起脑细胞酸中毒,加重昏迷;②血 pH 骤然升高,而红细胞 2,3-二磷酸甘油酸降低和高糖化血红蛋白状态改变较慢,使血红蛋白与氧的亲和力增加,加重组织缺氧,有诱发和加重脑水肿的危险;③促进钾离子向细胞内转移,可加重低钾血症,并出现反跳性碱中毒,故补碱需十分慎重。

(五)抢救和处理其他并发症

1.休克、心力衰竭和心律失常

如休克严重且经快速输液后仍不能纠正,应考虑合并感染性休克或急性心肌梗死的可能,应仔细查找,给予相应处理。年老或合并冠状动脉病(尤其是急性心肌梗死)、输液过多等可导致心力衰竭和肺水肿,应注意预防,一旦出现,应予相应治疗。血钾过低和过高均可引起严重心律失常,应在心电监护下,尽早发现,及时治疗。

2.脑水肿

糖尿病酮症酸中毒性脑水肿可以发生于新诊断的 T2DM 治疗之前,但绝大多数的脑水肿是糖尿病酮症酸中毒的最严重并发症,病死率高,可能与脑缺氧、补碱过早过多过快、血糖下降过快和补液过多等因素有关。脑水肿易发生于儿童及青少年糖尿病并发糖尿病酮症酸中毒者。这些并发症在治疗过程中是可以避免的,如严密监测血糖、血钾、心电图以及观察神志改变等。关于脑水肿发生的原因及机制目前尚不清楚。临床有学者观察到儿童发生脑水肿与基础状态的酸中毒、血钠和血钾的异常以及氮质血症有关。糖尿病酮症酸中毒经治疗后,高血糖已下降,酸中毒改善,但昏迷反而加重,应警惕脑水肿的可能。可用脱水剂、呋塞米和地塞米松治疗。

严重的弥漫性脑水肿(恶性脑水肿)因最终形成脑疝而死亡。这些患者即使幸存,也多遗留广泛而严重的神经-精神-躯体并发症,如运动障碍、视力下降、健忘或植物人状态。因此,如果临床表现能确认存在严重的弥漫性脑水肿,并经 CT 证实,应该施行减压式双额颅骨切除术,紧急降低颅内压。

3.肾衰竭

糖尿病酮症酸中毒时失水和休克,或原来已有肾病变,以及治疗延误等,均可引起急性肾衰竭。强调预防,一旦发生,及时处理。

(六)防治和监测糖尿病酮症酸中毒并发症

1.对症治疗

酸中毒可引起急性胃扩张,用 5% 碳酸氢钠液洗胃,清除残留食物,以减轻呕吐等消化道症状,并防止发生吸入性肺炎和窒息。护理是抢救糖尿病酮症酸中毒的重要环节,按时清洁口腔和皮肤,预防褥疮和继发性感染与院内交叉感染,必须仔细观察和监测病情变化,准确记录生命体征(呼吸、血压和心率)以及神志状态、瞳孔大小、神经反应和水出入量等。

2.抗感染

感染常为糖尿病酮症酸中毒的诱因,也可以是其伴发症;呼吸道及泌尿系统感染最常见,应积极治疗。因糖尿病酮症酸中毒可引起低体温和白细胞升高,故不能单靠有无发热或血常规来判断感染。糖尿病酮症酸中毒的诱因以感染最为常见,且有少数患者可以体温正常或低温,特别是昏迷者,不论有无感染的证据,均应采用适当的抗生素以预防和治疗感染。鼻-脑毛霉菌病虽罕见,但十分严重,应早期发现,积极治疗。

存在免疫缺陷的糖尿病酮症酸中毒患者可能发生致命的接合菌感染,早期受累的软组织主要是鼻、眼球和脑组织,继而扩散至肺部及全身,两性霉素 B、卡泊芬净和泊沙康唑有较好疗效,配合高压氧治疗和免疫调节剂可增强疗效。

3.输氧

糖尿病酮症酸中毒患者有组织缺氧,应给予输氧。如并发休克、急性肾衰竭或脑水肿,应采取措施进行治疗。在治疗过程中需避免发生低血糖症或低钾血症。少见的并发症有横纹肌溶解症,可导致急性肾衰竭。

4.护理及监测

在治疗糖尿病酮症酸中毒的同时,应积极控制感染、降低颅内压和防治脑功能障碍。如果并发了脑卒中,除了大量出血患者需要手术治疗外,急性(24~36 小时)缺血性脑梗死采用溶栓剂治疗可取得很好效果,但动脉出血性脑卒中患者属于禁忌。急性期后,动脉缺血性脑卒中和脑静脉栓塞的儿童患者应长期使用抗凝治疗,一般建议首选低分子量肝素,继而口服华法林 3 个月。成年患者应控制高血压,重组的人Ⅶa 因子可能降低复发率。一般糖尿病酮症酸中毒病例不建议进行预防性抗凝治疗。

昏迷者应监测生命体征和神志改变,注意口腔护理,勤翻身,以防褥疮。定时监测血糖、酮体、血钾、CO_2CP 和经皮二氧化碳分压的变化,以便及时调整治疗措施。

（林青红）

第八章

血液内科疾病

第一节 贫 血

从功能上讲,贫血可以定义为机体红细胞总量减少,不能对组织器官充分供氧的一种病理状态,但因目前尚无适合临床检验要求的直接测定红细胞总量的方法,所以在诊断有无贫血时,一直沿用的是反映外周血红细胞浓度的指标,包括血红蛋白(hemoglobin,Hb)定量、红细胞(red blood cell,RBC)计数及血细胞比容。凡单位体积血液中的血红蛋白水平、红细胞计数及血细胞比容低于可比人群正常值的下限即可认为有贫血存在。在评价贫血的实验室指标中,以血红蛋白最为常用和可靠。血红蛋白浓度受诸多因素影响,如年龄、性别和长期居住地的海拔高度等。国内诊断贫血的标准定为:成年男性血红蛋白<120 g/L,红细胞<4.5×10^{12}/L 及血细胞比容<0.42;成年女性血红蛋白<110 g/L,红细胞<4.0×10^{12}/L,血细胞比容<0.37。妊娠中后期因血浆量增加,血液发生生理性稀释,故孕妇贫血的诊断标准定为:血红蛋白<100 g/L,血细胞比容<0.30。因血红蛋白水平、红细胞计数及血细胞比容是浓度指标,故其测定值与血液稀释状态相关,凡可导致血浆量相对减少(血液浓缩或脱水)的情况如严重腹泻、大面积烧伤、高渗液腹膜透析、长期限制液体摄入及糖尿病酸中毒等,均能造成上述指标的相对升高。相反,凡引起血浆量相对增多(血液稀释)的病理情况如充血性心力衰竭及急性肾炎等,均可造成上述指标的相对降低。此外,在急性失血,机体来不及代偿时,红细胞总量虽明显减少,但因为构成血液的血浆和红细胞平行下降,故上述指标在 6 小时内仍可在正常范围。因此,在诊断贫血时对各种影响因素应加以全面考虑,以避免误诊。

一、病因和发病机制

贫血是继发于多种疾病的一种临床表现,其发病机制可概括为红细胞生成不足或减少、红细胞破坏过多和失血三类,分述如下。

(一)红细胞生成不足或减少

红细胞生成起源于多能造血干细胞。红细胞生成素(Epo)作用于红系定向祖细胞水平,促进红细胞生成。红细胞生成不足的常见机制如下。①骨髓衰竭:包括造血干细胞数量减少或质量缺陷,如再生障碍性贫血(aplastic anemia,AA)及范科尼贫血(Fanconi anemia,FA)。②无效造血:包括获得性和遗传性无效造血,前者如骨髓增生异常综合征(myelodysplastic syndrome, MDS),后者如先天性红系造血异常性贫血。③骨髓受抑:如肿瘤的放射治疗或化学治疗造成造血细胞的损伤。④骨髓浸润:如血液恶性肿瘤、肿瘤骨髓转移、骨髓纤维化,可直接造成骨髓有效造血组织的减少。⑤造血刺激因子减少:如慢性肾衰竭所致的 Epo 合成减少。⑥造血微环境异常:造血微环境由多种基质细胞成分、非细胞性大分子生物活性物质、微循环、神经内分泌因子及其之间的复杂网络构成,为造血干细胞分化、发育、增殖和成熟提供必需的条件和场所。因目前无法模拟体内造血微环境的复杂体系,故对其在贫血发病中的确切意义知道的甚少,但在某些贫血如再生障碍性贫血的发病中可能有一定的作用。⑦造血物质缺乏:叶酸和/或维生素 B_{12} 缺乏导致细胞 DNA 合成障碍,引起巨幼细胞贫血。铁是合成血红蛋白的重要物质,铁缺乏可造成缺铁性贫血。

(二)红细胞破坏过多

此类贫血的共同特点是红细胞寿命缩短,称为溶血性贫血。红细胞破坏主要涉及红细胞内在和外在两种机制。①红细胞内在缺陷:红细胞基本结构包括细胞膜、代谢酶类和血红蛋白异常或缺陷均可造成其寿命缩短;②红细胞外在因素:基本可分为免疫相关性和非免疫相关性。前者主要是通过体液免疫抗体介导红细胞破坏所致的一类溶血性贫血。后者包括多种非免疫因素,如物理(机械、温度等)、化学(化学毒物、药物、代谢和生物毒素等)和生物(微生物感染)因素等所致的溶血性贫血。

(三)失血

失血包括急性和慢性失血。急性失血主要造成血流动力学的变化,而慢性失血才是贫血最常见的原因。

贫血的病因和发病机制复杂多样,有时是多因素叠加的结果。临床医师不能满足于贫血的初步诊断,而应仔细寻找出贫血的病因,才能采取针对性的有效治疗。

二、分类

贫血有多种分类方法。目前所用的分类方法各有其优缺点,临床上常合并应用,分述如下。

(一)细胞计量学分类

人工检测原称为形态学分类,如用自动血细胞分析仪检测时,宜称为细胞计量学分类,利用红细胞平均体积(mean cell volume,MCV)、红细胞平均血红蛋白含量(mean cell hemoglobin, MCH)和红细胞平均血红蛋白浓度(mean cell hemoglobin concentration,MCHC)3 项红细胞指数(RBC indices)对贫血进行分类(表 8-1)。

表 8-1 贫血的细胞计量学分类

类型	MCV(fl)	MCH(pg)	MCHC(%)
大细胞性贫血	>100	>32	31~35
正常细胞性贫血	80~100	26~32	31~35
单纯小细胞性贫血	<80	<26	31~35
小细胞低色素性贫血	<80	<26	<26

(二)病因和发病机制分类

根据病理生理学分类,可提示贫血的病因和发病机制,有助于指导临床治疗(表 8-2)。

表 8-2　贫血的病理生理学分类

红细胞生成减少	红细胞破坏增加（溶血性贫血）	失血
骨髓衰竭	内源性异常	急性失血性贫血
再生障碍性贫血	先天性红细胞膜缺陷	慢性失血性贫血
范科尼贫血	遗传性球形红细胞增多症	
红系祖细胞增殖分化障碍	遗传性椭圆形红细胞增多症	
纯红细胞再生障碍性贫血	遗传性热异形红细胞增多症	
慢性肾衰竭所致贫血	遗传性棘红细胞增多症	
内分泌疾病所致贫血	遗传性口形红细胞增多症	
先天性红系造血异常性贫血	获得性红细胞膜缺陷	
无效造血	阵发性睡眠性血红蛋白尿症	
骨髓增生异常综合征	红细胞酶异常	
先天性红系造血异常性贫血	红细胞葡萄糖-6-磷酸脱氢酶缺陷症	
营养性巨幼细胞性贫血	丙酮酸激酶缺乏症	
造血功能受抑	其他酶缺陷	
抗肿瘤化学治疗	卟啉病	
放射治疗	珠蛋白合成异常	
骨髓浸润	珠蛋白生成障碍性贫血	
白血病	异常血红蛋白病	
其他血液恶性肿瘤	外在因素异常	
实体瘤骨髓转移	免疫相关性（抗体介导性）	
DNA 合成障碍（巨幼细胞性贫血）	温抗体型自身免疫性溶血性贫血	
维生素 B_{12} 缺乏	冷性溶血病	
叶酸缺乏	药物相关抗体溶血性贫血	
先天性或获得性嘌呤和嘧啶代谢异常	新生儿同种免疫性溶血性贫血	
血红蛋白合成障碍	非免疫相关性	
缺铁性贫血	机械性因素	
先天性无转移铁蛋白血症	行军性血红蛋白尿症	
红系造血调节异常	心血管创伤性溶血性贫血	
氧亲和力异常血红蛋白病	微血管病性溶血性贫血	
原因不明或多重因素	其他物理和化学因素所致贫血	
慢性病性贫血	微生物感染所致贫血	
营养缺乏所致贫血	单核-吞噬细胞系统功能亢进	
铁粒幼细胞贫血	脾功能亢进	

　　按贫血的程度将贫血分为轻度（Hb＞90 g/L），中度（Hb 60～90 g/L），重度（Hb 30～60 g/L）和极重度（Hb＜30 g/L）。

三、临床表现

贫血的临床表现是机体对贫血失代偿的结果。活动耐力下降、心悸气短是贫血患者就医的常见原因。贫血患者通过下列机制进行代偿：①贫血刺激红细胞生成更多的 2,3-二磷酸甘油，使血红蛋白-氧解离曲线右移，血红蛋白氧亲和力降低，有利于氧的释放和被组织利用；②贫血时，血管发生选择性收缩，血流出现再分布，使更多的血液流向关键器官或部位。血流减少的器官或部位主要是皮肤和肾脏；③心排血量增加。一般来说，只有在贫血达到较严重的程度（Hb<70 g/L）时，心排血量才增加。当贫血的程度超出上述代偿机制时，即会出现临床症状。贫血的临床表现由原发病和贫血本身的表现两部分组成。

贫血本身的临床表现主要取决于如下因素：①血液携氧能力的降低情况；②总血容量改变的程度；③上述两种因素发生发展的速率；④呼吸循环系统的代偿能力。贫血的临床表现与贫血的程度和贫血发生的速度相关，以后者的影响更为显著。在某些发病缓慢的贫血如缺铁性贫血和慢性再生障碍性贫血等，如心肺代偿功能良好，患者血红蛋白降至 70 g/L 甚至更低时才出现症状。反之，如贫血发展迅速，超过机体代偿能力，患者则可出现明显的临床表现。贫血导致向全身组织输氧能力的降低和组织缺氧，故可引起多器官和系统的不同表现。

(一)皮肤黏膜及其附属器

皮肤黏膜苍白是贫血最常见的体征。判断皮肤苍白受多种因素的影响，包括人种肤色、皮肤色素沉着的深浅和性质、皮肤血管的扩张程度及皮下组织液体含量和性质等。黏膜颜色的改变较为可靠，如口腔黏膜、睑结膜、口唇和甲床。贫血的其他皮肤改变还有干枯无华，弹性及张力降低。皮肤附属器的变化包括毛发枯细，指甲薄脆。缺铁性贫血时，指甲可呈反甲或匙状甲。

(二)呼吸循环系统

贫血引起代偿性心率和呼吸加快，体力活动时尤为明显。在进展迅速的贫血，心慌气促症状明显。慢性贫血时症状表现较轻。长期严重的贫血可引起高动力性心力衰竭，待贫血纠正后可逐渐恢复。体检可闻及吹风样收缩期杂音，多为中等强度，在肺动脉瓣区最为清晰。心电图改变见于病情较重的贫血患者，表现为窦性心动过速、窦性心律不齐、ST 段降低和 T 波低平或倒置等非特异性变化，贫血纠正后可恢复正常。原已有心血管疾病的患者，其临床表现可因贫血而加重，如冠状动脉硬化性心脏病可出现心绞痛发作频度增加。值得注意的是贫血患者出现心律失常不应简单地归咎于贫血本身，而应进一步寻找其他可能的病因，并作相应处理。迅速发生的贫血（如急性出血或严重溶血发作）可出现与体位变动有关的心率增快和低血压。

(三)神经肌肉系统

严重贫血常有头痛、头晕、耳鸣、晕厥、视觉盲点、倦怠、注意力不集中和记忆力减退等神经系统表现，可能与脑缺氧有关。肌肉无力和易疲劳是肌肉组织缺氧的结果。感觉异常是恶性贫血的常见症状。

(四)消化系统

贫血患者常有食欲减退、恶心、腹胀、腹部不适、便秘或腹泻等消化系统症状。有些是原发病的表现，有些是贫血的结果。舌炎和舌乳头萎缩多见于维生素 B_{12} 缺乏所致的巨幼细胞贫血和恶性贫血，也可见于缺铁性贫血。异食癖是缺铁性贫血特殊的表现。

(五)泌尿生殖系统

贫血患者因肾小球滤过和肾小管重吸收功能障碍，从而引起多尿和低比重尿。严重者可有轻度蛋白尿。育龄期女性患者可出现月经周期紊乱、月经量增多、减少或闭经。严重贫血者可出现性功能减退。

(六)其他

贫血患者有时伴发低热，如无病因可寻，则可能与贫血的基础代谢升高有关。若体温>38.5 ℃，则应查找发热病因如感染等。溶血性贫血常伴有黄疸。血管内溶血出现血红蛋白尿和高血红蛋白血症，可伴有腹痛、腰痛和发热。

四、诊断

根据临床表现和实验室检查结果，不难对贫血做出诊断，但贫血只是一种症状，因此贫血的诊断过程更主要的是查明引起贫血的病因。在明确病因之前，除支持治疗外，不应滥投药物，以免延误正确的诊断。

(一)病史

详细的病史采集可为查寻贫血病因提供有价值的线索。除常规病史内容外，询问范围应包括发病形式、发病时间及病程、饮食习惯、既往用药、职业、毒物或化学物暴露、出血倾向或出血史、慢性系统病史、月经史、生育史、黑便史及大便习惯改变、体重变化、尿色变化、家族遗传史及有无发热等，并对诸项内容的重要性分别进行评估和综合分析。

(二)体格检查

全面而有重点的体格检查对贫血的病因诊断极有帮助。皮肤黏膜检查的内容包括颜色、皮疹、溃疡、毛发和指甲的改变及出血点、瘀斑和紫癜。皮肤黏膜苍白可大致反映贫血的程度。黄疸提示溶血性贫血。应特别注意有无胸骨压痛和全身浅表淋巴结及肝脾大。肛门和妇科检查也不能忽略，痔出血或该部位的肿瘤是贫血常见的原因。心脏杂音可由贫血引起，但应排除可能的器质性病变。神经系统检查应包括眼底。脊髓后索和侧索变性体征提示维生素 B_{12} 缺乏和恶性贫血。

(三)实验室检查

贫血的病因和机制各异，有关特殊检查将在贫血各论中描述。此处介绍全血细胞计数和骨髓检查等贫血通用实验室检查。

1.全血细胞计数

原称血常规，为诊断贫血提供依据并可判断贫血的程度及受累细胞系。应包括网织红细胞计数，以判断红细胞生成活性。综合分析红细胞指数、网织红细胞计数和血涂片形态学观察提供的信息，有助于初步确定追查贫血病因的方向。

2.骨髓检查

有助于判断贫血的病因及机制，包括穿刺涂片和活检。溶血性贫血的红细胞生成明显活跃，髓细胞/红细胞比例可以倒置。再生障碍性贫血的骨髓造血活性全面降低，非造血细胞增多。白血病和其他血液系统恶性肿瘤的骨髓出现相应的肿瘤细胞，正常造血受到抑制。骨髓铁染色是评价机体铁储备的可靠指标。环形铁粒幼细胞见于 MDS 和铁粒幼细胞贫血。与骨髓穿刺相比，骨髓活检在有效造血面积评估、异常细胞浸润和分布及纤维化诊断上更具优势。

3.其他

尿液分析应注意胆红素代谢产物和隐血。血尿可能是肾脏或泌尿道疾病本身的表现，也可能由血小板减少或凝血障碍所致。血红蛋白尿是血管内溶血的证据。大便隐血阳性提示消化道出血。

五、治疗

贫血病因不同,治疗也应因病而异。下列仅为贫血的一般处理原则,宜区别对待。

(一)病因治疗

病因治疗是贫血治疗的关键所在。所有贫血都应该在查明病因的基础上进行治疗,才能达到标本兼顾,最终治愈的目的。

(二)支持治疗

输血是贫血的对症治疗措施,但因不良反应和并发症较多,故应严格掌握适应证。慢性贫血血红蛋白<60 g/L 和急性失血超过总容量 30% 是输血的指征。应采用去除白细胞的成分输血。其他支持治疗包括纠正患者的一般情况及有效控制感染和出血等。

(三)补充造血所需的元素或因子

因缺乏造血元素或因子所致的贫血,在合理补充后可取得良好疗效,如缺铁性贫血,维生素 B_{12} 或叶酸缺乏导致的巨幼细胞贫血在补充相应造血元素后,病情可迅速改善。维生素 B_{12} 或铁在正常机体有一定的储备,只有在其耗竭后才发生贫血。因此,治疗此类贫血时应注意补足储备,以免复发。

(四)造血生长因子或造血刺激药物

肾性贫血红细胞生成素生物合成减少,是红细胞生成素治疗的适应证。此外,红细胞生成素对某些慢性病贫血和肿瘤性贫血也有一定疗效。雄激素有刺激骨髓造血和红细胞生成素样的效应,对慢性再生障碍性贫血有效。

(五)免疫抑制剂

适用于发病机制与免疫有关的贫血。糖皮质激素是自身免疫性溶血性贫血(温抗体型)或纯红细胞再生障碍性贫血的主要治疗药物。抗胸腺细胞球蛋白或抗淋巴细胞球蛋白和环孢素可用于再生障碍性贫血特别是重症患者的治疗。

(六)异基因造血干细胞移植

适用于骨髓造血功能衰竭或某些严重的遗传性贫血如重型再生障碍性贫血、珠蛋白生成障碍性贫血及镰状细胞贫血等。干细胞来源首选人类白细胞抗原(human leukocyte antigen,HLA)相合的血缘或非血缘供者的外周血或骨髓。

(七)脾切除

脾脏是红细胞破坏的主要场所。某些贫血是脾切除的适应证,包括遗传性球形红细胞增多症、遗传性椭圆形红细胞增多症、内科治疗无效的自身免疫性溶血性贫血和脾功能亢进等。

(孟建华)

第二节 血 友 病

血友病是一组遗传性凝血功能障碍的出血性疾病,包括血友病甲,即因子Ⅷ缺乏症;血友病乙,即因子Ⅸ缺乏症;血友病丙,即因子Ⅺ缺乏症。其发病率为$(5\sim10)/10$ 万,以血友病甲较为常见(占80%~85%),血友病乙次之,血友病丙罕见。血友病甲和乙为隐性遗传,由女性传递、男性发病。血友病丙为常染色体不完全性隐性遗传,男、女均可发病或传递疾病。因子Ⅷ、Ⅸ、Ⅺ缺乏均可使凝血过程第一阶段中的凝血活酶生成减少,引起血液凝固障碍,导致出血倾向。血友病甲和乙大多在2岁时发病,也可在新生儿期即发病。血友病丙的出血症状一般较轻。

一、临床特点

(一)皮肤、黏膜出血

皮下组织、口腔、齿龈黏膜为出血好发部位。幼儿也常见于头部碰撞后出血和血肿。

(二)关节积血

这是血友病最常见的临床表现之一,多见于膝关节,其次为踝、髋、肘、肩关节等。①急性期:关节腔内及周围组织出血,引起局部红肿、热痛和功能障碍。②关节炎期:反复出血、血液不能完全被吸收,刺激关节组织,形成慢性炎症,滑膜增厚。③后期:关节纤维化、强硬、畸形、肌肉萎缩、骨质破坏,导致功能丧失。

(三)肌肉出血和血肿

重型血友病甲常发生创伤或活动过久后,多见于用力的肌群。

(四)创伤或手术后出血及其他部位的出血

如鼻出血、咯血、呕血、黑便和血尿等;也可发生颅内出血,是最常见的致死原因之一。

二、治疗原则

(一)预防出血

减少和避免创伤出血。

(二)局部止血

对表面创伤、鼻或口腔出血可局部压迫止血,或用纤维蛋白泡沫、吸收性明胶海绵蘸组织凝血活酶或血凝酶敷于伤口处。

(三)替代疗法

(1)凝血因子Ⅷ制剂:凝血因子Ⅷ每12小时输注一次,每输入1 IU/kg可提高血浆凝血因子Ⅷ活性约2%;每24小时输注一次,每输入1 IU/kg可提高血浆凝血因子Ⅷ活性约1%。

(2)冷沉淀物:冷沉淀制剂含凝血因子Ⅷ和因子ⅩⅢ各80~100 IU、纤维蛋白原250 mg及其他沉淀物,用于血友病甲和血管性血友病等的治疗。

(3)血凝酶原复合物:含有凝血因子Ⅱ、Ⅶ、Ⅸ、Ⅹ,可用于血友病乙的治疗。

(4)输血浆或新鲜全血。

(四)药物治疗

去氨升压素有提高血浆内因子Ⅷ活性和抗利尿作用,常用于治疗轻型血友病甲患者。此药能激活纤溶系统,故需与氨基己酸或氨甲环酸联用。

三、常用药物

(一)凝血因子

1.凝血因子Ⅷ

(1)其他名称:冻干人凝血因子Ⅷ,浓缩第八因子,抗血友病因子。

（2）药效学与药动学：在内源性血凝过程中，凝血因子Ⅷ作为一辅助因子，在 Ca^{2+} 和磷脂存在下，与激活的凝血因子Ⅸ参与凝血因子Ⅹ激活血凝酶原，形成血凝酶，从而使凝血过程正常进行。输用每千克体重1 IU的人凝血因子Ⅷ，可使循环血液中的凝血因子Ⅷ水平增加 $2\%\sim2.5\%$。注射 10 分钟后，凝血因子Ⅷ平均恢复率为 $2.1\%\pm0.3\%/(IU\cdot kg)$，平均生物 $t_{1/2}$ 为 13 小时，与从血浆中提纯的抗血友病因子（AHF）$t_{1/2}$ 相似。

（3）适应证：对缺乏人凝血因子Ⅷ所致的凝血功能障碍具有纠正作用，用于防治甲型血友病出血症状及这类患者的手术出血治疗。

（4）用法用量如下。静脉滴注：给药剂量必须参照体重、是否存在抑制物、出血的严重程度等因素。所需凝血因子Ⅷ单位（IU）/次＝0.5×患者体重（kg）×需提升的凝血因子Ⅷ活性水平（正常的百分比）。一般推荐剂量如下。①轻度至中度出血：单一剂量 10～15 IU/kg，将凝血因子Ⅷ水平提高到正常人水平的 $20\%\sim30\%$。②较严重出血或小手术：需将凝血因子Ⅷ水平提高到正常人水平的 $30\%\sim50\%$，通常首次剂量15～25 IU/kg。如需要，每隔 8～12 小时给予维持剂量 10～15 IU/kg。③大出血：危及生命的出血如口腔、泌尿道及中枢神经系统出血或重要器官如颈、喉、腹膜后、髂腰肌附近的出血：首次剂量 40 IU/kg，然后每隔 8～12 小时给予维持剂量 20～25 IU/kg。疗程需由医师决定。④手术：只有当凝血因子Ⅷ抑制物水平无异常增高时，方可考虑择期手术。手术开始时血液中因子Ⅷ浓度需达到正常水平的 $60\%\sim120\%$。通常在术前按 30～40 IU/kg 给药。术后 4 天内因子Ⅷ最低应保持在正常人水平的 60%，接下去的 4 天减至 40%。

本品专供静脉输注，用前应先以 25～37 ℃灭菌注射用水或 5％葡萄糖注射液按瓶签标示量注入瓶内，轻轻摇动，使制品完全溶解，然后用带有滤网装置的输血器进行静脉滴注，滴注速度一般以每分钟 60 滴左右为宜。制品溶解后应立即使用，并在 1 小时内输完，不得放置。

（5）不良反应：不良反应包括寒战、恶心、头晕或头痛，这些症状通常是暂时的。有可能发生变态反应。

（6）禁忌证：对本品过敏者禁用。

（7）特别注意：①大量反复输入本品时，应注意出现变态反应、溶血反应及肺水肿的可能性，有心脏病的患者尤应注意。②本品溶解后，一般为澄清略带乳光的溶液，允许微量细小蛋白颗粒存在，为此用于输注的输血器必须带有滤网装置，但如发现有大块不溶物时，则不可使用。③本品对于因缺乏凝血因子Ⅸ所致的乙型血友病，或因缺乏凝血因子Ⅺ所致的丙型血友病均无疗效，故在用前应确诊患者是属凝血因子Ⅷ缺乏，方可使用本品。④本品不得用于静脉外的注射途径。⑤本品一旦被溶解后应立即使用。未用完部分必须弃去。

2.人凝血酶原复合物

（1）其他名称：冻干人血凝酶原复合物，血凝酶原复合物。

（2）药效学与药动学：本品含有维生素 K 依赖的在肝脏合成的 4 种凝血因子Ⅱ、Ⅶ、Ⅸ、Ⅹ。维生素 K 缺乏和严重肝脏疾病均可造成这 4 个因子的缺乏。而上述任何一个因子的缺乏都可导致凝血障碍。输注本品能提高血液中凝血因子Ⅱ、Ⅶ、Ⅸ、Ⅹ的浓度。

（3）适应证：用于凝血因子Ⅱ、Ⅶ、Ⅸ、Ⅹ缺乏症，包括乙型血友病。

（4）用法用量：静脉滴注：使用剂量随因子缺乏程度而异，一般 10～20 血浆当量单位/千克，以后凝血因子Ⅶ缺乏者每隔 6～8 小时，凝血因子Ⅸ缺乏者每隔 24 小时，凝血因子Ⅱ和凝血因子Ⅹ缺乏者，每隔 24～48 小时，可减少或酌情减少剂量输用，一般 2～3 天。出血量较大或大手术时可根据病情适当增加剂量。用前应先将本品和灭菌注射用水或 5% 葡萄糖注射液预温至 20～25 ℃,按瓶签标示量注入预温的灭菌注射用水或 5% 葡萄糖注射液,轻轻转动直至本品完全溶解;用氯化钠注射液或 5% 葡萄糖注射液稀释成 50～100 mL,然后用带有滤网装置的输血器进行静脉滴注。滴注速度开始要缓慢,15 分钟后稍加快滴注速度,一般每瓶 200 血浆当量单位(PE)在 30～60 分钟滴完。

(5)不良反应:一般无不良反应,快速滴注时可引起发热、潮红、头疼等不良反应,减缓或停止滴注,上述症状即可消失。偶有大量输注导致弥散性血管内凝血、深静脉血栓、肺栓塞等。

(6)禁忌证:在严格控制适应证的情况下,无已知禁忌证。

(7)特别注意:①除肝病出血患者外,一般在用药前应确诊患者是缺乏凝血因子 Ⅱ、Ⅶ、Ⅸ、Ⅹ 方能对症下药;②本品不得用于静脉外的注射途径;③瓶子破裂、过有效期、溶解后出现摇不散沉淀等不可使用;④有血栓形成史患者接受外科手术时应权衡利弊,慎用本品;⑤滴注时,若发现弥散性血管内凝血或血栓的临床症状和体征,要立即终止使用。并用肝素拮抗;⑥不可与其他药物合用。

(二)抗利尿剂:去氨升压素

(1)其他名称:的斯升压素,醋酸去氨升压素。

(2)药效学与药动学:血管升压素衍生物,具有较强的抗利尿作用及较弱的加压作用。其抗利尿作用/加压作用比是升压素的 2 000～3 000 倍,作用维持时间也较升压素长(可达 6～24 小时)。对神经垂体功能不足引起的中枢性尿崩症具有良好的抑制作用,可减少尿量,提高尿渗透压,降低血浆渗透压。血友病 A 患者缺乏 FⅧ:C,血管性血友病患者缺乏 vWF 抗原缺乏(或结构异常)。本药可促进内皮细胞释放 FⅧ:C,也可促进 vWF 释放而增加 FⅧ:C 的稳定性,使 FⅧ:C 活性升高,故可用于治疗血友病 A 和血管性血友病。本药经鼻、舌下、口腔或口服给药均能迅速吸收,皮下或肌内注射吸收迅速而完全。血药浓度达峰时间分别为口服 54～90 分钟、经鼻给药 30～240 分钟、皮下给药 87 分钟。经鼻给药的生物利用度为 10%～20%;口服给药后,大部分药物在胃肠道内被破坏,生物利用度仅为 0.5%,但能产生足够的抗利尿作用,达到临床治疗效果。经鼻给药后的血浆 $t_{1/2}$ 变化较大,为 24～240 分钟,平均 90 分钟;静脉注射本药 2～20 μg 后,血浆 $t_{1/2}$ 为 50～158 分钟,呈剂量依赖性。

(3)适应证:用于治疗血友病 A(FⅧ:C 缺乏症)、血管性血友病(vWD)。

(4)用法用量:静脉注射:一次 0.2～0.3 $\mu g/kg$,溶于 20 mL 生理盐水中缓慢注射。

(5)不良反应:①常见头痛、恶心、胃痛。还可见鼻充血、鼻出血、鼻炎、子宫绞痛、低血钾、变态反应。②偶见血压升高、发绀、心肌缺血、面部潮红、皮肤红斑、肿胀、烧灼感等,极少数患者可引起脑血管或冠状血管血栓形成、血小板计数减少等。③大剂量可见疲劳、短暂的血压降低、反射性心跳加快及眩晕。④此外,注射给药时,可致注射部位疼痛、肿胀。

(6)禁忌证:对本药过敏者,对防腐剂过敏者,B 型血管性血友病患者,习惯性或精神性烦渴症患者,心功能不全者,不稳定性心绞痛患者,因其他疾病需服利尿剂的患者。

(7)特别注意:①慎用电解质紊乱者,颅内压易升高的患者,高血压性心血管病者,冠状动脉疾病者,婴儿。②用药期间需监测患者的尿量、渗透压和体重,必要时需监测血浆渗透压。用于治疗或控制出血时,需密切观察患者的血压。③辛伐他汀、吲哚美辛增强患者对本药的反应,但不影响本药作用持续时间。④与利尿剂、三环类抗抑郁药、氯丙嗪、氯磺丙脲、氯贝丁酯和卡马西平等合用可增加水潴留或抗利尿作用,应避免合用。必须合用时,本药的剂量要从较小剂量开始,逐渐调整至最适剂量。⑤格列本脲可抑制本药效应。

(三)止血药

1.氨基己酸

(1)其他名称:6-氨基己酸,抗血纤溶酸,安命。

(2)药效学与药动学:本品是抗纤维蛋白溶解药。纤维蛋白原通过其分子结构中的赖氨酸结合部位特异性地与纤维蛋白结合,然后在激活物作用下变为纤溶酶,该酶能裂解纤维蛋白中精氨酸和赖氨酸肽链,形成纤维蛋白降解产物,使血凝块溶解。本品能定性阻抑纤溶酶原与纤维蛋白结合,防止其激活,从而抑制纤维蛋白溶解,高浓度(100 mg/L)则直接抑制纤溶酶活力,达到止血效果。本品分布于血管内外间隙,并迅速进入细胞、胎盘。本品在血中以游离状态存在,不与血浆蛋白结合,在体内维持时间短,不代谢,给药后 12 小时,有 40%～60% 以原形从尿中迅速排泄。$t_{1/2}$ 为 61～120 分钟。

(3)适应证:适用于预防及治疗血纤维蛋白溶解亢进引起的各种出血;弥散性血管内凝血(DIC)晚期,以防继发性纤溶亢进症;可作为血友病患者的辅助治疗。

(4)用法用量:静脉给药:每次 80～120 mg/kg,缓慢静脉注射或静脉滴注。

(5)不良反应:本药有一定的不良反应,剂量增大,不良反应增多,症状加重。①常见的不良反应为恶心、呕吐和腹泻,其次为眩晕、瘙痒、头晕、耳鸣、全身不适、鼻塞、皮疹、红斑、不泄精等。快速静脉注射可出现低血压、心动过速、心律失常,少数人可发生惊厥及心脏或肝脏损害。大剂量或疗程超过 4 周可产生肌痛、软弱、疲劳、肌红蛋白尿,甚至肾衰竭等,停药后可缓解恢复。②本品从尿排泄快,尿浓度高,能抑制尿激酶的纤溶作用,可形成血凝块,阻塞尿路。③易发生血栓和心、肝、肾功能损害。

(6)禁忌证:有血栓形成倾向或过去有血管栓塞者忌用。

(7)特别注意:①尿道手术后出血的患者慎用;肾功能不全者慎用。②本品排泄快,需持续给药,否则难以维持稳定的有效血浓度。③有报道认为本品与肝素并用可解决纤溶与 DIC 同时存在的矛盾。相反的意见则认为两者并用有拮抗作用,疗效不如单独应用肝素者。近来认为,两者的使用应按病情及化验检查结果决定。在 DIC 早期,血液呈高凝趋势,继发性纤溶尚未发生,不应使用抗纤溶药。DIC 进入低凝期并有继发性纤溶时,肝素与抗纤溶药可考虑并用。④链激酶或尿激酶的作用可被氨基己酸对抗,故前者过量时也可使用氨基己酸对抗。⑤本品不能阻止小动脉出血,术中有活动性动脉出血,仍需结扎止血。⑥本品静脉注射过快可引起明显血压降低、心动过速和心律失常。

2.氨甲环酸

(1)其他名称:凝血酸,止血环酸,氨甲基环己酸。

(2)药效学与药动学:血液循环中存在各种纤溶酶(原)的天然拮抗物,如抗纤溶酶素等。正常情况时,血液中抗纤溶活性比纤溶活性高很多倍,所以不致发生纤溶性出血。但这些拮抗物不能阻滞已吸附在纤维蛋白网上的激活物(如尿激酶等)所激活而形成纤溶酶。纤溶酶是一种肽链内切酶,在中性环境中能裂解纤维蛋白(原)的精氨酸和赖氨酸肽链,形成纤维蛋白降解产物,并引起凝血块溶解出血。纤溶酶原通过其分子结构中的赖氨酸结合部位而特异性地吸附在纤维蛋白上,赖氨酸则可以竞争性地阻抑这种吸附作用,减少纤溶酶原的吸附率,从而减少纤溶酶原的激活程度,以减少出血。本品的化学结构与赖氨酸相似,因此也能竞争性阻抑纤溶酶原在纤维蛋白上吸附,从而防止其激活,保护纤维蛋白不被纤溶酶所降解和溶解,最终达到止血效果。本品尚能直接抑制纤溶酶活力,减少纤溶酶激活补体的作用,从而达到防止遗传性血管神经性水肿的发生。静脉注射后能透过血-脑脊液屏障,脑脊液内药物浓度可达有效药物浓度水平,可使脑脊液中纤维蛋白降解产物降低到给药前的 50% 左右。如静脉注射 10 mg/kg,则血清抗纤溶活力可维持 7~8 小时,组织内可维持 17 小时。静脉注射量的 90% 于 24 小时内经肾排出。

(3)适应证:用于急性或慢性、局限性或全身性原发性纤维蛋白溶解亢进所致的各种出血。弥散性血管内凝血所致的继发性高纤溶状态,在未肝素化前,一般不用本品。血友病患者发生活动性出血,可联合应用本药。

(4)用法用量:静脉注射或滴注:一次 0.25~0.50 g,一天 0.75~2 g。静脉注射液以 25% 葡萄糖液稀释,静脉滴注液以 5%~10% 葡萄糖液稀释。

(5)不良反应:①偶有药物过量所致颅内血栓形成和出血。②可有腹泻、恶心及呕吐。③较少见的有经期不适。④由于本品可进入脑脊液,注射后可有视力模糊、头痛、头晕、疲乏等中枢神经系统症状,特别与注射速度有关,但很少见。

(6)禁忌证:对本品过敏者禁用。

(7)特别注意如下。①有血栓形成倾向者(如急性心肌梗死)慎用,血友病或肾盂实质病变发生大量血尿时慎用。②本品与其他凝血因子(如因子Ⅸ)等合用,应警惕血栓形成。一般认为在凝血因子使用后 8 小时再用本品较为妥当。③本品一般不单独用于弥散性血管内凝血所致的继发性纤溶性出血,以防进一步血栓形成,影响脏器功能,特别是急性肾衰竭时。如有必要,应在肝素化的基础上才应用本品。④慢性肾功能不全时,本品用量应酌减,因给药后尿液中药物浓度常较高。⑤本品与青霉素或输注血液有配伍禁忌。⑥必须持续应用本品较久者,应作眼科检查监护(例如视力测验、视觉、视野和眼底)。

四、误区防范

血友病是一组遗传性出血性疾病,由于血浆中缺乏凝血因子Ⅷ和Ⅸ,导致凝血障碍而终身存在出血的倾向。长期反复发生轻重不同的出血,不仅给患者生理和心理上带来极大的痛苦,甚至可以造成终身残废或者死亡。目前,唯一有效的治疗方法就是替代治疗。但是若血友病防护知识宣教到位,预防、护理措施得当,患者早期得到安全、有效的药物治疗,则可以减少出血或避免出血的发生,降低患病率,改善患者的生存质量。因此如何做好血友病的护理、减少出血对血友病患者来说是很重要的。

(一)预防出血的护理

1.宣教

血友病的专业护士应对患者进行血友病护理的专业辅导,包括血友病的概念、血友病是怎样遗传来的、血友病出血时的症状、治疗方法、家庭治疗、血友病最重要的注意事项及适合的体育活动等。尤其要强调增强肌肉及关节的体育锻炼的重要性,也要强调对所有血液制品的安全性的认识。还要传播有关肝炎的知识。血友病高质量的全面治疗通常包括在患者和家庭及血友病专业人员之间建立一种密切关系。同时,通过血友病的社会组织,获得来自其他血友病家庭的帮助也同样重要。

2.尽量消除出血的诱发因素

虽然血友病患者存在出血倾向,但一些诱发因素可以导致或加重患者出血,如过度劳累或跌、摔、碰、扭伤等外力引起身体局部或内脏出血;手术、拔牙、注射、针刺等治疗也可引起出血;饮食不当,如大量饮酒或食用有骨刺、粗糙、坚硬的食物及其他刺激性食物,引起口腔或消化道出血;鼻干舌燥、咽喉肿、牙龈炎等也会引发出血;儿童换牙出血。血友病患者要了解和认识这些诱发出血的因素,在工作、生活中注意排除,就可能减少和避免出血的发生。

3.不要隐瞒病情

隐瞒病情易导致延误治疗。在生活中,患者或患儿的亲人有必要向所在幼儿园、学校、工作单位说明病情、出血的处理及有关防护知识,以便家庭与之协同照顾、关注患者。患者及其家属要牢记:无论在何地、因何种疾病就医,都不要疏忽向诊治的医护人员说明自己存在血友病的实情,以提示选用安全、合理的诊疗方法,防止意外出血。以往有的患者知情而未及时说明,造成拔甲、开刀、针刺、注射引发出血,甚至危及生命,要引以为戒,高度重视。另外,对血友病患儿的家长特别一提的是:患儿在每次出血后,其家长不要过分责怪孩子,因为过分的责怪会导致患儿很容易在出血时因怕批评而隐瞒病情,其后果不堪设想。

4.避免过度疲劳和外伤

对于血友病患儿的活动应有约束,不宜爬高、蹦跳、踢球、长跑等剧烈运动,力戒打架斗殴行为。生活起居规律,按时作息,保证充足的睡眠,即使节假日也不要因贪图快乐而熬夜劳神,以免过度疲劳而诱发出血。

5.禁用阿司匹林

在任何情况不要用阿司匹林或含有阿司匹林的药物。阿司匹林的化学名为乙酰水杨酸,这种药物可以阻止血小板聚集,阻止血凝块形成;损伤胃黏膜,引起出血。

6.预防治疗

预防治疗是预防血友病性关节病的最好治疗。对处于儿童及青少年期的重型血友病患者,如果经济条件允许,预防治疗可以使其血液中的凝血因子Ⅷ或Ⅸ保持一稳定水平,阻止血友病性关节炎的发生。

(二)家庭治疗

1.越早治疗越好

早期治疗可减轻出血对周围组织的压迫,防止组织破坏。迅速止血有利于快速恢复正常功能,且不发生长期并发症。早期治疗还可以减少凝血因子的用量。为了更形象的说明出血,我们把出血比喻为火灾。在火势比较小时,一桶水就可扑灭。如果让火势蔓延,就需要更多的水将火扑灭。如果扑灭不及时,发生大面积的森林火灾,往往需要消防人员及专业设备,消耗大量水才能把火扑灭。这也使人们长时间处于危险境地。出血和火灾一样,当少量出血时早期及时治疗,很少量的凝血因子就能止血;如果让出血蔓延,则不容易止血且需要更多的治疗,而且会给患者造成长期的损害。在出血体征出现之前,血友病患者凭经验就知道出血的发生。血友病患者出血的先兆因人而异,一般为发热、发胀感觉。

2.家庭治疗

在提倡早期治疗的同时,不能不提到家庭治疗。作为家庭治疗,早期输注对控制出血非常有效。治疗开始越早越好。在家里治疗的出血较轻,每次出血使用的凝血因子量较小。家庭治疗在医疗卫生设施、人力和资金有限的中国非常重要,甚至更必要。血友病是要伴随患者一生的疾病,自我注射也是血友病患者走向独立的最重要的一步。一旦学会了家庭治疗,就会发现:出血将不会扰乱患者的日常生活,且为早期治疗赢得了时间,也节省了经费。多数重型及有些轻、中型血友病都可采用家庭治疗方法。而那些具有高滴度抑制物的患者及一些静脉输注困难的婴幼儿则不适宜家庭治疗。是否适合家庭治疗,应由专业医师与患者及其家庭接触了解情况后作出决定。

家庭治疗对象的选择:家庭内有冰箱,所在地区供电正常,能保证冻干 FⅧ、凝血酶原复合物的有效保存。患者或亲属具备一定的文化知识,通过培训能正确理解和掌握家庭治疗的目的和方法。患者年龄一般在 5 周岁以上,血管条件较好,治疗时较配合。

家庭治疗实施的方法:①健康教育,向患者和亲属宣传家庭治疗的目的和意义,使之树立"我要学,我能行"的信心。把血友病的遗传特点、治疗护理、康复锻炼及相关内容以简明通俗的语言、图文并茂的形式编辑成《血友病防治手册》,患者人手一册,随时指导治疗护理。②注射培训,一名护士全程陪伴患者(或亲属)指导注射的方法和技巧,直至能独立熟练地完成。同时在《血友病防治手册》内,配有自我注射程序图和相关的文字解释,通俗易懂,便于掌握。大多数患者(或亲属)通过 3~5 次培训即可独立完成静脉注射。家庭治疗的培训可以在血友病患儿还很小时就开始。随着患儿的成长,其父母及自己就会知道哪一种出血需要治疗,熟知相应的凝血因子制剂的配置及注射方法。在自信心增强的同时,患者会承担越来越多的实施治疗的直接责任。当他们准备充分后,就可以在家里注射凝血因子制剂。

(孟建华)

第三节 白 血 病

一、急性白血病

急性白血病(AL)是造血干细胞的恶性克隆性疾病,发病时骨髓中异常的原始细胞及幼稚细胞大量增殖并抑制正常造血,广泛浸润肝、脾、淋巴结等各种脏器。国际上常用的法美英 FAB 分类法将 AL 分为急性淋巴细胞白血病(ALL)和急性髓系白血病(AML)。ALL 又分为 3 个亚型,包括 L_1 型,L_2 型,L_3 型。AML 又分为 8 个亚型,包括急性髓细胞白血病微分化型(M_0)、急性粒细胞白血病未分化型(M_1)、急性粒细胞白血病部分分化型(M_2)、急性早幼粒细胞白血病(M_3)、急性粒-单核细胞白血病(M_4)、急性单核细胞白血病(M_5)、急性红白血病(M_6)、急性巨核细胞白血病(M_7)。

(一)临床表现

AL 起病急缓不一。急者可以表现突然高热,类似"感冒",也可以是严重出血。缓慢者常为脸色苍白、皮肤紫癜,月经过多或拔牙后出血难止而就医时被发现。

1.贫血

贫血常为首发症状,呈进行性加重,半数患者就诊时已为重度贫血。

2.发热

白血病本身能引起发热,但大多数由继发感染所致,主要表现为持续低热或高热甚至超高热,可伴畏寒、出汗等。感染可发生在各个部位,以口腔炎、牙龈炎、咽峡炎最常见。长期应用抗生素者,可出现真菌感染。

3.出血

出血可发生在全身各部位,以皮肤瘀点、瘀斑、鼻出血、牙龈出血、月经过多为多见。眼底出血可致视力障碍,严重时发生颅内出血而导致死亡,急性早幼粒细胞白血病易并发 DIC 而出现全身广泛性出血。

4.器官和组织浸润的表现

淋巴结肿大和肝脾大;胸骨下端局部压痛;部分 AML 可伴绿色瘤;牙龈增生、肿胀;皮肤出现蓝灰色斑丘疹;可引起中枢神经系统白血病;睾丸出现无痛性肿大,多为一侧性;肺、心、消化道、泌尿生殖系统等均可受累。

(二)辅助检查

1.血常规

大多数患者白细胞计数增多,也有部分白细胞计数正常或减少,有不同程度的正细胞性贫血,约 50% 的患者血小板计数低于 $60 \times 10^9 / L$,晚期血小板计数极度减少。

2.骨髓常规

骨髓常规是诊断 AL 的主要依据和必做检查。多数患者的骨髓常规呈增生明显活跃或极度活跃,以有关系列的原始细胞、幼稚细胞为主,若原始细胞占全部骨髓有核细胞的 30% 以上,则可做出 AL 的诊断。

3.细胞化学

细胞化学主要用于急淋、急粒及急单白血病的诊断与鉴别诊断。

4.免疫学检查

通过针对白血病细胞表达的特异性抗原的检测,分析细胞所属系列、分化程度和功能状态,以区分 ALL 与 AML 及其各自的亚型。

5.染色体和基因改变

AL 常伴有特异的染色体和基因改变,并与疾病的发生、发展、诊断、治疗与预后关系密切。

6.血液生化检查

血清尿酸浓度升高,患者并发 DIC 时出现凝血异常,血清乳酸脱氢酶可升高。

(三)治疗要点

治疗原则是根据患者的细胞形态学、免疫学、细胞遗传学和分子遗传学分型结果及临床特点进行预后危险分层,按照患者意愿、经济能力,选择并设计最佳完整、系统的治疗方案。

1.对症支持治疗

(1)紧急处理高白细胞血症:一旦出现高白细胞血症($>100 \times 10^9 / L$)可使用血细胞分离机,单采清除过高的白细胞,同时给予化学治疗和水化。应预防高尿酸血症、酸中毒、电解质平衡紊乱和凝血异常等并发症。

(2)防治感染:发热时应及时查明感染部位及查找病原菌,使用有效抗生素。应用 G-CSF 可缩短粒细胞缺乏期。

(3)成分输血支持:严重贫血可吸氧,输浓缩红细胞,维持 Hb>80 g/L,但白细胞淤滞症时不宜立即输红细胞。血小板低者可输单采血小板悬液。

(4)防治高尿酸血症肾病:鼓励患者多饮水,最好 24 小时持续静脉补液,使每小时尿量>150 mL 并保持碱性尿,在化学治疗同时给予别嘌醇以抑制尿酸合成。当患者出现少尿和无尿时,应按急性肾衰竭处理。

2.抗白血病治疗

AL 治疗分为两个阶段，即诱导缓解和缓解后治疗。诱导缓解主要通过联合化学治疗，使患者迅速获得完全缓解(CR)：白血病的症状和体征消失，血常规的白细胞分类中无白血病细胞，骨髓常规中相关系列的原始细胞与幼稚细胞之和≤5％。缓解后治疗主要方法为化学治疗和造血干细胞移植，诱导缓解获 CR 后，体内仍有残留的白血病细胞，称为微小残留病灶(MRD)，必须进一步降低 MRD，以防止复发、争取长期无病生存(DFS)甚至治愈(DFS 持续10 年以上)。常用化学治疗药物及不良反应见表 8-3。

表 8-3 白血病常见化学治疗药物及不良反应

药名	缩写	主要不良反应
甲氨蝶呤	MTX	口腔及胃肠道黏膜溃疡，肝损害，骨髓抑制
巯嘌呤	6-MP	骨髓抑制，胃肠反应，肝损害
氟达拉滨	FLU	神经毒性，骨髓抑制，自身免疫现象
阿糖胞苷	Ara-C	消化道反应，肝功能异常，骨髓抑制，巨幼变
环磷酰胺	CTX	骨髓抑制，恶心呕吐，脱发，出血性膀胱炎
苯丁酸氮芥	CL.B	骨髓抑制，胃肠反应
白消安	BUS	皮肤色素沉着，精液缺乏，停经，肺纤维化
长春新碱	VCR	末梢神经炎，腹痛，脱发，便秘
高三尖杉酯碱	HHT	骨髓抑制，心脏损害，消化道反应
依托泊苷	VP-16	骨髓抑制，脱发，消化道反应
柔红霉素	DNR	骨髓抑制，心脏损害，消化道反应
去甲氧柔红霉素	IDA	骨髓抑制，心脏损害，消化道反应
门冬酰胺酶	L-ASP	肝损害，变态反应，高尿酸血症，高血糖，胰腺炎，氮质血症
泼尼松	P	类皮质醇增多症，高血压，糖尿病
羟基脲	HU.	消化道反应，骨髓抑制
维 A 酸	ARTA	皮肤黏膜干燥，口角破裂，消化道反应，头晕，关节痛，肝损害

(1)ALL 治疗见表 8-4。复发多在 CR 后两年内发生，以骨髓复发最常见，此时可选择原诱导化学治疗方案再诱导或含 HD Ara-C 的联合方案或者新药进行再诱导治疗。

表 8-4 ALL 联合化学治疗方案

治疗阶段	治疗方案	具体药物
诱导缓解治疗	VP 方案	VCR＋P
	DVP 方案	DNR＋VCR＋P
	DVLP 方案	DNR＋VCR＋L-ASP＋P
缓解后治疗		
强化巩固	HD MTX	MTX
	HD Ara-C	Ara-C
维持治疗	口服(6-MP＋MTX)＋VP	口服(6-MP＋MTX)＋VCR＋P

注：HD 为高剂量。

（2）AML 治疗见表 8-5。复发难治 AML 的治疗可选用：①HD Ara-C 联合化学治疗。②新方案：如氟达拉滨、Ara-C 和 G-CSF±IDA（FLAG±I）。③对于年龄偏大或继发性 AML，可采用预激化学治疗：G-CSF＋Acla＋Ara-C。

表 8-5　AML 联合化学治疗方案

治疗阶段	临床分型	治疗方案	具体药物
诱导缓解治疗	AML（非 APL）	IA 方案（3＋7 方案）	IDA＋Ara-C
		DA 方案（3＋7 方案）	DNR＋Ara-C
		HA 方案	HHT＋Ara-C
		HAD 方案	HHT＋Ara-C＋DNR
		HAA 方案	HHT＋Ara-C＋Acla
	APL		ATRA＋DNR
			ATRA＋DNR＋ATO
			ATRA＋ATO
缓解后治疗	AML（非 APL）	HD Ara-C	Ara-C
	APL	化学治疗、ATRA、ATO 交替	

注：HD 为高剂量。

（3）中枢神经系统白血病的防治：早期强化全身化学治疗（如 HD MTX、Ara-C）和鞘内注射化学治疗药物（如 MTX、Ara-C、糖皮质激素）。

（4）老年 AL 的治疗：多数 60 岁以上患者化学治疗需减量用药，以降低治疗相关死亡率。

（四）护理评估

1.健康史

（1）评估患者起病急缓、首发表现及目前的主要症状和体征。

（2）评估患者既往有关的相关辅助检查、用药和其他治疗情况，特别是血常规及骨髓常规的检查结果、治疗用药和化学治疗方案等。

（3）评估患者的职业、生活工作环境、家族史等。

（4）目前患者的一般状况：主要评估患者的日常休息、活动量及活动耐受能力、饮食和睡眠等情况。

2.身体评估

（1）一般状况：观察患者的生命体征，有无发热评估患者的意识状态，如有头痛，呕吐伴意识改变多为颅内出血表现。

（2）皮肤、黏膜：评估有无贫血、出血、感染及皮肤黏膜浸润的体征。如口唇、甲床是否苍白；有无口腔溃疡、牙龈增生肿胀、咽部充血、扁桃体肿大、肛周脓肿。

（3）肝、脾、淋巴结轻中度肿大，有无压痛。

（4）观察有无出血倾向，警惕 DIC 发生。

3.实验室及其他检查

外周血中白细胞计数、血红蛋白量、血细胞计数、血小板计数是否正常。

4.心理-社会评估

护士评估时应注意患者对自己所患疾病的了解程度及其心理承受能力，以往的住院经验，所获得的心理支持;家庭成员及亲友对疾病的认识,对患者的态度;家庭应对能力,以及家庭经济状况,有无医疗保障等。

(五)护理措施

1.休息与活动

指导患者合理休息与活动,减少机体的耗氧量。

(1)轻度贫血者,无须太多限制,但要注意休息,避免过度疲劳。

(2)中度贫血者,增加卧床休息时间,但若病情允许应鼓励其生活自理,活动量应以不加重症状为度;并指导患者在活动中进行自我监控。若自测脉搏≥100次/分,或出现明显心悸、气促时,应停止活动。

(3)重度贫血者,多伴有贫血性心脏病,缺氧症状明显,应予舒适体位(如半坐卧位)卧床休息以缓解患者的呼吸困难或缺氧症状。待病情好转后逐渐增加活动量。

(4)严重贫血患者应给予氧气吸入。其次要加强生活方面的护理,将常用物品置于易取处,避免因体力消耗而加重心悸、气短症状。

2.出血的预防及护理

出血仅局限于皮肤黏膜,无须太多限制;若血小板计数<$50×10^9$/L,应减少活动,增加卧床休息时间;严重出血或血小板计数<$20×10^9$/L者,必须绝对卧床休息,协助做好各种生活护理。鼓励患者进食高蛋白、高维生素、易消化的软食或半流质,禁食过硬或粗糙的食物。保持排便通畅,排便时不可用力,以免腹压骤增而诱发内脏出血,尤其颅内出血。

(1)皮肤出血的预防与护理:保持床单平整,被褥衣着轻软;避免肢体的碰撞或外伤。沐浴或清洗时避免水温过高和过于用力擦洗皮肤;勤剪指甲,以免抓伤皮肤。高热患者禁用酒精或温水拭浴降温。各种护理操作动作轻柔;尽可能减少注射次数;静脉穿刺时,尽量避免用力拍打及揉擦局部,结扎压脉带不宜过紧或时间过长;注射或穿刺部位拔针后需适当延长按压时间,必要时局部加压包扎。此外,注射或穿刺部位应交替使用,以防局部血肿形成。

(2)鼻出血的预防与护理:防止鼻黏膜干燥而出血:保持室内相对湿度在50%~60%,秋冬季节可局部使用液状石蜡或抗生素眼膏;避免人为诱发出血:指导患者勿用手用力抠鼻,用手挖鼻痂和外力撞击鼻部。少量出血时,可用棉球或吸收性明胶海绵填塞,无效者可用0.1%肾上腺素棉球或凝血酶棉球填塞,并局部冷敷。严重出血时,尤其是后鼻腔出血,可用凡士林油纱条行后鼻腔填塞术,术后定时用无菌液状石蜡滴入,以保持鼻黏膜湿润,3天后可轻轻取出油纱条,若仍出血,需要更换油纱条再予以重复填塞。做好口腔护理,保持口腔湿润,增加患者舒适感,并可避免局部感染。

(3)口腔、牙龈出血的预防与护理:指导患者用软毛牙刷刷牙,忌用牙签剔牙;尽量避免食用煎炸、带刺或含骨头的食物、带壳的坚果类食品及质硬的水果(如甘蔗)等;进食时要细嚼慢咽,避免口腔黏膜的损伤。牙龈渗血时,可用凝血酶或0.1%肾上腺素棉球、吸收性明胶海绵片贴敷牙龈或局部压迫止血,并及时用生理盐水或1%过氧化氢清除口腔内陈旧血块。

(4)关节腔出血或深部组织血肿的预防与护理:首先应找出血肿和出血的部位,测量血肿的范围,称量带血敷料的重量,以估计出血量,并指导患者抬高患肢,给予冰袋冷敷和压迫止血。

(5)消化道出血的护理:呕血、便血时,应观察并记录呕吐物排泄物的颜色、量、性质和次数,定时准确测量体温、脉搏、呼吸、血压,记录出血量。少量出血时,可选用温和无刺激性的流质饮食。大量出血时,应禁食,待出血停止24小时后方可给予流质饮食,逐渐改为普通饮食。要严密观察病情,遵医嘱立即配血,尽快建立有效静脉输液通道,补充血容量。呕血时,患者头应偏向一侧,防止窒息。

（6）阴道出血的护理:要注意会阴局部清洁,防止泌尿生殖道上行感染。

（7）眼底及颅内出血的预防与护理:保证充足睡眠,避免情绪激动、剧烈咳嗽和屏气用力等;伴高热患者需及时而有效地降温;伴有高血压者需监测血压。若突发视野缺损或视力下降,常提示眼底出血。应尽量让患者卧床休息,减少活动,避免揉擦眼睛,以免加重出血。若患者突然出现头痛、视力模糊、呼吸急促、喷射性呕吐甚至昏迷,双侧瞳孔变形不等大、对光反射迟钝,则提示有颅内出血。颅内出血是血液病患者死亡的主要原因之一。一旦发生,应及时与医师联系,并积极配合抢救。

（8）成分输血或输注血浆制品的护理:出血明显者,遵医嘱输注浓缩血小板悬液、新鲜血浆等。

3.感染的预防及护理

（1）病情观察:密切观察患者体温,一旦出现发热、出现感染征象,应协助医师做血液、咽部、尿液、粪便或伤口分泌物的培养,并遵医嘱应用抗生素。

（2）呼吸道感染的预防:保持病室内空气清新,物品清洁,定期使用消毒液擦拭室内家具、地面,并用紫外线或臭氧照射消毒,每周 2～3 次,每次 20～30 分钟。秋冬季节要注意保暖,防止受凉。限制探视人数及次数,避免到人群聚集的地方或与上呼吸道感染的患者接触。严格执行各项无菌操作。

（3）口腔感染:口腔黏膜炎白血病患者必须加强口腔护理。督促患者养成进餐前后、睡前、晨起用生理盐水、氯己定、复方茶多酚含漱液（口灵）或复方硼砂含漱液（朵贝液）交替漱口的习惯。若口腔黏膜已发生溃疡,可增加漱口次数,并局部用维生素 E 或溃疡膜等涂敷。若并发真菌感染,宜加用 2.5％制霉菌素或碳酸氢钠溶液含漱。

（4）肛周感染的预防:睡前、便后用 1∶5 000 高锰酸钾溶液坐浴,每次 15～20 分钟。保持大便通畅,避免用力排便诱发肛裂,增加肛周感染的概率。

（5）皮肤感染的预防:保持皮肤清洁、干燥,勤沐浴、更衣和更换床上用品。勤剪指甲,蚊虫蜇咬时应正确处理,避免抓伤皮肤。女患者尤其要注意会阴部的清洁卫生。

4.饮食护理

指导患者进高蛋白、高维生素、高热量、清淡易消化的饮食,向患者、家属解释化学治疗期间保证足够的营养,可补充机体的热量消耗,提高患者对化学治疗药的耐受性,减少并发症的发生。提供患者喜爱的饭菜和水果,食欲差者宜少量多餐,同时保证每天充足的饮水量。若咽喉不适,可用少量营养丰富的冷食或冰冻食品。

5.并发症

（1）心脏毒性的预防与护理:柔红霉素、多柔比星、高三尖杉酯碱类药物可引起心肌及心脏传导损害,用药前后应监测患者的心率、心律及血压;用药时缓慢静脉滴注,<40 滴/分,注意观察患者面色和心率,以患者无心悸为宜。一旦出现毒性反应,应立即报告医师并配合处理。

（2）脱发的护理:护士应向患者说明化学治疗的必要性及化学治疗可能导致脱发现象,但大多数患者在化学治疗结束后,头发会再生,使患者有充分的心理准备,坦然面对。出现脱发后的心理护理:①评估患者对化学治疗所致落发、秃发的感受和认识;②表达内心的感受如失落、挫折、愤怒。指导患者使用假发或戴帽子,以降低患者身体意向障碍;③协助患者重视自身的能力和优点,并给予正向回馈;④鼓励亲友共同支持患者;⑤介绍有类似经验的患者共同分享经验;⑥鼓励患者参与正常的社交活动。

(3)其他不良反应的预防和护理:长春新碱可引起末梢神经炎、手足麻木感,停药后可逐渐消失。门冬酰胺酶可引起变态反应,用药前应皮试。

(六)健康指导

1.疾病预防指导

避免接触对造血系统有损害的理化因素如电离辐射,亚硝胺类物质,染发剂,油漆等含苯物质,保泰松及其衍生物、氯霉素等药物如应用某些细胞毒性药物如氮芥、环磷酰胺、丙卡巴肼、依托泊苷等,应定期查血常规。

2.疾病知识指导

指导患者饮食宜富含高蛋白、高热量、高维生素、清淡、易消化少渣软食,避免辛辣刺激,防止口腔黏膜损伤。多饮水,多食蔬菜、水果,以保持大便通畅。保证充足的休息和睡眠,适当加强健身活动,如散步、打太极拳、练剑等,以提高机体的抵抗力。避免损伤皮肤,沐浴时水温以 37～40 ℃为宜,以防水温过高促进血管扩张,加重皮肤出血。

3.用药指导

向患者说明急性白血病缓解后仍应坚持定期巩固强化治疗,以延长缓解期和生存期。

4.预防感染和出血

注意保暖,避免受凉;讲究个人卫生,少去人群拥挤的地方,经常检查口腔咽部有无感染,勿用牙签剔牙,刷牙用软毛牙刷;天气干燥可涂金霉素眼膏或用薄荷油滴鼻,避免创伤。定期门诊复查血常规,发现出现发热及骨、关节疼痛应及时就医。

5.心理指导

向患者及家属说明白血病是造血系统肿瘤性疾病,虽然难治,但目前治疗进展快、效果好,应树立信心。家属应为患者创造一个安全、安静、舒适和愉悦宽松的环境,使者保持良好的情绪状态,有利于疾病的康复。化学治疗间歇期,患者可做力所能及的家务,使患者感到生命价值,以增强自信心。

二、慢性白血病

慢性白血病按细胞类型分为慢性髓系白血病、慢性淋巴细胞白血病及少见类型的白血病,如毛细胞白血病、幼淋巴细胞白血病等。

慢性髓系白血病简称慢粒,是一种发生在早期多能造血干细胞上的恶性骨髓增殖性疾病,主要涉及髓系。病程发展缓慢,脾大,外周血粒细胞显著增多且不成熟。慢性髓系白血病分为慢性期、加速期和最终急变期。本病各年龄组均可发病,以中年最多见。

(一)临床表现

1.慢性期

慢性期一般持续 1～4 年,患者有乏力、低热、多汗或盗汗、体重减轻等代谢亢进的症状,由于脾大而自觉左上腹坠胀感。部分患者胸骨中下段压痛。

2.加速期

发热、虚弱、体重下降,脾脏迅速增大,骨、关节痛及逐渐出现贫血、出血。原来治疗有效的药物无效。

3.急变期

急性期表现与 AL 类似,多数为急粒变,20%～30%为急淋变。

(二)辅助检查

1.慢性期

(1)血常规:白细胞计数明显升高,粒细胞显著增多,以中性中幼、晚幼和杆状核粒细胞居多,血小板计数多在正常水平,部分患者增多,晚期血小板计数减少,并出现贫血。

(2)骨髓常规:骨髓增生明显至极度活跃,以粒细胞为主,粒红比例明显升高,原始细胞<10%。

(3)中性粒细胞碱性磷酸酶:活性减低或呈阴性反应。

(4)染色体检查:95%以上慢性髓系白血病细胞中出现 Ph' 染色体,显带分析为 t(9;22)(q34;q11)。

(5)血液生化:血清及尿中尿酸浓度升高,血清乳酸脱氢酶升高。

2.加速期

外周血或骨髓原始细胞≥10%;外周血嗜酸性粒细胞>20%;不明原因的血小板进行性减少或增加;除 Ph' 染色体以外又出现其他染色体异常;粒-单系祖细胞集簇增加而集落减少;骨髓活检显示胶原纤维显著增生。

3.急变期

骨髓中原始细胞或原淋+幼淋或原单+幼单>20%;外周血中原粒+早幼粒细胞>30%,出现髓外原始细胞浸润。

(三)治疗要点

治疗原则是应着重于慢性期早期治疗,避免疾病转化,力争细胞遗传学和分子生物学水平上的缓解。

1.慢性期的治疗

(1)分子靶向治疗:应用第一代酪氨酸激酶抑制剂(TKI)甲磺酸伊马替尼,对伊马替尼不能耐受或无效的患者,可选择第二代 TKI 尼洛替尼或达沙替尼。

(2)α干扰素应用:该药与小剂量阿糖胞苷联合使用,可提高疗效。

(3)其他药物治疗:①羟基脲:起效快,作用时间短。②白消安:起效慢且后作用长,剂量不易掌握。③其他药物:Ara-C、HHT、ATO 等。

(4)异基因造血干细胞移植是唯一可治愈慢性髓系白血病的方法。

2.进展期的治疗

加速期和最终急变期统称为慢性髓系白血病的进展期。加速期患者可采用加量 TKI 治疗,最终急变期患者采用加量 TKI 及联合化学治疗,两者回到慢性期后,立即行异基因造血干细胞移植治疗。

(四)护理评估

1.健康史

见"急性白血病"。

2.身体评估

(1)一般状况:观察患者的生命体征,有无发热。

(2)全身状况:有无盗汗消瘦、营养不良等。

(3)皮肤、黏膜：观察患者有无贫血、出血、感染及皮肤黏膜浸润的体征。如口唇、甲床是否苍白；有无口腔溃疡、牙龈增生肿胀、咽部充血、扁桃体肿大、肛周脓肿等。

(4)肝、脾、淋巴结：注意肝脾大小、质地、表面是否光滑、有无压痛。淋巴结有无肿大等。

(5)其他：胸骨、肋骨及四肢关节有无压痛，心肺有无异常。

3.实验室及其他检查

外周白细胞计数、血红蛋白、血小板计数是否正常。骨髓常规是否增生活跃，原始细胞所占比例等。了解生化检查及肝、肾功能变化。

(五)护理措施

1.一般护理

保证充足的休息和睡眠，适当锻炼，劳逸结合。进食高热量、高蛋白、高维生素、易消化吸收的饮食。

2.病情观察

每天测量患者脾脏的大小、质地并做好记录。注意脾区有无压痛，观察有无脾栓塞或脾破裂的表现；化学治疗期间定期监测血常规、血尿酸和尿尿酸的含量及尿沉渣检查等，记录 24 小时出入液量，观察有无血尿或腰痛的发生。

3.对症护理

(1)疼痛护理：患者发生脾胀痛时，可置患者于安静、舒适的环境中，卧床休息，减少活动，左侧卧位，宜少食多餐，尽量避免弯腰和碰触腹部。

(2)尿酸性肾病护理：鼓励患者多饮水，化学治疗期间每天 3 000 mL 以上，遵医嘱口服别嘌醇和碳酸氢钠，24 小时持续静脉补液，保证足够的尿量。在化学治疗给药前或给药后遵医嘱给予利尿剂。

4.用药护理

(1)白消安：长期用药可出现皮肤色素沉着，精液缺乏及停经，肺纤维化等，现已较少应用于临床。

(2)α干扰素：常见不良反应包括乏力、发热、疲劳、头痛、畏食、恶心、肌肉及骨骼疼痛等流感样症状和体重下降、肝功能异常等。预防性使用对乙酰氨基酚等能够减轻流感样症状。部分患者常需减量，同时定期检查肝、肾功能及血常规。

(3)伊马替尼：常见的非血液学不良反应包括水肿、肌痉挛、腹泻、恶心、肌肉骨骼痛、皮疹、腹痛、肝酶升高、疲劳、关节痛和头痛等，但一般症状较轻微。血液学不良反应包括白细胞、血小板计数减少和贫血，可应用造血生长因子，严重者需减量或暂时停药，定期监测血常规。

(六)健康指导

向患者及家属讲解疾病相关知识，给予高热量、高蛋白、高维生素易消化的饮食，慢性期病情稳定时，保证充足休息，适当运动，可工作或学习，按时服药，配合治疗，注意各种不良反应，定期监测血常规，出现贫血加重、发热、腹部剧烈疼痛者，应及时就医。

三、慢性淋巴细胞白血病

慢性淋巴细胞白血病简称慢淋，是一种进展缓慢的 B 淋巴细胞增殖性肿瘤，以外周血、骨髓、脾脏和淋巴结等淋巴组织中出现大量克隆性 B 淋巴细胞为特征。慢性淋巴细胞白血病均起源于 B 细胞。本病在欧美各国是最常见的白血病,而在我国、日本及东南亚国家较少见。90%患者在 50 岁以上发病,男女比例为 2∶1。

(一)临床表现

起病缓慢,多无自觉症状,淋巴结肿大常为就诊的首发症状,以颈部、腋下、腹股沟淋巴结为主。肿大的淋巴结较硬,无压痛,可移动。早期可出现疲乏、无力,随后出现食欲缺乏、消瘦、低热和盗汗等,晚期易发生贫血、出血、感染。

(二)辅助检查

1.血常规

淋巴细胞持续增多,晚期血红蛋白、血小板计数减少。

2.骨髓常规

有核细胞增生明显活跃,红系、粒系及巨核细胞均减少,淋巴细胞≥40%,以成熟淋巴细胞为主。

3.免疫学检查

淋巴细胞具有单克隆性,呈现 B 细胞免疫表型特征。

4.细胞遗传学

部分患者出现染色体异常,基因突变或缺失。

(三)治疗要点

治疗原则是提高 CR 率,并尽可能清除微小残留病灶。

1.化学治疗

烷化剂有 CLB、CTX、苯达莫司汀;嘌呤类似物有 FLU;糖皮质激素。

2.化学免疫治疗

FCR 方案(FLU+CTX+R),其中 R 为利妥昔单抗。

3.造血干细胞移植

若慢性淋巴细胞白血病患者年龄较大,则多数不适合移植治疗。

4.并发症治疗

积极抗感染治疗,反复感染者可静脉输注免疫球蛋白;并发自身免疫性溶血性贫血或血小板减少可用较大剂量糖皮质激素,无效且脾大明显者,可考虑切脾。

(四)护理措施

1.一般护理

卧床休息,采取舒适卧位,进食高热量、高维生素、营养丰富的软食,摄取足够的水分。

2.病情观察

定期监测体温,观察感染的症状、体征及其变化情况。

3.对症护理

高热患者可给予物理降温,必要时遵医嘱给予药物降温,及时更换衣物,保持皮肤清洁干燥;严重贫血患者应给予常规氧气吸入,以改善组织缺氧,可给予患者输血以减轻贫血和缓解机体的缺氧症状。

4.用药护理

用药护理主要包括化学治疗药物不良反应的护理、α 干扰素不良反应的护理。

5.健康指导

向患者说明遵医嘱坚持治疗的重要性,保证充足的休息,适当活动,注意饮食,定期复查血常规,出现发热、出血或其他感染迹象应及时就诊。

(孟建华)

第四节　血栓性血小板减少性紫癜

血栓性血小板减少性紫癜(thrombotic thrombocytopenic purpura,TTP)是一种血栓性微血管病,以血小板凝集所致的弥散性血栓堵塞微循环的小动脉和毛细血管为主要特征。早在1924年Moschcowitz报道了一16岁女孩死于贫血、瘀斑和镜下血尿的TTP患者。在TTP中,微血管阻塞可以发生在任何组织而导致相应器官的缺血性功能障碍,最常发生的部位是脑组织,从而发生间歇性神经症状。

一、临床和实验室特征

TTP表现为典型的五联征:微血管溶血性贫血、血小板计数减少、发热、肾功能衰竭和神经系统的异常。关于临床表现,由于发热是非特异性的主诉,如全身不适、疲劳、虚弱及流感样症状,都有可能存在发热症状,因而易于与其他临床病症相混淆。神经障碍可表现为头昏、头痛不适等精神状态改变以致感觉功能丧失、失语症、癫痫发作或昏迷,这些症状的加重和减轻反映了大脑的微循环出血和阻塞情况,局部缺血的体征和症状在视网膜(视力缺陷)、冠状动脉(传导异常)、腹部循环(腹部疼痛)中也存在,接近15%的TTP偶发患者始于腹部症状。90%存在肾脏症状的患者具有不同程度的毛细血管微循环障碍,常表现为肉眼血尿合并蛋白尿。关于血液学的改变,特点是血涂片上出现红细胞碎片(裂红细胞),原因是血小板凝集造成了微循环部分阻塞,当血流通过闭塞的微循环时,产生了红细胞碎片。因此,血管内溶血是主要表现,伴随着弥散性局部组织缺血和组织损伤,血清中乳酸脱氢酶(LDH)含量升高。溶血的其他表现包括:在外周血中出现有核红细胞、网织红细胞增多、贫血、游离胆红素增高、血红蛋白血症、血浆结合珠蛋白减少。血红蛋白尿有时见于严重的血管内溶血,血小板减少的水平反映了血小板凝集的程度。在TTP急性发作期血小板计数常低于$20×10^9/L$,会伴随有四肢末端出现皮下出血点,其他部位的出血少见,事实上,尽管存在严重的血小板减少,但这种疾病很少见出血,尽管可见D-二聚体、纤维蛋白降解产物和凝血酶-抗凝血酶(TAT)合成物的轻微增加,常规凝固试验通常是正常的。但是,在特别严重或病程很长的患者中,由于凝血途径的过度活化可以发生继发性弥散性血管内凝血(DIC)。在临床上,大多数成人TTP只是单纯的急性发作,如果治疗恰当,一般不会复发。但是大约有1/3的成人获得性特发性TTP类型会不定期复发,相反,比较少见的遗传性血栓性血小板减少性紫癜,可能会在婴儿或儿童发病,有些个体会成为每隔3周左右复发的"慢性复发性TTP"。血栓形成性微血管病的类型与以下因素有关:药物(抗生素、奎宁类药物、抗血小板药物、免疫抑制剂和化学治疗药物)、感染(人类免疫缺陷病毒1)、妊娠、自身免疫病、肿瘤和骨髓移植,以上因素在做出临床诊断时都应予以考虑。

二、发病机制及研究进展

(一)对 TTP 的特异性和敏感性

目前的研究已开始论证 ADA MTS-13 测定的潜在价值及局限性。尽管血浆中 ADA MTS-13 活性的些许下降可在一系列急性和慢性疾病中发生,但活性值极少低于正常的 25%。因 ADA MTS-13 主要由肝脏合成,其严重的缺乏(<5%)已被发现发生于各种原因所致的肝功能衰竭。严重 ADA MTS-13 缺乏更易发生在败血症诱发的 DIC 中。在一组 109 例患者的回顾性研究中发现,ADA MTS-13 水平低于 5% 者 17 例,低于 20% 者 51 例。尽管对其敏感性仍存在争议,但血栓性微血管病患者对照研究证实了 ITTP 严重 ADA MTS-13 缺乏(测不到,或<5%)的特异性。严重的 ADA MTS-13 缺乏极少发生在继发性 TTP(STTP)中,如癌症、造血干细胞或器官移植、癫痫前期、系统性感染、药物中毒或其他体质状况。严重的 ADA MTS-13 缺乏也未发现与腹泻相关性溶血性尿毒综合征有关,该病是由产 Shiga 毒素的 E.coli(D+HUS)或其他合并少尿性肾功能衰竭(非典型 HUS)的血栓性微血管病所引起的。Oklahoma 的 TTP-HUS 登记处提供了代表性数据:92 例患者(继发性或 D+HUS)的一系列患者中均未发现严重 ADA MTS-13 缺乏者。相似的报道来自瑞典的一主要转送实验室:STTP 仅有 3/188 例(1.6%)的严重 AD A MTS-13 缺乏,而 130 例 HUS 中未发现有严重 ADA MTS-13 缺乏者。

另一方面,当特发性 TTP 按血浆 ADA MTS-13 活性水平分级时,有研究结果为严重 ADA MTS-13 缺乏(<5%)的概率为 13%～100%,同时其他研究发现具有中等水平者 52%～94%。这些研究结果的迥异可能反映了个别对 ITTP 定义的差别或方法学的差异。无论如何,有些诊断为 ITTP 的患者无严重 ADA MTS-13 缺乏,至少体外检测结果如此。对于 ITTP 中有无 ADA MTS-13 缺乏者,其短期预后的差别目前仍不清楚。有一项研究表明,两组患者对血浆置换的初始治疗反应是相似的。

另外,在家族性和特发性 TTP 的最新进展方面,非典型 HUS 的进展是相一致的。在一组包括156 例患者的研究中,证实在 74 例中出现另外的补体途径调节因子(H 因子、I 因子或 MCP)突变。因此,TTP(轻微肾功能不全)和 H US(严重肾功能不全)的临床区别常常与其不同的病理生理机制有关。因为特发性 TTP 和不典型 H US 的特征可重叠,故 AD A MTS-13 和补体功能的实验室检查可能很重要,因 ADA MTS-13 缺乏所致的家族性 TTP 对单纯的血浆输注有效,而非典型性 HUS 治疗反应差,如对积极的血浆置换毫无效果的话,则长期预后会更差。

(二)自身免疫性 TTP 的特殊病因

一般地讲,继发性 TTP 与严重 AD A MTS-13 缺失无关,且极少对血浆置换治疗有反应,但存在少数例外。

各种自身免疫病已被描述与严重 ADA MTS-13 缺乏和血栓性微血管病有关,这些异常与 ITTP 无法区分。相反,ITTP 和严重 ADA MTS-13 缺乏(≤5%的患者)常常具有系统性红斑狼疮或其他自身免疫病(如抗磷脂抗体综合征或自身免疫性甲状腺炎)的表现。许多自身免疫性疾病通过一些机制可引起溶血性贫血、血小板计数减少和器官功能失调,故 ADA MTS-13 的检测将有助于在这些复合性患者中确认 ITTP。

妊娠相关性血栓性微血管病具有许多难以确诊的病因。先兆子痫或 HELLP 综合征的特征可与 ITTP 重叠,但这些患者无 ADA MTS-13 的缺乏。然而,妊娠可以使那些确实有遗传性或获得性 ADA MTS-13 缺乏的妇女触发 TTP。ADA MTS-13 检测在妊娠期间或产后一系列血栓性微血管病的鉴别方面是有益的。

噻氯匹定所致的血栓性微血管病,发生频率为 1 600～5 000 例治疗的患者中有 1 例,常在应用药物后 2～12 周发生,并且往往与诱导了抗 ADA MTS-13 的自身抗体形成有关,自身抗体诱导的机制仍未知。噻氯匹定相关性自身免疫性 TTP 对血浆置换治疗有反应,可使死亡率由未经治疗的 60％降至治疗后的 14％～20％。TTP 更少含有 Clopidorel,这是一种与血小板 ADP 受体信号转导相关的 thienopyridine 拮抗剂,并且在许多患者中尚未发现与 ADA MTS-13 自身抗体有关。

(三)自身免疫性 ADAMTS-13 缺乏和无 TTP 的血栓形成

理论上,ADA MTS-13 缺乏在无足够的微血管血栓致使微血管病性溶血和血小板减少的情况下,即可引起破坏力极大的重要脏器(如脑或心脏)血栓形成。事实上,有患者报道表现为急性脑血管事件的患者血小板数量正常,LDH 正常或轻微升高。因为这些患者先前有 TTP 史、检测ADA MTS-13 活性低、合并可检测到的抑制因子,并且血浆置换或利妥昔单抗治疗有效。这些患者增加了可怕事件发生的可能性,ADA MTS-13 缺乏可引起患者卒中或其他栓塞而无任何TTP 病史。如果证实发生频率高,那么 ADA MTS-13 的测定对于患急性血栓性事件且无明显危险因子(特别是伴血小板计数减少)的患者将是有意义的。

(四)作为疾病的一个生物学标志

对多数患者而言,如果抑制因子存在,血浆置换的完全反应是与 ADA MTS-13 活性的正常化和 ADA MTS-13 抑制因子的消失相伴随的。有趣的是,1/4～1/3 的有反应者仍持续存在完全的 ADA MTS-13 缺乏,并且这些患者在缓解期也同样无抑制因子滴度的变化。为什么他们的疾病在第一阶段就得以免除,且其复发的危险又是什么?无 ADA MTS-13 缺乏的血栓性微血管病也同样发生于 ADA MTS-13 突变的家族性 TTP。一些先天性 ADA MTS-13 缺乏的患者需要血浆连续的预防治疗以抑制血栓性微血管病,而另一些患者在没有治疗的情况下仍具有持续数年的无病存活期,但可发生与感染、外科手术、妊娠或其他应激相关的急性血栓性微血管病。极少的成人具有完全性 ADA MTS-13 缺乏而从未发生血栓性微血管病。因此,炎症应激会增加先天性 ADA MTS-13 缺乏者 TTP 的发生,外科手术、妊娠等同样加重获得性特发性 TTP。对家族性与获得性 ITTP 两者而言,压力刺激的消除会促使代偿性微血管血栓形成状况的恢复,后者不足以引起明显的疾病,由此可解释不管有无持续的 ADA MTS-13 缺乏均可应用血浆治疗而达缓解并且以后可因炎症刺激而复发。

几乎所有复发的 ITTP 患者在复发时均可有 ADA MTS-13 的缺乏,尽管预测何时或是否复发是很困难的。然而,急性阶段存活下来的 TTP 患者在 2 年以内复发的 TTP 是严重的(至少30％),有时甚至是致命性的。值得关注的是,治疗的终点是否应维持临床上完全反应的成果,或治疗目标是否应包括自身抗体抑制物的清除和正常 ADA MTS-13 水平的恢复。

(五)预后意义

在三组包括 ITTP 和 STTP(除外 D-HUS)的研究中发现,严重 ADA MTS-13 缺乏的患者对血浆置换具有良好的反应率(89％～100％)并且死亡率低(8％～19％),而无 ADA MTS-13 缺失者该治疗反应率低(54％～82％),死亡率高(18％～56％)。不幸的是,对 ADA MTS-13 水平的知晓几无补充,因为多数反应率、死亡率的差别已被 ITTP 和 STTP 之间的临床区别所制约。然而,在特别关注 ITTP 时,ADA MTS-13 试验可提供实用的预后信息。在 Oklahoma 的TTP-HUS登记处,6/14 例(43％)伴有严重 ADA MTS-13 缺乏者后来复发,而不伴有严重 ADA

MTS-13 缺乏者中有 2/25 例(8％)复发。在对伴严重 ADA MTS-13 缺乏的特发性 TTP 研究中发现,具有可检测到的抑制因子的患者对血浆置换的反应延迟并且复发的危险性增加。死亡只发生在可检测到抑制因子的患者中,死亡率为 17％～25％。尽管目前只对极少的患者研究,但结果提示诊断时严重 ADA MTS-13 缺乏并伴显著升高的抑制因子滴度与早期死亡危险性的增加和疾病复发有关。

三、治疗进展

(一)血浆置换

过去几年研究已为寻求 TTP 新的治疗方法铺平了道路。特发性 TTP(ITTP)的诊断标准最近持续进展,血浆置换仍然是标准治疗。血浆置换使 TTP 的死亡率从 95％降低到了 20％。若干研究报道了血浆输注或置换得到了很好的疗效,而且血浆置换对于患者耐受性和敏感度更好些,也能更好地降低死亡率。近来病理生理学研究发现在 TTP 患者中存在 vWF 蛋白酶的缺乏,由此使得血浆输注和/或血浆置换的治疗原理也变得明了。血浆输注可以补充先天性 ADA MTS-13 蛋白酶的缺乏,而血浆置换可清除后天性抑制 ADA MTS-13 蛋白酶活性的抑制因子。因此,任何合理诊断为 TTP 的患者均应尽快接受血浆置换,经典的是用每天血浆容量的 1.0～1.5 倍。对于那些在最初几天内初始治疗没有反应的严重患者,或每天一次血浆置换后病情进展者,每天两次的血浆置换可能还是有效的。

选择这些患者的标准包括微血管病性溶血性贫血、血小板计数减少及其他可解释的疾病如癌症、脓毒症、DIC、组织移植、某些药物和近期血性腹泻等。治疗中出现显著的肾功能不全实质上在 HUS 中更常见,但并无充足理由拒绝血浆置换,因为这有时会发生在因 ADA MTS-13 缺乏所致的 ITTP 中。然而,对于迅速上升的肌酐水平,特别是少尿等症状,需立即积极寻找 TTP 的继发因素,寻找产 Shiga 毒素的病原体,以及在某些患者中要了解补体调节性缺陷。

ADA MTS-13 检测:如快速检测可行,严重 ADA MTS-13 缺乏的发现有助于决定血浆置换治疗的持续时间,特别是 ITTP 的临床表现不典型,或血栓性微血管病与自身免疫病或妊娠相关时。

(二)糖皮质激素

一旦 TTP 的诊断确定(或诊断极度可疑),应紧急行血浆置换,如血浆置换不可行,如在偏远的地点等,那么就以血浆输注和糖皮质激素作为初始治疗,并将患者运送至装配有血浆置换能力的机构。尽管糖皮质激素的效能尚未得到结论性的论证,但许多人将强的松与血浆置换结合应用,以期减少自身抗体的产生。此外,ITTP 经验性血浆置换疗法可包含强的松 1～2 mg/(kg·d),分次口服。

(三)免疫抑制剂

关于 ITTP 通常是一种自身免疫病的发现已经促进了免疫抑制剂的常规应用。除大剂量的糖皮质激素可以抑制 ADA MTS-13 自身抗体的产生,或通过脾切除术可以清除产生自身抗体的细胞外,另有研究证实长春新碱可以通过解聚血小板微管或通过在血小板表面改变糖蛋白Ⅰb-Ⅸ-Ⅴ和/或糖蛋白Ⅱb-Ⅲa 受体而阻碍 vWF 的黏着而发挥一定的疗效。最近几年进一步的临床研究发现,对于许多常规血浆置换治疗反应效果不理想的患者,利妥昔单抗,已成为难治/复发性 TTP 的一种常用的挽救性治疗。利妥昔单抗是一种人源化的 CD20 单抗,可迅速清除循环中的 B 细胞。多数产生抗体的浆细胞仅存活数天,故 B 细胞的破坏可阻止这些病理性浆细胞的补充。一些个例报道和小系列的报道提示,利妥昔单抗可诱导对血浆置换、糖皮质激素及其他如长春新碱、切脾等治疗无效的大多数 TTP 患者达完全反应。对利妥昔单抗的治疗反应与 ADA MTS-13 抑制物的消失和 ADA MTS-13 水平升至正常范围有关。

难治性疾病治疗的成功表明,利妥昔单抗可能对初诊达到缓解但复发危险高的患者有益。此时评价利妥昔单抗的疗效可能是困难的,因为大部分患者未经历复发,并且用于预测复发风险的 ADA MTS-13 数据的实用性仍难肯定。这些观点在一项以随机试验性血浆置换治疗(包含或不含利妥昔单抗)作为特发性 TTP 初始治疗的研究中得以阐述。

此外,ADA MTS-13 序列的发现并部分在激活重组体中提纯生产而应用于临床也改善了 TTP 的治疗效果。由于血浆 ADA MTS-13 只需约 5% 的活性就能够阻止或缩短 TTP 的发生,基因治疗可能会诱导遗传性、难治/复发性 TTP 的长期缓解。

四、未来面临的问题

ADA MTS-13 的常规检测:应用 ADA MTS-13 数据以显著控制血栓性微血管病的可能性是以 ADA MTS-13 测定为前提,这些测定实验具有快速、耐用及对多数临床实验室可行的特点。几个这样的实验正在发展之中,例如,一种潜在合适的荧光基因 ADA MTS-13 底物已被描述。应用这一底物的实验可适于测定 ADA MTS-13 抑制因子,但更敏感的抑制物检测仍很需要。一些病理性抗体表现为增加血液中 ADA MTS-13 的清除而并未抑制其活性,检测这些非中和的抗体和 ADA MTS-13 抗原也很有用。

一线与二线免疫抑制治疗的比较:应用利妥昔单抗成功治疗复发性 TTP 提示联合应用利妥昔单抗与血浆置换能够改善新近诊断的 ITTP 的长期预后,特别是对高危型患者的确诊。ADA MTS-13 数据对选择患者立即进行免疫抑制治疗是否有意义尚未知,这种治疗是否真的降低未来的复发率也不知。一种相关的争论是持续 ADA MTS-13 缺乏的无症状患者是否在缓解期需要治疗以预防复发。这些问题需要临床试验来回答。

无 ADA MTS-13 缺乏的 ITTP:常规检测 ADA MTS-13 水平将使对 ITTP 患者更进一步的研究成为可能,尽管他们具有正常的 ADA MTS-13 活性。不论其血栓性微血管病是由我们目前在体外实验中检测到的 ADA MTS-13 功能缺陷还是由其他机制引起,均需要继续论证。

无 ITTP 的血栓形成:ADA MTS-13 检测的临床应用被证明超出评价 ITTP 患者的范围。具有严重自身免疫性 ADA MTS-13 缺乏的患者可表现为急性中枢神经系统损害,无明显的血栓性微血管病。这种现象可作为那些缺少传统危险因素及 TTP 病史的患者患卒中的潜在因素来研究。最后,非免疫性的 ADA MTS-13 缺乏可发生在肝功能衰竭或毒血症诱发的 DIC 中,并认为其可能导致微血管血栓形成和肾脏损伤。如果预期的研究证明在这些情况下 ADA MTS-13 缺乏和组织损伤之间具有这种关系,那么增加 ADA MTS-13 水平的替代疗法将被评价。

(孟建华)

第九章

老年科疾病

第一节　老年低血压

老年低血压指收缩压≤12 kPa,舒张压≤5.3 kPa而言。>10.7 kPa才出现临床症状。老年低血压有如下三种类型,本节重点叙述老年直立性低血压。

一、无症状性低血压

无症状性低血压即血压虽低,但因为老年人工作、活动量较小,在一般安静状态下可无症状。但是在应激状态如情绪刺激、感染等情况下,则因老年人的血压调节能力减退、脑部血液不能得到及时充分供应而出现症状。老年无症状性低血压,血压多在12/8 kPa左右,因无症状,常在健康体检及临床查体测血压时发现。一般发生于体质较瘦弱的老年人或身体多病虚弱的老年人。此类老年人常有循环功能减退、心肌张力降低,血管弹性减弱或血容量减少等。

二、症状性低血压

当收缩压<10.7 kPa,特别是<9.3 kPa时,则因不能保证脑部正常活动所需要的最低血流灌注而出现头昏、眼花、耳鸣、周身乏力等症状。

三、直立性低血压

老年直立性低血压亦称直立性低血压,在老年病门诊及住院患者中,老年直立性低血压是较为常见的。正常人站立时,为保持脑血管的压力和血液流量,可通过交感神经反射性收缩下肢血管以"托住"随重力作用向下的血液流动,使血压保持在一定水平上,不会发生直立性低血压。而老年人由于动脉硬化、血管弹性降低和压力感受器对血压波动的调节功能下降,即压力感受器的反射功能减退,则不能立即有效地收缩下肢血管,所以在平卧位转为直立后血液往下肢流动,血压也就往下降,主要是收缩压降低较大(舒张压也相应有下降)。特别是有脑血管病、心功能不全、心律失常、爱迪森病、甲状腺功能低下、下肢静脉曲张、贫血、低血容量和使用血管扩张剂、利尿剂、降压药、镇静安眠药等情况下,则更易发生直立性低血压。

(一)临床表现

(1)临床上约有 1/3 的老年人会发生直立性低血压,而且随年龄增加而更多。主要表现为平卧坐起、直立或蹲位突然起立时,感到头晕、眩晕、眼花、耳鸣等,上述症状卧位后可立即减轻或消失,重症者可出现步态不稳、行走偏斜、视力模糊、语言不清、出汗、突然昏倒、大小便失禁,甚至心跳呼吸停止而危及生命。

(2)在卧位直立或蹲位直立 1 分钟或更长时间后收缩压下降 2.7 kPa(20 mmHg),舒张压也可相应下降。

(二)诊断标准

受检者安静仰卧 10 分钟,然后每分钟测血压、脉率 1 次,直至两次血压值近似时取其作为体位变化前的血压值。然后嘱其站立,将上臂置于与心脏相同水平,再测血压、脉率,记录即时及其后每分钟血压共 7 次,与站立前相比较。立位血压至少下降 2.7/1.3 kPa 且持续 2 分钟以上者,可确定为直立性低血压。

(三)防治

1.早期发现

早期发现老年期低血压特别是直立性低血压时,对老年人应定期测量血压,并且注意观察卧位、立位的血压变化,特别是对卧位、蹲位立起后有头昏、眼花的老年人更要注意测量卧、立位血压,及早确定有无直立性低血压,并及早采取措施早期治疗,避免发生意外。

2.已确诊

以确诊的直立性低血压的老年患者,嘱其在日常生活中注意以下几点。

(1)以卧位、蹲位立起时动作宜缓慢,切不可过猛过急,站立时间不要过长,行走时要当心以免发生意外。

(2)根据身体情况循序渐进地进行一些体育锻炼,以增强下肢肌肉对血管的支持和挤压作用,维持和调节血压。

(3)睡眠时头位抬高 15～20 cm,以有助于保持脑血流量及神经调节反应。也可将床头与地面调成 20°以上斜度,这样可降低肾动脉压,有利于肾素的释放和有效血循环量的增加。

(4)避免使用镇静药、安眠药、血管扩张药、利尿药及降压药等,因为这些药物均能使血压下降。

(5)避免大量进食,应多次分餐进食,餐后不要多活动,还要避免饮酒。

3.治疗措施

(1)对症状较重患者行物理疗法,穿紧身腹带、紧身裤及长弹力袜,以减少周围血管内血液淤积,增加静脉回流。

(2)放宽对饮水及摄钠的限制,增加饮食中的含盐量,晨起喝茶或咖啡以增加血容量,有升高立位血压之功效,但要防止心力衰竭及电解质紊乱。

(3)及时治疗容易导致低血压的心力衰竭,心律失常,水、电解质、平衡紊乱,贫血和神经系统疾病等。

(4)升高血压,如血管升压药和拟交感神经药麻黄素、间羟胺等,临床从小剂量试用,有一定升压效果,但对心、脑血管有不良反应。比较安全的有益气、升压、生津作用的人参、麦冬、五味子(升脉饮)等中药治疗更为适宜。

4.无症状低血压

对无症状低血压不需特殊处理,可通过适当循序渐进地参加一些体育活动增强体质,如慢步、打太极拳等,以提高血压变化的调节能力,也可服用八珍汤等补益气血的中药。对有症状的低血压处理同直立性低血压。

(周福兵)

第二节　老年冠心病

一、病理生理学特点

(一)血管

动脉壁结构组分随着年龄的增长而改变,中心动脉的顺应性随着老龄将会降低。一方面老年人动脉壁的胶原纤维数量增加,并由于晚期糖化终产物(AGE)作用胶原纤维间相互连接更加稳定;另一方面年龄相关的弹力蛋白酶活性上调,使中心动脉的弹力纤维处于低水平,最终导致血管的弹性回缩力和血管膨胀能力降低。除了血管结构的改变,血管内皮功能也和年龄的增加相关,如一氧化氮(NO)生成减少,依赖于 NO 的血管扩张下降。其他分子生物学的变化包括特殊的基质金属蛋白酶、转化生长因子-β_1、血管紧张素 II 等增加,也导致到内皮功能失调。

血管弹性和顺应性的降低,临床常常表现为单纯的收缩性高血压。其特点是收缩压增高而舒张压降低,脉压增大。老龄化血管不能很好地缓冲心脏收缩期射血产生的脉冲波,这种能量使通过主动脉和中心动脉的血流速度增加。增快的血流速度使得脉搏波提前反射回到心脏,在收缩期即可影响到心脏,心脏的后负荷增加。而正常情况下脉搏波反射回心脏往往在舒张期,协助冠状动脉充盈。老年人失去了这种冠脉灌注的帮助,再加上心脏后负荷的增加,即使没有严重的动脉粥样硬化病变、没有心肌需氧的增加、没有左心室肥厚或供氧能力的降低如贫血,也可以造成心肌的缺血。

(二)心脏

老年人的心肌质量往往是增加的。即使没有后负荷增加如高血压或主动脉瓣狭窄,中心型左心室肥厚仍然存在。由于心肌细胞的凋亡和坏死,心肌的数量减少,剩余的心肌细胞代偿性扩大。心肌肥厚可能和上述所说的动脉硬化致后负荷增加相关,也和长期的动脉压力负荷相关。成纤维细胞活性也影响老化心脏的功能。成纤维细胞有益于心室重塑,连接剩余的心肌细胞,改善心排量,但过度的纤维化降低心室的顺应性,导致心功能障碍。舒张性功能不全是正常的心脏老化的生理改变。但进一步的舒张功能的受损将导致心力衰竭综合征。正常老化心脏的左心室射血分数可仍然保持不变。另一个常见的老年人影像学改变是室间隔和主动脉根部的成角现象,即所谓的"sigmoid septum"。有时可伴有室间隔基底部的局限性明显肥厚。这一结构改变是否可引起左心室流出道的梗阻,一直存在争议。在静息状态下,往往不会造成左心室至主动脉的压力阶差,但在负荷状态或心室容量降低(如血容量不足)时可产生压力阶差,可能引起梗阻症状。

主动脉瓣膜硬化是老年人常常伴有的情况。主动脉瓣瓣叶增厚,但并没有血流受阻。在年

375

龄大于75岁者,主动脉瓣硬化发生率可达40%。因主动脉瓣硬化并不造成左心室流出道的梗阻,主动脉瓣硬化本身并不是病理性的。然而研究发现经超声心动证实的主动脉瓣的硬化是不良的心血管预后风险增加的标记。少数的主动脉瓣硬化可进一步进展发展成为主动脉瓣狭窄。

关于心血管生理功能衰老的另一重要概念是心室和血管的耦合性。这一理论认为老年人血管和左心室的僵硬度均增加,使得在静息状态下有稳定的心排血量。但是这种变化在一定程度上损害了心血管系统功能,以适应压力的增加,如减少了心脏的储备功能。在老年人静息状态下的心排血量和心排指数是正常的,但在运动或负荷状态下不能像年轻人一样随需要而增加,这和多方面的机制有关,如β肾上腺素能兴奋性的降低、最大心排血量的下降而使最大摄氧量减少、心脏收缩力降低、舒张和收缩加速能力降低、组织获取氧气减少。

心脏传导系统随着心脏老化而逐步发生纤维化。在一个75岁的老人,估计窦房结中原有的起搏细胞功能正常的仅剩10%。正常的系统退化使得交感神经和副交感神经反应性降低,因而老年人的静息心率减慢,运动后的最大心率也减慢。

(三)其他相关器官的老化

在老年人,肾脏系统对心血管系统的影响最为直接。肾脏的老化,排钠能力下降;肾素-血管紧张素-醛固酮系统的改变,致钠重吸收障碍,临床出现水钠潴留。因此老年人较年轻人的容量变化更加明显。压力感受器反应性的降低,使体位改变引起的血压波动更为明显。

正常的老化还影响老年人的认知功能,即使未患有痴呆症或认知损伤者,仍可有此相关的问题。年龄相关的认知能力降低包括记忆、处理问题速度等。其原因尚不完全清楚,可能的假设如氧化应激、端粒缩短、免疫功能降低等。心脏病患者是年龄相关的认知损伤的高危人群。步态不稳和移动不能在老年人非常常见,85岁以上老人的发生率可达82%。据报道50%以上的大于80岁的老年患者每年摔倒至少一次。移动不能和久坐不动的生活方式可影响其他系统的生理功能。精神神经系统方面的用药可增加跌倒的风险。老年人的运动训练可有效地改善系统功能和生活质量,减少跌倒的风险。

老年人的虚弱症常见,源于各种生理功能和生理储备能力的降低,使得全身生理性应激能力下降,而疾病的易感性增加。典型的虚弱患者有无意中的体重下降、活动减少和认知能力降低,并且是独立性丧失、残疾、住院和死亡的独立预测因子。

(四)老化和药理学

老年人的药代动力学和药效学均有明显改变。由于老年人容量分布的减少及肌酐清除率降低明显影响药物的浓度和作用。老年人易造成药物过量,药物的不良反应可更加明显。例如抗凝药物合并出血的风险增加。老年人的肌肉质量下降,血清肌酐水平减低,而实际的肾功能水平也低于同一肌酐水平的非老年人。所有老年人均应根据克罗夫特方程计算其肾小球滤过率,指导经肾脏代谢药物的剂量调整。另一方面,老年人往往罹患疾病多种,看多科的医师,同时使用多种药物。在处方时需要关注药物的相互作用,避免药物不良反应发生的概率。

二、冠心病的流行病学

根据2011年国家统计局公布的数据,我国2010年城市居民心脏病死亡率为154.75/10万,占疾病死亡的20.88%,位居第2;农村居民心脏病死亡率为163.08/10万,占疾病死亡的17.86%,位居第3。根据美国循环杂志2012年的报道美国2008年心血管疾病死亡244.8/10万,占死亡人数的32.8%。而冠心病的死亡人数为405 309人,即每6个死亡者中有1人死于冠心病。美国每年约有 78.5 万例新发的冠心病事件,约 47 万例再发心脏事件,几乎每分钟都有人死于冠心病。但是近年来,随着对冠心病病因研究的深入,冠心病诊断技术、治疗方法的发展及冠心病预防工作的重视,冠心病的死亡率下降,患者的生命得以延长。由此,冠心病的流行病学出现两个特征,即急性心肌梗死死亡率的下降和冠心病种类的变化。ST 段抬高心肌梗死(STEMI)发生率呈逐年下降的趋势,而非 ST 段抬高心肌梗死(NSTEMI)逐年上升。心力衰竭患者的发病率和住院比率逐年上升。这和多方面的因素相关,如 STEMI 死亡率下降、药物的规范化使用、血肌钙蛋白在临床广泛使用,以及人口的老龄化等。冠心病的流行病学特点和老龄密切,即随着年龄增加,冠心病的发病率和死亡率增加。据相关报道,每年因冠心病死亡者中,80%以上大于 65 岁(图 9-1)。日本的 MIYAGI-AMI 注册研究提示近年心肌梗死随年龄增长的变迁,心肌梗死患者的年龄呈增长趋势,在女性更加明显。美国的报道提示冠心病发病率和死亡率均随年龄增加而明显增加。我国已经入老龄化社会,人口老龄化将会伴随一系列的心血管疾病的增加,老年心血管病的研究将是我们面临的重要课题。

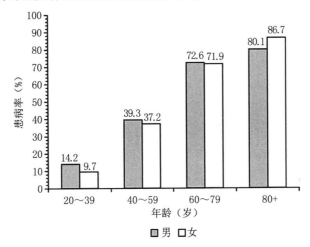

图 9-1 不同年龄和性别的 20 岁以上成年人心血管疾病的患病率

多项流行病学研究已证实冠心病的危险因素包括有年龄、性别、冠心病家族史、高血压病、糖尿病、血脂紊乱和吸烟史。其中吸烟、高血压、糖尿病、血脂异常等和动脉硬化、冠心病的发生和发展密切相关,并且有协同的致病作用。其他的冠心病相关危险因素还包括体力活动减少、肥胖、高同型半胱氨酸血症、外周动脉性疾病、肾脏疾病、凝血因子功能异常及精神因素等。对于老年人,往往合并有多项危险因素和/或合并有多种疾病、多脏器功能受损,因而老年人群的总体危险评估取决于多种危险因素及严重程度的总和。危险因素的确定和评估将为临床诊断和处理将提供有意义的参考。

(一)高血压

老年高血压是全球的公共卫生问题。Framingham 流行病学研究显示高血压患病率随年龄增长而增加。在年龄<60 岁的人群中,高血压的患病率为 27%;但在>80 岁的老年人群中,高血压的患病率高达 90%。我国老年高血压患者总数已达 8 346 万,约占老年人群的一半,位居全球之首。高血压可以导致动脉粥样硬化,造成心、脑、肾和血管等靶器官的损害,约 80%的老年高血压患者合并临床相关性疾病。高血压患者常常伴有冠心病、心脏舒张或收缩功能不全、左心室肥厚、老年退行性瓣膜钙化等。根据 Shep 和 Hyvet 的研究,降压治疗能够明显降低心血管事件及脑卒中的发病率及死亡率。单纯收缩期高血压是老年人最常见的类型,并常常伴随脉压的升高。收缩压的增高和脉压的加大都和心脑血管事件的发生相关,尤其后者是心脑血管并发症的重要预测因子。舒张压的过度降低也会带来不利的结果。Messerli 总结了 20 多个研究结果,结果显示过低舒张压带来临床终点事件的增加,主要与缺血性心脏病相关。因此,老年人的合理降压是必要的。目前中国高血压指南推荐:老年人高血压的标准是20.0 kPa(150 mmHg)。

(二)糖尿病

糖尿病发病率逐年增加,全球目前有超过 1.5 亿糖尿病患者,其中 2 型糖尿病占约 90%。美国估计有 1 400 万人患糖尿病,我国成人糖尿病患病率超过 10%,约为 1 600 万人。Framingham 研究显示糖尿病是冠脉硬化和周围血管疾病的明确危险因素,相对危险性平均男性增加 2 倍,女性增加 3 倍。糖尿病是冠心病等危症的观点已为大家所接受。糖尿病患者粥样硬化发生较早,其大血管并发症包括冠心病、脑血管病和周围动脉疾病,心脏微血管病变可导致冠脉血流自主调节和血管紧张度受损,影响冠脉储备功能;同时糖尿病可致血管结构改变,造成中膜、内膜增生、血管纤维化等。临床更容易出现无症状性心肌缺血、心肌纤维化和左心功能异常。糖尿病与其他冠心病的危险因子常同时存在。中国数据显示 2 型糖尿病患者,40%～55%同时伴发高血压;合并血脂异常主要是甘油三酯升高,高密度脂蛋白胆固醇降低。老年患者血糖控制也是获益的,这类患者需进行综合治疗。

(三)血脂异常

血脂异常是冠心病的独立危险因素。高胆固醇血症和冠心病的相关性最为明显。血脂水平发生变化是随年龄变化的生理特点。流行病学的研究证实,在增龄过程中,总胆固醇(TC)、甘油三酯(TG)和低密度脂蛋白胆固醇(LDL-C)随年龄的增加而升高,但在 70 岁以后逐渐下降。高密度脂蛋白胆固醇相对稳定。老年人群的流行病学研究提示,老年人的总死亡率和心血管病死亡率与 LDL-C 水平呈 U 形关系,LDL-C 过低(<2 mmol/L)或过高(>5 mg/L)时,总死亡率和心血管病死亡率均升高,而在 3～4 mmol/L 时死亡率相对较低。多项临床研究证实了他汀类药物治疗的益处。他汀类药物除降低胆固醇,同时降低老年人的心血管疾病的发病率和死亡率,尤其对有多项危险因素者,效果更加明显。对于已患有冠心病的老年人,无论是稳定型冠心病或急性冠脉综合征患者,多项研究均提示他汀类药物治疗有益。对老年人血脂异常的诊断应注意排除继发因素,尤其是伴有多种疾病、服用多种药物的老年人。

(四)吸烟

吸烟通过多种途径增加冠心病的发病风险,ARIC)研究显示,吸烟(包括主动吸烟及被动吸烟)可导致动脉粥样硬化加重及不可逆转的进展,且吸烟可以促进血栓形成以致急性冠脉事件,这在吸烟相关死亡中起主要作用。根据 The Interheart Study 的研究结果,吸烟和血脂异常是导致急性心肌梗死的两个最重要的危险因素,而且吸烟与心肌梗死风险强相关性存在剂量-风险关系,吸烟大于 40 支/天人群患心肌梗死的相对危险是不吸烟者的 9.16 倍。而 Framingham 心脏研究表明每吸烟 10 支/天,心血管病死亡率增加 31%。吸烟导致动脉硬化发生和发展的机制涉及多个方面:烟雾中含有氧化氮及许多种类的自由基使内源性抗氧化剂损耗,损伤内皮功能;吸烟可使血脂紊乱,使 HDL-C 降低而 LDL-C 升高;烟雾中的一氧化碳和血红蛋白结合,使氧合曲线右移,降低各种组织尤其是心肌细胞的氧供,加重心肌缺血、缺氧;吸烟者循环中组织因子活性明显高于非吸烟者,血栓形成风险增加。吸烟和冠心病的发病明确。多项临床研究提示老年人的吸烟人数少于非老年。

(五)其他

肥胖、体力活动减少、进食蔬菜和水果少、精神因素等,也和冠心病的发病相关。这些危险因素通过直接或间接的作用,促进动脉硬化的发生和发展。如肥胖可加重高血压、胰岛素抵抗等;体力活动减少不利于血压、血脂、血糖的控制等。同时,老年人往往合并多种疾病,伴有多个脏器功能减退,如慢性肾病、左心室肥厚、外周血管疾病等,这些危险因素增加了冠心病事件的发生。

三、冠心病的临床表现

老年冠心病分型与非老年相同,包括慢性心肌缺血综合征、急性冠状动脉综合征和冠状动脉疾病的其他表现形式。临床上老年冠心病的症状多不典型,如急性心肌梗死的临床表现尤其是胸痛症状往往不明显。在 NRMI 研究中,小于 65 岁组的 ACS 患者 77% 以胸痛为发病症状,而大于 85 岁组的仅有 40%。其他不典型主述症状包括气短(49%)、大汗(26%)、恶心、呕吐(19%)等。由此造成 NRMI 研究中的老年人群中仅有一半 MI 的患者被诊断出。Framingham 的研究同样提示无症状性心肌梗死或心肌梗死误诊的发生在老年人中更为常见。在整个人群中无症状的或误诊的心肌梗死数可达 25%,在老年人可高达 60%。老年人的 ACS 常常伴发于其他急症,或加重并发症病情,如肺炎、COPD、晕厥等。其原因和供养-需氧的不匹配相关,即当各种因素使心肌需氧增加、血流动力学负荷增加,而由于动脉粥样硬化,供氧不能相应增加所致。因此非特异的临床症状及并发症的表现使患者的主诉模糊不清,治疗受到延误,进而影响预后。老年人非特异性临床表现的病理生理机制有多种,如表 9-1 所示。

表 9-1　老年人非典型心肌梗死临床表现病理生理

主要症状	可能的机制
气短	心肌缺血致左心室压力短暂升高
	急性左心室收缩功能异常
	年龄依赖性肺部改变
	肺相关疾病
非典型症状	合并其他情况,疼痛注意力分散
无/非典型胸痛	疼痛感知改变
	内源性阿片类水平增加
	阿片受体敏感性增加
	外周或中枢自主神经功能受损
	感觉神经病变
	缺血预适应
	缺血反复发作的发生率高
	合并糖尿病者多
	合并多支血管病变者多
	侧支循环形成者多
	症状的回忆、表达能力受损
神经系统症状(晕厥、卒中、急性思维紊乱)	相关的脑血管疾病
	急性中枢神经系统血供减少
	相关的并发症(栓塞、脑出血)

(一)急性冠状动脉综合征

急性冠脉综合征(ACS)包括急性 ST 段抬高性心肌梗死、急性非 ST 段抬高性心肌梗死和不稳定型心绞痛,是威胁老年人生命的最常见病因之一。老年 ACS 的特点包括:①病史,首发症状往往不典型,部分表现为胸痛或胸部不适,但常表现为气短。患者可有陈旧性心肌梗死病史,临床合并多种疾病。老年人中非 ST 段抬高的心肌梗死发病比例高于非老年,65 岁以下患者不足40%,但 85 岁以上老年人占 55%。②心电图:心电图改变不典型或合并心脏传导阻滞,较多的老年人无法根据其心电图明确诊断。在 NRMI 研究中,NSTE ACS 患者<65 岁者,23%的人心电图改变无诊断意义,>85 岁者 43%无诊断意义。③常常合并收缩性或单纯舒张性心功能不全,使得老年 ACS 的危险进一步增高。④由于老年人 ACS 常和其他急症相伴,或加重并发症病情,如肺炎、COPD、晕厥等,非特异的临床症状及并发症的表现使患者的主诉模糊不清,治疗受到延误,进而影响预后。

国际上包括老年人 ACS 的注册研究主要有三个。①the National Registry of Myocardial Infarction NRMI。②the Global Registry of Acute Coronary Events GRACE。③Can Rapid risk stratification of Unstable angina patients Suppress Adverse outcome with Early implementation of ACC/AHA guidelines CRUSADE。

另外,Vigour 汇总了 5 个 NSTEACS 临床研究的结果(Virtual Coordinating Center for Global Collaborative Cardiovascular Research)(表 9-2)。根据这些研究的结论,美国心脏病学会临床心脏病分会和老年心脏病协会联合提出专业保健指导意见。

表 9-2　老年 ACS 的主要研究

研究简称	开始时间	人数	研究地区	年龄≥75 岁	研究
NRMI	1994 年	1 076 796	美国	38.3	NSTE MI 注册研究
GRACE	1999 年	11 968	14 个国家	31.6	NSTE ACS 注册研究
CRUSADE	2001 年	56 963	美国	39.9	NSTE ACS 注册研究
VIGOUR	1994 年	34 266	国际合作	18.1	NSTE ACS 研究

(二)慢性心肌缺血综合征

慢性心肌缺血综合征包括稳定型心绞痛、隐匿型冠心病和缺血性心肌病。目前常用的心绞痛分级为加拿大心血管协会的分级。和非老年相比,老年患者的体力活动受限,其心绞痛症状部分为劳力性,还有部分为非劳力型。在休息和情绪激动时也可发生症状。老年患者的症状多为不典型心绞痛,由于部分患者的痛觉减退或记忆力减退,对疼痛持续时间、疼痛部位等描述往往不清楚。而非疼痛症状描述较多,如呼吸困难、胸闷、乏力、颈部、背部或腹部疼痛等。无症状性心肌缺血的发生据报道甚至可达 50%,即心电图或其他负荷试验有心肌缺血的证据而患者无症状。这种无症状心肌缺血在合并糖尿病患者中更为多见。缺血性心肌病往往发生在反复的心肌缺血、缺氧导致的心肌细胞减少、坏死、心肌纤维化、心肌瘢痕形成的情况下。临床表现为心脏增大、心力衰竭和各种心律失常,往往为冠心病的晚期。在老年人群,除了冠心病之外,还应注意患者的基本健康状况,其他和年龄相关的状况如贫血、体弱、肾脏疾病、行动不便和认知障碍等老年的特殊性均应加以注意。

四、冠心病的辅助检查

(一)心电图检查

心电图检查作为最简单、常用的心脏辅助检查在诊断冠心病时有重要的作用。心电图检查包括静息态检查、负荷态检查、24 小时或 48 小时动态检查和心电监护等。是发现和诊断心肌缺血的重要方法。静息心电图在稳定的冠心病患者可以是正常的,常见的异常有水平型或下斜型ST 段和 T 波的改变,尤其在冠心病的随访时可进行前后比较。异常 Q 波提示陈旧心肌梗死、出现左束支传导阻滞等心律失常对诊断上也有一定意义。但 ST-T 的改变可出现在多种情况,如高血压、心肌肥厚、电解质紊乱或一些药物的使用等,需密切结合临床实际情况。心电图负荷检查对冠心病诊断有重要意义,特异性高于静息心电图,负荷量和时间有助于对病情严重程度的判断。但因老年人体力或活动能力受多方面影响,实际应用较非老年少。心电监护和动态心电图检查对于病情观察和诊断无症状性心肌缺血有重要意义。

(二)心肌酶学检查

心肌梗死的特异性生物标志物为肌钙蛋白(cTn),肌钙蛋白包括肌钙蛋白 T(cTnT)和肌钙蛋白I(cTnI)。cTn 的出现和升高表明心肌出现坏死,在老年人当临床症状和心电图不典型时,cTn 的升高在鉴别不稳定型心绞痛和 NSTEMI 时有重要意义。当 cTn 的升高超过正常值的三倍,可考虑 NSTEMI 的诊断。cTn 也是急性冠脉综合征危险分层的重要参考指标。cTn 水平升高程度和预后相关。cTn 水平在心肌坏死 3~4 小时开始升高,数天达高峰,可持续 1~2 周。cTn 的动态变化过程与 MI 发生的时间、MI 梗死的范围、再灌注治疗等因素有关。在 SIEMI 综合临床症状、心电图动态改变、肌钙蛋白升高或影像学表现新的心肌缺失,提示急性心肌梗死的发生。cTn 具有良好的临床敏感性和特异性,可重复性好。其他常用的酶学改变包括肌酸磷酸激酶(CK)、肌酸磷酸激酶同工酶(CK-MB)、门冬氨酸氨基转移酶(AST 或 GOT)、乳酸脱氢酶(LDH)及同工酶和血肌红蛋白等。其中 CK/CKMB 升高诊断急性 MI 的敏感性和特异性均较好,在 MI 早期既可上升,也呈动态变化趋势,升高程度和梗死范围及预后相关。在准确性方便略低于 cTn,且持续升高的时间略短。AST、LDH 诊断 MI 的特异性低,目前不再推荐采用。肌红蛋白在心肌梗死极早期即可升高,但其特异性差,临床常用来作为胸痛的筛查。由于 cTn 的敏感性很高,临床常常会遇到非 MI 的 cTn 升高情况。表 9-3 列举了各种可能的原因,以利于鉴别诊断。

表 9-3　非急性心肌梗死肌钙蛋白升高病因

疾病	肌钙蛋白释放机制
	非血栓性心脏组织损伤
充血性心力衰竭	细胞因子释放
	收缩蛋白降解
	左心室肥厚
	全心室的室壁牵张
	血流动力学功能损伤
	合并肾脏疾病
冠状动脉痉挛	可逆/非可逆的组织损伤

疾病	肌钙蛋白释放机制
心源性创伤	膜通透性瞬间改变
	肌细胞损伤
	肌细胞完整性损伤
	冠状动脉创伤
心肌炎/心包炎	肌钙蛋白从坏死心肌细胞溢出
	外层心肌损伤
肺栓塞	右心室扩张,压力改变
心脏手术后/消融术后	长时低血压和低氧状态
心脏电转复、心脏复苏后	电和机械性损伤
败血症/危重症患者	细胞因子、活性氧离子释放
	细菌内毒素直接释放
	合并有心肌炎
	长时低血压状态
	冠状动脉自主调节功能不全
终末期肾病	肾清除率下降
	尿毒症心肌/心包炎
	充血性心力衰竭
	左心室肥大
	透析后血液浓缩
心律失常(心动过速/过缓)	血流动力学受损
	可逆性心肌损伤
卒中	神经介导的肌细胞损伤
癫痫发作	神经介导的肌细胞损伤
	骨骼肌强制收缩,后负荷增加,致短暂氧供需不匹配
	肌钙蛋白检测假阳性
嗜异性抗体、类风湿因子、循环抗体检测	检测误差

(三)超声心动图检查

超声心动图检查可以观察心脏各腔室的大小、室壁厚度、室壁运动和左心室收缩和舒张功能等。在心肌梗死患者,超声心动图表现为室壁变薄,室壁节段性运动异常。通过超声检查可以发现室壁瘤、附壁血栓、瓣膜反流、心肌腱索断裂、心包积液等。对于是否存在心肌缺血可通过负荷超声来进行。负荷超声心动图检查分为运动负荷和药物负荷,后者常用的有多巴酚丁胺负荷检查(DSE)。负荷超声对评价心肌缺血的敏感性和特异性都较高,应用组织多普勒技术,可进一步提高其精确性。根据北京医院的资料,以冠脉造影作为参照,DSE 诊断老年冠心病的敏感性为 71%,特异性为 75%,应用多普勒技术,敏感性和特异性可达到 80%。

(四)心肌核素显像

心肌血流量、代谢与功能活动之间保持着密切的关系,核素心肌灌注检查是一种无创性的诊断冠心病的方法。通过负荷态和静息态心肌灌注断层显像比较,能准确诊断 CAD,是一项非常敏感的检查方法。心肌负荷的增加使心肌耗氧量增加。当存在血管狭窄病变时,冠脉血流不能相应增加,心肌需氧-供氧的失平衡加重,造成缺血,此时通过核素灌注显像,可以反映出缺血的部位、范围和严重程度,从而达到诊断目的。负荷心肌灌注断层显像包括运动负荷试验和药物负荷试验。前者简单易行,但是不适于年老体弱或肢体运动功能障碍者,药物负荷可以作为运动负荷的一种有效的替代方法。目前作为负荷剂药物可分为两大类:血管扩张剂和心肌正性肌力药。常用药物有多巴酚丁胺、双嘧达莫、腺苷等。在临床上,这些药物各有其明显的局限性,例如:多巴酚丁胺作为一种合成的儿茶酚胺类药物,通过兴奋 β_1 受体增加心脏的兴奋性、传导性和心肌收缩力,从而增加心肌的耗氧,诱发心肌缺血。显然这种负荷剂不适于严重高血压、肥厚梗阻性心肌病、瓣膜病及存在心律失常的患者。双嘧达莫的作用原理是通过抑制内源性腺苷的降解,使血管平滑肌松弛,血管扩张。而狭窄的血管不能相应的扩张,甚至产生"窃血"现象,使正常冠脉的心肌和有病变冠脉的心肌血流灌注差别扩大,此刻给予心肌灌注显像剂,正常心肌和缺血心肌之间显像剂摄取量差异显著,从而显示出心肌缺血部位、范围、程度。双嘧达莫不适于有传导阻滞、低血压、哮喘、COPD 等患者。因其作用时间较长,一旦出现并发症缓解较为困难。腺苷是近年来较为常用的负荷剂,它通过平滑肌上的腺苷 α_2 受体结合,使血管平滑肌松弛使血管扩张,而病变血管区域的心肌缺血更加明显,同时因其半衰期极短,一旦出现并发症,停药后 1 分钟左右即可迅速缓解。北京医院早年的资料提示 ATP 介入心肌灌注断层显像诊断冠心病的敏感性和特异性分别为 97.1％和 82.4％。长期临床实践证实心肌核素显像的有效性和安全性,有助于老年冠心病的诊断,确定病变部位、病变范围、严重程度;在冠心病患者的术前评估、冠心病不同治疗的疗效随访、预后评估诸方面有其特殊的作用。

(五)冠状动脉 CT 检查

冠状动脉 CT 造影(CTA)通过无创的方法观察冠状动脉的解剖形态、分布走形、直径大小、内径改变及冠脉壁的斑块,为临床的冠心病形态学诊断提供大量的信息。CTA 早期的研究以冠脉造影标准,比较 CTA 诊断的敏感性和特异性,结果显示二者符合率高。但是在冠脉功能的诊断方面,相比较其他的负荷检查,例如心电图、心脏超声和心脏核医学,通过观察负荷前后的心肌供血状态或局限性室壁运动的改变可以反映心肌缺血的严重程度、代偿状况等,CTA 的影像学检查,不能满足对这些信息的需求。一系列的研究显示,64 排的 CTA 对稳定型冠心病血管狭窄的敏感性可达 98％,特异性达 88％,阳性预测值为 93％,阴性预测值达到 96％。CTA 在急性冠脉综合征的应用往往是在急性胸痛的鉴别诊断时,不同的研究由于纳入患者疾病种类不同,其诊断冠心病比例相差较大。CTA 还可用于心脏移植的前后,作为冠心病的筛查和临床随访。在冠脉旁路术(CABG)后,应用 CAT 检查的主要目的包括:①桥血管的血流情况;②桥血管的狭窄病变情况;③桥血管近端和远端吻合口状态;④原冠脉病变及血流状况(来自原动脉或桥血管)。CABG 后 CAT 诊断要困难许多,其精确程度也降低。对于乳内动脉影像分析,常常受到手术中所用金属物造成的伪差影响。对于 CABG 患者,为获得高质量结果,从技术角度上需要的对比剂剂量大些,X 线剂量大些,憋气时间长些。CTA 用于冠脉支架术后患者,诊断的难度明显大于无支架者。首先,冠脉支架所造成的不同伪差,如随心脏运支架所产生的移动伪差,这一作用加重支架在不确定血管部位的伪差;其次是支架金属结构导致的硬化伪差,支架的金属成分所吸收的 X 线能量不同于周围软组织,使得本身的结构体积增大,影响管腔的观察;诊断中的诸多限制因素如今已较为广泛地用于冠心病的诊断。钙化和支架等高密度物质导致硬化伪影,夸大了其本身的体积,遮挡了管腔的观察。再者是"部分容积平均"伪差,可以影响图像的空间分辨率,在进行小血管分析时,将会影响较大。目前发表的研究提示支架后的 CTA 其诊断的精确性降低。部分学者和美国的专家共识建议对置入多枚支架、临床判断有支架内再狭窄可能者,直接行心脏介入检查。一般来说冠状动脉的钙化程度会随着年纪的增加而加重,严重钙化将影响病变部位和病变程度的判断,在一定程度上使诊断的准确性受到影响。其次,由于老年人的肾脏代偿能力降低,使用对比剂需注意对比剂肾病的发生。尤其是合并有糖尿病、高血压或已存在肾功能不全者,应注意适当检查之前的水化或检查之后的肾功能检查。对于在短期内重复使用对比剂者,要注意间隔时间以保证安全。

(六)心脏核磁检查

心脏磁共振(cardiac magnetic resonance,CMR)显像技术近年来发展迅速,主要由于 CMR 的分辨率高,一次检查可完成心脏结构、功能、室壁运动、心肌灌注、冠状动脉显影及血流评估等多项内容,被称为心脏的"一站式"检查方法,并越来越广泛地应用于临床。另外不接触 X 线放射性,不需应用碘造影剂,不影响肾功能,在老年患者有一定的优势。CMR 常用的扫描方法如下。

1.电影磁共振成像

可清楚显示心内膜界限等特点。因测量准确性和重复性高,近年来被公认为是测定心脏射血分数、心室容量和重量的金标准。常规检查需获取从二尖瓣平面到心尖部的一系列短轴切面,以及两腔、三腔、四腔长轴切面。

2.负荷/静态灌注显像

对比负荷前后心肌各节段供血的变化,确定有无可逆的心肌缺血。缺血心肌在应用负荷剂后表现为灌注缺损的低信号区,而在静态显像中灌注正常。

3.延迟增强

正常的心肌细胞连接致密,肌纤维膜完整,对比剂很难进入。当心肌坏死后,肌纤维膜破坏,对比剂(Gd-DTPA)进入坏死细胞及瘢痕组织中,排出延迟,在 T_1 加权像上表现为高信号,即延迟增强(DE),这样在正常和坏死心肌组织就产生明显对比。对比剂注射 15 分钟后,可以清晰显示急性或陈旧心肌梗死的部位、范围,尤其是心内膜下的梗死。延迟增强 CMI 在诊断非缺血性心肌病变,如心肌炎、肥厚型心肌病、扩张型心肌病、结节病、心肌淀粉样变中也具有重要价值。

4.冠状动脉磁共振成像

这是另外一种冠脉成像方法,目前其图像的清晰程度、采集图像时间等还需改进。但因不接触 X 线放射性,不需应用碘造影剂的特点,随着 CMI 技术的进一步发展,会显示出它在一部分人群中的优势。以上各种方法,对检测冠心病患者心肌缺血状况、判断存活心肌和梗死心肌、急性冠脉综合征患者的危险分层和心功能的诊断有着不同的意义。

(七)介入检查

冠心病的介入检查即冠状动脉造影检查,目前仍是识别冠脉狭窄情况的"金标准",为患者选择冠心病治疗方法,如单纯药物治疗,或加以导管介入治疗或冠脉旁路移植术提供最可靠的依据。老年人的冠脉介入检查有一定的特点:①老年人常常合并不同程度的心功能、肾功能不全,需注意对液体和造影剂量的掌握。老年人造影剂肾病较非老年为多见,应注意造影术前的水化及术后的适当补液,密切观察临床生命体征。②老年人常伴有多系统、多方面的疾病,对问题的表述较差,临床表现不典型,术后的神志、精神状态、进食、两便等都应注意观察。注意合并用药的情况。③老年人的外周动脉性疾病和大动脉疾病增加,血管常有明显的钙化,容易出现血管并发症。血管介入的进路及需加以选择,术后需注意防止穿刺血管的并发症,如出血、假性动脉瘤、动静脉瘘的形成。介入检查除了冠状动脉造影,其他技术如冠脉内超声、光学相干断层显像、冠脉内压力导丝检查等及作为冠脉内治疗的旋磨技术等,老年人对于这些检查或治疗方法没有特殊的禁忌,但临床医师应根据老年人的特点全面考虑。

五、冠心病的诊断与鉴别诊断

临床各种相关的危险因素、临床症状、体征和辅助检查等有助于诊断和鉴别诊断,也有助于进行临床危险分层。对 ACS 患者危险分层,对早期识别高危患者,积极予以干预,减少严重事件的发生,改善预后有着重要的意义。

(一)诊断

对于慢性缺血综合征,包括稳定型心绞痛、隐匿型冠心病和慢性心功能不全。稳定型心绞痛中,根据心绞痛的严重程度及其对体力活动的影响,临床常常采用加拿大心血管学会(CCS)的分类方法将其分为四级(表 9-4)。

表 9-4　稳定型心绞痛的 CCS 分级

分级	表现
Ⅰ级	日常体力活动不会引起心绞痛,如步行、上楼梯等。工作或娱乐中激烈、快速或长时间劳累可致心绞痛发作
Ⅱ级	日常活动轻度受限,可诱发心绞痛情况包括爬坡,快步行走或上楼梯,饱餐、寒冷、迎风、情绪激动时或睡醒后很短时间内步行或上楼。一般情况下,常速平地步行超过 2 个街区,或在普通楼梯上 1 层楼以上时可诱发心绞痛
Ⅲ级	日常体力活动明显受限。一般情况下,常速平地步行 1～2 个街区,或在普通楼梯上 1 层楼时可诱发心绞痛
Ⅳ级	从事任何体力劳动均有不适症状出现。休息时亦有出现心绞痛表现

由于老年人的临床症状不典型,合并疾病较多,常常为其他的主诉,或临床为无症状性心肌缺血,给诊断带来一定的难度。因此对老年患者需详细地询问病史,了解既往各种冠心病危险因素和合并的其他疾病,往往还需要的更多的辅助检查,如心电图、超声心动图、心肌核素显像、冠脉 CT 造影或直接进行冠状动脉造影检查,进行综合分析、判断。

急性冠脉综合征是内科的急症,老年人的症状同样不典型,就诊较晚,预后较差。不稳定型心绞痛和非 ST 段抬高心肌梗死(NSTEMI)的症状和心绞痛类似,但程度更重、持续时间更长、可在休息时发作,或是新近发生心绞痛症状。有相当比例的老年人以胸闷气短就诊。不稳定型心绞痛严重程度分级一般采用 Braunwald 分级方法(表 9-5),其和预后相关急性 ST 段抬高心肌梗死(STEMI)在老年人,根据症状、ECG 改变可以做出诊断。但对于症状不典型者,诊断有一定难度。STEMI 除伴有心脏相关症状,还可有全身症状。当合并心力衰竭或心律失常时,需要及时判断,掌握治疗时机。临床体征大多无特殊,当出现并发症时,往往合并相应的体征。并发症可分为机械性、缺血性、栓塞性和炎症性。严重的并发症主要有以下几种。

(1)严重心律失常:可表现为快速心房颤动、室速、心室颤动、心动过缓、房室传导阻滞等。这些均可引起血流动力学障碍,影响血压、神志等。

(2)急性乳头肌功能不全甚或乳头肌断裂:发生率较高。可以是严重缺血引起二尖瓣功能性障碍,亦可是机械性的断裂导致急性二尖瓣关闭不全。临床伴有收缩中晚期喀啦音和吹风样收缩期杂音。二尖瓣的反流可引起左心室心排血量减少、左心房压力增加,造成左心衰竭。

表 9-5　不稳定型冠心病严重程度分级(Braunwald 分级)

项目	定义	一年内死亡率或心肌梗死率
严重程度		
Ⅰ级	严重的初发型或恶化型心绞痛,无静息时痛	7.3%
Ⅱ级	亚急性静息型心绞痛(就诊前一个月发生),但近 8 小时内无发作	10.3%
Ⅲ级	急性静息型心绞痛,在 48 小时内有发作	10.8%
临床环境		
A 级	继发性 UA,在冠状动脉狭窄的基础上,存在加重心肌缺血的冠脉以外的诱发因素:①增加心肌耗氧的因素,甲状腺功能亢进或快速性减少冠状脉血流的因素,如低血压;②血液携氧能力下降,如贫血和低氧血症	14.1%
B 级	原发性 UA,无引起或加重心绞痛发作的心脏以外的因素,是 UA 最常见类型	8.5%
C 级	MI 后心绞痛,发生于 MI 后 2 周内的 UA	18.5%

(3)心脏破裂:心肌的缺血和坏死可导致室间隔穿孔或心室游离壁的破裂,一般发生在心肌梗死后的 3～5 天。可造成急性左心衰竭。心室游离壁破裂可导致急性心脏压塞、迅速发生循环衰竭、猝死。心电图出现房室分离现象。

(4)栓塞:心肌梗死后室壁运动减弱处易形成附壁血栓,可造成体循环的脑、肾、脾等内脏或肢体动脉栓塞;心肌梗死后也可致下肢血栓形成,造成肺栓塞。

(5)心肌梗死后综合征:为炎症性并发症。表现为心肌梗死后数周至数月内发生心包炎、胸膜炎等,可伴有发热、胸痛、白细胞增高等。

急性心肌梗死后的心功能分级多采用 Killip 分级方法。①Ⅰ级:无明显心功能损害证据。②Ⅱ级:轻、中度心功能不全,查体肺底可闻及啰音,范围小于 50% 肺野,听诊有 S3,或胸片有上肺淤血表现。③Ⅲ级:重度心功能不全(肺水肿)查体听诊啰音大于 50% 肺野。④Ⅳ级:合并心源性休克。

(二)鉴别诊断

由于老年人临床症状不典型,合并其他疾病多,常有表述障碍等,在行诊断和鉴别诊断时,需充分考虑这些特点。临床需要和慢性稳定型心绞痛相鉴别的胸痛原因见表 9-6。

表 9-6　胸痛原因鉴别诊断

心源性胸痛	肺部疾病	消化道疾病	神经肌肉疾病	精神性疾病
主动性夹层	胸膜炎	胃食管反流病	肋间神经痛	焦虑症
心包炎	肺栓塞	食管痉挛	肋骨肋软骨病	抑郁症
心肌病	肺炎	食管裂孔疝	带状疱疹	躯体性精神病
心肌神经症	纵隔肿瘤	消化性溃疡	颈椎病	思维型精神病
心肌梗死	气胸	胰腺炎		
X 综合征		胆囊炎		
		胆囊结石		

六、冠心病的治疗

由于多种因素老年冠心病患者的症状较非老年更加不易识别。老年人的生活方式往往较为安静,缺少活动诱发的不适症状。但是冠心病患者的胸部不适仍然是最常见的主诉。

(一)稳定型心绞痛的治疗

近年来关于稳定型心绞痛的治疗策略一直存在着争议。有研究显示,合适的药物治疗(Optimal Medical Therapy,OMT)与药物治疗加介入治疗(OMT+PCI)相比,重要心脏事件的发生率没有区别。分析其中904位年龄大于65岁的老年人,显示OMT组和OMT+PCI组的预后,包括主要心脏事件和无心绞痛率,没有明显差别。另一个老年的相关研究也证实这一结论。该研究提示在稳定型心绞痛的患者,无论是PCI或OMT,对患者的生活质量和生存率没有区别。对于慢性稳定性冠心病,OMT包括抗血小板治疗、调脂治疗、降压治疗和抗心绞痛治疗诸方面。

1.抗血小板治疗

抗血小板治疗在一级预防和二级预防中的作用已被证实,对老年人也同样。根据荟萃分析结果,阿司匹林可以明显降低心血管死亡、心肌梗死和卒中。ACC/AHA指南建议的剂量是每天75~162 mg。除了有阿司匹林禁忌证,在稳定的慢性冠心病患者都应当使用。阿司匹林的不良反应主要有胃肠道的反应,老年人尤其应当注意阿司匹林相关的消化道出血。对确实不能服用者,可以噻吩吡啶类药物替代。

2.β受体阻滞剂

β受体阻滞剂为慢性心绞痛的一类推荐用药。其作用机制包括负性收缩和负性传导。通过降低静息心率和降低运动负荷增加时心率反应减少心肌的需氧,进而减少缺血事件。同时延长舒张期冠脉灌注的时间和降低心肌收缩力同样减少心肌的缺血。但是在老年人群的应用尤其要避免β受体阻滞剂的不良反应。在已存在心脏传导系统疾病患者,如窦房结功能障碍、房室传导阻滞等需慎用,并注意剂量。在合并严重气道堵塞性疾病如哮喘或慢性阻塞性肺疾病(COPD)患者,要选用高度受体选择性制剂,小剂量开始,避免气道阻力增加。

3.RAAS阻滞剂

ACEI类药物已被证实在冠心病的不同阶段均有明显的益处。它可通过降低心脏后负荷而减少心脏做功。HOPE(the Heart Outcomes Prevention Evaluation)研究纳入2 755例年龄大于70岁的老年人,其中58.1%为稳定型心绞痛。与对照组相比,服用雷米普利的治疗组心血管死亡、心肌梗死的发生率明显降低。EUROPA研究(the European Trial on Reduction of Cardiac Events with Stable Coronary Artery Disease)包括了12 000位患者,其中31%为年龄大于65周岁者,大部分无心绞痛症状,应用培多普利治疗者其一级终点事件(心血管死亡、心肌梗死或心脏骤停)的相对风险减少了20%。第三个主要临床研究为PEACE研究(Prevention of Events with Angiotensin Converting Enzyme Inhibition),该研究纳入了8 290位慢性冠心病患者,平均年龄64岁,其中11%年龄大于75岁。患者随机给予群多普利或安慰剂。综合的一级终点,包括心源性死亡、心肌梗死和再血管化治疗,两组之间没有明显差异。以上三个研究的荟萃分析显示使用ACEI可以明显降低全因死亡、心血管死亡、非致死性心肌梗死的发生和卒中的发生。最新版的ACC/AHA指南,将ACEI作为稳定型冠心病中危或高危患者的一类推荐,低危患者的ⅡA类推荐。不能耐受ACEI者以ARB替代。对于心功能不全(LVEF小于40%)或合并高血压、糖尿病或慢性肾病者有明确的使用指征。

4.抗心绞痛药物

主要包括硝酸酯类、钙通道阻滞剂及其他可缓解冠心病心绞痛症状类药物。硝酸甘油自1878年即开始用于临床,它可以在1~3分钟迅速缓解心绞痛症状。长效硝酸酯类药物如单硝酸或二硝酸异山梨酯也常用于慢性心绞痛的治疗,但其缓解心绞痛的作用逊于口含硝酸甘油,同时应当注意产生硝酸酯类耐受性。硝酸酯类主要用于缓解症状,并不能改善冠心病患者的生存率。钙通道阻滞剂通过扩张冠状动脉和减轻心肌收缩力可以治疗心绞痛,二氢吡啶类钙通道阻滞剂如氨氯地平、硝苯地平、非洛地平,较非二氢吡啶类钙通道阻滞剂如维拉帕米、地尔硫䓬对心肌收缩力的影响要小。后者同时对心脏传导有抑制作用。对有心功能不全者,二氢吡啶类钙通道阻滞剂更加安全。存在心脏传导异常者,非二氢吡啶类药物应避免使用。对于合并高血压者,长效硝苯地平对缓解心绞痛有效而安全,但短效硝苯地平应尽量避免使用。雷诺嗪为一类新的抗心绞痛药物,可以减轻心绞痛症状而不伴有血流动力学的影响,临床资料显示老年亚组和非老年相同,不增加严重不良事件。临床实践中多种中成药亦可缓解心绞痛的症状。

(二)不稳定型心绞痛和非 ST 段抬高心肌梗死治疗

老年人的非 ST 段抬高性急性冠脉综合征(NSTEACS)常见,而且常常伴有各种并发症,介入治疗的风险相对较高,但这一人群的临床治疗尚缺少循证医学证据,需要根据临床实际作出正确的选择。

1.抗血小板药物

阿司匹林是冠心病抗血小板治疗的基石。即使在老年人,阿司匹林也可明显降低不良事件发生率。氯吡格雷也是有效的抗血小板药物,在 CURE 研究中,老年人的亚组分析显示老年同非老年一样,氯吡格雷可降低非致死性心肌梗死、心源性死亡及卒中的发生。双联抗血小板治疗中,每天服用阿司匹林75~150 mg,治疗效果同大剂量,而消化道出血的风险降低。治疗指南建议在所有高危患者包括老年人采用双重抗血小板治疗。数种新型、更有效的抗血小板药物正在临床研究之中,但对于老年人效果如何,有待于更多的临床研究数据。静脉抗血小板药物主要是指血小板糖蛋白Ⅱb/Ⅲa(GPⅡb/Ⅲa)受体拮抗剂,我国市场销售的有替罗非班等。临床研究显示这类药物用于不稳定患者,在 7 天随访时明显受益,但在老年人群中的疗效不确定,其出血的风险明显增加。GPⅡb/Ⅲa 受体拮抗剂在介入治疗时显现一定优势,但对于老年人实施非介入治疗策略时,考虑到其疗效不确定但出血风险可能增加,不建议常规使用。当临床需要使用时应当考虑老年患者的体重和肾功能状况,予以剂量的校正。

2.抗凝治疗

肝素类药物已广泛用于临床。当和 GPⅡb/Ⅲa 受体拮抗剂共同使用时,需特别重视调整剂量。Ⅹa 因子抑制剂磺达肝癸钠是近年用于临床较新的药物,其在老年 NSTEACS 中的疗效仍有争议,但出血并发症减少。比伐芦丁为凝血酶抑制剂,当用于 NSTEACS 患者介入治疗时,其疗效同其他抗凝药物,但出血风险降低。这对于老年患者尤其有优势。

3.早期介入治疗策略的选择

在老年 NSTEACS 的早期,选择介入治疗还是单纯药物治疗是一个重要的研究课题。早期的研究对老年患者偏向选择较为保守的治疗对策,但较近期的研究结果提示积极干预有助于预后的改善。ACTICS-TIMI 18 研究(In the Treat Angina with Aggrastat and Determine Cost of Therapy with an Invasive or Conservative Strategy-Thrombolysis in Myocardial Infarction)中,

共入选 2 220 例平均年龄为 62 岁患者,其中 44％患者年龄大于 65 岁。患者接受阿司匹林、肝素和替罗非班治疗,随机入选早期非介入和早期介入组。早期介入组在随机后 48 小时之内进行冠脉造影;早期非介入组仅在负荷试验提示高危或住院期间再发严重缺血症状或之后的随访提示缺血者进行冠脉造影。最终早期介入组 64％患者在住院或 6 个月的随访之中行冠脉介入治疗,早期非介入组共 45％行冠脉干预。结果提示 6 个月的死亡、心肌梗死、因再次 ACS 住院等综合终点早期介入组低于非介入组(15.9％比 19.4％,$P=0.025$)。亚组分析提示,年龄在 75 岁或以上者早期介入获益更大。但是老年介入治疗者的出血风险增加(16.6％比6.5％,$P=0.009$)。2010 年发表的荟萃分析,对 4 个相关的临床研究结果进行分析,5 年的临床随访提示,较选择性介入治疗,常规介入治疗策略可以明显减少高危患者死亡和心肌梗死发生;中危患者的获益稍弱,但仍具有统计学的意义。2011 年发表的 ACC/AHA 更新指南提出建议:根据 TIMI 或 GRACE 评分,NSTEACS 患者中高危的或预后差者(包括老年),除非有禁忌证,应该采用早期介入治疗策略。

(三)ST 段抬高型心肌梗死的治疗

ST 段抬高型心肌梗死(STEMI)早期再灌注治疗除了常规的药物治疗,主要是静脉溶栓治疗和急诊冠脉介入治疗。由于老年人的临床状况变化大,并发症多,大部分的溶栓治疗临床研究未包括年龄大于 75 岁者。2007 美国心脏协会和老年协会参考相关的荟萃分析结果,认为在无已知的禁忌证时,溶栓治疗对老年人有效。老年的溶栓适应证同非老年,但禁忌证的掌握更严格。溶栓的纯获益首先和年龄的增长相关,其绝对死亡率随年龄增长而显著增加;其次是严重并发症的发生率,如左心室游离壁破裂和颅内出血。有研究提示老年接受溶栓治疗者左心室游离壁破裂的发生较未接受再灌注治疗和直接 PCI 患者有明显增加。颅内出血的发生率虽然很低,但因对生活质量和死亡率的严重影响,受到大家的关注。颅内出血的发生率同样随年龄增加而增加,在大于 85 岁者的发生率约为 2.9％。老年人选用的溶栓剂种类可能和其相关,如有研究提示替奈普酶较组织型纤溶酶原激活剂(tissue plasminogen activator rt-PA)的颅内出血并发症明显降低。辅助的肝素或低分子肝素类抗凝药物的种类和剂量,对获益和出血并发症在不同的研究有不同的结果。一般来说,在老年人更应注意剂量的调整,尤其注意肾功能的影响。鉴于老年人溶栓治疗增加严重出血风险,而在 NSTEMI 的高危老年人中介入治疗明显有效,因而假设在 STEMI 的老年人,急诊介入治疗优于溶栓治疗。但实际上很难有随机大规模临床研究验证此设想。尽管如此,现有的资料仍然支持这一假设。一项较早期的随机临床研究,将 75 岁以上 STEMI 患者随机采用急诊介入治疗或用链激酶行溶栓治疗。虽然只入选 87 位患者,但由于直接介入治疗较溶栓治疗的明显优势,30 天联合终点的风险降低 20％($P=0.01$)该试验提前终止。另一项大于 70 岁老年 STEM 直接介入治疗的荟萃研究同样得出结果,30 天时直接介入治疗组受益更明显,风险降低(13.3％比 23.6％,$P<0.05$);并且年龄高者的受益更加明显,其死亡率的降低在大于 85 岁人群为 6.9％,相比 66 岁以下者为 1％。基于以上的研究结果,老年人在发生急性 STEMI 时,建议首先选择直接介入治疗。除非有明确的禁忌或行急诊介入时间已过久,可以选择静脉的溶栓治疗。

七、冠心病的预防

我国已进入老龄化社会,而冠心病是老年人群的最主要死因,冠心病的预防不仅对改善老年人的生活质量有重要意义,而且对家庭、对社会都有重要意义。无论是冠心病的一级预防或二级预防,首先建议采取健康的生活方式,如控制吸烟、控制体重、坚持体力活动等。尽管改变生活方式往往比较困难,但仍然是预防冠心病的基础。药物预防是另一重要方面,但是近年来尝试用叶酸及 B 族维生素预防心脏病的研究,得出的结果为阴性。血脂紊乱仍然是冠心病发病的重要关注点,他汀类药物是降低心血管风险的重要措施。多个研究已证实他汀类药物在抗动脉粥样硬化、冠心病一级预防和二级预防中的作用。近年公布的JUPITER研究对不同亚组人群如女性、老年、合并慢性肾病患者等进行了分析,各亚组的结果和整个人群相似,但是目前存在着一些争议诸如糖尿病的发病在一些研究提示有升高的趋势,尤其在绝经期妇女,但综合分析,他汀类药物的益处是明显的。对其他危险因素的控制也是重要的方面,坚持如血压和血脂的常规检查和药物治疗也是非常必要的。

(周福兵)

第三节　老年血脂紊乱

血脂紊乱是脂质代谢障碍的表现,属于代谢性疾病,是指血浆中一种或多种脂质成分的增高或降低、脂蛋白量和/或质的改变。血脂紊乱被公认为心血管系统最重要的危险因素之一,大规模临床试验及荟萃分析结果表明,积极治疗血脂紊乱是老年人心血管疾病防治的重要组成部分。

一、老年人血脂代谢特点

血脂是血浆中胆固醇(TC)、甘油三酯(TG)和类脂(如磷脂等)的总称。血脂水平发生变化是老年人的生理特点,基因和环境因素与衰老过程中的脂代谢变化密切相关。根据美国胆固醇教育计划第 3 版成人治疗指南(NCEP ATPⅢ),随着年龄增加,高胆固醇血症患者显著增多[>65 岁的人群中 TC>5.2 mmol/L(200 mg/dL),男性占 60%、女性占 77%]。我国的流行病学调查显示,男性在 65 岁以前,TC、LDL-C 和 TG 水平随年龄增加逐渐升高,以后随年龄增加逐渐降低;中青年女性 TC 水平低于男性,女性绝经后 TC 水平较同年龄男性高。在增龄过程中,HDL-C 水平相对稳定;与欧美国家相比,我国老年人的 TC、LDL-C 和 TG 水平低于西方人群,以轻中度增高为主。

人们提出了许多机制用来说明与年龄相关的血脂蛋白浓度的变化,尤其是 LDL-C 的浓度变化。这些机制包括与年龄相关的进食油脂增加、肥胖、体育锻炼减少,健康状况下降及肝细胞上 LDL 受体数量随年龄增长而逐渐减少、功能减退。血脂紊乱是心脑血管疾病的独立危险因素,随着年龄增长,动脉粥样硬化发生率增加,老年人是发生心脑血管事件的高危人群。

二、病因

血脂紊乱的发生是由于脂蛋白生成加速或者降解减少,抑或两者同时存在。原发的血脂紊乱可能是由于单基因突变所致的生物化学缺陷,也可能是多基因或者多因子所致。继发的血脂紊乱在老年人中更常见,是由于肥胖、糖尿病、甲状腺功能减退及肝、肾疾病等系统性疾病所致。此外,某些药物,如利尿剂、β 受体阻滞剂、糖皮质激素等也可能引起继发性血脂升高。

三、临床表现

多数血脂紊乱的老年患者无任何症状和体征,常于血液常规生化检查时被发现。脂质在血管内皮沉积可引起动脉粥样硬化,由此引起心脑血管和周围血管病变,因此血脂紊乱的首发症状往往与心血管疾病症状相关。

TG 水平中度升高会导致脂肪肝和胰腺炎,如果 TG 水平继续升高则会在背部、肘部、臀部、膝部、手足等部位出现黄色瘤。严重的高甘油三酯血症[TC>5.2 mmol/L(200 mg/dL)]会导致视网膜的动静脉呈白乳状,形成脂血症视网膜炎。某些形式的高脂血症可以导致肝脾增大,从而出现上腹不适感或者压痛,而患有罕见的 β 脂蛋白不良血症的患者则可能出现手掌黄斑和结节状的黄色瘤。

四、诊断

鉴于目前老年人群的研究数据缺乏,建议老年人血脂紊乱的分类和合适的血脂水平参考2007 年《中国成人血脂异常防治指南》制定的标准,诊断老年人血脂异常时应重视全身系统性疾病,如肥胖、糖尿病、甲状腺功能减退、梗阻性肝病、肾病综合征、慢性肾衰竭等和部分药物,如利尿剂、β 受体阻滞剂、糖皮质激素等及酒精摄入、吸烟引起的继发性血脂异常。对老年患者而言,检测甲状腺功能十分重要,因为无临床症状的甲状腺功能减退与继发性血脂异常相关。

然而,国内外大规模前瞻性流行病学调查结果一致显示,患有心血管疾病的危险性不仅取决于个体具有某一危险因素的严重程度,更取决于个体同时具有危险因素的数目,而仅依靠血脂检查结果并不能真实反映出被检查者的血脂健康水平。当前,根据心血管疾病发病的综合危险大小来决定血脂干预的强度,已成为国内外相关指南所共同采纳的原则。

因此,ESC/EAS 血脂指南取消了"血脂合适范围"的描述,更加强调根据危险分层指导治疗策略,建议采用 SCORE 系统将患者的心血管风险分为很高危、高危、中危或低危,以此指导治疗策略的制订。我国仍然采用《中国成人血脂异常防治指南》血脂异常危险分层方案,按照有无冠心病及其等危症、有无高血压、其他心血管危险因素的多少,结合血脂水平来综合评估心血管病发病危险,将人群进行危险性分类,此种分类也可用于指导临床开展血脂异常的干预。

五、治疗

(一)老年人降脂治疗的现状

对老年人群的流行病学研究显示,老年人总死亡率及心血管疾病病死率与 LDL-C 水平呈U 形关系,LDL-C<2 mmol/L(77 mg/dL)或>5 mmol/L(193 mg/dL)时,总死亡率及心血管疾病病死率升高;LDL-C 在 3~4 mmol/L(115~154 mg/dL)时总死亡率及心血管疾病病死率最低。老年人 TC 与心脑血管疾病关系的研究为矛盾结果,多年来人们担心降低 TC 水平对老年人可能存在不利影响,严重影响了调脂药物的临床应用。大量循证医学证据显示,他汀类药物显著减少老年人心血管事件和心血管死亡,强化降脂治疗对老年患者非常有益。另外近年研究显示,血脂异常患者即使经过大剂量他汀类药物强化降胆固醇治疗后仍面临很高的心血管余留风险,而在 2 型糖尿病、肥胖、代谢综合征和/或心血管病患者中,TG 升高和 HDL-C 降低是构成心血管余留风险的主要血脂异常表型。因此,在关注高胆固醇血症的危害性及强调他汀类药物在心血管疾病防治中基石地位的同时,亦应充分重视对 TG 增高等其他类型血脂异常的筛查和干预。

(二)血脂紊乱的治疗

1.老年人血脂紊乱治疗的目标水平

基于循证医学证据,结合我国近年来的随访结果,《中国成人血脂异常防治指南》指出,调脂治疗防治冠心病的临床益处不受年龄影响,对于老年心血管危险人群同样应进行积极调脂治疗。推荐参考《中国成人血脂异常防治指南》,根据老年患者的血脂水平和合并的危险因素确定治疗策略及血脂的目标水平。

2.治疗性生活方式的干预

2011 年 ESC/EAS 指南与我国血脂管理指南一致强调治疗性生活方式改变(TLC)是控制血脂异常的基本和首要措施。国际动脉粥样硬化学会于 2013 年 7 月发布的《全球血脂异常诊治建议》也指出生活方式干预的主要目的是降低 LDL-C 和非 HDL-C,其次是减少其他危险因素。提倡用富含纤维的碳水化合物或不饱和脂肪酸代替过多的饱和脂肪酸。提倡减轻体重、规律进行有氧运动,并采取针对其他心血管病危险因素的措施,如戒烟、限盐以降低血压等。

3.药物治疗

对许多患有血脂紊乱存在冠心病风险的老年人而言,治疗性生活方式干预不能有效降低 LDL-C 水平以达到控制目标,需要在健康生活方式改变的基础上开始个体化的调脂药物治疗。临床上供选用的调脂药物主要有他汀类、贝特类、烟酸类、树脂类药物和胆固醇吸收抑制剂,以及其他具有调脂作用的药物,以下做简单介绍。

(1)他汀类:在肝脏合成胆固醇的过程中,羟甲基戊二酰辅酶 A(HMG-CoA)还原酶催化其中的限速反应,他汀类药物可以抑制 HMG-CoA 还原酶,从而减少胆固醇的生成。这类药物有如下作用:上调肝细胞的 LDL 受体,从而使含有 ApoE 和 ApoB 的脂蛋白从循环中清除增多,还使肝脏合成、分泌的脂蛋白减少。他汀类药物降低 LDL-C 水平、增加其清除,并减少极低密度脂蛋白和中等密度脂蛋白(非 HDL-C)等残存颗粒的分泌。所以他汀类药物对 LDL-C 和 TG 水平升高的患者是有效的。临床常用制剂有阿托伐他汀、辛伐他汀、洛伐他汀、氟伐他汀、瑞舒伐他汀、匹伐他汀等。他汀类药物是目前临床上最重要、应用最广的降脂药。现有的临床证据表明,他汀类药物治疗可显著减少老年人心脑血管事件。

(2)贝特类:贝特类药物降低 VLDL 的产生、增加富含 TG 的脂蛋白的清除。后者是通过过氧化物酶体增殖物激活受体(PPAR)α 及增强脂蛋白脂肪酶的脂解活性来实现的。贝特类药物还能升高 HDL-C 和 ApoA I 的水平,适用于 TG 高、HDL-C 低的患者。临床常用制剂有非诺贝特、苯扎贝特、吉非贝齐等。

(3)烟酸类:烟酸抑制脂蛋白的合成,减少肝脏产生 VLDL,且抑制游离脂肪酸的外周代谢,从而减少肝脏产生 TG、分泌 VLDL,并减少 LDL 颗粒。烟酸促进 ApoA I 产生增多,因此可以升高 HDL-C 的水平。临床常用制剂有烟酸、阿昔莫司等。AIM-HIGH 研究结果显示,烟酸缓释制剂虽然提高了 HDL-C 水平、降低 TG 水平,但并未减少心脏病发作、卒中或其他的心血管事件。临床试验结果的公布对烟酸类药物在心血管病防治中的地位产生较大影响。

(4)树脂类:树脂类药物一般作为治疗高胆固醇血症的二线用药。胆汁酸多价螯合剂在肠道中结合胆汁酸,从而减少了胆汁酸的肝肠循环。这类药上调 7α-羟化酶促使肝细胞中更多的胆固醇转变成胆汁酸,从而肝细胞中 TC 的含量下降、LDL 受体表达增多,LDL 和 VLDL 残粒从循环中的清除增加。同时,胆汁酸多价螯合剂使肝脏胆固醇合成增加,从一定程度上否定了螯合剂的降 LDL-C 的作用。TG 水平高的患者应用树脂类药物需要注意该类药物会使肝脏产生更多的 VLDL 而致 TG 升高。临床常用制剂有考来烯胺、考来替哌等。

(5)胆固醇吸收抑制剂：胆固醇吸收抑制剂依折麦布抑制肠道吸收胆固醇，使胆汁及食物中运送至肝脏的胆固醇减少，且减少致动脉粥样硬化的残余颗粒中 VLDL、LDL 胆固醇的含量。肠道向肝脏运输的胆固醇减少使得肝细胞 LDL 受体活性增强，从而导致循环中 LDL 的清除增多。

(6)其他调脂药物：普罗布考可以通过渗入到脂蛋白颗粒中影响脂蛋白代谢，降低 TC、LDL-C，也可降低 HDL-C，可用于高胆固醇血症的治疗。n-3 脂肪酸制剂是深海鱼油的主要成分，可降低 TG 和轻度升高 HDL-C。一类全新的降低 LDL-C 药物——人类前蛋白转化酶枯草溶菌素 9(PCSK9)抑制剂，临床研究提示该药能显著降低 LDL-C 水平，有望用于不能耐受他汀类药物或者他汀类药物治疗不能达标的患者。

综上，老年人群同样应该遵循《中国成人血脂异常防治指南》，根据患者心脑血管疾病的危险分层及个体特点选择调脂药物，如无特殊原因或禁忌证，应鼓励具有多种心脑血管疾病危险因素的老年人使用他汀类药物。当最大剂量他汀类药物治疗未能达到 LDL-C 目标或不耐受大剂量他汀类药物，可联合使用依折麦布。如果 LDL-C 达标，而非 HDL-C 和 TG 水平明显升高，可加用贝特类药物、烟酸或高剂量的 n-3 脂肪酸，TG 明显升高的患者，需要及时干预，预防急性胰腺炎的发生。

4.老年人药物治疗的安全性

降脂药物较为常见的不良反应是胃肠道不适，少数的不良反应为肝功能异常和肌病，肾损伤、周围神经病变等也曾有报道。总体而言，随着老年人降脂治疗研究的深入，已经证明老年人使用降脂药物是安全有效的；但是无论是血脂紊乱还是药动学、药效学，老年人均有其独特特点，老年人的降脂治疗应在遵循一般原则的前提下，进行个体化治疗，建议应从小剂量开始，并充分考虑到药物相关不良反应，尽可能单药调脂，以避免药物相关肌病的发生，同时密切监测相关症状和生化指标，从而使调脂治疗的获益最大化。

六、关于老年人血脂紊乱有待解决的问题

目前，血脂异常防治指南已经深入临床实际，但关于他汀类药物治疗的观察与思考仍未停止。60 岁以上老年人的他汀类药物治疗，无论是一级预防还是二级预防，总体是获益的。但对于 80 岁以上老年人存在是否还要进一步分层、制订新的他汀类药物治疗目标及剂量选择的问题。目前已经公布的关于降脂治疗的临床试验缺乏 80 岁以上人群研究的结果，缺乏专为高龄老年人设计的前瞻、随机、对照、大规模临床试验。

在血脂研究领域，针对 LDL-C 降脂达标是老年人血脂紊乱治疗的主要目标，升高 HDL-C 和综合降脂治疗对老年人预后的影响是未来应关注的热点，期待更多专为老年人群设计的大规模随机临床试验，以解决老年人降脂治疗中存在的问题。

（周福兵）

第四节　老年慢性肺源性心脏病

慢性肺源性心脏病简称肺心病,是指由肺组织、胸廓或肺动脉系统病变引起的肺动脉高压,伴或不伴有右心衰竭的一类疾病。

老年肺心病在我国是常见病、多发病,平均患病率为 0.48％,病死率在 15％左右。本病占住院心脏病的构成比为 38.5％～46％。我国北部及中部地区 15 岁以上人口患病率为 3％,估计全国有 2 500 万人罹患此病,约有 30％为非吸烟人群,与国外有明显差别,而且以农村女性多见,个体易感因素、遗传、气道高反应性、环境因素、职业粉尘和化学物质、空气污染等与本病的发病密切相关。

一、病因

本病病因为影响支气管、肺为主的疾病,主要包括以下几个方面。

(1)COPD、支气管哮喘、支气管扩张等气道疾病,其中在我国 80％～90％的慢性肺心病病因为 COPD。

(2)影响肺间质或肺泡为主的疾病,如特发性肺间质纤维化、结节病、慢性纤维空洞性肺结核、放射性肺炎、肺尘埃沉着病及结缔组织病引起的肺部病变等。

(3)神经肌肉及胸壁疾病,如重症肌无力、多发性神经病、胸膜广泛粘连、类风湿关节炎等造成的胸廓或脊柱畸形等疾病,影响呼吸活动,造成通气不足,导致低氧血症。

(4)通气驱动失常的疾病,如肥胖-低通气综合征、睡眠呼吸暂停低通气综合征、原发性肺泡通气不足等,因肺泡通气不足,导致低氧血症。

(5)以肺血管病变为主的疾病,如反复肺动脉栓塞、广泛结节性肺动脉炎、结缔组织病系统性红斑狼疮(SLE)引起的肺血管病变等。

(6)特发性疾病,如原发性肺动脉高压,即不明原因的持续性、进行性肺动脉压力升高。各种肺血管病变可导致低氧血症及肺动脉高压,并最终导致慢性肺心病。

二、病理解剖

由于支气管黏膜炎变、增厚、黏液腺增生、分泌亢进,支气管腔内炎症渗出物及黏液分泌物潴留,支气管纤毛上皮受损,影响了纤毛上皮净化功能。病变向下波及细支气管,可出现平滑肌肥厚,使管腔狭窄而不规则;又加上管壁痉挛、软骨破坏、局部管腔易闭陷等改变,使细支气管不完全或完全阻塞,致排气受阻肺泡内残气量增多压力增高,肺泡过度膨胀,肺泡在弹力纤维受损基础上被动扩张,泡壁断裂,使几个小泡融合成一个大泡而形成肺气肿。慢性阻塞性肺病常反复发作支气管周围炎及肺炎,炎症可累及邻近肺小动脉,使腔壁增厚、狭窄或纤维化,肺细动脉Ⅰ及Ⅲ型胶原增多;此外可有非特异性肺血管炎,肺血管内血栓形成等。最后致右心室肥大、室壁增厚、心腔扩张、肺动脉圆锥膨隆、心肌纤维肥大、萎缩、间质水肿、灶性坏死,坏死灶后为纤维组织所替代。部分患者可合并冠状动脉粥样硬化性病变。

三、发病机制

肺的功能和结构改变致肺动脉高压（pulmonary hypertension，PH）是导致肺心病的先决条件。

(一)呼吸功能改变

由于上述支气管及肺泡病理改变出现阻塞性通气功能障碍。限制性肺部疾病或胸部活动受限制可出现限制性通气功能障碍，使肺活量、残气量和肺总量减低。进一步发展则通气/血流比值失调而出现换气功能失常，最终导致低氧血症和高碳酸血症。

(二)血流动力学改变

主要改变在右心及肺动脉，表现为右心室收缩压升高和肺动脉高压。低氧作用于肺血管平滑肌细胞膜上的离子通道，引起钙内流增加和钾通道活性阻抑；刺激血管内皮细胞，使内皮衍生的收缩因子如内皮素-Ⅰ合成增加而内皮衍生的舒张因子如一氧化氮和降钙素产生和释放减少；某些血管活性物质如血栓素 A_2、血管紧张素Ⅱ、血小板激活因子及肿瘤坏死因子等形成和释放均促使肺血管收缩。加上二氧化碳潴留使血中 H^+ 浓度增高，均可加重肺动脉高压。缺氧又使肺血管内皮生长释放因子(平滑肌细胞促分裂素)分泌增加，使血管平滑肌增殖；成纤维细胞分泌的转化生长因子 β 表达增加，使肺动脉外膜成纤维细胞增殖，这种肺血管结构重建使肺血管顺应性下降，管腔变窄，血管阻力增加。缺氧引起的代偿性红细胞增多，血容量增加，血黏稠度和循环阻力增高。慢性炎症使肺血管重构、肺血管数量减少，肺微动脉中原位血栓形成，均更加重了肺动脉高压。

(三)心脏负荷增加，心肌功能抑制

肺心病由于心肌氧张力减低，红细胞增多和肺血管分流，使左、右心室尤其是右心室负荷增加，右心室扩大，右心室排血不完全，最后产生右心衰竭。一般认为，肺心病是右心室受累的心脏病，但肺心病也有左心室损害。尸检证明，肺心病有左心室肥大者占 61.1%～90.0%。缺氧、高碳酸血症、肺部感染对心肌的损害，心排血量的增加，及支气管肺血管分流的形成对左心室负担的增加及老年人合并冠心病存在，均可使心脏功能受损加重。

(四)多脏器损害

肺心病引起多脏器衰竭与低灌注、感染所致休克，炎症介质释放，抗原抗体复合物形成，激活补体、释放 C_3 等活性物质，使中性粒细胞黏附于复合体，释出氧自由基而引起血管内皮严重损害，肺毛细血管内皮细胞受损使血中微聚物及血管壁活性物质难以清除，从而自左心室排出而引起全身器官损害，最后导致多脏器衰竭。

四、临床表现

本病病程进展缓慢，可分为代偿与失代偿两个阶段，但其界限有时并不清楚。

(一)功能代偿期

患者都有慢性咳嗽、咳痰或哮喘史，逐步出现乏力、呼吸困难。体检示明显肺气肿表现，包括桶状胸、肺部叩诊呈过度清音、肝浊音上界下降、心浊音界缩小甚至消失。听诊呼吸音低，可有干湿啰音，心音轻，有时只能在剑突下听到。肺动脉区第二音亢进，剑突下有明显心脏搏动，是病变累及心脏的主要表现。颈静脉可有轻度怒张，但静脉压并不明显增高。

(二)功能失代偿期

肺组织损害严重引起缺氧、二氧化碳潴留,可导致呼吸和/或心力衰竭。

(1)呼吸衰竭:多见于急性呼吸道感染后。缺氧早期主要表现为发绀、心悸和胸闷等。病变进一步发展时发生低氧血症,可出现各种精神神经障碍症状,称为肺性脑病。

(2)心力衰竭:亦多发生在急性呼吸道感染后,因此,常合并有呼吸衰竭,以右心衰竭为主,可出现各种心律失常。此外,由于肺心病是以心、肺病变为基础的多脏器受损害的疾病,因此,在重症患者中,可有肾功能不全、弥散性血管内凝血、肾上腺皮质功能减退所致面颊色素沉着等表现。

五、实验室检查和辅助检查

(一)血液检查

红细胞计数和血红蛋白增高,血细胞比容正常或偏高,全血黏度、血浆黏度和血小板黏附率及聚集率常增高,红细胞电泳时间延长,血沉一般偏快;动脉血氧饱和度常低于正常,二氧化碳分压高于正常,以呼吸衰竭时显著。在心力衰竭期,可有丙氨酸氨基转移酶和血浆尿素氮、肌酐、血及尿 β 微球蛋白、血浆肾素活性、血浆血管紧张素 II 含量增高等肝肾功能受损表现。合并呼吸道感染时,可有白细胞计数增高。在呼吸衰竭不同阶段可出现高钾、低钠、低钾或低氯、低钙、低镁等变化。

(二)痰细菌培养

痰细菌培养旨在指导抗生素的应用。

(三)X 线检查

诊断标准:①右肺下动脉横径≥15 mm;②肺动脉中度凸出或其高度≥3 mm;③右心室增大。

通常分为以下三型。

(1)正常型,心肺无异常表现。

(2)间质型,非血管性纹理增多,迷乱(含轨道征)和/或网织结节阴影,多见于肺下野或中下野,或兼有一定程度的肺气肿。

(3)肺气肿型,表现为肺过度膨胀(如横膈低平、左肋膈角开大>35°等),肺血管纹理自中或内带变细、移位变形和/或稀疏,有肺大疱或不规则局限透明区,或兼有一定程度的间质改变。

(四)心电图检查

通过心电图发现,右心室肥大具有较高的特异性但其敏感性较差,有一定易变性。急性发作期由于缺氧、酸中毒、碱中毒、电解质紊乱等可引起 ST 段与 T 波改变和各种心律失常,当解除诱因,病情缓解后常可有所恢复及心律失常消失。心电图常表现为右心房和右心室增大。V_1 的 R 波振幅、V_1 的 R/S 比值和肺动脉压水平无直接关系。肺动脉高压伴 COPD 的患者心电图上的异常表现通常要少于肺动脉高压伴随其他疾病的患者。因为前者肺动脉高压的程度相对较轻,而且胸腔过度充气造成的桶状胸往往导致心电图呈低电压。

心电图诊断右心房及心室增大的标准如下。

(1)在 II、III、aVF、V_1、V_2 导联 P 波电压达到 0.25 mV。

(2)I 导联 R 波电压达到 0.2 mV。

(3)A+R-PL=0.7 mV(Butler 心电图诊断标准:A 为 V_1 或 V_2 导联 R 或 R′波的最大振幅,R 为 I 或 V_6 导联 S 波最大振幅,PL 为 V_1 最小的 S 波或者 I 或 V_6 最小的 r 波振幅)。用此标准

评估肺动脉高压时,其敏感性可高达89%。

(五)超声心动图检查

常表现为右心房和右心室增大,左心室内径正常或缩小,室间隔增厚。右心室压力过高引起的室间隔活动异常具有特征性。而右心室壁和周围组织结构的分辨能力限制了心脏超声对于右心室扩大的辨别能力。右心室的功能障碍很难用心脏超声来量化,但可通过室间隔的位置和偏曲度从侧面得以反映。如果心脏超声发现心包积液,右心房扩大,间隔移位,通常提示预后较差。由于慢性右心室压力负荷过重及左心室充盈不足,二尖瓣收缩期脱垂及室间隔运动异常相当常见。通过测量三尖瓣反流速度,用 Bernoulli 公式可得到右心室收缩高压的多普勒超声心动图证据。多普勒超声心动图显示,二尖瓣反流及右心室收缩压增高。多平面经食管超声心动图检查可显示右心室功能射血分数(RVEF)下降。

(六)肺功能检查

在心肺功能衰竭期不宜进行本检查,症状缓解期可考虑测定。患者均有通气和换气功能障碍。表现为时间肺活量及最大通气量减少,残气量增加。此外,肺阻抗血流图及其微分图的检查在一定程度上能反映机体内肺血流容积改变,了解肺循环血流动力学变化、肺动脉压力大小和右心功能;核素心血管造影有助于了解右心功能;肺灌注扫描如肺上部血流增加、下部减少,则提示有肺动脉高压存在。

六、诊断

本病由慢性广泛性肺、胸部疾病发展而来,呼吸和循环系统的症状常混杂出现,故早期诊断比较困难。一般认为,凡有慢性广泛性肺、胸部疾病患者,一旦发现有肺动脉高压、右心室增大而同时排除了引起右心增大的其他心脏疾病可能时,即可诊断为本病。肺动脉高压和右心室增大是肺心病早期诊断的关键。肺心病常可并发酸碱平衡失调和电解质紊乱。其他尚有上消化道出血和休克,其次为肝、肾功能损害及肺性脑病,少见的有自发性气胸、弥散性血管内凝血等,后者病死率高。

七、治疗

肺心病是原发于重症胸、肺、肺血管基础疾病的晚期并发症,防治很困难,其中81.8%的患者由慢性支气管炎、支气管哮喘并发肺气肿发展而来,因此,积极防治这些疾病是避免肺心病发生的根本措施。应讲究卫生、戒烟和增强体质,提高全身抵抗力,减少感冒和各种呼吸道疾病的发生。对已发生肺心病的患者,应针对缓解期和急性期分别加以处理。呼吸道感染是发生呼吸衰竭的常见诱因,故需要积极予以控制。

(一)缓解期治疗

缓解期治疗是防止肺心病发展的关键。可采用以下方式。

(1)冷水擦身和膈式呼吸及缩唇呼气,以改善肺脏通气等耐寒及康复锻炼。

(2)镇咳、祛痰、平喘和抗感染等对症治疗。

(3)提高机体免疫力药物如核酸酪素注射液(麻疹减毒疫苗的培养液)皮下或肌内注射,或核酸酪素口服液每支10 mL,3次/天,36个月为1个疗程。气管炎菌苗皮下注射、卡介苗素注射液肌内注射等。

(4)临床试验表明,长期氧疗可以明显改善有缺氧状态的慢性肺心病患者的生存率。

(5)中医中药治疗,宜扶正固本、活血化瘀,以提高机体抵抗力,改善肺循环情况。对缓解期患者,进行康复治疗及开展家庭病床工作能明显降低急性期的发作。

(二)急性期治疗

(1)控制呼吸道感染:呼吸道感染是发生呼吸衰竭和心力衰竭的常见诱因,故需积极应用药物予以控制。目前主张联合用药。宜根据痰培养和致病菌对药物敏感的测定选用,但不要受痰菌药物试验的约束。可考虑经验性抗菌药物治疗。加拿大胸科学会 2000 年推荐的 COPD 急性期抗菌治疗方案,曾经被广泛引用。急性发作的 COPD 分为单纯型、复杂型和慢性化脓型三型,其中单纯型推荐的经验性治疗抗菌药物是阿莫西林、多西环素、复方磺胺甲噁唑;复杂型推荐的是喹诺酮类、β_2 内酰胺酶抑制剂复方制剂、第 2 代或第 3 代头孢菌素、新大环内酯类;慢性化脓型推荐的是环丙沙星、其他静脉用抗假单胞菌抗生素(哌拉西林钠、头孢他啶、头孢吡肟、碳青霉烯类、氨基苷类)。除全身用药外,尚可局部雾化吸入或气管内滴注药物。长期应用抗生素要防止真菌感染。一旦真菌已成为肺部感染的主要病原菌,应调整或停用抗生素,给予抗真菌治疗。

(2)改善呼吸功能,抢救呼吸衰竭:采取综合措施,包括缓解支气管痉挛、清除痰液、畅通呼吸道,可用沐舒坦 15 mg,2 次/天,雾化吸入;或 60 mg,口服 2 次/天,静脉滴注。持续低浓度给氧,应用呼吸兴奋剂,BiPAP 正压通气等,必要时施行气管切开、气管插管和机械呼吸器治疗等。

(3)控制心力衰竭:轻度心力衰竭给予吸氧,改善呼吸功能,控制呼吸道感染后,症状即可减轻或消失。较重者加用利尿剂亦能较快予以控制。①利尿剂:一般以间歇、小量呋塞米及螺内酯交替使用为妥,目的为降低心脏前、后负荷,增加心排血量,降低心腔充填压,减轻呼吸困难。使用时应注意到其可引起血液浓缩,使痰液黏稠,加重气道阻塞;电解质紊乱尤其是低钾、低氯、低镁和碱中毒,诱致难治性水肿和心律失常。若需长时间使用利尿剂,可合用有保钾作用血管紧张素转换酶抑制剂,如卡托普利、培哚普利、福辛普利等,以避免肾素分泌增加、血管痉挛,增强利尿作用。中药如复方五加皮汤、车前子、金钱草等均有一定利尿作用。②洋地黄类:在呼吸功能未改善前,洋地黄类药物疗效差,且慢性肺心病患者肝、肾功能差,因此,用量宜小,否则极易发生毒性反应,出现心律失常。急性加重期以静脉注射毛花苷 C 或毒毛花苷 K 为宜,见效快,可避免在体内蓄积,若心力衰竭已纠正,可改用地高辛维持。③血管扩张剂:除减轻心脏的前、后负荷,还可扩张肺血管,降低肺动脉压。全身性血管扩张药大多对肺血管也有扩张作用,如直接扩张血管平滑肌药物(肼屈嗪)、钙通道阻滞剂(硝苯地平)、α 受体阻滞剂(酚妥拉明)、ACEI(卡托普利)及 β 受体激动剂、茶碱类、依前列醇等,均可不同程度地降低肺动脉压力。但应注意这些药物对心排血量及动脉血压的影响,应从小剂量开始。慢性肺心病是以右心病变为主的全心病变,可发生右心衰竭、急性肺水肿或全心衰竭。并且心力衰竭往往与呼吸衰竭并存,因此,治疗心力衰竭前应先治疗呼吸衰竭,一般随着呼吸功能的改善,急性增高的肺动脉压可随之下降,右心室负担减轻,轻症心力衰竭患者可得到纠正。

(4)控制心律失常:除常规处理外,需注意治疗病因,包括控制感染、纠正缺氧、纠正酸碱和电解质平衡失调等。病因消除后心律失常往往会自行消失。此外,应用抗心律失常药物时,还要注意避免应用普萘洛尔等 β 受体阻滞剂,以免引起气管痉挛。

(5)应用肾上腺皮质激素:在有效控制感染的情况下,短期大剂量应用肾上腺皮质激素,对抢救早期呼吸衰竭和心力衰竭有一定作用。通常用氢化可的松 100～300 mg 或地塞米松 10～20 mg 加于 5%葡萄糖溶液 500 mL 中静脉滴注,每天 1 次,后者亦可静脉推注,病情好转后 2～3 天停用。如胃肠道出血,肾上腺皮质激素的使用应十分慎重。

(6)并发症的处理:并发症如酸碱平衡失调和电解质紊乱、消化道出血、休克、弥散性血管内凝血等应积极治疗。

(7)中医中药治疗:肺心病急性发作期表现为本虚标实,病情多变,治疗应按急则治标、标本兼治的原则。中西医结合治疗是一种很好的治疗途径。

(周福兵)

第十章

肿瘤科疾病

第一节　原发性肝癌

一、病因

目前认为肝炎病毒有 A、B、C、D、E、G 等数种以及输血传播病毒 TTV。已经有大量的研究证明，与肝癌有关的肝炎病毒为 HBV、HCV。即 HBV 与 HCV 慢性感染是肝癌的主要危险因素。

（一）乙型肝炎病毒与肝癌发病密切相关

HBV 与肝癌发病间的紧密联系已得到公认，国际癌症研究中心已经确认了乙型肝炎在肝癌发生中的病因学作用。据估计，全球有 3.5 亿慢性 HBV 携带者。世界范围的乙型肝炎表面抗原（HBsAg）与肝癌关系的生态学研究发现，HBsAg 的分布与肝癌的地理分布较为一致，即亚洲、非洲为高流行区。当然在局部地区，HBsAg 的分布与肝癌的地理分布不一致。例如，格陵兰 HBsAg 的流行率很高，但肝癌发病率却很低。病例研究发现，80％以上的肝癌患者都有 HBV 感染史。分子生物学研究发现，与 HBV 有关的 HCC 中，绝大多数的病例可在其肿瘤细胞 DNA 中检出 HBV DNA 的整合。研究发现，慢性 HBV 感染对肝癌既是启动因素，也是促进因素。

（二）丙型肝炎病毒（HCV）与肝癌发病的关系

据估计全球有 1.7 亿人感染 HCV。丙型肝炎在肝癌发生中的重要性首先是由日本学者提出的。IARC 的进一步研究也显示了肝癌与丙型肝炎的强烈的联系。

但有研究发现，HCV 在启东 HCC 及正常人群中的感染率并不高，因此 HCV 可能不是启东肝癌的主要病因。最近启东的病例对照研究显示，HCV 在启东 HBsAg 携带者中的流行率也不高（2.02％），HBsAg 携带者中肝癌病例与对照的 HCV 阳性率并无显著差别。

二、诊断和分期

（一）肝癌的分期

原发性肝癌的临床表现因不同的病期而不同，其病理基础、对各种治疗的反应及预后相差较大，故多年来许多学者都曾致力于制定出一个统一的分型分期方案，以利于选择治疗、评价结果和估计预后。与其他恶性肿瘤一样,对肝癌进行分期的目的是:①指导临床制订合理的治疗计划。②根据分期判断预后。③评价治疗效果并在较大范围内进行比较。因此,理想的分期方案应满足以下两个要求:①分期中各期相应的最终临床结局差别明显。②同一分期中临床结局差别很小。

1.Okuda 分期标准

日本是肝癌高发病率国家。Okuda 等根据 20 世纪 80 年代肝癌研究和治疗的进展,回顾总结了850 例肝细胞肝癌病史与预后的关系,认为肝癌是否已占全肝的 50%、有无腹水、清蛋白是否大于30 g/L 及胆红素是否少于 30 mg/L 是决定生存期长短的重要因素,并以此提出 3 期分期方案(表 10-1)。

表 10-1　Okuda 肝癌分期标准

分期	肿瘤大小		腹水		清蛋白		胆红素	
	>50% (+)	<50% (−)	(+)	(−)	<0.3 g/L (3 g/dL)(+)	>0.3 g/L (3 g/dL)(−)	>0.175 μmol/L (3 mg/dL)(+)	<0.175 μmol/L (3 mg/dL)(−)
I		(−)		(−)		(−)		(−)
II	1 或 2 项(+)							
III	3 或 4 项(+)							

与非洲南部的肝癌患者情况不同,日本肝癌患者在确诊前大多已经合并了肝硬化,并有相应的症状。而且随着 20 世纪 80 年代诊断技术的提高,小肝癌已可被诊断和手术切除。因此,Okuda等认为以清蛋白指标替代 Primack 分期中的门脉高压和体重减轻来进行分期的方案更适用于日本的肝癌患者。Okuda 称 I 期为非进展期,II 期为中度进展期,III 期为进展期。对850 例肝癌患者的分析表明,I、II、III 期患者中位生存期分别为 11.5 个月、3.0 个月和 0.9 个月,较好地反映了肝癌患者的预后。

2.国际抗癌联盟制定的 TNM 分期

根据国际抗癌联盟(UICC)20 世纪 80 年代中期制定并颁布的常见肿瘤的 TNM 分期,肝癌的 TNM 分期如表 10-2。

表 10-2　UICC 肝癌 TNM 分期

分期	T	N	M
I	T_1	N_0	M_0
II	T_2	N_0	M_0
IIIA	T_3	N_0	M_0
IIIB	$T_1 \sim T_3$	N_1	M_0
IVA	T_4	N_0,N_1	M_0
IVB	$T_1 \sim T_4$	N_0,N_1	M_1

(1)表中,T——原发肿瘤,适用于肝细胞癌或胆管(肝内胆管)细胞癌。

T_x:原发肿瘤不明。

T_0:无原发病证据。

T_1：孤立肿瘤，最大直径在 2 cm 或以下，无血管侵犯。

T_2：孤立肿瘤，最大直径在 2 cm 或以下，有血管侵犯；或孤立的肿瘤，最大直径超过 2 cm，无血管侵犯；或多发的肿瘤，局限于一叶，最大的肿瘤直径在 2 cm 或以下，无血管侵犯。

T_3：孤立肿瘤，最大直径超过 2 cm，有血管侵犯；或多发肿瘤，局限于一叶，最大的肿瘤直径在 2 cm或以下，有血管侵犯；或多发肿瘤，局限于一叶，最大的肿瘤直径超过 2 cm，有或无血管侵犯。

T_4：多发肿瘤分布超过一叶；或肿瘤侵犯门静脉或肝静脉的一级分支；或肿瘤侵犯除胆囊外的周围脏器；或穿透腹膜。

注：依胆囊床与下腔静脉之投影划分肝脏之两叶。

（2）N——区域淋巴结，指肝十二指肠韧带淋巴结。

N_x：区域淋巴结不明。

N_0：区域淋巴结无转移。

N_1：区域淋巴结有转移。

（3）M——远处转移。

M_x：远处转移不明。

M_0：无远处转移。

M_1：有远处转移。

3.我国通用的肝癌分型分期方案

根据肝癌的临床表现，全国肝癌防治研究协作会议上通过了一个将肝癌分为 3 期的方案。该方案如下。① Ⅰ期：无明确的肝癌症状与体征者。② Ⅱ期：介于 Ⅰ期与Ⅲ期之间者。③Ⅲ期：有黄疸、腹水、远处转移或恶病质之一者。

此项方案简单明了，便于掌握，在国内相当长的时间内被广泛采用，并于 1990 年被收录入中华人民共和国卫生健康委员会医政司编制的《中国常见恶性肿瘤诊治规范》，作为我国肝癌临床分期的一个标准。

4.1999 年成都会议方案

1977 年的 3 个分期的标准虽简便易记，但Ⅰ～Ⅲ期跨度过大，大多数患者集中在Ⅱ期，同期中病情有较大出入。因此中国抗癌协会肝癌专业委员会 1999 年在成都第四届全国肝癌学术会议上提出了新的肝癌分期标准（表 10-3），并认为大致可与 1977 年标准及国际 TNM 分期相对应。

表 10-3　成都会议原发性肝癌的分期标准

分期	数量、长径、位置	门静脉癌栓（下腔静脉、胆管癌栓）	肝门、腹腔淋巴结肿大	远处转移	肝功能Child 分级
Ⅰ	1 或 2 个、<5 cm、在 1 叶	无	无	无	A
Ⅱ A	1 或 2 个、5～10 cm、在 1 叶，或 <5 cm、在 2 叶	无	无	无	A 或 B
Ⅱ B	1 或 2 个、>10 cm，或 3 个、<10 cm、在 1 叶，或 1 或 2 个、5～10 cm、在 2 叶	无或分支有	无	无	A 或 B
Ⅲ	癌结节>3 个，或>10 cm，或在 2 叶，或 1 或 2 个、>10 cm、在 2 叶	门静脉主干	有	有	C

此分期的特点是:①未采用国际 TNM 分期中关于 T 的划分,认为小血管有无侵犯是一个病理学分期标准,肝癌诊断时多数不能取得病理学检查,难以使用此项标准。②肝功能的好坏明显影响肝癌的治疗选择与预后估计,因而肝功能分级被列入作为肝癌分期的一个重要指标。严律南等分析 504 例肝切除患者资料,认为此分期与国际 TNM 分期在选择治疗方法、估计预后方面作用相同,且应用简便,值得推广。

5.2001 年广州会议方案

在 1999 年成都会议肝癌分期标准基础上,中国抗癌协会于 2001 年底广州全国肝癌学术会议提出了新的分期标准,建议全国各肝癌治疗中心推广使用。分期方案如下。

(1)Ⅰ$_A$:单个肿瘤直径小于 3 cm,无癌栓、腹腔淋巴结及远处转移;Child A。

(2)Ⅰ$_B$:单个或两个肿瘤直径之和小于 5 cm,在半肝,无癌栓、腹腔淋巴结及远处转移;Child A。

(3)Ⅱ$_A$:单个或两个肿瘤直径之和小于 10 cm,在半肝或两个肿瘤直径之和小于 5 cm,在左右两半肝,无癌栓、腹腔淋巴结及远处转移;Child A。

(4)Ⅱ$_B$:单个或多个肿瘤直径之和大于 10 cm,在半肝或多个肿瘤直径之和大于 5 cm,在左右两半肝,无癌栓、腹腔淋巴结及远处转移;Child A。

(5)Ⅲ$_A$:肿瘤情况不论,有门脉主干或下腔静脉癌栓、腹腔淋巴结或远处转移之一;Child A 或 B。

(6)Ⅲ$_B$:肿瘤情况不论,癌栓、转移情况不论;Child C。

(二)肝癌的临床表现

1.首发症状

原发性肝癌患者首先出现的症状多为肝区疼痛,其次为食欲缺乏、上腹肿块、腹胀、乏力、消瘦、发热、腹泻、急腹症等。也有个别患者以转移灶症状为首发症状,如肺转移出现咯血,胸膜转移出现胸痛,脑转移出现癫痫、偏瘫,骨转移出现局部疼痛,腹腔淋巴结或胰腺转移出现腰背疼痛等。肝区疼痛对本病诊断具有一定的特征性,而其他症状缺乏特征性,常易与腹部其他脏器病变相混淆而延误诊断。

2.常见症状

(1)肝区疼痛:最为常见的症状,主要为肿物不断增长,造成肝被膜张力增大所致。肿瘤侵及肝被膜或腹壁、膈肌是造成疼痛的直接原因。肝区疼痛与原发性肝癌分期早晚有关,早期多表现为肝区隐痛或活动时痛,中、晚期疼痛多为持续性胀痛、钝痛或剧痛。疼痛与肿瘤生长部位有关,右叶肿瘤多表现为右上腹或右季肋部痛,左叶肿瘤可表现为上腹偏左或剑突下疼痛。当肿瘤侵及肝被膜时,常常表现为右肩背疼痛。当肿瘤突然破裂出血时,肝区出现剧痛,迅速波及全腹,表现为急腹症症状,伴有生命体征变化。

(2)消化道症状:可出现食欲缺乏、腹胀、恶心、呕吐、腹泻等。食欲缺乏和腹胀较为常见。食欲缺乏多为增大的肝脏或肿物压迫胃肠道及患者肝功能不良所致。全腹胀往往为肝功能不良伴有腹水所致。腹泻多较为顽固,每天次数可较多,为水样便或稀软便,易与慢性肠炎相混淆。大便常规检查常无脓血。

(3)发热:大多为肿瘤坏死后吸收所致的癌热,表现为午后低热,无寒战,小部分患者可为高热伴寒战。消炎痛可暂时退热。部分患者发热为合并胆管、腹腔、呼吸道或泌尿道感染所致。经抗生素治疗多可控制。

(4)消瘦、乏力、全身衰竭:早期患者可无或仅有乏力,肿瘤组织大量消耗蛋白质及氨基酸,加之患者胃肠道功能失调特别是食欲缺乏、腹泻等,使部分患者出现进行性消瘦才引起注意。当患者进入肿瘤晚期,可出现明显的乏力,进行性消瘦,直至全身衰竭出现恶病质。

(5)呕血、黑便:较为常见,多与合并肝炎后肝硬化、门静脉高压有关,也可为肿瘤侵入肝内门静脉主干造成门静脉高压所致。食管、胃底静脉曲张破裂出血可引起呕血,量较大。门脉高压所致脾大、脾亢引起血小板减少是产生出血倾向的重要原因。

(6)转移癌症状:肝癌常见的转移部位有肺、骨、淋巴结、胸膜、脑等。肿瘤转移到肺,可出现咯血;转移至胸膜可出现胸痛、血性胸腔积液;骨转移常见部位为脊柱、肋骨和长骨,可出现局部明显压痛、椎体压缩或神经压迫症状;转移至脑可有神经定位症状和体征。肿瘤压迫下腔静脉的肝静脉开口时可出现 Budd-Chiari 综合征。

3.常见体征

(1)肝大与肿块:肝大与肿块是原发性肝癌最主要、最常见的体征。肿块可以在肝脏局部,也可全肝大。肝表面常局部隆起,有大小不等的结节,质硬。当肝癌突出于右肋下或剑突下时,可见上腹局部隆起或饱满。当肿物位于膈顶部时,X 线可见膈局部隆起,运动受限或固定。少数肿物向后生长,在腰背部即可触及肿物。

(2)肝区压痛:当触及肿大的肝脏或局部性的肿块时,可有明显压痛,压痛的程度与压迫的力量成正比。右叶的压痛有时可向右肩部放射。

(3)脾大:常为合并肝硬化所致。部分为癌栓进入脾静脉,导致脾瘀血而肿大。

(4)腹水:多为晚期征象。当肝癌伴有肝硬化或肿瘤侵犯门静脉时,可产生腹水,多为漏出液。当肿瘤侵犯肝被膜或癌结节破裂时,可出现血性腹水。肝癌组织中的肝动脉-门静脉瘘引起的门脉高压症临床表现以腹水为主。

(5)黄疸:多为晚期征象。当肿瘤侵入或压迫大胆管时或肿瘤转移至肝门淋巴结而压迫胆总管或阻塞时,可出现梗阻性黄疸,黄疸常进行性加重,B 超或 CT 可见肝内胆管扩张。当肝癌合并较重的肝硬化或慢性活动性肝炎时,可出现肝细胞性黄疸。

(6)肝区血管杂音:肝区血管杂音是肝癌较特征性体征。肝癌血供丰富,癌结节表面有大量网状小血管,当粗大的动脉突然变细,可听到相应部位连续吹风样血管杂音。

(7)胸腔积液:常与腹水并存,也可为肝肿瘤侵犯膈肌,影响膈肌淋巴回流所致。

(8)Budd-Chiari 综合征:当肿物累及肝静脉时,可形成癌栓,引起肝静脉阻塞,临床上可出现肝大、腹水、下肢肿胀等,符合 Budd-Chiari 综合征。

(9)转移灶体征:肝癌肝外转移以肺、骨、淋巴结、脑、胸膜常见,转移至相应部位可出现相应体征。

4.影像学检查

(1)肝癌的超声诊断:肝癌根据回声强弱(与肝实质回声相比)可分为以下四型。①弱回声型:病灶回声比肝实质为低,常见于无坏死或出血、质地相对均匀的肿瘤,提示癌组织血供丰富,一般生长旺盛。该型较常见,约占32.1%。②等回声型:病灶回声强度与同样深度的周围肝实质回声强度相等或相似,在其周围有明显包膜或者晕带围绕,或出现邻近结构被推移或变形时,可有助于病灶的确定。该型最少见。约占5.6%。③强回声型:其内部回声比周围实质高。从组织学上可有两种不同的病理学基础,一种是回声密度不均匀,提示肿瘤有广泛非液化性坏死或出血,或有增生的结缔组织;另一种强回声密度较均匀,是由其内弥漫性脂肪变性或窦状隙扩张所致。强回声型肝癌最常见,约占 42.7%。④混合回声型:瘤体内部为高低回声混合的不均匀区域,常见于体积较大的肝癌,可能是在同一肿瘤中出现各种组织学改变所致。此型约占 15.5%。

肝癌的特征性图像。①晕征:大于 2 cm 的肿瘤随着肿瘤的增大,周边可见无回声晕带,一般较细而规整,晕带内侧缘清晰是其特征,是发现等回声型肿块的重要指征。声晕产生的原因之一为肿瘤周围的纤维结缔组织形成的假性包膜所致;也可能是肿块膨胀性生长,压迫外周肝组织形成的压缩带;或肿瘤本身结构与正常肝组织之间的声阻差所致。彩超检查显示,有的晕圈内可见红、蓝彩色动静脉血流频谱,故有的声晕可能由血管构成。声晕对于提示小肝癌的诊断有重要价值。②侧方声影:上述晕征完整时,声束抵达小肝癌球体的侧缘容易发生折射效应而构成侧方声影。③镶嵌征:在肿块内出现极细的带状分隔,把肿瘤分成地图状,有时表现为线段状,此特征反映了癌组织向外浸润性生长与纤维结缔组织增生包围反复拮抗的病理过程,多个癌结节也可形成这样的图像。镶嵌征是肝癌声像图的重要特征,转移癌则罕见此征象。④块中块征:肿块内出现回声强度不同、质地不同的似有分界的区域,反映了肝癌生长发育过程中肿块内结节不同的病理组织学表现,如含肿瘤细胞成分、脂肪、血供等不同的结构所形成的不同回声的混合体。

(2)肝癌的 CT 表现:现在从小肝癌和进展期肝癌的 CT 表现及肝癌的 CT 鉴别诊断三方面分别讲述。①小肝癌的 CT 表现(图 10-1、图 10-2):小肝癌在其发生过程中,血供可发生明显变化。增生结节、增生不良结节以及早期分化好的肝癌以门脉供血为主,而明确的肝癌病灶几乎均仅以肝动脉供血。其中,新生血管是肝癌多血供的基础。因此,肝脏局灶性病变血供方式的不同是 CT 诊断及鉴别诊断的基础。小的明确的肝癌表现为典型的高血供模式:在动脉期出现明显清晰的增强,而在门静脉期对比剂迅速流出。早期分化好的肝癌、再生结节或增生不良结节均无此特征,而表现为与周围肝组织等密度或低密度。②形态学上,小肝癌直径小于 3 cm,呈结节状,可有假包膜。病理上 50%~60% 的病例可见假包膜。由于假包膜较薄,其 CT 检出率较低。CT 上假包膜表现为环形低密度影,在延迟的增强影像上表现为高密度影。③进展期肝癌的 CT 表现:进展期肝癌主要可分为 3 种类型(巨块型、浸润型和弥漫型)。巨块型肝癌边界清楚,常有假包膜形成。CT 可显示 70%~80% 的含有假包膜的病例,表现为病灶周围环形的低密度影,延迟期可见其增强;肿瘤内部密度不均,尤其在分化较好的肿瘤有不同程度的脂肪变性。浸润型肝癌表现为不规则、边界不清的肿瘤,肿瘤突入周围组织,常侵犯血管,尤其是门静脉分支,形成门脉瘤栓。判断有无门脉瘤栓对于肝癌的分期及预后至关重要。弥漫型肝癌最为少见,表现为肝脏多发的、弥漫分布的小癌结节,这些结节大小和分布趋向均匀,彼此并不融合,平扫为低密度灶。

(3)肝癌的 MRI 表现:肝癌可以是新发生的,也可以由不典型增生的细胞进展而来。在肝硬化的肝脏,肝癌多由增生不良结节发展而来。近来,一个多中心的研究结果显示,增生不良结节为肝癌的癌前病变。过去肝癌在诊断时多已为进展期病变,但近年来随着对肝硬化及病毒性肝炎患者的密切监测、定期筛查,发现了越来越多的早期肝癌。

组织学上,恶性细胞通常形成不同厚度的梁或板,由蜿蜒的网状动脉血管腔分隔。肝癌多由肝动脉供血,肝静脉和门静脉沿肿瘤旁增生,形成海绵状结构。

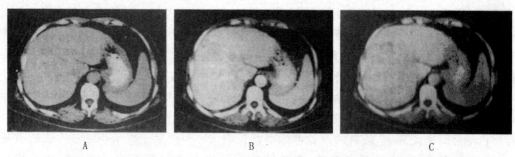

图 10-1　小肝癌(直径约 2 cm)CT 扫描影像(一)

A.平扫显示肝脏右叶前上段圆形低密度结节影;B.增强至肝静脉期,病灶为低密度,其周围可
见明确的小卫星结节病灶;C.延迟期,病灶仍为低密度

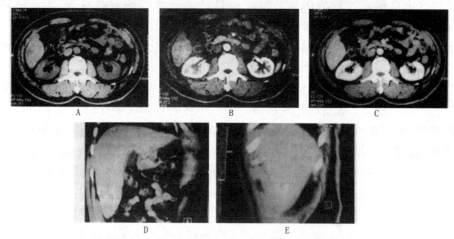

图 10-2　小肝癌(直径约 2 cm)CT 扫描影像(二)

A.平扫,可见边缘不清的低密度灶;B.动脉晚期,病变呈中度不规则环
形增强;C.门脉期,病变内对比剂流出,病变密度减低;D.冠状位重建影
像,可清晰显示病变;E.矢状位重建影像,病变呈不规则环形增强

影像表现(图 10-3、图 10-4):肝癌的 MRI 表现可分为 3 类。孤立结节/肿块的肝癌占 50%,多发结节/肿块的肝癌占 40%,而弥漫性的肝癌占不到 10%。肿瘤内部有不同程度的纤维化、脂肪变、坏死及出血等使肝癌 T_1、T_2 加权像的信号表现多种多样。肝癌最常见的表现是在 T_1 加权像上为略低信号,在 T_2 加权像上为略高信号,有时在 T_1 加权像上也可表现为等信号或高信号。有文献报道 T_1 加权像上表现为等信号的多为早期分化好的肝癌,而脂肪变、出血、坏死、细胞内糖原沉积或铜沉积等均可在 T_1 加权像上表现为高信号。此外,在肝血色病基础上发生的肝癌亦表现为在所有序列上相对的高信号。T_2 加权像上高信号的多为中等分化或分化差的肝癌。有文献报道 T_2 加权像上信号的高低与肝硬化结节的恶性程度相关。肝癌的继发征象有门脉瘤栓或肝静脉瘤栓、腹水等,在 MRI 上均可清晰显示。

早期肝癌常在 T_1 加权像上表现为等/高信号,在 T_2 加权像上表现为等信号。可能是由于其中蛋白含量较高所致。直径小于 1.5 cm 的小肝癌常在 T_1 加权像和 T_2 加权像上均为等信号,因此只有在针剂动态增强的早期才能发现均匀增强的病变。肝动脉期对于显示小肝癌最为敏感,该期小肿瘤明显强化。但此征象并不特异,严重的增生不良结节也表现为明显强化。比较特异的征象是增强后 2 分钟肿瘤信号快速降低,低于正常肝脏的信号,并可在晚期显示增强的假包膜。有学者报道,肝硬化的实质中出现结节内结节征象提示早期肝癌,表现为结节外周低信号的铁沉积和等信号的含铁少的中心。

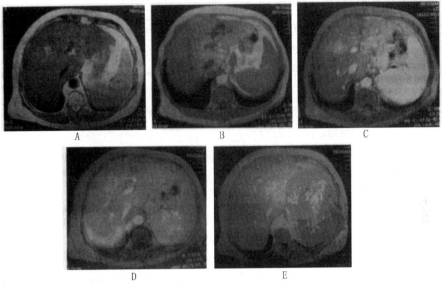

图 10-3　小肝癌(直径约 2 cm)MRI 表现

A.T_2 加权像,可见边界不光滑之结节影,呈高信号;B.屏气的梯度回波的 T_1 加权像,病灶呈略低于肝脏的信号;C.动脉期,病灶明显均匀强化,边缘不清;D.门脉期,病灶内对比剂迅速流出,病变信号强度降低;E.延迟期,未见病灶强化

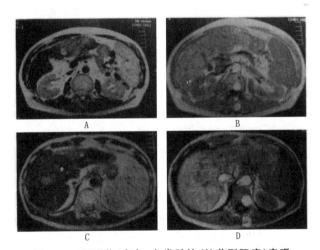

图 10-4　肝硬化(多年,多发肿块/结节型肝癌)表现

A、C 为 T_2 加权像,B、D 为 T_1 加权像;A、B 上可见肝左叶较大的不规则肿块影,边缘不光滑,呈略低 T_1 信号,略高 T_2 信号;C、D 上肝右叶前段可见小结节,呈略低 T_1 信号,略高 T_2 信号

　　肝癌多血供丰富,对比剂注射早期的影像观察有助于了解肿瘤的血管结构。由于 MRI 对针剂比 CT 图像对碘剂更加敏感,所以 MRI 有助于显示肝癌,尤其是直径小于 1.5 cm 的肿瘤。Oi 等比较了多期螺旋 CT 和动态针剂增强的 MRI,结果显示早期针剂增强影像检出 140 个结节,而早期螺旋 CT 发现 106 个结节。在动态增强的 MRI 检查中,肝细胞特异性对比剂的应用

改善了病变的显示情况。如 Mn-DPDP 的增强程度与肝癌的组织分化程度相关,分化好的比分化差的病变强化明显,良性的再生结节也明显强化。而在运用单核-吞噬细胞系统特异性对比剂 SPIO 时,肝实质的信号强度明显降低,肝癌由于缺乏 Kupffer 细胞,在 T_2 加权像上不出现信号降低,相对表现为高信号。

(4)肝癌的 DSA 表现:我国原发性肝癌多为肝细胞癌(HCC),多数有乙肝病史并合并肝硬化。肝癌大多为富血管性的肿块,少数为乏血管性。全国肝癌病理协作组依据尸检大体病理表现,将肝癌分为三型。①巨块型:为有完整包膜的巨大瘤灶,或是由多个结节融合成的巨块,直径多在 5 cm 以上,占 74%;②结节型:单个小结节或是多个孤立的大小不等的结节,直径小于 3 cm 者称为小肝癌,约占 22%。③弥漫型:病灶占据全肝或某一叶,肝癌常发生门静脉及肝静脉内瘤栓,分别占 65% 和 23%。也可长入肝胆管内。

肝脏 DSA 检查可以确定肿块的形态、大小和分布,显示肝血管的解剖和供血状态,为外科切除或介入治疗提供可靠的资料。由于肝癌的供血主要来自肝动脉,故首选肝动脉 DSA,对已疑为结节小病变者可应用慢注射法肝动脉 DSA,疑有门静脉瘤栓者确诊需门静脉造影。

肝癌的主要 DSA 表现如下。①异常的肿瘤血管和肿块染色:这是肝癌的特征性表现。肿瘤血管表现为粗细不等、排列紊乱、异常密集的形态,主要分布在肿瘤的周边。造影剂滞留在肿瘤毛细血管内和间质中,则可见肿块"染色",密度明显高于周边的肝组织。肿瘤较大时,由于瘤体中心坏死和中央部分的血流较少,肿瘤中心"染色"程度可减低。②动脉分支的推压移位:瘤体较大时可对邻近的肝动脉及其分支造成推移,或形成"握球状"包绕。瘤体巨大时甚至造成胃十二指肠动脉、肝总动脉或腹腔动脉的推移。弥漫型肝癌则见血管僵直、间距拉大。③"血管湖"样改变:其形成与异常小血管内的造影剂充盈有关,显示为肿瘤区域内的点状、斑片状造影剂聚积、排空延迟,多见于弥漫型肝癌。④动-静脉瘘形成:主要是肝动脉-门静脉瘘,其次是肝动脉-肝静脉瘘。前者发生率很高,有学者统计高达 50%,其发生机制在于肝动脉及分支与门静脉相伴紧邻,而肿瘤导致二者沟通。DSA 可检出两种类型。一为中央型,即动脉期见门脉主干或主枝早期显影;一为外周型,即肝动脉分支显影时见与其伴行的门脉分支显影,出现"双轨征"。下腔静脉的早期显影提示肝动-静脉瘘形成。⑤门静脉瘤栓:依瘤栓的大小和门静脉阻塞程度出现不同的征象,如腔内局限性的充盈缺损、门脉分支缺如、门脉不显影等。

上述造影征象的出现随肿瘤的病理分型而不同。结节型以肿瘤血管和肿瘤染色为主要表现,肿块型则还有动脉的推移,而弥漫型则多可见到血管湖和动-静脉瘘等征象。

5.并发症

(1)上消化道出血:原发性肝癌多合并有肝硬化,当肝硬化或门静脉内癌栓引起门静脉高压时,常可导致曲张的食管胃底静脉破裂出血。在手术应激状态下或化疗药物作用下,门静脉高压性胃黏膜病变可表现为大面积的黏膜糜烂及溃疡出血。上消化道出血往往加重患者的肝性脑病,成为肝癌患者死亡的原因之一。上消化道出血经保守治疗可有一部分患者症状缓解,出血得到控制。

(2)肝癌破裂出血:为肿瘤迅速增大或肿瘤坏死所致,部分为外伤或挤压所致肿瘤破裂出血,常出现肝区突发剧痛。肝被膜下破裂可出现肝脏迅速增大、肝区触痛及局部腹膜炎体征,B 超或 CT 可证实。肝脏完全破裂则出现急腹症,可引起休克,出现移动性浊音,腹穿结合 B 超、CT 检查可证实。肝癌破裂出血是一种危险的并发症,多数患者可在短时间内死亡。

(3)肝性脑病:常为终末期表现,多由肝硬化或肝癌多发引起门静脉高压、肝功能失代偿所致,也可因上消化道出血、感染或电解质紊乱引起肝功能失代偿所致,常反复发作。

(4)旁癌综合征:原发性肝癌患者由于肿瘤本身代谢异常而产生或分泌的激素或生物活性物质引起的一组症候群称为旁癌综合征。了解这些综合征,对于肝癌的早期发现有一定现实意义。治疗这些症候群,有利于缓解患者痛苦,延长患者生存期。当肝癌得到有效治疗后,这些症候群可恢复正常或减轻。

(5)低血糖症:原发性肝癌并发低血糖的发生率为8%～30%。按其临床表现和组织学特征大致分为两型。A型为生长快、分化差的原发性肝癌病程的晚期,患者有晚期肝癌的典型临床表现,血糖呈轻中度下降,低血糖易控制;B型见于生长缓慢、分化良好的原发性肝癌早期,患者无消瘦、全身衰竭等恶病质表现,但有严重的低血糖,而且难以控制,临床上需长期静脉滴注葡萄糖治疗。发生低血糖的机制尚未完全明确,可能包括:①葡萄糖利用率增加,如肿瘤释放一些体液性因素具有类似胰岛素样作用,或肿瘤摄取过多的葡萄糖。②肝脏葡萄糖产生率降低,如肿瘤置换大部分正常肝组织或肝癌组织葡萄糖代谢改变,并产生抑制正常肝脏代谢活性的物质。

(6)红细胞增多症:原发性肝癌伴红细胞增多症,发生率为2%～12%,肝硬化患者出现红细胞生成素增多症被认为是发生癌变的较敏感指标。其与真性红细胞增多症的区别在于白细胞与血小板正常、骨髓仅红系增生、动脉血氧饱和度减低。红细胞增多症患者,血常规红细胞(男性高于$6.5×10^{12}$/L,女性高于$6.0×10^{12}$/L)、血红蛋白(男性高于175 g/L,女性高于160 g/L)、血胞比容(男性超过54%,女性超过50%)明显高于正常人。少数肝硬化伴晚期肝癌患者红细胞数不高,但血红蛋白及血细胞比容相对增高,可能与后期血清红细胞生成素浓度增高,反馈抑制红细胞生成有关,患者预后较差。原发性肝癌产生红细胞增多症机制不明,可能的解释为:①肝癌细胞合成胚源性红细胞或红细胞生成素样活性物质。②肝癌产生促红细胞生成素原增多,并释放某种酶,把促红细胞生成素转变为有生物活性的红细胞生成素。

(7)高钙血症:肝癌伴高血钙时。血钙浓度大多超过2.75 mmol/L,表现为虚弱、乏力、口渴、多尿、厌食、恶心,如血钙超过3.8 mmol/L时,可出现高血钙危象,造成昏迷或突然死亡。此高血钙与肿瘤骨转移时的高血钙不同,后者伴有高血磷,临床上有骨转移征象。高血钙症被认为是原发性肝癌旁癌综合征中最为严重的一种。高血钙产生的可能原因为:①肿瘤分泌甲状旁腺激素或甲状旁腺激素样多肽,它通过刺激成骨细胞功能,诱导骨吸收增强,使骨钙进入血流;它能使肾排泄钙减少而尿磷增加,因此出现高血钙与低血磷症。②肿瘤和免疫炎症细胞产生的许多细胞活素具有骨吸收活性。③肿瘤可能制造过多的活性维生素D样物质,它们促进肠道钙的吸收而导致血钙增高。

(8)高纤维蛋白原血症:高纤维蛋白原血症可能与肝癌有异常蛋白合成有关,约有1/4可发生在AFP阴性的肝癌患者中。当肿瘤被彻底切除后,纤维蛋白原可恢复正常血清水平,故可以作为肿瘤治疗彻底与否的标志。

(9)血小板增多症:血小板增多症的产生机制可能与促血小板生成素增加有关。它和原发性血小板增多症的区别在于血栓栓塞、出血不多见,无脾大,红细胞计数正常。

(10)高脂血症:高脂血症可能与肝癌细胞自主合成胆固醇有关。伴有高脂血症的肝癌患者,血清胆固醇水平与AFP水平平行,当肿瘤得到有效治疗后,血清胆固醇与AFP可平行下降,当肿瘤复发时,可再度升高。

(11)降钙素增高:肝癌患者血清及肿瘤中降钙素含量可增高,可能与肿瘤异位合成降钙素有关。当肿瘤切除后,血清降钙素可恢复至正常水平。肿瘤分化越差,血清降钙素水平越高。伴高血清降钙素水平的肝癌患者,生存期较短,预后较差。

(12)性激素紊乱综合征:肝癌组织产生的绒毛膜促性腺激素,导致部分患者血清绒毛膜促性腺激素水平增高。原发性肝癌合并的性激素紊乱综合征主要有肿瘤性青春期早熟、女性化和男性乳房发育。性早熟可见于儿童患者,几乎均发生于男性,其血清及尿中绒毛膜促性腺激素活性增高。癌组织中可检出绒毛膜促性腺激素,血中睾酮达到成人水平,睾丸正常大小或轻度增大,Leydig 细胞增生,但无精子形成。女性化及乳房发育的男性患者,血中催乳素及雌激素水平可增高,这与垂体反馈调节机制失常有关。当肿瘤彻底切除后,患者所有女性的特征均消失,血清中性激素水平恢复正常。

三、治疗

(一)治疗原则
原发性肝癌采用以手术为主的综合治疗。

(二)具体治疗方法
1.手术切除
手术切除是目前治疗肝癌最有效的方法。

(1)适应证:肝功能无显著异常,肝硬化不严重,病变局限,一般情况尚好,无重要器官严重病变。

(2)禁忌证:黄疸、腹水、明显低蛋白血症和肝门静脉或肝静脉内癌栓的晚期肝癌患者。

(3)手术方式:局限于一叶,瘤体直径小于 5 cm,行超越癌边缘 2 cm,非规则的肝切除与解剖性肝切除,可获得同样的治疗效果。伴有肝硬化时,应避免肝三叶的广泛切除术。全肝切除原位肝移植术不能提高生存率。非手术综合治疗后再行二期切除或部分切除,可以获得姑息性效果。

2.肝动脉插管局部化疗和栓塞术
目前多采用单次插管介入性治疗方法。

(1)适应证及禁忌证:癌灶巨大或弥散不能切除;或术后复发的肝癌,肝功能尚可,为最佳适应证,或作为可切除肝癌的术后辅助治疗。对不可切除的肝癌先行局部化疗及栓塞术,肿瘤缩小后再争取二期手术切除。亦可用于肝癌破裂出血的患者。严重黄疸、腹水和肝功能严重不良应视为禁忌证。

(2)插管方法:经股动脉,选择性肝动脉内置管。

(3)联合用药:顺铂($80\ mg/m^2$)、多柔比星($50\ mg/m^2$)、丝裂霉素($10\ mg/m^2$)、替加氟($500\ mg/m^2$)等。

(4)栓塞剂:采用碘油或吸收性明胶海绵并可携带抗癌药物,或用药微球作栓塞剂。

(5)局部效应:治疗后肿瘤可萎缩($50\%\sim70\%$)。癌细胞坏死,癌灶有假包膜形成,瘤体或变为可切除,术后患者可有全身性反应,伴有低热,肝区隐痛和肝功能轻度异常,一周内均可恢复。

3.放疗
放疗适用于不宜切除、肝功能尚好的病例。有一定姑息疗效,或结合化疗提高疗效,对无转移的局限性肿瘤也有根治的可能。亦可作为转移灶的对症治疗。

4.微波、射频、冷冻及酒精注射治疗
这些方法适用于肿瘤较小而又不宜手术切除者。在超声引导下进行,优点是安全、简便、创伤小。

5.生物学治疗

生物学治疗主要是免疫治疗。方法很多,疗效均不确定,可作为综合治疗中的一种辅助疗法。

(三)治疗注意事项

(1)肝癌术后是否给予预防性介入治疗,存在争议。

(2)目前手术是公认的治疗肝癌最有效的方法,要积极争取手术机会,可以和其他治疗方法配合应用。

(3)肝癌的治疗要遵循适应患者病情的个体化治疗原则。

(4)各种治疗方法要严格掌握适应证,综合应用以上治疗方法可以取得更好的疗效。

(5)肝癌患者治疗后要坚持随访,定期行 AFP 检测及超声检查,以早期发现复发转移病灶。

(陈文飞)

第二节 原发性胆管癌

原发性胆管癌主要指左右肝管、肝总管、胰腺上胆总管及胆管末端的原发性恶性肿瘤。一般将胆管末端肿瘤归入壶腹周围癌中一并讨论,而由肝内胆小管发生的胆管细胞癌,则归入原发性肝癌中讨论。根据西方文献记载,胆管癌在常规尸检时的发现率为 0.01%～0.46%,胆管癌在胆管手术中的发病率为0.29%～0.73%,但是胆管癌的发病率在日本和我国均较高;根据发病的部位,则以上段胆管癌的发病率高,国内外均有共同特点。本病发病年龄多为 50～70 岁,40 岁以下少见,患者中以男性为多,男性与女性的比为(2～2.5)∶1。

胆管癌的预后不佳。手术切除组一般平均生存期为 13 个月,很少活过 5 年。单纯胆管内引流或外引流,其生存期仅 6～7 个月,很少超过 1 年。一般认为作胆肠内引流的患者较外引流者生存率高。

一、病因

胆管癌的确切病因尚不清楚。临床资料统计显示,胆管癌合并胆管结石者,国内文献统计报道为16.9%,国外为 20%～57%。各类胆管癌中以中段胆管癌伴发结石较高,约占35.3%。因此认为胆总管长时间受到结石的慢性刺激,上皮发生增生性改变,可能与胆管癌的发生有关。有人提出慢性溃疡性结肠炎、肝脏华支睾吸虫感染及先天性胆总管囊肿患者较易发生胆管癌。慢性溃疡性结肠炎约有 9%的病例并发胆管癌,而先天性胆总管囊肿的癌变率为 1%～5%,较正常人高 20 倍,尤其以Ⅰ型胆总管囊肿病例更多见。如作囊肿肠道内引流术,在残留的囊肿内继发肿瘤的发生率为 50%,5%～7%肿瘤发生在囊肿的后壁。至于原发性硬化性胆管炎和胆管癌的关系,迄今仍无定论,据统计 20%～30%的长期罹患 PCC 的患者可发生胆管癌,这可能与胆汁淤滞和感染有关,使胆管上皮长期遭受胆汁中的有毒物质、致癌物质,以及慢性炎症的反复损害和刺激,胆管上皮细胞可异型增生和肠上皮化生,甚至诱发癌变。但也有学者认为根本不存在原发性硬化性胆管炎,因经长期随访或术中多次的取样活检,最后结果都证实为肿瘤,因而原发性硬化性胆管炎的本质就是一种进展缓慢的胆管癌。

二、病理

(1)胆管癌可发生在胆管的任何部位。①上段癌:肿瘤位于肝总管和左右肝管汇总处及其近侧胆管的癌,又称 Klastkin 肿瘤,其发生率在胆管癌中占 40%～76%。②中段癌:指肿瘤位于胆囊管到十二指肠上缘一段的胆总管癌。③下段癌:肿瘤位于十二指肠下缘一段的胆总管癌。

(2)胆管癌通常表现为 3 种形态。①乳头状型:最少见,可发生于胆管的任何部位,癌组织除主要向管腔内生长外,亦可进一步向管壁浸润性发展,如能早期切除,成功率高,预后较好。但此型病灶有时波及胆管的范围较大,或呈多发性病灶。②管壁浸润型:可见于胆管的任何部位,此型最多见。肿瘤可在肝内、外胆管广泛浸润,难以确定肿瘤的原发部位,切除困难,预后不佳。③结节型:较管壁浸润型少见。肿瘤呈结节状向管腔内突出,基底宽,向周围浸润程度较轻,手术切除率较高,预后较好。

(3)胆管癌的组织学类型最主要为分化较好的腺癌。①高分化胆管腺癌:占胆管癌 60%～70%,癌组织在胆管壁内缓慢而呈浸润性生长,可环绕整个管壁,也容易向胆管壁上下蔓延而无明显界限,或肿瘤呈团块状生长。②乳头状腺癌:占胆管癌 15%～20%,多数为分化较好的腺癌,癌组织有同时向胆管腔内和胆管壁内浸润生长的现象。③低分化腺癌:少见,癌组织部分呈腺体结构,部分为不规则的实质肿块,亦可在管壁内浸润生长。④未分化腺癌:较少见,癌细胞在胆管壁内弥漫性浸润,间质少,癌组织侵袭性较大,常可浸及胆管周围脂肪组织或邻近器官。⑤印戒细胞癌:罕见。其他罕见的如鳞状细胞癌、类癌等偶见报道。胆管癌的早期,多数肿瘤生长缓慢,发生转移者少见,其转移主要是沿着胆管壁向上、向下缓慢地浸润扩散。少数肿瘤生长迅速,早期即可发生转移,可累及整个胆管。上段胆管癌可直接侵及肝脏,中下段胆管癌可直接扩展至胆囊、肝总管、胆总管甚至整个胆管,其部位有时难以确定。区域性胆管周围淋巴结常有侵犯,最常见的淋巴转移为肝门部淋巴结,并向胰十二指肠和腹腔内以及肠系膜上血管的周围淋巴结扩散。高位胆管癌易侵犯门静脉,并可形成癌性血栓,导致肝内转移。胆管癌经血液发生远隔器官转移者较少。

三、临床表现

60 岁以上男性发病较多。其主要症状有进行性加重的梗阻性黄疸伴上腹部胀痛、恶心、呕吐、体重减轻、皮肤瘙痒、发热等。少数患者出现胆管炎的表现,部分患者出现食欲缺乏,尿色深黄,粪便呈陶土色等,如肿瘤破溃可出现胆管出血、黑便、贫血等。检查皮肤、巩膜黄染、肝大、质硬,胆囊是否肿大,随胆管癌的部位而异。胆管癌如位于胆囊颈管与肝总管汇合处肝总管的近端,胆囊即不出现肿大。由于胆管癌多发生于上 1/3 胆管处,故胆囊肿大者不多见。胆管癌到了晚期可出现腹水和门静脉高压症状。实验室检查血清胆红素和碱性磷酸酶(AKP)增高明显。Tompkins 发现 91% 的早期胆管癌血清胆红素超过 0.05 mmol/L,50% 的患者血清胆红素超过 3.4 mmol/L。病情进一步发展者则会出现肝功能损害改变,如转氨酶、@-谷氨酰转肽酶增高。

四、诊断与鉴别诊断

胆管癌诊断方面应根据上述临床表现,体格检查,再辅以辅助性检查,基本上能得以确诊。由于 B 超及经皮肝穿刺胆管造影(PTC)的应用,胆管癌的诊断在手术前已变得可能。凡黄疸患者,首选 B 超检查。B 超检查可区别黄疸是肝外型或肝内型,可确定肿瘤部位、形态和范围,但

B超不能确定病变性质,也难以判别胆管狭窄或肿块是肿瘤还是炎性肿块。因而如发现肝外梗阻而又不是结石时,应进一步选用PTC检查以确定诊断。PTC在诊断胆管癌方面有较高价值。它能显示胆管癌部位近端胆管不同形态及肿瘤侵犯情况,还可以判断病灶范围。有报道其确诊率94%～100%。术前根据PTC影像可提供手术方式选择,以减少术中的盲目性探查。此外经十二指肠纤维内镜逆行胰胆管造影(ERCP)可观察胆管下端乳头部位癌灶,并可活检以明确病理学诊断,ERCP配合PTC造影可明确癌灶浸润胆管的范围。但如果胆管完全梗阻时,造影不能了解肿瘤的近侧浸润范围,是ERCP不如PTC之处。CT在胆管癌的诊断方面能显示癌灶部位,大小以及肝内胆管扩张情况。但CT不能显示胆系全貌影像,因而对胆管癌的临床实用价值不高。MRI和CT的效果相当。可做不同切面的成像图以增加对肝内胆管系统改变的立体影像。CT和MRI可通过系列的肝门部位体层扫描,系统了解肝内胆管的改变、肿瘤的范围、有无肝转移。为了清楚了解肝门部入肝血流情况及胆管癌与肝门部诸血管的关系,以及门静脉有无被肿瘤侵犯或癌栓有无形成,可应用选择性肝动脉造影和经肝门静脉造影。胆管癌多属血供较少的肿瘤,血管造影一般不能对肿瘤的性质及范围做出诊断,主要显示肝门处血管是否受到侵犯。若肝固有动脉及门静脉主干受侵犯,则表示肿瘤有肝外扩展,难以施行根治性切除,但还需区别血管是受转移还是肿瘤直接侵犯,以便在手术前初步判断定肿瘤能否切除或做何种手术,从而预先做好充分准备。血管造影术可较好地判定胆管癌能否被切除,但血管造影不能显示已经癌转移的情况。学者认为,如果上述检查仍不能确定是否为恶性肿瘤的病例,应早期进行剖腹探查,并取术中病理以防误诊。但有时亦会发生困难,由于胆管癌常在胆管壁内呈潜行性生长,故较难取到合适的标本,切片中常显现为一堆癌细胞被致密的纤维细胞包围,此时常不易与原发性硬化性胆管炎相鉴别,往往经多次多处取病理切片检查,才能明确诊断。测定血清中糖抗原CA19-9和CA50的浓度来协助诊断,有一定参考价值。

在鉴别诊断方面,胆管癌致黄疸应与黄疸型肝炎相鉴别,及时B超检查如发现肝内胆管扩张,胆管内有不伴声影响的光团时,要进一步行PTC或ERCP检查。胆管癌又常与肝胆管结石并存,国内统计为16.9%。如果肝胆管结石手术治疗时,如探查发现肝胆管壁增厚、狭窄、变硬明显,术中应选快速病理切片检查,以明确诊断。胆管炎患者,尤其是高龄者,胆管炎经抗感染治疗体温下降,而黄疸不见好转且加深者,要考虑为胆管癌可能。此外胆管癌应与胰头癌,壶腹部癌相鉴别。

五、治疗

目前治疗胆管癌最有效的手段仍为手术切除。其目的为清除肿瘤和恢复胆管的通畅。但由于胆管癌的生物学行为,决定了其手术切除率较低的临床特征。特别是上部胆管癌由于解剖关系复杂,切除难度更大,文献报道能手术切除的胆管癌为5%～50%,平均为20%。孟宪民等报道一组63例胆管癌患者,其总切除率为47.6%,其中上部胆管癌为28.7%,中部胆管癌为63.6%,下部胆管癌为80%。手术切除能得到最佳治疗效果,因此黄志强提出除了:①局部转移,腹膜种植不包括在切除范围内;②肝蒂外淋巴结转移;③双侧肝内转移;④双侧二级以上肝管侵犯;⑤肝固有动脉或左右肝动脉同时受累(血管造影发现);⑥双侧门静脉干受累(血管造影发现)等情况外,所有肝门部胆管癌患者宜积极手术探查,争取切除。胆管癌的治疗原则是早期病例以手术切除为主,术后配合放疗及化疗,以巩固和提高手术治疗效果;而对于不能切除的晚期病例,应施行胆管引流手术,以解除胆管梗阻,控制胆管感染,改善肝功能,减少并发症,改善患者生活质量,延长患者生命。凡能耐受手术的患者,都应考虑手术治疗。

(一)术前准备

由于胆管癌所致的胆管梗阻,因而患者肝功均有不同程度的受损。高胆红素血症,低蛋白血症,免疫功能低下和(或)合并的胆管感染等。术后并发症亦明显增多。为提高手术效果,减少并发症,降低手术死亡率,术前应根据病情给予必要的术前准备。

具体措施包括:①营养支持。给予大量维生素 C、维生素 K,纠正电解质、酸碱平衡紊乱,护肝治疗。低蛋白血症、贫血者,应补充新鲜血、清蛋白及支链氨基酸等,力争使血色素上升达 10 g/L,血清清蛋白＞30 g/L。同时,术前 3 天经静脉途径给予广谱抗生素和甲硝唑。②患者情况较差,黄疸时间长,有腹水者,还要应用内科治疗方法消除腹水。③关于术前胆管减压,目前仍有不同看法,有人主张对深度黄疸患者(胆红素超过 171 μmol/L 时)术前行 PTCD 或鼻胆管引流,经过 10～14 天引流,血清胆红素水平下降到一定程度后考虑手术。但有些患者虽经胆管减压而胆红素下降并不理想,这即延误了手术时间又要承担 PTCD 引流本身带来的一些并发症,特别是胆管感染的风险,因此不主张术前采用 PTCD 减黄,而强调术前做好充分准备的前提下尽早手术解除梗阻,大多数学者更趋向后一种主张。

(二)手术切除可能性的判断

一般根据术前 PTC、CT 和 SCAG 初步估计肿瘤可否切除,但最后仍需依赖术中所见和术中超声,还可采用术小经肝穿刺胆管造影加以判断。

Iwasaki 认为具有下列条件的胆管癌有切除的可能性:①门静脉和肝动脉未被肿瘤侵犯;②非肿瘤侧的门静脉和肝动脉未被肿瘤侵犯;③远端胆总管应有足够长的正常胆总管以便切除;④胆管癌侵犯近端胆管,至少必须有一侧胆管的二级分支联合部是正常的。

如遇下列情况则不宜行根治性切除:①局部肿瘤转移,如腹膜表面或大网膜上有肿瘤转移结节;②肝、十二指肠韧带外的肝胆管受累;③血管造影显示双侧肝动脉及主干受累;④血管造影显示双侧门静脉其主干受累。

(三)切除的手术方式

一般根据肿瘤所在的部位不同以及分型不同而采取相应的术式。上段胆管癌,由于其解剖位置特殊,肿瘤易侵犯肝门区的重要血管、肝胆管和肝实质致使手术复杂且切除困难,是胆管癌手术治疗中存在的主要问题和困难。由于诊疗技术的进步,手术技巧的提高,胆管癌的切除率已由过去的 15%～20% 提高到 50%～60%,有的甚至达到 75%,手术死亡率降至 0～9%,1,3,5 年生存率分别为 48%,29%～30%,6%～12.5%。手术切除的范围包括:十二指肠上方的整个胆管、胆囊管、胆囊、肿瘤和近端的肝管,以及十二指肠上方的肝十二指肠韧带内的组织,包括相应的淋巴结;对于浸润较广泛的肿瘤,可能需行肝切除,然后行肝管-空肠 Rouxen-Y 吻合以重建胆汁流通道。具体地讲,对左、右肝管汇合部以下(Ⅰ型)的胆管癌,可采用肝门部胆管、胆总管及胆囊切除,胆肠吻合术;对肝总管瘘或肝管分叉部癌(Klatskin 瘤)(Ⅰ型或Ⅱ型),可采用肝方型叶或加部分右前叶切除及肝门部胆管、肝管切除,胆肠吻合术;对左肝管及肝总管的胆管癌(Ⅲ型),可采用肝方型叶或左半肝切除及肝门部胆管、肝外胆管切除、胆肠吻合术;对来源于右肝管,侵犯肝总管的胆管癌(Ⅳ型),可采用肝方型叶或右半肝切除及肝门部胆管、肝外胆管切除,胆肠吻合术;对侵犯左、右二级分支以上肝管并侵犯尾状叶肝管的胆管癌(Ⅴ型),可采用超半肝或三叶肝切除及肝门部胆管、肝外胆管、部分尾状叶切除、胆肠吻合术。肝门部胆管癌连同肝叶和尾状叶切除,是肝胆外科很复杂的手术,创伤大,死亡率高。在术中探查时,可先切开上部胆管,在直视下观察尾状叶肝管开口,然后沿肝总管与门静脉间隙向肝门部分离,显露门静脉汇合部及左右于前壁,触诊其上方,若有肿块,再切除肝方叶或半肝及肝门部胆管和尾状叶。

胆管癌病变可沿黏膜下浸润,为防止肝侧残留病变。至少应在距肿瘤 1.0 cm 处切断胆管,且在术中应行肝侧胆管断端快速病理检查,以排除残留病变。

部分学者不同意对胆管癌进行根治性切除,其理由是胆管癌的生物学特征已决定患者预后不佳,切除术并不能使之改善,建议用姑息手术加其他辅助治疗作为主要治疗手段,究竟如何选择治疗方案,我们认为还应根据具体病例、医院条件、医师的技术水平等情况加以确定。

(四)姑息性手术治疗

由于胆管癌起病隐匿,根治困难,国内资料报道,高位胆管癌切除率仅为10.4％左右,而达到根治目的的病例更少,因而对无法行根治切除的胆管癌,多数学者主张术中应设法解除胆管梗阻和建立通畅的胆肠内引流,据报道,经胆管引流减压后,可使患者生存期自 9.9 个月延长到25.3 个月,同时胆管梗阻解除后,可使患者肝功能得到改善,进而改善患者的生活质量,并为其他治疗创造条件。单纯胆管外引流不仅可引起大量胆汁丧失,尚可引起胆管感染、结石形成,进而阻塞引流管等,故现已很少采用此种方法。

1.胆肠内引流术

术式较多,主要根据肿瘤的部位而选择相应的术式。如为中下部胆管癌可选择胆总管、空肠Roux-en-Y 手术,也可用胆总管加十二指肠内引流术。但应注意无论选用何种术式,吻合口均应尽量远离肿瘤部位以免发生阻塞。对于上段胆管癌的内引流问题较多,如肿瘤尚未侵及肝门,则不行肝管或左右肝管汇合部、空肠 Roux-en-Y 吻合术。如肿瘤已侵及肝门者,可行 Longmine 手术,即经肝左叶第Ⅱ肝管行胆肠内引流术。但从手术需切除肝左外叶,创伤大,且不适用于分叉部阻塞的肝管癌。如果肝左叶尚正常,可采用经肝圆韧带途径行左第Ⅲ肝管、空肠 Roux-en-Y吻合术。如果左右肝管分叉部受肿瘤浸润梗阻,则须同时行双侧胆肠吻合术。如果左侧肝管阻塞,右侧代偿扩张时,可单独引流右侧肝管。由于右肝管较短,很难直接作胆肠吻合术,此时可经肝右叶第Ⅴ肝管途径实现内引流术。即将空虚的胆囊在肝脏腹膜联结处切除,从肝脏上分离下来,保留胆囊血供,显露肝裸面,在胆囊床部进行穿刺,寻找肝内胆管,分开肝实质显露扩大的右肝前叶胆管支,将肝管与胆囊作吻合。再作胆囊空肠 Roux-en-Y 吻合术。

2.桥式胆肠内引流术

(1)体外:选择肿瘤上方扩张的胆管后,置入 T 或 V、Y 型管,然后行空肠造瘘,术后1周将T 管与空肠造瘘管连接,但胆汁经导管转流入肠道。我们采用此法行千余例高位胆管癌患者,手术创伤小,术后恢复快,多用于晚期高位胆管癌或胆囊癌无法根治切除患者。

(2)体内:探查胆管癌上方扩张的胆管与十二指肠降部中点的距离,再加 10 cm 为架桥所需管长。选择 22～24 号 T 型管,长壁端 4 cm 范围内剪 3～4 个侧孔。纵行切开肿瘤上方扩张的胆管的前壁1.5 cm,吸净胆汁,置入已修剪过的 T 管短臂,间断缝合胆管壁。在十二指肠降部外侧浆肌层做一荷包缝合,剪开肠壁,插入 T 管长臂,收紧荷包,缝合固定管壁后填入大网膜,完成桥式内引流。桥式内引流术式简单,手术创伤小,又达到了内引流之目的,避免了胆汁丧失,水电解质和酸碱平衡紊乱、肠道菌群失调和消化不良等并发症的发生,尤其适合晚期胆管癌无法行根治性手术或技术条件所限的广大基层医院。

3.置管外引流术

可采用将 T 型管或 V、Y 型管等通过肿瘤占据的管腔达到梗阻上方的扩张肝管和下方的肠管,并将该管引出体外,以便减压、注药或更换新管。此类手术较为简单,在无条件行内引流术时可考虑应用。

(五)辅助性放疗

辅助性放疗对肝门部胆管癌的治疗效果还存在争议。有肿瘤残留或不能切除的胆管癌,有人建议采用常规放疗,但对生存期的益处还没有被证实。外线束放疗或管腔内的近距离放射疗法在小样本病例研究中已表明可能有作用。它可以降低胆管压力及缓解疼痛。但是当前,还没有足够的数据支持某一措施作为常规治疗。放疗的不同强化方法比如近距离放射疗法、术中放射疗法以及化疗和放疗结合(化放疗)已经应用。最常见的放疗形式是外线束放疗。

外线束放疗的效果也存在争议。有人认为它是新辅助或辅助(手术前或后)治疗或非手术胆汁引流后控制肿瘤的一种确定性治疗方法,通常的剂量是 42~50 Gy。最近有人将 91 例患者分成 3 组:单独切除病灶;切除病灶＋外线束放疗;以及切除病灶＋外线束放疗＋近距离放射疗法,结果发现外线束放疗对生存期有益。胆管置入支架(经内镜或经皮肝穿刺)后,也可采用外线束放疗,据报道可以延长平均生存期、减少支架阻塞和提高生活质量。而 Johns Hopkins 研究所的前瞻性研究(到目前是唯一的)了 50 例胆管癌患者,其中行病灶切除 31 例;胆汁引流 19 例。分别接受外线束放疗 23 例;非放疗 27 例。结果发现外线束放疗无论对生存期还是生活质量都没有益处。

回顾性研究已表明外线束放疗与近距离放射疗法联合使用对生存期有帮助。通过这种联合治疗,10%~20%的患者可存活 2 年。其主要局限性是并发症发生率高,比如 Roux 臂狭窄、上消化道出血、门静脉阻塞、腹水和胆管炎(发生率高达 40%~50%)。

从理论上,采用术中放疗伴外线束放疗。可对高度危险复发区域——肝管残端、门静脉、肝动脉分支和肝脏实质产生单次大剂量的辐射(27.5~35 Gy)。63 例ⅣA 期胆管癌患者采用术中放疗结合外线束放疗,5 年生存率有明显的改善(单纯切除病灶的 5 年生存率是 10.5%;而病灶切除＋外线束放疗＋术中放疗的 5 年生存率是 33.9%,$P=0.01$)。有回顾性分析表明:切缘组织学检查为阳性的患者 5 年生存率可因接受术后体外放疗而增加。然而,这一结论还未被其他研究证实,且缺乏前瞻性随机试验。

(六)辅助性化疗

有远处转移的患者是全身化疗候选者。但目前胆管癌的化疗经验有限,仅有一些Ⅱ期临床试验。最近统计的部分研究病例数少,均系回顾性、单中心研究,缺乏对照组,所以数据质量差。迄今为止,化疗还未表现出对胆管癌患者的生存率有实质性改善。大部分胆管癌的化疗研究是针对单独采用氟尿嘧啶,或与其他药物比如顺铂、甲氨蝶呤、亚叶酸钙、丝裂霉素 C 或干扰素 α 等联合用药。单独使用氟尿嘧啶并没有什么效果。有研究认为氟尿嘧啶与顺铂联合使用是标准治疗之一,据报道反应率为 20%~40%,其他药物比如干扰素 α 和丝裂霉素 C 与氟尿嘧啶联用时反应率是 10%~30%。最近,正在研究一些不同的、新的抗癌药物用于治疗进展期胆管癌。据报道其中有一种核苷类似物(吉西他滨)对治疗进展期胆管癌有效果。

(七)新的辅助性放化疗

从理论上,放疗和化疗的结合对于不能切除胆管癌的治疗是非常有吸引力的。由于手术姑息切除肝门部胆管癌后,放、化疗亦不能延长生存期或提高生活质量,故有人提出了新的辅助性放化疗,即先化疗,随后手术,术后再行化疗及放疗。其理论基础是术前或放疗前行有效地联合化疗,尽可能地杀死大量的敏感肿瘤细胞,然后再手术切除或放疗破坏残存的包括对化疗不敏感的癌细胞。达到治愈肿瘤的目的。现有学者将此方案用于治疗肝门部胆管癌。氟尿嘧啶的潜在放射敏感效应提示:放化疗的联合应用要比单独运用有效。然而这种放化疗的联合使用还没有相关的前瞻性研究结果。

（陈文飞）

第三节　胆　囊　癌

胆囊癌为胆系原发性恶性肿瘤中最常见的疾病,占全部胃肠道腺癌中的 20%。其发病率占全部尸检中的 0.5%,占胆囊手术的 2%。主要发生在 50 岁以上的中老年人,发病率为 5%～9%,而 50 岁以下发病率为 0.3%～0.7%。女性多见,男女之比为 1∶3。胆囊癌的病因并不清楚,一般认为与胆囊结石引起的慢性感染所造成的长期刺激有关。

一、诊断

(一)诊断要点

1.病史

上腹部疼痛不适或有胆囊结石。胆囊炎病史。

2.症状

主要表现为中上腹及右上腹疼痛不适,进行性加重,在后期可见持续性钝痛,腹痛可放射至右肩、背、胸等处。可有乏力、低热、食欲缺乏、嗳气、恶心、腹胀、体重减轻等,晚期可伴有恶病质表现。当肿瘤侵犯十二指肠时可出现幽门梗阻症状。

3.体征

(1)腹胀:50%以上有右上腹压痛。当胆囊管阻塞或肿瘤转移至肝脏或邻近器官时,有时可在右上腹扪及坚硬肿块。

(2)黄疸:晚期可见巩膜、皮肤黄染等。

4.并发症

(1)急性胆囊炎:因肿瘤阻塞胆囊管引起的继发感染。

(2)阻塞性黄疸:约 50%患者肿瘤侵犯胆总管可引起阻塞性黄疸。

5.实验室检查

化验检查对早期诊断意义不大。口服胆囊造影剂 85%以上不显影,仅 1%～2%可有阳性征象,个别情况下 X 线片发现"瓷胆囊",则有诊断意义。

(1)生化检查:①血常规,可呈白细胞增高,中性粒细胞增高,有些病例红细胞及血红蛋白下降。②血沉增快。③血生化,部分患者胆红素增高,胆固醇增高,碱性磷酸酶增高。④腹水常规可呈血性。

(2)影像学检查:①胆囊造影,可通过口服法,静脉法或逆行胰胆管造影或经皮肝穿胆管造影法显示胆囊。如胆囊显影,则呈现胆囊阴影不完整,腔内可有充盈缺损,或有结石阴影,对诊断有一定价值。②B超检查,诊断率 50%～90%,可发现胆囊内有实质性光团、无身影,或胆囊壁有增厚和弥漫性不规则低回声区,有时能发现肝脏有转移病灶,B超是早期发现胆囊癌的较好方法。③CT检查,可显示胆囊有无肿大及占位性病变影。诊断准确率70%～80%。④PET、PETCT检查,适用于胆囊肿块良、恶性的鉴别诊断、分期、分级以及全身状况的评估;治疗前后疗效评估;为指导组织学定位诊断及选择正确的治疗方案提供可靠依据。

(3)纤维腹腔镜检查:可见胆囊表面高低不平,或有结石,浆膜失去正常光泽,胆囊肿大或周围粘连,肝门区可有转移淋巴结肿大,但因胆囊区不宜做活检,同时周围粘连往往观察不够满意。所以此方法有一定局限性。

(4)病理学检查:手术探察中标本经病理切片,或腹腔穿刺活检以进行病理学诊断,证实胆囊癌。经腹穿胆囊壁取活组织做细胞学检查,对胆囊癌诊断正确率为85%左右。

(二)鉴别诊断

本病需与慢性胆囊炎、胆囊结石鉴别。

胆囊癌早期表现不明显或表现为右上腹隐痛、食欲缺乏等,与慢性胆囊炎和胆囊结石相似,可通过B超、CT检查明确诊断,必要时行腹腔镜检查、PETCT检查,均有助于诊断。

二、综合治疗

胆囊癌的治疗方法有手术、化疗、放疗、介入治疗等。对NevinⅠ、Ⅱ、Ⅲ、Ⅳ期的胆囊癌患者,手术是主要手段。即使是NevinⅤ期患者,只要没有腹水、低蛋白血症、凝血障碍和心、肺、肝、肾的严重器质性病变,也不应放弃手术探查的机会。

(一)手术治疗

1.纯胆囊切除术

纯胆囊切除术仅适用于术后病理报告胆囊壁癌灶局限于黏膜者或虽然累及肌层,但癌灶处于胆囊底、体部游离缘者。对位于胆囊颈、胆囊管的早期胆囊癌,或累及肌层而位于胆囊床部位者,应再次手术,将胆囊床上残留的胆囊壁、纤维脂肪组织清除,同时施行胆囊三角区和肝十二指肠韧带周围淋巴清除术。

2.根治性胆囊切除术

根治性胆囊切除术适用于NevinⅡ、Ⅲ期胆囊癌患者。切除范围包括:完整的胆囊切除;胆囊三角区和肝十二指肠韧带骨骼化清除;楔形切除胆囊床深度达2cm的肝组织。

3.胆囊癌扩大根治性切除术

胆囊癌扩大根治性切除术适用于NevinⅤ期胆囊癌患者,手术方式视肿瘤累及的脏器不同而异。

4.胆囊癌姑息性手术

为解除梗阻性黄疸,可切开肝外胆管,于左、右肝管内植入记忆合金胆管内支架,或术中穿刺胆管置管外引流。为解除十二指肠梗阻,可施行胃空肠吻合术。

(二)放疗

为防止和减少局部复发,一些欧美国家积极主张将放疗作为胆囊癌的辅助治疗。国内已有少数报道,认为术前放疗可略提高手术切除率,且不会增加组织脆性和术中出血,术中放疗具有定位准确,减少或避免正常组织器官受放射损伤的优点,该方法对不能切除的晚期患者有一定的疗效,放疗被认为是最有希望的辅助治疗手段,放、化疗结合使用不仅可以控制全身转移,且放疗疗效可因一些放射增敏剂,如5-FU的使用而改善。目前国内病例资料尚少,有待于不断地总结和积累经验。

日本学者高桥等对 14 例胆囊癌进行了总剂量为 30 Gy 的术前放疗,结果发现接受术前放疗者其手术切除率略高于对照组,且不会增加组织脆性和术中出血。术中放疗的优点是定位准确、减少邻近正常组织不必要的放射损伤。照射范围应包括手术切面、肝十二指肠韧带和可疑有残留癌组织的部位。外照射是胆囊癌放疗中最常用的方法。常在术后 13~39 天进行。仪器包括 ^{60}Co,45 兆电子回旋加速器,直线加速器和光子治疗。照射范围为肿瘤周围 2~3 cm 的区域,包括胆囊床、肝门至十二指肠乳头胆管、肝十二指肠乳韧带、胰腺后、腹腔干和肠系膜上动脉周围淋巴结。常用总剂量为 40~50 Gy,共 20~25 次,每周 5 次。

Todoroki 等对 85 例Ⅳ期者行扩大切除术(包括肝叶切除和肝脏胰腺十二指肠切除术),12 例术后无残留(turnor residue,RT0),47 例镜下残留(RT1),26 例肉眼残留(RT2)。所有患者中有 9 例加外照射,1 例行近距放疗,37 例行术中放疗(平均剂量 21 Gy)。术中放疗的 37 例中有 9 例再加外照射。结果辅助性放疗组局部控制率比单纯手术组明显升高(59.1%:36.1%),总的 5 年生存率明显增加(8.9%:2.9%)。辅助性放疗对镜下残留(RT1)组效果最好(5 年生存率为 17.2%,而单纯手术组为 0),对无残留组(RT0)和肉眼残留组(RT2)无明显效果。

(三)化疗

1.单药化疗

胆囊癌对多种传统的化疗药物均不敏感。如氟尿嘧啶(5-FU)、丝裂霉素(MMC)、卡莫司汀(BCNU)和顺铂(DDP)等单药疗效都比较低,尚无公认的好的化疗药物,而新一代细胞毒性化疗药的相继问世正在改变这一局面。

鉴于吉西他滨(GEM)与胰腺和胆管组织具有亲和性及多篇报道 GEM 治疗胆囊癌或胆管癌有效,已经开展了多项Ⅱ期临床研究。一般采用常规剂量,即 800~1 200 mg/m^2,静脉滴注 30 分钟,第 1、8、15 天,每 4 周重复;药物耐受性好,Ⅳ度血液学毒性≤5%,非血液学毒性不常见,相当比例的有症状患者症状减轻和(或)体重增加。

临床前研究显示伊立替康(CPT-11)对胆系肿瘤具有活性。因此,Alberts 等设计了一项Ⅱ期临床试验,以评估其临床价值。总共 39 例患者入选,36 例可以评价,均经病理组织学或细胞学检查确诊为局部晚期或转移的胆管癌或胆囊癌。CPT-11 125 mg/m^2,静脉滴注,每周 1 次,连续应用 4 周,间隔 2 周。结果:获得 CR 1 例,PR 2 例,ORR 8%。提示 CPT-11 单药对胆系肿瘤疗效欠佳。毒副反应发生率高,但无特殊和不可预期的毒副反应发生。

2.联合化疗

如上所述,Ⅱ期临床试验提示 GEM 单药对于胆系肿瘤安全有效,已经有报道 GEM 与 DDP、奥沙利铂(L-OHP)、多西他赛(DCT)、CPT-11、Cap、MMC 或 5-FU 静脉持续滴注等组成联合方案,可以提高疗效,尚需进行随机研究证实联合化疗在疗效和生存上的优势。常用方案有 GP 方案和 MF 方案。

(四)介入胆道引流术

胆囊癌胆囊切除术后出现的阻塞性黄疸是难以手术治疗的,因为往往已有肝门的侵犯。通过内窥镜括约肌切开术放置引流管和金属支架管于胆总管的狭窄处可缓解胆道阻塞的症状。PTCD 方法也可缓解胆道阻塞的症状。施行肝内扩张胆管或胆总管与空肠吻合及做 U 管引流也是有效的减黄手术方法。

三、预防与调护

(一)预防

(1)胆囊癌的病因尚不清楚,与胆囊癌发病相关的危险因素有油腻食物饮食、慢性胆囊炎、胆囊结石等,故应注意饮食,预防胆囊炎和胆囊结石。

(2)胆囊腺瘤、腺肌瘤、胰胆管连接异常、瓷性胆囊易伴发胆囊癌,故得此病的患者应积极治疗原发病。

(二)调护

(1)注意心理的护理,家属和医护人员应积极调整患者的情绪,使其保持心情愉快。

(2)长期卧床导致患者出现腹胀、便秘,可按顺时针方向为患者进行腹部按摩,以利肠蠕动增快。

(3)晚期患者发热甚多,如为炎症引起,则需积极行抗感染治疗。常见的则是癌性发热,每天定时发作,多在午后或傍晚开始,夜间消退。发热时,应嘱患者多饮温开水,或淡盐水,或橘汁之类含维生素 C、钾的饮料。发热较高者,可用温开水或 50% 乙醇擦浴,也可针刺曲池、合谷、大椎等穴位。还可用消炎痛栓半粒塞肛,最好在发热前半小时至 1 小时用药,以阻止发热。

(4)疼痛患者按规定按时用镇痛药,并鼓励患者放松大脑,解除对癌痛的畏惧心理,多做其他娱乐活动,以分散精力,还可做锻炼,以"静"制痛。特别对晚期癌症剧痛患者的麻醉镇痛药使用不应有太多的顾虑,因为怕药物成瘾而减少或停止使用只会导致痛苦的延续和加重病情。

(陈文飞)

第十一章

常见疾病的中西医结合治疗

第一节　颅内肿瘤的中西医结合治疗

颅内肿瘤是指发生于颅腔内的神经系统过度增殖的新生物。按原发部位不同,颅内肿瘤可分为原发性和继发性两大类:原发性颅内肿瘤起源于颅内组织,如脑组织、脑膜、脑神经、垂体、血管及残余胚胎组织;继发性颅内肿瘤是从身体远隔部位转移或从邻近部位延伸至颅内的肿瘤。国内外流行病学调查显示,颅内肿瘤的平均年发病率为 10/10 万。

颅内肿瘤约占身体各部位肿瘤的 1.8%,但在儿童肿瘤中,颅内肿瘤所占比例可达 7%。对颅内各类肿瘤发生率的统计,国内外资料报道有较大差异,总体来讲,以神经上皮组织起源的肿瘤占首位,脑膜瘤居第二位,以下依次为垂体腺瘤、先天性肿瘤、神经鞘膜肿瘤、继发性肿瘤及血管成分起源的肿瘤。在神经上皮来源的肿瘤中,星形细胞瘤最多,其次为胶质母细胞瘤、室管膜瘤、髓母细胞瘤和少突胶质细胞瘤。在先天性肿瘤中,颅咽管瘤最多见,其次为表皮样囊肿、皮样囊肿、畸胎瘤和脊索瘤。在继发性颅内肿瘤中,肺癌脑转移瘤占首位。

颅内肿瘤的年龄分布表明,大部分肿瘤发病的高峰年龄在 21～50 岁,尤以 31～40 岁为最高峰。另外,尚有一个 10 岁左右的发病高峰。不同类型的肿瘤各有其好发年龄:儿童期为小脑星形细胞瘤的好发年龄,同时先天性肿瘤、髓母细胞瘤、室管膜瘤、颅咽管瘤等也多见于儿童及青年;大脑星形细胞瘤、脑膜瘤、神经鞘瘤及垂体瘤多发生在青壮年;胶质母细胞瘤及转移瘤主要发生在中老年。

颅内肿瘤的总体发病率并无显著的性别差异,部分统计资料显示男性略多于女性。但某些颅内肿瘤具有明显的性别差异,如脑膜瘤、垂体瘤以女性多见,松果体区生殖细胞瘤以男性儿童多见,蝶鞍区生殖细胞瘤以女性儿童多见。

颅内肿瘤在中医古代文献中无明确记载,但其症状表现散见于"头痛""真头痛""头风""厥逆""中风""癫""痿病"等疾病的论述中,现代中医学统称该病为"脑瘤"。

一、病因与发病机制

(一)中医病因病机

中医学对肿瘤的认识源远流长,早在殷墟出土的甲骨文中就有"瘤"的病名记载,《黄帝内经》

对"肠覃""石瘕""积聚"等肿瘤性疾病作了较为全面的阐述,认识到肿瘤的产生为气血凝聚造成,为肿瘤的病因病机研究奠定了基础。

中医学认为脑为奇恒之腑,既不同于五脏之"藏精气而不泻",又不同于六腑之"传化物而不藏"。脑之生成,秉承于先天之精(《灵枢·经脉》曰:"人始生,先成精,精成而脑髓生"),依靠先天肾精之化生(《素问·逆调论》曰:"肾不生,则髓不能满"),依赖于后天水谷精微的滋养(《灵枢·五癃精液别》曰:"五谷之津液,和合而为膏者,内渗入于骨空,补益脑髓")。又脑为清窍,"十二经脉,三百六十五络,其血气皆上于面而走空窍"(《灵枢·邪气脏腑病形》),即在正常情况下,中焦运化水谷,经脾之转输、肺之布散,其清阳部分上输清窍,充养脑髓;同时肾主骨、生髓,上充脑窍,脑为髓海。

脑为奇恒之腑,与五脏六腑皆有密切关系,其中与肾的关系尤为密切:肾主骨、生髓、充脑,肝藏血,肝肾同源,精血互相化生;肾主水,肺为水之上源,肾水有赖于心火的温煦。脑瘤之发生,或由于先天之精不足,或由于出生后机体外感六淫、内伤七情,致使脏腑功能异常,经络气血凝滞,气、血、痰、湿、毒等浊邪上犯清窍,瘀积成为脑瘤,此为脑瘤发病的基本病机。

(1)肝风内动:浊邪留居清窍,其偏于气滞者多由肝失疏泄、气机逆乱造成,气郁化火可表现为肝火上炎,肝阴耗耗可致肝风内动。

(2)湿浊困脾:浊邪之偏于痰湿者多由脾失健运,湿浊内生,日久湿聚成痰,或气郁化火灼津成痰,痰凝脑络。

(3)瘀阻脑络:浊邪之偏于血瘀者多由心气不足、脑血循行不畅,或加以血浊,致脑络瘀阻。

(4)肺热腑实:浊邪久羁可化生热毒,蒙蔽清窍,灼伤肺络,津枯肠燥,表现为肺热腑实。

(5)肝肾阴虚:浊邪日久,机体因病致虚,耗精伤阴,肾阴不足,水不涵木,肝阴亦亏,致肝肾阴虚。

以上病机可单一出现,也可数者并存。

(二)西医病因及发病机制

1.病因

颅内肿瘤同身体其他部位的肿瘤一样,发病原因并不明确,有关的病因学调查涉及环境因素与个人因素两大类。环境因素包括粒子射线与非粒子射线、杀虫剂、亚硝胺化合物、致肿瘤病毒等,但这些因素与颅内肿瘤发病相关性的研究很少存在一致性,除治疗性的X线照射外,至今还没有毫无争议的环境因素。个人因素包括患者的家族史、个人史、嗜好、免疫状态等,有些因素已基本排除,有些未受到广泛认可。目前较普遍认为的有以下几种因素。

(1)先天因素:胚胎发育过程中原始细胞或组织残留于颅腔,在一定条件下它们具备分化与增殖功能,发展成为颅内先天性肿瘤。少数胚胎发育不良性肿瘤如表皮样囊肿、皮样囊肿、畸胎瘤、颅咽管瘤等,可以从先天性发育性缺陷进展而来。先天性颅内肿瘤以青少年多见,肿瘤生长缓慢,多为良性。

(2)遗传因素:某些肿瘤的发生具有家族背景或遗传因素。目前较为明确的遗传性神经肿瘤综合征主要包括:神经纤维瘤病Ⅰ型(neurofibromatosis Ⅰ,NFⅠ)、神经纤维瘤病Ⅱ型(neurofibromatosis Ⅱ,NFⅡ)、结节性硬化症(tuberors sclerosis,TS)、Li-Fraumeni综合征、Cowden综合征、von Hippel-Lindau(VHL)综合征、Turcot综合征以及Gorlin综合征。以上神经肿瘤综合征均为常染色体显性遗传病,在亲代与子代之间传递疾病。

(3)物理因素。①离子照射(电离辐射):目前较为确定的物理因素主要为治疗性的X线照射。肿瘤的发生是人和动物接受放射线作用后最严重的远期病理变化,这在颅内肿瘤术后行放射治疗(简称放疗)的患者中得到证实;动物实验也表明,灵长类动物接受高剂量的粒子射线照射,可诱导产生多形性胶质母细胞瘤和室管膜瘤。②创伤:颅脑外伤是否为颅内肿瘤发生的物理因素一直存在争议。一般认为,创伤性肿瘤罕见,如果有,多半是发生在硬脑膜和蛛网膜损伤的基础上,创伤引起脑、脑膜瘢痕组织间变而成为肿瘤。

(4)化学因素:动物实验证明,多环芳香烃类化合物如甲基胆蒽、苯丙芘等,在体内种植可诱发颅内肿瘤;亚硝胺类化合物如甲基亚硝尿、乙级亚硝尿等,经口服或静脉注射,也可诱发颅内肿瘤。化学物质诱发的颅内肿瘤在大脑半球的皮质下白质、海马区和侧脑室周围最多见。目前尚无确凿证据表明这些化学物质在人类颅脑肿瘤中的致病作用。

(5)生物学因素:某些颅内肿瘤与致瘤病毒有密切关系。在原发性中枢神经系统恶性淋巴瘤的患者中,无论是否同时患有艾滋病,均发现肿瘤细胞中存在 EB 病毒。动物实验研究也发现,无论 DNA 病毒还是 RNA 病毒,接种后都可以使易感动物发生脑肿瘤,常用的致瘤病毒有腺病毒、肉瘤病毒、猴空泡病毒等。病毒致病的机制被认为是:病毒进入细胞,在细胞核内合成 DNA时迅速被依附于染色体内,并改变染色体上基因的特性,从而改变细胞原有的增殖与分裂功能。

(6)其他因素:颅内肿瘤的发生与激素之间可能有一定的联系,如脑膜瘤的发生与发展同性激素有关,研究发现多数初发与复发的脑膜瘤标本中均有孕激素和雄激素受体,少数肿瘤标本中发现有低水平的雌激素受体。颅内肿瘤的发生与免疫因素也有一定的联系,获得性免疫缺陷及器官移植后的免疫抑制治疗偶尔可导致颅内肿瘤,其机制被解释为机体对异常细胞免疫监视机制的缺失。

2.发病机制

中枢神经系统肿瘤的发生机制尚不能完全清楚,但随着分子遗传学与分子生物学的研究发展,人们对颅内肿瘤发生机制的研究必将不断达到新的水平。原发性颅内肿瘤的基本发病过程同身体其他部位的肿瘤发生相同,都包括原癌基因的激活、过度表达或扩增,以及抑癌基因的缺失或突变失活,导致细胞增殖、分化和凋亡调节通路的异常。

二、病理

(一)颅内肿瘤的病理表现及生物学特征

颅内肿瘤的病理表现包括肿瘤本身的组织学变化及肿瘤造成的邻近脑组织的病理变化。肿瘤本身的组织学变化包括肿瘤实质细胞的变化及间质的改变,细胞学的变化表现为细胞的类型、核浆比例、胞核的形态、细胞的排列及与周围的关系等;间质的变化主要是指血管和结缔组织的变化。由于肿瘤的占位效应而造成的周围脑组织变化可表现为水肿、缺血、髓鞘破坏、胶质细胞增生、出血、钙化、脑组织移位形成脑疝等。

颅内肿瘤良恶性的区分常以肿瘤包膜的完整性、组织学变化、生长速度、生长方式、复发情况等为指标。恶性肿瘤最主要的生物学行为是侵袭性及转移性。颅内肿瘤大部分表现为侵袭性生长,如来源于神经上皮组织的肿瘤星形细胞瘤、少突胶质细胞瘤、室管膜瘤、胶质母细胞瘤、髓母细胞瘤等;以膨胀性生长见有侵袭性的主要有室管膜瘤、血管网状细胞瘤、脉络丛乳头状瘤、部分垂体瘤和脑膜瘤;包膜完整界限清楚的主要是脑膜瘤、颅咽管瘤、表皮样囊肿和皮样囊肿、神经鞘瘤、部分垂体瘤;部分肿瘤尚可表现为弥漫性生长及多发性生长。

(二)常见颅内肿瘤的病理表现

1.星形细胞瘤

星形细胞瘤是由发生转化的星形细胞组成的肿瘤,是神经系统发病率最高的原发性肿瘤,约占神经上皮肿瘤的75％。2007年《WHO中枢神经系统肿瘤分类》是按照肿瘤的恶性程度进行排序的,星形细胞瘤分为以下几种。①毛细胞型星形细胞瘤:黏液性毛细胞型星形细胞瘤;②室管膜下巨细胞型星形细胞瘤;③多形性黄色星形细胞瘤;④弥漫性星形细胞瘤:纤维型星形细胞瘤、肥胖细胞型星形细胞瘤、原浆型星形细胞瘤;⑤间变性星形细胞瘤;⑥胶质母细胞瘤:巨细胞胶质母细胞瘤、胶质肉瘤;⑦大脑胶质瘤病。

(1)毛细胞型星形细胞瘤:瘤细胞大小形态一致,部分区域细胞密集、血管增生明显,瘤细胞核分裂少见。光镜下肿瘤细胞呈细长梭形,具有单极或双极毛发样突起,瘤组织致密、疏松区双相分布,致密区瘤见数量不等半透明状红染物即Rosenthal纤维,疏松区有多数微囊样结构、嗜酸性小体形成。免疫组化显示GFAP、CD34阳性或强阳性表达,S-100呈弱阳性,Ki-67阴性。黏液性毛细胞型星形细胞瘤可见大量的黏液基质,单一形态的双极细胞以血管为中心排列,免疫组化GFAP弥漫性强阳性,神经元标志物阴性。

(2)室管膜下巨细胞型星形细胞瘤:瘤组织内见不规则肥大星形细胞,其围绕小血管呈假菊形团结构,细胞核偏位,见核仁;部分细胞像神经节细胞,细胞核一定异型性;肿瘤内小血管较少,无血管周围淋巴细胞浸润,无血管内皮细胞增生,无坏死,核分裂象罕见,均见沙砾体。免疫组化GFAP阳性,S-100呈阳性,Ki-67≤4％。

(3)多形性黄色星形细胞瘤:光镜下见瘤细胞有明显的多形性,单核或多核巨怪瘤细胞、梭形细胞及泡沫样瘤细胞混杂,可见围绕单个瘤细胞的丰富网状纤维和淋巴细胞浸润。瘤细胞胞质内见散在或聚集大小不等的脂滴,脂质占据细胞的大部分,形成泡沫样瘤细胞。瘤细胞可紧密排列成上皮样,或由纤维组织包绕形成巢状结构。细胞核大小悬殊,染色各异,可见核内包涵体。免疫组化显示GFAP、CD34阳性或强阳性表达。

(4)弥漫性星形细胞瘤:由分化良好的肿瘤性星形细胞组成,分为三种亚型:纤维型星形细胞瘤、肥胖细胞型星形细胞瘤和原浆型星形细胞瘤。纤维型星形细胞瘤是最常见的肿瘤亚型。光镜下HE染色后大多看不到细胞质,仅显示圆形或卵圆形的胞核,通常无或仅偶见有丝分裂;肿瘤中绝对不含微血管增殖和坏死,可见小的钙化或囊腔;免疫组化显示GFAP阳性。瘤周水肿轻,无炎症细胞浸润。肥胖细胞型星形细胞瘤的特点为瘤细胞肥大呈球形或多角形,细胞质丰满呈嗜酸性,肿瘤中肥胖细胞型星形细胞比例超过20％,容易发生恶性变。原浆型星形细胞瘤属于少见亚型,光镜下与纤维型很难区分,电镜下见肿瘤以原浆型星形细胞为主,常混有纤维型星形细胞。

(5)间变性星形细胞瘤:局部或分散出现细胞构成增加,具有明显的核间变和有丝分裂活动,无典型的微血管增殖和坏死灶;肿瘤组织中常见肥胖细胞型星形细胞;有时存在明显的结缔组织成分。GFAP阳性,但不是所有的肿瘤细胞。

(6)胶质母细胞瘤:主要由分化程度低、多形性明显、胞核的非典型性突出、有丝分裂活跃的高度间变的胶质细胞组成;肿瘤的细胞密度高,可见明显的微血管增殖和坏死。GFAP表达水平和分布范围在胶质瘤细胞变化很大。星形细胞样的肿瘤细胞,尤其是肥胖细胞型星形细胞呈强阳性表达,小的未分化细胞倾向于阴性或弱阳性。少见病理亚型包括胶质肉瘤和巨细胞胶质母细胞瘤。胶质肉瘤在肿瘤中间隔出现胶质和间质分化区域,肉瘤成分多数情况下可能起源于胶质母细胞瘤中发生转化的血管成分。巨细胞胶质母细胞瘤的特点是肿瘤中见古怪的多核巨细胞,偶有富于基质网硬蛋白。肿瘤恒定表达 GFAP。

（7）大脑胶质瘤病:组织学检查均显示脑组织内胶质细胞弥漫性增殖,肿瘤细胞沿血管、神经轴突周围及软脑膜下呈浸润性生长,无明显肿瘤团块,保持神经解剖结构相对正常。HE 染色可见肿瘤细胞为各种类型不同分化程度的胶质细胞,细胞体积偏小,细胞质少量或中等量。细胞核形态复杂,有不同程度的核异形或核分裂现象。

2.少突胶质细胞瘤

少突胶质细胞瘤包括少突胶质瘤和间变性少突胶质瘤。少突胶质瘤是由分化良好、形态学类似于少突胶质细胞的肿瘤细胞组成,呈弥漫浸润性生长;间变性少突胶质瘤为表面出现弥漫性或局灶性恶性组织学特征的少突胶质细胞瘤。少突胶质瘤由均匀一致的细胞组成,无突起,细胞密度低至中等,细胞间存在神经纤维网。细胞核呈圆或卵圆形,核深染,周围细胞质清晰,可描述为"煎蛋样"形态。肿瘤存在网状的薄壁毛细血管是其典型表现。间变性少突胶质瘤具有可辨认的少突胶质细胞成分,同时具有细胞密度增高、明显的细胞非典型性、有丝分裂活跃、微血管增殖和坏死的特点。少突胶质细胞瘤尚无可靠的诊断性的免疫组化标志。由于少突胶质细胞瘤可以起源于具有向星形细胞和少突胶质细胞分化潜能的多能细胞,所以 GFAP 阳性并不排斥少突胶质细胞瘤的诊断。

3.垂体腺瘤

垂体腺瘤常为紫红色,质软,有的呈烂泥状;变性时,瘤组织可呈灰白色;有的伴瘤组织坏死、出血或囊性变。垂体腺瘤外有边界,但无包膜。细胞形态一致,细胞丧失正常的短索状排列,细胞大小差异很大,可以为圆形、立方形或多角形。随着内分泌激素测定的进步和电子显微镜下观察超微结构以及染色方法的进步,垂体腺瘤分为催乳素分泌细胞腺瘤、促生长激素分泌细胞腺瘤、促肾上腺皮质激素分泌细胞腺瘤、促甲状腺素分泌细胞腺瘤、促性腺激素分泌细胞腺瘤、多分泌功能细胞腺瘤、无内分泌功能细胞腺瘤、恶性垂体腺瘤。

4.颅咽管瘤

颅咽管瘤是颅内最常见的先天性良性肿瘤,起源于拉特克囊的残余上皮细胞。肿瘤大多为囊性,以单囊多见,少数为多囊,大小不等,约 10% 是实性的。囊壁光滑并布满大小不等的白色钙化斑点。内含黄褐色囊液,放置不凝,可见胆固醇结晶。组织学分型分为釉质瘤型和乳头型。釉质瘤型有三层构造,最外层为圆柱立方表皮,中间层为复层的多角形、鳞状表皮样细胞,最内层为星形胶质细胞,处处有岛形成,可见于成人和儿童。乳头型可见成熟的鳞状上皮细胞位于疏松的结缔组织基质中,鳞状上皮呈网状、梁状、乳头状,上皮自基底膜向梁柱的中心或表面演变,细胞渐变扁平,形成角形的粉红色的角化细胞,主要见于成年人。

5.听神经鞘瘤

听神经鞘瘤发生于内听道内前庭神经上支的中枢与周围部分移行处的髓鞘的施万细胞。显微镜下有两种结构。①致密型、束状型或 Antoni A 型:细胞与核呈梭形,两端可尖可圆,胞质丰富,胞界不清,呈整齐栅栏状或旋涡状排列,栅行之间隔以无核的空白区。②网状型或 Antoni B 型:细胞形态不一,可呈星形、多角形、短梭形,胞核圆形、椭圆或长圆形。细胞间空间大,排列疏松,方向不定,间质中有大量水肿液或积液样基质;常形成微小囊腔或融合成大囊腔。上述两型可同时存在于同一肿瘤中,一般认为致密型代表瘤的生长期,网状型代表瘤的退变期。神经鞘瘤对S-100蛋白、Leu-7 和波形蛋白呈均一的强阳性反应。

6.脑转移瘤

脑转移瘤可分为结节型和弥漫型。结节型脑转移瘤在显微镜下组织界限不清,瘤细胞常沿血管外膜和脑组织向四周浸润,周围组织水肿、软化灶及胶质增生。分化高者瘤细胞可呈原发瘤的特点,分化低者与恶性胶质瘤相似,主要区别是转移瘤的瘤细胞核仁清楚,染色质呈网状,胶质瘤与之相反。弥漫型脑转移瘤显微镜下显示脑膜的瘤细胞浸润,有时与结节型共存,可认为是脑膜种植,累及蛛网膜、软脑膜和硬脑膜。

(三)颅内肿瘤的组织学分级

中枢神经系统肿瘤的组织学分级可以代表肿瘤的生物学行为,反映肿瘤的恶性程度,对于选择治疗、估计预后具有重要的参考意义。早在1926年Bailey和Cushing就将星形细胞肿瘤描述为星形细胞瘤、星形母细胞瘤和成胶质母细胞瘤3级,1949年Kernohan分级、1951年Ringertz分级、1988年St.Anne-Mayo分级及WHO分级系统(第1~4版)均具有代表性。WHO将中枢神经系统的肿瘤分为Ⅰ~Ⅳ级,其组织形态学指标主要为细胞非典型性、有丝分裂、血管增殖、坏死等。具体的分级标准如下。①Ⅰ级:细胞增殖能力低,单纯手术治疗可能治愈;②Ⅱ级:有丝分裂少,但肿瘤弥漫性浸润性生长,常复发,有进展为更高级别恶性肿瘤的倾向;③Ⅲ级:有丝分裂多,细胞丰富、胞核的多形性与细胞的间变;④Ⅳ级:有丝分裂活跃,肿瘤组织易发生坏死。

三、临床表现

颅内肿瘤的临床表现可由肿瘤本身的占位效应及与肿瘤相关的继发因素引起,其症状与体征的出现及进展与肿瘤生长的部位及肿瘤的性质有关。颅内肿瘤的临床表现可归纳为颅内压增高症状和体征与定位症状和体征两大部分,其中头痛、呕吐、视盘水肿称为颅内压增高三主症,是诊断颅内肿瘤的重要依据。颅内压增高的原因是由于肿瘤本身的占位效应、瘤周脑水肿、脑脊液循环通路受阻造成梗阻性脑积水、肿瘤压迫回流静脉等,使颅腔内容物的体积超出了生理调节范围。定位体征是由于肿瘤所在部位的脑组织受到压迫、刺激、破坏或血液循环障碍等造成的神经功能激惹或缺陷体征,这些体征的发生顺序有助于肿瘤位置的判断,最先出现的体征尤其具有定位意义。

(一)颅内压增高的症状和体征

1.头痛

由于颅内压增高或肿瘤直接压迫使颅内的痛敏结构(主要为硬脑膜、脑膜动脉、静脉窦、颅底动脉环、脑神经)受到刺激、牵拉而出现头痛,疼痛常为发作性,进行性加重,清晨或睡眠时明显,咳嗽、喷嚏、用力排便等情况下加重,站立或呕吐后暂时缓解。幕上的肿瘤常出现额、颞部疼痛,鞍内的肿瘤因鞍隔受到牵拉、压迫而反射性出现双颞侧疼痛,幕下肿瘤常出现枕、颈部疼痛。

2.呕吐

颅内压增高使大脑皮质的兴奋性降低,其对下丘脑自主神经的抑制作用减弱,或颅内压增高造成迷路水肿,肿瘤压迫或脑室扩张直接刺激第四脑室底的呕吐中枢,均可造成呕吐症状。呕吐多在清晨发生,呈喷射性。

3.视力障碍

视力障碍主要表现为视盘水肿和视力减退。视盘水肿是颅内压增高通过视神经鞘传导造成的。视盘水肿出现的早期,视力减退不明显,或仅在颅内压剧烈增高时出现一过性视力下降。视盘水肿持续存在数周或数月以上,出现继发性视盘萎缩,视野向心性缩小,甚至出现失明。

4.其他症状与体征

颅内压增高引起内耳迷路水肿或前庭功能受累,患者可出现头晕。儿童颅内压增高时表现为前囟膨隆、头围增大、颅缝分离,因颅骨变薄、脑室扩大,叩诊时呈破罐音(Macewen 征)。颅内压急剧增高造成脑血流量严重减少,由于神经反射作用患者可出现心率减慢、周围血管收缩、回心血量增加、血压升高、呼吸减慢,称为全身性血管加压反应(Cushing 反应)。颅内压增高引起严重的脑供血障碍,患者可出现精神症状、癫痫发作,晚期出现意识障碍。颅内压增高致颅底部展神经受压迫,可使展神经麻痹而出现复视。

(二)定位症状和体征

1.额叶肿瘤

额叶肿瘤常有精神症状,患者出现人格、情感、思维、智力、记忆力的改变,表现为烦躁、躁动等兴奋性症状或淡漠、孤僻等抑制性症状。中央前回受累时出现对侧肢体中枢性瘫痪、中枢性面瘫及锥体束征,靠近中央前回部的肿瘤可出现局限性运动性癫痫;旁中央小叶受累出现双下肢痉挛性瘫痪、大小便障碍;额下回后部受累出现运动性失语;额中回后部受累可出现书写不能及双眼对侧同向性侧视障碍,额中回后部近中央前回处受累可出现对侧的强握及摸索反射;额-桥-小脑束受累可出现额叶性共济失调,表现为直立和行走障碍;额叶底面病变累及嗅神经可出现单侧或双侧嗅觉障碍;额叶底面肿瘤尚可压迫同侧视神经造成视神经萎缩,若对侧视神经因颅高压引起视盘水肿的同时存在,称为 Foster-Kennedy 综合征。

2.顶叶肿瘤

中央后回受累可出现对侧肢体的浅、深感觉及复合性感觉障碍,或局限性感觉性癫痫发作,表现为发作性的蚁行感、麻木感、电击感等异常感觉;优势半球顶叶角回受累可出现 Gerstmann 综合征,表现为计算不能、手指失认、左右不分、书写不能;非优势半球的近角回受累可出现体象障碍,表现为自体认识不能,患者否认对侧肢体的存在或认为对侧肢体不是自己的;优势半球的缘上回受累可出现肢体动作的运用障碍(失用症);非优势半球近缘上回受累可出现体象障碍,表现为病觉缺失,患者否认左侧偏瘫的存在。顶叶深部肿瘤累及视放射时,可出现双眼对侧视野的同向性下象限盲。

3.颞叶肿瘤

颞上回后部受累可出现感觉性失语;颞中、下回后部受累,可出现命名性失语;颞叶内侧受累时可出现颞叶性癫痫,多为精神运动性发作;颞叶钩回损害的患者,可出现幻嗅和幻味,或努嘴、咀嚼动作,称为钩回发作;颞叶病变尚可出现幻听、幻视;颞叶肿瘤可出现精神症状,主要表现为急躁、好笑、攻击性等;颞叶深部的视放射纤维和视束受损可出现双眼对侧视野的同向性上象限盲;肿瘤累及脑岛时产生胸部、上腹部及内脏疼痛,此症状可单独发生,也可以是癫痫的先兆。

4.枕叶肿瘤

一侧视觉中枢的病变可产生对侧同向性偏盲,而中心视力不受影响,称为黄斑回避;距状裂以上楔叶损害可产生对侧同向性下象限盲,距状裂以上舌回损害可产生对侧同向性上象限盲;视中枢的刺激性病灶尚可出现幻视、闪光、暗影等视幻觉。

5.大脑半球深部肿瘤

半卵圆中心前部肿瘤可致对侧肢体痉挛性瘫痪;基底节区肿瘤因内囊受累可出现"三偏"症状;锥体外系受累出现肌张力改变及不自主运动;胼胝体肿瘤与额叶肿瘤相似,常表现为淡漠、嗜睡、记忆力减退及左手失用(右利者);丘脑肿瘤表现为对侧感觉障碍,可有持续性剧痛,称为丘脑性疼痛。

6.鞍区肿瘤

鞍区肿瘤表现为内分泌紊乱及视神经、视交叉受压两方面症状。分泌性垂体腺瘤表现为相应激素分泌过多而致临床综合征,非分泌性垂体腺瘤或其他鞍区肿瘤可压迫正常脑垂体造成垂体功能低下,以性功能障碍及发育迟缓最为突出;视神经、视交叉受压迫可出现原发性视神经萎缩及不同类型的视野缺损。

7.脑室内肿瘤

肿瘤堵塞室间孔、中脑导水管、第四脑室正中孔等出现梗阻性脑积水致急性颅内压增高;第三脑室前部肿瘤压迫视神经、视交叉,产生视力、视野及眼底改变,并可引起下丘脑功能不全表现为尿崩、肥胖、性功能减退、嗜睡等;第三脑室后部的肿瘤累及四叠体可出现双眼上视障碍、瞳孔对光反射迟钝或消失,双耳听力下降。

8.小脑肿瘤

眼肌协调运动失调出现眼球震颤;半球肿瘤患侧肢体共济失调、肌张力减低;蚓部肿瘤共济失调以躯干为主,双下肢明显;晚期可见小脑性抽搐,表现为阵发性头部后仰,四肢僵直呈角弓反张状。

9.脑桥小脑三角肿瘤

前庭蜗神经及面神经易受累,早期出现耳鸣、听力下降、眩晕;以后出现面部感觉障碍、周围性面瘫、小脑损害体征;晚期后组脑神经受累出现声音嘶哑、吞咽困难,并可见对侧锥体束征及肢体感觉障碍。

10.脑干肿瘤

一侧脑干肿瘤引起交叉性瘫痪,可见病灶侧脑神经瘫痪及对侧肢体感觉和运动传导束损害;中脑肿瘤常引起双眼运动障碍、发作性意识障碍;脑桥肿瘤常有单侧或双侧展神经麻痹、周围性面瘫、面部感觉障碍,并有对侧或双侧长传导束受损的体征,肿瘤累及小脑时出现小脑损害症状和体征;延髓肿瘤出现声音嘶哑、饮食呛咳、咽反射减弱或消失及单侧或双侧长传导束受损体征。

四、辅助检查

(一)神经影像学检查

1.颅骨 X 线平片

颅骨 X 线平片常能反映肿瘤累及颅骨的病理变化,常规拍摄后前位片及侧位片,必要时加拍颅底片、内听道、视神经孔、蝶鞍片,断层摄片可提高诊断的准确性。颅内压增高时的 X 线平片可表现为脑回压迹增多、鞍背及后床突萎缩、脱钙、颅腔轻度扩大、骨缝分离等。松果体钙化的移位有助于大脑半球肿瘤的定位。肿瘤本身可发生钙化,如鞍区的钙化多为颅咽管瘤,少突胶质细胞瘤常见钙化,部分脑膜瘤、脊索瘤也可见钙化。脑膜瘤可见局部或其邻近部位有骨质破坏或增生。前庭神经施万细胞瘤可见内听道口扩大。垂体腺瘤多有蝶鞍扩大或鞍底骨质破坏。

2.CT 检查

(1)颅内肿瘤的直接征象。①肿瘤密度:肿瘤密度的高低是相对于脑组织的密度而言。平扫时脑膜瘤常为略高密度或等密度;胶质瘤多为低密度或混杂密度;颅咽管瘤、表皮样囊肿因含胆固醇和脂类物质,常呈低密度;肿瘤内出血或钙化时表现为高密度。强化后肿瘤的密度表现因肿瘤性质而异,脑膜瘤呈明显均一强化,胶质瘤为不规则强化。②肿瘤位置:肿瘤位置可反映肿瘤组织的起源,有助于肿瘤性质的判断。脑膜瘤位置表浅、有基底部位于脑膜,胶质瘤位于脑组织内;转移瘤多位于皮质和皮质下。③肿瘤的大小、数目、形状、边界:可反映肿瘤的生长方式,有助于肿瘤性质的判断。转移瘤常多发、较小,圆形或类圆形;脑膜瘤外形较规则、边界清楚;胶质瘤大小不定,外形不规则,边界不清楚,恶性者呈浸润性生长。④肿瘤的坏死、囊变、出血和钙化:肿瘤生长迅速,可见中心部位坏死和囊变,CT 表现为低密度,不强化;肿瘤内血管坏死破裂发生肿瘤卒中,表现为肿瘤内均一高密度灶;肿瘤钙化常见于颅咽管瘤、少突胶质细胞瘤、脑膜瘤、脉络丛乳头状瘤等,颅咽管瘤钙化多成弧线状"蛋壳样",脑膜瘤钙化多为分散点状,少突胶质细胞瘤为条带状。

(2)肿瘤的间接征象。①瘤周水肿:瘤周低密度水肿多发生在白质区,水肿范围与肿瘤大小不成比例。转移瘤和Ⅲ、Ⅳ级星形细胞肿瘤易发生广泛水肿,脑膜瘤压迫回流静脉或静脉窦时也可出现较大范围水肿。②占位效应:表现为肿瘤邻近脑组织、脑室、脑池、脑沟的受压、变形、移位,严重者发生脑积水、中线移位、脑疝。

3.MRI 检查

(1)肿瘤的信号:肿瘤的信号强度高低是与脑灰质的信号相比较而言。平扫时多数肿瘤的信号呈 T_1WI 低信号、T_2WI 高信号;少数肿瘤如脂肪瘤、颅咽管瘤可见 T_1WI 高信号;畸胎瘤可见 T_1WI 呈高低混杂信号;同一类型的肿瘤可见不同的信号表现,如脑膜瘤在 T_1WI 可呈低至高信号。强化后肿瘤的信号强度变化可以反映肿瘤的血运是否丰富及血-脑屏障的破坏程度,强化扫描有利于发现平扫时不易发现的结构,如瘤壁结节;同时有利于区分肿瘤和水肿。脑实质外的肿瘤如脑膜瘤常有显著增强;脑室之内的肿瘤增强程度变化不一,可见无增强、轻至中度增强或显著增强。

(2)肿瘤的部位:脑实质外肿瘤以广基底与颅骨内面紧贴,邻近脑组织受挤压且与肿瘤界限清楚;肿瘤占据脑池或蛛网膜下腔时,邻近脑池或蛛网膜下腔增宽;脑实质内肿瘤常被脑组织包绕。

(3)肿瘤的数目、形态、边界、结构:颅内原发肿瘤常单发,但也可多发,如多发脑膜瘤、双侧前庭神经施万细胞瘤等;颅内多发的肿瘤也可能为不同的组织来源;颅内不同部位、不同大小的脑实质内肿瘤常提示转移瘤。肿瘤形态不一,脂肪瘤易沿蛛网膜下腔间隙生长呈条状,大脑凸面的脑膜瘤常为球形,边界清楚;一般形态不规则且边界不清晰的肿瘤常提示呈浸润性生长。钙化、出血、坏死、囊变使肿瘤内结构不均匀,MRI 对囊变、亚急性期后的出血、含脂质及高蛋白的囊肿显示敏感,对钙化显示不敏感,肿瘤内血管可见流空效应。

(4)瘤周水肿与占位征象:水肿区在 T_1WI 为低信号,T_2WI 为高信号,一般恶性肿瘤所致的水肿较明显。占位征象包括邻近脑沟、脑池、脑室受压变形,中线结构移位等,并可继发脑积水及脑疝。

4.脑血管造影

脑血管造影主要根据脑血管的变形、移位进行肿瘤的定位,对于肿瘤合并出血者可以除外动脉瘤及血管畸形。术前脑血管造影可以明确肿瘤同重要血管解剖的关系,或人工栓塞主要供血动脉以减少术中出血。

(二)神经核医学检查

(1)正电子发射断层扫描技术:是将具有选择性聚集在特定脏器或病变的正电子核素或其标记化合物引入体内,根据正电子在体内器官湮灭、辐射到体表的光子密度,由探测器收集并经计算机处理重建得到三维影像。正电子发射断层扫描技术可早期诊断颅内肿瘤并判断肿瘤的良、恶性,明确肿瘤边界,区分残余肿瘤与瘢痕。

(2)单光子发射计算机断层扫描技术:可以根据脑肿瘤对示踪剂的摄取情况判断肿瘤的生长是否活跃、肿瘤的恶性程度,以及区分肿瘤复发与放射性坏死灶。

(三)神经系统电生理检查

脑诱发电位是中枢神经体统在感受体内外各种特异性刺激时所产生的生物电活动,其检测技术可以了解脑的功能状态,适用于某些颅内肿瘤的诊断。脑干听觉诱发电位在前庭神经施万细胞瘤时可表现为Ⅰ～Ⅲ波和Ⅰ～Ⅴ波的波间潜伏期延长;肿瘤压迫前视路可引起视觉诱发电位的波幅下降;脑诱发电位还可用于术中神经功能的监测。

(四)腰椎穿刺和脑脊液检查

腰椎穿刺不是颅内肿瘤的必需检查,对于少数症状不典型、与颅内炎症或出血难以鉴别者,腰椎穿刺宜慎重进行。颅内压升高伴有明显的视盘水肿及怀疑颅后窝肿瘤者为其禁忌证。对于脑室内及突入蛛网膜下腔的肿瘤,除脑脊液蛋白含量增高外,有时能查出瘤细胞,有助于定性诊断。

(五)肿瘤标志物检查

肿瘤标志物可以是蛋白质、酶、核酸或代谢物质,在血液、尿液及肿瘤组织中容易检测到,有利于肿瘤的早期发现和诊断。到目前为止,颅内肿瘤的标志物难以达到高灵敏度和高特异性要求。其中甲胎蛋白(AFP)与β-绒毛膜促性腺激素在诊断和检测生殖细胞起源的颅内病变中是最具有特征性的标志物;乳酸脱氢酶在肿瘤发生脑或脑膜转移时是一种肿瘤标志物;胶质瘤的肿瘤标志物研究目前尚不确切。

(六)脑活组织检查

脑活组织检查是通过脑的局部组织病理检查,达到明确诊断的目的。立体定向活检术是标准的活检技术,CT 或 MRI 可为肿瘤位置及周围组织结构提供准确资料。脑活检后的标本可以根据需要制成冷冻切片、石蜡包埋切片、厚涂片及电镜标本制备等,通过不同的染色技术标记特异性抗原显示病变。

五、诊断与鉴别诊断

(一)诊断

详细的病史、全面的神经系统检查、准确的辅助检查是诊断颅内肿瘤的基本依据,在此基础上结合神经解剖、神经生理知识和常见颅内肿瘤的发病与衍变规律,全面分析获得的临床资料,可作出该类疾病的定位和定性诊断。

(二)鉴别诊断

1.颅内感染性疾病

颅内感染性疾病多呈急性或亚急性发病,于病后数天到数周达高峰,伴有发热等全身感染表现,神经系统损害较为弥散,脑脊液检查可提供感染的证据。

2.脑血管疾病

少数颅内肿瘤由于瘤内出血或坏死,使症状发展迅速,此时需与脑血管疾病鉴别。出血性脑血管疾病多以突发或急性起病,病情迅速达到高峰为特征;脑梗死一般亚急性起病,短期内渐进性加重。CT、MRI 或脑血管造影检查有助于快速鉴别,有些起病隐匿的脑梗死需要在影像学上同低级别星形细胞瘤鉴别,脑梗死往往在发病 2～3 周后,CT、MRI 增强扫描显示梗死边缘出现脑回状或环状强化。

3.多发性硬化

多发性硬化是脱髓鞘疾病的常见类型,以轴索的弥漫性脱髓鞘及神经胶质增生为特征,好发于脑室周围、视神经、脑干、小脑白质及小脑角,应与胶质瘤相鉴别。多发性硬化多见于中青年,女性居多,病程中可见缓解与复发交替;影像学检查可见白质同时存在两个以上病灶,病灶可新旧不一,大多无占位效应;脑脊液琼脂糖凝胶电泳寡克隆蛋白阳性,以及髓鞘碱蛋白抗体放射免疫检测阳性,可帮助确诊。假瘤型炎性脱髓鞘病与胶质瘤不易鉴别,可应用甲强龙试验性治疗或进行组织活检,不宜急于手术。

六、治疗

(一)中医治疗

1.辨证论治

(1)肝风内动证。

证候:肢体抽搐震颤,语言謇涩,或半身不遂,或视物模糊,可伴头痛头晕,耳鸣目眩,恶心呕吐,或频作抽搐,眼吊复视,或躁狂易怒,甚则昏不识人,舌红少苔,脉弦数。

治法:镇肝息风。

方药:镇肝熄风汤加减。

怀牛膝 30 g,代赭石 30 g,石决明 30 g,生龙骨 30 g,生牡蛎 30 g,生白芍药 15 g,天冬 24 g,玄参 30 g,川楝子 9 g,炒栀子 12 g,黄芩 9 g,钩藤 12 g,甘草 6 g,羚羊角粉(冲服)3 g。

方解:方中怀牛膝性味苦酸而平,归肝肾经,重用以引血下行,并补益肝肾;代赭石镇肝降逆;石决明、羚羊角粉、钩藤、生龙骨、生牡蛎、生白芍药益阴潜阳,镇肝息风;玄参、天冬滋阴清热,壮水涵木;川楝子、炒栀子、黄芩清泻肝热,疏肝理气,以利于肝阳的平降镇潜;甘草调和诸药。全方共奏镇肝息风之功。

加减:肝阴不足,肝阳化风,伴胁痛、目赤者,加生地黄、龟甲、菊花、枸杞子,养阴敛阳息风;风动化火,热邪上炎而见发热、口干口苦、目赤舌燥、大便干结者,加生大黄、黄芩、龙胆草、牡丹皮,清肝泻火、通腑降浊;睡眠不宁,或烦乱不安者,加合欢皮、夜交藤、酸枣仁,除烦安神;神识恍惚,甚则昏不识人者,可予安宫牛黄丸鼻饲以醒神开窍。

(2)湿浊困脾证。

证候:头痛头晕,肢体麻木,甚则半身不遂,舌强语謇,或时时呕吐,或泛吐清水、黏涎,视物模糊,身重倦怠或体型肥胖,或神志失常,舌苔白厚而腻,脉弦滑有力。

治法:健脾化湿。

方药:五苓散合二陈汤加减。

炒白术 15 g,茯苓 30 g,猪苓 10 g,泽泻 10 g,清半夏 9 g,枳实 12 g,竹茹 12 g,陈皮 15 g,胆南星 9 g,石菖蒲 15 g,生姜 9 g,甘草 6 g。

方解:方中炒白术、茯苓健脾化湿;清半夏、生姜燥湿化痰,和胃降逆止呕;猪苓、泽泻利水渗湿;胆南星、枳实、陈皮化痰理气;石菖蒲、竹茹豁痰开窍;甘草调和诸药。全方共奏健脾化湿之功。

加减:痰浊蒙蔽清窍,神识错蒙,不辨外物者,急以苏合香丸 1 粒研服或鼻饲,开窍醒神;痰积久化热,痰热内蕴,上扰清窍,躁狂不安,大便秘结者,加黄芩、全瓜蒌、鲜竹沥汁,清化热痰;痰浊壅盛、胸膈痞满、频频呕吐痰涎者,加薤白、佛手、厚朴、炒莱菔子、紫苏子,行气降浊、开痞涤痰。

(3)瘀阻脑络证。

证候:头痛头胀,面色晦暗,或头痛如锥刺,痛有定处,或伴急躁易怒,睡眠不宁,或胸胁满闷,或口唇发绀,或指甲瘀斑,妇人可有月经量少、闭经或色深有块,舌质发暗或有瘀斑、瘀点,脉弦涩。

治法:化瘀通络。

方药:血府逐瘀汤加减。

桃仁12 g,红花9 g,当归15 g,生地黄9 g,川芎12 g,赤芍药15 g,枳壳9 g,柴胡15 g,牛膝15 g,桔梗9 g,地龙15 g,炙穿山甲15 g,莪术10 g,生甘草6 g。

方解:方中川芎、赤芍药、桃仁、红花活血化瘀;牛膝祛瘀血,通血脉,引血下行;当归活血而不耗血;炙穿山甲、地龙、莪术活血化瘀通络;柴胡、桔梗疏肝行气,使气行则血行;生地黄凉血清热;枳壳行气通络;甘草调和诸药。全方共奏化瘀通络之功。

加减:头痛剧烈、持续不已者,可加延胡索、蜈蚣、全蝎,活血搜风、通络止痛;肝郁化火,口苦咽干、目赤面红者,加炒栀子、牡丹皮,清肝泻火;头痛而呕吐、呈喷射状者,加茯苓、泽泻、益母草、泽兰,活血利水、泄浊开窍;全身乏力症状明显者,加黄芪,补气。

(4)痰热腑实证。

证候:头胀痛,烦渴引饮,或咳嗽、咯痰,痰中带血,憋闷,甚则神昏谵语,痰鸣鼻鼾,伴腹满拒按,便干便秘,舌质暗红或瘀斑、苔黄腻或黄燥干褐,脉弦滑或滑大。

治法:通腑泄热解毒。

方药:星蒌承气汤加减。

生大黄15 g,芒硝9 g,瓜蒌30 g,胆南星15 g,羚羊角粉(冲服)3 g,珍珠母30 g,竹茹15 g,天竺黄30 g,石菖蒲15 g,远志9 g,夏枯草9 g,牡丹皮12 g,丹参15 g,生甘草6 g。

方解:方中生大黄、芒硝荡涤肠胃,通腑泄热;瓜蒌、胆南星、竹茹、天竺黄清热化痰解毒;石菖蒲、远志化痰开窍;羚羊角粉、珍珠母清热醒神;夏枯草、牡丹皮、丹参清肝凉血,辅以活血通络;生甘草调和诸药。诸药配伍,共奏通腑泄热解毒之功。

加减:热象明显者,加栀子、黄芩,清热解毒;热盛伤津者,加生地黄、麦冬、玄参,滋阴清热;痰多者,加竹沥,化痰;痰热积滞较甚而出现躁扰不宁、时清时寐、谵妄者,可灌服或鼻饲安宫牛黄丸,醒神开窍。

2.中成药

(1)鸦胆子油口服乳液:适用于颅内肿瘤的各证型,每次20 mL,每天2次,口服。

(2)大补阴丸:适用于颅内肿瘤肝肾阴虚证,每次6 g,每天2～3次,口服。

(3)六味地黄丸:适用于颅内肿瘤肝肾阴虚证。每次9 g,每天3次,口服。

3.针刺疗法

主穴:百会、头维、印堂、太阳、水沟、风池等。

配穴:内关、合谷、曲池、环跳、足三里、三阴交、涌泉等。

(二)西医治疗

1.一般治疗

肿瘤的占位效应或瘤周水肿明显造成颅内压增高者,给予脱水降颅压治疗,为手术赢得时间。患者颅内压增高呕吐频繁出现低钾、低钠者,给予纠正水电解质紊乱、补液、营养支持等治疗。额叶、颞叶肿瘤易出现癫痫发作,可根据癫痫发作的特点给予抗癫痫药物。

2.手术治疗

手术治疗是颅内肿瘤最基本、最有效的治疗方法。手术治疗的原则是最大限度地切除肿瘤,最大限度地保护周围脑组织结构与功能的完整。对于部分恶性肿瘤,由于肿瘤的浸润性生长或肿瘤位于重要功能区,只能次全切除、部分切除或仅做活检。在这一原则指导下,颅内肿瘤手术日趋微创化。立体定向技术及神经导航技术的应用保证了颅内肿瘤的精确定位;显微神经外科技术及神经内镜技术的普及和发展,使脑干、下丘脑、松果体等危险区域的手术能够顺利进行;应用脑电生理技术,神经外科医师可以在局麻下直接在语言或运动皮质区切除肿瘤。

3.放疗

放疗是颅内肿瘤的重要辅助治疗。颅内肿瘤放疗的应用范围包括肿瘤切除术后防止复发或播散,以及未能全切或重要功能区无法手术的肿瘤。放疗宜在术后及早开始,以提高疗效。对放疗高度敏感的肿瘤如生殖细胞瘤、髓母细胞瘤、恶性淋巴瘤或神经母细胞瘤等单独应用放疗可能会得到控制。颅内多发的转移瘤可考虑进行全脑照射。放疗对脑发育影响严重,3岁以下患儿应视为禁忌,对于3~6岁以下不宜放疗的患儿可考虑采用化疗控制病情。

立体定向放射外科利用立体定向技术确定肿瘤病灶,使用单次大剂量窄束电离射线聚焦于靶点,使肿瘤病灶获得高能量照射以达到损毁目的,而周围正常脑组织接受放射线量少,减少了放射性脑损伤。根据放射源及设施的不同可分为γ刀、X刀、质子或粒子束放射刀等,适用于颅内肿瘤直径3.0~3.5 cm,常规手术难以到达或常规放疗不能良好控制的颅内肿瘤。

4.化疗

随着对恶性肿瘤细胞生物学及分子生物学认识的深化,化疗已由传统的应用细胞毒性制剂对肿瘤细胞直接进行杀灭扩展到应用抗血管生成药、促细胞分化类药、抗侵袭药物、细胞信号传导调节剂等。化疗宜在术后早期开始,目前多采用术后放疗前先进行化疗或者二者并用。

(1)细胞毒性制剂:卡莫司汀仍是目前国内脑肿瘤化疗中最常使用的经典药物,也是传统化疗药物中单药治疗最有效的细胞毒性制剂。常用量为 $200 \sim 240$ mg/m², 静脉滴入,连续3天为1个疗程,隔4~8周后重复第2个疗程。卡莫司汀的不良反应出现在用药2周左右,主要对造血细胞的抑制,出现白细胞及血小板减少。比较有代表性的新型化疗药物为细胞毒性制剂替莫唑胺,主要用于治疗恶性脑胶质瘤及晚期恶性黑色素瘤,对胶质母细胞瘤的客观有效率可达22%~29%,一般剂量为口服 $150 \sim 200$ mg/m², 连续5天,28天为1个周期。替莫唑胺最常见的不良反应为恶心、呕吐,当口服剂量大于 $1\ 200$ mg/m² 时会出现骨髓抑制。

(2)抗血管生成药:如夫马菌素类似物 TPN-40,为新型化疗药物中的血管形成抑制剂,常用剂量为口服每天 $800 \sim 1\ 200$ mg,从每天 800 mg 开始,每2周加 200 mg/d,直至 $1\ 200$ mg,连续服用8周。

(3)细胞信号传导调节剂:如法尼基转移酶抑制因子,为蛋白激酶C抑制因子,在胶质瘤患者中使用剂量为成人口服:女性 200 mg/d,男性 240 mg/d,儿童 60~100 mg/d。

应用联合化疗方案并与放疗交叉配合可提高恶性肿瘤的疗效,尤其对于年轻患者。选择联合化疗方案应当考虑两种药物之间必须具有协同作用,而且无交叉毒性。

5.免疫治疗

免疫治疗是指使用一些生物应答调节因子治疗肿瘤,这些生物应答调节因子能够影响宿主的抗肿瘤反应,从而具有治疗肿瘤的作用。多数生物应答调节因子的抗癌作用不是通过直接杀伤肿瘤细胞,而是间接增强宿主的免疫系统功能而达到抑制肿瘤生长。用于特异性免疫治疗的有免疫血清、特异性肿瘤疫苗、免疫活性细胞等,但由于原发性颅内肿瘤的免疫源性很弱,特异性免疫治疗研究进展缓慢。临床应用干扰素于静脉、脑室内、鞘内、瘤腔内注射治疗恶性胶质瘤,少部分病例可使肿瘤缩小、临床症状改善。

6.加热治疗

通过局部微波或射频加热可破坏肿瘤组织。加热可抑制细胞呼吸,抑制细胞 DNA、RNA 及蛋白质的合成,改变细胞膜的通透性,影响细胞膜内外渗透压的平衡及内环境稳定,从而抑制肿瘤细胞的生长增殖;肿瘤的微血管结构发育不够完善,加热时易于损伤,从而影响肿瘤血供。

7.光动力学疗法

光敏剂铁卟啉衍生物可选择性被肿瘤摄入并潴留。根据这一特点,术前 4～24 小时,静脉注射铁卟林衍生物,保持避光,在肿瘤切除术后应用激光照射瘤腔,发生的光动力学反应产生具有强烈氧化作用的单线态氧,可与细胞膜、细胞器、蛋白、核酸等反应,杀伤肿瘤细胞。

(三)中西医结合治疗思路

中西医结合治疗颅内肿瘤是在"中西医结合神经外科"理念指导下实现对颅内肿瘤的微创治疗,其目的是最大限度地切除肿瘤、保护神经功能并提高患者的生活质量。中西医结合神经外科在治疗方法上首先要尊重两种医学方式在理论体系与临床思维上的不同,致力于实现中西医学治疗效果上的优势互补。在颅内肿瘤的治疗中其基本结合方式是以手术为主的综合治疗,包括针对患者的病情采取的各种中医及西医对症治疗措施。良性肿瘤手术切除可以治愈者无须中医治疗,术后可能复发者可行中医药治疗以期降低肿瘤复发率;恶性肿瘤首先要考虑手术治疗,最大可能地切除局部病灶,术后在放疗或化疗的同时早期应用中医药治疗以固本扶正、抗肿瘤、减轻放化疗的毒副作用;少数颅内恶性肿瘤在无法进行手术治疗时可积极应用中医药治疗,提高患者的生存质量,部分病例可收到良好效果。因此应继续加强颅内肿瘤的围手术期、围放化疗期中西医结合治疗研究。其次,要深化颅内肿瘤的中医病因病机研究及辨病、辨证论治研究,加大中药复方、单味药或中药提取成分的抗肿瘤研究。提倡科研协作,促成大宗病例的临床观察,不断探索、积累和创新发展颅内肿瘤的中西医结合治疗。

（包　超）

第二节　甲状腺功能亢进症的中西医结合治疗

甲状腺功能亢进症简称甲亢,是指甲状腺呈现高功能状态,产生和释放过多的甲状腺激素所致的一组疾病,其共同特征为甲状腺激素分泌增加而导致的高代谢和交感神经系统的兴奋性增加,病因不同者各有其不同的临床表现。毒性弥漫性甲状腺肿又称 Graves 病,或称为 Basedow 病或 Parry 病,是甲状腺功能亢进的主要原因,也是一种自身免疫病,临床表现为累及包括甲状腺在内的多系统的综合征,包括高代谢综合征、弥漫性甲状腺肿、突眼征、特征性皮损和甲状腺肢端病,由于多数患者同时有高代谢症和甲状腺肿大,故称为"毒性弥漫性甲状腺肿"。毒性甲状腺腺瘤和毒性多结节性甲状腺肿是甲状腺激素水平增高的较少见的原因。以下主要论述Graves病。

甲亢归属"瘿病"范畴,"瘿"在《诸病源候论》中已明确指出是指颈前方出现状如樱核的肿物,是指甲状腺肿大,根据历代中医对瘿病的分类,其中忧瘿、气瘿更酷似伴甲亢病症的甲状腺肿大。

一、病因病理

甲亢属"瘿病"的范畴。瘿病是由于情志内伤、饮食及水土失宜等因素引起的,气滞、痰凝、血瘀壅结颈前为基本病机,以颈前喉结两旁结块肿大为主要临床特征的一类疾病。

瘿病的发生与情志内伤、体质因素、饮食及水土失宜有关。

(一)情志失调

长期忧思郁怒,可使气机郁滞,肝失疏泄,则津液循行失常,凝结而生痰,气郁痰结,壅于颈前,则形成瘿气,且其消长与情志变化有关。

(二)体质因素

先天禀赋不足,天癸虚弱,于妇女则对经、带、胎、产、乳等生理产生影响,而致肝血暗耗,冲任亏虚,阴精不足,津液失养。遇情志不遂,则气郁痰结而病。久则更伤肝阴,郁而化火。故较男性而言,女性更易患瘿病。

(三)饮食及水土失宜

饮食失调,或居住在高山地区,水土失宜,一则影响脾胃的功能,使脾失健运,不能运化水湿;二则影响气血的运行,痰气郁结颈前则发为瘿病。在古代瘿病的分类名称中有泥瘿、土瘿之名。

因情志抑郁或突遭剧烈的精神创伤,均可导致肝之疏泄功能异常,木失条达之性,则肝气内迫,郁结不化,气机郁滞,津液不行,凝聚成痰。痰气交阻于颈,遂成瘿肿,而成气郁痰阻之证。痰气郁结日久,凝结于眼部而致目突,恚怒又久而不解,遂化火冲逆,而呈肝火旺盛之象。其肝火炎于上则见急躁易怒,面部烘热,口苦目赤,眼瞳如怒视状;上扰心肺,心阴被扰,心神不宁,而见心悸失眠;肺卫失固,火蒸津液,汗多外泄;横犯中州,胃阴被耗,水津内乏,口渴引饮,阴伤则热,消谷善饥,多食而瘦。肝火既旺,又易伤阴,肝阴不足,久必及肾,肝肾阴虚,水不涵木而致筋脉失养,肢软无力,麻木颤抖,阴虚肝旺之证遂成。素体阴虚者,尤多恚怒郁闷之情,遇有气郁,更易化火。病久,一则壮火食气,二则阴损及阳,而至气阴两伤,脾阳受损,健运失司,因而纳谷不化,大便溏薄。阳虚既成,一则水失健运,滋生痰湿,二则气虚,无力推动血行,致使血液阻滞,而成瘀血、痰湿。瘀血上逆于颈,甲状腺肿大益甚,可有结块、硬肿;上凝于眼,突眼更著。由此在甲亢症状业已控制、甲状腺功能恢复正常时,有时仍可见有突眼症,而成难治之症。

总之,本病初起多实,以肝郁、痰凝为主,继之郁而化火,肝火旺盛,内炽伤阴,阴虚又复阳亢,阴虚、阳亢互为因果,成为甲亢主见之证候。久则气阴两耗,已由实转虚。主病在肝,而又涉及心、脾、胃、肾诸脏腑。目为肝窍,故目睛之症尤为突出,其理自明。

二、诊断

多起病缓慢,在表现典型时,可根据高代谢综合征、甲状腺肿和眼征三方面的表现诊断,轻症患者或年老和儿童病例的临床表现常不典型,须借实验室检查以明确诊断。

(一)临床表现

典型病例常有下列表现。

1.神经系统

患者易激动、神经过敏,伸舌和伸手时可见细震颤,多言,多动,失眠紧张,思想不集中,焦虑烦躁,多疑等。有时出现幻觉,甚至呈狂躁症,但也有寡言、抑郁不欢者。腱反射活跃,反射时间缩短。

2.高代谢综合征

患者怕热、多汗,皮肤、手掌、面、颈、腋下皮肤红润多汗。常有低热,发生危象时可出现高热,患者常有心动过速、心悸,胃纳明显亢进,但体重下降,疲乏无力。

3.甲状腺肿

多数患者以甲状腺肿大为主诉,呈弥漫性对称性肿大、质软,吞咽时上下移动。少数患者的甲状腺肿大不对称或肿大不明显。甲状腺弥漫对称性肿大伴杂音和震颤为本病一种特殊体征,在诊断上有重要意义,但应注意与静脉音和颈动脉杂音相鉴别。

4.眼征

本病有非浸润性突眼和浸润性突眼两种特殊的眼征。

(1)非浸润性突眼:又称良性突眼,占大多数。一般为对称性,有时一侧突眼先于另一侧。眼征有以下几种:①眼裂增宽,少瞬和凝视;②眼球内侧聚合不能或欠佳;③眼向下看时,上眼睑挛缩,在眼下视时不能跟随眼球下落;④眼上视时,额部皮肤不能皱起。

(2)浸润性突眼:又称"内分泌性突眼""眼肌麻痹性突眼症"或"恶性突眼",较少见,病情较严重。

5.心血管系统

可有心悸、气促,稍事活动即可明显加剧。重症者常有心律不齐、心脏扩大、心力衰竭等严重表现。

6.消化系统

食欲亢进,体重却明显下降,两者伴随常提示本病或同时有糖尿病的可能。

7.其他

另外还可出现紫癜、贫血、肌肉软弱无力、月经减少甚至闭经、男性多有阳痿等。

高代谢综合征、交感神经系统兴奋性增高、特征性眼征与特征性甲状腺肿大具有诊断价值。

(二)甲状腺功能试验

表现不典型的疑似患者,可按下列次序选作各种检测:①血清总甲状腺素(TT_4);②血总三碘甲状腺原氨酸(TT_3);③血清反 T_3(rT_3);④游离 T_4(FT_4)和游离 T_3(FT_3);⑤血清超敏促甲状腺激素(S-TSH),甲亢患者的 TT_4、TT_3、rT_3、FT_4、FT_3 均可升高,S-TSH 降低;⑥甲状腺摄[131]I率升高;⑦T_3抑制试验(甲亢患者不受抑制);⑧促甲状腺激素释放激素(TRH)兴奋试验(甲亢患者无反应);⑨甲状腺刺激球蛋白阳性。

三、鉴别诊断

单纯性甲状腺肿除甲状腺肿大外,并无上述症状和体征。虽然有时[131]I摄取率增高,T_3抑制试验大多显示可抑制性,血清 T_3、rT_3正常;与神经症相鉴别;自主性高功能性甲状腺结节:扫描时放射性集中于结节处,而结节外放射性降低。经 TSH 刺激后重复扫描,可见结节外放射性较前增高。

其他:结核病和风湿病常有低热、多汗、心动过速等。以腹泻为主要表现者常被误诊为慢性结肠炎。老年甲亢的表现多不典型,常有淡漠、厌食、明显消瘦,容易被误诊为癌症。单侧浸润性突眼症需与眶内和颅底肿瘤鉴别。甲亢伴有肌病者,需与家族性周期性瘫痪和重症肌无力鉴别。

四、并发症

甲状腺危象又称甲亢危象,为甲亢患者可危及生命的严重表现,通常见于严重的甲状腺功能亢进者在合并其他疾病时,如感染、败血症、精神应激和重大手术时,严重的甲亢同时合并其他疾病与甲状腺危象之间很难截然区分,因此严重甲亢同时合并感染、败血症等其他疾病的患者如不能区分是否是甲状腺危象,应按甲状腺危象处理。

五、中医证治枢要

素体阴虚,疏泄失常,气郁化火,津铄痰结,伤阴耗气为瘿病的基本病理。本病常由于忧郁恼怒引起,在中医辨证中,主病在肝。在病机演变过程中呈肝郁→肝火→肝阴不足之势,其中尤以肝火(包括阴虚火旺)为其代谢亢盛的主要表现。养阴清热,解郁化痰是治疗本病的基本原则。

本病的中医治疗可分3个阶段。瘿气初起,年轻、体质尚好者,常以气郁痰凝为主,病位以肝为主,治以解郁化痰。病情进展,气郁化火,常累及心、肝、胃3个脏腑,心火旺则心悸不宁,神情欠安;肝火旺则急躁易怒,手舌震颤;胃火旺则多食善饥,形体消瘦。治疗时宜阴虚者滋阴降火,实火者清热泻火。病愈久则阴虚愈明显,或可伤阴耗气,出现气阴两虚的证候,累及心、脾、肝、肾。心气阴两虚者,可见心神不宁、怔忡、失眠、虚烦潮热等;脾气阴两虚者,可见饥不欲食、渴不欲饮、腹胀脘闷、大便溏薄等;肝肾气阴两虚者,可见头晕耳鸣、腰酸齿摇、肢颤手抖等症。故治疗时应酌情加入养阴生津益气之品,以扶正气。病久入络,需配伍活血化瘀通络之药。晚期阴损及阳而致阴阳两虚,精血亏损,并发症加剧,甚至致死致残,此时治疗应以调补阴阳,补肾活血为主。

本病病程漫长,病情复杂,在整个病变过程中除上述基本病机外,常兼夹气滞、痰热、湿热、热毒、水湿潴留、瘀血阻滞等证候,治以理气、化痰、清热、利湿、活血等治法,以提高疗效。

六、辨证施治

(一)气郁痰凝

主症:颈前正中肿大,质软不痛,颈部觉胀,胸闷,喜太息,或兼胸胁窜痛,病情的波动与情志因素有关。苔薄白,脉弦。

治法:理气解郁,化痰消瘿。

处方:四海舒郁丸加减。青木香 15 g,陈皮 15 g,昆布 30 g,海藻 30 g,海蛤壳 15 g,柴胡 15 g,郁金 15 g,香附 15 g,夏枯草 20 g。

阐述:方中青木香、陈皮疏肝理气;昆布、海藻、海蛤壳化痰软坚,消瘿散结;柴胡、郁金、香附疏肝理气;夏枯草散郁结,化痰凝。咽颈不适者可加桔梗、牛蒡子、木蝴蝶、射干利咽消肿。王立琴采用疏肝行气、祛痰散结的治法,方药用柴胡、黄芩、赤芍、连翘、浙贝母、半枝莲、夏枯草、生牡蛎等治疗甲亢,效果显著。

(二)肝火亢盛

主症:颈前轻度或中度肿大,一般柔软、光滑,烦热,容易出汗,性情急躁易怒,眼球突出,手指颤抖,面部烘热,口苦。舌质红,苔薄黄,脉弦数。

治法:清泻肝火,散结消瘿。

处方:龙胆泻肝汤合消瘰丸加减。龙胆草 10 g,栀子 15 g,黄芩 12 g,柴胡 15 g,丹皮 12 g,生地 15 g,当归 15 g,夏枯草 12 g,牡蛎 30 g。

阐述:方中龙胆草泻肝火;黄芩、栀子清火泄热以助龙胆草之力;柴胡疏肝清热;丹皮清热凉血;生地、当归滋养阴血,使驱邪而不伤正;夏枯草、牡蛎清肝火,软坚散结。心火旺盛,心悸频作,夜眠不安者,可加黄连、莲心清心火;胃热内盛,多食易饥者,加生石膏、知母清泄胃热。许芝银认为甲亢进展期虽肝胃火旺,实由心火亢盛所致,若只清肝胃之火,心火难于速去,症难控制且易复发;故应重用黄连配以黄芩、夏枯草、生石膏使心、肝、胃火皆平,则疗效巩固。

(三)阴虚火旺

主症:形体消瘦,目干睛突,面部烘热,咽干口苦,烦躁易怒,心悸气短,恶热多汗,多食善饥,舌颤手抖,寐少梦多,小便短赤,大便干结。舌质红绛,舌苔薄黄,或苔少舌裂,脉弦细数。

治法:滋阴降火。

处方:当归六黄汤合天王补心丹化裁。生地 15 g,玄参 15 g,麦冬 15 g,天冬 15 g,黄芩 8 g,黄连 4 g,夏枯草 30 g,鳖甲 20 g,当归 15 g,白芍 20 g,枸杞 15 g,香附 12 g。

阐述:甲亢阴虚主要累及心、肝、肾。方中生地、玄参、麦冬、天冬养阴清热;火旺甚者用夏枯草、黄芩、黄连清之,则心、肝、肾、胃之虚火并除;鳖甲滋阴潜阳,软坚散结,以当归、白芍、枸杞滋肝阴,香附疏肝理气,既补肝体又助肝用,恢复肝的"体阴而用阳"的功能。甲亢的阴虚火旺证或偏于肝旺,或偏于阴虚;或兼有气滞,或兼有痰凝。需随证加减,方可获良效。于世家对阴虚火旺型的甲亢治以滋阴降火为主,兼以镇静安神,常选知母、黄柏、女贞子、菟丝子、枸杞、山茱萸、黄精及丹参。

(四)气阴两虚

主症:心悸不宁,心烦少寐,易出汗,手指颤动,咽干,目眩,倦怠乏力,大便溏薄。舌质红,舌体颤动,脉弦细数。

治法:益气养阴。

处方:生脉散合牡蛎散化裁。人参 10 g,麦冬 15 g,五味子 15 g,牡蛎 20 g,白术 12 g,黄芪 30 g,白芍 12 g,生地 15 g,何首乌 20 g,香附 12 g,陈皮 5 g。

阐述:方中人参甘温,益气生津,又可宁心益智;麦冬入心胃经,可清热养阴;五味子生津敛汗滋肾,宁心安神;牡蛎敛阴潜阳,固涩止汗;白术健脾益气;黄芪益气实卫,固表止汗;白芍、生地、何首乌同用滋养肝肾阴精;陈皮理气健脾;香附疏肝理气,使诸药补而不滞。虚风内动,手指及舌体颤动者,加钩藤、白蒺藜、白芍平肝息风;脾虚便溏者,加白术、薏苡仁、怀山药、麦芽健运脾胃。

七、特色经验探要

(一)含碘中药临床使用的选择

含碘中药自古以来是中医治疗甲亢的主药。古代医家多倡用昆布、海藻等含碘高的中药治疗本病,早在晋代,葛洪《肘后备急方》已记载海藻治瘿病,四海舒郁、海藻玉壶等方一直为历代医家沿用。近年来,随着对甲亢生理病理认识的不断深化和临床经验的积累,含碘中药能否用于治疗甲亢,成为临床上争论的焦点。

一部分学者认为含碘中药应选用含碘较少的中药夏枯草、牡蛎等。至于昆布、海藻、黄药子等含碘量高的中药,则仅在没有功能亢进表现的甲状腺肿大、腺瘤或肿瘤中使用。现代研究亦认为碘不仅可以抑制甲状腺素的合成,还能抑制甲状腺素的释放,使血中甲状腺素迅速下降,促使症状缓解,临床实践表明,含碘中药并不是甲亢的绝对禁忌证。甲亢危象时,突击给予碘剂,甲亢术前用碘作为术前准备,而且碘还有软坚散结、消除肿大之甲状腺的作用,故有人主张甲亢伴有甲状腺肿大者可用含碘中药。另有学者提倡摒弃含碘中药,他们认为碘对甲状腺激素的抑制作用不持久,随着甲状腺对碘化物的抑制作用产生适应而出现脱逸现象,大量甲状腺激素重新释放入血,从而引起甲亢症状的复发、反跳,再用抗甲状腺药物治疗时,就会明显延长疗程,增加药量。长期使用碘剂尚可引起甲状腺功能的减退或亢进。总而言之,在临床应用时,应根据疾病本身的发病特点和现代医学的研究进展合理组方用药,在辨证论治的前提下,含碘中药不是不可以使用,若运用恰当可收良效。

(二)突眼症的中医辨证治疗

突眼症是甲亢的一个难治之症,中医学认为甲亢突眼的形成与痰瘀、情志等因素有关。目为肝之窍,情志郁滞,肝气郁结,津液不行,凝聚成痰,痰气凝结于眼,遂致目突;肝郁化火,肝火上逆,痰火内结于目,可见眼瞳如怒视之状,是为"鹘眼凝睛"之症。多数患者突眼症在肝郁化火炽盛时出现,亦有在甲亢被控制缓解后,甲状腺功能正常或减退时出现,西医学认为与机体神经、内分泌免疫功能紊乱有关,常用免疫抑制剂或大剂量肾上腺皮质激素药治疗,但疗效多不理想,且有不良反应。

甲亢突眼症一般分为甲亢突眼和甲亢后突眼两期治疗。在甲亢突眼发病的早期,因长期忧思、郁怒、悲伤等情志损伤,使气机郁滞,津液运行不畅而成痰,气郁往往易化风化火,引得肝经风、火上逆,夹痰夹瘀上壅肝窍而形成突眼,此时病情尚轻,治疗以祛邪为主,疏肝清火,化痰祛瘀以明目。随着病情的发展,肝郁必横逆犯脾,脾虚生痰助湿;又肝郁化火日久,火热耗伤气阴,穷及于肾,肾阴渐见不足;同时"阴虚血瘀","血受热则煎熬成瘀",血瘀亦进一步加甚,使得突眼逐渐严重。此时的甲亢多已经得到控制,实验室检查甲状腺功能正常。病位主要在肝脾肾,病性为本虚标实,虚实夹杂。本虚为脾虚、肝肾阴虚,标实为痰凝、血瘀,治疗宜攻补兼施,扶正为主,滋养肝肾,健脾益气,兼化痰祛瘀以明目。处方杞菊地黄丸合四君子汤加减。

八、西医治疗

(一)药物治疗

1.抗甲状腺药物(ATD)治疗

(1)适应证:ATD治疗是甲亢的基础治疗,适用于轻中度甲状腺肿大,或孕妇、20岁以下的青少年以及儿童患者、甲状腺次全切除后复发又不适合放射性治疗的患者,或由于其他严重疾病不适宜手术者,也用于放射性[131]I治疗前后的辅助治疗和手术前准备。

(2)剂量和疗程。常用的ATD分为硫脲类和咪唑类两类,普遍使用丙硫氧嘧啶和甲巯咪唑。药物的选择在权衡2种药物的特点之后作出,一般T_3增高明显的重症患者和妊娠妇女选择丙硫氧嘧啶;轻中度症状的甲亢患者选用甲巯咪唑。

1)初始期:丙硫氧嘧啶的初始剂量为300～400 mg,常分3次服用;甲巯咪唑为30～40 mg,可以单次或分2～3次服用。一般在服药2～3周后,患者的心悸、烦躁、乏力等症状可以有所缓解,4～6周后代谢状态可恢复正常,此为用药的"初始阶段"。

2)减量期:当患者症状显著减轻,高代谢症状消失,体重增加,T_4和T_3接近正常时可根据病情逐渐减少药物用量。在减量过程中,每2～4周随访1次,每次减少甲巯咪唑5 mg或丙硫氧嘧啶50 mg,不宜减量过快。剂量的递减应根据症状、体征以及实验室检查的结果及时作出相应的调整,需2~3个月。如果减量后症状和T_3、T_4有所反跳,则需重新增加剂量并维持一段时间。

3)维持期:很多患者只需要治疗剂量的1/3或更少就能维持正常的甲状腺功能。也可以在使用ATD的同时使用左甲状腺激素来维持正常的甲状腺功能(维持阶段),为期1~2年,个别患者需要延长维持治疗疗程。

(3)药物不良反应:见于用药后的3~6个月内,主要有粒细胞减少、药疹、药物性肝炎等。

2.β受体阻滞剂

β受体阻滞剂作为辅助治疗的药物或应用于术前准备,尤其是应用在较严重的甲亢或心悸等症状较重的患者中。

3.糖皮质激素和碘化物

糖皮质激素和碘化物常用于甲亢危象的治疗。

(二)手术治疗

甲状腺次全切手术是切除了患者的部分甲状腺,适用于中、重度甲亢,长期服药无效者或多结节性甲状腺肿伴甲亢。主要并发症为术后出血、喉返神经受损、甲状旁腺的损伤或切除、甲状腺功能减退。

禁忌证:伴严重Graves眼病,合并严重心、肝、肾疾病,不能耐受手术,妊娠妇女尤其是妊娠中晚期妇女和曾进行过甲状腺手术者。

(三)放射碘治疗

放射性^{131}I治疗在不少国家已作为Graves病的首选治疗,治疗机制是甲状腺摄取^{131}I后释放出β射线,破坏甲状腺组织细胞。

适应证主要有:50岁以上易发生房颤的患者为首选治疗;反复复发的甲亢或长期治疗无效者,除非有手术治疗的强烈适应证,应该选用放射性^{131}I治疗;手术治疗后复发者;不适合药物治疗和手术治疗者。治疗甲亢后的远期并发症中最常见的是甲状腺功能减退,是否选择^{131}I治疗主要是权衡甲亢和甲减后果的利弊关系。妊娠和哺乳期妇女、严重突眼的患者、青少年、甲亢病情严重者禁忌使用。

九、中西医优化选择

中药和西药在治疗甲亢方面各有利弊。抗甲状腺药物以及放射碘治疗,常出现白细胞严重减少、中毒性肝病等情况,^{131}I治疗和手术治疗容易并发甲减和甲状腺危象,手术疗法有其严格的适应证,甲减发生率和甲亢复发率也比较高。中医药治疗甲亢,无明显之不良反应,辨证施治整体调节,可较快控制症状,改善患者自身免疫状态,并可减少抗甲状腺药物用量,降低甲亢复发率。还可通过补虚扶正,调整机体状态,为手术治疗创造机会。甲亢诊治,现多遵循按西医方法来确诊,用中医理论指导治疗的原则,以中药配合小剂量西药治疗,同时利用现代临床实验室检查及特殊检查来客观评定疗效和分阶段治疗。

(一)第一阶段(甲亢症状明显期)

这一阶段甲亢的各种临床表现明显。早期,多数有甲状腺肿大,化验结果:TSH↑,T_3、T_4↑,但无突眼,患者饮食明显增加但体重下降,自觉乏力但尚能坚持工作。治疗:西药用丙硫氧嘧啶、甲巯咪唑等以抑制甲状腺对T_3、T_4的合成。如果心率超过110次/分钟者,加服普萘洛尔。中医辨证论治,一般以疏肝清热为主,肝郁化火以龙胆草、夏枯草、栀子、黄芩为主清泻肝火,海藻、牡蛎化痰软坚,消瘿散结,柴胡、香附理气解郁。阴虚火旺一般以生地、玄参、麦冬养阴清热,火旺甚者用夏枯草、黄芩、黄连清之,鳖甲滋阴潜阳,软坚散结。甲亢症状一般在 10～15 天会有明显好转,1 个月左右自觉症状基本消失,以后进入下一阶段的治疗。

(二)第二阶段(甲亢症状消除期)

这个时期一般 T_3、T_4 趋于正常,TSH 基本偏低,患者自觉症状基本消失,体重回升。这时千万不能中断治疗。治疗原则以调整人体阴阳平衡为主,"阴平阳秘,精神乃治"。甲巯咪唑等继续应用,要适当减量,并注意白细胞和肝功能的情况。中医辨证论治多用益气养阴法,方中人参、麦冬、五味子、白术、黄芪、白芍、何首乌为主药。对于肿大的甲状腺和突眼症还一时不能消除的情况,可选用三棱、莪术、泽泻、海藻、昆布、郁金等活血化瘀、软坚散结之药,第二阶段一般要用 2 个月左右。

(三)第三阶段(巩固期)

T_3、T_4 正常范围,TSH 有所回升,自觉正常。肿大的甲状腺缩小,突眼症得到改善。一般以益气补肾为主,可选择一些中成药,如逍遥丸、六味地黄丸、补中益气丸、八珍冲剂等,并可根据临床症状合用一些软坚散结的药物。西药以小剂量继续服用 1～2 年。

十、饮食调护

在高代谢状态未控制前,宜进食如黄豆、蛋黄等高热量、高蛋白、高维生素的饮食,忌食含碘多的食品。保证足够饮水,每天饮水 3 000 mL 以上,忌浓茶、咖啡等。

(包　超)

第三节　甲状腺功能减退症的中西医结合治疗

甲状腺功能减退症简称甲减,是指组织的甲状腺激素作用不足或阙如的一种病理状态,即是指甲状腺激素的合成、分泌或生物效应不足所致的一组内分泌病。甲减为常见的内分泌疾病,其发病率有地区及种族的差异。碘缺乏地区的发病率明显较碘供给充分地区高。女性甲减较男性多见,且随年龄增加患病率上升。新生儿甲减发病率约为 1/4 000,青春期甲减发病率降低,随着年龄增加,其患病率上升,在年龄大于 65 岁的人群中,显性甲减的患病率为 2%～5%。99% 以上甲减为原发性甲减,仅不足 1% 的病例为 TSH 缺乏引起。原发性甲减绝大多数系由自身免疫性甲状腺炎、甲状腺放射碘治疗或甲状腺手术导致。

甲减在中医无专有病名,基于甲减的临床表现多为气血亏虚、脏腑虚损、肾阳不足等的证候表现,故一般将其归属于"虚劳"范畴;但某些甲减系甲状腺切除或放射碘治疗后导致,则应属于"虚损"之列;《黄帝内经》中即将甲状腺肿大或结节称为"瘿",故伴甲状腺肿大或结节的甲减,如地方性碘缺乏、桥本甲状腺炎等所致伴甲状腺肿大或结节者,可称为"瘿病·虚劳证"。

一、病因病理

甲减属于"虚劳"或"虚损"之疾,《素问·通评虚实论》曰:"精气夺则虚",本病大多由于禀赋不足或后天失调、病久失调、积劳内伤所致。病机是元气虚怯,肾阳虚衰,乃脏腑功能减退,气血生化不足。病变脏腑以肾为主,病位涉及心、脾、肝等脏。由于阳气虚衰,无力运化,临床也可见痰湿、瘀血等病理产物夹杂。

甲状腺激素有促进生长发育、产热、调节代谢等作用,故甲减患者表现出一派虚损证候,而以肾阳虚衰最为明显。20世纪60年代建立的"阳虚"动物模型即表现甲减的临床症状。近年来研究进一步表明阳虚证患者血清甲状腺素含量偏低,证实了阳虚与甲减的内在关系。

肾为先天之本,内藏元阳真火,温养五脏六腑。肾为先天之本,元阳所居,甲减有始于胎儿期或新生儿者,患儿智力水平低下、生长发育迟缓、身材矮小,称为呆小病,足可证明甲减与肾虚关系密切。甲减始于幼年期或成年期者也多为禀赋不足或久劳内伤、久病失治所致,其临床主症为元气匮乏、气血不足之神疲乏力、畏寒怯冷等,乃是一派虚寒之象。除此以外,尚可见记忆力减退、毛发脱落、性欲低下等症,也是肾阳虚的表现。肾阳不足,命门火衰,火不生土,则脾阳受损,脾为后天之本,气血生化之源,脾主肌肉且统血,故甲减患者常见肌无力、疼痛,贫血之症,妇女则可有月经紊乱,甚至崩漏等表现。又因肾阳虚衰,命火不能蒸运,心阳亦鼓动无能,而有心阳虚衰之候,常见心动过缓,脉沉迟缓的心肾阳虚之象。阳虚则水运不化,水湿凝聚成痰,故甲减患者可合并黏液性水肿;阳虚无以运血,故瘀血之象可兼夹而见。肝气内郁,气机郁滞,津凝成痰,痰气交阻于颈,痰阻血瘀,遂成瘿肿。由于妇女多见性情抑郁,多思多虑,加之经、产期肾气亏虚,外邪乘虚而入,造成妇女易患甲状腺疾病,因此甲状腺疾病女性患者多于男性。另外,部分患者尚见皮肤粗糙、少汗、大便秘结、苔少、舌红,此乃阳损及阴,阴阳两虚而见阴津不足之象。

总之,阳虚为甲减之病本,肾阳虚衰,命火不足是其关键,病位又常涉及脾、心、肝三脏,而见脾肾阳虚、心肾阳虚,并常伴肝气郁滞或肝阳上亢之证,阳损及阴,阴阳两虚也是常见证型。痰浊瘀血则为其病之标,黏液性水肿即为痰浊之象,源于脾肾阳虚不能运化水湿,聚而成痰;瘿肿即为痰气交阻于颈,痰阻血瘀而成。

二、诊断

甲减的诊断包括明确甲减、病变定位及查明病因3个步骤。呆小病的早期诊断极为重要,应创造条件将血清甲状腺激素及TSH列为新生儿常规检测项目。争取早日确诊和治疗以避免或尽可能减轻永久性智力发育缺陷。成人甲减典型病例诊断不难,但轻症及不典型者,早期诊断并不容易,重要的是医师考虑到本病可能,进行甲状腺功能检查,以确定诊断。一般来说,TSH增高伴FT_4低于正常即可诊断原发性甲减,T_3价值不大。在下丘脑和垂体性甲减,TSH正常或降低,靠FT_4降低诊断。TRH兴奋试验有助于定位病变在下丘脑还是垂体。

(一)临床表现

一般表现有易疲劳、怕冷、记忆力减退、反应迟钝、精神抑郁、嗜睡、体重增加、便秘、月经不调、肌肉痉挛等。体检可见表情淡漠、面色苍白、皮肤干燥粗糙、黏液性水肿面容、毛发稀疏、眉毛外1/3脱落等。

(二)辅助检查

1.直接依据

(1)血清TSH和T_3、T_4是最有用的检测项目:原发性甲减,TSH可升高;而垂体性或下丘脑性甲减,则偏低乃至测不出,可伴有其他腺垂体激素分泌低下。除消耗性甲减及甲状腺激素抵抗外,不管何种类型甲减,血清总T_4和FT_4均低下,血清T_3测定轻症患者可在正常范围。由于总T_3、T_4受TBG的影响,故可测定游离T_3、T_4协助诊断。亚临床甲减仅有TSH增高,血清T_4正常。

（2）甲状腺摄^{131}I率：明显低于正常，常为低平曲线。

（3）促甲状腺激素释放激素试验（TRH兴奋试验）：如TSH原来正常或偏低者，在TRH刺激后引起升高，并呈延迟反应，表明病变在下丘脑。如TSH为正常低值、正常或略高而TRH刺激后血中TSH不升高或呈低（弱）反应，表明病变在垂体或为垂体TSH储备功能降低。如TSH原属偏高，TRH刺激后更明显，表明病变在甲状腺。

（4）抗体测定：怀疑甲减由自身免疫性甲状腺炎所引起时，应测定甲状腺球蛋白抗体、甲状腺微粒体抗体（MCA）和甲状腺过氧化物酶抗体（TPOAb），其中以MCA和TPOAb的敏感性和特异性较高。

2.间接依据

（1）血红蛋白及红细胞减少：常呈轻、中度贫血，小细胞性、正常细胞性、大细胞性贫血三者均可见。

（2）血脂：血清甘油三酯、LDL-C常增高，HDL-C降低。

（3）X线检查：可见心脏向两侧增大，可伴心包积液和胸腔积液；部分患者蝶鞍增大。

（4）基础代谢率降低：常在$-45\%\sim-35\%$，有时可达-70%。

三、鉴别诊断

早期或轻症甲减患者症状不典型，需行甲状腺功能检查明确诊断，注意与以下疾病相鉴别。

（一）贫血

甲减患者可合并贫血，需与其他原因的贫血鉴别。甲减患者常有基础代谢率降低、反应迟钝等表现，血清甲状腺激素和甲状腺摄^{131}I率均有助于鉴别。

（二）蝶鞍增大

应与垂体瘤鉴别。伴溢乳者需与垂体催乳素瘤鉴别。

（三）慢性肾炎

甲减患者的黏液性水肿与肾炎水肿的临床症状有些相似，二者均有脑力及体力活动缓慢、皮肤苍白水肿、食欲减退、贫血、血胆固醇增高等症状。二者的鉴别主要依靠肾炎的急性发病或病史、肾功能改变、蛋白尿及水肿的凹陷性与黏液性水肿的区别。

四、并发症

黏液性水肿昏迷，为黏液性水肿最严重的表现，多见于年老长期未获治疗者。大多在冬季寒冷时发病，受寒及感染是最常见的诱因，其他如创伤、手术、麻醉、使用镇静剂等均可促发。昏迷前常有嗜睡病史，昏迷时四肢松弛，反射消失，体温很低（可在33 ℃以下），呼吸浅慢，心动过缓，心音微弱，血压降低，休克，并可伴发心、肾衰竭，常威胁生命。

五、中医证治枢要

（一）甲减的病机重点在阳虚

甲减的辨证首先要辨明病情、病位和病性。阳虚是甲减患者的临床主要表现，甲减患者往往带有典型的肾阳虚衰表现，如神疲乏力，畏寒怯冷，记忆力减退，毛发脱落，性欲低下等，但随患者个体差异及病情的不同，又或兼脾阳不足，或兼心阳不足，同时阳虚也可损阴，出现皮肤粗糙、干燥少汗、大便秘结等阴津不足的症状，辨证时应辨明病变脏腑，在肾在脾，在心在肝，或数脏兼而有之。治疗时根据具体情况,可灵活化裁,不必拘泥。

(二)甲减的治疗关键是要处理好本虚与标实的关系

甲减的治疗关键是要处理好本虚与标实的关系。甲减之本虚证型,主要为肾阳虚衰,或兼脾阳不足,或兼心阳不足,阴阳两虚证。随病程迁延不愈,兼有水湿、痰浊、瘀血等留滞全身,甲减之标实可为肝气郁结、痰湿中阻、痰阻血瘀等。邪实为标,正虚为本。此时应注意处理好本虚与标实之间的关系,病程的不同阶段何者为主,根据患者病情,均衡二者关系方能取得良好效果。

(三)治疗甲减时需重视肝郁之证

临床中甲减患者多伴情志不畅、口苦心烦、失眠多梦等肝郁之证,尤其是甲亢甲状腺术后或放射碘治疗导致甲减的患者,肝郁之证更加明显,此时宜养血柔肝,疏肝药物选用药性平和之品,注意不可戕伐太过,以免损伤正气。

(四)肤胀病机重在气虚

甲减患者可有黏液性水肿,此肿胀按之随手即起,不留凹陷,与凹陷性水肿有别,与《黄帝内经》中之"肤胀"相似。古人有"肿为水溢,胀为气凝"的说法,因此,甲减之黏液性水肿当责之以气虚,治疗不宜用淡渗利湿之法,而宜用补肾健脾利湿,即补虚化浊之法。

六、辨证施治

(一)肾阳虚衰

主症:形寒怯冷,精神萎靡,表情淡漠,头昏嗜睡,思维迟钝,面色苍白,毛发稀疏,性欲减退,月经不调。舌淡胖,脉沉迟。

治法:温肾助阳,益气祛寒。

处方:桂附八味丸化裁。黄芪 15 g,党参 20 g,熟附子 9 g,肉桂 9 g,肉苁蓉 9 g,熟地黄 15 g,山茱萸 15 g,山药 15 g,茯苓 15 g,泽泻 15 g。

阐述:本型是甲减的基本证型,其他证型均是在此基础上,又增脾阳、心阳虚衰或肾阴不足的表现,故温肾助阳益气是甲减的基本治法。本方宗《黄帝内经》"善补阳者,必于阴中求阳"之旨,故以桂附八味丸为主方化裁,桂附八味丸乃是以地黄、山茱萸、山药等滋阴剂为主,纳少量桂附于滋阴剂中,取其微微生火之义;茯苓、泽泻利水渗湿,意在补中寓泻,以使补而不腻;加入菟丝子、肉苁蓉之类,阴阳兼顾;黄芪、党参可助其温阳益气之力。若肾阳虚衰甚者,可伍以仙茅、淫羊藿、鹿茸加强温肾之功;若兼脾虚,则可配黄芪、党参、白术脾肾双补;若有血瘀征象,可加丹参、桃仁活血通脉。

(二)脾肾阳虚

主症:面浮无华,神疲肢软,手足麻木,四肢不温,少气懒言,头晕目眩,纳减腹胀,口淡乏味,畏寒便溏,男子阳痿,妇女月经不调或见崩漏。舌质淡胖,苔白滑或薄腻,脉弱濡软或沉迟无力。

治法:温中健脾,扶阳补肾。

处方:补中益气汤或香砂六君丸合四神丸加减。黄芪 15 g,党参 10 g,白术 12 g,茯苓 15 g,熟附子 9 g,补骨脂 15 g,吴茱萸 6 g,升麻 6 g,当归 10 g,砂仁 3 g(后下),陈皮 6 g,干姜 4 片,红枣 4 枚。

阐述:甲减虽主病在肾,但肾阳虚衰,火不暖土,则可累及后天脾土之运化,而见脾肾阳虚证,临床症状常见神疲乏力肢软的气虚症状,及纳呆口淡的脾虚症状,脾为运化之源,脾主统血,故可见贫血和妇女月经不调的症状。温补脾肾为本证治则,临床较为常用,常诸如参、芪、术、附并用,也可补肾、健脾交替应用。本方取补中益气汤之义,黄芪、党参、白术补益中气,升麻升提之;而且脾肾两虚,火不暖土,方用四神加减,附子、补骨脂、吴茱萸脾肾同补;姜、枣、陈皮、当归调和气血;本证除正虚外,常可有食滞及湿聚的情况,故酌加消导之品。临床应用如腹胀食滞者,可加大腹皮、焦三仙等;纳食减少,可加木香、砂仁;黏液性水肿患者脾肾阳虚证多见,此时可用茯苓、泽泻、车前子等利水消肿之品,但需在补肾健脾的基础上应用,不可孟浪攻逐水饮,不仅无益,反伤正气;脾虚下陷,可加白芷、柴胡以升提;妇女月经过多,可加阿胶、参三七以固冲涩经。

(三)心肾阳虚

主症:形寒肢冷,心悸怔忡,胸闷息短,面虚浮,头晕目眩,耳鸣重听,肢软无力。舌淡色暗,舌苔薄白,脉沉迟细弱,或见结代。

治法:温补心肾,强心复脉。

处方:真武汤合炙甘草汤加减。黄芪15 g,党参12 g,熟附子9 g,桂枝9 g,茯苓15 g,白芍药15 g,猪苓15 g,杜仲12 g,生地10 g,丹参15 g,生姜30 g,甘草15 g。

阐述:心肾阳虚型是以肾阳不足及心阳衰微之证并见的证型,临床除形寒肢冷等阳虚表现外,以心动过缓、脉沉迟微弱等为主要表现,由于心阳虚衰,血运不足,心神失养,故可见头晕目眩、耳鸣重听,阳虚水泛故可见面虚浮、胸闷息短。故以真武汤合炙甘草汤化裁,温补心肾,强心复脉。心者以血为养,然必得阳气振奋以脉道通利,故方中生地、芍药、丹参以养血活血;而以大剂姜、桂、黄芪、党参以温阳通脉;附子温补肾阳;猪茯苓行有余之水。对心动过缓者,为鼓舞心阳,可酌加麻黄6 g,细辛3 g,以增加心率;若脉迟不复,或用参附汤、生脉散,并酌加细辛用量以鼓舞心阳。

(四)阴阳两虚

主症:畏寒肢冷,眩晕耳鸣,视物模糊,皮肤粗糙,小便清长或遗尿,大便秘结,口干咽燥,但喜热饮,男子阳痿,女子不孕。舌淡苔少,脉沉细。

治法:温润滋阴,调补阴阳。

处方:以六味地黄丸、左归丸等化裁。熟地黄15 g,山药15 g,山萸肉12 g,黄精20 g,菟丝子9 g,淫羊藿9 g,肉苁蓉9 g,何首乌15 g,枸杞子12 g,女贞子12 g,茯苓15 g,泽泻15 g。

阐述:阳虚虽是甲减的基本证型,但是阴阳互根互用,临床上单纯的阳虚证候是很少见的,因此本型亦是甲减的常见证型。方中重用熟地等滋肾以填真阴;枸杞益精明目;山茱萸、何首乌滋肾益肝;同时黄精、菟丝子、淫羊藿等于养阴之中,勿忘阳虚为本,阴阳互补。对甲减临床症情应注意观察肾精不足及肾阴不足的表现,诸如本证之皮肤粗糙、大便秘结、口干咽燥、苔少脉细等表现,及时加入滋肾填精之品,是有助于本病的恢复的。若大量滋阴药物使用后,大便仍干结难下者,可酌加麻仁、枳实以通导;若阳虚明显者,可加附子、肉桂;阴虚明显者,加生地黄、生脉散等;本方阴柔滋腻之品较多,久服每宜滞碍脾胃,故宜加入陈皮、砂仁理气醒脾。

七、特色经验探要

(一)疏肝理气,化痰散结法在甲状腺肿块中的应用

甲状腺疾病常因情志所伤,痰气交阻于颈,久病血行瘀滞,症见颈前肿块。尤其在甲减初期和恢复期除有肾阳虚衰证候外,多兼肝郁气滞痰凝证候,恢复期还常伴有痰阻血瘀证,治疗应在温肾助阳的基础上佐以疏肝解郁、软坚化痰、活血消瘿。肝郁气滞痰凝常见症有颈前瘿肿,心烦易怒,胸胁胀闷,咽梗不适,失眠多梦,舌质淡红,脉弦细。治宜疏肝解郁,软坚化痰。以小柴胡汤合半夏厚朴汤加减。药用:柴胡、郁金、白芍药、半夏、厚朴、香附、青陈皮、瓜蒌皮、浙贝母等。若甲状腺肿大明显,质地较软者,则加用荔枝核、瓦楞子等理气化痰散结之品。痰瘀互结常见颈前肿块质地坚韧,表面光滑,舌质暗红,边有齿痕,苔薄腻,脉弦滑。治宜理气化痰,活血消瘿。以补阳还五汤或桃红四物汤合消瘿散加味。药用:黄芪、丹参、桃仁、红花、当归、川芎、牡蛎、浙贝母、白芥子等。病程较长,颈前肿块质地坚韧者,可加三棱、莪术等破血行瘀。

(二)补肾填精法在甲减治疗中的应用

甲减虽以阳虚为主要特征,治疗以温阳为主,但"无阴则阳无以生",因此治疗中应补精以化气,补肾填精以复其阳,而非纯用温燥。主以六味地黄丸为代表方,纳补肾精,重用生地,配菟丝子、肉苁蓉、黄精等。菟丝子、肉苁蓉均有"添精益髓"之功,且具有温补肾阳的作用,可发挥阴阳双补之效,黄精也具有"补诸虚,填精髓"的作用,在阴阳两虚证中应用尤为合拍,在肾阳虚、脾肾阳虚、心肾阳虚证中亦为治本之法,可作为甲减治疗中的基本用药。

八、西医治疗

(一)甲状腺激素减退症的治疗

用甲状腺激素替代治疗效果显著,一般需长期服用。使用的药物制剂用合成甲状腺激素及从动物甲状腺中获得的含甲状腺激素的粗制剂。甲状腺激素替代尽可能应用 LT_4,LT_4 在外周脱碘持续产生 T_3,更接近生理状态。T_3 药效撤退较快,不宜作为甲减的长期治疗,其宜发生医源性甲亢,老年患者对 T_3 的有害作用较为敏感,甲状腺片由于含量不甚稳定,故一般亦不作推荐。

1.左甲状腺素(LT_4)

LT_4 替代治疗的起始剂量及随访间期可因患者的年龄、体重、心脏情况以及甲减的病程及程度而不同。一般应从小剂量开始,常用的起始剂量为 LT_4 每天 1~2 次,每次口服 25 μg,之后逐步增加,每次剂量调整后一般应在 6~8 周后复查甲状腺功能以评价剂量是否适当,原发性甲减患者在 TSH 降至正常范围后 6 个月复查 1 次,之后随访间期可延长至每年 1 次。一般每天维持量为 100~150 μg LT_4,成人甲减完全替代 LT_4 剂量为 1.6~1.8 $\mu g/(kg \cdot d)$。

2.甲状腺片(干甲状腺)

甲状腺片应用普遍,从每天 20~40 mg 开始,根据症状缓解情况和甲状腺功能检查结果逐步增加。因其起效较 LT_4 快,调整剂量的间隔时间可为数天。已用至 240 mg 而不见效者,应考虑诊断是否正确或为周围性甲减。治疗过程中如有心悸、心律不齐、心动过速、失眠、烦躁、多汗等症状,应减少用量或暂停服用。

3.三碘甲状腺原氨酸(T_3)

T_3 20~25 μg 相当于甲状腺片 60 mg。T_3 每天剂量为 60~100 μg。T_3 的作用比 LT_4 和甲状腺片制剂快而强,但作用时间较短。

(二)黏液性水肿昏迷的治疗

1.甲状腺制剂

常首选快速作用的 T_3,开始阶段,最好用静脉注射制剂,首次 40~120 μg,以 T_3 每 6 小时静脉注射 5~15 μg,直至患者清醒改为口服。如无此剂型,可将三碘甲状腺原氨酸片剂研细加水鼻饲,每 4~6 小时 1 次,每次 20~30 μg。

2.给氧

保持呼吸道通畅,必要时可气管切开或插管。

3.保暖

用增加被褥及提高室温等办法保暖,室内气温调节要逐渐递增,以免耗氧骤增对患者不利。

4.肾上腺皮质激素

每 4～6 小时给氢化可的松 50～100 mg,清醒后递减或撤去。

5.其他

积极控制感染;补给葡萄糖溶液及复合维生素 B,但补液量不能过多,以免诱发心力衰竭;经上述处理血压不升者,可用少量升压药,但升压药和甲状腺激素合用易发生心律失常。

九、中西医优化选择

甲减是甲状腺激素作用不足或阙如的一种病理状态,单纯西医甲状腺激素替代疗法可取得一定疗效,但从临床观察,有相当部分患者,尤其对甲状腺片耐受性较差的患者,症状改善不明显。单用中药治疗,亦有一定限度,但中医辨证治疗可改善患者体质,调节体内的免疫功能,扶正祛邪,及时改善症状,部分甲减患者还可免于甲状腺素终身替代治疗,弥补了单纯甲状腺激素替代治疗的不足。中西医结合治疗甲减具有很大的优势。

十、饮食调护

(1)甲减患者机体代谢降低,产热减少,故饮食应适当增加富含热量的食物,如乳类、鱼类、蛋类及豆制品、瘦肉等。平时可多食些甜食,以补充热量。

(2)甲减患者胃肠蠕动功能下降,常有脾虚表现,口淡无味,消化不良,因此饮食应以易于消化吸收的食物为主,生硬、煎炸及过分油腻食品不宜食用。

(3)食疗:阳虚明显时可用桂圆、红枣、莲子肉等煮汤,妇女可在冬令配合进食阿胶、核桃、黑芝麻等气血双补。

(包　超)

第四节　慢性支气管炎的中西医结合治疗

一、概述

慢性支气管炎是气管、支气管黏膜及其周围组织的慢性非特异性炎症,临床上以咳嗽、咳痰为主要症状,每年发病持续 3 个月,连续 2 年或 2 年以上。排除具有咳嗽、咳痰、喘息症状的其他疾病(如肺结核、肺尘埃沉着症、肺脓肿、心脏病、心功能不全、支气管扩张、支气管哮喘、慢性鼻咽炎、食管反流综合征等疾病)。慢性支气管炎在老年人中发病率最高,北方高于南方,山区高于平原,农村高于城市,吸烟者高于不吸烟者,空气污染严重的地方发病率较高。如病情迁延,反复发作者可导致支气管扩张、阻塞性肺气肿及肺源性心脏病等并发症的发生。

本病的主要症状为咳嗽、咳痰,部分患者可出现气喘。在中医学中,早就对慢性支气管炎的临床表现作了不少描述,多属于"痰饮""咳喘"等范畴。

二、病因病理

本病的病因,不外乎外邪侵袭及肺、脾、肾三脏功能低下所致。其急性发病者,多由于人体正气不足,卫外失固,感受风寒或风热之后,以致肺失宣肃而出现咳嗽、咳痰、恶寒或发热、痰白或黄稠,甚则气喘等肺系症状。倘若失治或反复发作,久则肺气日衰,促使机体抗病能力进一步下降,更易感受外邪,以致病情缠绵不已,形成恶性循环。病久由肺累及于脾,继而由脾虚而损及于肾,终至三脏俱虚,导致水液代谢失常,聚而成痰,上渍于肺,阻滞肺络,升降失司,慢性支气管炎遂由此而始;此外,也有因于年老体弱,或起居失常、贪烟嗜酒、情绪郁结、环境污染等因素,而使肺、脾、肾受损,痰饮内生,贮滞于肺,影响其宣降功能,同样可形成本病。

三、诊断

(一)临床表现

1.病史

见于临床上有咳嗽、咳痰为主要症状或伴有喘息,每年发病持续 3 个月,并持续 2 年或 2 年以上反复发作而能排除心脏疾病和呼吸道其他疾病的患者。

2.症状

可分为单纯型和喘息型两种临床类型,前者主要表现为咳嗽、咳痰;后者除咳嗽、咳痰外,尚有喘息症状。慢性支气管炎临床可分为以下三期。

(1)急性发作期:1 周内出现脓性或黏液脓性痰,痰量明显增多或伴有其他炎症表现;或 1 周内咳、痰、喘症状任何一项加剧至重度。

(2)慢性迁延期:有不同程度的咳、痰、喘症状,迁延不愈,或急性发作期症状一个月后仍未恢复到发作前水平。

(3)临床缓解期:经治疗或临床缓解,症状基本消失或偶有轻微咳嗽少量痰液,保持 2 个月以上者。

3.体征

慢性支气管炎患者早期可无任何阳性体征;急性发作期两肺下部常可闻及干、湿啰音;喘息型者可闻及哮鸣音;并发肺气肿时则可有肺气肿体征。

(二)实验室检查

慢性支气管炎患者缓解期阶段,血检白细胞数一般无变化;急性发作期或并发肺部急性感染时,血白细胞数及中性粒细胞数增多,喘息型者则见嗜酸性粒细胞数增多,但老年人由于免疫力降低,白细胞数检查可正常;痰液检查于急性发作期阶段,中性粒细胞数可增多,喘息型常见有较多的嗜酸性粒细胞;痰涂片或培养可找到引起炎症发作的致病菌。

(三)特殊检查

1.X 线检查

早期常无异常改变;反复发作时可见肺纹理粗乱,严重时可呈网状、条索状、斑点状阴影;如并发肺气肿者则双肺透亮度增加,横膈低位以及肋间隙增宽等表现。

2.支纤镜检查

慢性支气管炎患者一般可见支气管黏膜增厚、充血、水肿等炎性改变,可取分泌物送检涂片或培养检查,以确定有无细菌感染。

3.免疫学检查

慢性支气管炎患者表现为细胞免疫功能低下,尤见于老年患者。由于支气管黏膜受损,分泌型 IgA(SIgA)水平下降,故痰中 SIgA 可明显减少。

4.自主神经功能检查

慢性支气管炎患者往往表现自主神经功能紊乱,以副交感神经功能亢进为主。

5.肺功能检查

慢性支气管炎患者早期多无明显异常,但也有部分患者表现为小气道阻塞征象,如频率依赖性肺顺应性降低;75%肺活量最大呼气流速 50%、肺活量最大呼气流速、25%肺活量最大呼气流速、最大呼气后期流速等均见明显降低;闭合气量可增加。

6.动脉血气分析

早期无明显变化。长期反复发作的慢性支气管炎或并发阻塞性肺气肿的患者,也可有轻度的低氧血症表现。

四、鉴别诊断

(一)肺结核

咳嗽、咯痰无季节性,常随病灶破溃程度及病灶周围炎而加重,往往有低热、盗汗、消瘦和食欲缺乏等结核中毒症状,血沉增高,结核菌素试验为强阳性,X 线胸片及查痰找结核菌能明确诊断。

(二)支气管肺癌

支气管肺癌多发生于 40 岁以上,特别是有多年吸烟史者,咳嗽常呈刺激性,或有少量痰,且痰中多带血,血清唾液酸增高,癌胚抗原阳性,X 线检查、痰脱落细胞检查、纤维支气管镜检查及 CT 检查等可以确诊。

(三)支气管扩张症

支气管扩张症亦有慢性反复性咳嗽,但常伴有大量脓性痰和反复咯血,胸部听诊多在肺的中下部闻及固定性湿啰音,以单侧为多,并可见杵状指,胸部 X 线检查见肺纹理粗乱或呈卷发状,支气管造影可获诊断。

(四)支气管哮喘与喘息型慢性支气管炎

临床上有时颇难鉴别,支气管哮喘常有明显的个人及家族过敏史,以发作性哮喘为特征,多有一定的季节性,以秋季发病居多,血中常有 IgE 升高,发作时两肺满布哮鸣音,应用支气管扩张剂能见效,缓解后可毫无症状和体征,这均有助于两者的鉴别。

五、并发症

本病常可并发肺炎、支气管扩张、阻塞性肺气肿及肺源性心脏病等。

六、中医证治枢要

慢性支气管炎之咳嗽,中医学上多称为"内伤咳嗽"。由于老年多见,病程较长,往往表现为肺、脾、肾俱虚,痰饮伏肺而成,故以健脾益肾、化痰蠲饮为基本治则。如病属急性发作期者,治当祛邪为主,宜以化痰蠲饮治疗,夹寒者,则温化寒痰;夹热者,则清热化痰;兼喘息者,可酌加降气平喘之品。病属缓解期者,一般以补益为主,肺气虚者补肺益气,脾阳虚者健脾助运,肾阳虚者补肾纳气,阴阳俱虚者滋阴助阳。若病属迁延期者,常须扶正祛邪,标本兼顾。

七、辨证施治

(一)风寒束肺

主症:咳嗽咳痰,痰白清稀,或有喘息,伴鼻塞流涕,畏寒发热,头痛,肢体酸疼。舌质淡红,苔薄白,脉紧。

治法:解表散寒,温化痰饮。

处方:三拗汤加减。麻黄 5 g,杏仁 9 g,甘草 6 g,前胡 9 g,桔梗 9 g,紫菀 9 g,款冬 9 g,荆芥 6 g,姜半夏 9 g,陈皮 6 g。

阐述:本证常见于慢性支气管炎继发感染时。风寒痰饮闭阻肺系,因此以三拗汤解表逐寒,祛痰化饮最为适宜。方中加入荆芥,可增强解表散寒之力,其他诸药均为化痰镇咳之用。如气急痰多者,可酌加苏子、白芥子、茯苓、五味子等;头痛较甚者,可加蔓荆子、川芎、制延胡索等;腹胀纳差者,则加鸡内金、山楂、麦芽以行滞消食健胃。

(二)风热犯肺

主症:咳嗽咳痰,痰黄黏稠或咳痰不畅,身热口渴,头痛咽干,微恶风寒,或呼吸气粗,便干尿黄。舌质红,苔薄黄,脉浮数或滑数。

治法:清热解表,豁痰平喘。

处方:麻杏石甘汤合银翘散加减。麻黄 5 g,杏仁 9 g,甘草 6 g,生石膏 30 g,银花 30 g,连翘 12 g,荆芥 6 g,薄荷 5 g(后下),牛蒡子 12 g,竹叶 9 g,芦根 30 g,桔梗 9 g,黄芩 12 g,鱼腥草 30 g。

阐述:素有慢性支气管炎者,一旦感受风热之邪而引发,往往酿成痰热壅肺而出现肺部炎症,而表现为肺热征象。多数医家认为,患者发病之后,由于正虚邪盛,病情常缠绵难已,且易于发生变证,因此必须迅速而有效地清除邪热,控制感染的进一步扩展。本方组成麻杏石甘汤重在清肺平喘,银翘散则意在疏风散热、解表透邪;为防邪热内传,加用黄芩、鱼腥草以挫病势的深入。

(三)燥热伤肺

主症:干咳无痰,或痰少而黏,咯而不爽,偶有痰血,鼻燥喉痒、口干喜饮,大便干燥,小便黄短。舌质红,苔薄黄而干,脉数或细数。

治法:清热生津,润肺止咳。

处方:沙参麦冬汤加减。南沙参 15 g,北沙参 15 g,麦冬 12 g,玉竹 12 g,甘草 6 g,桑叶 9 g,扁豆 12 g,石斛 30 g,怀山药 15 g,杏仁 9 g,枇杷叶 12 g,云雾草 30 g,金荞麦 30 g。

阐述:本型多见于长期吸烟史的慢性支气管炎患者。中医学认为,肺开窍于鼻,外合皮毛,直接与外界相通,故周围环境变化极易影响肺的生理功能,因而六淫之邪不论通过口鼻或皮毛侵袭人体,必内归于肺,从而出现肺系证候,一旦秋季当令燥邪伤肺,最易耗阴灼液而致燥咳不已;至于吸烟的危害,前人早就指出:"久则肺焦",也同样可出现燥热伤肺的症状。因此,在治疗时,显然需要采用育阴润肺、清热止咳之剂,古方"沙参麦冬汤""清燥救肺汤"有一定效果。但养阴生津的方药,有时对本病型的疗效尚欠满意,特别是慢性支气管炎患者,由于病情反复多变,过用养阴则有助湿碍脾之弊,这无疑是临床上用药的一个矛盾。为此往往需酌加扁豆、茯苓、薏苡仁、山药等健脾渗湿之品;同时方中加用金荞麦和云雾草二药以加强其清热止咳的效果。据文献记载,云雾草又名老君须,其味微苦,性辛、凉,民间一向用于止咳有良效,凡表现咽痒干咳者,临床常屡用屡验。对于因长期吸烟所致者,除应用本方治疗外,必须劝阻患者戒烟,则收效尤著。

(四)痰湿阻肺

主症:咳嗽痰多,痰白质稀或黏稠,胸闷气急,肢体困重,纳呆腹胀,大便常溏。舌苔白腻,脉濡滑。

治法:健脾燥湿,宣肺化痰。

处方:苓桂术甘汤合二陈汤加减。炙桂枝 6 g,炒白术 9 g,茯苓 12 g,甘草 6 g,陈皮 6 g,制半夏 9 g,川朴 6 g,杏仁 9 g,款冬 9 g,紫菀 9 g,桔梗 9 g,七叶一枝花 15 g,虎杖 30 g。

阐述:此型多因脾虚而致痰湿内盛,上渍于肺,阻塞气道所引起的咳嗽症状,往往于慢性支气管炎迁延期的患者表现最为突出。方中以苓桂术甘汤合二陈汤健脾助运,利湿化饮;加桔梗、川朴、杏仁、紫菀、款冬,意在宣肺化痰、畅通气机;为防痰湿蕴内,日久化热之虑,据多年临床实践经验,适当酌加七叶一枝花、虎杖、金荞麦等清热解毒之品,一则有助于消炎防感染,二则有助于加强化痰止咳的功效。若气喘重者,可酌加麻黄、苏子、降香;神疲乏力,久治不愈者,可加黄芪、党参以扶正祛邪;恶心欲呕、食欲缺乏者,可酌加枳壳、姜竹茹、麦芽、鸡内金等消食止呕等药。总之,本型的治疗重点,首为健脾化湿以杜绝其"生痰之源",但也必须同时注意宣肺化痰以治标,只有标本兼顾,才能提高其疗效。

(五)肺气虚损

主症:久咳痰白量少,气短,动则尤甚,常自汗出,神疲乏力,懒言声低,易于感冒,畏风,纳少,大便常溏。舌苔薄白,舌淡红,脉细弱。

治法:益气补肺,固表御邪。

处方:补肺汤合玉屏风散加减。党参 15～30 g,黄芪 15～30 g,绞股蓝 15 g,麦冬 12 g,五味子 6 g,炒白术 9 g,防风 6 g,甘草 6 g,桑白皮 12 g,炙苏子 12 g,降香(后下)6 g,当归 12 g。

阐述:本型多见于慢性支气管炎临床缓解期或合并有肺气肿的患者。据近年研究认为,本型的临床表现,既是呼吸功能低下、肺微循环障碍,也是包括免疫等因素在内的机体多种功能的异常。因此,补肺汤合玉屏风散具有益气固表、补肺止咳的作用。据临床与实验观察表明,补肺汤能明显改善肺的通气功能;玉屏风散则具有增强肺的防御能力及抗细菌黏附作用;且能有效地预防感冒,减少慢性支气管炎的复发率。方中绞股蓝一药,为葫芦科多年生草质藤本植物,又名七叶胆,含有人参皂苷以及多种人体所必需的氨基酸和微量元素,对增强机体免疫功能具有较好的效果。早年贵州省曾报道根据民间经验用于治疗慢性支气管炎,经数百例临床验证确有显著的疗效。此外,根据中医气血学说"气行则血行""气虚则血虚"的理论,一旦发生肺气虚损,则随之而来也必然存在有不同程度的血瘀现象,因此此方中适当加用当归、降香等养血活血类药,对改善肺的微循环,阻止慢性支气管炎的进一步发展极为有利,值得重视。

(六)脾肾阳虚

主症:咳喘阵作,动则加剧,痰白黏或清稀,量多,腰膝酸软,纳差乏力,头昏耳鸣,形寒肢冷,夜尿较多,或咳时遗尿,或阳痿早泄,大便多溏。舌质淡或胖嫩,苔薄白,脉细迟。

治法:健脾益肾,纳气化痰。

处方:金匮肾气丸合苓桂术甘汤加减。大熟地 15～30 g,陈萸肉 9 g,怀山药 15 g,五味子 6 g,茯苓 12 g,甘草 6 g,肉桂 5 g,制附子 9 g,淫羊藿 9 g,党参 15 g,黄芪 30 g,炒白术 9 g,姜半夏 9 g,陈皮 6 g。

阐述:本型为慢性支气管炎伴有严重肺气肿的缓解期患者,由肺气虚衰而发展至脾、至肾。三脏俱衰的结果,则水液代谢发生障碍,聚而为痰为饮。历来认为,此类患者的治疗必须"温药和之"，一直都主张应用金匮肾气丸或苓桂术甘汤治之。近年，研究表明金匮肾气丸等补肾助阳方药治疗慢性支气管炎缓解期患者，能起到加强机体对各种不良刺激的抵抗力，并能增强免疫机制，促进整个机体的细胞内生化代谢及提高肾上腺皮质功能等良好作用，在合用苓桂术甘汤的基础上加用黄芪、党参、姜半夏、陈皮、五味子、淫羊藿等药，除健脾助运、化饮祛痰外，还可加强温肾纳气作用，有助于改善呼吸功能。此外，如见尿频遗尿者，可加益智仁、芡实、金樱子以固肾缩尿；如气急显著时，可酌加炙苏子、降香以降气平喘；如有血瘀征象较明显者，可加丹参、当归养血活血以改善肺的微循环。

（七）阴阳两虚

主症：咳嗽、咳痰阵作，痰黏白或清稀，时多时少，安静时亦气短，动则尤甚，伴腰腿酸软，怕寒肢冷，头昏耳鸣，夜尿频多，阳痿早泄，口干咽燥，五心烦热，盗汗自汗；舌质暗红，苔少或光剥；脉细。

治法：滋阴助阳，益肺纳肾。

处方：左归丸、右归丸加减。大熟地 15～30 g，怀山药 15 g，陈萸肉 12 g，杞子 12 g，茯苓 12 g，炙甘草 6 g，菟丝子 12 g，制附子 9 g，肉桂 5 g，炙龟甲 12 g，黄芪 30 g，太子参 15 g，麦冬 12 g，五味子 6 g。

阐述：慢性支气管炎反复发作，长期不愈，久则由肺及脾及肾，先为气虚至阳虚，终至阳损及阴，而导致阴阳两虚，此时多见于慢性支气管炎发展至严重阶段，往往有明显的肺气肿征，并可有肺动脉高压及右心室肥大表现。偏阳虚时，以右归丸为主，但不可忽视益气养阴；偏阴虚时，则用左归丸为主，但同样不可忽视健脾助阳。若症见面肢浮肿者，可去龟甲、杞子、甘草、麦冬等药，酌加防己、车前草、白术、泽泻以利尿消肿；舌下瘀筋明显者，加川芎、丹参；呼吸困难较甚者，可加苏子、降香。总之，本型的治疗，用药要注意"阴中求阳，阳中求阴"，使之能起到"阴生阳长、阳生阴长"而发挥其"阴平阳秘"的作用。

八、特色经验探要

（一）关于"发时祛邪"

慢性支气管炎急性加重期的患者，是由于感受外邪而引起咳、痰、喘诸症状的发作或骤然加剧，病情较急而重。该阶段患者必须祛邪以治标为主，迅速驱除外邪，防止其由表入里。初起病时，多属风寒袭肺，咳嗽较剧，咯痰由少而转多，此时宜宣肺解表，历来推崇采用三拗汤治疗；但外邪不解，郁而化热时，则应及时随证换方，改以清肺化痰，可应用麻杏石甘汤或桑白皮汤加减均宜。根据多年来的临床摸索，为尽快驱邪外出，可不问寒热类型皆可选加金荞麦、鱼腥草、七叶一枝花、板蓝根、银花、虎杖、鸭跖草等解毒类药物。实践证明，这对控制病邪的深入发展以及发作期的临床症状颇有效果。另外，在宣肺祛邪的同时，必须重用祛痰、止咳类药，如桔梗、桑白皮、云雾草、佛耳草、紫菀、款冬、百部、前胡、浙贝等，特别是桔梗、桑白皮，往往须加大剂量方能有较理想的祛痰作用。过去一些中医书籍曾把桔梗的剂量限定在 3 g 左右，而且认为咳喘患者用桔梗有"令人喘促致死"之弊，但在临床应用中从未发现有这种毒副作用，足见前人的经验也有一定的局限，决不可拘泥。

（二）关于"未发时扶正"

慢性支气管炎的特点是反复发作和相对缓解期相交替。在相对缓解期阶段，由于肺、脾、肾三脏功能低下，机体抗病能力较差，容易复感新邪而使慢性支气管炎病情复发或加重，因此必须重视对其缓解期的治疗。根据中医辨证,此时的临床表现多以"本虚"为主要矛盾,故治疗应注重于"扶正固本"。所谓"本虚",主要是指气虚及阳虚。气虚的重点在肺,阳虚的重点则在于脾肾,而且前者比后者尤为重要。

以往的一些研究认为,慢性支气管炎的病理基础主要为脾肾阳虚,特别是肾阳虚更是其根本所在,因而常采用补肾方药进行治疗,发现除能改善临床症状外,不仅对肾上腺皮质代谢具有一定的调节作用,而且还能提高机体的免疫功能,并有助于促进病情的好转和恢复。但近年已认识到,肺不仅是一个进行气体交换的呼吸器官,而且还是一个活跃的内分泌器官以及代谢作用旺盛的器官,具有呼吸、代谢与防御等三大作用。因此,我们对慢性支气管炎缓解期的患者,往往采用益气活血、健脾补肾法,选用黄芪生脉饮为主方,适当加丹参、降香、当归、甘草、白术、茯苓、怀山药、淫羊藿、补骨脂等进行治疗。这种以益气为本、助阳为辅的治则不仅有助于改善肺功能和机体免疫功能,而且还有助于改善肺的微循环障碍及提高动脉的血氧水平。总之,在扶正固本的治疗中,既不可忽视治肺,也不可忽视治肾,只有互相兼顾,才能提高本病的治疗效果。

(三)治疗小气道病变,截断慢性支气管炎的发生与发展

业已证明,吸烟及环境因素是影响小气道功能的重要原因,也是慢性支气管炎发生与发展的主要因素之一。我们曾对吸烟和易于感冒而无明显证候可供辨证的患者进行了小气道功能检查,结果发现其流速——容量曲线及最大呼气后期流速明显降低,表现为小气道通气功能存在有障碍征象。这种慢性支气管炎的早期变化,西医除劝告患者戒烟外,并无良策,但中医则可在微观辨证中以此作为诊断肺气失调或肺气虚损早期变化的一种重要的客观指标。据此,可以采用益肺调气或益气固表的方药,如补肺汤、生脉饮、玉屏风散等进行治疗。据初步的临床观察结果表明,这类方药确具有逆转小气道功能异常的良好作用,特别是对于戒烟后小气道病变时尚难康复的患者,其治疗意义更大。

九、西医治疗

慢性支气管炎急性加重期伴有感染时,中医药效果不满意者,可配合西药治疗。

(一)控制感染

抗菌药物治疗可选用喹诺酮类、大环内酯类、β-内酰胺类或磺胺类口服,病情严重时静脉给药。如左氧氟沙星 0.4 g,每天 1 次;罗红霉素 0.3 g,每天 2 次;阿莫西林 2~4 g/d,分 2~4 次口服;头孢呋辛1.0 g/d,分2次口服;复方磺胺异唑,每次 2 片,每天 2 次。若能查明致病菌及进行药敏试验,选择有效抗菌药物。

(二)镇咳祛痰

可试用复方甘草合剂 10 mL,每天 3 次;或复方氯化铵合剂 10 mL,每天 3 次;也可加用祛痰药溴己新 8~16 mg,每天 3 次;盐酸氨溴索 30 mg,每天 3 次;桃金娘油 0.3 g,每天 3 次。干咳为主者可用镇咳药物,如右美沙芬、那可丁或其合剂等。

(三)解痉平喘

有气喘者可加用解痉平喘药,如氨茶碱 0.1 g,每天 3 次,或用茶碱控释剂,或长效 β_2 受体激动剂联合糖皮质激素吸入。

(四)其他

缓解期阶段,嘱患者戒烟,避免有害气体和其他有害颗粒的吸入;增强体质,预防感冒;反复呼吸道感染者,可选用转移因子、核酸及菌苗等配合中药扶正固本,以增强机体的免疫功能,对预防感冒及减少慢性支气管炎复发有一定作用。

十、中西医优化选择

众所周知,西医的明显优势在于明确慢性支气管炎的病因、病变部位、病理变化及病情轻重程度等方面,其手段较多,通过现代的生物医学技术,从而能获得非常细致的微观知识;同时,在控制慢性支气管炎继发感染时,可供选择的抗生素种类较多,效果也较可靠;此外,对于有缺氧或酸碱紊乱等表现的患者,在应用吸氧疗法及补充水与电解质等治疗措施之后,能使之获得纠正。但应该指出的是,西药抗生素有些往往会发生变态反应及其他毒副作用;且在慢性支气管炎的预防方面,西医的方法相对地显得较为贫乏,不如中医中药丰富多彩和安全。近年已有不少资料证实,采用冬病夏治,诸如中药扶正固本、针灸、穴位贴敷、割治及兔脑垂体穴位埋藏等均有减轻和预防慢性支气管炎复发的良好效果。根据我们多年的临床实践,本病发作期截断,以西医抗菌消炎为主,适当辅以清热解毒类中药;有助于增强"菌毒并治"的作用;炎症控制之后则重用中药扶正祛邪以巩固疗效。另外,中药还具有较好的止咳、祛痰效果,因而在治疗慢性支气管炎时,如能进行中西医结合,取长补短,发挥各自优势,对缩短疗程、减少不良反应、改善临床症状及提高其治疗水平,无疑会起到较好的促进作用。

十一、饮食调护

(1)多食维生素高的食物,如动物肝脏、蛋黄、胡萝卜、南瓜、杏、青椒、西红柿、山楂等。

(2)多饮水利于痰液稀释,清洁气道,大于 2 000 mL/d。

(3)严禁烟、酒,不宜吃辣椒、胡椒等辛辣刺激之物以及过冷、过热、过咸的食物。黄鱼、带鱼、海蟹等也要少吃。

(包　超)

第五节　肺脓肿的中西医结合治疗

一、概述

肺脓肿是由多种病因所引起的肺化脓性感染,伴有肺组织炎性坏死、脓腔形成。临床表现为高热、咳嗽和咳大量脓臭痰。其致病菌多为金黄色葡萄球菌、化脓性链球菌、革兰氏阴性杆菌和厌氧菌等。因感染途径不同,可分为吸入型、血源性和继发性三种。病程在 3 个月以内者为急性肺脓肿;若病情未能控制,病程迁延至 3 个月以上者则为慢性肺脓肿。

本病多发生于青壮年,男多于女。临床主要表现为高热、咳嗽、胸痛及咯大量脓臭痰。根据其证候特征,系属于中医"肺痈"范畴。

二、病因病理

外邪犯肺是肺脓肿形成的主要原因;而正气虚弱,或痰热素盛、嗜酒不节、恣食辛热厚味等,致使湿热内蕴,则是易使机体感邪发病的内在因素。

由于风热之邪袭肺,或风寒郁而化热,蕴结于肺,肺受邪热熏灼,清肃失司,气机壅滞,阻滞肺络,致使热结血瘀不化而成痈;继而热毒亢盛,血败肉腐而成脓;脓溃之后,则咳吐大量脓臭痰。若热毒之邪逐渐消退,则病情渐趋改善而愈;但若误治或治疗措施不力,迁延日久,热毒留恋不去,则必伤及气阴,形成正虚邪实的病理状态。

三、诊断

(一)临床表现

1.病史

往往有肺部感染或异物吸入病史。

2.症状

常骤起畏寒、发热等急性感染症状。初多干咳或有少量黏液痰,约1周后出现大量脓性痰,留置后可分为三层,下层为脓块,中层为黏液,上层为泡沫,多有腥臭味;炎症累及壁层胸膜可引起胸痛,且与呼吸有关。病变范围大时可出现气促。有时还可见有不同程度的咯血。

3.体征

肺部体征与肺脓肿的大小和部位有关。初起时肺部可无阳性体征,或患侧可闻及湿啰音;病变继续发展,可出现肺实变体征,可闻及支气管呼吸音;肺脓腔增大时,可出现空瓮音;病变累及胸膜可闻及胸膜摩擦音或呈现胸腔积液体征。血源性肺脓肿大多无阳性体征。慢性肺脓肿常有杵状指(趾)。

(二)实验室检查

急性肺脓肿血白细胞总数达$(20\sim30)\times10^9/L$,中性粒细胞百分率在90%以上,核明显左移,常有中毒颗粒。慢性患者的血白细胞计数可稍升高或正常,红细胞和血红蛋白减少。血源性肺脓肿时,血培养可检出致病菌。

(三)特殊检查

1.X线检查

早期多呈大片浓密模糊浸润阴影,边缘不清,或为团片状浓密阴影,分布在一个或数个肺段。当肺组织坏死、肺脓肿形成后,脓液经支气管排出后,则脓腔病灶内可出现空洞及液平,脓腔内壁光整或略有不规则。恢复期脓腔逐渐缩小、消失,最后仅残留纤维条索阴影。慢性肺脓肿脓腔壁增厚,内壁不规则,有时呈多发性,周围有纤维组织增生及邻近胸膜增厚,肺叶收缩,纵隔可向患侧移位。血源性肺脓肿,病灶分布在一侧或两侧,呈散在局限炎症,或边缘整齐的球形病灶,中央有小脓腔和气液平。炎症吸收后,亦可能有局灶性纤维化或小气囊后遗阴影。肺部CT则能更准确定位及区别肺脓肿和有气液平的局限性脓胸,发现体积较小的脓肿和葡萄球菌肺炎引起的肺气囊,并有助于作体位引流和外科手术治疗。

2.细菌学检查

痰涂片革兰氏染色,痰、胸腔积液和血培养,以及抗菌药物的药敏试验,有助于确定病原体和指导选择抗菌药物。

3.气管镜检查

有助于明确病因和病原学诊断,并可用于治疗。如有气道内异物,可取出异物使气道引流通畅。还可取痰液标本进行需氧和厌氧菌培养。经支气管镜对脓腔进行冲洗、吸引脓液、注入抗菌药物等,可以提高疗效与缩短病程。

四、鉴别诊断

(一)细菌性肺炎

早期肺脓肿与细菌性肺炎在症状和 X 线改变往往相似,有时甚难鉴别。一般而言,细菌性肺炎高热持续时间短,起病后 2～3 天,多数患者咯铁锈色痰,痰量不多,且无臭味,经充分和有效的治疗后体温可于 5～7 天内下降,病灶吸收也较迅速。

(二)空洞性肺结核

本病常有肺结核史,全身中毒症状不如肺脓肿严重,痰量也不如肺脓肿多,一般无臭味,且不分层。X 线显示空洞周围炎症反应不明显,常有新旧病灶并存,同侧或对侧可有播散性病灶,痰检查可找到结核菌,抗结核药物治疗有效。

(三)支气管肺癌

本病多见于 40 岁以上,可出现刺激性咳嗽及痰血、多无高热,痰量较少,无臭味,病情经过缓慢;X 线表现为空洞周围极少炎症,可呈分叶状,有细毛刺,洞壁厚薄不均,凹凸不平,少见液平,肺门淋巴结可肿大;血检白细胞总数正常,痰中可找到癌细胞。

五、并发症

本病的并发症有支气管扩张、支气管胸膜瘘、脓气胸、大咯血及脑脓肿等。

六、中医诊治枢要

肺脓肿系邪热郁肺,肺气壅滞,痰热瘀阻所致。初期为表邪不解,热毒渐盛,治疗宜在辛凉解表的基础上,酌情配合清热解毒类药以冀截断邪热传里。若热毒炽盛,痰瘀互结不化,酿成脓肿,甚而脓肿溃破,咳吐大量脓臭痰时,则须采用苦寒清解之品,佐以化痰祛瘀利络,以直折壅结肺经热瘀之邪;如肺移热于大肠,出现腑气不通,大便秘结,但正气未虚者,可予通腑泄热治之。至于肺脓肿后期或转变为慢性者,往往存在正气虚弱而余热未清的病理状况,此时应注意扶正,宜益气养阴以复其元,清热化痰以清余邪,切不可纯用补剂,以免助邪资寇,使之死灰复燃。

七、辨证施治

(一)邪热郁肺

主症:畏寒发热,咳嗽胸痛,咳而痛甚,咳痰黏稠,由少渐多,呼吸不利,口鼻干燥。舌苔薄黄,脉浮滑而数。

治法:疏风散热,清肺化痰。

处方:银翘散加减。银花 30 g,连翘 30 g,淡豆豉 9 g,薄荷 6 g(后下),甘草 6 g,桔梗 12 g,牛蒡子 9 g,芦根 30 g,荆芥穗 6 g,竹叶 9 g,败酱草 30 g,鱼腥草 30 g,黄芩 12 g。

阐述:肺脓肿病初多表现为表热实证,与上呼吸道感染以及肺炎早期的症状颇相类似,往往甚难鉴别。在临床上,此时采用银翘散或桑菊饮以清热散邪至为合拍。但要注意,本病乃属大热大毒之证,不能按一般常法治疗。因此,在应用银翘散时,宜适当加入败酱草、鱼腥草、黄芩等清热解毒药物以增强消炎防痈的作用。邪热亢盛,极易伤阴耗液,方中芦根具有清热生津之功,用量宜重,以新鲜多汁者为佳,干者则少效;淡竹叶能清心除烦,也属必不可少之品。此外,如咳嗽较剧者,可加桑白皮、杏仁、枇杷叶、浙贝;胸痛明显者酌加广郁金、瓜蒌皮、丝瓜络;食欲较差者,加鸡内金、谷麦芽、神曲等以醒脾开胃。根据有学者的经验,若痰量由少而转多,发热持续不退者,有形成脓肿之可能,应重用鱼腥草,以鲜者为佳,剂量可加至45～60 g;也可酌加丹皮、红藤,此乃治疗肠痈之要药,移用于治疗肺脓肿,颇有异曲同工之妙。

(二)热毒血瘀

主症:壮热不退,汗出烦躁,时有寒战,咳嗽气急,咳吐脓痰,气味腥臭,甚则吐大量脓痰如沫粥,或痰血相杂,胸胁作痛,转侧不利,口干舌燥。舌质红绛,舌苔黄腻,脉滑数。

治法:清热解毒,豁痰散结,化瘀排脓。

处方:千金苇茎汤合桔梗汤加减。鲜芦根 30～45 g,冬瓜仁 15～30 g,鱼腥草 30 g,桔梗 15 g,甘草5 g,生苡仁 30 g,桃仁 10 g,黄芩 15 g,黄连 5 g,银花 30 g,金荞麦 30 g,败酱草 30 g,桑白皮 12 g。

阐述:肺脓肿发展至成脓破溃阶段,其实质乃为邪热鸱张、血败瘀阻所致。因而必须重用清热解毒药物,若热势燎原,病情重笃者,可每天用 2 剂,日服 6 次,待病情基本控制,肺部炎性病变明显消散,空洞内液平消失,才可减轻药量,否则病情易于反复。同时,为促使脓痰能尽快排出,桔梗一药非但必不可少,而且剂量宜大,可用至 15～30 g,即使药后略有恶心等不良反应也无妨。此药开肺排脓化痰之力较强,为历代医家屡用屡验的治疗肺痈要药。但用时要注意的是,对于脓血相兼者,其用量以 9～12 g 为宜;脓少血多者,6 g 已足矣;纯血无脓者则慎用或禁用,以免徒伤血络。此外,对因热结腑实,大便秘结者,可加大黄、枳实以通里泄热;咳剧及胸痛难忍者,酌加杏仁、浙贝、前胡、广郁金、延胡索、川楝子以理气镇痛、化痰止咳;呼吸急促、喘不得卧者则加甜葶苈、红枣以泻肺平喘;高热神昏谵语者,加服安宫牛黄丸以开窍醒神;血量较多时常加三七及白及研末冲服。

值得一提的是,本方中所用的金荞麦一药,即蓼科植物之野荞麦,具有清热解毒、润肺补肾、活血化瘀、软坚散结、健脾止泻、收敛消食、祛风化湿等多种功效。据中国医科院药物研究所等单位的研究结果,认为本品系一种新抗感染药,有抗感染解热、抑制血小板聚集以及增强巨噬细胞吞噬功能等作用。它虽然不能直接杀菌,但可通过调节机体功能,提高免疫力,降低毛细血管通透性,减少炎性渗出,改善局部血液循环,加速组织再生和修复过程,从而达到良好的治疗效果。南通市中医院以该药制成液体剂型,先后经临床验证达千余例,疗效满意;近年并提取出其有效成分——黄烷醇,制成片剂应用于临床,也同样有效。有学者的实践结果表明,以本药配合败酱草、鱼腥草、黄芩、黄连等药组方,对增强解毒排脓及促进炎性病灶的吸收,比单用金荞麦则更胜一筹。

(三)正虚邪恋

主症:身热渐退,咳嗽减轻,脓痰日少,神疲乏力,声怯气短,自汗盗汗,口渴咽干,胸闷心烦。舌质红,苔薄黄;脉细数无力。

治法:益气养阴,扶正祛邪。

处方:养阴清肺汤合黄芪生脉饮、桔梗杏仁煎加减。黄芪 15～30 g,麦冬 12 g,太子参 15～30 g,大生地 15～30 g,玄参 12 g,甘草 6 g,浙贝 9 g,丹皮 12 g,杏仁 9 g,桔梗 9 g,百合 12 g,银花 30 g,金荞麦 30 g,薏苡仁 30 g。

阐述:肺脓肿在发展过程中最易耗气伤阴,尤其在大量脓痰排出之后,此时邪势虽衰,但正虚渐明,亟须采用益气养阴之剂,临床常常选用养阴清肺汤合黄芪生脉饮等。以扶其正气,清其余热。用药时宜注意的是,补肺气不可过用甘温,以防助热伤阴;养肺阴则不可过用滋腻,以防碍胃困脾。益气生津选用太子参或绞股蓝为宜,养阴则以玉竹、麦冬、百合、沙参为妥。但须指出,本病不宜补之过早,只有在热退、咳轻、痰少的情况下、且有明显虚象时,方可适当进补。同时,在扶正之时,不可忘却酌用祛邪药物,故方中合用桔梗杏仁煎以及适当选用金荞麦、银花等清热解毒、宣肺化痰、利气止咳之品。只有这样,才能达到既防余热留恋,又可振奋正气的作用。另外,对于病后自汗、盗汗过多者,可加用炒白术、防风、浮小麦、稽豆衣以固表敛汗;如低热不退者,可加青蒿、地骨皮、炙鳖甲、银柴胡等以清虚热;脾虚纳呆、便溏、腹胀者,酌加炒白术、茯苓、扁豆、鸡内金、神曲、谷麦芽等开胃运脾类药,以生金保肺。

八、特色经验探要

肺脓肿临床表现以邪热亢盛的证候为主,一旦脓肿破溃,或病情迁延,又可出现气阴俱伤或正虚邪恋的征象,故临床治疗要特别重视清热、排脓、化瘀、扶正等治法的重要作用,而清热法是核心,始终贯穿于治疗的全程。由于肺脓肿初期(表证期)、中期(成脓期)、后期(溃脓期)及恢复期表现各不相同,故治法也各有所侧重。现扼要分述于下,以供选择。

(一)清热

清热为肺脓肿的基本治疗,可分为清宣和清泄两种。所谓清宣,即清热宣肺之意,此法主要应用于肺脓肿初期阶段。此期选方用药不宜过于寒凉,以防肺气郁遏,邪热伏闭,表散不易而迁延不解,以往多数医家都以银翘散投治。采用辛凉解表的同时,必须酌情加用清热解毒以散邪防痈,尽早促使邪热从表而解,不致郁结成脓。因此,在临诊时常选用银翘散或桑菊饮为基本方,并重用鱼腥草、败酱草、丹皮、红藤、桔梗、黄芩等药,对治疗肺脓肿初期患者多能获效。有人主张应用宣肺解表的麻黄和清热药配伍,可起到防止寒凉药物阻郁肺气之弊,有利于邪热的消散,认为是本病初期的关键性药物之一。冬春期间治疗本病初期可用麻黄,夏暑之日应慎用为宜;但若见喘息兼有者,当可选用炙麻黄以降气平喘。

至于所谓泄热,则是指清泄肺热而言,主要用于肺脓肿成脓期和溃脓期的热毒壅盛阶段。在择药上要选用效大力专的泄热降火、消痈散邪之品,以有利于炎症的控制和痈脓的消散。一般常以千金苇茎汤合黄连解毒汤为主,同时须再用金荞麦、红藤、败酱草、银花、石膏、知母、竹叶等以清泄邪热;或用增液承气汤加减,大胆选用生大黄,予以清里攻下,釜底抽薪,使之能火降热消。由于本法量大药凉,易伤脾胃,对素有脾胃虚弱病者,必要时可酌减用量,并加和胃之品,以保中气。

(二)排脓

实践证明,排脓不畅是影响肺脓肿疗效的主要原因,故"有脓必排"是本病的重要治则。排脓方法有三:一为透脓,用于脓毒壅盛,而排脓效果不理想者。往往选用皂角刺、桔梗、穿山甲、金荞麦、地鳖虫等,其中桔梗须重用,但溃脓期血量多者,则不宜应用透脓药物。二为清脓,即清除脓液之意,为肺脓肿排脓的常规治法,目的在于加速本病患者脓液的清除,从而起到缩短疗程和促进病灶吸收愈合的作用。此法多选用生苡仁、冬瓜仁、桔梗、桃仁、瓜蒌、丹皮、赤芍、鱼腥草等。三为托脓,主要用于肺脓肿的溃脓期阶段。临床表现气虚而无力排脓外出者,此时可配合托脓法,常选用生黄芪、绞股蓝、西党参、太子参等。但在邪热亢盛而正气未虚之时,不可滥用托脓法,否则有弊无利,徒长毒邪,加剧病势,而犯"实实"之戒,切应注意。

(三)化瘀

瘀热郁阻是肺脓肿,特别是成脓期及溃脓期的主要病理特点,除清热外,化瘀也是治疗肺脓肿一种较为常用的方法,本法往往与前述的清热、排脓两法并用。现代研究已证明,应用化瘀药物对改善肺的微循环,增加肺毛细血管血流量,加强脓液的排出,促进组织氧供和使病情能尽快康复等方面,均不无裨益。在临床上常多选用桃仁、广郁金、乳香、没药、白茅根、红藤、丹参、三七、当归等化瘀生新或养血活血之品;但对咯血量较多者,则不宜使用。此时可改投花蕊石、生蒲黄、云南白药、藕节、茜草等既能化瘀,又兼有止血作用的双向性药物。

(四)扶正

肺脓肿恢复期阶段,多以气阴两虚为主,在个别情况下,也可表现为阴阳两虚;也有一些患者,由于误治或失治而往往导致病程迁延,常可见低热不退、咳嗽时作、少量脓痰、胸中隐痛、面色苍白、消瘦乏力等邪恋正虚状况,此时的治疗重点务必扶正或扶正祛邪兼顾,扶正之法重在养阴益肺,更不可忽视补脾,因脾为后天之本,生化之源,肺金之母,补脾既旺生化,又能益气助肺,有助于促进病后体虚状态的尽快恢复。一般临床多选用养阴清肺汤合黄芪生脉饮或玉屏风散,也可采用十全大补汤合沙参麦冬汤加减治疗。根据有学者多年的实践经验,这些方药对益肺固表、昌盛气血以增强肺的呼吸功能及其防御能力,无疑具有较好的作用。但对于脓毒未净、邪热未清的患者,虽然正虚明显,仍不宜一味单纯进补,必须配合清热化痰、祛瘀排脓之类方药并用,以防邪留难去,而使病情缠绵反复。此外,在应用扶正祛邪法时,要注意的是,所用扶正药物以甘淡实脾,诸如参苓白术散等为宜,不可过用温燥之品,以免伤津损肺。至于祛邪药物,不可过于峻猛,特别是易于伤正的通腑攻逐类药,更须慎用;即使是清热、排脓方药,也要视患者体质的强弱,病情的轻重程度,用之适量,方能切中病机,做到有利无弊。

九、西医治疗

(一)控制感染

急性肺脓肿大多数为厌氧菌感染,因此,早期的一线治疗首选青霉素 G,一般可用 240 万～1 000 万 U/d,对于轻症患者,静脉青霉素,甚至口服青霉素或头孢菌素常可获痊愈。但随着细菌耐药的出现,尤其是产生 β-内酰胺酶的革兰氏阴性厌氧杆菌的增多,青霉素 G 的治疗效果欠佳,甚至治疗失败。而用甲硝唑(0.4 g,每天 3 次口服或静脉滴注)辅以青霉素 G,对严重厌氧菌肺炎是一种有效选择。甲硝唑对所有革兰氏阴性厌氧菌有很好的抗菌效果,包括脆弱杆菌和一些产 β-内酰胺酶的细菌。甲硝唑治疗厌氧性肺脓肿或坏死性肺炎时,则常需与青霉素 G(或红霉素)连用。青霉素 G 对某些厌氧性球菌的抑菌浓度需达 8 μg/mL,故所需治疗量非常大(成人需 1 000 万～2 000 万U/d),因此目前青霉素 G、氨苄西林、阿莫西林不再推荐单独用于中重度厌氧性肺脓肿或坏死性肺炎的治疗。同时即作痰菌培养以及药物敏感试验,然后根据细菌对药物的敏感情况应用相应的抗生素。头孢西丁、羧基青霉素(羧苄西林、替卡西林)和哌拉西林对脆弱菌属、一些产 β-内酰胺酶的拟杆菌、大多数厌氧菌及肠杆菌科细菌有效。头孢西丁对金黄色葡萄球菌有效,而哌拉西林对铜绿假单胞菌有很好抗菌活性,亚胺培南、美洛培南对所有厌氧菌都有较好抗菌活性,β-内酰胺/β-内酰胺酶抑制剂,如替卡西林/克拉维酸、氨苄西林/舒巴坦对厌氧菌、金黄色葡萄球菌和很多革兰氏阴性杆菌有效,氯霉素对大多数厌氧菌包括产 β-内酰胺酶的厌氧菌有效,新一代喹诺酮类药物对厌氧菌具有较好抗菌活性。治疗疗程基本为 2～4 个月,须待临床症状及 X 线胸片检查炎症病变完全消失后才能停药。

血源性肺脓肿多为葡萄球菌和链球菌感染,可选用耐 β-内酰胺酶的青霉素或头孢菌素,如氨苄西林舒巴坦、哌拉西林/舒巴坦、头孢哌酮/舒巴坦钠等。若为耐甲氧西林的葡萄球菌,应选用万古霉素 1～2 g/d 分次静脉滴注,或替考拉宁首日 0.4 g 静脉滴注,以后 0.2 g/d,或利奈唑胺 0.6 g 每 12 小时 1 次静脉滴注或口服。对于肺炎克雷伯杆菌或其他一些兼性或需氧革兰氏阴性杆菌,氨基糖苷类抗生素治疗效果肯定。因庆大霉素耐药率的升高,目前较推荐使用阿米卡星、半合成青霉素、氨曲南、β-内酰胺/β-内酰胺酶抑制剂亦有较好抗菌疗效。复方磺胺甲唑和新一代喹诺酮对很多非厌氧革兰氏阴性杆菌有效,常用于联合治疗。在重症患者,特别是免疫抑制患者,β-内酰胺类抗生素和氨基糖苷类抗生素组合,也是一种不错的选择。亚胺培南、美洛培南基本能覆盖除耐甲氧西林金黄色葡萄球菌以外的大部分细菌,故亦可选择。

(二)痰液引流

1.祛痰剂

化痰片 500 mg,每天 3 次口服;或氨溴索片 30 mg,每天 3 次口服;或吉诺通胶囊 300 mg,每天 3 次餐前口服;必要时应用氨溴索注射液静脉注射。

2.支气管扩张剂

对于痰液较浓稠者,可用雾化吸入生理盐水以湿化气道帮助排痰,也可以采用雾化吸入氨溴索、异丙托溴铵、特布他林等化痰及支气管舒张剂,以达到抗感染化痰的目的,每天 2～3 次。

3.体位引流

按脓肿在肺内的不同部位以及与此相关的支气管开口的方向,采用相应的体位引流。每天 2～3 次,每次 10～15 分钟。同时,可嘱患者做深呼吸及咳嗽,并帮助拍背,以促使痰液之流出。但对于体质十分虚弱及伴有严重心肺功能不全或大咯血的患者则应慎用。

4.支气管镜

经支气管镜冲洗及吸引也是引流的有效方法。

5.经皮肺穿刺引流

经皮肺穿刺引流主要适用于肺脓肿药物治疗失败,患者本身条件不能耐受外科手术、肺脓肿直径＞4 cm,患者不能咳嗽或咳痰障碍不能充分的自我引流,均质的没有痰气平面的肺脓肿,CT 引导下行经皮肺穿刺引流可增加成功率,减少其不良反应。

(三)其他

1.增强机体抗病能力

加强营养,如果长期咯血,出现严重贫血时可少量间断输注同型红细胞。

2.手术治疗

肺脓肿病程在 3 个月以上,经内科治疗病变无明显好转或反复发作者;合并大咯血有危及生命之可能者;伴有支气管胸膜瘘或脓胸经抽吸、引流和冲洗疗效不佳者;支气管高度阻塞使感染难以控制或不能与肺癌、肺结核相鉴别者,均需外科手术治疗。对病情重不能耐受手术者,可经胸壁插入导管到脓腔进行引流。术前应评价患者一般情况和肺功能。

十、中西医优化选择

中医对肺脓肿的发生与发展及其治疗早就有深刻的认识。远在东汉时代,著名医学专家张仲景在所著的《金匮要略》里,对本病的临床表现特点、演变过程、治疗方药以及预后等均有较为详细的记载。直至现在,中医虽对肺脓肿的防治积有较为丰富的临床经验,但病变发展至成脓期及溃脓期时,仍然缺乏速效、高效的治疗手段。

众所周知,细菌感染是肺脓肿重要的致病因素;控制炎症则是治疗肺脓肿必不可少的措施之一。不可否认,西药抗生素不仅品种较多,且可多途径给药。经细菌药敏试验后,能选出针对性较强的有效药物,因而在抗感染方面显然比中医清热解毒类药远为优越。此外,肺脓肿并发脓胸时,可采取胸腔穿刺术进行抽液排脓;出现水、电解质紊乱时,可补液予以纠正;对经内科治疗无明显改善或反复发作的慢性肺脓肿以及伴有支气管胸膜瘘等情况时,则可通过手术治疗,这些疗法也都是西医之所长。但要指出的是,肺脓肿的致病细菌所产生的毒素,一方面能直接造成机体功能紊乱和组织损害而产生中毒症状;另一方面又能损害机体抗感染防御机制,从而加重感染的严重程度。现代的实验研究表明,西药抗生素虽然具有较强的杀菌、抑菌作用,但绝大多数却非但没有对抗毒素的作用,反而因杀灭大量细菌,引起菌体自身的裂解而产生更多的毒素,甚至因而使病情更趋于复杂化。现已清楚,中医清热解毒方药虽然在抑菌、杀菌方面较逊于西药抗生素,然而对细菌毒素的毒害则确能有效地起到清除的作用。这显然有助于减少其对机体的损伤,改善感染所致的中毒症状;同时还有稳定线粒体膜和溶酶体膜的功能以及保护机体正常的抗感染防御机制,从而起到遏止感染的发展。有鉴于此,近年国内不少学者对肺脓肿的治疗,极力主张采用西药抗生素与中医清热解毒方药相结合的治法以发挥各自的优势。这种疗法在以往的临床实践中已证明确能有利于促进炎症病变的消散和吸收,并能起到缩短疗程以及防止病变迁延的作用。有人报道应用鱼腥草、芦根、红藤、黄芩、黄连、冬瓜仁、桃仁、桔梗、米仁、蒲公英等组成复方清热解毒汤配合西药抗生素治疗急性肺脓肿,并以纯西药治疗者作对照,结果中西医结合治疗组不论在退热、止咳、祛痰、排脓及 X 线炎性病灶吸收等方面,其治愈时间均明显短于单纯西医对照组。

免疫功能是机体最为重要的抗感染防御机制,对感染的发生、发展、恢复和预后,有较为重要的影响。当肺脓肿至后期及恢复期阶段,由于机体免疫功能的降低,往往表现为正虚邪恋或正虚的病理状态,此时投以中医益气养阴方药,如八珍汤、十全大补汤、沙参麦冬汤等均有提高免疫功能及促进细菌毒素灭活的作用。这是中医扶正方药所独有的明显优势,可供治疗肺脓肿时适当选用。

另外,中医化瘀、祛痰方药具有改善微循环及强大的排痰、排脓作用。在肺脓肿溃脓期进行痰液引流时,如能结合使用,将能有力地发挥其应有的功效。因此,合理地采取中西医结合方法治疗肺脓肿,无疑是一种明智的选择。

十一、饮食调护

(1)进食前宜以淡盐水漱口,清洁口腔。

(2)宜食清淡蔬菜、豆类和新鲜水果,如菊花脑、茼蒿菜、鲜萝卜、黄豆、豆腐、橘子、枇杷、梨、核桃等;多吃薏苡仁粥,常饮芦根或茅根汤以助排脓;禁食一切辛辣刺激物品,如葱、胡椒、韭菜、大蒜及烟、酒;忌油腻荤腥食物,如黄鱼、虾子、螃蟹等。

(3)宜少吃多餐,可用下列食谱。①早餐:赤小豆粥、酱豆腐、煎鸡蛋。②加餐:牛奶、南瓜子。③午餐:米饭、猪肺萝卜汤、菊花脑炒鸡蛋。④加餐:薏苡仁粥、梨子。⑤晚餐:汤面(肉丝、青菜)。

（包　超）

第六节 急性胃炎的中西医结合治疗

急性胃炎是由各种原因引起的胃黏膜以及胃壁的急性炎症,可局限于胃窦、胃体或弥漫分布于全胃。临床可分为单纯性、糜烂性、腐蚀性,其中以充血、水肿等非特异性炎症为主要表现的称为急性单纯性胃炎,最为多见;以糜烂出血为主要表现者称为急性糜烂性胃炎,包括急性胃溃疡、应激性溃疡。急性胃炎多起病急骤,以上腹部疼痛、饱胀、恶心、呕吐、食欲减退为主要症状,可伴有腹泻、发热,严重时可出现上消化道出血、脱水、酸中毒和休克。本病是一种短暂的自限性疾病,病程短,去除致病因素后可以自愈,但既往有慢性胃炎而急性发作的患者病程持续时间较长,消化道大出血或反复出血者可危及生命。本病可发于任何年龄,但以青壮年多发。急性胃炎属中医"胃痛""呕吐"范畴。

一、病因病机

本病是在脾胃虚弱的基础上诸邪犯胃所致,临床表现为本虚标实,急性起病或慢性胃炎急性发作时以标实为主,体弱患者或反复发作者多为虚实夹杂。病因有寒邪客胃、肝气犯胃、饮食及毒物伤胃、湿热中阻、脾胃虚弱等,病机主要为诸邪阻滞胃部或胃虚络脉失养。

(一)寒邪客胃

外感寒邪,内客于胃,或过食生冷,寒积胃中,寒性收引,致胃的气血凝滞不通而痛,此即《素问·举痛论》所言:"寒邪客于肠胃之间,膜原之下,血不得散,小络引急,故痛……寒气客于肠胃,厥逆气出,故痛而呕也。"其临床特点是胃脘部暴痛,有凉感,遇冷痛重,喜热饮食,呕吐。

(二)肝气犯胃

肝为刚脏,喜条达,主疏泄,若忧思恼怒,情志不畅,则肝失疏泄,肝气郁结,横逆犯胃,乘土侮金,致气机阻滞不通而成胃痛,如《沈氏尊生书·胃痛》曰:"胃痛,邪干胃脘病也……唯肝气相乘为尤甚,以木性暴,且正克也。"其临床特点为胃脘胀痛,走蹿游移,攻撑连胁,情志刺激则加重,常伴嗳气频频,大便不实。肝郁气滞日久可致瘀血阻络,则胃痛更甚,呈固定刺痛。

(三)饮食及毒物伤胃

饮食不节或不洁,恣食生冷海鲜、暴饮烈酒酸酪,损伤脾胃,胃失和降,不能腐熟水谷,脾失升清,不能传输精微,正如《医学正传·胃脘痛》中指出:"致病之由,多由纵恣口腹,复好辛酸,恣饮热酒煎熬,复餐寒凉生冷,朝伤暮损,日积月损深……故胃脘疼痛。"其次误食有毒、腐败变质、不洁、有毒食物,致使邪毒秽浊之气阻遏中焦,脾胃升降失常,或"饮酒过多,酒毒溃于肠胃……令人烦毒昏乱,呕吐无度"(《诸病源候论·饮酒大醉连日不解候》),或服用损伤胃黏膜的药物以及腐蚀性药品,使胃络失养,胃痛骤然发作。饮食伤胃者临床特点是有饮食不节或误食史,出现急性上腹胀痛拒按,厌食恶心,呕吐酸腐食物,嗳气如败卵气臭,腹泻,矢气酸臭。毒物伤胃者一般起病急,多为实证,随食物或药物毒力的大小和病者正气的强弱不同,病情有轻重之别。轻者脘腹胀痛,恶心呕吐,腹泻稀水或脓血便,重者昏迷、脱水、肢厥抽搐、脉微欲脱甚至死亡。《金匮要略·禽兽鱼虫禁忌并治》指出:"秽饭、馁肉、臭鱼,食之皆伤人……六畜自死,皆疫死,则有毒";另外野生有毒的蕈、菌、菇类,误食亦可中毒伤脾胃,如《诸病源候论·食诸菜蕈菌中毒候》所云:"但蕈菌等物,皆是草木变化所生,出于树木为蕈,生于地者为菌,并是郁蒸湿气,变化所生,故或有毒者。人食遇此毒,多致死,甚疾速;其不死者,犹能令烦闷吐利,良久始醒。"

(四)湿热中阻

居潮湿炎热之地,感受湿热或暑湿之邪,或偏食肥腻、辛辣、甘甜食物或饮酒,以及素蕴湿浊化热,引起湿热蕴阻肠胃,胃肠气机郁滞。由外感所致者,其临床表现如薛生白《湿热论》所云:"暑月乘凉饮冷,阳气为阴寒所伤……头痛头重自汗烦渴,或腹痛吐泻。"由饮食所生者其特点是胃部疼痛伴有灼热感,口苦口黏,脘腹痞满,泄泻急迫、泻而不爽、肛门灼热,舌苔黄腻。内外湿邪常相互关联,外湿困脾,必致脾失健运,内湿停滞,又常易招致外湿侵袭,正如章虚谷所云:"湿土之邪,同气相召,故湿热之邪,始虽外受,终归脾胃。"

(五)脾胃虚弱

脾胃为仓廪之官,主受纳腐熟水谷和转输精微,若素禀脾胃虚弱,或后天失养,热病伤阴、久服香燥之品,损伤脾胃,每因过劳过饮、过饱过饥、情志刺激而诱发胃痛,或因脾阳过弱,寒自内生,因食生冷寒凉食物或药物,或他脏邪气所干,使中焦虚寒,胃络失于温养,络脉拘急而作痛。如《证治汇补·心痛》曰:"服寒药过多,致脾胃虚弱,胃脘作痛。"其临床特点是胃痛反复发作,胃脘隐痛,绵绵不休,劳累后加重,若胃阴亏虚者胃脘呈灼痛,口燥咽干,手足心热,似饥不食,舌红少津;以脾胃虚寒为主者胃痛呈冷痛,喜温喜按,得食则缓,伴食少便溏,呕吐嗳腐。此即叶天士所论:"脾胃有病,升降失常,脾之清气不升为飧泄,胃之浊气上逆为呕吐嗳腐,或脾不健运为中满腹胀,胃失通降而胸满痞闷。"

总之,急性胃炎的病因病机主要是脾胃亏虚、寒邪客胃、肝气犯胃、饮食及毒物伤胃、湿热中阻,致邪滞胃络或胃虚失养。上述病因可单独为患,或合并出现,但总而言之是一种本虚标实之证,正气亏虚为病之本,寒邪湿热、食积毒损气滞为病之标,其病理过程是以正虚为基础,因虚致实,感邪之后,邪毒伤正,或木旺克土,耗伤正气,成虚实夹杂之势,若病情反复发作,可转为慢性胃炎,更呈缠绵难愈之复杂病势。病变脏腑关键在胃,肝脾在发病中有重要作用。

二、发病机制

西医学认为急性胃炎的发病是由多种原因引起的胃黏膜急性非特异性炎症。

(一)发病原因

常由一种或多种内源性或外源性因素引起。凡经口进入胃内引起胃炎的致病因子称为外源性病因,包括细菌、病毒、药物食物中毒等,凡经血液循环到胃引起胃炎的有害因子称为内源性因素,如尿毒症、肝硬化、肺心病、急性传染病合并胃炎、应激性胃炎、过敏性胃炎等均为内因性胃炎。

(二)发病机制

1.胃黏膜上皮损害,屏障破坏

外源性因素(理化因素、生物因素等)均可直接损害胃黏膜,破坏黏膜的屏障作用,胃酸增加,黏膜水肿、糜烂、出血,伴有细菌感染者可致炎性细胞浸润,黏膜血管充血及小的间质出血,严重者黏膜下层水肿、充血。

2.内源性刺激致神经递质释放,损伤胃黏膜

如严重创伤、应激状态、手术、休克等致交感神经及迷走神经兴奋,前者使胃黏膜血管痉挛收缩,血流量减少,后者则导致黏膜下动静脉短路开放,使黏膜缺血缺氧,上皮损害,发生糜烂出血。

休克及应激损伤时 5-羟色胺、组胺大量释放,使胃壁细胞释放溶酶体,并增加胃蛋白酶及胃酸分泌,而前列腺素合成不足,黏液分泌减少,致胃黏膜糜烂、溃疡、出血。

三、临床表现

(一)症状

多数急性起病。症状轻重不一。主要表现为上腹饱胀、隐痛、食欲减退、嗳气、恶心、呕吐,严重者呕吐物略带血性。由沙门菌或金葡菌及其毒素致病者,常于进食数小时或 24 小时内发病,多伴有腹泻、发热,严重者有脱水、酸中毒或休克等。

由药物、腐蚀剂或应激反应引起的可出现突发上消化道出血,表现为呕血、黑便、上腹痛、晕厥、贫血或休克,由腐蚀剂所致者可伴有上腹部剧烈疼痛、咽下困难、恶心呕吐、口腔及咽喉黏膜灼痂。

(二)辅助检查

检查周围血白细胞数增加,中性白细胞增多。X 线检查见病变黏膜粗糙,局部压痛、激惹。胃镜检查见胃黏膜充血、水肿,表面有片状渗出和黏液、斑点状出血、糜烂或小脓肿等。应激性胃糜烂大多数散布于全胃,但以胃底和胃窦部居多。

四、诊断标准

一般根据病史、临床表现和呕吐物及大便化验即可诊断。须排除急性阑尾炎、急性胆囊炎、急性胰腺炎等疾病。胃出血的病因诊断有赖急诊纤维胃镜检查,一般应在出血后 24～48 小时进行。

五、鉴别诊断

应注意和早期急性阑尾炎、急性胆囊炎、急性胰腺炎相鉴别,内镜检查有助于诊断和鉴别诊断。

(一)急性阑尾炎

早期的上腹痛或脐周痛是因内脏神经反射引起,最后转移到右下腹呈固定而明显的疼痛是其特点,同时可出现右下腹壁肌紧张和麦氏点反跳痛,可伴有腹泻,但程度轻,与急性胃肠炎的腹泻不同。腹平片检查可见到盲肠胀气,或有液平面,右侧腰大肌影消失或显示阑尾粪石。

(二)急性胆囊炎

其腹痛常位于右上腹胆囊区,疼痛剧烈而持久,可向右肩放射,常于饱餐后尤其是进食油腻食物之后发作,莫菲征阳性,B超检查可发现胆囊壁增厚和内壁粗糙或胆囊结石。

(三)急性胰腺炎

本病和急性胃炎均可出现上腹痛和呕吐,但急性胰腺炎以 20～40 岁女性多见,腹痛多位于中上腹部,其次是左上腹,疼痛以仰卧位为甚,坐位和前倾位可减轻疼痛,呈持续性钝痛、钻痛或绞痛,常伴阵发性加剧,疼痛程度较剧烈,严重者可发生休克。腹部检查可发现中上腹或左上腹压痛、反跳痛与肌紧张,化验血清和尿淀粉酶升高。

六、治疗

(一)辨证论治

1.寒邪客胃证

证候特点:胃脘部暴痛,恶寒喜暖,遇冷痛重,得温痛减,喜热饮食,脘闷呕吐,或大便泄泻,苔白或白腻,脉弦紧。

治法:散寒止痛。

方药:良附丸加味。

良姜,香附,陈皮,吴茱萸,藿香,紫苏。

加减:痛甚者加木香、延胡索、炒白芍、香橼以理气止痛;如兼见形寒、身热等风寒表证者可加香苏散或藿香正气丸;兼嗳气脘闷、呕吐厌食者为寒夹食滞,可加焦神曲、鸡内金、焦麦芽、枳壳、半夏以消食和胃导滞。

2.肝气犯胃证

证候特点:胃脘胀满,攻撑作痛,脘痛连胁,胸闷嗳气,大便不畅,每遇烦恼郁怒则痛作或痛甚,苔薄白,脉弦。

治法:疏肝理气,和胃止痛。

方药:柴胡疏肝散加味。

柴胡,白芍,川芎,醋香附,陈皮,枳壳,甘草,白及,佛手。

加减:若疼痛较甚者可加炒川楝子、延胡索、蒲黄;胸胁胀闷,嗳气频繁者加降香、沉香、旋覆花、郁金、绿萼梅以降气散郁,理气和胃;肝郁化热,恼怒口苦,灼痛反酸者加山栀子、黄连、蒲公英、煅瓦楞子以清肝泄热,制酸护胃;胃酸多者加乌贼骨、煅瓦楞、煅牡蛎、五灵脂以制酸和胃;若兼呕血黑便,胃痛拒按,夜间痛甚者,为伴瘀血阻络,可加五灵脂、三七、蒲黄炭、藕节炭以活血止血。

3.饮食伤胃证

证候特点:胃痛,胃脘饱胀,厌食拒按,嗳腐酸臭,恶心呕吐,吐出不消化食物,吐后痛减,大便不爽,矢气酸臭,舌苔厚腻,脉弦滑。

治法:消食导滞,和胃止痛。

方药:保和丸加味。

焦山楂,焦神曲、炒莱菔子,半夏,陈皮,茯苓,连翘,鸡内金,枳实。

加减:若脘腹气多胀满者,可加槟榔、厚朴、砂仁以行气消滞。若胃痛急剧而拒按,伴见便秘及舌苔黄燥者,为食积化热,可合用大黄甘草汤加黄连、白芍以清热通腑,缓急止痛;若因误食药物或毒物致胃痛急剧,恶心呕吐,腹泻稀水或脓血便甚至昏迷者,须急救,监护,并根据中毒物之不同,给予解毒药物静脉滴注。

4.湿热中阻证

证候特点:胃脘热痛,胸脘痞闷,口苦口黏,头身重浊,泄泻急迫、泻而不爽、肛门灼热,舌苔黄腻,脉滑数。

治法:清化湿热,理气和胃。

方药:连朴饮合六一散化裁。

黄连,厚朴,山栀子,清半夏,藿香,滑石,甘草,白蔻仁。

加减：若偏热者，加黄芩、蒲公英以增清热泻火之力；偏湿者加薏苡仁、佩兰、荷叶、茯苓以增芳香化湿之功；若寒热互结，干噫食臭，心下痞硬者，可用半夏泻心汤；热重呕血、吐血者用三黄泻心汤。

5.脾胃虚弱证

证候特点：胃痛反复发作，绵绵不休，劳累后加重，若胃阴亏虚者胃脘呈灼痛，口燥咽干，手足心热，似饥不食，舌红少津，脉细；以脾胃虚寒为主者胃痛呈冷痛，喜温喜按，得食则缓，伴食少便溏，呕吐嗳腐，舌淡苔薄白，脉沉细。

治法：胃阴亏虚者治宜益胃养阴止痛；脾胃虚寒者治宜健脾温中止痛。

方药：胃阴亏虚者用益胃汤合芍药甘草汤：北沙参，麦冬，生地，玉竹，淡竹叶，白芍，生甘草；伴灼痛嘈杂者加黄连、吴茱萸。脾胃虚寒者用黄芪建中汤加味：黄芪，党参，干姜，桂枝，甘草，白芍，延胡索，乌药；若泛吐清水痰涎者加姜半夏、吴茱萸、陈皮；内寒偏甚加熟附子、川椒、小茴香。

（二）治疗胃黏膜损伤的常用中药

1.白及粉

味甘、苦，性凉。归肺、胃经。功能收敛止血，消肿生肌。是治疗急性胃炎、胃溃疡、胃及十二指肠出血常用中药。本品质极黏腻，性极收涩，研末内服，可封填破损，愈合溃疡，止血生肌。《本经》记载其"主痈肿恶疮败疽，伤阴死肌，胃中邪气，贼风……"，药理研究表明白及胶浆能促进家兔创面肉芽生长及愈合，能明显减轻由盐酸引起的大鼠胃黏膜损伤，其可能的机制是刺激胃黏膜合成和释放内源性前列腺素；白及能显著缩短凝血时间及凝血酶原时间，加速红细胞沉降率，可抑制纤维蛋白溶解，并能增加血小板因子Ⅲ。本品有止血、保护胃黏膜、增加其在胃壁的吸附作用，是一味对炎症、溃疡、出血具有良好功用的药物。如出血明显，可合用三七粉、生大黄粉；反酸明显，可合用海螵蛸粉、制大黄粉冲服，入汤剂白及剂量可用至 20 g。

2.大黄

大黄味苦性寒，归胃、大肠、脾、肝经，走气分，兼入血分，功能攻下导滞，泻火解毒，祛瘀止血；生用功擅泻下解毒，酒制善清上焦血分之热，活血作用增强，熟大黄清利湿热功胜，泻下力缓；生大黄有抗胃溃疡作用，可防止和减轻胃溃疡的发生、发展。对大黄止血不留瘀的特点，清·唐容川云："大黄一味，既是气药，又是血药，止血不留瘀，瘀血祛则血得归经，如出则虽不止血，血必自止。"治大量吐血，可以炒用甚至炒炭用，以减少快利之性而发挥其止血之功。通过适当配伍，则温清、消补皆宜，温用配炮姜炭、肉桂，凉用配黄连、生地炭，补用可配人参、甘草。动物实验研究表明大黄及其炮制品对大鼠黏膜糜烂性胃出血有良好的止血作用，止血机制与其改善毛细血管脆性、促进骨髓制造血小板、缩短凝血时间、促进血小板聚集及降低纤溶活性有关。大黄还有抗病原微生物、抑制幽门螺旋杆菌的作用，煎剂可抑制多种消化酶，但对胃蛋白酶无影响。生大黄单用即可治疗急性上消化道出血，疗效确切，安全无毒，多用粉剂，每次 3～5 g，每天4 次温水调服；或将大黄粉与白及粉、三七粉按1∶1∶0.5的比例混合，调成糊状，温开水冲服或灌胃，每次3～5 g，每天 4 次。有报道用大黄炭、乌贼骨、苎麻根煎汤灌胃治疗上消化道出血85 例，有效率98.8％。对急性胃炎、胃溃疡、胃出血属于胃热型者可用泻心汤（生大黄、黄连、黄芩）以泄热凉血，或配合白及、乌贼骨，止血、制酸、护胃作用更强。

3.珠黄散

主要成分为珍珠、牛黄、冰片等。珍珠、牛黄有清热解毒、收效生肌作用，冰片内用清热止痛，外用防腐止痒。散剂内服或鼻饲给药，对胃黏膜的溃疡、糜烂、出血均有较好疗效。

4.乌贝散

乌贝散由乌贼骨、贝母组成,按 1∶0.8 比例研成粉末,每次 3～6 g,每天 3 次,凉水吞服,治疗急性出血性胃炎有明显疗效。乌贝散有收敛止血、收缩血管、促进血凝,保护胃黏膜的作用。

(三)西医治疗

1.一般治疗

首先去除外因,即停止一切对胃有刺激的饮食和药物,酌情短期禁食,或进流质饮食。急性腐蚀性胃炎除禁食外,应积极组织抢救休克,同时在静脉输液中应用西咪替丁或雷尼替丁,并肌内注射安络血、止血敏等止血药,有继发感染者应用抗生素治疗。为保护胃黏膜,中和酸、碱类化学品可饮用蛋清、牛奶、豆浆类食品,严禁进水、进食和洗胃,禁催吐,要即积极治疗诱发病,有食管和胃穿孔等急腹症患者,应立刻请外科会诊。

2.抗菌治疗

急性单纯性胃炎有严重细菌感染,特别是伴有腹泻者可用抗菌治疗。常用药:黄连素 0.3 g 口服,每天 3 次;诺氟沙星 0.1～0.2 g 口服,每天 3 次;奈替米星 5 万～10 万 U,肌内注射,每天 2 次。急性感染性胃炎可根据全身感染的情况,选择敏感的抗生素以控制感染。急性化脓性胃炎,应予足量广谱抗生素,急性腐蚀性胃炎亦可选用抗生素以控制感染。

3.纠正水、电解质紊乱

对于吐泻严重、脱水患者,应当鼓励患者多饮水,或静脉补液等。

4.止血治疗

急性胃炎导致的消化道出血属危重病证,可予冷盐水洗胃,或冷盐水 150 mL 加去甲肾上腺素 1～8 mg 洗胃,适用于血压平稳,休克纠正者。保护胃黏膜可静脉滴注 H_2 受体拮抗剂如西咪替丁、雷尼替丁、法莫替丁;质子泵抑制剂如奥美拉唑等维持胃内 pH>4 可明显减少出血。小动脉出血者可在胃镜直视下用电凝、激光、冷凝、喷洒药物等方法,迅速止血。前列腺素制剂能预防应激性溃疡的发生。如经上述治疗仍未能控制的大出血可考虑手术治疗。

5.对症治疗

腹痛者给予解痉剂。如颠茄 8 mg,或普鲁苯辛 15 mg,每天 3 次。恶心呕吐者,用甲氧氯普胺5～10 mg,或吗丁啉 10 mg,每天 3 次。

(包 超)

第七节 慢性胃炎的中西医结合治疗

慢性胃炎是指不同病因引起的胃黏膜的慢性炎症或萎缩性病变,其实质是胃黏膜上皮遭受反复损害后,由于黏膜特异的再生能力,以致黏膜发生改建,最终导致不可逆的固有胃腺体的萎缩,甚至消失。国际上对本病分类方法较多、较复杂,悉尼标准分为 7 大类,我国慢性胃炎研讨会共识意见将本病分为慢性浅表性胃炎和慢性萎缩性胃炎(CAG),后者又根据病变部位分为胃窦胃炎和胃体胃炎。本病病程迁延,大多数患者无特异性症状,而有程度不等的上腹隐痛、食欲减退、餐后饱胀、反酸、呕吐等症状,萎缩性胃炎患者可有贫血、消瘦、舌炎、腹泻等。黏膜糜烂者上腹痛较明显,可有出血。本病十分常见,占胃镜检查患者的 $80\%～90\%$,男性多于女性,随年龄增长发病率逐渐增高,特别是40岁以上的患者更为多见。慢性胃炎可归属于中医文献中的"胃脘痛""胃痛""痞满""胃痞""嘈杂"等病证范畴。

一、病因病机

本病病因复杂,既有素体禀赋不足,脾胃虚弱,又有感受外邪、内伤饮食、情志失调、劳倦过度、药物所伤等因素,早期多由外邪、饮食、情志所伤,多为实证,后期常见脾虚、胃虚、肾虚等正虚证候,且实邪之间、虚实之间均可兼夹转化,形成虚实错杂之证,最终导致胃气失和,气机不利,胃失濡养,胃络瘀阻,这是慢性胃炎的基本病机。

(一)肝气犯胃

忧思恼怒,情志不遂,肝失疏泄,气机阻滞,横逆犯胃,胃失和降,而发胃痛;肝郁日久化火,致肝胃郁热,而胃脘灼痛,气滞日久,血行瘀滞,或久病入络,致瘀血阻络而发生胃痛,其痛如针刺、似刀割,痛有定处,入夜尤甚。如《临证指南医案·胃脘痛》:"胃痛久而屡发,必有凝痰聚瘀。"

(二)寒气客胃

外感寒邪,脘腹受凉,寒邪内客于胃;过食生冷,寒积胃中,寒性收引,致胃的气机凝滞不通,胃气不和收引作痛,此即《素问·举痛论》所言:"寒邪客于肠胃之间,膜原之下,血不得散,小络引急,故痛。"

(三)饮食伤胃

饮食不节,暴饮恣食,损伤脾胃,内生食滞,胃失和降,不能腐熟水谷,脾失升清,不能转输精微;或五味过极,辛辣无度,肥甘厚味,饮酒如浆,则蕴湿生热,伤脾碍胃,气机壅滞,脘闷胀痛。

(四)脾胃虚弱

素体不足,脾肾阳虚,失于温煦,或劳倦过度,或饮食所伤,或久病脾胃受损,或过服寒凉药物伤及脾胃之阳,均可引起脾胃虚弱,中焦虚寒,胃失温养而痛;或热病伤及胃阴,或久服香燥之品,耗伤胃阴,胃失濡养,亦致胃痛。

总之,慢性胃炎的病因病机主要是肝气犯胃、湿热中阻,寒邪客胃、瘀血停滞、脾胃虚弱,导致邪滞胃络或胃失濡润,各病因可单独为患,或合并致病。慢性胃炎是一种本虚标实之证,脾胃亏虚为病之本,寒邪、气滞、湿热、血瘀、食积为病之标,其病理过程是以正虚为基础,因虚致实,或感邪之后,邪气伤正,或木旺克土,耗伤正气,损伤脾阳,成虚实夹杂之势。本病大多病情缠绵难愈。病位在胃,主要与肝脾有关,可涉及胆、肾,而脾胃气机升降失常,尤其胃失和降是发病的最直接原因。

二、发病机制

(一)发病原因

西医学对该病的病因尚未完全阐明,一般认为与周围环境的有害因素及易感体质有关,物理的、化学的、生物的有害因素长期作用于易感人体即可引起本病,病因持续存在或反复发生即可形成慢性病变,目前认为与下列多种因素有关。

1.物理因素

食用对胃黏膜有刺激的烈酒、浓茶、咖啡、泡菜,过烫或过冷饮食,使胃黏膜损伤。

2.化学因素

长期服用非甾体类药物如阿司匹林、吲哚美辛等可抑制胃黏膜前列腺素的合成,破坏黏膜的屏障作用;过度吸烟,烟草中的尼古丁可影响胃黏膜的血液循环,还可导致幽门括约肌功能失调,胆汁反流,破坏胃黏膜。各种原因引起的胆汁反流,如胃大部切除术后、胃手术后幽门受损、十二指肠溃疡愈合后或修补后挛缩变形等,破坏或改变胃内环境,幽门括约肌功能失常,而导致胆汁反流,胃黏膜受损,胃黏膜屏障功能减退,使大量 H^+ 反弥散,H^+ 流出量减少,胃腔内 pH 上升。胃酸缺乏,使细菌易于在胃内繁殖,造成恶性循环。

3.生物因素

细菌感染尤其是 Hp 感染与慢性胃炎密切相关,Hp 既可以通过鞭毛运动直接侵袭胃黏膜,又可以产生多种酶、细胞毒素及代谢产物破坏胃黏膜,使细胞空泡变性。另外 Hp 抗体可造成自身免疫损伤。

4.免疫因素

在某些萎缩性胃炎的患者血清中可测得壁细胞抗体(PCA)和(或)内因子抗体(IFA)。1973 年 Strickland 等根据病变好发部位及血清中壁细胞抗体的存在与否将 CAG 分为 A 型和 B 型,即病变在胃体,血清 PCA 呈阳性,血中胃泌素高,有内因子抗体,缺乏胃酸分泌,与免疫因素有关者为 A 型;而病变位于胃窦,PCA 阴性,胃泌素正常,无内因子抗体,胃酸分泌正常或稍偏低者为 B 型。壁细胞抗原和 PCA 形成的免疫复合物在补体的参与下,破坏壁细胞,造成胃酸分泌缺乏,IFA 与内因子结合后阻滞维生素 B_{12} 与内因子的结合,导致恶性贫血。

5.其他

急性胃炎治疗不彻底后致慢性胃炎反复发作,日久不愈;鼻、口、咽喉等局部病灶的细菌或其病毒,吞入胃内长期对胃造成刺激;营养不良,长期缺乏蛋白质、B 族维生素;心力衰竭或门脉高压,使胃长期处于瘀血和缺氧状态;遗传因素,根据 Varies 调查,慢性萎缩性胃炎患者的第一代亲属间,慢性萎缩性胃炎的发病率明显增高,恶性贫血的遗传因素也很明显,有亲戚关系的发病率比对照组大20倍;糖尿病、甲状腺病、慢性肾上腺皮质功能减退和干燥综合征患者同时伴有萎缩性胃炎的较多见,其他疾病如胃息肉、胃溃疡等也常合并慢性萎缩性胃炎。

(二)发病机制

1.发生于黏膜层至腺区的慢性炎症、萎缩、破坏

疾病初期,慢性胃炎表现为浅表性黏膜炎症,胃小凹和胃黏膜固有层的表层甚至全黏膜层中有浆细胞、淋巴细胞的浸润,在胃炎活动期,还出现中性粒细胞的浸润,黏膜上皮出现变形、脱落、水肿、充血,而腺体尚保持完整。当炎症进一步发展,扩展到深部,会造成黏膜腺体的破坏、萎缩、消失,腺体数量减少,黏膜变薄,胃黏膜表现为萎缩、分泌功能减退。

2.胃黏膜发生不完全再生、不典型增生

慢性炎症的持续存在,致胃腺逐渐转变成肠腺样,即肠腺化生,近幽门部的黏膜腺体转化为幽门腺的形态,称为假性幽门腺化生,增生的上皮和肠化的上皮可发生细胞形态和功能的异常,形成不典型增生,中重度的不典型增生被认为是癌前病变。

三、临床表现

(一)症状和体征

慢性胃炎起病隐匿,临床表现缺乏特异性,一般多见于以下情况。

(1)胃脘部疼痛,呈隐痛、胀痛、钝痛,急性发作时也可见剧痛或绞痛,有的胃脘不适或胃脘部难受无可名状。疼痛可出现在胁部、背部、腹部或胸部,可局部压痛或深压不适感。

(2)上腹部胀满、痞闷、嗳气,胃脘胀或腹部、胁部、胸部胀满,或见胃脘堵塞感。痞闷症状较上腹疼痛顽固。嗳气频繁发作,有持续而声音响亮者,或间断而声低者。

(3)食欲减退甚至无食欲,或虽有食欲,但进食后或进食过量,或进食生冷后即感胃脘部胀满不适或消化不良。

(4)大便秘结,数天 1 次,或便溏,肠鸣音亢进。

(5)反酸胃灼热或嘈杂不适。

(6)睡眠障碍。

(7)日久可见虚弱诸症,身体疲乏无力、神情倦怠、精神萎靡等。伴胆汁反流者,可出现口苦、口干、胁痛、恶心等,胃大部切除术后萎缩性残胃炎者还可出现消瘦、头晕、乏力;伴恶性贫血者,头晕、乏力、睑结膜色淡、甲床色淡或苍白、面色萎黄。

慢性胃炎除了上腹有轻压痛外,一般无明显的腹部体征,伴贫血者可有消瘦、贫血貌。多数患者有黄、白厚腻舌苔。

(二)实验室检查

1.胃液分析

正常胃内容物的 pH 为 1.3～1.8,如刺激后,最大分泌时的 pH＞6.0 则可诊断为真正胃酸缺乏。A 型萎缩性胃炎患者无酸或低酸,提示壁细胞数量显著减少;B 型萎缩性胃炎患者大多为正常或正常值低限,但一般不会泛酸。浅表性胃炎一般为正常,少数呈高酸,也可以为低酸,低酸可能是由于 H^+ 逆弥散进入炎性胃黏膜所致。

2.血清学检查

(1)血清胃泌素:空腹血清胃泌素正常值 30～120 pg/mL(多数人认为 100 pg/mL),浅表性胃炎患者此值正常或偏低,CAG 患者空腹血清胃泌素正常或偏高,因为胃酸缺乏,胃窦部黏膜的 G 细胞数量不减少,反馈性高分泌胃泌素;伴发恶性贫血时血清胃泌素水平可升高数倍至数十倍,维生素 B_{12} 水平则下降;而 B 型患者胃窦黏膜萎缩,直接影响 G 细胞分泌胃泌素功能,血清胃泌素低于正常。

(2)内因子(IF)检查:IF 对萎缩性胃炎、胃萎缩及恶性贫血的诊断有帮助,CAG 患者尤其以体部病变明显者则明显降低;病变严重而伴有恶性贫血者,内因子缺如或降至微量。

(3)血清 PCA 和胃泌素细胞抗体(GCA):这些抗体存在于萎缩性胃炎的血清中,A 型萎缩性胃炎的发病机制与壁细胞抗体有关,而 B 型萎缩性胃炎则可能与胃泌素细胞抗体有关。我国以胃窦部 CAG 居多,血清中存在 PCA 的患者较少。

3.HP 测定及其抗体测定

伴有活动性胃炎时,此检查常呈阳性。检测方法有血清 HP 抗体测定和 ^{13}C 或 ^{14}C-尿素呼气试验。

4.伴恶性贫血

伴恶性贫血者,其贫血性质为巨幼红细胞性贫血,可见 Howell-Jolly 小体,网织红细胞增高,部分患者白细胞及血小板计数轻度低下。骨髓象显示有核细胞增生,以红细胞系增生为特征,红细胞呈巨幼型改变。

5.胃蛋白酶原测定

在胃液、血液、尿液中均可以测得,其水平高低基本与胃酸平行,浅表性胃炎时常属正常水平[尿中为(575±471)U/24 h;胃液中为 40～60 U/mL];而萎缩性胃炎常呈低水平分泌。

6.微量元素的测定

CAG 患者血清锌、铜、铁、锰等元素随萎缩性病变的加重而增加,在重度 CAG 时,则与胃癌值相近。

7.X 线检查

浅表性胃炎的 X 线无阳性表现,气钡造影下重度慢性萎缩性胃炎可显示黏膜皱襞细小或消失,由于其特异性和敏感性均不如胃镜,已很少使用。

8.胃镜检查

胃镜检查是诊断慢性胃炎的最可靠的方法,按悉尼标准,慢性胃炎的胃镜表现可分类为充血渗出性胃炎、平坦糜烂性胃炎、隆起糜烂性胃炎、萎缩性胃炎、出血性胃炎、反流性胃炎、皱襞增生性胃炎 7 种。

(1)浅表性胃炎表现:黏膜充血与水肿混杂出现,镜下呈红白相间,以红为主,表面附着灰白色分泌物,可见局限性出血点和糜烂。

(2)CAG 表现:黏膜呈灰白、灰黄、灰色或灰绿色;同一部位的黏膜深浅不一致,红色强的地方也带灰白色,一般灰黄、灰白色的地方也有略隆起的小红点或红斑存在,萎缩黏膜的范围可以是弥漫的,也可以是局部的,甚至呈小灶状,黏膜变薄而凹陷,境界常不明显。萎缩初期可见到黏膜内小血管,重者可见到黏膜下的大血管如树枝状,暗红色,有时犹如在黏膜表面上,易与皱襞相混;胃底贲门的血管正常时也可见到。

CAG 也可合并浅表性胃炎:腺体萎缩后腺窝可增生延长或有肠上皮化生,黏膜层变厚,此时不能看到黏膜下血管,只见黏膜表面粗糙不平,颗粒或结节僵硬感,光泽也有变化。

镜下黏膜活检有助于病变的病理分型和鉴别诊断。

四、鉴别诊断

(一)与消化性溃疡相鉴别

消化性溃疡常表现为规律性上腹部疼痛,胃溃疡多饭后发作,而十二指肠溃疡常空腹发作,进食则缓解。消化性溃疡常反复发作,在活动期 X 线检查可发现溃疡壁龛。但在十二指肠球部溃疡较表浅或呈巨型十二指肠溃疡以及十二指肠球内瘢痕变形时,X 线则不易发现活动性溃疡,此时要借助于纤维胃镜作出诊断。

(二)与胃癌相鉴别

胃癌患者临床表现缺乏特异性,因此常常在查体时意外发现。癌肿位于胃底部或邻近贲门时,可出现吞咽困难,位于幽门区者可有幽门梗阻症状。X 线检查可见胃内钡剂充盈缺损,肿瘤表面有溃疡时可见龛影。X 线检查较难鉴别良、恶性肿瘤,应行纤维胃镜检查,经活组织检查可确诊。

(三)与慢性胆道疾病鉴别

慢性胆道疾病与本病的消化道症状易混淆,但前者上腹疼痛部位偏右上腹,常向右肩胛和后背部放射,莫菲征阳性,呕吐、厌油腻症状突出,疼痛多为持续性,常伴有发热,行十二指肠引流、胆道造影、胆囊 B 超和胃镜检查可以鉴别。

五、治疗

(一)辨证论治

1.辨证要点

(1)辨寒热虚实:寒性收引凝滞,故寒邪犯胃的胃痛,多疼痛较剧而拒按,喜暖恶寒,或呈绞痛,有胃脘部难以名状的堵塞痞闷感,苔白,脉弦紧;虚寒证者多呈隐痛、痞满,遇冷加重,喜温喜按,不能食或食少不化,大便通利,舌淡苔白,脉虚大无力或弦或涩;湿热阻滞或肝郁化热之胃痛,多为灼痛、胀痛、痞塞不通感,遇情志刺激则加重,苔黄腻或黄燥,舌红,脉滑数或弦滑。

(2)辨脏腑气血:初病在气,久痛在血,在气者胃胀且痛,伴胀满痞塞、上逆嗳气、矢气可缓,揉按气散可缓,时发时止,痛处走窜,或连及胁、背、胸;病属血分者,持续刺痛,痛有定处,持续疼痛,而夜间尤重,按之疼剧,或有吐血黑便,舌质紫暗。本病病位在胃,涉及脾、肝、胆,如肝气犯胃,肝胃郁热,则常兼见胸胁胀满,心烦易怒,嗳气频作,发病与情志有关等肝气郁滞的表现;而脾气虚弱,中阳不振,则见神疲乏力,大便溏薄,食少纳呆等脾胃虚寒之征象。另外本病与胆、肾等脏腑有关,当随证辨之。

2.治疗要点

本病病机关键是中焦气机阻滞,升降失和,病机有邪滞中焦之实和脾胃虚弱之虚,且常虚实夹杂,治疗原则以通为用,以降为顺,补虚泻实,和胃为主,兼顾各相关脏腑,理气为要。当随病邪性质而施治,"通则不痛""六腑以通为顺",理气通导之剂实属必要,只是不可过用香燥,以免耗津伤液,对于虚证,尤当慎重。

3.分证论治

(1)肝胃不和证。

证候特点:胃脘胀满疼痛,痛蹿两胁,嗳气频繁,嘈杂反酸,每因恼怒等情志刺激而发病,或有胃脘灼痛,口苦口干,烦躁易怒,大便干燥,舌质红,苔薄白或黄,脉弦或弦数。

治法:疏肝泄热,理气和胃。

方药:柴胡疏肝散加味。

柴胡,芍药,香附,川芎,陈皮,甘草,山栀子,青皮。

加减:若见胃脘灼痛,口苦口干,烦躁易怒,大便干燥,舌质红等肝胃郁热证候,可合用丹栀逍遥散或化肝煎,或在上药基础上加黄连、丹皮、黄芩、当归。反酸嘈杂明显加乌贼骨、连翘、旋覆花、清半夏、苏梗。胁痛脘痛明显加延胡索、川楝子、制乳香、香橼、荔枝核理气通络止痛。

(2)脾胃湿热证。

证候特点:胃脘痞满胀痛或灼热,口苦口黏,纳呆恶心,大便黏滞不爽,肛门灼热。舌质红,苔黄厚或厚腻,脉滑或濡数。

治法:清热化湿,通降气机。

方药:半夏泻心汤加减。

清半夏,黄连,黄芩,干姜,党参,甘草,蒲公英,茵陈,厚朴。

加减:若恶心呕吐者加竹茹、苏梗、枳实、藿香、生姜以化湿和胃降逆;兼表湿者加香薷、藿香以解表化湿;食欲缺乏明显者加佩兰、鸡内金、炒神曲、焦麦芽以消食导滞;嗳气者加菖蒲、郁金、苏梗理气化浊降逆。本型若湿重热轻者可用三仁汤(《温病条辨》)加减,或用连朴饮加味。有低热者,加金银花、柴胡化湿清热;胃黏膜充血、糜烂者加地榆、仙鹤草、旱莲草;Hp感染者加白花蛇舌草。

(3)胃络瘀阻证。

证候特点:胃脘刺痛或刀割样痛,痛处固定、拒按,或见吐血、黑便、面色晦暗。舌质紫暗或有瘀点瘀斑,舌下脉络瘀血或扩张,脉细涩或弦细。

治法:活血化瘀,通络止痛。

方药:血府逐瘀汤合失笑散加减。

当归,生地,桃仁,红花,赤芍,柴胡,川芎,桔梗,川牛膝,蒲黄,五灵脂。

加减:若见吐血黑便,加三七粉、白及粉、大黄粉或云南白药粉吞服,出血量较大者宜配合现代医学手段先止血;胃脘疼痛较剧者加延胡索、炒蒲黄、三七;兼有气虚加黄芪、黄精以益气;兼有血虚加熟地、阿胶以补血。

(4)脾胃虚弱证。

证候特点:胃脘痞闷,食后胀甚,食少纳呆,胃脘发堵,倦怠乏力,面色萎黄,泛吐清水,大便溏薄,舌质淡或胖淡,苔薄白,脉沉弱。

治法:补中益气。

方药:香砂六君子汤加味。

党参,白术,茯苓,木香,砂仁,陈皮,炙甘草,半夏,炒麦芽,干姜。

加减:若夹食滞者加莱菔子、神曲、鸡内金以消食导滞,气血两虚者加当归、黄芪、熟地以益气补血;兼出血者加生三七、白及以化瘀止血;胃脘冷痛,泛吐清水明显者加吴茱萸、桂枝、乌药;肠上皮化生或异型增生者加败酱草、莪术、薏苡仁,薏苡仁有化湿健脾、防癌之功效。

(5)胃阴不足证。

证候特点:胃脘隐痛或灼痛,饥不欲食,口干舌燥,或有手足心热,大便干燥,舌红少苔或有裂纹,或花剥苔,脉细数。

治法:养阴清热,益胃生津。

方药:麦门冬汤加味。

麦冬,党参,半夏,大枣,沙参,生地,百合,乌药,八月札,白梅花。

加减:夹湿者加茵陈、黄芩以清热化湿;阴虚内热重加山栀子、黄连、知母;饥不欲食者加焦三仙、鸡内金、白术;伴肠上皮化生者加败酱草、白花蛇舌草、仙鹤草,仙鹤草有保护细胞免疫功能及免疫调节作用;疼痛较重者加九香虫、白芍、木香;胃酸缺乏者加用石斛、天花粉、乌梅;兼血虚者加当归、女贞子、熟地、川芎养血活血。

4.治疗慢性胃炎常用中成药

(1)胃苏冲剂(颗粒):由香附、陈皮、紫苏梗、香橼、佛手、鸡内金等组成,是在香苏散基础上与董建华验方结合而成。香苏散出自《太平惠民和剂局方》,由香附、陈皮、紫苏叶、炙甘草组成,共为细末,冲服或水煎服,主治四时瘟疫、伤寒,现代多用此方与良附丸配合治疗寒邪客胃之胃脘痛。与董氏验方结合研制成的中药新药胃苏冲剂,具有舒肝理气、和胃健脾之功效,成为最常用的治疗慢性胃炎的中成药,方中香附、陈皮、苏梗有理气和胃、解痉止痛之功效,且能抗菌消炎、修复胃黏膜;佛手、香橼、鸡内金等可以消胀和胃,健脾,助消化。现代医学研究表明胃苏冲剂可抑制胃分泌,降低胃蛋白酶活性,促进黏膜炎症消退和溃疡愈合,还可增强胃肠蠕动。

(2)胃复春片:由菱角、三七、枳壳等组成,功能:健脾益气,活血解毒,用于慢性胃炎、胃癌前病变及肠上皮不典型增生、胃癌术后辅助治疗。药理研究证明本品可抑制幽门螺杆菌作用,提高人体血浆 cAMP 含量,改善胃黏膜病变,使肠上皮不典型增生逆转,抑瘤作用达到 30%。

(3)摩罗丹及摩罗丹浓缩丸:由百合、泽泻、茯苓、三七、地榆、川芎、九节菖蒲、麦冬、乌药、茵陈、玄参、蒲黄、白芍、鸡内金、石斛、当归、延胡索、白术 18 味中药组成,具有和胃降逆、健脾消胀、通络定痛的功效,用于慢性萎缩性胃炎及胃痛、胀满、痞闷、纳呆、嗳气、胃灼热等症。

(4)血府逐瘀胶囊:由桃仁、红花、当归、生地、赤芍、川芎等组成,具有活血化瘀、行气止痛的功效,用于治疗瘀血内阻所致的头痛、胸痛、失眠、急躁等症,也常用于消化系统多种疾病,如慢性肝炎、慢性肥厚性胃炎、十二指肠球部溃疡、顽固性呃逆等。

(5)香砂六君子汤由人参(党参)、白术、茯苓、甘草、陈皮、半夏、砂仁、生姜、木香等组成,功效:健脾和胃,理气止痛。用于脾胃气虚,寒湿滞于中焦所致的纳呆、嗳气、胃脘胀满或疼痛、呕吐、泄泻等症。药理研究表明本品能改善消化系统功能,增加机体免疫力,调节内分泌及环核苷酸代谢。

5.合并症治疗

(1)合并溃疡性结肠炎:少数慢性胃炎可合并溃疡性结肠炎,刘玉东报道了 57 例此类患者,并进行了中医辨证治疗,57 例患者均以脘腹部胀痛不适、大便稀烂或黏液血便为主症。

(2)合并胆石症:晏珍元等报道了对 112 例慢性胃炎合并胆石症患者的临床观察,全部病例均经 B 超和纤维胃镜确诊。

(二)西医治疗

1.抗酸药

抗酸药多为弱碱性药物,口服能中和胃酸,保护胃黏膜,缓解胃灼热、吐酸等症状。再舒平 2～4 片,每天 3 次,胃得乐,2～4 片,每天 3 次,复方铝酸铋 1～2 片,每天 3 次。

2.黏膜保护剂

黏膜保护剂如硫糖铝,每次 1 g,3 次/天,可保护胃黏膜及黏膜屏障,组织学证实硫糖铝能促使黏膜增殖、再生和血管新生。铋剂如德诺、果胶铋等,也可服维酶素片 6 片,3 次/天,麦滋林 0.67 g,3 次/天,硫糖铝 1 g,3 次/天。

3.抑酸剂

(1)H_2 受体拮抗剂:西咪替丁 0.2～0.3 g,每天 3 次,雷尼替丁 150 mg,每天 2 次,法莫替丁 20 mg,每天2 次。

(2)质子泵抑制剂:奥美拉唑 10～20 mg,每天 1 次,兰索拉唑 30 mg,每天 1 次。

4.解痉剂

解痉剂用于疼痛明显者,如颠茄 8 mg,或普鲁苯辛 15 mg,每天 3 次;山莨菪碱 5～10 mg,每天 1～2 次,肌内注射;颠茄合剂,每次 0.3～0.6 mL 或颠茄片每次 4～8 mg,口服。

5.抗 Hp 药

常用的有以下几种方案。

(1)铋剂标准剂量＋阿莫西林 500 mg＋甲硝唑 400 mg,均每天 2 次,连用 2 周。

(2)铋剂标准剂量＋克拉霉素 250 mg＋甲硝唑 400 mg,均每天 2 次,连用 2 周。

(3)质子泵抑制剂标准剂量＋克拉霉素 500 mg＋阿莫西林 1000 mg,均每天 2 次,连用 1 周。

(4)质子泵抑制剂标准剂量＋克拉霉素 250 mg＋甲硝唑400 mg,均每天 2 次,连用 1 周。

(5)质子泵抑制剂标准剂量＋阿莫西林 1000 mg＋甲硝唑400 mg,均每天 2 次,连用 1 周。

(6)雷尼替丁枸橼酸铋 400 mg 替代上述方案中的质子泵抑制剂。

(7)H$_2$ 受体拮抗剂或质子泵抑制剂＋上述方案(1)或(2),组成四联疗法。

6.促动力剂

促动力剂用于胃动力弱,胀满嗳气、恶心者,吗丁啉 10 mg,每天 3 次,西沙必利 5 mg,每天 3 次,胃复安 5～10 mg,每天 3 次。

7.健胃药

健胃药用于胃酸偏低及术后残胃萎缩性胃炎者,稀盐酸 0.5～2 mL,每天 3 次;胃蛋白酶 0.5～1 g,每天 3 次;乳酶生 0.3～1 g,每天 3 次;或胃蛋白酶合剂,每次 10 mL,3 次/天。

8.抗贫血药

伴贫血者可根据病情服用或肌内注射铁剂或维生素 B$_{12}$ 或口服叶酸。

(包　超)

第八节　肝硬化的中西医结合治疗

肝硬化是由不同病因引起的慢性肝病在发展过程中的后期阶段。病变呈弥漫性分布。基本病理变化主要是肝实质变性坏死,纤维结缔组织增生,假小叶形成,导致肝脏逐渐变硬。后期可阻碍门静脉回流,导致门脉高压症。临床表现为肝功能不良,门脉高压以及多系统损害。病因以病毒性肝炎较多见,此外有寄生虫病、营养不良、酒精中毒等,部分病例与自身免疫有关。根据病因、病理或临床表现,一般分为结节性肝硬化与胆汁性肝硬化,以结节性肝硬化较多见。

本病可分属于中医的"黄疸""胁痛""积聚""癥瘕"范围,晚期可出现"臌胀""血证""昏迷"等严重并发症。上述各主症可为本病先后阶段的演变发展,也可错杂存在。前人曾有黄疸、癥瘕、积聚是"中满胀病之根"之说。

一、病因病理

主要病因:情志不遂,饮食不节,多嗜烈酒,或染湿热疫毒,蛊毒,或续发于黄疸、疟母、久泻久利、某些化学药物中毒等。诸因皆可致脏腑受损、失调。一般先伤肝脾,肝郁木不疏土,导致脾失健运,肝脾不调,气机阻滞。初病在气分,形成痞聚;久则由气入血,使血行不畅,经隧不利,形成癥积。积聚迁延,或因黄疸湿热郁久伤脾,中气匮乏,斡旋无权,湿热益盛,肝气亦不能条达,遂致气血凝滞,脉络瘀阻,湿热壅结肝脾,使气、血、水交互搏击,最终形成臌胀。或寒湿困遏脾阳,脾阳受损,由脾及肾,脾肾阳虚。脾不运湿,肾失开合蒸化,导致水湿内停。或若阳虚及阴;或湿热久壅,肝肾之阴暗耗;或阴津既亏,阳无以化,则水津失布;或阴虚生郁热,热越大,水越溢,"水从火溢",这些均是形成阳虚或阴虚型腹水的重要原因。至此肝、脾、肾三脏俱虚,运行蒸化水湿的功能更差,气滞、水停、血瘀三者错杂为患,壅结更甚,其胀日重。由于邪愈盛而正愈虚,故本虚标实更为错综,病势日深。同时,水臌与癥积又阻滞气、血、水的运行,影响膀胱气化和消伐正气,使水势愈壅愈甚,形成恶性循环。

如肝肾阴虚,内有郁热;或正虚感邪,邪从热化,因热生痰,内扰心神,热动肝风;或水湿热毒深重,正气不支;或痰浊蒙蔽心窍,均可导致昏厥、谵妄、痉搐等严重变证。若肝不藏血,脾不统血,阴虚或湿热,内热伤络,或生冷硬物,刺激性食物损伤血络,则可并发严重血证。终致邪陷正虚,气阴耗竭,由闭转脱,危及生命。

二、诊断

肝硬化起病及过程可极缓慢,常潜伏 3～5 年乃至更长时间才发病。慢性肝病史、感染血吸虫,大量酗酒、慢性心衰、营养不良、肝病阳性家族史有参考价值。30％～50％的早期肝硬化因静止不活动,代偿功能良好而无明显症状。即使有也缺乏特异性,难以从临床上确定诊断,往往在健康检查,或因其他疾病行剖腹手术或尸解时方被发现。

(一)代偿期

1.症状

易倦,纳差,腹胀,便溏,恶心,体重下降,低热,肝区隐痛。也可症状较轻缺乏特异性,或无任何不适。

2.体征

肝脾常肿大,质地偏硬,有或无压痛。面色黧黑,晦滞,可见蜘蛛痣,肝掌,面颊部毛细血管扩张等。

3.实验室检查

肝功能可在正常范围或轻度异常,血清球蛋白常有不同程度升高,清蛋白正常或偏低,影像学检查可显示门脉内径轻度扩张,或脾脏轻度肿大。

(二)失代偿期

进入此期,上述表现加重,主要表现为门静脉高压和肝功能损害二大症群。

1.门脉高压症群

(1)脾大及脾功能亢进,可破坏血细胞,使周围血象三系减少,以血小板及白细胞减计数少明显。白细胞计数常在 $3.5 \times 10^9/L$ 以下,血小板计数多在 $50 \times 10^9/L$ 以下。

(2)门腔静脉间侧支循环开放,为门脉高压的特征性表现,可见腹壁静脉曲张,尤以食管下段和胃底静脉曲张最具特征性,痔核形成。

(3)后期可出现腹水和身形浮肿。

2.肝功能损害症群

(1)乏力,纳差,腹胀等症状加重,常感腹痛,常现低热。

(2)内分泌功能失调:出现典型的肝病面容,面色黧黑或呈青灰色,面颊,颈胸部毛细血管扩张,出现蜘蛛痣,肝掌,性欲减退,多数男性乳房发育及乳房疼痛,与雌激素灭活失调有关,女性月经不调,不孕。

(3)黄疸:常发生,为肝细胞坏死所致,黄疸严重程度与预后成正比,若总胆红素>120 mmol/L,需注意重症肝损的发生,持续上升者预后差。

(4)出血倾向:凝血酶原时间明显延长,易出现鼻衄,齿衄,或皮下黏膜瘀斑甚至胃肠道黏膜出血。

(5)腹水:为失代偿期的重要标志,初为轻度腹水,随病变进展而逐渐加重。若无感染主为漏出液,比重<1.018,李凡他反应阴性,细胞数<$100 \times 10^6/L$,蛋白定量<25 g/L。

(6)血浆清蛋白<34 g/L,球蛋白>36 g/L,A/G<1,γ球蛋白显著增高,可>40％(正常值9.0％～16.0％)。

（7）血 AFP：常中度升高，在活动性肝硬化时尤为明显，其增高表示有肝细胞坏死和再生。肝功好转后，可渐降至正常范围。

（三）特殊检查

1.B超检查

典型肝硬化有下述特征性改变：肝脏表面不光整，呈波浪状或锯齿状，肝体积缩小，肝内光点分布不均匀，回声增强增粗，或呈网状结构。肝静脉变细，走形扭曲。门静脉直径（PV）＞14 mm，脾厚＞40 mm，脾静脉内径＞8 mm，胆囊壁增厚，水肿，双边影。腹水。

2.CT检查

CT检查显示肝叶形态失常，肝叶比例失调，肝表面呈波浪或锯齿状，肝裂增宽或移位。伴有脂肪变时肝密度降低。在肝炎后肝硬化时右叶肝萎缩明显。在血吸虫性肝纤维化可见地图样或呈蟹状改变并可清楚显示脾大，腹水。借助 SCTA 血管成像技术可清晰窥视门脉系血管形态变化及侧支循环开放状态。

3.MRI

MRI 对肝脏形态及门脉血管改变的显示较 CT 更为清晰，可显示肝硬化再生结节及与肝癌结节的鉴别。

4.血管造影

血管造影包括肝动脉造影和门静脉造影等，可了解门静脉侧支循环状况，对肝内还是肝外阻塞导致的门静脉高压可资鉴别；肝硬化时作选择性肝动脉造影可发现异常改变；还可早期发现较小的癌结节、了解肝内占位的性质。可进行肝动脉置管化疗或栓塞治疗术。

5.同位素扫描

同位素扫描可获取肝脾大小、形态及放射性分布图像，可作门静脉流速测定，较清楚显示门体分流程度和门脉高压程度。

6.胃镜

胃镜可直观食管-胃底静脉曲张程度、范围及判断有无破裂出血的危险。

7.食管吞钡

食管吞钡可显示食管-胃底静脉曲张程度及范围。

8.腹腔镜

腹腔镜可直接窥见肝表面，并可直视下进行肝穿，可获确诊。对鉴别本病与其他肝病、原发性肝癌等均有较大帮助。

9.肝活组织检查

隐匿型肝硬化或疑有其他肝病时，应作肝穿取活检，多可获肯定诊断。目前多用一秒钟快速穿刺法，简单安全。

（四）早期诊断要点

肝硬化的早期诊断和早期治疗是改善本病预后的关键。由于临床症状与病理不一定平行，因此依靠临床症状，难以作出早期诊断。为了能早期诊断，对具有下列之一者应严密随访：①出现原因不明的消化道症状或体力减退者；②原因不明的肝大伴健康状况下降、消瘦、乏力且经久不愈者；③原因不明的脾大；④有传染性肝病史，尤其反复发作者；⑤有中毒性或药物过敏性肝炎史，肝功长期不易恢复；⑥长期营养不良，慢性泄痢或长期大量酗酒者；⑦无原因可寻的蜘蛛状血管痣；⑧长期肝功异常尤其合并有慢性 HBV 携带者。

三、鉴别诊断

(1)腹水需与结核性腹膜炎、缩窄性心包炎、心力衰竭、肾衰竭、癌性腹水、巨大卵巢囊肿等鉴别。

(2)食管、胃底静脉曲张破裂出血需与消化性溃疡、胃炎、胃黏膜脱垂、胃癌出血、胆道出血等相鉴别,尤其是溃疡出血,因肝硬化易并发溃疡。

(3)脾大需与斑替综合征、黑热病、疟疾,慢性白血病、霍奇金病等鉴别。

(4)肝脏肿大需与慢性肝炎、先天性肝囊肿、肝癌等鉴别。

(5)其他原因引起的神经、精神症状,如尿毒症,糖尿病酮症酸中毒引起的昏迷等更须与肝昏迷作鉴别。

(6)还要进行门脉性、胆汁性肝硬化和心源性等不同类型肝硬化的病因鉴别。

四、并发症

(一)食管胃底静脉曲张破裂出血

食管胃底静脉曲张破裂出血常导致大量呕血和黑便,可致休克,诱发腹水与肝昏迷,为主要死亡原因。

(二)肝性脑病

每因消化道出血、腹泻或大量利尿,体内进入多量蛋白质而诱发,出现精神错乱,运动异常,出现扑翼样震颤进而意识模糊,昏迷,血氨增高,也是引起死亡的重要原因之一。

(三)肝癌

肝癌多见于肝炎后肝硬化,常与肝硬化并存。二者并存时肝癌症状易被肝硬化症状掩盖。下列情况应考虑并发肝癌的可能性:①肝硬化经积极治疗,病情无缓解反而迅速恶化;②进行性肝大而有结节及压痛;③血性腹水;④肝区疼痛较剧烈且顽固;⑤黄疸呈进行性加深。肝硬化并发肝癌的概率为 $9.9\% \sim 39.2\%$,约 2/3 的肝癌是在肝硬化基础上发生的;⑥血清 AFP 测定,若血清中出现高浓度 AFP,强烈提示原发性肝癌。活动性肝炎时,AFP 也可增高,但很少超过 35 ng/mL(正常值为 $0 \sim 7 \text{ ng/mL}$),个别虽超过,但病情好转后滴度逐步下降。肝扫描、B 超、CT 等可发现肝区占位性变。

(四)感染

可并发肺炎,胆道感染,败血症,尤其并发腹水感染。此时出现发热,腹痛,血白细胞计数升高,腹水呈渗出性,鲎溶解物试验阳性,腹水培养可有细菌生长。

(五)肝肾综合征

肝肾综合征即并发肾功衰竭或氮质血症,为晚期肝硬化的严重合并症。可见于:①消化道大量出血后,由肠道吸收的氮质增多,休克导致肾功能损伤;②大量放腹水后,由于细胞外液突然减少;③强利尿剂使用后;④手术以后。

(六)门静脉血栓形成

约 10% 结节性肝硬化患者并发门静脉血栓形成。如突然发生完全性梗阻,可出现剧烈腹痛、腹胀、呕血、便血、休克等,并有脾增大,腹水甚至肝昏迷;若血栓缓慢形成或侧支循环丰富,则无明显临床症状。

(七)消化性溃疡

消化性溃疡并发率为 5%～10%。故肝硬化出现出血时不可忽视溃疡病引起之可能。

五、中医证治枢要

鉴于肝硬化之基本病理为肝阴不足,气滞血瘀,故柔肝养阴、活血化瘀、软坚散结,为本病之基本治疗大法,养阴,疏肝,活血三者应视症情而有所侧重。

由于肝郁气滞每易招致脾运失司,导致肝脾不调,故着力调理肝脾,实属治疗本病之重要一环。疾病晚期,由于阴津亏耗或阴损及阳,气化不利,水湿停蓄,或湿、瘀化热,出现浮肿、腹水、黄疸、出血或心神受损症状,此时应选用对症之策。

扶持正气,为本病治疗的一个重要方面,必须注意于病程始终。由于本病每现本虚标实,在实施行气活血、软坚散结、逐利水湿时,须衰其大半而止,不可过用攻伐。在需要和可能时,随时掺入扶正之品,因为正气旺盛乃是祛除邪积之必要前提和基础,不容忽视。本病后期常现虚多实少,或虚多实多,必须权衡轻重、缓急、先后、标本,处理好标本的关系,切忌只看到标实而忽视本虚,攻逐太过以求一时之快,往往"自求祸耳"。要尽可能做到稳中求效,缓缓图之,此为上策。扶正的基本原则是养肝、健脾,还要根据阴虚、阳虚之偏,或滋养肝肾,或温补脾肾。

土鳖四逆散系笔者参考诸家,结合自己多年临证经验所制,系在四逆散基础上加入活血软坚健脾之品而成,功能疏肝解郁,柔肝活血,散结软坚。治疗本病之早、中期,有较显著效果。

六、辨证施治

(一)肝脾血瘀

主症:右胁肋胀闷不适,时有隐痛或刺痛,劳倦或情志不遂易诱发加重,面色晦暗黧黑,或见赤丝红缕,蜘蛛痣,易倦,两胁下可扪及痞块。脉弦,舌紫暗或有瘀斑点,舌背青筋显露。

治法:疏肝解郁,活血软坚,散结消癥。

处方:土鳖四逆散Ⅰ号。土鳖虫 6～10 g,柴胡 6 g,枳壳 10 g,白芍 10～20 g,郁金 10 g,丹参 15～20 g,炮山甲 10 g,鸡内金 10 g,党参 15～30 g,白术 10～15 g,甘草 3～6 g。

阐述:早期肝硬化,本证多见。相当部分患者全身状况较好,用药不妨直入。以土鳖虫直入血分,软坚消癥,对改善微循环,促进肝血流增加,减轻门静脉压力有帮助。四逆散为疏肝主方,内含芍药甘草汤滋柔养肝,缓急止痛。炮山甲化瘀软坚,镇痛之效较佳,很多顽固性肝痛,使用此药后疼痛可获减轻。验之临床,大多数患者经使用本方后,肝区痛胀等症减轻或消失,肝脏回缩,肝功能改善,血清蛋白上升,球蛋白下降。

并脾虚明显,纳差,腹胀,便溏,苔腻,去丹参、郁金,酌减土鳖虫、炮山甲量,加用云苓 15 g、薏仁 15～30 g、白蔻 4～6 g 或再加厚朴 6 g;气滞明显加青皮 10 g,大腹皮 10 g,炒莱菔子 15 g,莪术 10 g;胁痛痞块明显,再入鳖甲 15 g,水蛭粉 1.5 g(吞),三棱 10 g,牡蛎 30 g,并用大黄䗪虫丸 6 g,2 次/天。体虚脾大者用鳖甲煎丸 1 丸,1～2 次/天。苔浊腻,舌暗,属痰瘀互结,加白芥子 10 g,法半夏 10 g。

本症在运用活血化瘀时,须结合患者体质,症状和体征全面分析,辨证运用。如病久体虚,肝脾气血不足者,宜佐益气养血。见便溏、苔腻、腹胀,滋柔之养血和血之品暂缓。有出血倾向,活血化瘀宜慎。

(二)肝郁湿阻

主症:腹胀,按之空空然不坚,食后胀甚,嗳气胁满,胁痛部位不定,胁有痞块,尿少或下肢浮肿。苔偏腻,脉弦。

治法:疏肝散结,运脾燥湿。

处方:土鳖四逆散Ⅱ号。土鳖虫 6 g,柴胡 10 g,枳壳 10 g,川芎 10 g,白芍 10 g,香附 10 g,郁金 10 g,青陈皮各 10 g,川朴 10 g,连皮茯苓 10～30 g,炒白术 10 g。

阐述:本方系土鳖四逆散合柴胡疏肝散、平胃散加减。湿阻尿少苔腻,加大腹皮 10 g,泽泻 10 g,车前子 10～15 g(包);大便干结加全瓜蒌 30 g,槟榔 10 g,枳壳改枳实 10 g;便结而脾虚,加生白术 30 g;兼脾阳不振,便溏舌淡,加熟附片 10 g,炮姜炭 6～10 g,川椒 6 g;湿从寒化,腹胀大按之如囊裹水,腹皮不急,形寒喜热,面色㿠白或萎黄,面肢浮肿,便溏,苔白腻,加苍术 10～15 g,草豆蔻 10 g,木香 10 g,熟附片 10～15 g,川椒 6～10 g,生姜皮 10～30 g,桂心 3～6 g,砂仁 6 g(后下)。

(三)肝阴不足

主症:右胁肋隐痛或刺痛,形瘦面黧,头晕乏力,腰酸尿黄少,或腹大膨满,里热皮灼,腹皮紧,口燥咽干,大便干结,或现低热颧红,或面额鼻准多见血缕红痣,盗汗,五心烦热,失眠心悸,时或鼻衄龈血。舌红或红绛少津,苔净或光剥,脉细或细弦数。

治法:育阴柔肝,活血软坚。

处方:土鳖四逆散Ⅲ号。土鳖虫 6 g,柴胡 4～6 g,赤白芍各 12～15 g,丹参 15～30 g,太子参 15～30 g,生地 15 g,麦冬 15 g,北沙参 10 g,川楝子 10 g,黑料豆 10～15 g,枸杞 10～15 g,楮实子 10 g,泽兰 10 g,丹皮 10 g,鸡内金 10 g,生甘草 3～6 g。

阐述:处方取土鳖四逆散合参麦地黄汤、一贯煎意。取枸杞子、黑料豆柔养肝阴;泽兰、丹皮和络宁血,以防出血;楮实子入肝、脾、肾,滋阴清肝利水。

伴衄血加墨旱莲 20 g,茅根 30 g(或茅花 10 g),仙鹤草 30 g,三七粉 3 g(分冲),茜草 15 g,山栀 10 g。另用地骨皮 30 g,银花 10 g,白茅根 30 g 煎水含漱;烦躁失眠,潮热盗汗,水亏火旺加枣仁、女贞子、百合、墨旱莲各 15 g,知母 10 g,龟甲 10 g,五味子 6 g,夜交藤 30 g;舌红苔腻,或有便溏脘痞,口干不欲饮属阴虚湿重,去阴柔之品,加厚朴花 6 g,生苡仁 15 g,芦根 30 g,藿香 10 g 等芳化和阴而不燥之品,再入桂枝 3 g 以通阳化气,助膀胱气化,以阳行阴。阴虚腹水时,南京名老中医邹良材采用兰豆枫楮汤(泽兰、黑料豆、路路通、楮实子)为基本方加味,颇具心得;阴虚气滞,腹胀甚者,可少量配用炮姜、木香,待脾气渐旺,精微便得输布,故有时不必将温燥之品一律弃之不用,这也是邹良材的经验之见;血瘀征明显,忌破瘀攻逐,而当养血滋柔,和营消瘀,加当归、红花、桃仁各 10 g;便结加火麻仁 15 g,郁李仁 10 g,首乌 10 g,玄参 10 g,必要时可暂加生军 6～10 g;低热不净加鳖甲 15 g,青蒿 15 g,知母 10 g,白薇 10 g,银柴胡 10 g;湿热留恋,尿黄可取黄柏、猪苓各 10 g,路路通 15～30 g,半边莲 15 g,茵陈、金钱草、马鞭草各 15～30 g,也可选取白花蛇舌草、车前子、陈葫芦、白茅根各 15～30 g;兼脾虚便溏,去生地、丹皮、川楝子,减丹参加薏苡仁、山药、扁豆各 15～30 g,党参 15 g,白术 10 g,谷芽 15 g。

此证临床颇不少见。易反复,恶化较快,多伴水、电解质失衡或腹水感染,正气消耗较多。利水则伤阴,滋阴则助湿碍脾,攻逐则易诱发感染、出血、昏迷,尤其阴虚伴内热血瘀者。治疗较棘手,选方用药要极为小心,瞻前顾后。慎用西药利尿和中药化瘀,忌攻逐破瘀。

当阴虚改善后,可表现为脾虚、阳虚、舌由红转淡,且往往兼夹实邪—湿热、血瘀外感等,要注意标本和先后缓急的恰当运用。治程中要始终注意脾胃功能,不能一味养阴生津。夹湿应芳淡醒脾为主,勿过用香燥、苦化和渗利,以防更伤阴津。

(四)瘀热结黄

主症:胁肋刺痛,胁下痞块,身困目黄久不消退,面色黄暗,腹胀或拒按,或腹水,腹皮绷急,烦热,口干口臭,不欲饮水,大便秘或溏垢,小便短赤甚或灼热涩少。舌多暗红,苔多黄腻,脉弦数。

治法:凉血化瘀、清热利湿。

处方:土鳖四逆散Ⅳ号。土鳖虫 6 g,赤芍 10～30 g,大黄 6～10 g,丹皮 10 g,枳壳 10 g,丹参 15～20 g,炮山甲 10 g,山栀 10 g,茵陈 30～90 g,金钱草 30～60 g,车前子 15 g(包煎),白茅根 30 g。

阐述:方取茵陈蒿汤清热利湿,与土鳖虫、山甲为伍,可入血分,化瘀结而利水道,使瘀热从二便泄出。其中大黄和赤芍、茵陈、土鳖、山甲属必用之品。大黄熟用、生用还是酒制,需根据体质,大便及全身状况,总要使大便稀软,日行 1～2 次为度。大黄不仅能促进胆汁分泌,还能使奥狄括约肌松弛,胆囊收缩,与茵陈合用有很好的利胆、泄热、退黄的协同作用。即使原来便溏不实,也应考虑用少量熟军,往往在继续使用过程中大便渐渐复实。赤芍在有血分瘀热明显,肝痛顽固或有心神症状时宜重用,为凉血泄热,清解瘀热之主药。茵陈、金钱草非量大不能退其久蕴不净之黄疸,但要注意利湿能伤阴,可适当配用枸杞子、黑料豆、女贞子、墨旱莲等纠其偏。瘀黄不退者还可考虑用硝石矾石散、栀子柏皮汤、大黄硝石汤或黛矾散(青黛:朴硝石:明矾粉=1:1:2)每次 1.5 g,2 次/天,口服。

热象明显加生地 15～30 g、大青叶 15 g、银花 15～30 g、龙胆草 6 g;腹胀少尿便结湿热内盛可加商陆 10 g、煨黑丑 10 g;有腹水尿赤可加马鞭草 30 g。浙江名中医魏长春用消膨利水汤(腹水草 30 g、白毛藤 15～30 g、路路通 15～30 g、白茅根 30～60 g),适于腹水而舌深红者。尿仍不多可用蟋蟀粉、蝼蛄粉、沉香粉,按 2:2:1 比例,每服 2～3 g,2 次/天;热迫血溢,参考血证;伴心神症状可配用醒脑净 20～40 mL+10%葡萄糖注射液 200 mL 静脉滴注,1 次/天。

此证多见于顽固性黄疸,尤其伴肝内、外梗阻性黄疸,瘀胆型肝炎,胆汁郁积性肝硬化或伴腹水感染者,治疗非如一般黄疸腹水之易。

(五)脾肾阳虚

主症:肝脾肿大,肚腹膨满,朝宽暮急,水鼓如囊裹水,状如蛙腹,按之濡软,下肢浮肿,面色萎滞淡黄或㿠白,形寒肢冷,神倦体乏,纳呆便溏或解不通爽,尿少色清,腰腿酸痛。舌胖大淡暗或淡润,边有齿痕,苔白滑腻,脉沉细。

治法:温阳以助气化,疏利水气。

处方:实脾饮、真武汤、附子理中汤化裁。熟附片 10～30 g(超过 15 g 宜先煎 30～60 分钟),炒白术 12 g,肉桂 3 g,茯苓 30 g,生姜皮 10～30 g,木香 10 g,大腹皮 10 g,干姜 6 g 党参(或黄芪),15～30 g,半边莲 15～30 g,熟苡仁 30 g,椒目 6 g。

阐述:本型患者全身状况较差,但对中药的反应较好,虽病程迁延经久,但变生血证,昏迷的概率较小,因此预后尚好。脾肾阳虚,气不化水,寒水内蓄,治疗以温补为主,适当加入化气行水药,不过于清利,所谓"离空当照,阴霾自散。"

偏脾阳虚,酌加黄芪或党参 15～30 g,山药 15 g,白扁豆 15 g;偏肾阳虚,加淫羊藿 15 g,仙茅 10 g,鹿角片 10～15 g,胡芦巴 10 g,菟丝子 10 g 等。

七、西医治疗

(一)一般治疗

代偿期患者可作一般轻工作。症状不明显,可不必服药。失代偿期需绝对休息,进高蛋白、高热量、维生素丰富而易于消化的饮食为宜,少食脂类。有食管静脉曲张,忌食坚硬粗糙食物。腹水浮肿者宜低盐饮食并限水。出现肝昏迷先兆,须严格限入蛋白质物。避免使用对肝脏有害的药物。

(二)药物治疗

1.维生素

视情况补充维生素 B_1、维生素 B_6、维生素 C、维生素 A、维生素 D、维生素 K 等。

2.护肝药

适当选用:①益肝灵(水飞蓟素)2 片,3 次/天;②护肝片 2 片,3 次/天;③强肝片 3 片,2 次/天;④转氨酶升高可用双环醇片 1 片,3 次/天。

对无肯定疗效的所谓保肝药以不用或少用为宜,以免增加肝脏负担。

3.止血药物

有出血倾向如齿衄、鼻衄,可选用维生素 K_1,8 mg,肌内注射,1 次/天;或维生素 K_4,4 mg,3 次/天;或卡巴克络,5 mg,3 次/天;或云南白药,1 g,2～3 次/天。

4.静脉内补充营养

失代偿期全身状况较差者,宜于静脉内补充营养,可间歇交替使用血浆或全血 200 mL、20%清蛋白溶液 50 mL、水解蛋白 500 mL、复方氨基酸 250 mL、肝脑清(支链氨基酸)250 mL、极化液等。

5.利尿剂应用

联合应用 2～3 种利尿剂。配伍原则是使用几种作用于肾脏不同部位的药,排钾利尿与保钾利尿剂的配合运用,以增加利尿效果,减少不良反应,避免电解质紊乱。可选用:①氢氯噻嗪25～50 mg/d＋氨苯蝶啶 100～200 mg/d。②呋塞米 20～60 mg/d,口服,肌内注射或静脉推注。③保钾利尿剂螺内酯片或氨苯蝶啶片 60～180 mg/d 等。

注意,过剧利尿非但不能除腹水,反而可使循环血量骤减而促进肝肾综合征的发生,并易致低钾诱发肝昏迷。用利尿剂的同时,间用清蛋白、血浆或右旋糖酐,可提高胶体渗透压,促进利尿,但昏迷前期需慎用。无低蛋白血症和组织水肿者不宜用清蛋白等制剂。

腹水严重时可适当放腹水,每次 500～1 500 mL,不宜过多,否则加重低蛋白血症及引起电解质紊乱,反使腹水加重,甚至诱发肝昏迷。放水可与利尿剂同时应用。放腹水应严格掌握指征,只有在腹胀难以忍受或引起心肺压迫症状而利尿剂又不能奏效时使用。

腹水静脉回输,难治性腹水可采用。可纠正有效血容量不足及电解质紊乱,补充蛋白质,改善肾功能,恢复对利尿剂的利尿效应,使尿量增加,短期内腹水减少消退,目前已有多种腹水浓缩方法供选用。

八、中西医优化选择

对本病的治疗,目前尚难完全治愈。中西医药配合治疗,效果优于单纯西药或中药。过去西医将出现肝腹水视为肝病晚期,最长寿限不超过 5 年。近年来中西医结合或中医治疗的成果已经打破了这种观念。充分发挥中医辨证治疗专长和以西医的某些治法为补充,中、西医有机结合,取长补短,达到最大限度地恢复和保持肝脏功能,使活动性趋向静止,失代偿转为代偿,有效防治各种并发症,使肝硬化患者得以带病延年,极少数患者几能尽其天年。究其原因,主要关键是正确的中医辨证施治和合理配合西药。

对肝硬化的早、中期,中医较之西医有较明显的疗效优势。中医通过扶正祛邪,调整机体阴阳失衡,祛除湿热、瘀毒,通腑利胆,疏导肝胆肠胃,改善自觉症,提高机体抵抗力和免疫功能,使全身症状得以改善,在此基础上获得肝脏病理、功能的改善,这是中医的主要思路和取效的方法步骤。中医治疗本病的长处主要表现在:良好的退黄,改善肝胆的郁滞状态,促进食欲,改善胃肠功能,减轻肝区疼痛不适,改善凝血功能。通过养阴柔肝,使舌质由红转淡,改变阴虚内热的内环境,从而减少出血、昏迷等并发症;降低转氨酶,促进蛋白代谢是通过内在机制而不是一味靠补充;改善肝脾等脏器组织的微循环,促使肝脾一定程度的软化回缩;通腑解毒,清除瘀毒湿热,抑制炎症反应和清除毒素;消除腹水和水肿,一方面是通过直接的利水,攻逐,一方面则从辨证角度,如滋阴得以利水,温阳则阴水自散,气畅则水顺等而获效的。尽管利尿效果多数情况下较慢,没有西药快而肯定,但一般无西药之不良反应,有时对西药利尿无效的少数患者能起到很好的利水、消腹水效果;改善全身状况是通过纠偏制衡,调动内在正气,合理调整内在正、邪关系而取得的,因此疗效较易巩固,而不像西医,一味靠补给,有时难达预期效果。如在湿热内盛之际,能量药物的补充及具有酸敛作用的五味子人工制剂联苯双脂等,就并非所宜。即使有效,疗效也不易巩固。中医药的主要缺点在于治疗手段较为单一,长期汤药治疗,患者难以坚持,汤药无效则无更好的中医办法可以补充。对少数难治性肝硬化、顽固性腹水、脾功亢进等亦颇感困难。目前对以中医药清除 HBV 的研究,国内有部分单位取得了可喜的进展。

肝硬化的治疗,一般情况下,宜在辨证施治的基础上,吸收西医治疗专长以弥补中医治疗上的缺陷。西医药在下列情况下可以考虑合并使用:①腹水在用中医辨证或验方治疗效果不明显,腹水不消或有增长趋势时,需配合西药利尿剂或其他措施,或以西医药治疗为主,协用中药。②继发感染包括腹水感染时,需配合有效抗生素,力求迅速控制感染,以防生变。同时,还可使中药组方不致面面俱到而缺乏针对性,影响疗效。可采用中、西医各治各的主要矛盾。③全身状况差,中药一时难以纠正,或进食少而中药效果不满意时,应配合西药能量制剂、促代谢药和支持疗法。在低蛋白血症明显时,输注血浆,清蛋白类制剂,弥补中医扶正手段的不足,为常用的有效方法。④少而精的疗效较肯定的保肝药的适当配合使用。⑤肝昏迷时,应以西医治疗为主,使用降血氨药,维持水与电解质平衡,支持疗法等措施适当配用中医药,如静脉输注醒脑静等,可提高疗效,降低死亡率。⑥脾亢时切脾断流术,腹水回输等是西医之专长。

门脉高压是肝硬化自然进程的严重结局,门脉高压的直接后果是导致门静脉与体静脉之间的侧支循环形成,其中最具临床意义的是食管胃底静脉曲张。曲张的静脉极易发生破裂而引起大出血,大出血加重肝损伤,加重腹水,引发肝性脑病及肝肾综合征,甚至在短时间内因失血性休克而危及生命。当大出血发生时,主要应使用西医药迅速降低门脉压力,迅速控制出血。此时使用诸如奥曲肽,血管升压素,胃镜下血管套扎止血及行门体分流术等措施,均有迅速、直接的止血效果,此为西医药界近十余年来治疗本病的显著进展。

关于食管胃底静脉曲张再次破裂出血的防治。门脉高压患者食管静脉曲张破裂血止后再出血的概率及死亡率均很高,对所有患者在血止后均应给予相关治疗以防再出血的发生。西医药主要使用 β 受体阻滞剂与利尿剂,以图降低门脉压力。在这方面,中医药可发挥较强的防治作用。其中,使用笔者研制的土鳖四逆散系列方可有效地降低部分患者的门脉压力,软化肝脏,以达到防止再出血的目的。

九、饮食调护

运化功能差者,宜选用清淡易消化食物,运化功能改善后,再逐渐增加补益味厚的食物。前者如米粥、赤豆粥、苡仁米粥、藕粉、新鲜蔬菜,各种淡水鱼类、瘦猪肉等,后者除普通米、面外,适当增加蛋类、奶类、豆制品、牛肉、禽类、动物内脏以及鳖甲、龟肉等。西瓜清暑利尿,暑天食用颇为有益,苹果厚肠止泻,梨寒凉,宜慎用。山芋、南瓜能助湿生热,故均不宜进食。但应指出,进食过少或饮食过于疏简亦绝非所宜,因为营养不良会导致脏气失调。有腹水应却盐味,可用乌鱼或鲤鱼与一头大蒜煨汤服。

食疗方如下。①赤豆焖鲤鱼:鲤鱼一尾约 500 g 左右,去肠杂纳入赤豆 30 g,以少量糖、生姜,不用盐焖煮一小时,起锅前放少量黄酒,以去腥味,如无鲤鱼,可以鲫鱼代,有利水消肿之功。②桂圆炖甲鱼:取甲鱼一只,去内脏入桂圆 50 g,烹调时加姜、盐适量,隔水清炖一小时,佐餐用。适于慢性肝病营养不良而食欲尚可者。③虫草炖老鸭一只,去内脏毛杂,以冬虫夏草 10～20 枚置腹内,稍加调料,炖烂吃肉喝汤,适于慢性肝病免疫功能低下,肝功不易恢复而证偏阴虚者。④赤豆苡米茯苓粥:白茯苓 20 g、赤小豆 50 g、薏苡米 500 g。先将赤豆浸泡半天,与苡米共煮粥,赤豆烂后,加茯苓粉再煮成粥,加白糖少许,随意服用,每天数次。适于肝硬化脾虚湿重者。

(包　超)

参考文献

[1] 王佃亮,黄晓颖.内科医师诊疗与处方[M].北京:化学工业出版社,2023.

[2] 厉有名,韩英,陈亮安.普通内科学[M].北京:人民卫生出版社,2022.

[3] 毕尚青,吴凡伟.老年常见病诊疗手册[M].广州:广东科学技术出版社,2021.

[4] 张晓菊.呼吸系统疾病诊治技术与临床实践[M].北京:科学技术文献出版社,2021.

[5] 刘玮.现代内科学诊疗要点[M].北京:中国纺织出版社,2022.

[6] 吴照科,石小智,熊申明,等.临床内科疾病诊疗案例分析[M].开封:河南大学出版社,2023.

[7] 邹琼辉.常见内科疾病诊疗与预防[M].汕头:汕头大学出版社,2021.

[8] 宋明明.内科临床诊断治疗实践[M].汕头:汕头大学出版社,2023.

[9] 高媛媛.神经内科常见疾病检查与治疗[M].哈尔滨:黑龙江科学技术出版社,2021.

[10] 黄忠.现代内科诊疗新进展[M].济南:山东大学出版社,2022.

[11] 刘雪艳,刘娜,沙俊莹,等.内科常见疾病临床诊断与治疗[M].哈尔滨:黑龙江科学技术出版社,2021.

[12] 黄佳滨.实用内科疾病诊治实践[M].北京:中国纺织出版社,2021.

[13] 柴倩倩,黄彩娜,张清,等.内科疾病治疗与用药指导[M].上海:上海科学技术文献出版社,2023.

[14] 韩英.心血管疾病诊疗进展[M].沈阳:辽宁科学技术出版社,2021.

[15] 樊书领.神经内科疾病诊疗与康复[M].开封:河南大学出版社,2021.

[16] 薛晓明,马飞,刘佳.现代内科疾病综合治疗[M].北京:中国纺织出版社,2023.

[17] 宋波.内科医师临床必备[M].青岛:中国海洋大学出版社,2023.

[18] 王晓彦.内科常见病诊治指南[M].济南:山东大学出版社,2022.

[19] 支继新.心内科诊疗技术与疾病处置[M].北京:中国纺织出版社,2023.

[20] 毛真真,贺广爱,丁明红,等.内科疾病诊疗思维精解[M].青岛:中国海洋大学出版社,2023.

[21] 孔小轶,南勇.心血管疾病诊断与鉴别诊断手册[M].北京:北京大学医学出版社,2022.

[22] 刘新民,王涤非,王祖禄,等.内科常见病治疗手册[M].沈阳:辽宁科学技术出版社,2023.

[23] 马雨霞.临床呼吸系统疾病诊疗规范[M].北京:中国纺织出版社,2021.

[24] 宋荣刚,于军霞,王春燕,等.内科常见病诊治思维与实践[M].青岛:中国海洋大学出版社,2023.

[25] 张阳阳,张树堂.内科常见病诊疗精要[M].汕头:汕头大学出版社,2023.

[26] 王玉春.老年常见疾病的基础与临床研究[M].北京:中国纺织出版社,2021.

[27] 李志宏.临床内科疾病诊断与治疗[M].汕头:汕头大学出版社,2023.

[28] 张鸣青.内科诊疗精粹[M].济南:山东大学出版社,2021.

[29] 马路.当代内科医学诊断及治疗[M].济南:山东大学出版社,2023.

[30] 王为光.现代内科疾病临床诊疗[M].北京:中国纺织出版社,2021.

[31] 张慧.消化系统疾病诊断与治疗策略[M].成都:四川科学技术出版社,2021.

[32] 金琦.内科临床诊断与治疗要点[M].北京:中国纺织出版社,2021.

[33] 庞国明.当代内分泌疾病研究精华[M].北京:科学出版社,2021.

[34] 赵广阳.实用心内科疾病诊疗与介入应用[M].北京:中国纺织出版社,2022.

[35] 张群英,龙涛,林荡,等.实用内科诊疗学[M].上海:上海科学技术文献出版社,2023.

[36] 王紫汀.肺炎呼吸内科疾病临床治疗研究[J].百科论坛电子杂志,2021,(5):281.

[37] 苏清娟,石彩凤,尹伟莹.冠心病心绞痛心内科规范治疗的临床疗效观察[J].世界最新医学信息文摘,2021,21(55):99-100.

[38] 吴木强.呼吸内科抗生素的合理临床应用[J].世界最新医学信息文摘,2021,21(34):249-250.

[39] 张瑞昕,刘光维.神经系统疾病患者肺部感染相关影响因素研究进展[J].中国社区医师,2021,37(12):7-8.

[40] 韩爱红.糖尿病风险评估系统对糖尿病早期筛查的研究分析[J].中国药物与临床,2021,21(20):3447-3449.